国内名院、名科、知名专家临床病理"一书一网络平台"丛书

临床病理诊断与鉴别诊断

——骨与关节疾病

主　　编　丁　宜　黄啸原

副 主 编　宫丽华

编　　者（以姓氏笔画为序）

丁　宜　北京积水潭医院病理科

牛晓辉　北京积水潭医院骨肿瘤科

田萌萌　北京积水潭医院病理科

刘宝岳　北京积水潭医院病理科

刘巍峰　北京积水潭医院骨肿瘤科

闫　东　北京积水潭医院放射科

孙晓淇　北京积水潭医院病理科

苏永彬　北京积水潭医院放射科

李　兰　北京积水潭医院病理科

杨　芳　北京积水潭医院核医学科

张　文　北京积水潭医院病理科

张　清　北京积水潭医院骨肿瘤科

张婷婷　北京积水潭医院病理科

邵宏翊　北京积水潭医院矫形骨科

周一新　北京积水潭医院矫形骨科

孟淑琴　北京积水潭医院病理科

宫丽华　北京积水潭医院病理科

顾建明　北京积水潭医院矫形骨科

徐　刚　北京积水潭医院小儿骨科

徐海荣　北京积水潭医院骨肿瘤科

席　越　北京积水潭医院病理科

黄啸原　北京积水潭医院病理科

董荣芳　北京积水潭医院病理科

程晓光　北京积水潭医院放射科

人民卫生出版社

·北　京·

图书在版编目(CIP)数据

临床病理诊断与鉴别诊断. 骨与关节疾病/丁宜，黄啸原主编. —北京：人民卫生出版社，2021. 6

ISBN 978-7-117-31040-6

Ⅰ. ①临… Ⅱ. ①丁…②黄… Ⅲ. ①骨疾病-病理学-诊断学②关节疾病-病理学-诊断学③骨疾病-鉴别诊断④关节疾病-鉴别诊断 Ⅳ. ①R446. 8②R447

中国版本图书馆 CIP 数据核字(2021)第 006061 号

临床病理诊断与鉴别诊断

——骨与关节疾病

Linchuang Bingli Zhenduan Yu Jianbie Zhenduan

——Gu Yu Guanjie Jibing

主　　编：丁　宜　黄啸原

出版发行：人民卫生出版社（中继线 010-59780011）

地　　址：北京市朝阳区潘家园南里 19 号

邮　　编：100021

E - mail：pmph @ pmph. com

购书热线：010-59787592　010-59787584　010-65264830

印　　刷：人卫印务（北京）有限公司

经　　销：新华书店

开　　本：889×1194　1/16　　**印张**：26

字　　数：879 千字

版　　次：2021 年 6 月第 1 版

印　　次：2021 年 7 月第 1 次印刷

标准书号：ISBN 978-7-117-31040-6

定　　价：298. 00 元

主编简介

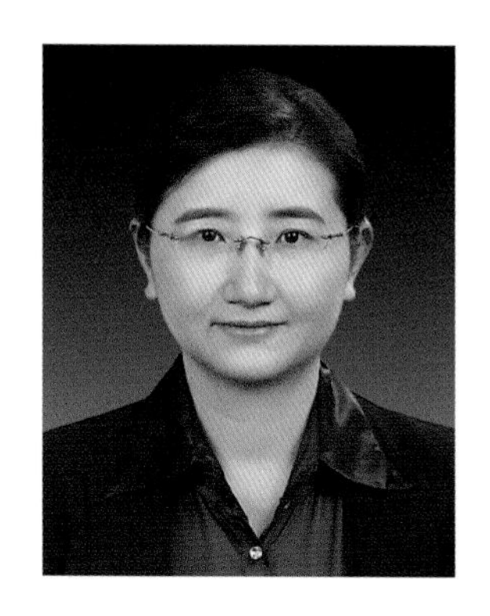

丁宜 医学博士，主任医师，北京积水潭医院病理科主任。中华医学会病理学分会骨与软组织学组副组长，中国抗癌协会肿瘤病理专业委员会骨与软组织疾病学组副组长，中国抗癌协会肉瘤专业委员会常务委员，北京医学会病理学分会骨与软组织学组副组长，北京市病理质量控制和改进中心委员。

长期从事临床病理诊断工作，专长于骨及软组织肿瘤病理诊断。美国 H. Lee. Moffitt Cancer Center 访问学者。参与多部国内外骨肿瘤专业书籍编写，发表论文近 60 篇。担任《中华病理学杂志》通讯编委，《诊断病理学杂志》编委，《中华医学杂志（英文版）》审稿专家。

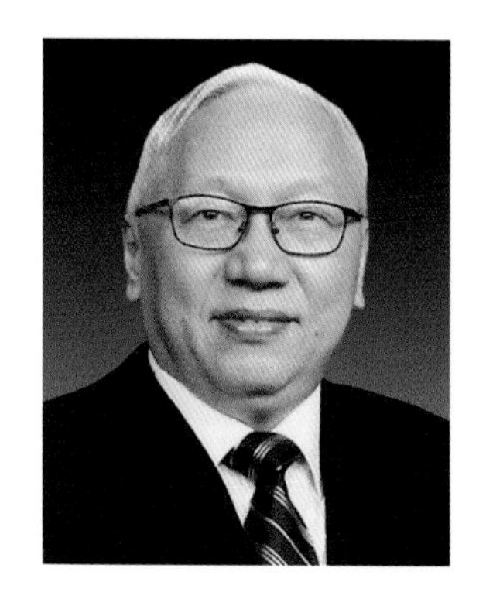

黄啸原 病理学主任医师。1982 年 12 月获北京医科大学（北京大学医学部前身）医学士。后在北京积水潭医院工作至今。其间曾在 Toronto，Mount Sinai Hospital 进修骨肿瘤病理两年。曾任北京市创伤骨科研究所副所长、病理科主任，曾兼任中华医学会病理学分会常务委员、北京医学会病理学分会副主任委员，《中华病理学杂志》编委和《诊断病理学杂志》编委等职。对骨肿瘤外科诊断病理学有浓厚兴趣。

副主编简介

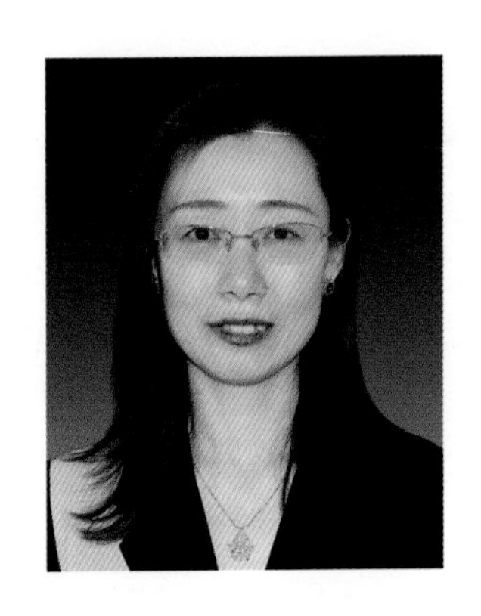

宫丽华　医学博士，副主任医师。目前担任中国抗癌协会肉瘤专业委员会骨与软组织肿瘤病理学组委员，中国医药教育协会骨与软组织肿瘤专业委员会委员，北京肿瘤病理精准诊断研究会常务委员，北京医师协会病理科医师分会青年委员，北京医学会病理学分会淋巴瘤学组委员，《中华病理学杂志》审稿专家。

参加多部骨科相关专著的编写。以第一作者身份在国内外专业学术期刊发表论文 40 余篇。主要研究领域：骨巨细胞瘤及 denosumab 治疗后改变、恶性骨巨细胞瘤；成骨性肿瘤及转移性骨肿瘤；原发骨内和累及骨髓的淋巴造血系统肿瘤；置换关节及翻修术后病理组织形态学评估；具有代谢性表现的骨肿瘤骨病。

出版说明

病理诊断是很多疾病明确诊断的主要依据，但即便是经验丰富的病理专家，在日常病理诊断中也经常会遇到以往从来没有见过的“疑难病变”。病理诊断水平的提升需要不断学习、反复实践，只有“见多”才能“识广”。从“见多”的角度来讲，由于人口基数大，国内病理专家所诊断的病例无疑是最丰富的，这方面的临床经验尤其值得总结和推广。

为了充分展现病理学“靠图说话、百闻不如一见”的特点，最大限度发挥互联网的载体优势，最大程度满足病理科医师临床诊疗水平提升的需求，进而更好地服务于国家“强基层”、“医疗卫生资源下沉”的医疗体制改革战略目标，人民卫生出版社决定邀请国内名院、名科的知名病理专家围绕病理诊断所涉及的各个领域策划出版临床病理“一书一网络平台”丛书，即围绕每个领域编写一本书（如“临床病理诊断与鉴别诊断：乳腺疾病”），搭建一个网络平台（如“中国临床病理电子切片库——乳腺疾病病理电子切片库”）。目的是对国内几十家名院病理专家曾经诊断的所有疾病进行系统的梳理和全面的总结。

希望该套丛书对病理科住院医师、专科医师的培养以及国内病理诊断水平的整体提升发挥重要的引领和推动作用。

登录中国临床病理电子切片库步骤

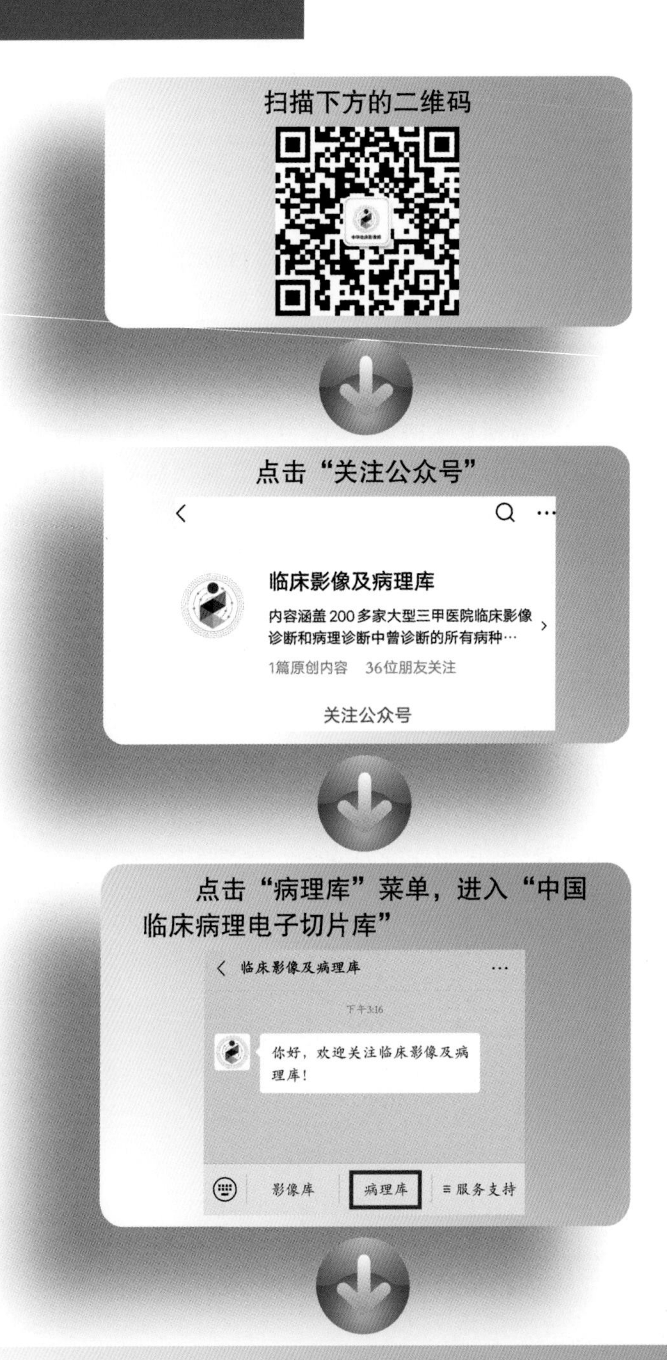

购书前免费试用

“登录”→“商城”→“产品试用”→成功开通“中国临床病理电子切片库”

购书后兑换使用权

“登录”→“商城”→“兑换”→输入激活码（刮开封底涂层获取激活码）→“激活”→成功开通“中国临床病理电子切片库”

序 一

从当医生开始，我就知道病理科是确定病因的金钥匙，特别是对一名外科医生来讲非常重要。因为无论术前体检、影像、化验的诊断还是术中肉眼观察，病变组织的性质最终还是要靠病理科的诊断，特别是肿瘤类疾病这一点更为重要。病理学顾名思义是一种组织学层面的检查方法，当今，已经从传统的染色观察细胞不断向免疫组化等多样手段和微观扩展和转化，甚至到基因和分子的层面。按照现代医学发展的逻辑，医学总是觉得越向微观走，能看清更小的组织异常，越能看清疾病的本质。这种无限细分的思想一直是现代医学的基础。但是随着越来越细化，获得的信息就越多，发现对疾病变化越来越难捕捉，综合分析的能力也就越下降，这给现代学者带来极大的困扰。这使我们不得不重新抬起头，回溯一下几千年前智者的思维方式，发现在那个对微观世界极其懵懂的年代，人类只能获得一些表象信息的时候，先人不得不运用综合分析能力去推测疾病的本源。虽然很多比较粗浅，很多属于错误，但是其中也有很多即使在科学发达的今天，也不得不佩服先人们对疾病认知的深刻和准确，甚至有些打开了我们未知的窗口。因此我们重新开始重视多因素综合分析的能力，对于大数据分析和对于微观组织学的人工智能自动判断开始给病理学赋予了新的生命。

病理学是基础医学与临床医学之间的“桥梁学科”，是临床诊疗过程中的重要环节，在医学教育中具有承前启后的重要作用。

骨科病理学是外科病理学中的小分支，但却是外科病理学中公认的难点。病理结果准确与否和患者治疗方式、治疗结果、随访方式等密切相关。特别是骨肿瘤病理诊断直接影响保/截肢、关节置换、骨骼功能维持等手术方式和患者生活质量，也影响到后续放/化疗及靶向治疗等。

骨病理学很难，这在于骨和关节疾病分类复杂，特别是骨肿瘤发病率低，多数医院很难见到多量病例，大家普遍缺乏诊断经验，组织学形态常有交叉重叠，辅助诊断手段有限，造成诊断困难。

北京积水潭医院建院以来，得益于骨科是国家指定的发展方向，通过几十年的积累以及临床各骨科专科和影像科具有的优势，每年吸引大量患者来院就诊，积水潭医院病理科因此积累了丰富的骨与关节疾病病理方面的诊断经验。特别是多学科诊疗（MDT）开展，积水潭医院在国内率先成立了骨肿瘤科，是最早开展骨科—影像—病理三结合的医院之一，紧密高效的 MDT 是骨与关节相关疾病病理诊断的保障，能够使患者最大程度获益。

本书内容丰富，不仅涉及骨肿瘤病理及相关基础知识，还有骨科瘤样病变、关节炎、关节置换等相关内容，涵盖广泛。全书分骨与关节两篇共 10 章，重点聚焦在 150 余种骨与关节疾病的临床、影像和病理诊断内容，1 500 余幅图片给大家带来了更直观的认识，特别是骨肿瘤方面，弥补了国内骨肿瘤病理诊断用书相对缺乏的状态。

本书紧跟文献和指南（WHO 2020 版《骨与软组织肿瘤分类》，NCCN 2020 版《骨肿瘤临床实践指南》等），把最新最丰富的骨与关节肿瘤和瘤样病变诊断进展（特别是分子进展）结合积水潭医院的诊断经验呈现给大家。本书不仅针对不同层次医院病理医生，对骨科医师、肿瘤科医师、放射医师均有很高的参考价值，可以说是积水潭医院病理科倾心打造的一本精华之作。当然，其中难免有欠妥之处，敬请同行批评指正。

生与死，健康与疾病似乎属于宇宙赋予生物的一种不可逾越的规律，而医学就是探索这种宇宙生命本源规则的神圣学问，未来之路艰难而曲折，却又永远充满着敬畏和希望。而病理学，就像这条路上的一盏指路明灯，虽然灯火摇曳，却会不断照耀着前行之路。

中国工程院院士
法国国家医学科学院外籍院士
北京积水潭医院首席科学家
田 伟

2021 年 3 月

序 二

出于国家的历史发展需要，北京积水潭医院自建院起，就侧重于各类骨与关节疾病的诊断与治疗。病理诊断是很多疾病最终诊断的“金标准”，因此在某种程度上来说，病理诊断的水平往往反映了一个医院在这类疾病的诊断与治疗水平。

需要临床病理诊断或鉴别诊断的骨与关节疾病有很多种，例如骨髓炎、骨代谢性疾病、骨与关节肿瘤等。其中骨与关节肿瘤因为发病率低，与其他肿瘤相比，其临床病理诊断或鉴别诊断尤为困难。20 世纪 70 年代，我国骨肿瘤之父宋献文教授在回忆我国骨肿瘤专业组成立的经过时曾经指出“经过多年的临床工作，治疗数百例骨科患者，发现骨肿瘤的复杂性……，诊断方面需临床、放射线等检查，结合病理以三结合方式进行分析……”。这是我国最早进行骨与软组织肿瘤三结合诊断的证据。

需要特别强调的是，对于三结合诊断，尽管有人认为病理诊断是“金标准”，我却经常跟大家说，骨与关节肿瘤的病理是“最不可靠的”，不是说病理科的医生不可靠，而是提醒咱们的临床、影像和病理科医生，只有基于临床和影像的病理诊断与鉴别诊断，才可能是“金标准”。

出色的病理科医生往往会也有类似的观点。例如，Donald Sweet 教授是一名伟大的教育家，他曾经担任美国部队病理学研究所（AFIP）骨和关节病理的主席，他回忆说，随着病理免疫组化技术的快速发展，年轻的病理医生经常会问他最喜欢的免疫组化（stain）是什么，他每次都回答“银色的免疫组化”（silver stain）。这种回答往往会使年轻的病理医生感到非常迷惑，而且特别担心自己错过了这项显然是非常重要的一种“免疫组化”（stain）。Donald Sweet 教授很快就会告诉他们，“银色”（silver）指的是 X 线片上的银凝胶，即最重要的“免疫组化”是 X 线片。在这里，病理专家强调的是病理与影像的结合。

近些年，分子病理发展迅速，这些发展让我们体会到骨与关节肿瘤是一门认识上需要从宏观到微观，再从微观回到宏观的学科，需要不断地进行临床实践，才能真正融会贯通。北京积水潭医院的老一辈专家是非常重视实践和融会贯通的，可喜的是，新一代的病理科医生传承了前辈专家的方法，几十年如一日保持三结合讨论习惯，不断实践，这才有了这本书。

这本书采用优质清晰的图片为载体，包括患者体位相、影像图片和病理图片，传递骨与关节疾病特别是肿瘤的诊断思路。我相信，这本书如同字典一般，系统展现某一种骨与关节疾病的定义、临床特征、影像学特征和病理变化及鉴别诊断，可供需要时随时翻阅。

总之，这本书是集体智慧的结晶，内容丰富，资料翔实，科学实用，可作为一本很有价值的参考书，提供给骨与关节疾病诊治相关医生及学生，对于提高我国相关医师的水平起到很大的促进作用。

我很愿意为此书作序，希望该书的出版能为我国骨与关节的病理发展起到推动作用。

中国临床肿瘤学会（CSCO）肉瘤专家委员会
主任委员
中国抗癌协会（CACA）肉瘤专业委员会
前任主任委员
北京积水潭医院骨肿瘤科　主任
牛晓辉
2021 年 3 月

前 言

众多骨科疾病常经过临床、影像学和血清学等检查而获得诊断,除非肿瘤和肿瘤样病变,骨科医生很少求助于病理科。骨的原发恶性肿瘤仅占各系统恶性肿瘤的0.2%,在绝大多数医院中,骨病理标本占病理科接收标本总数的比例很小。有些病变非常罕见,即使资深病理医生数十年一遇已属“幸运”,全球缺乏大数据分析。北京积水潭医院几十年来经历了许多疑难骨病患者,本套病理丛书的骨与关节疾病由该医院的病理科为主撰写,目的是给较少参与骨病理诊断的医生分享经验,书中不同的章节由不同的医生执笔,他们对疾病的经验和理解不尽相同,文风也有差异。本文附上比较典型的组织学和影像学图片,骨科和放射科医生也可参考。

有些骨病变标本依靠恰当活检、取材和制作的HE切片就能诊断。有些病变常需要病理科-放射科-骨科团队合作分析得出结论。近年来免疫组织化学染色抗体和分子检测技术日新月异,它们对于鉴别某些骨疾病,例如骨的小圆细胞恶性肿瘤的诊断,共识多于争议。需要注意“兵无常势,水无常形”,不是所有的病变都会以经典教科书里典型的镜下HE形态、免疫组化染色表达或分子检测结果出现。病变的异质性有时导致良性与恶性病变的某些表现重叠。医生的经验和判断有局限性,先进的检测方法也有局限性,不同的病理专家对肿瘤的分类与分级可能有不同的观点。少数病例即使穷尽各种病理手段仍难获得可靠的结论。处置活检小标本或术中快速病理诊断时要格外警惕按图索骥。许多临床医生不愿意见到病理报告写出疑点或鉴别诊断,即使这种报告所占的比例很小。其实这样的报告可能比一个貌似自信的诊断更具科学性。

虽说开卷有益。但从绝大多数医学书籍(如果不是全部)引用的文献可看出,作者都是站在前人的肩膀上尽力远眺。即使在科技迅速发展的今天,审慎地汲取海量文章内容,仍符合孟子“尽信书,则不如无书”的教诲,谨希望读者关注本书中自己认为有益的观点,并博览群书。

丁　宜　黄啸原

2021年3月

目 录

第一篇 骨

第二篇 关 节

第一篇

骨

第一章 骨科学的基础理论

骨是骨骼系统的主要器官，由骨组织、骨髓和骨膜构成。骨骼构成了人体的支架，并赋予人体基本形态，起着保护、支持和运动的作用。在运动中，骨起着杠杆作用，关节是运动的枢纽，骨骼肌则是运动的动力器官。骨骼作为钙、磷、镁等无机矿物质的贮存库和缓冲库，在骨代谢调节激素的作用下，维持矿物质的内环境稳定。骨髓是机体主要的造血系统和免疫系统的组成部分，也是成骨性谱系细胞和破骨性谱系细胞的来源。在活体，骨能不断地进行新陈代谢，并有修复和改建的能力。

第一节 骨的解剖学

成人有206块骨，可分为颅骨、躯干骨和四肢骨三部分。前两者也称为中轴骨。

一、骨的形态分类

（一）长骨

长骨（long bone）呈长管状，分布于四肢。长骨分一体两端，体又称骨干，内有空腔称髓腔，容纳骨髓。骨干表面有1~2个主要血管出入的孔，称滋养孔。两端膨大称为骺，具有光滑的关节面，被关节软骨覆盖。骨干与骺相邻的部分称为干骺端，幼年时保留一片软骨，称为骺软骨。通过骺软骨的软骨细胞分裂繁殖和骨化，长骨不断加长。成年后，骺软骨骨化，骨干与骺融合为一体，原来骺软骨部位形成骺线。

（二）短骨

短骨（short bone）形似立方体，往往成群地联结在一起，分布于承受压力较大且运动较复杂的部位，如腕骨。结构上仅由一薄层致密骨包绕松质骨。

籽骨（sesamoid）是一类位于肌腱中的短骨，如髌骨和豌豆骨。籽骨在肌腱内发生，直径一般只有几毫米，髌骨例外，为全身最大的籽骨。籽骨多在手掌面或足趾面的肌腱中，位于肌腱面对关节的部位，或固定于肌腱以锐角绕过骨面处。

（三）扁骨

扁骨（flat bone）呈板状，主要构成颅腔、胸腔和盆腔的壁，以保护腔内器官，如颅盖骨和肋骨。

（四）不规则骨

不规则骨（irregular bone）形状不规则，如椎骨。有些不规则骨内具有含气的腔，称含气骨。

二、长骨的结构

长骨由骨干、干骺部、骨骺三部分构成，表面覆有骨膜和关节软骨。

（一）骨干

骨干（diaphysis）位于长管状骨中段，为一厚壁而中空的圆柱体，外层为密质骨，中央由含有骨髓的松质骨小梁构成。骨干中部的密质骨最厚，越向两端越薄。

（二）骨骺

骨骺（epiphysis）位于长管状骨的末端，生长板与关节软骨之间的部分。在成年人，因生长板消失，则主观地将原有生长板与关节软骨之间可能的位置看作骨骺。结构上由松质骨被覆一薄层密质骨构成。

（三）生长板

生长板（epiphyseal plate）也称为骺板，见于骨生长停止前的儿童。骺板处外伤和感染都会影响后续形成骨的纵向生长和关节形态。其中生长板骨折方式还是儿童Salter-Harris骨折的分型基础。

（四）干骺端

干骺端（metaphysis）是指管柱状骨干与骨骺部之间增宽的移行区，主要由海绵状结构的松质骨小梁构成，是很多骨肿瘤和瘤样病变好发的位置。

（五）骨膜

骨膜是一层覆盖在除了关节软骨之外所有骨表面的厚实坚固的纤维膜。骨膜分为骨内膜和骨外膜。骨膜的作用除了为骨输送营养物质，固定和缓冲外，还有骨生发作用，其中的骨祖细胞和纤维母细胞样细胞等有多向分化潜能。

（宫丽华）

第二节　骨的组织构成

一、骨的组织学分类

骨组织根据其发生的早晚、骨细胞和细胞间质的特征及其组合形式，可分为未成熟的骨组织和成熟的骨组织。前者为非板层骨，后者为板层骨。胚胎时期最初形成的骨组织和骨折修复形成的骨痂，都属于非板层骨，除少数几处外，它们或早或迟会被以后形成的板层骨所取代。

（一）非板层骨

又称为初级骨组织。可分两种，一种是编织骨（woven bone），另一种是束状骨（bundle bone）。编织骨比较常见，其胶原纤维束呈编织状排列，因而得名。胶原纤维束的直径差异很大，但粗大者居多，最粗直径达 13μm，因此又有粗纤维骨之称。编织骨中的骨细胞分布和排列方向均无规律，体积较大，形状不规则，按骨的单位容积计算，其细胞数量约为板层骨的 4 倍。编织骨中的骨细胞代谢比板层骨的细胞活跃，但前者的溶骨活动往往是区域性的。在出现骨细胞溶骨的一些区域内，相邻的骨陷窝同时扩大，然后合并，形成较大的无血管性吸收腔，使骨组织出现较大的不规则囊状间隙，这种吸收过程是清除编织骨以被板层骨取代的正常生理过程。编织骨中的蛋白多糖等非胶原蛋白含量较多，故基质染色呈嗜碱性。若骨盐含量较少，则 X 线更易透过。编织骨是未成熟骨或原始骨，一般出现在胚胎、新生儿、骨痂和生长期的干骺区，以后逐渐被板层骨取代，但到青春期才取代完全。在牙床、近颅缝处、骨迷路、腱或韧带附着处，仍终身保存少量编织骨，这些编织骨往往与板层骨掺杂存在。某些骨骼疾病，如畸形性骨炎（Paget disease）、氟中毒、原发性甲状旁腺功能亢进引起的囊状纤维性骨炎、肾病性骨营养不良和骨肿瘤等，都会出现编织骨（图 1-1-2-1A、B），并且最终可能在患者骨中占绝对优势。启动编织骨生成可能是多种生长因子共同作用的结果，包括了 PDGFα、PDGFβ、胰岛素样生长因子（IGF）等。

束状骨比较少见，也属粗纤维骨，主要存在于牙槽窝的内壁。它与编织骨的最大差异是未成熟的、粗大的胶原纤维束平行排列，骨细胞分布于相互平行的纤维束之间。束状骨表面可有韧带或肌腱附着。

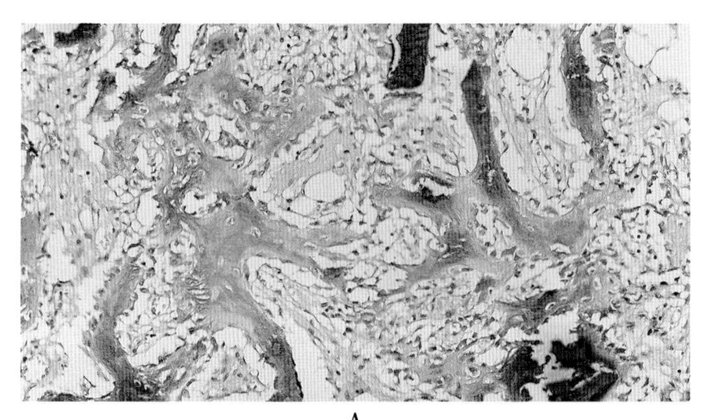
A

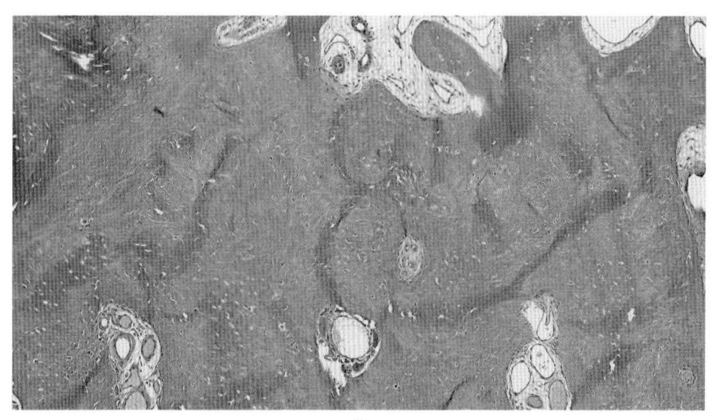
B

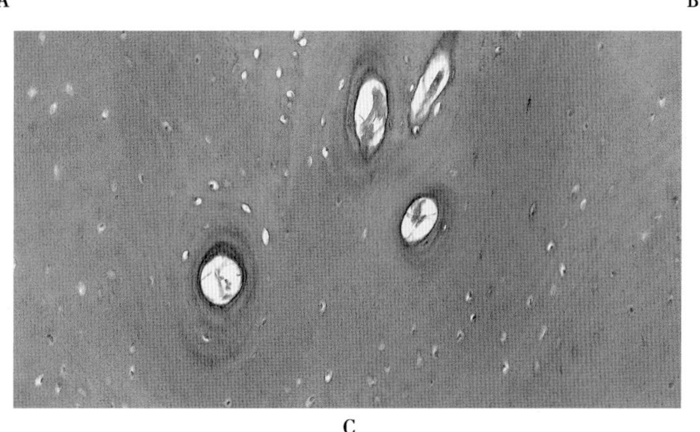
C

图 1-1-2-1　骨的组织学

A、B. 编织骨的组织学。A. 畸形性骨炎中形成的不规则的编织骨，骨间纤维血管组织增生。B. 呈片状排列的不规则的编织骨伴杂乱分布的骨细胞，局灶间见多核巨细胞围绕。C. 板层骨的组织学，皮质骨内致密排列的围绕哈弗斯管的骨单位结构

（二）板层骨

板层骨（lamellar bone）又称次级骨组织（图 1-1-2-1C），是骨组织的成熟形式。胶原纤维束一般较细，因此又有细纤维骨之称。细纤维束直径通常为 2～4μm，它们排列成层，与骨盐和有机质结合紧密，共同构成骨板。同一层骨板内的纤维大多是相互平行的，相邻两层骨板的纤维层则呈交叉方向。骨板的厚薄不一，一般为 3～7μm。骨板之间的矿化基质中很少存在胶原纤维束，仅有少量散在的胶原纤维。骨细胞一般比编织骨中的细胞小，胞体大多位于相邻骨板之间的矿化基质中，但也有少数散在于骨板的胶原纤维层内。骨细胞的长轴基本与胶原纤维的长轴平行，显示有规律的排列方向。

在板层骨中，相邻骨陷窝的骨小管彼此通连，构成骨陷窝-骨小管-骨陷窝通道网。由于骨浅部骨陷窝的部分骨小管开口于骨的表面，而骨细胞的胞体和突起又未充满骨陷窝和骨小管，因此该通道内有来自骨表面的组织液。通过骨陷窝-骨小管-骨陷窝通道内的组织液循环，既保证了骨细胞的营养，又保证了骨组织与体液之间的物质交换。若骨板层数过多，骨细胞所在位置与血管的距离超过 300μm，则不利于组织液循环，其结果往往导致深层骨细胞死亡。一般认为，板层骨中任何一个骨细胞所在的位置与血管的距离均在 300μm 以内。

板层骨中的蛋白多糖复合物含量比编织骨少，骨基质染色呈嗜酸性，与编织骨的染色形成明显的对照。板层骨中的骨盐与有机质的关系十分密切，这也是与编织骨的差别之一。板层骨的组成成分和结构的特点，赋予板层骨抗张力强度高、硬度强的特点；而编织骨的韧性较大，弹性较好。

编织骨和板层骨都参与松质骨和密质骨的构成。在密质骨中，板层骨包括环骨板、间骨板、哈弗斯系统。在松质骨内，板层骨以长轴方向排列。

二、密质骨

骨干主要由密质骨（compact bone）构成，内侧有少量松质骨形成的骨小梁。密质骨在骨干的内外表层形成环骨板，在中层形成哈弗斯系统和间骨板。骨干中有与骨干长轴几乎垂直走行的穿通管，内含血管、神经和少量疏松结缔组织，结缔组织中有较多骨祖细胞；穿通管在骨外表面的开口即为滋养孔。

（一）环骨板

是指环绕骨干外、内表面排列的骨板，分别称为外环骨板和内环骨板。

1. 外环骨板厚，居骨干的浅部，由数层到十多层骨板组成，比较整齐地环绕骨干平行排列，其表面覆盖骨外膜。骨外膜中的小血管横穿外环骨板深入骨质中。贯穿外环骨板的血管通道称穿通管或福尔克曼管（Volkmann canal），其长轴几乎与骨干的长轴垂直。通过穿通管，营养血管进入骨内，和纵向走行的中央管内的血管相通。

2. 内环骨板居骨干的骨髓腔面，仅由少数几层骨板组成，不如外环骨板平整。内环骨板表面衬以骨内膜，后者与被覆于松质骨表面的骨内膜相连续。内环骨板中也有穿通管穿行，管中的小血管与骨髓血管通连。从内、外环骨板最表层骨陷窝发出的骨小管，一部分伸向深层，与深层骨陷窝的骨小管通连；一部分伸向表面，终止于骨和骨膜交界处，其末端是开放的。

（二）哈弗斯骨板

哈弗斯骨板（Haversian lamella）介于内、外环骨板之间，是骨干密质骨的主要部分，它们以哈弗斯管（Haversian canal）为中心呈同心圆排列，并与哈弗斯管共同组成哈弗斯系统。哈弗斯管也称中央管，内有血管、神经及少量结缔组织。长骨骨干主要由大量哈弗斯系统组成，所有哈弗斯系统的结构基本相同，故哈弗斯系统又有骨单

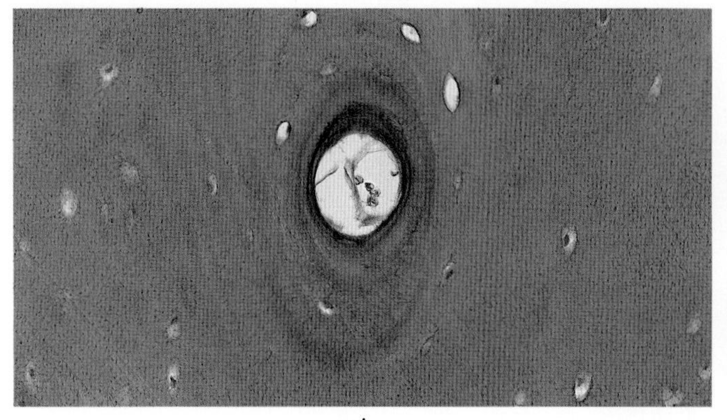

A

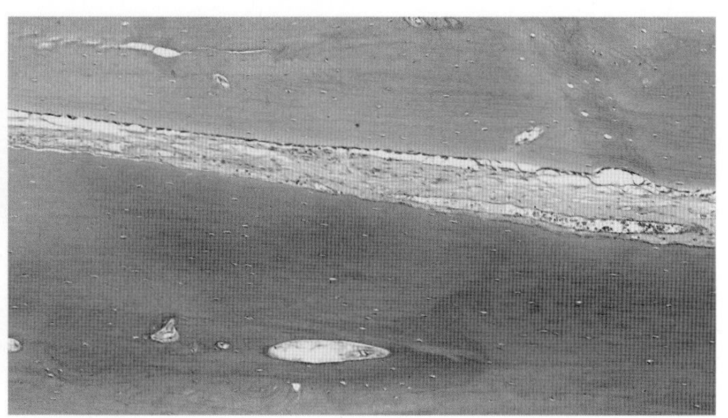

B

图 1-1-2-2　骨的基本结构

A. 骨单位：以哈弗斯管为中心呈同心圆排列。B. 中央管中见疏松纤维组织及毛细血管

位（osteon）（图 1-1-2-2A）之称。

骨单位为厚壁的圆筒状结构，其长轴基本上与骨干的长轴平行，中央有一条细管称中央管，围绕中央管有 5~20 层骨板呈同心圆排列，宛如层层套入的管鞘。改建的骨单位不总是呈单纯的圆柱形，可有许多分支互相吻合，具有复杂的立体构型。因此，可以见到由同心圆排列的骨板围绕斜行的中央管。中央管之间还有斜行或横行的穿通管互相连接，但穿通管周围没有同心圆排列的骨板环绕，据此特征可区别穿通管与中央管。哈弗斯骨板一般为 5~20 层，故不同骨单位的横断面积大小不一。每层骨板的平均厚度为 3μm。

骨板中的胶原纤维绕中央管呈螺旋形走行，相邻骨板中胶原纤维互成直角关系。有人认为，骨板中的胶原纤维的排列是多样性的，并根据胶原纤维的螺旋方向，将骨单位分为 3 种类型：Ⅰ型，所有骨板中的胶原纤维均以螺旋方向为主；Ⅱ型，相邻骨板的胶原纤维分别呈纵行和环行；Ⅲ型，所有骨板的胶原纤维以纵行为主，其中掺以极少量散在的环行纤维。不同类型骨单位的机械性能有所不同，其压强和弹性系数以横行纤维束为主的骨单位最大，以纵行纤维束为主的骨单位最小。每个骨单位最内层骨板表面均覆以骨内膜。

中央管（central canal）长度为 3~5mm，中央管（图 1-1-2-2B）的直径因各骨单位而异，差异很大，平均 300μm，内壁衬附一层结缔组织，其中的细胞成分随着每一骨单位的活动状态而各有不同。在新生的骨质内多为骨祖细胞，被破坏的骨单位则有破骨细胞。骨沉积在骨外膜或骨内膜沟表面形成的骨单位，或在松质骨骨骼内形成的骨单位，称为初级骨单位。中央管被同心圆骨板柱围绕，仅有几层骨板。初级骨单位常见于未成熟骨，如幼骨，特别是胚胎骨和婴儿骨，随着年龄增长，初级骨单位也相应减少。次级骨单位与初级骨单位相似，是初级骨单位经改建后形成的。次级骨单位或称继发性哈弗斯系统，有一黏合线，容易辨认，并使其与邻近的矿化组织分开来。

中央管中通行的血管不一致。有的中央管中只有一条毛细血管，其内皮有孔，胞质中可见吞饮小泡，包绕内皮的基膜内有周细胞。有的中央管中有两条血管，一条是小动脉，或称毛细血管前微动脉，另一条是小静脉。骨单位的血管彼此通连，并与穿通管中的血管交通。在中央管内还可见到细的神经纤维，与血管伴行，大多为无髓神经纤维，偶可见有髓神经纤维，这些神经主要由分布在骨外膜的神经纤维构成。

（三）间骨板

位于骨单位之间或骨单位与环骨板之间，大小不等，呈三角形或不规则形，也由平行排列骨板构成，大都缺乏中央管。间骨板与骨单位之间有明显的黏合线分界。间骨板是骨生长和改建过程中哈弗斯骨板被溶解吸收后的残留部分。

在以上三种结构之间以及所有骨单位表面都有一层黏合质，呈强嗜碱性，为骨盐较多而胶原纤维较少的骨质，在长骨横断面上呈折光较强的轮廓线，称黏合线（cementing line）。伸向骨单位表面的骨小管，都在黏合线处折返，不与相邻骨单位的骨小管连通。因此，同一骨单位内的骨细胞都接受来自其中央管的营养供应。

三、松质骨

松质骨（cancellous bone）充满着长骨的内部，长骨两端的骨骺、干骺端也由松质骨构成（图 1-1-2-3）。松质骨的骨小梁粗细不一，相互连接而成拱桥样结构，骨小梁的排列配布方向完全符合机械力学规律。骨小梁也由骨板构成，但层次较薄，一般骨单位不明显，在较厚的骨小梁中，也能看到小而不完整的骨单位。例如股骨上端、股骨头和股骨颈处的骨小梁排列方向，与其承受的压力和张

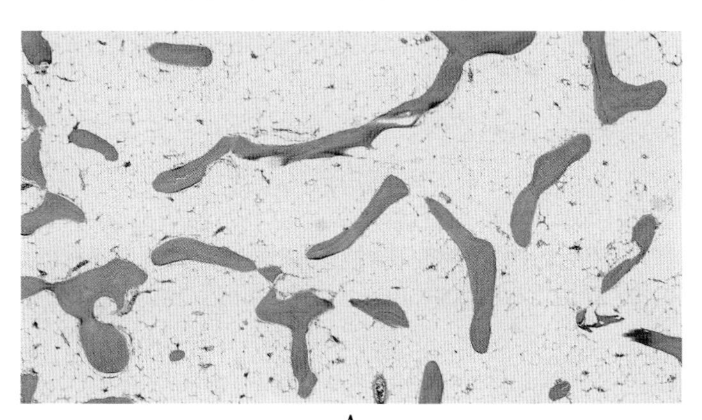
A

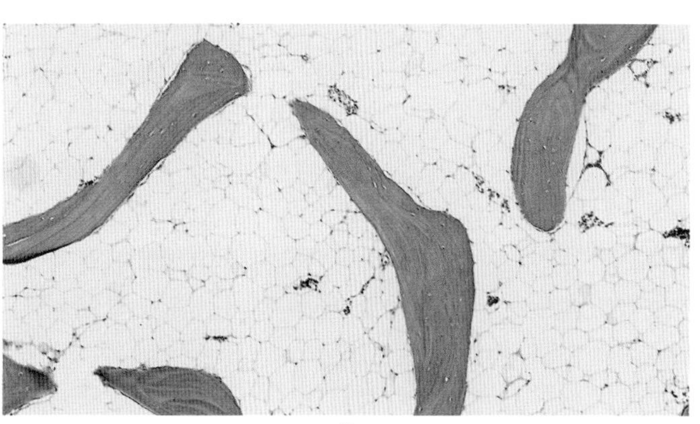
B

图 1-1-2-3　松质骨的组织学
粗细不一的骨小梁间充满黄骨髓组织

力曲线大体一致;而股骨下端和胫骨上、下端,由于压力方向与它们的长轴一致,故骨小梁以垂直排列为主。骨所承受的压力均等传递,变成分力,从而减轻骨的负荷,但骨骺的抗压抗张强度小于骨干的抗压抗张强度。松质骨骨小梁之间的间隙相互连通,并与骨干的骨髓腔直接相通。

四、骨膜

骨膜(periosteum)是由致密结缔组织组成的纤维膜。包在骨表面的较厚层结缔组织称骨外膜,被衬于骨髓腔面的薄层结缔组织称骨内膜。除骨的关节面、股骨颈、距骨的囊下区和某些籽骨表面外,骨的表面都有骨外膜。肌腱和韧带的骨附着处均与骨外膜连续。

(一)骨外膜

成人长骨的骨外膜(图 1-1-2-4)一般可分为内、外两层,但两者之间并无截然分界。外层为纤维层,是一层薄的、致密的、排列不规则的结缔组织,其中含有一些成纤维细胞。结缔组织中含有粗大的胶原纤维束,彼此交织成网状,有血管和神经在纤维束中穿行,沿途有些分支经深层穿入穿通管(volkmann canal)。有些粗大的胶原纤维束向内穿进骨质的外环层骨板,亦称穿通纤维(sharpey fiber),起固定骨膜和韧带及骨的附加性生长的作用。

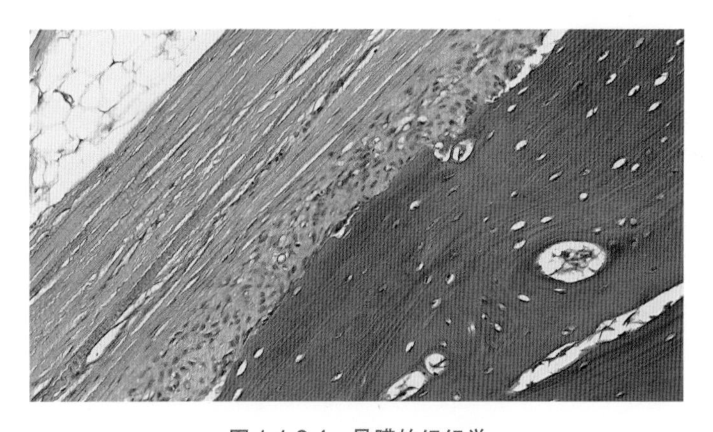

图 1-1-2-4 骨膜的组织学
外层为一层薄的、致密的、排列不规则的结缔组织。内层血管及细胞丰富,紧贴皮质骨表面

骨外膜内层(细胞层)直接与骨相贴,为薄层疏松结缔组织,其纤维成分少,排列疏松,血管及细胞丰富,细胞贴骨分布,排列成层,一般认为它们是骨祖细胞。骨外膜内层组织成分随年龄和功能活动而变化,在胚胎期和出生后的生长期,骨骼迅速生成,内层的细胞数量较多,骨祖细胞层较厚,其中许多已转变为骨母细胞。成年后骨处于改建缓慢的相对静止阶段,骨祖细胞相对较少,不再排列成层,而是分散附着于骨的表面,变为梭形,与结缔组织中的成纤维细胞很难区别。当骨受损后,这些细胞又恢复造骨的能力,变为典型的骨母细胞,参与新的骨质形成。由于骨外膜内层有成骨能力,故又称生发层或成骨层。

(二)骨内膜

骨内膜是一薄层含细胞的结缔组织,衬附于骨干和骨骺的骨髓腔面以及所有骨单位中央管的内表面,并且相互连续。骨内膜非常薄,不分层,由一层扁平的骨祖细胞和少量的结缔组织构成,并和穿通管内的结缔组织相连续。光镜下不可见。非改建期骨的骨内膜表面覆有一层细胞称为骨衬细胞,细胞表型不同于骨母细胞。一般认为它是静止的骨母细胞,在适当刺激下,骨衬细胞可再激活成为有活力的骨母细胞。

骨膜的主要功能是营养骨组织,为骨的修复或生长不断提供新的骨母细胞。骨膜具有成骨和成软骨的双重潜能,临床上利用骨膜移植,已成功地治疗骨折延迟愈合或不愈合、骨和软骨缺损、先天性腭裂和股骨头缺血性坏死等疾病。骨膜内有丰富的游离神经末梢,能感受痛觉。

五、骨髓

骨松质的腔隙彼此通连,其中充满小血管和造血组织,称为骨髓(bone marrow)(图 1-1-2-5)。在胎儿和幼儿期,全部骨髓呈红色,称红骨髓。红骨髓有造血功能,内含发育阶段不同的红骨髓和某些白细胞。约在 5 岁以后,长骨骨髓腔内的红骨髓逐渐被脂肪组织代替,呈黄色,称黄骨髓,失去造血活力,但在慢性失血过多或重度贫血时,黄骨髓可逐渐转化为红骨髓,恢复造血功能。在椎骨、髂骨、肋骨、胸骨及肱骨和股骨等长骨的骺内终生都是红骨髓,因此临床常选髂前上棘或髂后上棘等处进行骨髓穿刺,检查骨髓象。

六、骨的血管、淋巴管和神经

1. 血管长骨的血供来自三个方面:骨端、骨骺和干骺端的血管;进入骨干的滋养动脉;骨膜动脉。

滋养动脉是长骨的主要动脉,一般有 1~2 支,经骨干的滋养孔进入骨髓腔后,分为升支和降支,每一支都有许多细小的分支,大部分直接进入皮质骨,另一些分支进入髓内血窦。升支和降支的终末血管供给长骨两端的血液,在成年人可与干骺端动脉及骺动脉的分支吻合。干骺端动脉和骺动脉均发自邻近动脉,分别从骺软骨的近侧和远侧穿入骨质。上述各动脉均有静脉伴行,汇入该骨附近的静脉。不规则骨、扁骨和短骨的动脉来自骨膜动脉或滋养动脉。

2. 淋巴管骨膜的淋巴管很丰富,但骨的淋巴管是否

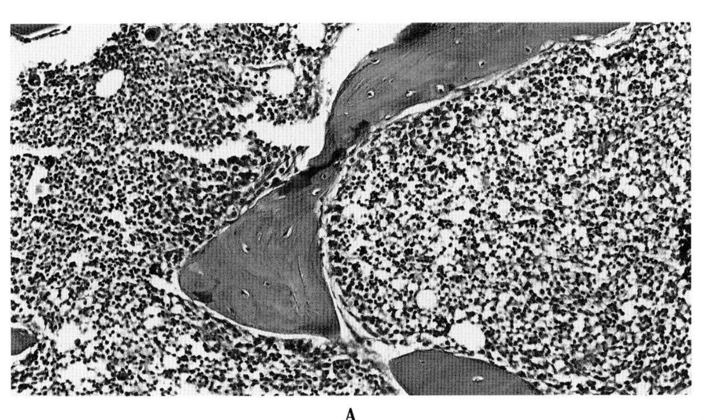

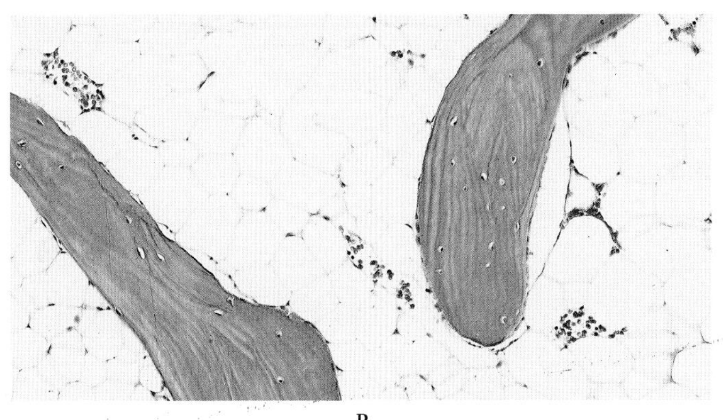

A　　B

图 1-1-2-5　骨髓的组织学
A. 红骨髓。B. 黄骨髓

存在尚有争议。

3. 神经骨的神经伴滋养血管进入骨内，分布到哈弗管的血管周隙中，以内脏传出纤维较多，分布到血管壁；躯体传入纤维则分布于骨膜、骨内膜、骨小梁及关节软骨深面。骨膜的神经最丰富，并对张力或撕扯的刺激较为敏感，故骨脓肿和骨折常引起剧痛。

（宫丽华）

第三节　骨的基质

骨组织是一种特殊的结缔组织，是骨的结构主体，由数种细胞和大量钙化的细胞间质组成，钙化的细胞间质称为骨基质（matrix）。骨组织的特点是细胞间质有大量骨盐沉积，即细胞间质矿化，使骨组织成为人体最坚硬的组织之一。骨的基质简称骨质，即钙化的骨组织的细胞外基质。骨基质含水较少，仅占湿骨重量的 8%～9%。骨基质由有机质和无机质两种成分构成。

一、无机质

无机质即骨矿物质，又称骨盐，占干骨重量的 65%～75%，其中 95%是固体钙和磷，无定形的钙-磷固体在幼稚的、新形成的骨组织中较多（40%～50%），在老的、成熟的骨组织中少（25%～30%）。骨矿物质大部分以无定形的磷酸钙和结晶的羟基磷灰石[$Ca_{10}(PO_4)_6(OH)_5$]的形式分布于有机质中。无定形磷酸钙是最初沉积的无机盐，以非晶体形式存在，占成人骨无机质总量的 20%～30%。无定形磷酸钙继而组建成结晶的羟基磷灰石。电镜下观察，羟基磷灰石结晶呈柱状或针状，长 20～40nm，宽 2～3nm。经 X 线衍射法研究表明，羟基磷灰石结晶体大小很不相同，体积为（2.5～5）nm×40nm×（20～35）nm。结晶体体积虽小，但密度极大，每克骨盐含 1 016 个结晶体，故其表面积甚大，可达 100m^2。它们位于胶原纤维表面和胶原原纤维之间，沿纤维长轴以 60～70nm 的间隔规律地排列。在液体中的结晶体被一层水包围形成一层水化壳，离子只有通过这层物质才能达到结晶体表面，有利于细胞外液与结晶体进行离子交换。羟基磷灰石主要由钙、磷酸根和羟基结合而成。结晶体还吸附许多其他矿物质，如镁、钠、钾和一些微量元素，包括锌、铜、锰、氟、铅、锶、铁、铝、镭等。因此，骨是钙、磷、镁和其他离子的储存库。这些离子可能位于羟基磷灰石结晶的表面，或能置换晶体中的主要离子，或者两者同时存在。

骨骼中的矿物质晶体与骨基质的胶原纤维之间存在十分密切的物理-化学和生物化学-高分子化学结构功能关系。正常的羟磷灰石形如长针状，大小较一致，有严格的空间定向，如果羟磷灰石在骨矿化前沿的定点与排列紊乱，骨的矿化即可发生异常，同时也导致基质的生成与代谢异常。

二、有机质

有机质包括胶原纤维和无定形基质（蛋白多糖、脂质，特别是磷脂类）。

（一）胶原纤维

胶原纤维是一种结晶纤维蛋白原，被包埋在含有钙盐的基质中。在有机质中胶原纤维占 90%，人体的胶原纤维大约 50%存在于骨组织。构成骨胶原原纤维的化学成分主要是Ⅰ型胶原，占骨总重量的 30%，还有少量Ⅴ型胶原，占骨总重量的 1.5%。在病理情况下，可出现 M 型胶原。骨的胶原纤维与结缔组织胶原纤维的形态结构基本相同，分子结构为 3 条多肽链，每条含有 1 000 多个氨基酸，交织呈绳状，故又称三联螺旋结构。胶原原纤维的直径为 50～70nm，具有 64nm 周期性横纹。Ⅰ型胶原由 20 多种氨基酸组成，其中甘氨酸约占 33%，脯氨酸和羟脯氨酸约占 25%。骨的胶原纤维和其他胶原蛋白的最大不同在于它在稀酸液中不膨胀，也不溶解于可溶解其他胶原的溶剂中，如中性盐和稀酸溶液等。骨的胶原原纤维具有这些特殊的物理性能，是由于骨Ⅰ型胶原蛋白分子之间有较多的分子间交联。骨胶原与羟磷灰石结晶结合，形成了抗挤压和抗拉扭很强的骨组织。随着骨代谢不断进行，胶原蛋白也不断降解和合成。骨质含的胶原纤维普遍呈平行排列，扫描电镜下胶原纤维分支，形成连接错综的网状结构。

（二）无定形基质

无定形基质仅占有机质的10%左右，是一种没有固定形态的胶状物，主要成分是蛋白多糖和蛋白多糖复合物，后者由蛋白多糖和糖蛋白组成。

蛋白多糖类占骨有机物的4%~5%，由一条复杂的多肽链组成，还有几个硫酸多糖侧链与其共价连接。多糖部分为氨基葡聚糖，故PAS反应阳性，某些区域呈弱的异染性。尽管骨有机质中存在氨基葡聚糖，但由于含有丰富的胶原蛋白，骨组织切片染色呈嗜酸性。还有很少脂质，占干骨重0.1%，主要为磷脂类、游离脂肪酸和胆固醇等。

无定形基质含有许多非胶原蛋白，占有机物的0.5%，近年来已被分离出来的主要有以下几种。

1. 骨钙蛋白（osteocalcin） 骨钙蛋白或称骨钙素，是骨基质中含量最多的非胶原蛋白，在成人骨中约占非胶原蛋白总量的20%，占骨基质蛋白质的1%~2%。它是一种依赖维生素K的蛋白质，由47~351个氨基酸残基组成的多肽，其中的2~3个氨基酸残基中含有y-羧基谷氨酸残基（GlA）链，相对分子质量为5 900。一般认为骨钙蛋白对羟基磷灰石有很高亲和力，在骨组织矿化过程中，能特异地与骨羟基磷灰石结晶结合，主要通过侧链GlA与晶体表面的Ca^{2+}结合，每克分子骨钙蛋白能结合2~3mol的Ca^{2+}，从而促进骨矿化过程。骨钙蛋白对骨母细胞和破骨细胞前体有趋化作用，并可能在破骨细胞的成熟及活动中起作用。骨钙蛋白还可能控制骨Ca^{2+}的进出，影响肾小管对Ca^{2+}的重吸收，提示它参与调节体内钙的平衡。当骨母细胞受1,25-(OH)$2D_3$刺激，可产生骨钙蛋白。此外，肾、肺、脾、胰和胎盘的一些细胞也能合成骨钙蛋白。

骨钙素的表达受许多激素、生长因子和细胞因子的调节。上调骨钙素表达的因子主要是1,25-(OH)$2D_3$，而下调其表达的因子有糖皮质激素、TGF-β、PGE_2、IL-2、TNF-α、IL-10、铅元素和机械应力等。

2. 骨桥蛋白（osteopontin，OPN） 骨桥蛋白又称骨唾液酸蛋白Ⅰ（BSPⅠ），分泌性磷蛋白。是一种非胶原蛋白，主要由成骨性谱系细胞和活化型T淋巴细胞表达，存在于骨组织、外周血液和某些肿瘤中。OPN分子由300个氨基酸残基组成，分子量约44kDa，其突出的结构特点是含有精氨酸-甘氨酸-天冬氨酸（RGD）基序。骨桥蛋白具有9个天冬氨酸的区域，该处是同羟基磷灰石相互作用的部位，故对羟基磷灰石有很高的亲和力。骨桥蛋白浓集在骨形成的部位、软骨成骨的部位和破骨细胞同骨组织相贴的部位，它是骨母细胞和破骨细胞黏附的重要物质，是连接细胞与基质的桥梁。骨桥蛋白不仅由骨母细胞产生，破骨细胞也表达骨桥蛋白mRNA，表明破骨细胞也能合成骨桥蛋白。此外，成牙骨质细胞、软骨细胞、肾远曲小管上皮细胞以及胎盘、神经组织及骨髓瘤的细胞也分泌骨桥蛋白。

OPN能与骨组织的其他组分结合，形成骨代谢的调节网络。破骨细胞中的OPN与CD44/$\alpha_V\beta3$受体形成复合物，可促进破骨细胞的移行。

3. 骨唾液酸蛋白（silaoprotein） 骨唾液酸蛋白又称骨唾液酸蛋白Ⅱ（BSPⅡ）是酸性磷蛋白，相对分子质量为7 000，40%~50%由碳水化合物构成，13%~14%为唾液酸，有30%的丝氨酸残基磷酸化。BSPⅡ在骨中占非胶原蛋白总量的15%左右。BSPⅡ的功能是支持细胞黏附，对羟基磷灰石有很高的亲和力，具有介导基质矿化作用。它由骨母细胞分泌。

4. 骨酸性糖蛋白-75（bone acidoglycoprotein，BAG-75） 它含有30%的酸性氨基酸残基和8%的磷酸基团，是酸性磷蛋白，相对分子质量为75 000。它存在于骨骺板中，其功能与骨桥蛋白和BSPⅡ一样，对羟基磷灰石有很强的亲和力，甚至比它们还大。

5. 骨粘连蛋白（osteonectin） 骨粘连蛋白或称骨连接素，是一种磷酸化糖蛋白，由303个氨基酸残基组成，相对分子质量为32kDa，约占骨非胶原蛋白的25%。有12个低亲和力的钙结合位点和一个以上高亲和力的钙结合位点。骨粘连蛋白能同钙和磷酸盐结合，促进矿化过程。能使Ⅰ型胶原与羟基磷灰石牢固地结合，它与钙结合后引起本身分子构型变化。如果有钙螯合剂，骨粘连蛋白即丧失其选择性结合羟基磷灰石能力。骨粘连蛋白在骨组织中含量很高，由骨母细胞产生。但一些非骨组织也存在骨粘连蛋白，如软骨细胞、皮肤的成纤维细胞、肌腱的腱细胞、消化道上皮细胞及成牙骨质细胞也可产生。骨粘连蛋白还与Ⅰ型、Ⅲ型和Ⅴ型胶原以及与血小板反应素-1结合，并增加纤溶酶原活化抑制因子-1的合成。骨粘连蛋白可促进牙周组织MMP-2的表达，同时还通过OPG调节破骨细胞的形成。

6. 钙结合蛋白（calcium binding protein） 钙结合

蛋白是一种维生素 D 依赖蛋白，存在于骨母细胞、骨细胞和软骨细胞胞质的核糖体和线粒体上，骨母细胞和骨细胞突起内以及细胞外基质小泡内也有钙结合蛋白，表明钙结合蛋白沿突起传递，直至细胞外基质小泡。所以，钙结合蛋白是一种钙传递蛋白，基质小泡内的钙结合蛋白在矿化过程中起积极作用。此外，钙结合蛋白还存在于肠、子宫、肾和肺等，体内分布较广。

7. 纤连蛋白(fibronectin)　纤连蛋白主要由发育早期的骨母细胞表达，以二聚体形式存在，分子量约450kDa，两个亚基中含有与纤维蛋白、肝素等的结合位点，亦可与明胶、胶原、DNA、细胞表面物质等结合。纤连蛋白主要由骨母细胞合成，主要功能是调节细胞黏附。骨母细胞的发育和功能有赖于细胞外基质的作用，基质中的黏附受体将细胞外基质与骨母细胞的细胞骨架连接起来，二氢睾酮可影响细胞外基质中纤连蛋白及其受体的作用，刺激纤连蛋白及其受体 ALP、OPG 的表达。

（宫丽华）

第四节　骨　细　胞

骨细胞常见类型有 4 种，分别是骨祖细胞、骨母细胞、骨细胞和破骨细胞。其中骨细胞最多，位于骨组织内部，其余 3 种均分布在骨质边缘。

一、骨祖细胞

骨祖细胞(osteoprogenitor cells)或称骨原细胞，是骨组织的干细胞，位于骨膜内。胞体小，呈不规则梭形，突起很细小。核椭圆形或细长形，染色质颗粒细而分散，故核染色浅。胞质少，呈嗜酸性或弱嗜碱性，含细胞器很少，仅有少量核糖体和线粒体。骨祖细胞着色浅淡，不易鉴别。骨祖细胞具有多分化潜能，可分化为骨母细胞、破骨细胞、成软骨细胞或成纤维细胞，分化取向取决于所处部位和所受刺激性质。骨祖细胞存在于骨外膜及骨内膜贴近骨质处，当骨组织生长或重建时，它能分裂分化成为骨细胞。骨祖细胞有两种类型：决定性骨祖细胞(determined osteogenic precursor cell，DOPC)和诱导性骨祖细胞(inducible osteogenic precursor cell，IOPC)。DOPC 位于或靠近骨的游离面上，如骨内膜和骨外膜内层、生长骨骺板的钙化软骨小梁上和骨髓基质内。在骨的生长期和骨内部改建或骨折修复以及其他形式损伤修复时，DOPC 很活跃，细胞分裂并分化为骨母细胞，具有蛋白质分泌细胞特征的细胞逐渐增多。IOPC 存在于骨骼系统以外，几乎普遍存在于结缔组织中。IOPC 不能自发地形成骨组织，但经适宜刺激，如骨形态发生蛋白(bone morphogenetic protein，BMP)或泌尿道移行上皮细胞诱导物的作用，可形成骨组织。

二、骨母细胞

骨母细胞(osteoblasts 或 osteoblast cells)是指能促进骨形成的细胞，主要来源于骨祖细胞。骨母细胞不但能分泌大量的骨胶原和其他骨基质，还能分泌一些重要的细胞因子和酶类，如基质金属蛋白酶、碱性磷酸酶、骨钙素、护骨素等，从而启动骨的形成过程，同时也通过这些因子将破骨细胞耦联起来，控制破骨细胞的生成、成熟及活化。常见于生长期的骨组织中，大都聚集在新形成的骨质表面。

（一）骨母细胞的形态与结构

骨形成期间，骨母细胞(图 1-1-4-1)被覆骨组织表面，当骨母细胞生成基质时，被认为是活跃的。活跃的骨母细胞呈圆形、锥形、立方形或矮柱状，通常单层排列。细胞侧面和底部出现突起，与相邻的骨母细胞及邻近的骨细胞以突起相连，连接处有缝隙连接。胞质强嗜碱性，与粗面内质网的核糖体有关。在粗面内质网上，镶嵌着圆形或细长形的线粒体，骨母细胞的线粒体具有清除胞质内钙离子的作用，同时也是能量的加工厂。某些线粒体含有一些小的矿化颗粒，沉积并附着在嵴外面，微探针分析表明这些颗粒有较高的钙、磷和镁的踪痕。骨的细胞常有大量的线粒体颗粒，可能是激素作用于细胞膜的结果。例如甲状旁腺激素能引起进入细胞的钙增加，并随之有线粒体颗粒数目的增加。骨母细胞核大而圆，位于远离骨表面的细胞一端，核仁清晰。在核仁附近有一浅染区，高尔基复合体位于此区内。骨母细胞胞质呈碱性磷酸酶强阳性，可见许多 PAS 阳性颗粒，一般认为它是骨基质的蛋白多糖前身。当新骨形成停止时，这些颗粒消失，胞质碱性磷酸酶反应减弱，骨母细胞转变为扁平状，被覆于骨组织表面，其超微结构类似成纤维细胞。

（二）骨母细胞的功能

在骨形成非常活跃处，如骨折、肿瘤或感染时，骨母细胞可形成复层堆积在骨组织表面。骨母细胞有活跃的分泌功能，能合成和分泌骨基质中的多种有机成分，包括Ⅰ型胶原蛋白、蛋白多糖、骨钙蛋白、骨粘连蛋白、骨桥蛋白、骨唾液酸蛋白等。因此认为其在细胞内合成过程与成纤维细胞或软骨细胞相似。骨母细胞还分泌胰岛素样生长因子Ⅰ、胰岛素样生长因子Ⅱ、成纤维细胞生长因子、白细胞介素-1 和前列腺素等，它们对骨生长均有重要作用。此外还分泌破骨细胞刺激因子、前胶原酶和胞质素原激活剂，它们有促进骨吸收的作用。因此，骨母细胞的主要功能概括起来有：①产生胶原纤维和无定形基质，

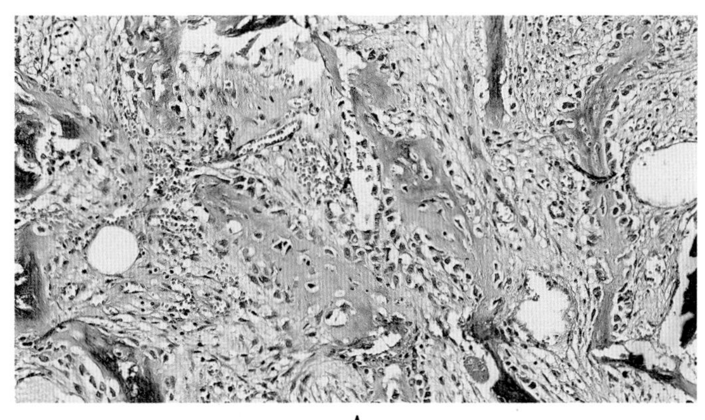
A

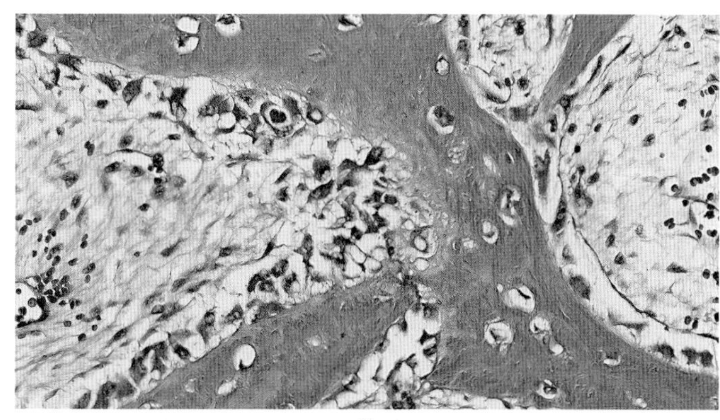
B

图 1-1-4-1 骨母细胞的组织学

A. 骨折修复中，大量编织骨形成，伴活跃的骨母细胞贴附。B. 骨母细胞核圆形，核仁清晰，胞质丰富，嗜碱性

即形成类骨质。②分泌骨钙蛋白、骨粘连蛋白和骨唾液酸蛋白等非胶原蛋白，促进骨组织的矿化。③分泌一些细胞因子，调节骨组织形成和吸收。骨母细胞不断产生新的细胞间质，并经过钙化形成骨质，骨母细胞逐渐被包埋在其中。此时，细胞内的合成活动停止，胞质减少，胞体变形，即成为骨细胞。总之，骨母细胞是参与骨生成、生长、吸收及代谢的关键细胞。

1. 骨母细胞分泌的酶类

（1）碱性磷酸酶（alkaline phosphatase，ALP）：成熟的骨母细胞能产生大量的 ALP。由骨母细胞产生的 ALP 称为骨特异性碱性磷酸酶（BALP），它以焦磷酸盐为底物，催化无机磷酸盐的水解，从而降低焦磷酸盐浓度，有利于骨的矿化。在血清中可以检测到四种不同的 ALP 同分异构体，这些异构体都能作为代谢性骨病的诊断标志，但各种异构体是否与不同类型的骨质疏松症（绝经后骨质疏松症、老年性骨质疏松症以及半乳糖血症、乳糜泻、肾性骨营养不良等引起的继发性骨质疏松症）相关，尚有待于进一步研究。

（2）组织型谷氨酰胺转移酶（tissue transglutaminase，TGs）：谷氨酰胺转移酶是在组织和体液中广泛存在的一组多功能酶类，具有钙离子依赖性。虽然其并非由骨母细胞专一产生，但在骨的矿化中有非常重要的作用。骨母细胞主要分泌组织型谷氨酰胺转移酶，处于不同阶段或不同类型的骨母细胞，其胞质内的谷氨酰胺转移酶含量是不一样的。tTGs 能促进细胞的黏附、细胞播散、细胞外基质的修饰，同时也在细胞凋亡、损伤修复、骨矿化进程中起着重要作用。骨母细胞分泌的 tTGs，以许多细胞外基质为底物，促进各种基质的交联，其最主要的底物为纤连蛋白和骨桥素。tTGs 的活化依赖钙离子，即在细胞外钙离子浓度升高的情况下，才能催化纤连蛋白与骨桥素的自身交联。由于钙离子和细胞外基质成分是参与骨矿化最主要的物质，在继发性骨质疏松症和乳糜泻患者的血液中，也可检测到以 tTGs 为自身抗原的自身抗体。

（3）基质金属蛋白酶（matrix metalloproteinase，MMP）：MMP 是一类锌离子依赖性的蛋白水解酶类，主要功能是降解细胞外基质，同时也参与骨母细胞功能与分化的信号转导。

2. 骨母细胞分泌的细胞外基质 成熟的骨母细胞分泌大量的细胞外基质，也称为类骨质，包括各种胶原和非胶原蛋白。

（1）骨胶原：骨母细胞分泌的细胞外基质中大部分为胶原，其中 90% 以上为Ⅰ型胶原，10% 为少量Ⅲ型、Ⅴ型和Ⅹ型胶原蛋白及多种非胶原蛋白。Ⅰ型胶原蛋白主要构成矿物质沉积和结晶的支架，羟磷灰石在支架的网状结构中沉积。Ⅲ型胶原和Ⅴ型胶原能调控胶原纤维丝的直径，使胶原纤维丝不致过分粗大，而Ⅹ型胶原纤维主要是作为Ⅰ型胶原的结构模型。

（2）非胶原蛋白：骨母细胞分泌的各种非胶原成分如骨桥素、骨涎蛋白、纤连蛋白和骨钙素等在骨的矿化、骨细胞的分化中起重要的作用。

3. 骨母细胞的凋亡 骨母细胞经历增殖、分化、成熟等各个阶段后，被矿化骨基质包围或附着于骨基质表面，逐步趋向凋亡或变为骨细胞、骨衬细胞。骨母细胞的这一凋亡过程是维持骨的生理平衡所必需的。和其他细胞凋亡途径一样，骨母细胞的凋亡途径也包括线粒体激活的凋亡途径和死亡受体激活的凋亡途径，最终导致骨母细胞核的碎裂、DNA 的有控降解、细胞皱缩、膜的气泡样变等。由于骨母细胞上存在肿瘤坏死因子受体，且在骨母细胞的功能发挥中起着重要作用，因此推测骨母细胞主要可能通过死亡受体激活的凋亡途径而凋亡。细胞因子、细胞外基质和各种激素都能诱导或组织骨母细胞的凋亡。骨形态生成蛋白（BMP）被确定为四肢骨指间细胞凋亡的关键作用分子。此外，甲状旁腺激素、糖皮质激素、性激素等对骨母细胞的凋亡均有调节作用。

三、骨细胞

骨细胞(osteocytes)是骨组织中的主要细胞,埋于骨基质内,细胞体所在的腔隙称骨陷窝,每个骨陷窝内仅有一个骨细胞胞体。骨细胞的胞体呈扁卵圆形,有许多细长的突起,这些细长的突起伸进骨陷窝周围的小管内,此小管即骨小管。

1. 骨细胞的形态

(1) 光镜特征:骨细胞(图 1-1-4-2)的结构和功能与其成熟度有关。刚转变的骨细胞位于类骨质中,它们的形态结构与骨母细胞非常近似。胞体为扁椭圆形,位于比胞体大许多的圆形骨陷窝内。突起多而细,通常各自位于一个骨小管中,有的突起还有少许分支。核呈卵圆形,位于胞体的一端,核内有一个核仁,染色质贴附核膜分布。HE 染色时胞质嗜碱性,近核处有一浅染区。胞质呈碱性磷酸酶阳性,还有 PAS 阳性颗粒,一般认为这些颗粒是有机基质的前身物。较成熟的骨细胞位于矿化的骨质浅部,其胞体也呈双凸扁椭圆形,但体积小于年幼的骨细胞。核较大,呈椭圆形,居胞体中央,在 HE 染色时着色较深,仍可见有核仁。胞质相对较少,HE 染色呈弱嗜碱性,甲苯胺蓝着色甚浅。

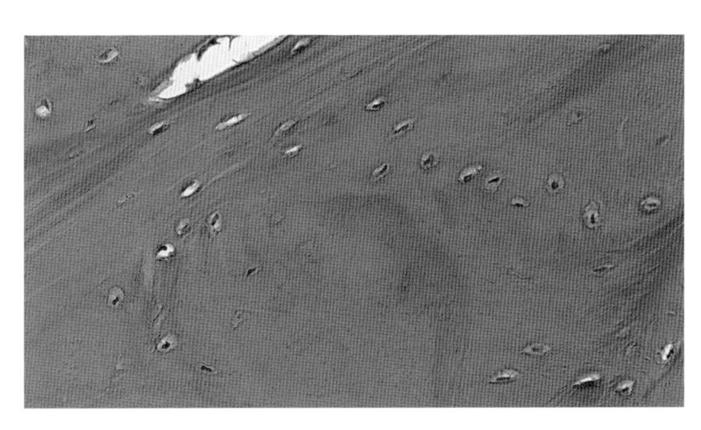

图 1-1-4-2　骨细胞的组织学
皮质骨中骨细胞陷于粉染的基质中,核呈嗜碱性点状

(2) 电镜特征:成熟的骨细胞位于骨质深部,胞体比原来的骨母细胞缩小约 70%,核质比例增大,胞质易被甲苯胺蓝染色。电镜下可见一定量的粗面内质网和高尔基复合体,线粒体较多,此外尚可见溶酶体。线粒体中常有电子致密颗粒,与破骨细胞的线粒体颗粒相似,现已证实,这些颗粒是细胞内的无机物,主要是磷酸钙。成熟骨细胞最大的变化是形成较长突起,其直径为 85~100nm,为骨小管直径的 1/4~1/2。相邻骨细胞的突起端对端地相互连接,或以其末端侧对侧地相互贴附,其间有缝隙连接。成熟的骨细胞位于骨陷窝和骨小管的网状通道内。骨细胞最大的特征是细胞突起在骨小管内伸展,与相邻的骨细胞连接,深部的骨细胞由此与邻近骨表面的骨细胞突起和骨小管相互连接和通连,构成庞大的网样结构。骨陷窝-骨小管-骨陷窝组成细胞外物质运输通道,是骨组织通向外界的唯一途径,深埋于骨基质内的骨细胞正是通过该通道运输营养物质和代谢产物。而骨细胞-缝隙连接-骨细胞形成细胞间信息传递系统,是骨细胞间直接通讯的结构基础。据测算,成熟骨细胞的胞体及其突起的总表面积占成熟骨基质总表面积的 90% 以上,这对骨组织液与血液之间经细胞介导的无机物交换起着重要作用。骨细胞的平均寿命为 25 年。

2. 骨细胞的功能

(1) 骨细胞性溶骨和骨细胞性成骨:大量研究表明,骨细胞可能主动参加溶骨过程,并受甲状旁腺激素、降钙素和维生素 D_3 的调节以及机械性应力的影响。Belanger 发现骨细胞具有释放枸橼酸、乳酸、胶原酶和溶解酶的作用。溶解酶会引起骨细胞周围的骨吸收,他把这种现象称之为骨细胞性骨溶解。骨细胞性溶骨表现为骨陷窝扩大,陷窝壁粗糙不平。骨细胞性溶骨也可类似破骨细胞性骨吸收,使骨溶解持续地发生在骨陷窝的某一端,从而使多个骨陷窝融合。当骨细胞性溶骨活动结束后,成熟骨细胞又可在较高水平的降钙素作用下进行继发性骨形成,使骨陷窝壁增添新的骨基质。生理情况下,骨细胞性溶骨和骨细胞性成骨是反复交替的,既维持骨基质的成骨作用,在机体需提高血钙量时,又可通过骨细胞性溶骨活动从骨基质中释放钙离子。

(2) 参与调节钙、磷平衡:现已证实,骨细胞除了通过溶骨作用参与维持血钙、磷平衡外,骨细胞还具有转运矿物质的能力。骨母细胞膜上有钙泵存在,骨细胞可能通过摄入和释放钙离子(Ca^{2+})和磷酸根离子(PO_4^{3-}),并可通过骨细胞相互间的网样连接结构进行离子交换,参与调节钙和磷的平衡。

(3) 感受力学信号:骨细胞遍布骨基质内并构成庞大的网样结构,成为感受和传递应力信号的结构基础。

(4) 合成细胞外基质:骨母细胞被基质包围后,逐渐转变为骨细胞,其合成细胞外基质的细胞器逐渐减少,合成能力也逐渐减弱。但是,骨细胞还能合成极少部分行使功能和生存所必需的基质,骨桥蛋白、骨连蛋白以及 I 型胶原在骨的黏附过程中起着重要作用。

四、破骨细胞

1. 破骨细胞(osteoclasts)的形态

(1) 光镜特征:破骨细胞(图 1-1-4-3)是多核巨细

胞，细胞直径可达 50μm 以上，胞核的大小和数目（2～50 个核）有很大的差异，直径为 10～100μm。核的形态与骨母细胞、骨细胞的核类似，呈卵圆形，染色质颗粒细小，着色较浅，有 1～2 个核仁。在常规组织切片中，胞质通常为嗜酸性；但在一定 pH 下，用碱性染料染色，胞质呈弱嗜碱性，即破骨细胞具嗜双色性。胞质内有许多小空泡。破骨细胞的数量较少，约为骨母细胞的 1%，细胞无分裂能力。破骨细胞具有特殊的吸收功能，从事骨的吸收活动。破骨细胞常位于骨组织吸收处的表面，在吸收骨基质的有机物和矿物质的过程中，造成基质表面不规则，形成近似细胞形状的凹陷称吸收陷窝（howship lacuna）。

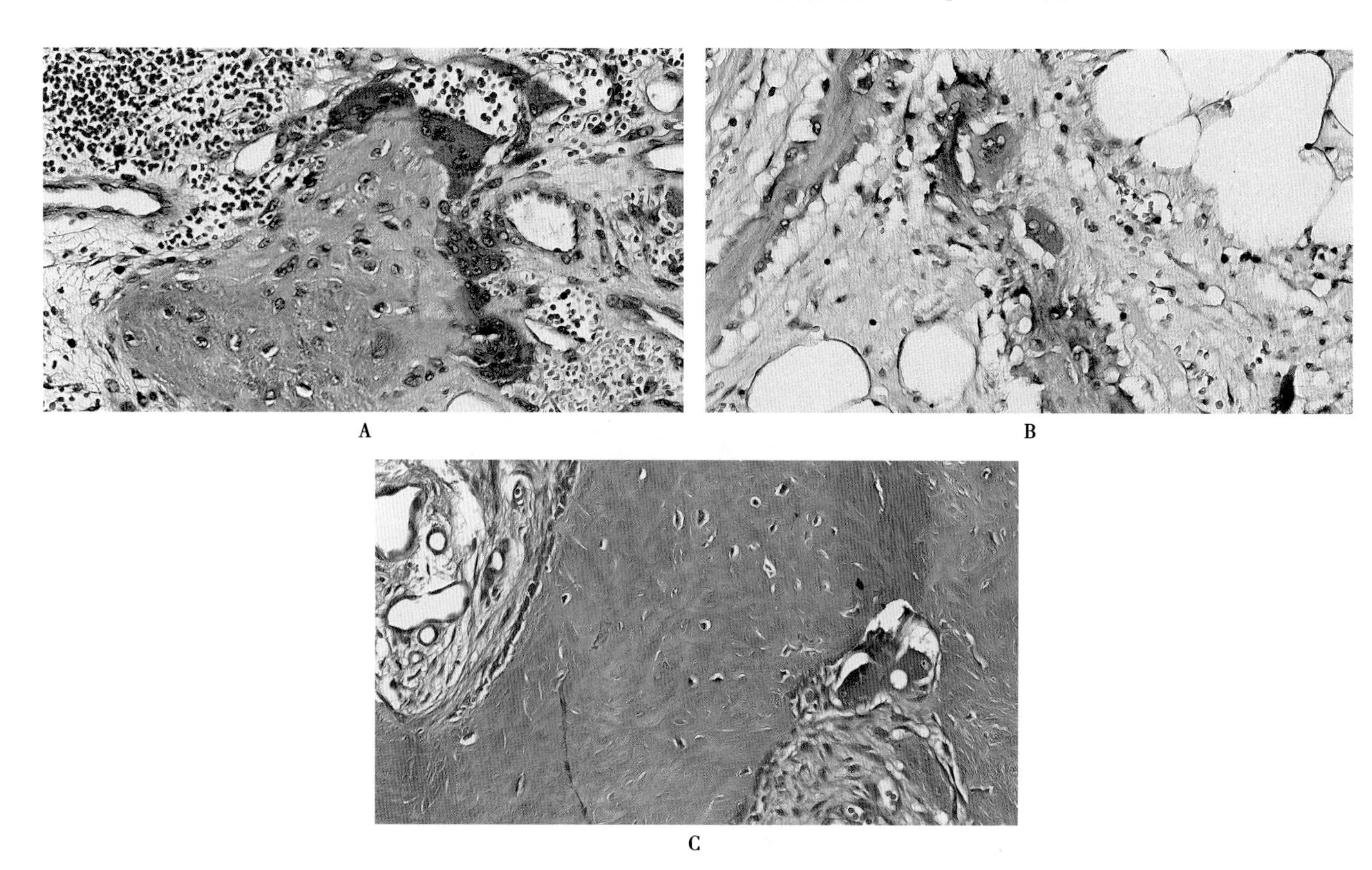

图 1-1-4-3　破骨细胞及吸收陷窝的组织学
A. 多核的破骨细胞贴附于骨的一侧。B. 吸收陷窝形成。C. 破骨细胞胞质内空泡形成

（2）电镜特征：功能活跃的破骨细胞具有明显的极性，电镜下分为 4 个区域，紧贴骨组织侧的细胞膜和胞质分化成皱褶缘区和亮区。①皱褶缘区：此区位于吸收腔深处，是破骨细胞表面高度起伏不平的部分，光镜下似纹状缘，电镜观察是由内陷很深的质膜内褶组成，呈现大量的叶状突起或指状突起，粗细不均，远侧端可膨大，并常分支互相吻合，故名皱褶缘。ATP 酶和酸性磷酸酶沿皱褶缘细胞膜分布。皱褶缘细胞膜的胞质面有非常细小的鬃毛状附属物，长 15～20nm，间隔约 20nm，致使该处细胞膜比其余部位细胞膜厚。突起之间有狭窄的细胞外裂隙，其内含有组织液及溶解中的羟基磷灰石、胶原蛋白和蛋白多糖分解形成的颗粒。②亮区或封闭区：环绕于皱褶缘区周围，微微隆起，平整的细胞膜紧贴骨组织，好像一堵环形围堤，包围皱褶缘区，使皱褶缘区密封与细胞外间隙隔绝，造成一个特殊的微环境。因此将这种环行特化的细胞膜和细胞质称为封闭区。切面上可见两块封闭区位于皱褶缘区两侧。封闭区有丰富的肌动蛋白微丝，但缺乏其他细胞器。电镜下观察封闭区电子密度低故又称亮区。破骨细胞若离开骨组织表面，皱褶缘区和亮区均消失。③小泡区：此区位于皱褶缘的深面，内含许多大小不一、电子密度不等的膜被小泡和大泡。小泡数量多，为致密球形，小泡是初级溶酶体或内吞泡或次级溶酶体，直径 0.2～0.5μm。大泡数目少，直径 0.5～3μm，其中有些大泡对酸性磷酸酶呈阳性反应。小泡区还有许多大小不一的线粒体。④基底区：位于亮区和小泡区的深面，是破骨细胞远离骨组织侧的部分。细胞核聚集在该处，胞核之间有一些粗面内质网、发达的高尔基复合体和线粒体，还有与核数目相对应的中心粒，很多双中心粒聚集在一个大的中心粒区。破骨细胞膜表面有丰富的降钙素受体和玻连蛋白受体等，参与调节破骨细胞的活动。破骨

细胞表型的标志是皱褶缘区和亮区以及溶酶体内的抗酒石酸酸性磷酸酶（tartrate resistant acid phosphatase，TRAP），细胞膜上的ATP酶和降钙素受体，以及降钙素反应性腺苷酸环化酶活性。近年研究发现，破骨细胞含有固有型一氧化氮合酶（cNOS）和诱导型一氧化氮合酶（iNOS），用NADPH-黄递酶组化染色，破骨细胞呈强阳性，这种酶是NOS活性的表现。

2. 破骨细胞的功能 破骨细胞在吸收骨质时具有将基质中的钙离子持续转移至细胞外液的特殊功能。骨吸收的最初阶段是羟磷灰石的溶解，破骨细胞移动活跃，细胞能分泌有机酸，使骨矿物质溶解和羟基磷灰石分解。在骨的矿物质被溶解吸收后，接下来就是骨的有机物质的吸收和降解。破骨细胞可分泌多种蛋白分解酶，主要包括半胱氨酸蛋白酶（CP）和基质金属蛋白酶（MMP）两类。有机质经蛋白水解酶水解后，在骨的表面形成Howships陷窝。在整个有机质和无机矿物质的降解过程中，破骨细胞与骨的表面是始终紧密结合的。此外，破骨细胞能产生一氧化氮（NO），NO对骨吸收具有抑制作用，与此同时破骨细胞数量也减少。

（宫丽华）

第五节 矿　化

（一）骨的矿化

骨的矿化（mineralization）发生于胶原分子的孔洞区内，这并不影响胶原的空间结构。这一过程是被紧密调控的，机制仍不清楚。矿物质最初是在中性pH下作为无定形的磷酸钙沉积下来，随机无定形无方向性排列。接下来一系列的转化发生可使羟磷灰石晶体以最终稳定的方式沉积下来。矿化的初始可能是由异源性成核、活跃的钙结合、成核部位基质内磷酸钙和磷酸复合物的形成引起，而不单单是简单的沉淀。在成熟骨组织，是包含羟磷灰石的碳酸钙晶体沉积而不是无定形的磷酸钙或羟磷灰石沉积。

（二）矿化的过程

矿化的过程非常复杂，可能处于基因调控下。生理情况下，羟磷灰石的前体——细胞外液中的磷酸八钙处于过饱和状态，但并不发生矿化，可能是由于晶体抑制物的存在，包括焦磷酸盐和血清蛋白质等。晶体的形成要求局部浓度超过过饱和状态。此外，清除了抑制物并包含磷酸酶和蛋白酶的局部微环境也很必要。在这种局部微环境中，基质小泡是重要的一环。它是一种主要由骨母细胞和软骨细胞分泌的囊泡状结构，在细胞内呈离心性排列，是矿化环节的重要起点。在邻近矿化骨，基质小泡从细胞表面挤出。小泡内富含碱性磷酸酶和ATP酶，能聚合钙和磷，并移除钙化的抑制物。

羟磷酸钙晶体的形成包括下面两个过程：成核及增殖。其中包括基质小泡和胶原介导的羟磷灰石沉淀。最初，基质小泡直径在100nm左右，包含钙和非有机化的磷离子（Pi），最初形成羟磷灰石结晶及成形的骨矿物质块。非有机化的焦磷酸盐（PPi）抑制Pi的促晶体化能力。因此，在这种环境下，非有机化的磷离子和非有机化的焦磷酸盐的水平必须保持适当平衡。钙焦磷酸盐结晶沉积症（假性痛风），就是一种平衡失衡的临床疾患。最后，基质小泡到达细胞表面形成小泡，并出芽释放至细胞外环境中。一旦暴露于细胞外环境，就可以形成晶体并不断增大。硫和/或磷酸化的蛋白，作为晶体增长的刺激子或成核剂。钙、磷、羟基（-OH）浓度对该过程的进行十分重要。碱性磷酸酶与矿化相关，但其作用尚不清楚。

基质小泡也含有基质金属蛋白酶，用以裂解并转换基质。如软骨细胞产生的MMP-13。另外，基质泡中钙的聚集至少部分依赖于膜连蛋白（annexin），一个钙离子通道超家族，其中，膜连蛋白Ⅱ、Ⅴ和Ⅵ在基质泡的脂质双分子层中，是钙离子聚集所必需的。

（三）组织矿化的机制假说

1. 软骨的矿化 矿化起自基质小泡。基质小泡膜的磷酸酶和脂质成分都有有助于浓集钙，诱导小泡内晶体形成。随后整个小泡或部分小泡从软骨细胞内挤出，晶体沉淀。晶体的形成过程是物理和化学过程，一些基质因子包括胶原、G蛋白，磷蛋白、糖蛋白等起到了关键作用。

2. 编织骨的矿化

（1）矿化前沿（钙化前沿）：在骨的形成过程中，骨母细胞产生胶原化的蛋白质，其在经过一系列正常的过程后形成骨。这些组织被称作骨样基质。骨样基质由胶原和骨形成蛋白组成，在正常情况下将矿化。正常状态时，大约20%的骨表面被覆骨样基质，大约有10μm厚，占骨结构的2%，被认为是骨母细胞产生的胶原沉积。骨样基质沉积后10天开始钙化，在常规组织切片上，沉积区为一条嗜碱性的线，被称为矿化前沿或钙化前沿。通常认为矿物质替代水分，而水分约占骨样基质的50%。矿化前沿其他的名称包括法语lignefrontiere、分界线或磷酸盐嵴，这与软骨中称为潮标的钙化区相似，为在关节部位中正常关节软骨和钙化的软骨之间的连接带。发生在矿化前沿的改变过程现在还不很明确，但其中包括了胶原的改变或非胶原化的蛋白质的数量与类型改变。矿化前沿有十分重要的临床意义：它是骨扫描试剂（二磷酸锝）、骨标记物（四环素）和矿物抑制剂如铝的沉积部位。

在临床骨扫描检查中，有两种情况可以出现“阳性”结果：一是骨扫描制剂（通常是二磷酸亚甲基锝）进入富血管区域，二是锝稍晚聚集于正在活跃矿化的部位（也就是矿化前沿）。放射自显影技术通过二磷酸亚甲基锝扫描试剂来确定活跃矿化的部位，因此，骨扫描在活跃矿化的部位表现为热灶，这种定位十分敏感，但不特异。另外，四环素可以通过附着于羟磷灰石结晶来定位矿化前沿。

实际工作中，在某些临床情况下如铁过多（如地中海贫血）或铝过多（过多使用磷酸盐结合的铝胶）时，这些物质会吸附于矿化前沿，引起疾病。这一观点已经通过铝诱导的肾脏相关骨软化症中得到证实，关于铁诱导的骨软化症也有报道。在临床上还有许多矿化前沿在代谢中重要性的例子。例如用氟化物治疗骨质疏松症时，在氟沉积部位会有新骨形成，可能是形成不可溶的氟磷灰石复合物。在组织病理切片上，在矿化前沿和骨细胞陷窝周围的嗜碱性线即氟化物。另外，在治疗骨质疏松症中，氟化物不伴随钙同时使用，否则可能产生骨样基质增多症，类似骨软化症。

（2）黏合线：黏合线（图 1-1-5-1）常为皮质骨和小梁骨基质中清晰的嗜碱性染色的区域，是旧骨吸收完成与新骨形成开始的分界线。在 HE 染色中，通常为嗜碱性线，常有一个平滑的线样轮廓。对骨重构的经典解释中，骨吸收后的骨形成中有骨形成单位的产生。在这种情况下，黏合线显示着骨吸收后新骨开始形成的时期。另外，黏合线也可看作静止线，其出现位置为骨经过一段时期静止后重新开始形成的部位。黏合线提示皮质骨和小梁骨中骨形成和重构的次数。黏合线可以通过不同染色方法来体现，但只有当常规 HE 染色不能很好显示时才会用到。

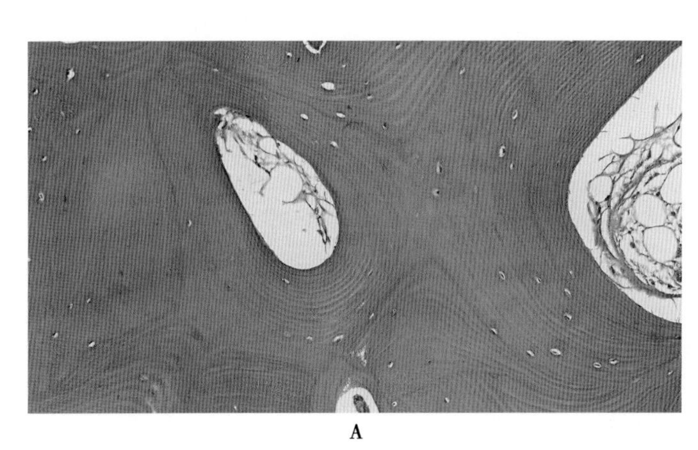

A

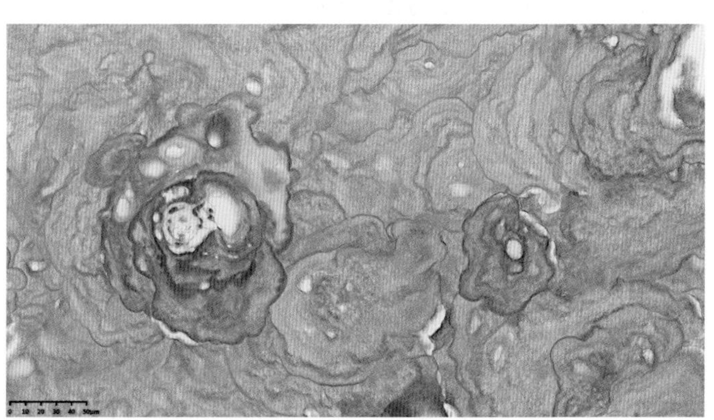

B

图 1-1-5-1 黏合线的组织学

A. 黏合线表现为皮质骨中的平滑的嗜碱性线。B. 骨肉瘤中肿瘤骨中紊乱的黏合线

在有活跃的或不规则的骨重构时，例如在 Paget 病，黏合线变得不规则。在这种非典型的成骨状态时，黏合线呈弯曲、波浪状、十字形的编织骨形态。这种现象在用氟化物治疗时的骨中也十分明显，而且在区分宿主骨与新的氟化物骨时十分有用。

（3）静止线：静止线发生在先前未吸收骨表面，是嗜碱性的线性区域，是骨的形成经过一段时期骨沉积停止后又重新开始的标志线。因此，它们较黏合线具有更加均匀的外观。一般情况下，黏合线厚 1～2μm，位于骨的机械薄弱区。事实上，它们是骨折线永久保存的部位。

组织化学上，黏合线包含一种原纤维外基质，其主要由糖蛋白，蛋白多糖和磷酸酯质质构成。黏合线是高度种属特异的，在皮质骨和小梁骨，编织骨和板层骨之间不同。事实上，黏合线的数量随年龄而变。黏合线及其组成的微细结构仍不清楚。超微结构下，呈不规则颗粒性暗性结构，电子不透明状。黏合线中胶原稀少，较周围骨或间骨板中的矿化少。钙磷比例较其余部位的骨中的更大。

（宫丽华）

第六节 骨病变的相关名词

一、宿主骨

宿主骨（host bone）相对于新生骨而言，是机体既往存在的骨组织，包括密质骨与松质骨，组织形态可以表现为编织骨与板层骨，往往在肿瘤性病变中采用此名称，从而区别于肿瘤骨（图 1-1-6-1）。

二、死骨

死骨（dead bone）通常以死骨片形式出现，是指由于多种原因造成的骨坏死后的一种存在形式，是伴随着骨髓炎

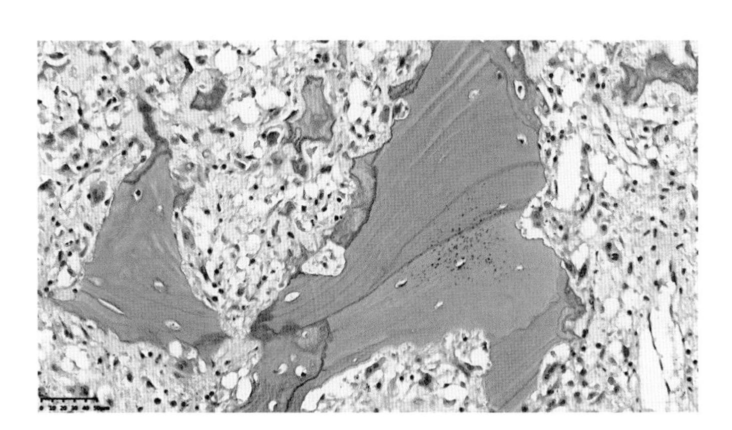

图 1-1-6-1　宿主骨的组织学
骨肉瘤中宿主板层骨被破坏同时伴肿瘤骨贴附性生长

的研究而出现的名词。镜下观察死骨的特点包括骨形状及轮廓极端不规则，锯齿状或虫蚀状，常突然与周围组织分离，骨组织周围无骨母细胞存在，陷窝内成熟骨细胞消失，骨基质由于营养不良性钙化呈蓝紫色（图 1-1-6-2）。

三、新生骨

1. 反应骨　可以理解为机体对各种原因导致骨破坏后的一种修复，表现为新生较规则的骨小梁，周围伴骨母细胞顺序分布，骨小梁呈针状或编织状，分布较均匀，还会有一定的排列方向。骨折后形成的骨痂，很多骨肿瘤或骨病变累及骨膜后导致骨膜反应都属于反应骨。有时反应骨周围的骨母细胞异常活跃，细胞核有非典型性，核分裂象易见提示骨重建活跃阶段，并不代表是恶性肿瘤的证据。

2. 肿瘤骨　肿瘤骨是由肿瘤细胞直接产生的新生骨组织，可以出现在良性成骨性肿瘤及恶性成骨性肿瘤中。肿瘤骨形态多样，可以酷似正常小梁骨，可以硬化明显（图 1-1-6-3A），可以呈花边状或细网状（图 1-1-6-3B），甚至以没有固定形状的幼稚骨样基质形式存在。

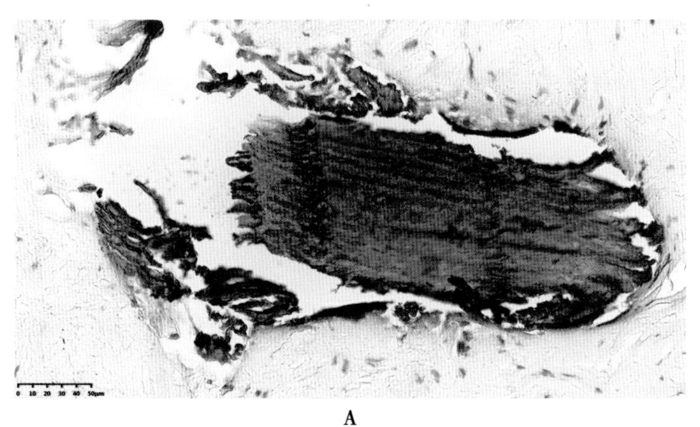

A

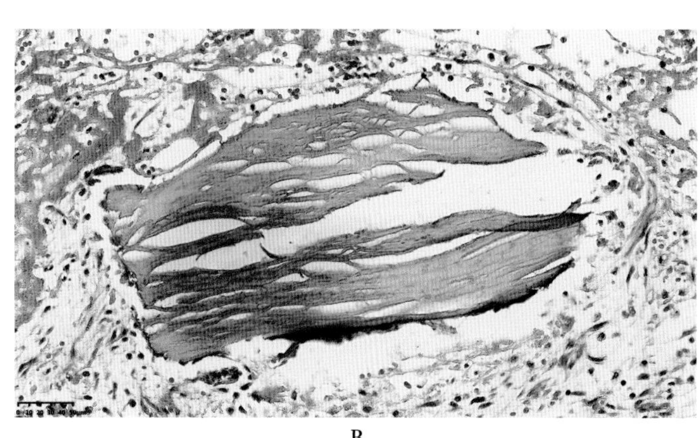

B

图 1-1-6-2　死骨的组织学
A. 骨基质呈蓝紫色。B. 死骨中未见存活的骨细胞

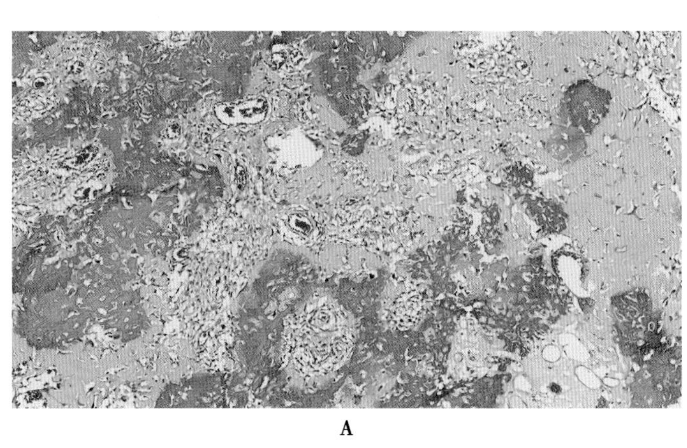

A

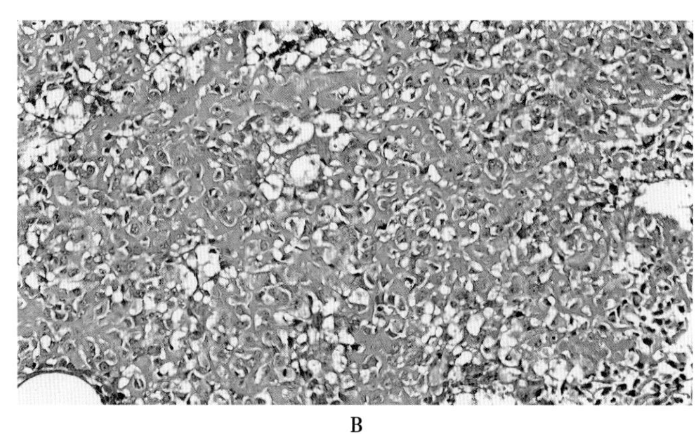

B

图 1-1-6-3　肿瘤骨的组织学
A. 硬化明显的片状肿瘤骨。B. 花边状、细网状肿瘤骨

3. 化生骨　化生是指一种分化成熟的组织转变为另一种分化成熟的组织过程，化生骨的机制目前仍不十分明确，多数观点认为来源于肿瘤细胞自身发生骨化生，或者是间质成纤维细胞发生骨化生，可能是肿瘤细胞产生

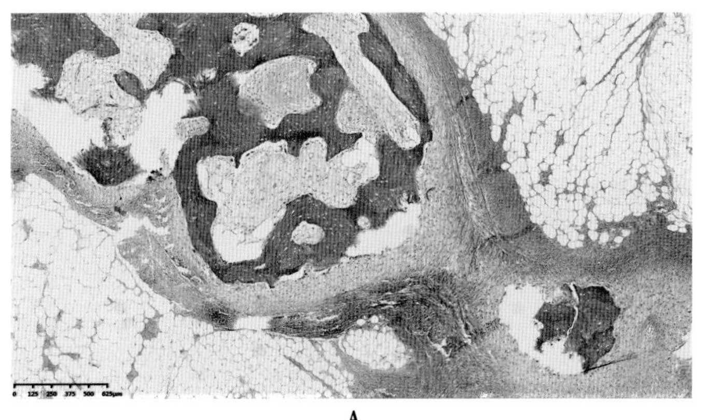
A

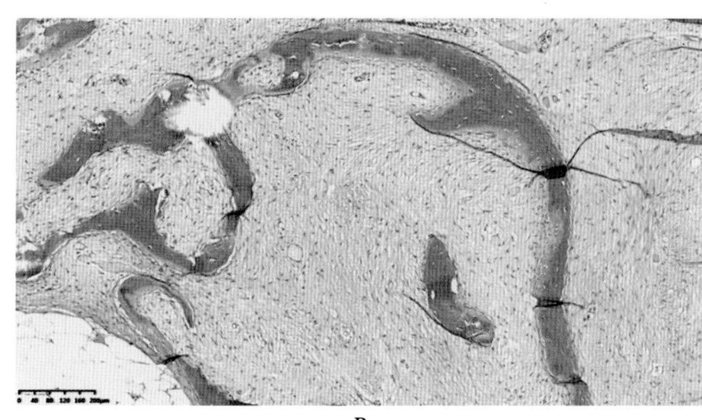
B

图 1-1-6-4 化生骨的组织学
A. 脂肪瘤中结节状的化生骨及软骨。B. 纤维结构不良中的化生骨

诸如转化生长因子 β,骨形成蛋白的骨生成因子,引起未分化的间充质干细胞化生为骨组织。化生骨通常表现为类似正常骨的发生发展过程,可有或无骨母细胞围绕四周。化生骨存在于非肿瘤或肿瘤性病变,纤维结构不良中的骨组织和一些软组织肿瘤如骨化性纤维黏液瘤、滑膜肉瘤、恶性外周神经鞘瘤、脂肪瘤等出现的骨组织都可以认为是一种骨化生(图 1-1-6-4)。

(宫丽华)

参考文献

1. Buckwalter JA, Glimcher MJ, Cooper RR, et al. Bone biology. J Bone Joint Surg Am, 1995, 77:1256.
2. 成令忠,钟翠平,蔡文琴. 现代组织学. 上海:上海科学技术文献出版社,2003.
3. Crowder CH, Stout S. Bone Histology. London: CRC Press, 2012.
4. Deyrup AT, Siegal GP. Practical Orthopedic Pathology, A Diagnostic Approach. Philadelphia, 2016.

第二章

骨的发生、成长和改建

第一节　骨的胚胎发育

一、细胞来源

骨组织中的细胞来源于三种不同的胚原细胞谱系：①神经嵴细胞（形成颅面骨骼）；②生骨节细胞（形成中轴骨）；③中胚层细胞（形成骨的附件）。

骨组织中的两种主要细胞系（破骨性谱系细胞和成骨性谱系细胞）的来源不同，破骨性谱系细胞来源于生血性干细胞，成骨性谱系细胞来源于间充质干细胞。间充质干细胞经过非对称性分裂、增殖，生成各种类型的间充质前身细胞，最后形成成骨细胞（骨母细胞）、成脂肪细胞（脂肪母细胞）、成软骨细胞（软骨母细胞）、成肌细胞（肌纤维母细胞）和成纤维细胞（纤维母细胞）。成骨性谱系细胞分化增殖的不同时期受不同转录调节因子的调节，并表达不同的基因产物。其中的转录调节因子大致有以下几类：转录因子，激素、生长因子、细胞因子及其受体，抗增殖蛋白及骨的基质蛋白质等。

二、骨骼生成分期

骨骼生成可分为以下四期：①胚胎细胞向骨骼生成部位移行期；②上皮细胞-间充质细胞相互作用期；③致密体形成期；④软骨母细胞和骨母细胞分化与增殖期。

由软骨板起源发育成骨骼的过程称为软骨内成骨，不仅生成骨骼，而且还是出生后个体骨构塑和骨折修复的重要方式之一。膜内成骨过程无软骨胚基的参与，直接由骨化中心的间充质细胞致密化并转型为成骨细胞而形成骨组织。成骨细胞发育的调节机制尚未阐明。研究表明，核结合因子 a1（Cbfal，现称为 $RunX_2$）是调节成骨细胞生成的关键因子，它可调节骨钙素基因表达。

（宫丽华）

第二节　骨 的 发 生

骨来源于胚胎时期的间充质，骨的发生有两种方式：一种是膜内成骨，即在原始的结缔组织内直接成骨；另一种是软骨内成骨，即通过软骨而形成骨。虽然发生方式不同，但骨组织发生的过程相似，都包括了骨组织形成和骨组织吸收两个方面。

一、骨组织发生的基本过程

骨组织发生的基本过程包括骨组织形成和吸收两方面的变化，成骨细胞与破骨细胞通过相互调控机制，共同完成骨组织的形成和吸收。

1. 骨组织的形成　骨组织形成经过两个步骤，首先是形成类骨质，即骨祖细胞增殖分化为成骨细胞，成骨细胞产生类骨质。成骨细胞被类骨质包埋后转变为骨细胞。然后类骨质钙化为骨质，从而形成了骨组织。在形成的骨组织表面又有新的成骨细胞继续形成类骨质，然后矿化，如此不断地循序进行。新骨组织形成的同时，原有骨组织的某些部分又被吸收。

2. 骨组织的吸收　骨组织形成的同时，原有的部分骨组织又可被吸收，即骨组织被侵蚀溶解，在此过程中破骨细胞起主要作用，称为破骨细胞性溶骨。破骨细胞溶骨过程包括三个阶段：首先是破骨细胞识别并黏附于骨基质表面；然后细胞产生极性，形成吸收装置并分泌有机酸和溶酶体酶；最后使骨矿物质溶解和有机物降解。

二、骨发生的方式

自胚胎第 7 周以后开始出现膜内成骨和软骨内成骨。

（一）膜内成骨

膜内成骨（intramembranous ossification）是指在原始的结缔组织内直接成骨。扁骨诸如额骨、顶骨、枕骨、颞骨、部分上颌骨和下颌骨的生长都是膜内成骨方式。

膜内成骨过程如下：间充质首先分化为原始结缔组织膜，然后间充质细胞集聚并分化为骨祖细胞，后者进一步分化为成骨细胞。成骨细胞产生胶原纤维和基质，细胞间隙充满排列杂乱的纤细胶原纤维束，并包埋于薄层凝胶样的基质中，即类骨质形成。嗜酸性的类骨质呈细条索状，分支吻合成网。由于类骨质形成在血管网之间，靠近血管大致呈等距离的沉积，不久类骨质矿化，形成原始骨组织，即称骨小梁。最先形成骨组织的部位，称为骨化中心。骨小梁形成后，来自骨祖细胞的成骨细胞排列在骨小梁表面，产生新的类骨质，使骨小梁增长、加粗。一旦成骨细胞耗竭，立即由血管周围结缔组织中的骨祖细胞增殖、分化为成骨细胞。膜内成骨是从骨化中心向四周呈放射状地生长，最后融合起来，取代了原来的原始结缔组织，成为由骨小梁构成的海绵状原始松质骨。在发生密质骨的区域，成骨细胞在骨小梁表面持续不断产生新的骨组织，直到血管周围的空隙大部分消失为止。与此同时，骨小梁内的胶原纤维由不规则排列逐渐转变为有规律地排列。在松质骨将保留的区域，骨小梁停止增厚，位于其间具有血管的结缔组织，则逐渐转变为造血组织，骨周围的结缔组织则保留成为骨外膜。骨生长停止时，留在内、外表面的成骨细胞转变为成纤维细胞样细胞，并作为骨内膜和骨外膜的骨衬细胞而保存。在修复时，骨衬细胞的成骨潜能再被激活，又再成为成骨细胞。胎儿出生前，顶骨的外形初步建立，两块顶骨之间留有窄缝，由原始结缔组织连接。顶骨由一层初级密质骨和骨膜构成。

（二）软骨内成骨

软骨内成骨（endochondral ossification）是指在预先形成的软骨雏形的基础上，将软骨逐渐替换为骨的过程。人体的大多数骨，如四肢长骨、短骨、躯干骨和部分颅底骨等都以此种方式发生。

软骨内成骨的基本步骤是：①软骨细胞增生、肥大，软骨基质钙化，致使软骨细胞退化死亡；②血管和骨祖细胞侵入，骨祖细胞分化为成骨细胞，并在残留的钙化软骨基质上形成骨组织。主要过程如下：

1. 软骨雏形形成 在将要发生长骨的部位，间充质细胞聚集、分化形成骨祖细胞，后者继而分化成为软骨细胞，成软骨细胞进一步分化为软骨细胞。软骨细胞分泌软骨基质，细胞自身被包埋其中，于是形成一块透明软骨，其外形与将要形成的长骨相似，故称为软骨雏形。周围的间充质分化为软骨膜。已成形的软骨雏形通过间质性生长不断加长，通过附加性生长逐渐加粗。骨化开始后，雏形仍继续其间质性生长，使骨化得以持续进行，因此软骨的加长是骨加长的先决条件。软骨的生长速度与骨化的速度相适应，否则可能导致骨的发育异常。

2. 骨领形成 在软骨雏形中段，软骨膜内的骨祖细胞增殖分化为成骨细胞，后者贴附在软骨组织表面形成薄层原始骨组织。这层骨组织呈领圈状围绕着雏形中段，故名骨领。骨领形成后，其表面的软骨膜即被称为骨膜。

3. 初级骨化中心与骨髓腔形成 软骨雏形中央的软骨细胞停止分裂，逐渐蓄积糖原，细胞体积变大而成熟。成熟的软骨细胞能分泌碱性磷酸酶，由于软骨细胞变大，占据较大空间，其周围的软骨基质相应变薄。当成熟的软骨细胞分泌碱性磷酸酶时，软骨基质钙化，成熟的软骨细胞因缺乏营养而退化死亡，软骨基质随之崩溃溶解，出现大小不一的空腔。随后，骨膜中的血管连同结缔组织穿越骨领，进入退化的软骨区。破骨细胞、成骨细胞、骨祖细胞和间充质细胞随之进入。破骨细胞消化分解退化的软骨，形成许多与软骨雏形长轴一致的隧道。成骨细胞贴附于残存的软骨基质表面成骨，形成以钙化的软骨基质为中轴、表面附以骨组织的条索状结构，称为过渡型骨小梁。出现过渡型骨小梁的部位为初级骨化中心。过渡型骨小梁之间的腔隙为初级骨髓腔，间充质细胞在此分化为网状细胞。造血干细胞进入并增殖分化，从而形成骨髓。

初级骨化中心形成后，骨化将继续向软骨雏形两端扩展，过渡型骨小梁也将被破骨细胞吸收，使许多初级骨髓腔融合成一个较大的腔，即骨髓腔，其内含有血管和造血组织。在此过程中，雏形两端的软骨不断增生，邻接骨髓腔处不断骨化，从而使骨不断加长。

4. 次级骨化中心出现与骨骺形成 次级骨化中心出现在骨干两端的软骨中央，此处将形成骨骺。出现时间因骨而异，大多在出生后数月或数年。次级骨化中心成骨的过程与初级骨化中心相似，但是它们的骨化是呈放射状向四周扩展，供应血管来自软骨外的骺动脉。最终由骨组织取代软骨，形成骨骺。骨化完成后，骺端表面残存的薄层软骨即为关节软骨。在骨骺与骨干之间仍保存一片盘形软骨，称为骺板（图 1-2-2-1）。

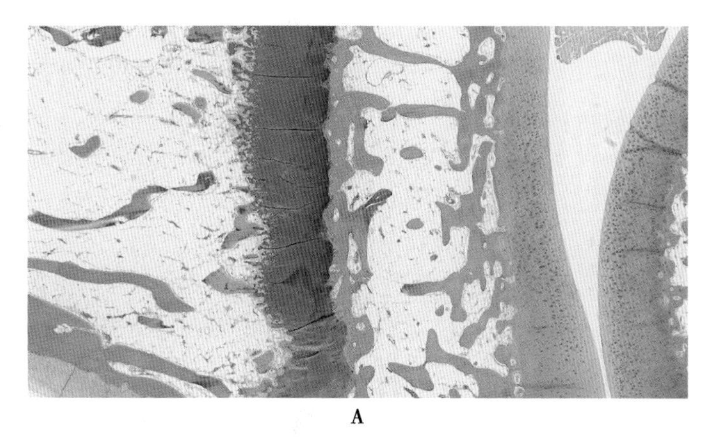

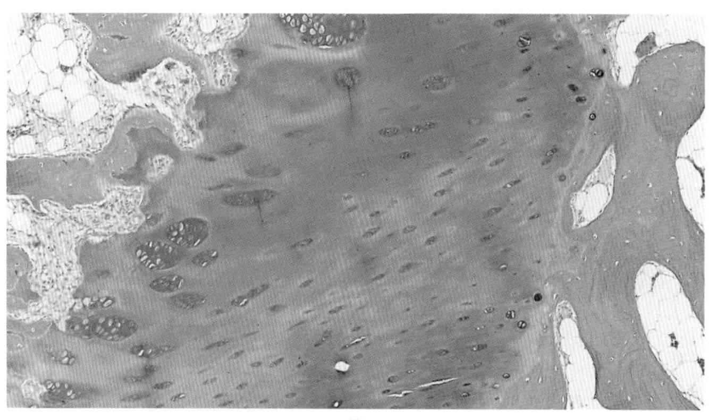

A　　B

图 1-2-2-1　骺板的组织学
A. 关节软骨及其下的骨骺结构。B. 骺板

（宫丽华）

第三节　骨的生长与改建

一、骨的生长

在骨的发生过程中和发生后，骨仍不断生长，具体表现在纵向加长和横向增粗两个方面。

1. 加长长骨的变长　主要是由于骺板的成骨作用，此处的软骨细胞分裂增殖，并从骨骺侧向骨干侧不断进行软骨内成骨过程，使骨的长度增加，故骺板又称生长板。从骨骺端的软骨开始，到骨干的骨髓腔，骺板依次分为四个区（图 1-2-3-1）：

（1）软骨储备区：此区紧靠骨骺，软骨细胞分布在整个软骨的细胞间组织。软骨细胞较小，呈圆形或椭圆形，分散存在，软骨基质呈弱嗜碱性。此区细胞不活跃，处于相对静止状态，是骺板幼稚软骨组织细胞的前体（细胞生发层）。

（2）软骨增生区：由柱状或楔形的软骨细胞堆积而成。同源细胞群成单行排列，形成一串串并列纵行的软骨细胞柱。细胞柱的排列与骨的纵轴平行。每一细胞柱约有数个至数十个细胞。软骨细胞生长活跃，数目多，有丰富的软骨基质与胶原纤维，质地较坚韧。

（3）软骨钙化区：软骨细胞以柱状排列为主。软骨细胞逐渐成熟与增大，变圆，并逐渐退化死亡。软骨基质钙化，呈强嗜碱性。

（4）成骨区：钙化的软骨基质表面有骨组织形成，构成条索状的过渡性骨小梁。这是因为增生区和钙化区的软骨细胞呈纵行排列，细胞退化死亡后留下相互平行的纵行管状隧道。因此，形成的过渡型骨小梁均呈条索状，在长骨的纵行切面上，似钟乳石样悬挂在钙化区的底部。在钙化的软骨基质和过渡型骨小梁表面，都可见到破骨细胞，这两种结构最终都会被破骨细胞吸收，从而骨髓腔

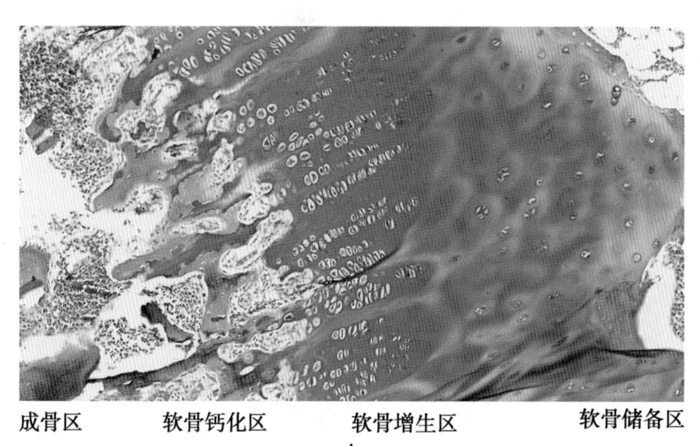

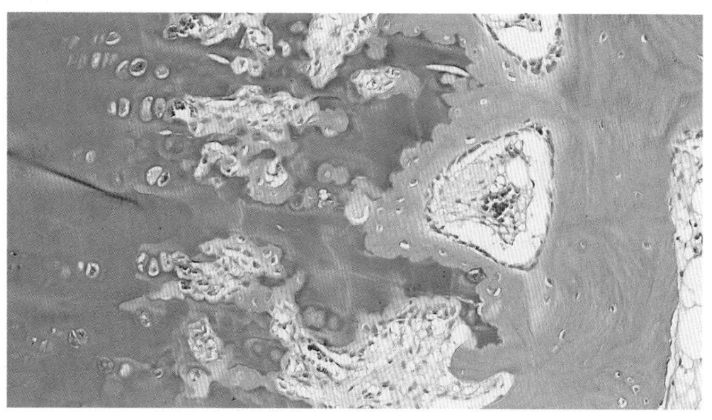

A　　B

图 1-2-3-1　骺板分区的组织学
A. 骺板的四区结构。B. 软骨与骨小梁的过渡

向长骨两端扩展。新形成的骨小梁和软骨板融合在一起，此区是骨骺与骨干连接的过渡区，软骨逐渐被骨所代替（干骺端）。

以上各区的变化是连续进行的，而且软骨的增生、退化及成骨在速率上保持平衡。这就保证了在骨干长度增加的同时，骺板能保持一定的厚度。到17~20岁，骺板增生减缓并最终停止，导致骺软骨完全被骨组织取代，在长骨的干、骺之间留下线性痕迹，称骺线。此后，骨再不能纵向生长。

2. 增粗　骨外膜内层骨祖细胞分化为成骨细胞，以膜内成骨的方式，在骨干表面添加骨组织，使骨干变粗。而在骨干的内表面，破骨细胞吸收骨小梁，使骨髓腔横向扩大。骨干外表面的新骨形成速度略快于骨干的吸收速度，这样骨干的密质骨适当增厚。到30岁左右，长骨不再增粗。

二、骨的改建

骨的生长既有新的骨组织形成，又伴随着原有骨组织的部分被吸收，使骨在生长期间保持一定的形状。同时在生长过程中还进行着一系列的改建活动，外形和内部结构不断地变化，使骨与整个机体的发育和生理功能相适应。在骨生长停止和构型完善后，骨仍需不断进行改建。

（一）骨改建过程

骨改建是局部旧骨的吸收并代之以新骨形成的过程。Parfitt将正常成年的骨改建过程按程序分为五期：静止期、激活期、吸收期、逆转期和成骨期。

1. 静止期　骨改建发生于骨表面，即骨外膜和骨内膜处（包括骨小梁的表面、中央管和穿通管的内表面以及骨髓腔面。）

2. 激活期　骨改建的第一步是破骨细胞激活，包括破骨细胞集聚、趋化和附着骨表面等一系列细胞活动过程。

3. 吸收期　破骨细胞沿骨表面垂直方向进行吸收，骨细胞也参与骨吸收，吸收后的骨表面形态不一，在吸收腔表面和整个吸收区均存在细丝状的胶原纤维。

4. 逆转期　从骨吸收转变为骨形成的过程为逆转期，结构特征是吸收腔内无破骨细胞，而出现一种单核性细胞。

5. 成骨期　吸收腔内出现成骨细胞标志成骨期开始。在骨形成最旺盛阶段，表面有相互平行的层状胶原纤维以及突出于表面的类骨质。

（二）长骨的外形改建

长骨的骨骺和干骺端（骺板成骨区）呈圆锥形，比圆柱形的骨干粗大。改建过程中，干骺端骨外膜深层的破骨细胞十分活跃，进行骨吸收，而骨内膜面的骨组织生成比较活跃，结果是近骨干一侧的直径渐变小，成为新一段圆柱形骨干，新增的骨干两端又形成新的干骺端，如此不断地进行，直到长骨增长停止。

（三）长骨的内部改建

最初形成的原始骨小梁，纤维排列较乱，含骨细胞较多，支持性能较差，经过多次改建后才具有整齐的骨板，骨单位也增多，骨小梁依照张力和应力线排列，以适应机体的运动和负重。骨单位是长骨的重要支持性结构，它在1岁后才开始出现，此后不断增多和改建，增强长骨的支持力。原始骨单位逐渐被次级骨单位取代，初级密质骨改建为次级密质骨，过程如下：在最早形成原始骨单位的部位，骨外膜下的破骨细胞进行骨吸收，吸收腔扩大，在骨干表面形成许多向内凹陷的纵行沟，沟的两侧为嵴，骨外膜的血管及骨祖细胞随之进入沟内。嵴表面的骨外膜内含有骨祖细胞，逐步形成骨组织，使两侧嵴逐渐靠拢融合形成纵行管。管内骨祖细胞分化为成骨细胞，并贴附于管壁，由外向内形成同心圆排列的哈弗斯骨板。其中轴始终保留含血管的通道，即哈弗斯管（中央管），含有骨祖细胞的薄层结缔组织贴附于中央管内表面，成为骨内膜。至此，次级骨单位形成。在改建过程中，大部分原始骨单位被消除，残留的骨板成为间骨板。骨的内部改建是终生不断进行的。在长骨原始骨单位改建中，骨干表面与中央管之间留下的一些来自骨外膜血管的通道，即为穿通管，其周围无环形骨板包绕。在次级骨单位最先形成的一层骨板与吸收腔之间总是存在一明显的界限，即黏合线。成年时，长骨不再增粗，其内外表面分别形成永久性内外环骨板，骨单位的改建就在内外环骨板之间进行。

人一生中骨的改建是始终进行的，幼年时骨的建造速率大于吸收，成年人渐趋于平衡，老年人则骨质的吸收速率往往大于建造，使骨质变得疏松，坚固性与支持力也减弱。

（宫丽华）

第四节　影响骨生长发育的因素

影响骨生长发育的因素很多，内因有遗传基因和激素的作用等；除此之外，环境、气候以及社会因素等外界因素对骨生长发育重要时期——青春期也有一定的影响；营养因素包括氨基酸、钙、磷和各种维生素的摄入也是影响骨矿化的重要因素，某些生物活性物质对骨的生长发育也有直接影响。

一、激素

骨的生长发育受多种激素影响，包括生长激素、甲状旁腺激素、降钙素、甲状腺激素、糖皮质激素和性激素等。

1. 生长激素和甲状腺激素　生长激素能刺激骺板软骨细胞分裂，甲状腺激素能使骺板软骨细胞成熟、肥大和退化死亡，还能促进骨骼中钙的代谢，胰岛素则与软骨细胞成熟过程中的糖原代谢有关，称为胰岛素营养效应。

2. 甲状旁腺激素　甲状旁腺激素是甲状旁腺主细胞分泌的一类激素，主要通过调控肾对磷的排泄、肾小管对钙的重吸收以及肠道对钙的吸收并且直接作用于骨骼，促使血钙水平升高，血磷下降。PTH 增多可激发破骨细胞的溶骨作用，引起骨溶解，释放骨钙入血。骨吸收增加，患者常出现骨质疏松，血钙也常常增高。另一方面，血钙水平对甲状旁腺激素的分泌也有负反馈调节作用。

3. 降钙素　主要生理作用是抑制骨盐溶解，使血钙含量减少。生理情况下，骨不断摄取血钙，以供类骨质矿化所需；同时骨盐不断溶解，将骨钙释放入血。大量骨钙入血是通过骨细胞或破骨细胞的活动，血钙入骨则依靠降钙素刺激成骨细胞分泌类骨质，而后钙沉积于类骨质。

4. 性激素　性腺和肾上腺皮质分泌的性激素都有促进成骨细胞合成代谢的作用，故与骨的生长和成熟有关，已证实成骨细胞表面有雌激素受体。成骨细胞活跃时，产生的骨钙蛋白增多，有利于矿化。雌激素不足时，成骨细胞处于不活跃状态，破骨细胞的活动相对增强，往往出现重吸收过多的失骨现象。

5. 糖皮质激素　肾上腺皮质分泌的糖皮质激素，既抑制小肠对钙的吸收，又抑制肾小管对钙的再吸收，同时影响骨的形成。

二、维生素

1. 维生素 A　可影响骨的生长速度，它可协调成骨细胞和破骨细胞的活动能力。维生素 A 严重缺乏时，骨的重吸收和改建过程变慢，常引起骨畸形。维生素 A 缺乏还可影响骺板软骨细胞的发育，使长骨生长迟缓。而维生素 A 过多时，破骨细胞特别活跃，骨吸收过度而容易骨折。若骺板受损变窄或消失时，则骨的生长停止。

2. 维生素 C　主要是影响中胚层起源的组织，它能影响骨祖细胞的分裂增殖，并与成骨细胞合成胶原和有机基质的功能直接有关。

3. 维生素 D　能促进小肠对钙、磷的吸收，提高血钙和血磷水平，有利于类骨质的矿化。维生素 D 严重缺乏时，可影响钙的吸收和钙在骨内的沉积，使类骨质不能及时钙化；在儿童易患佝偻病，在成人则可发生骨软化症，两者的组织学特征是软骨基质和类骨质都不能矿化。对 1,25-二羟维生素 D_3 的研究表明，成骨细胞表面有维生素 D_3 受体，可刺激成骨细胞分泌较多的骨钙蛋白，还可提高细胞内碱性磷酸酶的活性，从而对矿化起重要作用。

三、细胞因子

1. 表皮生长因子（epidermal growth factor，EGF）　在位于血管侵入和软骨钙化隔之间的生长板内皮细胞中可发现表皮生长因子。在颅骨培养中，EGF 能够引起细胞复制，抑制胶原合成和碱性磷酸酶的活性。对于发生于结缔组织的细胞来说，源于血小板的生长因子一般认为是一种有效的促细胞分裂素。在骨折等损伤期间，此生长因子对炎症反应、引导愈合及骨形成等过程的启动有重要的作用。

2. 成纤维细胞生长因子　可以积极促进软骨细胞再生和新血管形成，这两个方面是生长板重要的生理功能。

3. 转化生长因子-β（transforming growth factor-β，TGF-β）　TGF-β 超家族由多种生长因子组成，TGF-β 可由成骨细胞产生，新形成的 TGF-β 是一种无生物活性的复合物，主要储存于骨基质中，在破骨细胞作用下可使之激活，成为有效的 TGF-β，其作用是抑制破骨细胞的形成和骨的吸收，同时激活成骨细胞的骨形成作用。因此，TGF-β 被认为是生理性骨改建中的骨吸收与骨形成偶联因子。

（宫丽华）

第五节　骨的损伤修复

骨折通常可分为外伤性骨折和病理性骨折两大类。骨的再生能力很强，经过良好复位后的单纯性外伤性骨折，几个月内便可完全愈合，恢复正常结构和功能。骨外膜、内膜中骨母细胞的增生和新骨质的产生是骨折愈合的基础。骨折愈合过程与软组织的愈合不同，软组织主要通过纤维组织完成愈合过程，而骨折愈合还需使纤维组织继续转变为骨来完成骨折愈合过程。

一、骨折愈合过程

实验结果表明，骨折愈合过程（fracture healing）可分为以下几个阶段：

1. 血肿形成　由于骨组织和骨髓都有丰富的血供，当发生骨折时，骨折处两端及其周围会伴有大量出血，形成血肿，6~8 小时内形成含有纤维蛋白网架的血凝块，纤维蛋白网架被认为是纤维细胞长入血肿的支架。血肿周围的吞噬细胞、毛细血管和幼稚的结缔组织很快长入血肿，后者主要分化为产生胶原纤维的成纤维细胞（图 1-2-5-1A）。与此同时常出现轻度的炎症反应。由于骨折伴有血管断裂，在骨折早期，常可见到骨髓组织的坏死，骨皮质亦可发生坏死，如果坏死灶较小，可被破骨细胞吸收，如果坏死灶较大，可形成游离的死骨片。

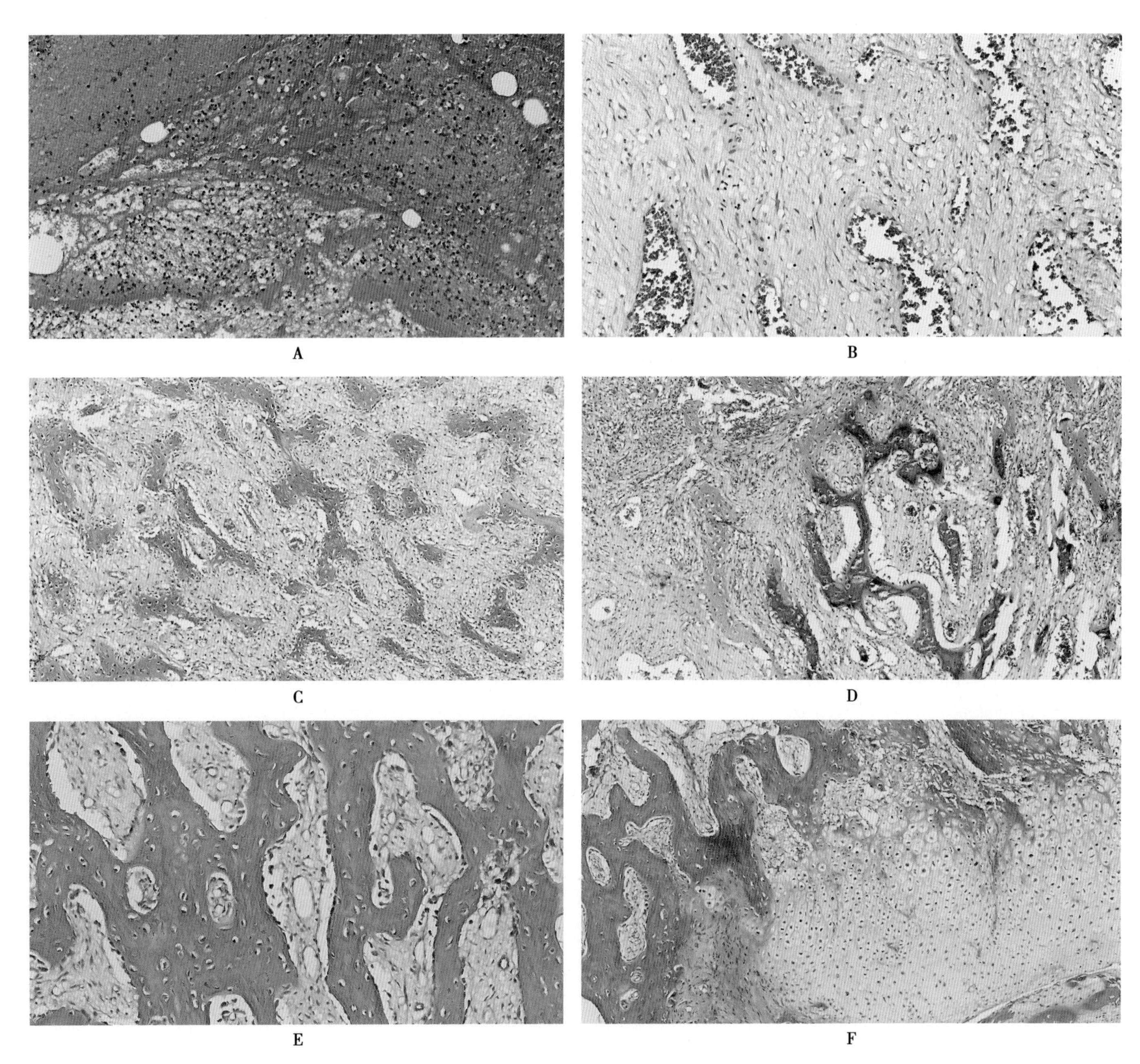

图 1-2-5-1 骨折愈合过程

A. 血肿形成。B、C. 纤维性骨痂形成。D、E. 骨性骨痂形成。F. 软骨组织的软骨化骨

2. 纤维性骨痂（callus）形成 骨折后的 2~3 天，血肿被清除机化，新生血管长入，血管周围大量间质细胞增生，形成肉芽组织，血肿开始由肉芽组织取代，继而发生纤维化形成纤维性骨痂（图 1-2-5-1B、C），或称暂时性骨痂，肉眼及 X 线检查见骨折局部呈梭形肿胀。约 1 周，上述增生的肉芽组织及纤维组织可进一步分化，形成透明软骨。透明软骨的形成一般多见于骨外膜的骨痂区，骨髓内骨痂区则少见。

3. 骨性骨痂形成 骨折后的新骨形成，大约始于骨折后 7~10 天。上述纤维性骨痂逐渐分化出骨母细胞，并形成类骨组织，之后出现钙盐沉积，类骨组织转变为编织骨（图 1-2-5-1D、E）。纤维性骨痂中的软骨组织也经软骨化骨过程演变为骨组织（图 1-2-5-1F），至此形成骨性骨痂。

（1）按照骨痂的细胞来源及部位不同，可将骨痂分为外骨痂和内骨痂。外骨痂是由骨外膜的内层即成骨层

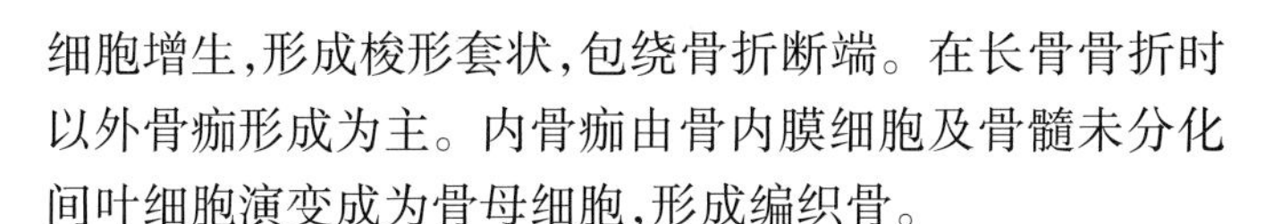

细胞增生，形成梭形套状，包绕骨折断端。在长骨骨折时以外骨痂形成为主。内骨痂由骨内膜细胞及骨髓未分化间叶细胞演变成为骨母细胞，形成编织骨。

（2）从部位来说，骨痂可分为骨外膜骨痂、桥梁骨痂、连接骨痂和封闭骨痂。在血肿机化之前，来自骨外膜的成骨细胞只能绕过血肿，沿其外围与骨折线两端的外骨痂相连的骨痂称为桥梁骨痂。随着血肿的机化，纤维组织经软骨骨化，使内外骨痂相连称之为连接骨痂。大约在2周内，髓腔损伤区大部分被成纤维细胞样的肉芽组织填充，逐渐转化为海绵质骨，由海绵质骨形成的新骨，从骨折两端开始，横过髓腔，称之为封闭骨痂。

4. 骨痂　改建或再塑编织骨由于结构不够致密，骨小梁排列紊乱，故仍达不到正常功能需要。为了适应骨活动时所受应力，编织骨经过进一步改建成为成熟的板层骨，皮质骨和髓腔的正常关系以及骨小梁正常的排列结构也重新恢复。改建是在破骨细胞的骨质吸收及骨母细胞的新骨质形成的协调作用下完成的。

骨的塑形在骨折愈合过程中已开始，在骨折愈合后，仍持续较长的一段时间，最初塑形较快，当骨折牢固愈合后逐渐变慢。使骨折愈合处塑造结实，髓腔再通，骨髓组织恢复，骨折线消失，恢复以前的正常结构通常需要几个月至几年。

二、影响骨折愈合的因素

凡影响创伤愈合的全身及局部因素对骨折愈合都起作用。

1. 全身因素　主要有年龄、营养因素，以及某些疾病如骨软骨病、糖尿病、维生素C缺乏症、梅毒、老年性骨质疏松等。

2. 局部因素

（1）局部血液供应：影响骨折愈合最根本的因素是局部的血液供应。一切影响血液供应的因素，都会直接影响骨折愈合过程。

（2）局部损伤程度：损伤严重的骨折，周围软组织损伤也较重，对周围组织和骨折断端血供影响较大，加重了骨断端的坏死程度，局部创伤性炎症改变较重，骨折愈合较慢。

（3）骨折断端的及时、正确的复位：完全性骨折由于肌肉的收缩，常常发生错位或有其他组织、异物的嵌塞，可使愈合延迟或不能愈合。及时、正确的复位是为以后骨折完全愈合创造必要的条件。

（4）骨折断端及时、牢靠的固定：骨折断端即便已经复位，由于肌肉活动仍可错位，因而复位后及时、牢靠的固定（如石膏外固定、小夹板或髓腔钢针固定）更显重要，一般要固定到骨性骨痂形成后。可靠的固定，可使骨折愈合在良好的功能位置。

（5）感染：感染是影响骨折愈合的另一因素。感染加重了骨的坏死程度，使骨折愈合过程受到干扰，可导致骨折延迟愈合和不愈合。

此外，由于骨折后常需复位、固定及卧床，虽然有利于局部愈合，但长期卧床，血供不良，又会延迟愈合。局部长期固定不动也会引起骨及肌肉的失用性萎缩，关节强直等不利后果。为此，在不影响局部固定情况下，应尽早进行全身和局部功能锻炼，保持局部良好的血液供应。骨折愈合障碍者，有时新骨形成过多，形成赘生骨痂，愈合后有明显的骨变形，影响功能的恢复。有时纤维性骨痂不能变成骨性骨痂并出现裂隙，骨折两端仍能活动，形成假关节。

三、病理性骨折

病理性骨折（pathologic fracture）是指已有病变的骨，在通常不足以引起骨折的外力作用下发生的骨折，或没有任何外力而发生的自发性骨折。

1. 骨的原发性或转移性肿瘤　是病理性骨折最常见的原因，原发性骨肿瘤如多发性骨髓瘤、骨巨细胞瘤及骨肉瘤等，转移性骨肿瘤有转移性肾癌、乳腺癌、肺癌、甲状腺癌及神经母细胞瘤等。

2. 骨质疏松、老年、各种营养不良和内分泌等因素可引起全身性骨质疏松，表现为骨皮质萎缩变薄，骨小梁变细、数量减少。肢体瘫痪、长期固定或久病卧床等可引起局部失用性骨质疏松。

3. 内分泌紊乱　由甲状旁腺腺瘤或增生引起的甲状旁腺功能亢进，可导致骨的脱钙及大量破骨细胞堆积，骨小梁为纤维组织所取代。

4. 骨的发育障碍　如先天性成骨不全。

四、旺炽性反应性骨膜炎

旺炽性反应性骨膜炎（florid reactive periostitis）是一种罕见的良性病变，多累及手、足的小骨，表现为骨膜的过度反应性增生，形成类似恶性的表现。可偶然发现或创伤后导致，也可由持续（几周或几年）的肿胀引起。

多见于20岁左右，X线显示软组织肿胀，骨膜反应明显并且不规则。皮质骨完整，表面可有浅表的侵蚀，但仍保持完整，此与骨表面恶性肿瘤不同（图1-2-5-2A）。某些病例甚至可累及2个部位。

镜下见增生的纤维组织与骨、软骨形成紊乱排列的管状结构（图1-2-5-2B、C）。有时可呈现出与骨化性肌炎相似的分带现象，中央部梭形细胞丰富，外周形成骨壳，

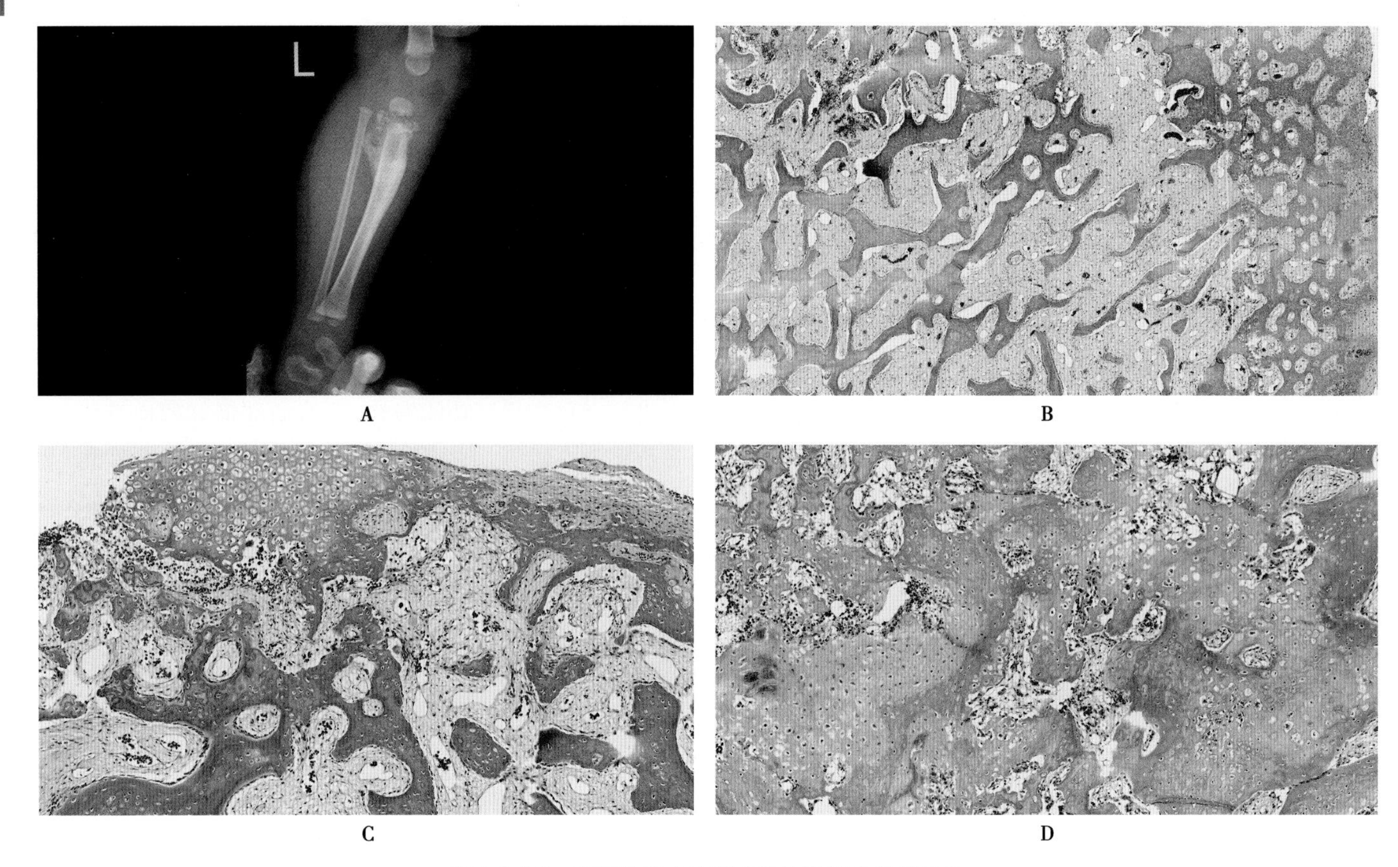

图 1-2-5-2 旺炽性反应性骨膜炎的影像学及组织学

A. 影像学,X 线表现为明显增生的骨膜反应,形态不规则。B~D. 组织学。B. 较规则的新生骨,骨间为疏松纤维组织。C. 软骨增生伴骨化。D. 骨及软骨增生,细胞呈现非典型性

可见多核巨细胞,有时细胞呈现轻度非典型性,易与骨肉瘤相混淆(图 1-2-5-2D)。虽然可见核分裂象,但无非典型核分裂象。

(宫丽华 徐刚)

参考文献

1. Adams DJ, Rowe DW, Ackert-Bicknell CL. Genetics of aging bone. Mamm Genome, 2016, 7(7-8): 367-380.
2. Baker CE, Moore-Lotridge SN, Hysong AA, et al. Bone Fracture Acute Phase Response-A Unifying Theory of Fracture Repair: Clinical and Scientific Implications. Clin Rev Bone Miner Metab, 2018, 16(4): 142-158.
3. Bellido T. Osteocyte-driven bone remodeling. Calcif Tissue Int, 2014, 94(1): 25-34.
4. Canavese F, Samba A, Rousset M. Pathological fractures in children: Diagnosis and treatment options. Orthop Traumatol Surg Res, 2016, 102(1 Suppl): S149-159.
5. Crowder CH, Stout S. Bone Histology. London: CRC Press, 2012.
6. Deyrup AT, Siegal GP. Practical Orthopedic Pathology, A Diagnostic Approach. Philadelphia, 2016.
7. Fletcher CDM, Bridge JA, Hogendoorn PCW, et al. WHO Classification of Tumors of Soft Tissue and Bone. 4th ed. Lyon: IARC, 2013.
8. Geris L, Gerisch A, Sloten JV, et al. Angiogenesis in bone fracture healing: a bioregulatory model. J Theor Biol, 2008, 251(1): 137-158.
9. Haynes L, Kaste SC, Ness KK, et al. Pathologic fracture in childhood and adolescent osteosarcoma: A single-institution experience. Pediatr Blood Cancer, 2017, 64(4): 10. 1002/pbc. 26290.
10. Kim SK. Identification of 613 new loci associated with heel bone mineral density and a polygenic risk score for bone mineral density, osteoporosis and fracture. PLoS One, 2018, 13(7): e0200785.
11. Knizetova P, Ehrmann J, Hlobilkova A, et al. Autocrine regulation of glioblastoma cell cycle progression, viability and radioresistance through the VEGF-VEGFR2(KDR) interplay. Cell cycle, 2008, 7: 2553-2561.
12. Kronenberg HM. Developmental regulation of the growth plate. Nature, 2003, 423: 337-342.
13. Kylmaoja E, Nakamura M, Tuukkanen J. Osteoclasts and Remodeling Based Bone Formation. Curr Stem Cell Res Ther, 2016, 11(8): 626-633.
14. Langdahl B, Ferrari S, Dempster DW. Bone modeling and remodeling: potential as therapeutic targets for the treatment of osteoporosis. Ther Adv Musculoskelet Dis, 2016, 8(6): 225-235.
15. 廖二元,谭利华. 代谢性骨病学. 北京:人民卫生出版社,2003.
16. Loi F, Córdova LA, Pajarinen J, et al. Inflammation, fracture and bone repair. Bone, 2016, 86: 119-130.

炎的转归之一，炎症可局限在骨内（多位于长骨的干骺端），少有骨膜反应及碎死骨。病程较长，全身症状轻微，X线多显示为长骨干骺端中央区或偏一侧局限性溶骨性改变，周围明显的硬化缘。镜下可见脓肿周围炎性肉芽及血管纤维组织，最外层为反应性新生骨，酷似骨样骨瘤结构（图1-3-1-5）。

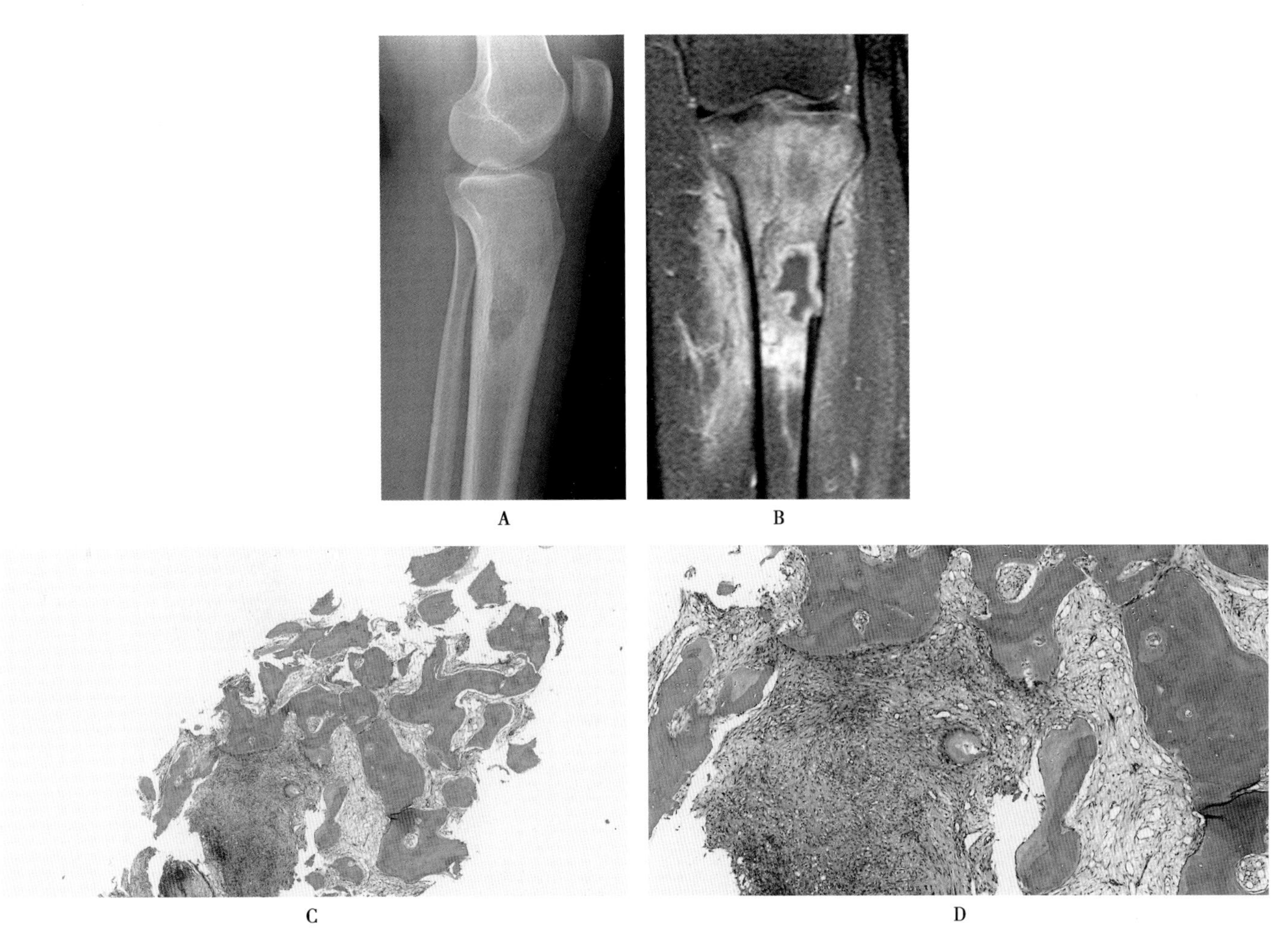

图1-3-1-5 Brodie's脓肿的影像学和组织学

A、B. 影像学。A. X线侧位片示左胫骨近端类圆形密度减低灶，周缘骨质硬化。B. MRI增强后冠状面脂肪抑制T1WI图示病变边缘明显强化，中心呈无强化的水样信号区，周围骨髓与软组织明显水肿。C、D. 组织学。C. 中央区局限性炎性肉芽组织酷似骨样骨瘤的瘤巢。D. 炎性肉芽组织及周围反应性硬化骨

（3）慢性复发性多灶性骨髓炎（chronic recurrent multifocal osteomyelitis），多发生于儿童及青少年，以低热、局部红肿及疼痛为特点，其影像学表现为多骨受累，多累及长骨的干骺端及锁骨，部分病例具有对称性分布的特征，（图1-3-1-6A、B），病原体培养阴性，病变呈间歇性。镜下表现早期为中性粒细胞浸润为主的急性炎症，可以形成脓肿，破骨细胞丰富，骨吸收活跃，晚期主要是骨内纤维化伴淋巴细胞为主的炎症，有时还会出现肉芽肿结构，同时伴有反应性新生骨。而细菌、病毒和真菌培养物以及感染性微生物的特殊染色结果都呈阴性的。如果反复发作的多灶性骨髓炎伴有滑膜炎、痤疮、脓疱病、骨肥厚等，则称为滑膜炎-痤疮-脓疱病-骨肥厚-骨髓炎综合征（synovitis-acne-pustulosis-hyperostosis-osteomyelitis syndrome，简称SAPHO综合征）（图1-3-1-6C～F）。

【鉴别诊断】

1. Ewing肉瘤 骨髓炎与Ewing肉瘤的组织学特点存在差异，特别是Ewing肉瘤具有较一致小圆蓝染肿瘤细胞，易与多种炎症细胞相区别。一般不见死骨、炎性肉芽及改建性新生骨，如果结合免疫组化及荧光原位杂交（FISH）检测不难鉴别。

2. 硬化型骨肉瘤 硬化性骨髓炎常病史较长，镜下以丰富的新生骨及肉芽样纤维组织增生为主，常伴有炎症及碎死骨。硬化性骨肉瘤的瘤细胞虽少但有明显异型性，不规则骨样基质成片增生呈浸润宿主骨生长，结合临床影像学有一定帮助。

3. 骨Paget病 骨Paget病与骨髓炎（尤其是硬化性骨髓炎）组织形态有一定的重叠性，两者均可见黏合线紊乱的新生骨，也可见富含血管纤维的疏松性间质，但骨

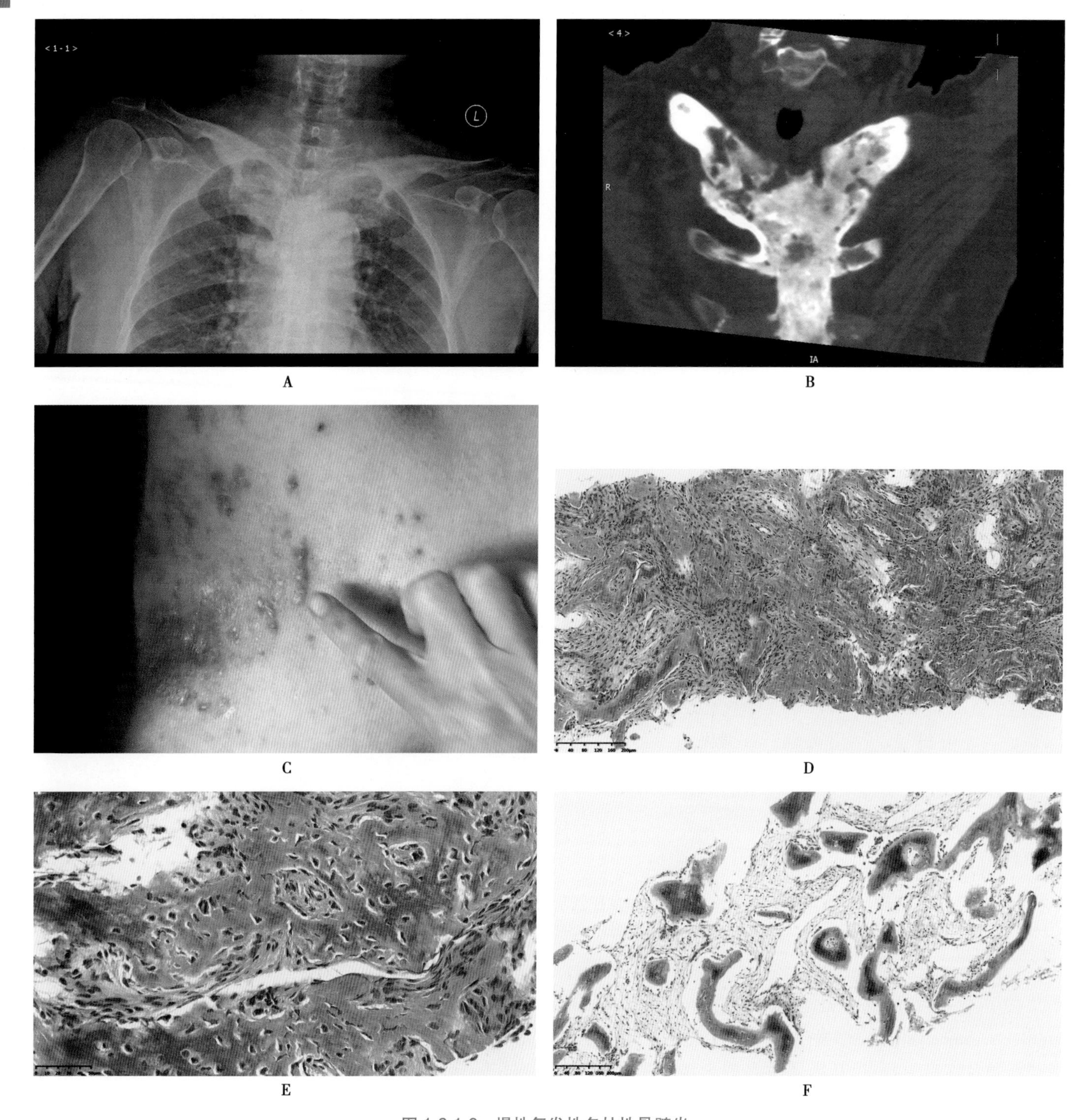

图 1-3-1-6 慢性复发性多灶性骨髓炎

A、B. 影像学。A. X 线正位片示双侧锁骨近、中段增粗，骨质硬化，局部低密度破坏区。B. CT 冠状面骨窗图示胸骨及双侧锁骨、第 1~2 肋软骨炎性硬化，其内多发斑片骨破坏区。C. 皮肤特点：反复发作的痤疮及脓疱。D~F. 组织学。D、E. 新生骨小梁间梭形细胞增生。F. 间质水肿伴少许炎细胞浸润

Paget 病早期以溶骨及血管瘤样增生为主要表现，方便鉴别。中后期以成骨为主时，所形成黏合线较慢性骨髓炎更加紊乱，呈“马赛克样”且骨小梁粗大。在鉴别诊断时临床病史、影像学及化验室检查是必不可少的手段。

4. 骨样骨瘤 慢性局限性骨髓炎（Brodie 脓肿）外围硬化骨区域的影像学表现可类似于骨样骨瘤，而硬化骨内“瘤巢”区域不是真性肿瘤，而是脓肿及炎性肉芽组织，与骨样骨瘤特征性的骨母细胞伴新生幼稚成骨的“瘤巢”结构容易鉴别。另外，骨样骨瘤常见典型的夜间疼痛症状和非甾体类药物治疗有效史，鉴别诊断并不困难。

5. 浆细胞骨髓瘤和骨的淋巴瘤 浆细胞性骨髓炎要与浆细胞骨髓瘤鉴别。浆细胞骨髓瘤中老年人好发，常

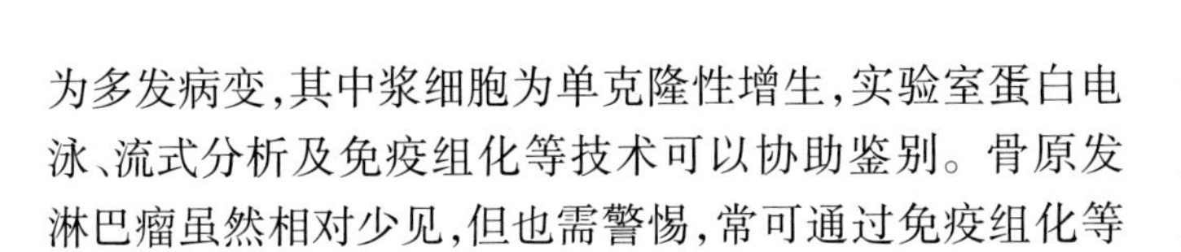

为多发病变，其中浆细胞为单克隆性增生，实验室蛋白电泳、流式分析及免疫组化等技术可以协助鉴别。骨原发淋巴瘤虽然相对少见，但也需警惕，常可通过免疫组化等技术手段进行鉴别。

6. 纤维结构不良　以硬化表现为主的骨髓炎还需与纤维结构不良鉴别，典型的纤维结构不良 X 线呈“毛玻璃样”改变，边界较清晰。镜下由相对较“安静”无明显异型性的梭形纤维细胞及丰富的形态奇特有“中国文字”特征的化生编织状骨构成，形态特点与慢性骨髓炎后期形成的反应骨及骨小梁之间的炎性肉芽组织都不同。分子病理学检测 GNAS 基因突变也可以协助诊断。

二、骨结核

【定义】

骨结核（bone tuberculosis）是由结核分枝杆菌经血源感染至骨及关节，引起局部骨及关节的特异性肉芽肿性病变。

【临床特征】

（一）流行病学

大多数骨及关节结核是原发灶（肺、淋巴结）的结核分枝杆菌经血液循环侵入骨而致，大多数是人型杆菌所致，牛型结核分枝杆菌多因饮用未消毒的牛奶而侵入机体，再由肠系膜淋巴结核侵入骨形成骨及关节结核。骨结核被认为是全身结核的局部表现，当机体免疫力低下或缺陷时（如患有艾滋病）极易感染结核。骨结核以脊柱发病率最高（其中以腰椎椎体结核占绝大多数，其次是下胸椎），常伴椎旁脓肿（寒性脓肿），其次为髋部和膝、踝、肘和腕关节等；另外没有或较少肌肉附着的骨也常被累及（例如：长管状骨干骺端、跟骨及短骨），而有丰富肌肉附着的长骨干、椎弓、髂骨翼及肩胛骨很少累及。骨结核可发生于任何年龄，最常见于 25 岁以下青年人群和儿童，男女比例 1∶1。

（二）症状

发病缓慢，病程长，全身症状常有低热、盗汗、倦怠、消瘦，由于病变部位不同而各有其特点，儿童结核较少出现结核性全身中毒症状。局部骨症状包括关节肿胀、活动受限，后期可造成肌肉萎缩、发育障碍、肢体畸形、神经根病、继发感染或截瘫。

（三）实验室检查

血沉常增快，结核菌素实验对于 5 岁以下的儿童临床意义更大，外周血 T-SPOT 试验，结核分枝杆菌培养及分子检测（PCR）意义重大。

（四）影像学表现

发病初期于 X 线片表现不明显，随疾病发展，表现为长骨骨骺与（或）干骺端软骨下骨的结构模糊、紊乱，逐渐发展为溶骨破坏，受累骨多发生骨质疏松，但常无骨膜反应，死骨常见于晚期病变，呈沙砾样。关节软骨可被破坏、发展为关节结核（关节结核亦可直接经关节囊软组织结核发展而来、进而侵犯骨），骨破坏灶多位于关节骨端的非承重区，可呈“对吻样”。病灶周围常有软组织肿胀及窦道形成（图 1-3-1-7A）。手足短骨结核在骨破坏的同时常有骨膜增生。脊椎结核除椎体局部骨质破坏、椎间隙变得狭窄（椎间盘破坏）外，还可见椎旁脓肿阴影，其内可见斑点状钙化。儿童的骨结核常常不仅出现骨破坏，还会有骨膜增生、钙化，使局部病骨的骨干膨胀增粗，扁骨膨胀增厚。CT 检查能敏感地发现骨内小脓肿及碎死骨，包括周围组织播散情况（图 1-3-1-7B），尤适用于脊柱检查。MRI 有助于早期发现病变及显示病变周围组织的水肿情况，增强图像显示为脓壁强化。

（五）治疗及预后

骨结核是全身结核感染的局部表现，因此，在治疗局部病变同时不应忽略整体治疗。在抗结核药物控制下，一方面及时彻底的清除病灶，另一方面，积极挽救病变肢体功能及预防畸形，降低复发率。

【病理变化】

（一）大体特征

灰白水肿质软/韧组织中可见干酪样坏死的淡黄色/白色小结节，有时结节可不明显，骨及软骨常破坏明显。

（二）镜下特征

组织学常可观察到干酪样坏死及经典肉芽肿结构，一些获得性免疫缺陷综合征（AIDS）患者可能缺乏肉芽肿反应，抗酸染色可以协助检测到结核分枝杆菌（图 1-3-1-7C～E）。

【鉴别诊断】

1. 类风湿关节炎　类风湿关节炎是免疫性疾病，常呈慢性过程，累及多个关节，尤其好发于手足小关节，常为对称性，好发于 10～30 岁女性。组织学改变包括纤维素性渗出及类风湿小结等有助于鉴别。血清类风湿因子可以阳性。

2. 强直性脊柱炎　多发生于中青年，发病缓慢，病程长，以疼痛、发僵症状为主，血清学检测 HLA-B27 阳性。影像学证据显示为增生性改变，特别是关节骨性强直改变。

3. 化脓性骨髓炎　慢性骨髓炎与骨结核有时很难鉴别，可通过影像学及临床实验室检查初步区分，必要时可做活检进行病理学检查，注意发现典型坏死及肉芽肿改变。

4. 骨肿瘤　长骨结核需与 Ewing 肉瘤等恶性肿瘤鉴

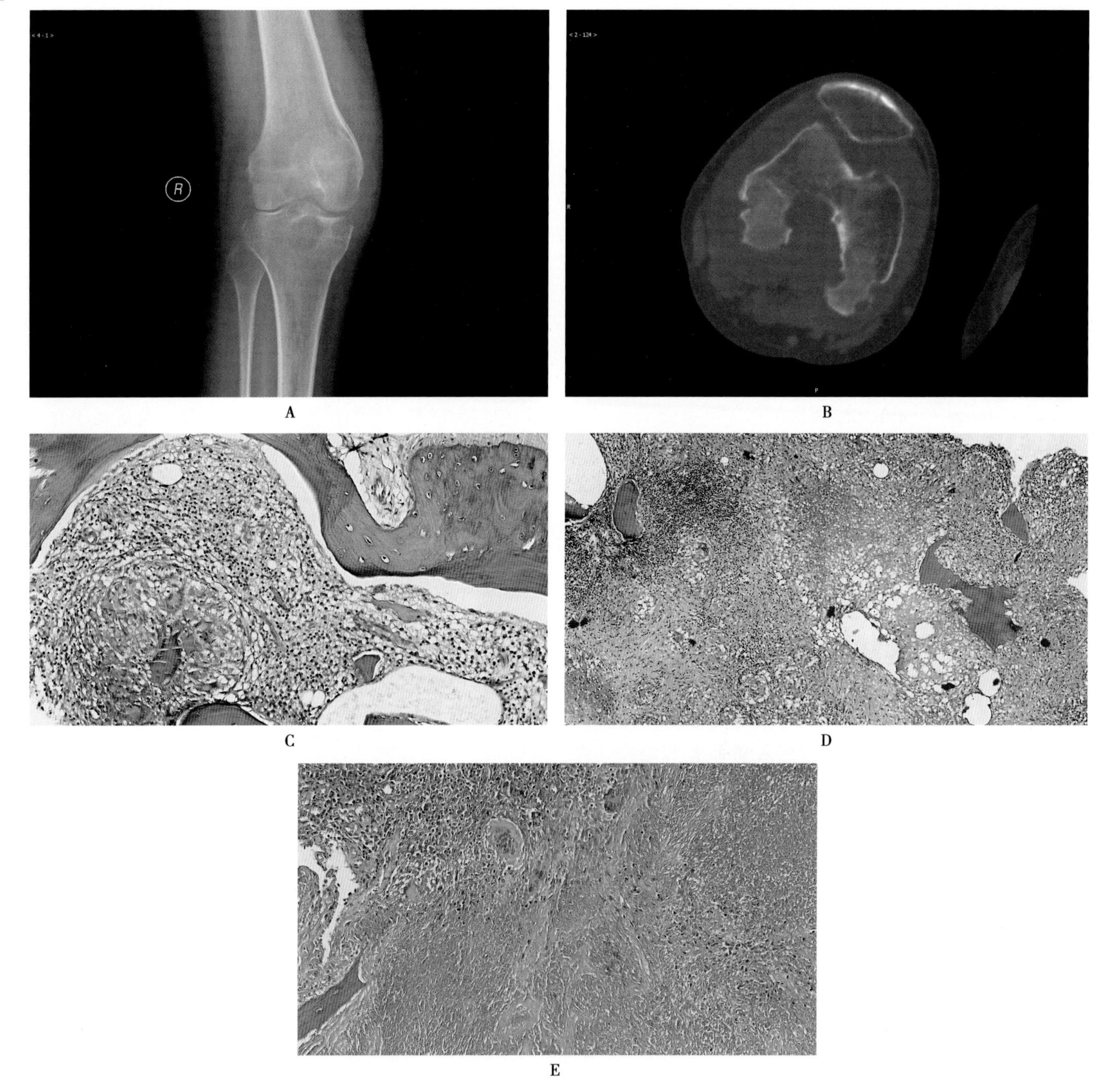

图 1-3-1-7　骨结核

A、B. 影像学。A. X 线正位片示胫骨近端、股骨远端多灶性溶骨破坏，伴有膝关节积液，胫骨近端骨质略疏松。B. CT 横断面骨窗示股骨髁边缘（非主要承重区）多灶性骨质破坏，髌骨外侧关节面受侵，骨质密度略减低，膝关节腔内密度增高（滑膜增生及关节积液）。C~E. 组织学。C. 骨小梁间见结核肉芽肿结构，可见朗汉斯巨细胞。D. 残存被破坏的骨小梁之间可见干酪样坏死及肉芽肿性炎。E. 由干酪样坏死周围可见类上皮样细胞、朗汉斯巨细胞、淋巴细胞及单核细胞等

别，发生在椎体的结核需与转移癌或淋巴造血系统肿瘤相鉴别，于影像上的区别表现为结核常累及椎间盘并伴有椎旁脓肿，而肿瘤性病变多不侵犯间盘且伴有实性肿块。骨端结核还需与腱膜滑膜巨细胞肿瘤（色素沉着绒毛结节性滑膜炎，弥漫型）相鉴别，后者在增强图像表现为实体组织强化。镜下常见特征性的组织细胞样细胞和上皮样大细胞伴多核巨细胞、泡沫细胞、炎症细胞和含铁血黄素沉着构成绒毛状/乳头状突起。鉴别困难时对 CSF1 基因进行重排检测有一定的帮助。

5. 神经性关节病（又称 Charcot 关节）　多继发于脊髓空洞症、糖尿病等，患者无疼痛感及活动受限不明显，知觉与腱反射消失或减弱。影像学提示受累关节破

坏明显,软组织肿胀,关节囊内出现碎骨屑。这种症状与体征极不相符的情况是神经性关节病的重要特点之一。组织学常无特异性,可见滑膜组织内散在的破坏关节软骨和碎骨片伴随纤维组织增生等继发反应性改变。诊断该关节病时需要和临床、影像双方面紧密结合。

(孟淑琴)

第二节 骨 坏 死

一、缺血性骨坏死

【定义】

缺血性骨坏死(avascular osteonecrosis)是指骨由于缺血状态持续存在引起的坏死。股骨头缺血性坏死(osteonecrosis of the femoral head,ONFH)最常见。

【临床特征】

(一)流行病学

骨的缺血性坏死是大关节受累并形成关节炎的重要原因之一,以股骨头坏死为例,我国每年股骨头坏死病例为15万~20万例,居髋关节疾病的首位,多发常见。中国平均发病年龄40~50岁,男性多见,常累及骨端。股骨头缺血性坏死常继发于激素治疗后、酗酒、减压病、脂肪代谢紊乱、结缔组织疾病、痛风、高尿酸血症、髋关节发育不良以及其他原因(铁中毒、静脉源性疾病、糖尿病、黏多糖代谢病及骨质疏松等)。糖皮质激素治疗和酗酒是最主要危险因素。股骨头血液循环中断,血管内栓塞和血管外压迫是最普遍认可的发病机制,遗传倾向与环境因素之间相互作用也与ONFH有关。

(二)症状

最常见早期症状局部疼痛,可为持续或间歇性,活动后疼痛加重,向腹股沟、臀后侧及膝部放射,该区可有麻木感。继而出现活动受限及间歇性跛行,晚期可出现强直及持续性跛行。患肢可出现萎缩、周围肌肉萎缩及股骨头可出现半脱位等症状。

(三)影像学特点

以成人股骨头坏死为例,X线早期表现为骨密度不均匀、小梁模糊,随之出现局灶性密度增高、硬化,可见股骨头承重区的软骨下骨折,表现为新月形或带状透亮区(图1-3-2-1A)。CT显示股骨头坏死的早期表现为骨小梁毛糙、稀疏,周围小梁不规则增粗致密,股骨头形状完整;中期表现为股骨头前外侧出现大小不等囊性区域,周围硬化,皮质增厚,髋臼出现骨质增生或囊变;晚期表现为股骨头密度不均匀,出现变形及塌陷,出现台阶征,股骨头变扁宽,髋臼进一步受累。最后,髋关节继发程度不一的骨性关节炎,或出现关节脱位。MRI对于骨坏死诊断具有重要意义,T1WI观察到的线状低信号影是早期诊断股骨头坏死的可靠依据。病变早期表现为骨髓水肿(MRI增强改变能更早发现骨坏死,表现为增强减低区),随之出现较特征性改变,即病变边缘于T1WI呈线状低信号,T2WI表现为"双线征"(图1-3-2-1B、C)。其他分期的改变基本同CT。另外,MRI易于显示软骨下骨折、坏死周围骨髓水肿、关节积液等情况。

(四)治疗

症状较轻的患者可以采取非手术治疗手段保守治疗,要避免负重,采取牵引及石膏固定,电刺激治疗,脉冲电磁场治疗,高压氧治疗及药物治疗。手术治疗可以较好地缓解症状,帮助患者恢复运动功能。可以根据临床分期采用髓芯减压术、植骨术、截骨术及髋关节成形术等。

(五)预后

股骨头坏死早期治疗预后较好,坏死体积和部位对病变进展有影响。坏死范围越大,且坏死部位位于负重区,预后越差。激素性骨坏死多发病灶,病情一般较重,预后较差,双髋关节受累占50%左右,保守治疗几乎无效,需手术治疗。

【病理变化】

(一)大体特征

股骨头表面关节软骨常不光滑,失去光泽,呈黄色或微黄色,部分病例可见软骨表面覆盖一层绒毛样组织,部分病例可见软骨下方有裂缝。股骨头塌陷或崩裂,坏死灶呈灰黄色,周围可见出血(图1-3-2-1D)。

(二)镜下特征

早期血供阻断,开始发生骨的变性坏死,镜下表现骨陷窝空虚,骨细胞消失,继而骨髓细胞坏死,髓脂肪坏死较迟。骨小梁结构未见明显改变。继而关节软骨开始发生灶状坏死,相邻骨组织充血、水肿及淋巴细胞反应,进一步可出现骨溶解吸收,骨小梁破坏,骨陷窝扩大。纤维血管开始长入坏死区,形成肉芽样组织。在坏死骨小梁一侧可见破骨细胞吸收现象,并开始新骨形成(编织骨逐渐钙化成熟形成板层骨结构),肉芽组织逐步老化,变成纤维性肉芽,死骨逐渐被包绕及吞噬吸收并被新生骨取代(即爬行替代),骨折区逐步形成骨痂(图1-3-2-1E、F)。

(三)分子病理

家族性股骨头缺血坏死已被发现有*Collagen2A1*基因突变,可能与血管内凝血功能缺陷导致缺血坏死有关。

【鉴别诊断】

1. 骨肿瘤 多种良恶性骨肿瘤及瘤样病变股骨近端均好发,多年龄段都可发生,且可伴随坏死,要警惕原发

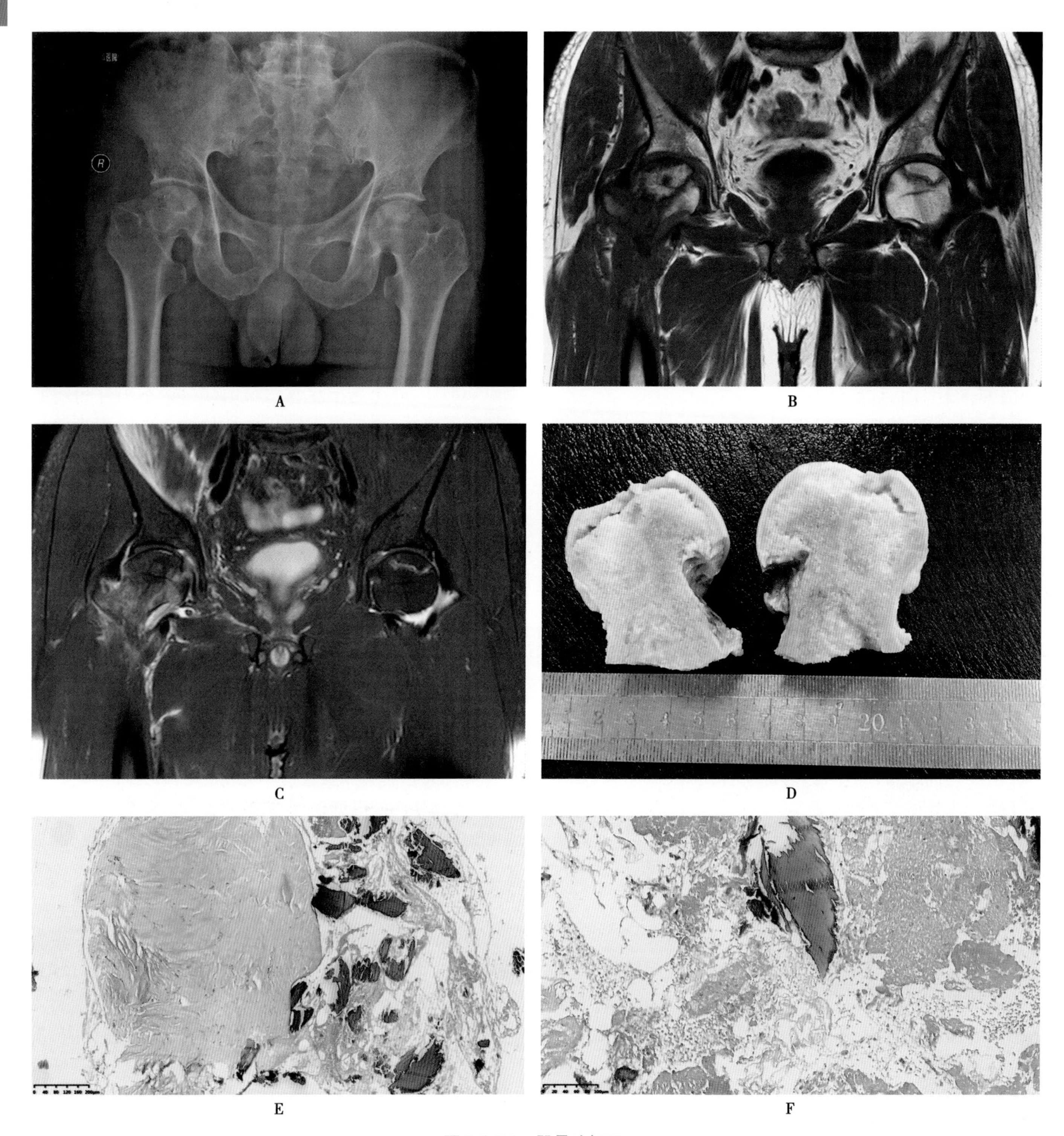

图 1-3-2-1 股骨头坏死

A~C. 影像学。A. X 线正位片示双侧股骨头地图样密度异常区，骨小梁模糊，周缘可见不规则走行硬化带，右侧较显著。B. MR 冠状面 T1WI 图示双侧股骨头关节面下迂曲走行带状低信号，左侧股骨头为早期坏死，右侧股骨头坏死同时伴有软骨下骨折。C. MRI 脂肪抑制 T2WI 图示左侧股骨头关节面下“双线征”，右股骨头坏死区周围明显骨髓水肿，关节积液。D. 大体股骨头塌陷，矢状切面可见灰黄色坏死区域，关节面下可见裂隙。E、F. 组织学。E. 死骨周围见明显玻璃样变性的纤维组织增生。F. 死骨的骨陷窝中骨细胞消失，周围骨髓成分消失

或转移性肿瘤的可能。

2. 骨髓炎 慢性骨髓炎伴有修复改变时，需和股骨头缺血性坏死相鉴别。影像学和临床常常提示明显，细菌培养等实验室检测有一定提示意义，病理组织学有时不易区分。

3. 儿童股骨头缺血性坏死 发生在儿童期的缺血性骨坏死又称为 Legg-Calve-Perthes 病，常造成病理性骨折和软骨下骨坏死，患者年龄小，疼痛轻，临床表现主要为

跛行和髋关节疼痛。影像学和组织学改变与成人股骨头缺血性坏死相类似。该病为自限性疾病，可自愈。

4. 股骨头骨骺滑脱症 10~17 岁青少年好发的一种原因不明疾病，通常无明显外力作用下，出现股骨头骨骺自干骺端出现滑移，少数为双髋病变。发病隐匿，病情进展缓慢，骨骺滑脱程度不一。X 线可见到骨骺中断伴有干骺端碎裂。组织学无明显特异，主要依靠临床和影像学诊断。

二、骨梗死及继发病变

【定义】

当骨坏死继发于原发循环障碍时（动脉疾病、栓塞或静脉回流受阻）时，称为骨梗死（bone infarction）。骨梗死也是一种缺血性坏死，其受累部位主要在长骨的骨干和干骺部。

【临床特征】

（一）流行病学

任何年龄均可发病，以 20~60 岁多见，平均 40 岁左右，男女发病率无明显差别。骨梗死常对称发生，股骨及胫骨为好发部位。骨梗死继发肉瘤的病例罕见，在多骨性梗死或长骨发生大面积梗死的患者继发恶性肿瘤的发生率增加。大部分报道的病例多发生在股骨与胫骨，其中以股骨更为常见，骨梗死少数情况下会恶变为肉瘤，可以与肉瘤的发病时间相隔 10 年甚至更长。

（二）症状

主要表现疼痛，当累及关节时可有关节活动障碍。

（三）影像学特点

早期的骨梗死于 X 线表现轻微。典型的骨梗死表现为长骨干骺端多发病变（部分病例具有一定对称性分布的特点），其周围骨硬化，呈锯齿状、环状、烟圈状等（图 1-3-2-2A）。CT 更易于发现小病灶，能更好地显示出病变的地图样形态、周缘硬化边，病变与正常髓腔分界清晰，这些均是明确诊断的主要依据。其内密度较多样，可发现脂肪密度、液体密度、多种形态的高密度等（图 1-3-2-2B）。MRI 是诊断骨梗死的最理想检查方法，其早期信号改变同骨坏死，典型信号改变则是病变周缘呈锯齿状或花边状 T1WI 低信号，T2WI 高信号或“双线征”，内部信号混杂多样（图 1-3-2-

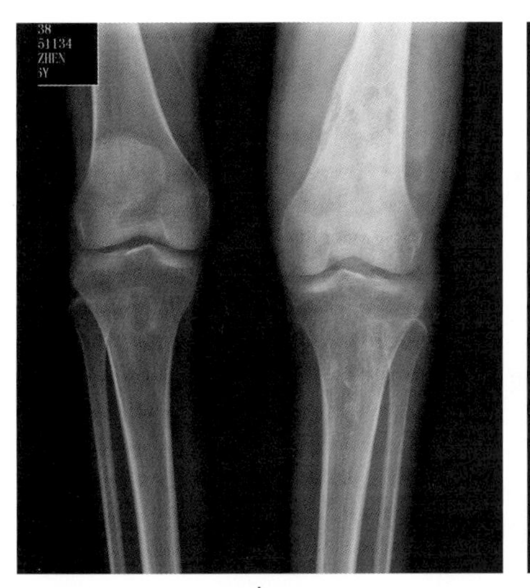

A

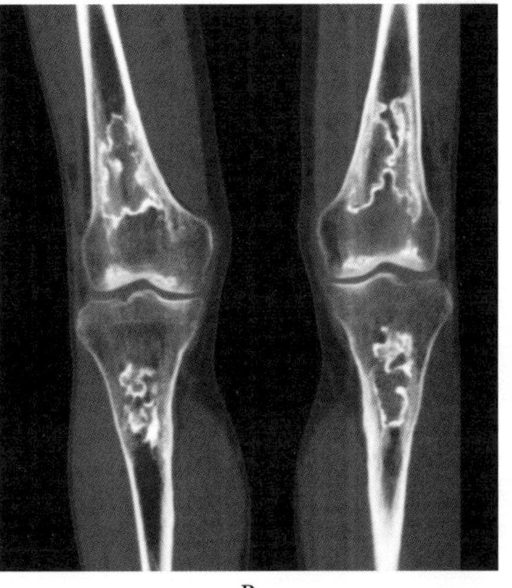

B

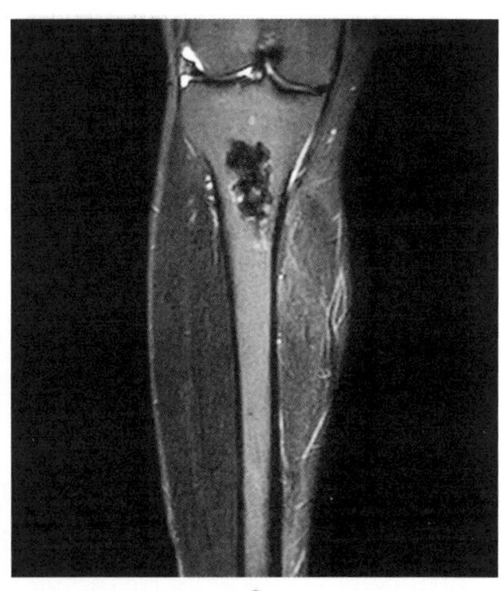

C

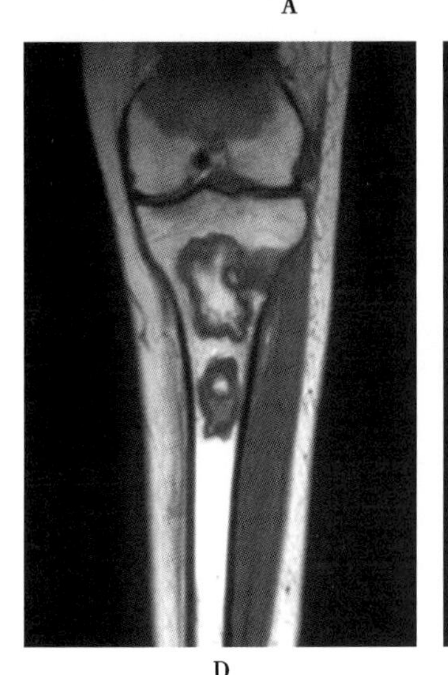

D

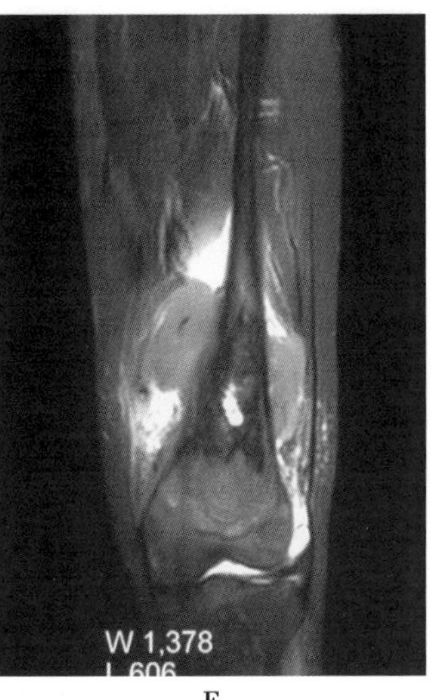

E

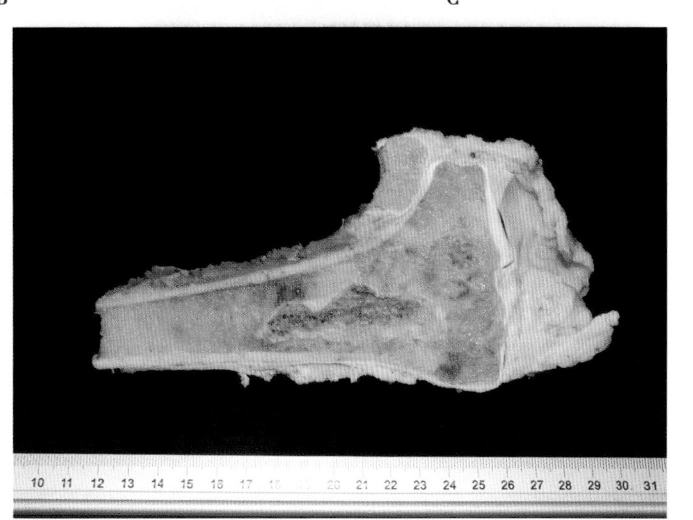

F

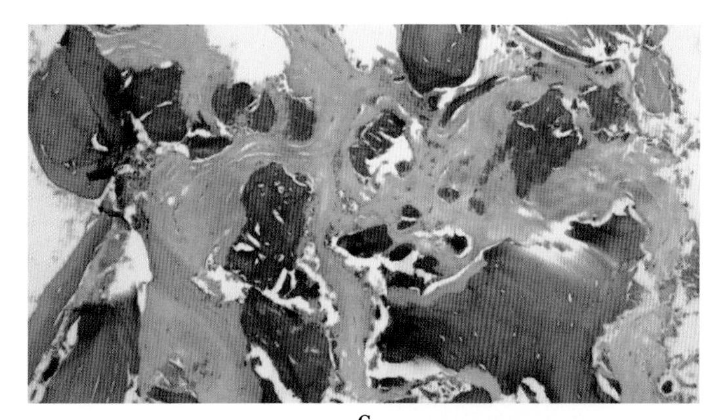

G

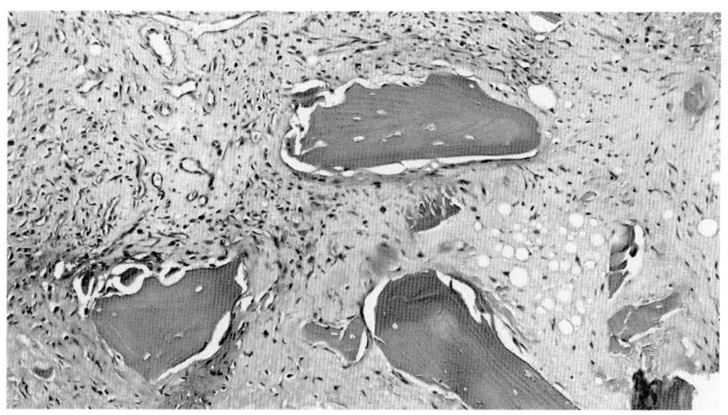

H

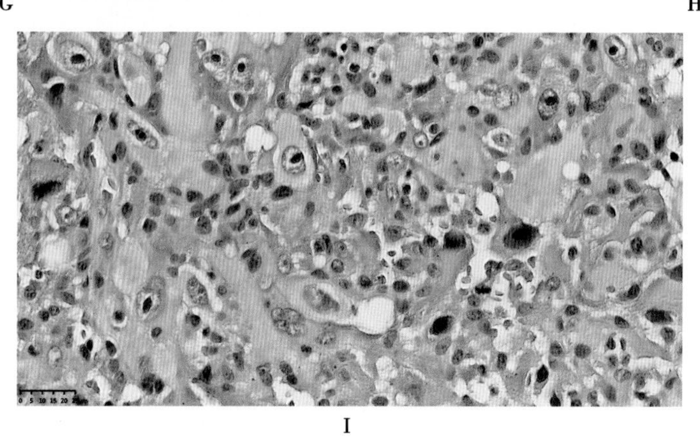

I

图 1-3-2-2 骨梗死

A~E. 影像学。A. X 线片示双侧胫骨近端髓内地图样高密度灶，边缘硬化，为典型的骨梗死改变。左侧股骨远端成骨为主骨破坏、伴有骨膜反应及软组织肿块形成，为骨梗死肉瘤变。B. CT 冠状面骨窗示双侧股骨远侧、胫骨近侧干骺端对称性多发病变，呈地图样形态、边缘硬化，是典型骨梗死改变。双侧股骨内外髁出现骨坏死。C. MRI 冠状面脂肪抑制 T2WI 图示胫骨近侧干骺端髓腔内低信号灶，边缘呈锯齿状高信号，边界清晰，为典型骨梗死表现。D. MRI 冠状面 T1WI 图示股骨远端、胫骨近端病灶的硬化边局部消失、出现软组织成分，为梗死后肉瘤变。E. MRI 冠状面脂肪抑制 T2WI 图示股骨远端骨梗死肉瘤变，病灶内出现成骨和软组织成分，伴有明显的骨外软组织肿块。F. 骨梗死继发肉瘤的大体：骨内长梭形坏死灶，周界较清晰，梗死灶周围见灰白色，质软瘤组织。G~I. 骨梗死及骨梗死恶变组织学。G. 死骨骨小梁陷窝内骨细胞消失，髓腔坏死脂肪组织被粉染无定型钙化物所取代。H. 死骨周围可见肉芽及纤维组织增生。I. 骨梗死继发肉瘤呈未分化多形性肉瘤

2C）。骨梗死恶变后，将发现其清晰的硬化边缘消失，部分病例出现成骨，骨皮质被破坏，可出现骨膜反应，病变内部或周围出现软组织肿块，于 CT 增强或 MR 增强图像出现团块强化（图 1-3-2-2A、D、E）。

（四）治疗

对症治疗为主，如果症状明显，影响日常活动和生活，可进行手术干预。

（五）预后

需警惕骨梗死继发恶变，主要恶变为骨肉瘤，纤维肉瘤和未分化多形性肉瘤。此类肉瘤生存率较低，常见转移，5 年生存率仅 20%。

【病理变化】

（一）大体特征

骨内可见长形苍白或灰黄色梗死区域，周围有充血带，与周围组织界限清楚，发生于骺端的骨梗死常见因坏死灶收缩而形成骺软骨与梗死灶分离。梗死继发恶变时，梗死灶周围可见不规则质软或沙砾感瘤组织，可见皮质破坏及软组织包块（图 1-3-2-2F）。

（二）镜下特征

镜下可见坏死的骨小梁及髓腔脂肪组织，骨小梁陷窝内骨细胞消失，髓腔仅见造血细胞的影子，可见不规则囊变，随着病变进展，坏死脂肪组织被粉染无定型钙化物所取代。钙化病变周围肉芽组织增生长入坏死灶，梗死的松质骨表面有层状新生骨形成，称为移行取代，死骨逐渐吸收，在病变周围可见瘢痕样纤维组织增生并常常伴钙化及骨化（图 1-3-2-2G、H）。恶变时，可见梗死组织周围高级别肉瘤形态（图 1-3-2-2I）。

【鉴别诊断】

骨梗死请参考骨缺血坏死章节。

骨梗死继发恶变镜下除恶性形态外，尚可见骨梗死表现，可与其他原发性恶性肿瘤鉴别。

（孟淑琴）

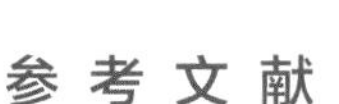

参 考 文 献

1. Bogdan Czerniak. DORFMAN and CZERNIAK'S Bone Tumors. Philadelphia: Elsiver, 2016.
2. Calhoun JH, Manring MM. Adult osteomyelitis. Infect Dis Clin North Am, 2005, 19(4): 765-786.
3. Cao Y, Li C, Xu W, et al. Spinal and sacroiliac involvement in SAPHO syndrome: A single center study of a cohort of 354 patients. Semin Arthritis Rheum, 2019, 48(6): 990-996.
4. Cerilli LA, Fechner RE. Angiosarcoma arising in a bone infarct. Ann Diagnpathol, 1999, 3: 370-373.
5. Chen CH, Chen YM, Lee CW, et al. Early diagnosis of spinal tuberculosis. J Formos Med Assoc, 2016, 115(10): 825-836.
6. Cunha BA. Osteomyelitis in elderly patients. Clin Infect Dis, 2002, 35(3): 287-293.
7. Danaviah S, Sacks JA, Kumar KP, et al. Immunohistological characterization of spinal TB granulomas from HIV-negative and-positive patients. Tuberculosis(Edinb), 2013, 93(4): 432-441.
8. Geczova L, Soltysova A, Gecz J, et al. Avascular necrosis of bone in childhood cancer patients: a possible role of genetic susceptibility. Bratisl Lek Listy, 2015, 116(5): 289-295.
9. Gigante A, Coppa V, Marinelli M, et al. Acute osteomyelitis and septic arthritis inchildren: a systematic review of systematic reviews. Eur Rev Med Pharmacol Sci, 2019, 23(2 Suppl): 145-158.
10. Gicchino MF, Diplomatico M, Granato C, et al. Chronic recurrent multifocal osteomyelitis: a case report. Ital J Pediatr, 2018, 44(1): 26.
11. Goergens ED, McEvoy A, Watson M, et al. Acute osteomyelitis and septic arthritis in children. J Paediatr Child Health. 2005, 41(1-2): 59-62.
12. Golden MP, Vikram HR. Extrapulmonary tuberculosis: an overview. Am Fam Physician, 2005, 72(9): 1761-1768.
13. Hamadeh IS, Ngwa BA, Gong Y, et al, Drug induced osteonecrosis of the jaw. Cancer Treat Rev, 2015, 41(5): 455-464.
14. Hatzenbuehler J, Pulling TJ. Diagnosis and management of osteomyelitis. Am Fam Physician, 2011, 84(9): 1027-1033.
15. Hofmann SR, Kapplusch F, GirschickHJ, et al. Chronic Recurrent Multifocal Osteomyelitis (CRMO): Presentation, Pathogenesis, and Treatment. CurrOsteoporos Rep, 2017, 15(6): 542-554.
16. Hughes D, Mikosch P, BelmatougN, et al. Gaucher Disease in Bone: From Pathophysiology to Practice. J Bone Miner Res, 2019, 4(6): 996-1013.
17. Kavanagh N, Ryan EJ, WidaaA, et al. Staphylococcal Osteomyelitis: Disease Progression, Treatment Challenges, and Future Directions. Clin Microbiol Rev, 2018, 31(2): e00084-17.
18. Lespasio MJ, Sodhi N, Mont MA. Osteonecrosis of the Hip: A Primer. Perm J, 2019, 23: 18-100.
19. Lew DP, Waldvogel FA. Osteomyelitis. Lancet, 2004, 364(9431): 369-379.
20. 陆维举. 骨与关节感染. 南京:江苏科学技术出版社, 2007.
21. Mader JT, Ortiz M, Calhoun JH. Update on the diagnosis and management of osteomyelitis. Clin Podiatr Med Surg, 1996, 13(4): 701-724.
22. Nagar M, Joshi A, SahuS, et al. Concordance and Discordance of Orthopedicians with Revised National Tuberculosis Control Program with Reference to Musculoskeletal Tuberculosis: A Qualitative Inquiry. Indian J Orthop, 2020, 54(5): 711-719.
23. Nguyen MT, Borchers A, Selmi C, et al. The SAPHO syndrome. Semin Arthritis Rheum, 2012, 42(3): 254-265.
24. Juan Rosai. Rosai&Ackerman 外科病理学(上、下卷). 郑杰, 主译. 第10版. 北京:北京大学医学出版社, 2014.
25. Judith Bovée. Bone Tumor Pathology, AnIssue of Surgical Pathology Clinics. Volume 10-3. philadepphia: Elsevier, 2017.
26. Nakamae T, Yamada K, TsuchidaY, et al. Synovitis, Acne, Pustulosis, Hyperostosis, and Osteitis (SAPHO) Syndrome with Destructive Spondylitis: A Case Report. Spine Surg Relat Res, 2018, 3(3): 267-269.
27. Nguyen MT, Borchers A, Selmi C, et al. The SAPHO syndrome. Semin Arthritis Rheum, 2012, 42(3): 254-265.
28. Pigrau-Serrallach C, Rodríguez-Pardo D. Bone and joint tubelrculosis. Eur Spine J, 2013, 22 Suppl 4(Suppl 4): 556-566.
29. Salvana J, Rodner C, Browner BD, et al. Chronic osteomyelitis: results obtained by an integrated team approach to management. Conn Med, 2005, 69(4): 195-202.
30. Snipaitiene A, Sileikiene R, Klimaite J, et al. Unusual case of chronic recurrent multifocal osteomyelitis. PediatrRheumatol Online J, 2018, 16(1): 49.
31. Stacy GS, Lo R, Montag A, et al. Infarct-Associated Bone Sarcomas: Multimodality Imaging Findings. AJR Am J Roentgenol, 2015, 205(4): 432-441.
32. Stark Z, Savarirayan R. Osteopetrosis. Orphanet J Rare Dis, 2009, 4: 5.
33. Sun W, Shi Z, Gao F, et al. The pathogenesis of multifocal osteonecrosis. Sci Rep, 2016, 6: 29576.
34. Van der Naald N, Smeeing DPJ, HouwertRM, et al. Brodie's Abscess: A Systematic Review of Reported Cases. J Bone Jt Infect, 2019, 4(1): 33-39.
35. Wright JA, Nair SP. Interaction of staphylococci with bone. Int J Med Microbiol, 2010, 300(2-3): 193-204.
36. 杨述华. 骨坏死学. 北京:人民军医出版社, 2002.
37. Ye M, Huang J, Wang J, et al. Multifocal musculoskeletal tuberculosis mimicking multiple bone metastases: a case report. BMC Infect Dis, 2016, 16: 34.
38. 张亚敏, 史晓虎, 李忱, 等. 慢性复发性多灶性骨髓炎研究进展. 医学研究杂志, 2016, 45(7): 173-175.
39. 赵德伟. 骨坏死. 北京:人民卫生出版社, 2004.
40. Zimmermann P, Curtis N. Synovitis, acne, pustulosis, hyperostosis, and osteitis (SAPHO) syndrome-A challenging diagnosis not to be missed. J Infect, 2016, 72 Suppl: S106-114.

第四章

骨代谢性疾病和少见骨病

第一节 甲状旁腺功能亢进

【定义】

甲状旁腺功能亢进（hyperparathyroidism，HPT，简称甲旁亢）是由于甲状旁腺素过度分泌而导致的全身性疾病。其中骨病又称为棕色瘤或纤维囊性骨炎。

【临床特征】

（一）流行病学

1. 发病率甲旁亢并不少见，由于大多数患者早期症状不明显且病变进展缓慢，发病率统计并不准确。甲旁亢常因甲状旁腺肿瘤或增生导致，但也可与肾脏疾病有关。随着近年来检测手段不断发展，血钙、血磷、尿钙和甲状旁腺激素（PTH）检测成为常规检测手段，发病率呈逐步上升趋势。

2. 发病年龄多为中青年发病，发病年龄20~40岁。

3. 性别女性明显多于男性。

4. 发病部位可累及全身各处骨骼，多见于掌骨，指（趾）骨、颅骨、骨盆骨、锁骨、肋骨、股骨和椎骨等，几乎均为多发性病变。

（二）症状

多数患者症状不明显，尤其是病变早期，骨病、泌尿系统病变以及高血钙、低血磷导致的相关症状是HPT常见的三大综合征。骨病主要表现为全身性骨痛、骨质疏松、运动障碍、骨畸形甚至骨折；泌尿系统病变包括尿路结石、血尿、肾绞痛及肾功能不全等；另外，高血钙、低血磷还可造成疲劳、恶心呕吐、肌肉疼痛、便秘、消化不良等全身症状。

（三）实验室检查

多数患者表现为高血钙、低血磷状态，但也有部分患者检测正常。血清甲状旁腺素（PTH）升高是甲旁亢的发病基础，部分患者可以高达正常值的数十倍。另外，由于PTH增高导致骨破坏，机体代偿性成骨活跃，造成血清碱性磷酸酶升高。

（四）影像学特点

表现为全身性的骨密度减低或骨质疏松，伴有多部位的各种形式的骨吸收，包括骨膜下骨吸收、皮质内骨吸收、骨内膜骨吸收等，X线片或CT图像呈现为骨皮质变薄、凹凸不平、虫蚀样或隧道样缺损等，其中，手部多发性骨膜下骨吸收是甲旁亢的典型影像学改变（图1-4-1-1A）。病变后期，出现多发性类圆形溶骨性骨质破坏（图

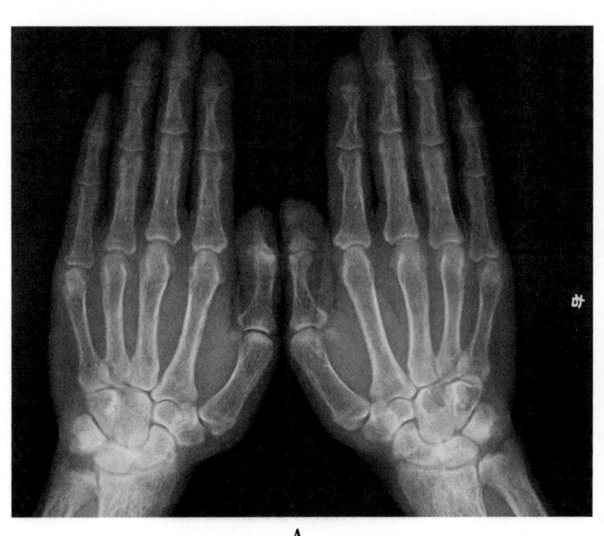

A

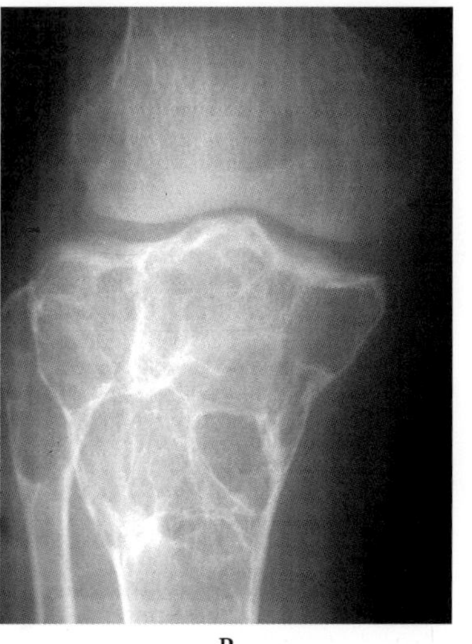

B

图1-4-1-1 甲状旁腺功能亢进的影像学

A. X线正位片示双手弥漫性骨质疏松，多骨出现骨膜下骨吸收，表现为骨皮质变薄，毛糙、凹凸不平，并可见多发末节指骨骨吸收。B. X线正位片示胫腓骨近端棕色瘤，表现为多发囊性骨破坏，股骨远端局部密度减低

1-4-1-1B)，即棕色瘤，此时常可伴发病理性骨折。

(五)治疗

甲旁亢的治疗以去除原发病变为主，如切除甲状旁腺肿瘤或增生的腺体，佐以相应的内科治疗。对于骨的病变，除非发生畸形或骨折，一般不需要手术干预，因为棕色瘤在原发病变去除后可自行愈合。

【病理变化】

(一)大体特征

病变多为多灶性，呈囊实性外观，质地软，因含有较多新鲜及陈旧性出血而呈现棕红色，故也称棕色瘤。病变内有时可见黏液样区域。

(二)镜下特征

以纤维性病变为主，主要是纤维细胞、成纤维细胞的增生(图1-4-1-2A)，囊变很常见(图1-4-1-2B)。多核巨细胞的数量可多可少，但体积较小，核数量少，分布极不均匀，当破骨行为活跃时，可见明显宿主骨小梁表面吸附的破骨细胞，骨小梁呈虫蚀样破坏(图1-4-1-2C)。可见新生骨形成，骨小梁形状较规则，体积较纤细，其表面见活跃的骨母细胞(图1-4-1-2D)。病变中同时见到活跃的成骨和破骨现象(图1-4-1-2D，图1-4-1-2C)。由于组织生

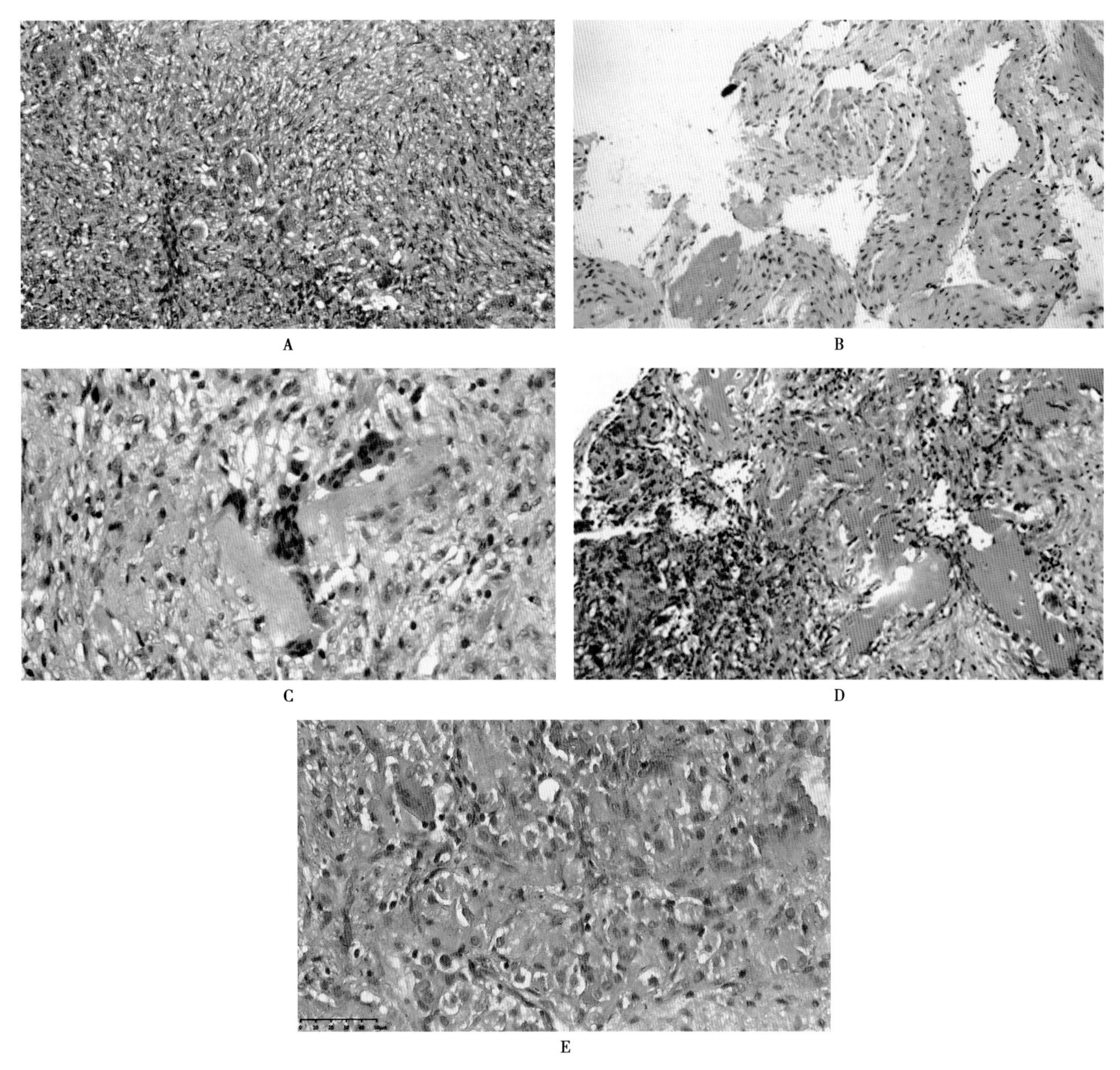

图1-4-1-2　甲状旁腺功能亢进的组织学

A.活跃的纤维细胞、纤维母细胞及小型破骨细胞样多核巨细胞。B.囊性变区域。C.多核巨细胞侵蚀破坏骨小梁。D.新生骨小梁形成，骨小梁周围围以活跃的骨母细胞。E.出血及含铁血黄素沉着

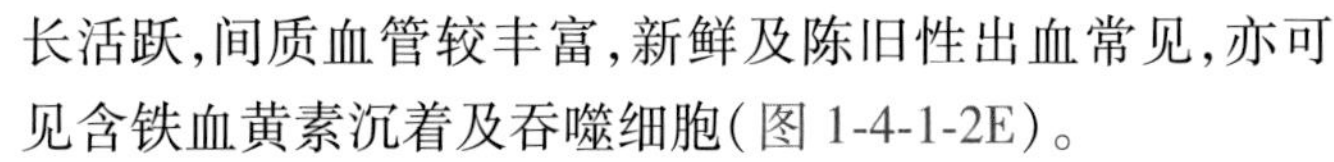

长活跃，间质血管较丰富，新鲜及陈旧性出血常见，亦可见含铁血黄素沉着及吞噬细胞（图 1-4-1-2E）。

【鉴别诊断】

1. 巨细胞修复性肉芽肿 组织形态与 HPT 骨病非常接近，镜下难以鉴别，主要发生于颌骨、蝶骨、筛骨，多与相应部位的炎症或创伤有关。发病年龄较 HPT 略小（10~20 岁青少年），一般为单发，化验结果血钙、磷和碱性磷酸酶正常，甲状旁腺无改变。

2. 骨巨细胞瘤 中间性富含巨细胞的肿瘤，常伴有囊变或动脉瘤样骨囊肿样结构，容易与棕色瘤相混淆。细胞成分以多核巨细胞和单核基质细胞为主，多核巨细胞体积相对较大，分布较均匀，细胞核数量多可达几十甚至上百个，单核细胞以卵圆形为主，偶尔呈多角形或梭形，可具有一定的异型性和核分裂象。病变多累及长骨骨端，影像学表现为偏心膨胀性溶骨性破坏，多发者罕见。免疫组化和分子检测 H3F3A 突变可协助鉴别二者。

3. 动脉瘤样骨囊肿 也是一种富巨细胞囊性结构为主要特点的病变，HPT 骨病的囊变区域常被误诊为此病。动脉瘤样骨囊肿以纤维细胞、成纤维细胞及多核巨细胞为主，上述细胞成分一般分布于纤维性囊壁的一侧，形成“彩带样”结构，囊腔内含血性液体，亦可见出血及含铁血黄素沉着，囊壁内常见反应性新骨形成，但破骨现象不明显，血钙、磷和碱性磷酸酶正常。USP-6 基因重排出现在多达 70%左右的动脉瘤样骨囊肿中，分子检测可以作为辅助鉴别手段。部分发生在手、足小骨的巨细胞病变（giant cell lesion of small bone）现在被证明是动脉瘤样骨囊肿的实性型亚型，建议发生于小骨时不再使用该称谓。

4. 非骨化性纤维瘤 好发于青少年长骨干骺端，病变细胞成分较复杂，包括成纤维细胞、肌成纤维细胞、组织细胞、多核巨细胞及炎细胞等，细胞可呈席纹状（storiform）排列倾向，肿瘤组织增生刺激内骨膜可以形成小梁骨。部分非骨化性纤维瘤也可富含多核巨细胞，影像学与骨巨细胞瘤近似，多发者罕见。

5. 纤维结构不良 一种以纤维性间质成分和不规则新生骨为主要成分的良性病变，新生骨相对较幼稚，破骨细胞少或偶见，可发生囊变。于影像学上呈特征性的毛玻璃样改变，一般为单发，多发性罕见，鉴别并不困难。

6. 骨性纤维结构不良 几乎绝对发生于胫骨，偶见腓骨或其他骨，发生于颌骨者又称骨化性纤维瘤，组织形态与纤维结构不良接近，但骨小梁周围骨母细胞生长较活跃，多核巨细胞数量亦较多。影像学表现具有一定特异性，发生于长骨者为皮质起病，病史时间长者可发生骨骼畸形，多发者罕见。

（刘宝岳）

第二节 痛风、二水焦磷酸钙沉积症、肿瘤性钙盐沉积

一、痛风

【定义】

痛风（gout）是由于嘌呤代谢障碍导致血和尿中的尿酸增加，尿酸盐在关节和肾脏等器官沉积而引起的全身性疾病。

【临床特征】

（一）流行病学

1. 发病率近年来我国痛风的发病率逐年增高，占普通人群的 1%~1. 14%，但痛风性关节炎的发病率并不高，约占慢性关节疾病的 2%~5%。

2. 发病年龄痛风好发于 40 岁以上的中老年人，但近年来年轻人发病逐渐增多。

3. 性别男性发病远多于女性。

4. 发病部位急性痛风性关节炎多为单关节发病，好发于四肢末端，特别是第 1 跖趾关节，常常首先累及小关节，后累及大关节，除指、趾关节外，掌、腕、踝、肘、膝关节均可累及。大约 30%患者可见一次累及多个关节。

（二）症状

痛风性关节炎起病急骤，往往没有前驱症状，主要表现为受累关节的刀割样或咬啮样剧痛，可夜间痛醒，伴关节周围软组织的红肿热痛。急性发作数天或数周后进入慢性期，病情严重者可形成痛风石（即尿酸盐结石），皮肤菲薄处可形成窦道或瘘管，有白色糊状物排出。

（三）实验室检查

血尿酸水平升高，但也有 30%的患者急性发作期血尿酸正常。

（四）影像学特点

痛风的急性发作期表现为受累关节旁软组织肿胀，慢性期表现为受累关节和关节周围出现高密度的无机盐沉积，可伴有骨、关节软骨的侵犯破坏（图 1-4-2-1A、B），关节腔隙变窄，关节面不规则。

（五）治疗

除加强日常生活管理外，使用非甾体抗炎药、秋水仙碱、糖皮质激素等内科治疗常可取得满意疗效。如表皮出现破溃，迁延不愈，关节破坏严重出现严重畸形时应采用手术干预。

【病理变化】

（一）大体特征

关节及周围软组织可见大量石灰石样沉积物，骨及

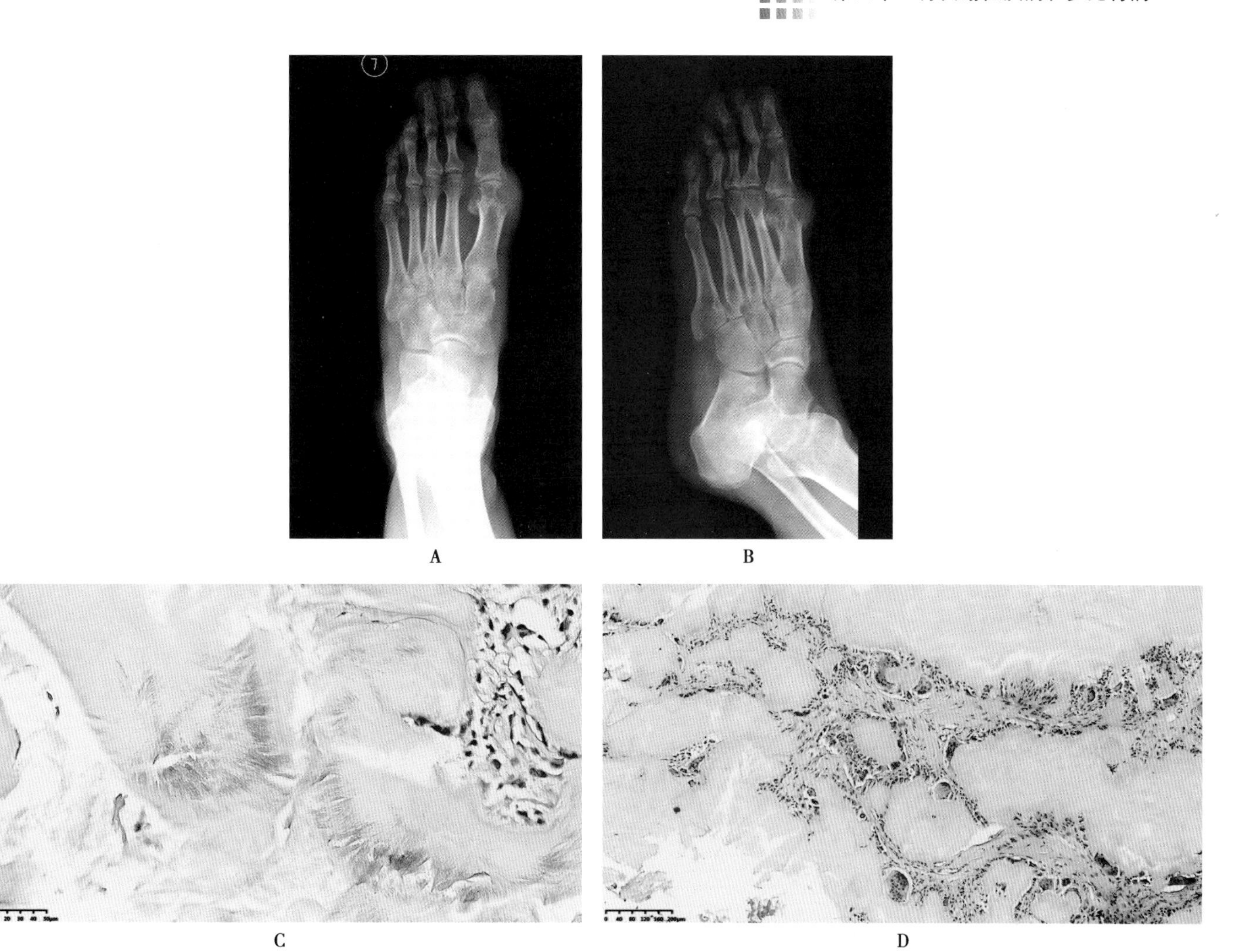

图 1-4-2-1 痛风的影像学及组织学

A、B. 影像学。A、B. X 线正位、斜位片示左足第 1 跖趾关节肿胀、密度增高，多发骨侵蚀，骨破坏边缘清晰锐利，局部呈翘样突起。C、D. 组织学。C. 尿酸盐结晶呈针状、平行状或放射状排列。D. 痛风肉芽肿结构，尿酸盐沉积物呈多结节状分布，结节周围可见栅栏状组织细胞和异物巨细胞围绕

关节软骨明显侵蚀破坏，滑膜增生及骨赘形成。

（二）镜下特征

急性期滑膜组织增生，充血，以中性粒细胞为主的炎细胞浸润，类似于化脓性关节炎，但偏光显微镜下滑膜液涂片可见大量双折光性的单水尿酸钠结晶。慢性期可见特征性的痛风肉芽肿形成，尿酸盐沉积物呈针状、平行状或放射状排列（图 1-4-2-1C），在偏光显微镜下呈双折光性，病变呈多结节状分布，可伴有钙化或骨化，结节周围可见栅栏状组织细胞和异物巨细胞围绕（图 1-4-2-1D）。尿酸盐沉积物可破坏关节软骨和关节下骨组织，并可延展到关节外直至皮下软组织。

【鉴别诊断】

1. 二水焦磷酸钙沉积症 又称假性痛风，好发于老年人，临床表现与痛风相似，但关节内沉积物为焦磷酸钙结晶，镜下呈小菱形，偏光显微镜下为弱正双折光性。此病可有家族史，也可与其他代谢性疾病有关，如甲状旁腺功能亢进或减退，血色素沉积症或痛风本身。

2. 肿瘤性钙盐沉积 发病年龄较痛风患者年轻，多为 10~20 岁，病灶虽位于关节附近软组织，但并不累及关节。本病沉积物为颗粒状无定形的钙质，缺乏特有的结晶结构，在 HE 切片中显深蓝色，多个钙盐沉积灶之间以增生的纤维组织间隔。

3. 软骨黏液样纤维瘤 如痛风石过多，体积大，呈分叶状结构，易与软骨黏液样纤维瘤混淆。但后者小叶中主要成分为黏液样或软骨样基质而不是针状结晶物，小叶周边为梭形的纤维细胞，软骨母细胞样细胞和小型多核巨细胞，而非异物性组织细胞和巨细胞。

二、二水焦磷酸钙沉积症

【定义】

二水焦磷酸钙沉积症（calcium pyrophosphate dihydrate crystal deposition disease，CPPD-CDD）是二水焦磷酸钙盐结晶弥漫性沉积于关节软骨所引起的疾病。因其临床症状与组织学表现与痛风非常类似，又称假性痛风。

【临床特征】

二水焦磷酸钙沉积症罕见，一般与慢性退行性关节病和急性关节炎有关，因此更常见于老年人，大多数患者在60~70岁初次发病，在美国，至少25%的80岁以上老年人可见此病。男性发病多见。早期症状几乎均与膝关节有关，发病部位依次为膝关节、踝关节、腕关节、肘关节、髋关节和肩关节。多关节受累常见。焦磷酸钙盐优先沉积于半月板和关节软骨，但包括滑膜。韧带和肌腱等软组织均可受累。患者可能出现高尿酸血症，因此必须首先排除痛风。血色素沉积症、低磷酸酯酶症、低镁血症、甲状旁腺功能亢进症和甲状旁腺功能减退症均可以造成焦磷酸钙沉积。多数患者无症状，急性期可引起病变部位肿胀。

【病理变化】

（一）镜下特征

常规HE切片下病变为无细胞结构的蓝紫色颗粒状结晶物沉积，结晶呈菱形或平行四边形，在偏振光显微镜下为双折光性。病变一般为多灶性，病灶之间为正常软组织，可以见到异物性巨细胞反应。在细胞稀疏区域，还可见化生的软骨，部分软骨细胞可具有一定的异型性，容易误诊为软骨肉瘤（图1-4-2-2）。

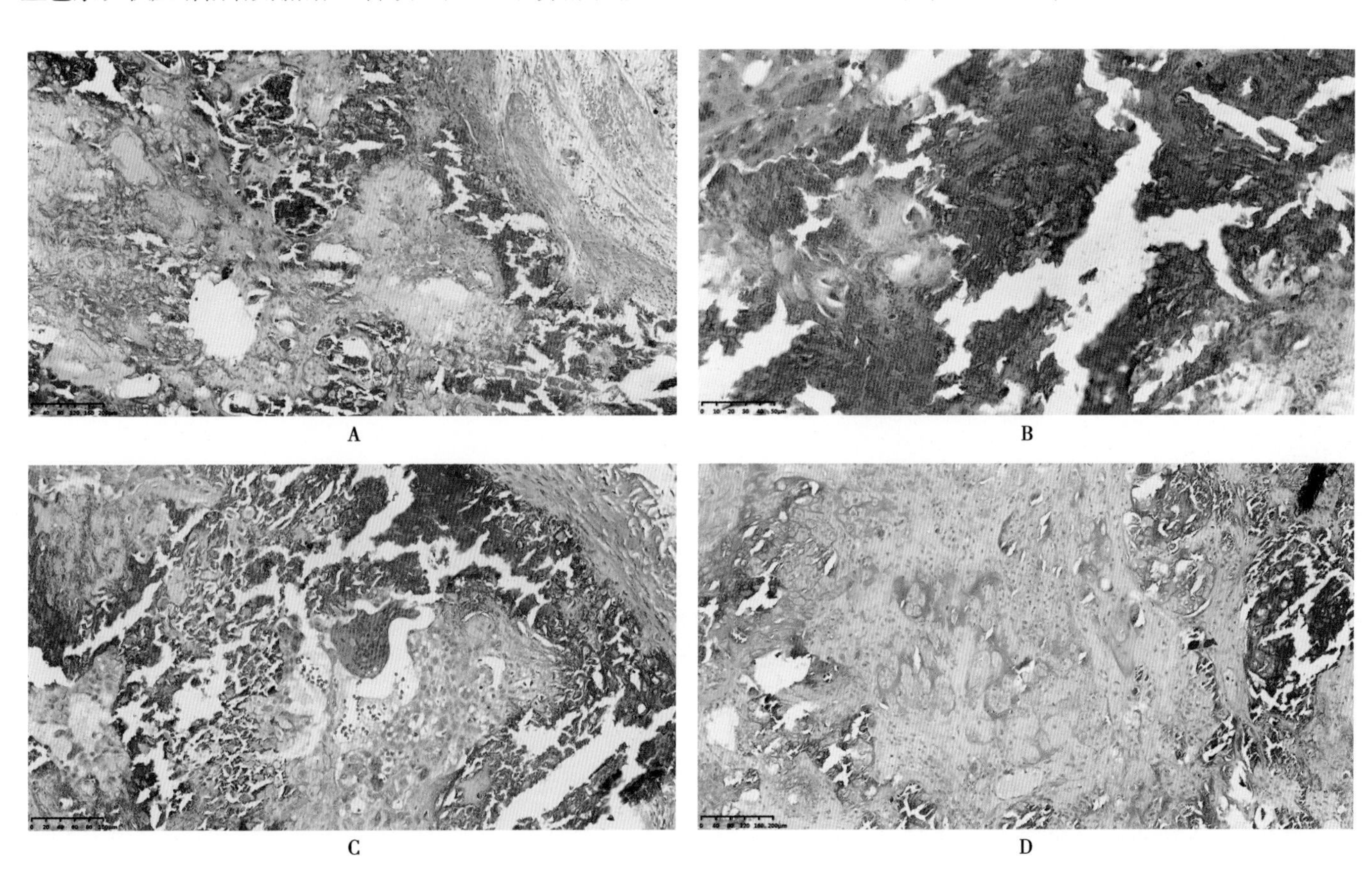

图1-4-2-2　二水焦磷酸钙沉积症的组织学

A. 二水焦磷酸钙沉积症的灶性结晶物沉积。B. 二水焦磷酸钙的结晶为蓝紫色颗粒状，HE切片下呈菱形或平行四边形。C. 异物性巨细胞反应。D. 化生的软骨

（二）分子病理

一些国家已经发现遗传学异常的病例，家族性常染色体显性遗传二水焦磷酸钙沉积症被定位于5号染色体短臂15区。

【鉴别诊断】

1. 主要与痛风及肿瘤性钙盐沉积相鉴别，详见相关章节。

2. **软骨肉瘤**　有软骨化生的病例容易诊断为软骨肉瘤，但软骨肉瘤起源于骨，可侵犯至软组织，部分分化好的软骨小叶可发生钙化及骨化。

三、肿瘤性钙盐沉积

【定义】

肿瘤性钙盐沉积（tumoral calcinosis）是一种病因和发病机制尚不清楚的特发性软组织钙盐沉积性疾病。本病为常染色体显性遗传，具有家族遗传性。

【临床特征】

（一）流行病学

1. 发病率肿瘤性钙盐沉积罕见，其中家族性病例占30%~50%。

2. 发病年龄本病多见于儿童和青少年，发病年龄在10~20岁。

3. 性别女性多见于男性。

4. 发病部位本病多见于关节附近的软组织，但并不累及关节，常见于臀部大转子、肩部、肘后部，也可见于手、足和膝部，少数见于脑和腹膜后。大约2/3的患者为多发性，一些病例表现为双侧性或对称性。

（二）症状

大部分患者健康状况良好，少数可并发钙盐沉着部位的肿胀、疼痛、被覆皮肤溃疡、瘘管形成或局部有黄白色白垩样物质流出。

（三）实验室检查

患者血钙正常，部分患者血清磷酸盐轻至中度升高，还可见1,25-二羟维生素D3升高，血清碱性磷酸酶和尿酸正常。

（四）影像学特点

肿瘤性钙盐沉积于X线片表现为关节伸侧软组织中存在大小不一的钙化结节集结而成的分叶状团块，呈"卵石样"、"桑葚状"，一般不累及邻近关节或骨骼（图1-4-2-3A）。CT和MRI可进一步协助明确病变的边缘及与周围关节和骨骼的关系。

（五）治疗和预后

病变的广泛切除是首要的治疗方法，彻底清除钙盐物质防止复发及窦道形成。

【病理变化】

（一）大体特征

病变位于皮下，呈大小不等的结节状，无包膜，常深入到邻近的肌肉或腱鞘中，质地硬、橡皮样或沙砾样，体积可达20cm或以上。切面见致密的纤维组织中充满灰黄色膏状物质或白垩样乳液，易流出形成不规则囊腔。

（二）镜下特征

病变分为活动期和非活动期，也可同时存在于同一病变中。活动期时，病变中心为无定形的颗粒状钙化物质，HE染色呈蓝紫色（图1-4-2-3B），周围可见单核或多

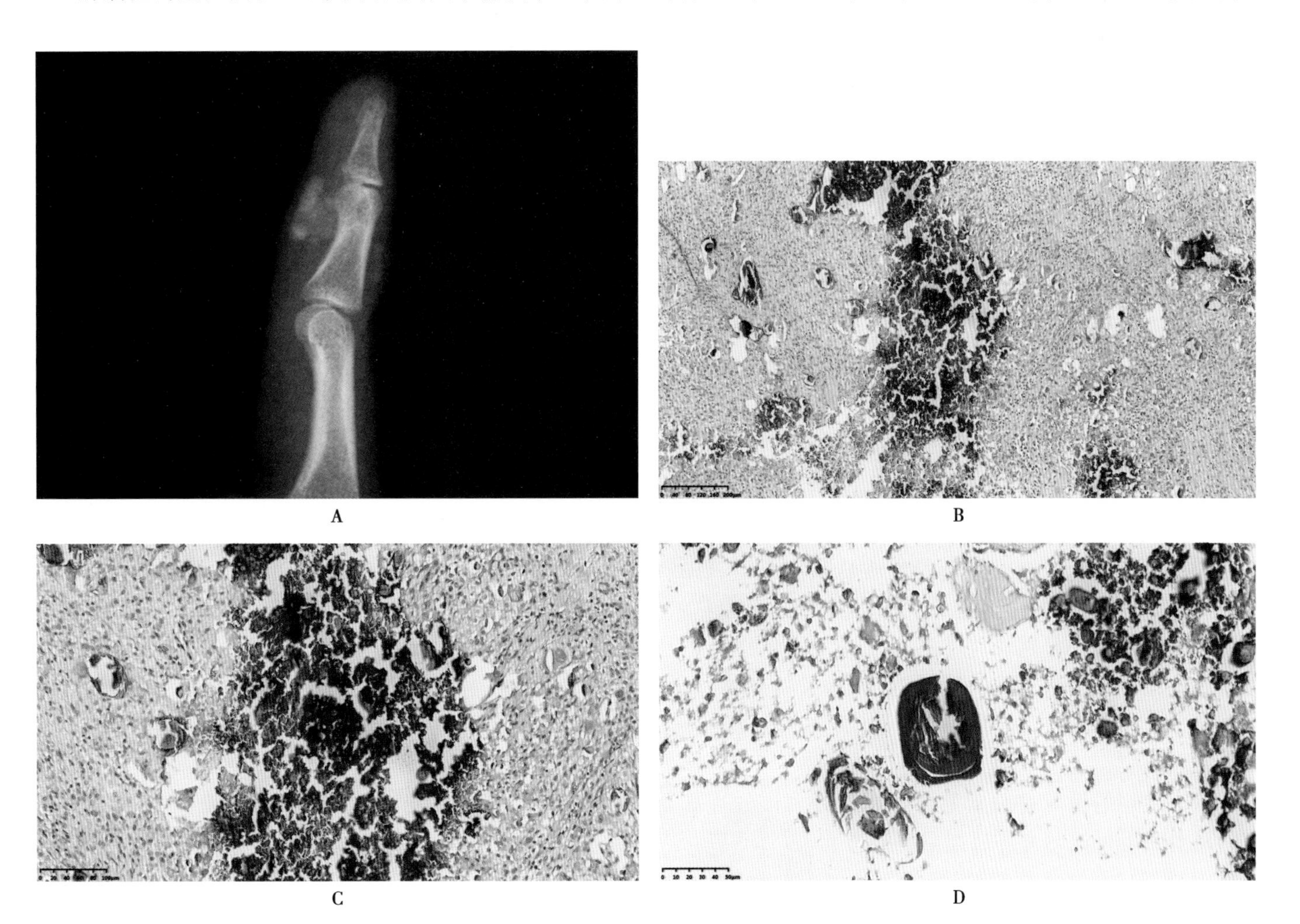

图1-4-2-3　肿瘤性钙盐沉积的影像学及组织学

A. 影像学：X线侧位片显示左手示指远节指间关节掌侧多个钙化结节、背侧条状钙质沉着。B~D. 组织学。B. 病变中心为无定形的颗粒状钙化物质，HE切片呈蓝紫色。C. 周围可见单核或多核的巨噬细胞、纤维母细胞和慢性炎细胞。D. 砂粒体样的层状同心圆结构，类似于寄生虫虫卵

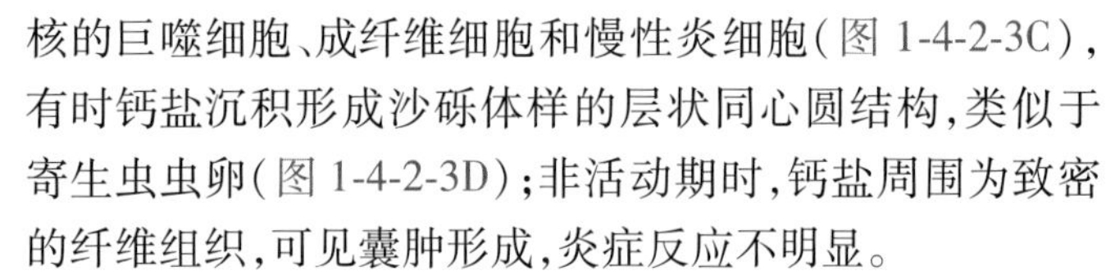

核的巨噬细胞、成纤维细胞和慢性炎细胞（图 1-4-2-3C），有时钙盐沉积形成沙砾体样的层状同心圆结构，类似于寄生虫虫卵（图 1-4-2-3D）；非活动期时，钙盐周围为致密的纤维组织，可见囊肿形成，炎症反应不明显。

【鉴别诊断】

肿瘤性钙盐沉积主要与痛风和二水焦磷酸钙沉积症相鉴别，可参考痛风章节鉴别诊断。此病虽发生于关节邻近软组织，但不累及关节，沉积物为钙盐，呈颗粒状，缺乏固定的结晶结构。

（刘宝岳）

第三节　骨软化症

【定义】

骨软化症（osteomalacia）与骨质疏松症是两种截然不同的疾病，骨质疏松症是骨量的减少，而骨软化症是由于矿化缺陷而导致的未矿化骨（类骨质）的堆积。引起骨软化症的可能原因包括：营养不良（钙或磷酸盐、维生素 D 摄入不足）、维生素 D 代谢障碍、药物、低磷血症、遗传性疾病、肿瘤（肿瘤性骨软化症）。

【临床特征】

（一）流行病学

骨软化症与生活环境、营养程度和生活习惯等有重要关系。婴幼儿是骨软化症的好发人群，患病者常出现佝偻病、骺变宽及骨骼发育异常。另外好发的人群包括长年居家的老人、移居到日照稀少国家的移民以及采用严格的着装规定禁止暴露裸露皮肤的妇女，他们的患病原因主要由维生素 D 的生成减少所致。单纯因营养不良性磷酸盐缺乏而引起的佝偻病很少见，多见于长期接受抗酸治疗和长期胃肠外营养的患者。一些药物如考来烯胺、苯巴比妥、卡马西平等可与体内的磷酸盐结合或抑制肾脏磷酸盐的重吸收可导致药物性骨软化症。铝、铁等金属中毒，甲状旁腺功能亢进等可引起低磷血症性骨软化症。遗传学疾病包括假性维生素 D 缺乏性佝偻病、遗传性维生素 D 缺乏性佝偻病、X 染色体相关低血磷性骨软化症。

（二）症状

骨软化症的患者在临床上可出现多种多样的症状，有时患者主诉可能与骨骼肌肉系统完全无关。佝偻病是发生于儿童的骨软化症，其发病机制与成人的骨软化症相同，但由于发育中软骨内骨化受到极大影响，该病对骨骼的影响非常深远，如侏儒症、前囟延迟闭合、颅骨软化、顶骨额骨凸起、“串珠肋”、膝内翻或膝外翻、牙釉质发育不全或出牙延迟等。成人的骨软化症主要表现为剧烈或局限性的骨痛、肌肉无力、骨骼畸形或容易发生骨折。

（三）实验室检查

骨软化症的实验室检查大多不正常，通常表现为血清碱性磷酸酶升高、低血钙或低血磷，检测血清 25 羟维生素 D 水平也有一定帮助。

（四）影像学

骨软化症的放射学特征是不全骨折，又称“假骨折”，也称 Looser 带或 Milkman 骨折，部分骨折在常规 X 线检查中不易被发现，可显示为骨密度正常或增高，但常可被 CT、MRI 或骨扫描发现。骨折部位多是双侧对称性分布，主要累及四肢长骨、肋骨等。佝偻病的典型表现为长骨骺板增宽、先期钙化带模糊、不规则，可呈毛刷样改变，干骺端凹陷，可呈杯口状。

（五）治疗和预后

骨软化症的治疗需要针对其病因，一般以内科治疗为主，肿瘤性骨软化症还需外科切除相关肿瘤以使骨软化症得到控制。

【病理变化】

（一）大体特征

不同受累骨表现不一，骨畸形和髓腔变窄常见，长骨出现直径增粗，骨盆出现“喙状骨盆”，肋骨出现“串珠”样改变等。

（二）镜下特征

尽管骨软化症的致病因素较多，但病理形态学特征是一致的，显示正常的骨组织被未矿化骨所替代。儿童期骨软化症镜下常见骺板增厚，界限不清，未钙化的软骨大量堆积呈“岛状/舌样”伸入干骺端，骨缝变宽。成人期骨软化症镜下常见无序排列的骨小梁周围有较多非钙化类骨样物围绕，类骨和矿化骨之间的连接不规则并呈颗粒状，髓腔常缩小。

【鉴别诊断】

1. 骨质疏松　骨小梁的数量绝对值减少且变细，但骨小梁的结构及骨基质的钙化均正常，与骨软化不同。

2. 类风湿性关节炎　常有骨和关节畸形，但患者自然病史与临床实验室检查常可明确提示，病理学镜下改变也以纤维素性渗出和炎症性改变为主。

3. 大骨节病　慢性地方性疾病，儿童好发，主要病变在四肢管状骨的关节软骨及骺板，影像学改变提示干骺端波浪状或锯齿状边缘模糊，与骨软化症类似。但该病变呈对称性，多关节可同时受累，镜下主要以软骨的变性及坏死为特征。

4. 成骨不全　患者表现为骨量低下、骨骼脆性增加和反复骨折，其他系统表现包括蓝巩膜、牙本质发育不全、听力下降、韧带松弛、心脏瓣膜病变等。患者常幼年发病，由于Ⅰ型胶原形成障碍造成多骨畸形或骨折，但骨髓腔通常变大，皮质变薄。

5. 低碱性磷酸酶血症　一种罕见常染色体显性或隐性遗传病，由 TNSALP 基因突变所致。婴幼儿好发，患者常出现骨骼和关节畸形、骨痛、乳牙早失等。实验室检查血钙和尿钙以及碱性磷酸酶检测结果与骨软化症结果相反。

（刘宝岳）

第四节　肾性骨营养不良

【定义】

肾性骨营养不良(renal osteodystrophy)是指与长期的肾疾病和血液透析有关的骨疾患，骨病的组织学类型有七种，包括继发性甲状旁腺功能亢进、骨软化症、混合性骨营养不良(甲状旁腺功能亢进+骨软化症)、骨代谢不良、骨硬化、与铁代谢相关的疾病、β_2-微球蛋白淀粉样变。

【临床特征】

（一）流行病学

在常规血液透析的初期，近 2/3 的终末期肾病患者面临严重的继发性甲状旁腺功能亢进导致的纤维囊性骨炎，1/3 的患者存在骨软化症。对大量患有终末期肾病，不管是否接受血液透析的患者进行的骨活检显示，这些患者存在广泛的继发性甲状旁腺功能亢进或骨软化症，或两者同时存在。大约 20%的肾性骨营养不良患者可发生骨的硬化性改变。淀粉样变由于病因复杂，目前发病率尚未统一，可能不足 1%，但在肾性骨营养不良患者中发病率较高。

（二）症状

肾性骨营养不良的患者主要表现为继发性甲状旁腺功能亢进和骨软化症的临床症状，包括不同程度的骨痛、无力、骨骼畸形、病理性骨折，肾衰竭的儿童可出现发育迟缓。淀粉样变的患者主要表现为受累关节的疼痛、僵硬和软组织肿胀，罕见患者局部可触及结节，β_2-微球蛋引起的肾结石也有报道。

（三）实验室检查

肾性骨营养不良的患者由于肾的滤过功能障碍导致高磷血症，进而使得钙的胃肠道吸收降低造成低钙血症，这种低钙高磷状态可引起反应性 PTH 过度分泌，即继发性甲状旁腺功能亢进。同时，由于肾依赖的 α 羟化酶活性降低，造成 1,25 羟维生素 D(骨化三醇)合成障碍，是导致骨软化症的基础。

（四）影像学特点

肾性骨营养不良的影像学主要表现为继发性甲状旁腺功能亢进骨改变与骨软化改变，前者包括：发生于骨膜下、骨皮质的骨质吸收，全身性骨量减低，过度骨吸收所致的棕色瘤及伴发的骨折、骨骼畸形等；后者包括：骨小梁模糊、不全骨折等。儿童的肾性骨营养不良主要表现为佝偻病、不全骨折等。约 20%的肾性骨营养不良患者可发生骨的硬化性改变，常累及中轴骨，受累骨出现弥漫性或局灶性硬化，最常见的部位是脊柱，典型者表现为椎体的上下缘出现硬化带，中间为透亮带，称为“三明治椎”或“rugger jersey spine”。长期的继发性甲状旁腺功能亢进可导致钙盐沉积于血管、关节周围软组织、软骨、眼和内脏器官如肺、肝和肾等。并且，肾脏代谢异常与透析治疗亦可引起各类晶体沉着类疾病，如痛风。除此之外，还由于大量 β_2-微球蛋白不能被滤过导致淀粉样物质沉积，可累及滑膜、肌腱、韧带、关节囊、关节软骨及骨等，表现为受累部位的囊性变或伴发骨折。

（五）治疗

目前肾性骨营养不良包括内科治疗和外科治疗两部分。内科治疗主要针对于慢性肾衰竭，如饮食调整、降低磷的摄入、补充维生素 D、血液透析以及骨痛的支持治疗等。外科治疗包括甲状旁腺次全切除、治疗骨折和畸形、肾移植等。

【病理变化】

尽管肾性骨营养不良有多种病理类型，但继发性甲状旁腺功能亢进和骨软化症是最常见的两种病理表现。

1. 继发性甲状旁腺功能亢进　病理表现与原发性者类似，其骨病的程度可以从轻微到极其严重。较轻者仅表现为骨的重建加强，即骨母细胞和破骨细胞数量和活性增加，一般情况下仅有 20%的骨小梁表面存在上述细胞，超过 20%则表明骨处于重建过度状态；严重者处于强烈的破骨状态，可发生棕色瘤。

2. 骨软化症　是由于骨的矿化缺陷而造成类骨质的堆积。研究表明肾衰竭和血液透析患者体内积聚的铝是导致骨软化症的元凶之一。另外，铁过剩导致的首要表现就是骨软化症。

3. 混合性骨营养不良　即是上述两种病变混合存在。

4. 骨代谢不良　仅仅是骨的更新能力缺陷，骨并不表现出可察觉的破骨活性增加或明显的类骨质蓄积，缺乏可识别的细胞活性，更多见于持续性腹膜透析而不是血液透析的患者。

5. 骨硬化　由于骨的重建加强，所产生的编织骨和类骨质最终导致骨硬化症。表现为骨皮质和骨小梁增厚，骨髓间隙丰富的矿化骨浸润。

6. β_2-微球蛋白淀粉样变　淀粉样物质在偏振光显微镜下苏木素-伊红染色出现粉红色，刚果红染色呈现苹果绿色。

【鉴别诊断】

1. 原发性甲状旁腺功能亢进　与继发性甲状旁腺功能亢进的症状和病理表现类似，但本病具有甲状旁腺的原发性病变如增生、腺瘤和癌。颈部超声和放射学检查有助于发现。

2. 富巨细胞病变　继发性甲状旁腺功能亢进如发生棕色瘤，有必要与骨巨细胞瘤、巨细胞修复性肉芽肿、动脉瘤样骨囊肿等相鉴别（详见甲状旁腺功能亢进）。

3. 其他原因导致的淀粉样变性　除肾病和血液透析外，慢性感染、遗传因素、多发性骨髓瘤等患者也可发生淀粉样变性，应积极排除相关疾病的可能。

（刘宝岳）

第五节　Paget 病

一、成人 Paget 病

【定义】

成人 Paget 病（Paget disease），又称畸形性骨炎（deformans osteitis），是一种成骨细胞和破骨细胞活性异常增加导致骨重建紊乱的疾病，在临床、影像和病理方面都有特征性改变。

【临床特征】

（一）流行病学

Paget 病好发于中老年人，50 岁以上多见，40 岁之前极少发生。国外报道 55 岁以上人群 Paget 病的发病率是 0.5%~4.6%，80 岁以上老年人发病率达到 10%以上。男女比例约为 2∶1，白人男性多见，多见于西方国家，特别是北欧。任何骨都可以受累，好发于中轴骨，其中颅骨和骨盆是最常见受累位置，但有时 Paget 病仅累及骨的一小部分（如椎体棘突）。发生在长骨的 Paget 病通常从干骺部起病，向骨干蔓延，手足部小骨和肋骨鲜有报道。受累骨常发生畸形和硬化，也可出现骨折。Paget 病可以累及单骨和多骨，甚至全身对称性发病呈不均匀连续分布。该病自 1876 年被 James Paget 发现并命名以来，目前发病机制仍不十分清晰。

（二）症状

临床表现多种多样，通常有骨痛、局部皮温增高和压痛，还可出现关节炎症状，此外由于骨重建和骨吸收均活跃，患者易发生骨折，其他症状包括与发病部位相关的神经功能障碍，如耳聋、脑神经麻痹、心血管功能障碍和高钙血症、肾结石等。后期，临床还可以出现典型的关节不对称、颅骨畸形、髋臼前突、髋内翻及退行性关节病，实验室检查血清碱性磷酸酶升高。

（三）影像学特征

X 线可呈多种表现，溶骨性、硬化性和混合性表现均可以出现在同一病患骨内。颅骨早期病变可以出现溶骨性改变（局限性骨炎），长骨早期病变呈沿骨皮质蔓延的楔形溶骨改变（图 1-4-5-1A），部分病例骨折后会出现不规则愈合。此外，活跃的 Paget 病骨破坏会侵及软组织，可以出现成骨硬化性改变；中期病变时，皮质骨与松质骨界限不清，出现骨骼畸形，损毁面容，骨皮质粗糙变厚，骨小梁粗糙（图 1-4-5-1B）；病变后期（burn-out stage），骨折后畸形愈合导致骨的不连接，关节间隙变窄和骨赘形成。椎体 Paget 病（图 1-4-5-1C），可呈特征性“画框”样或“窗框样”改变，这是由于外周骨质增厚，密度增加，各方向较未受累椎体均长径增加。颅骨的 Paget 病晚期影像学改变则呈“棉花状”硬化区域。

（四）治疗

降钙素和二磷酸盐类药物是目前的主要治疗药物，机制为通过药物抑制骨重建活性，但在使用二磷酸盐类药物时也要注意其对骨吸收过度抑制的副作用。发生病理骨折时需要手术干预，只有严重畸形时才会采取截骨手术。出现严重关节疾病时可以进行人工关节置换术。

（五）预后

文献报道，有 1%~10%的 Paget 骨病会发生恶变，主要恶变为骨肉瘤，其次为纤维肉瘤和未分化梭形细胞肉瘤。

【病理变化】

（一）大体特征

椎体大体标本常见骨皮质增厚和髓腔骨小梁增粗，不均匀。长骨 Paget 病标本可见骨干畸形，骨皮质增厚，髓腔骨小梁增粗（图 1-4-5-1D）。

（二）镜下特征

病变早期，急性溶骨过程时，镜下可见髓腔组织被水肿纤维及血管组织取代，特别是丰富的血管容易被误诊为血管瘤（图 1-4-5-1E、F）。中期，破骨细胞在体积和细胞核的数量上都有所增加，成骨细胞的数量和分布上也呈现增加的趋势，板层骨逐渐被侵蚀，不成熟新生编织骨出现，类似甲状旁腺功能亢进时病理改变，有时新生骨厚重不规则，有时纤细似纤维结构不良样成骨。成骨旺盛时期，黏合线紊乱，出现“马赛克”样特点的骨，代表骨重建亢进状态（图 1-4-5-1G~L）。晚期，成骨细胞的活性占绝对优势并形成增厚增大的硬化骨，畸形骨重塑完成，骨小梁粗大（图 1-4-5-1M、N）。有时由于活检时段所限，Paget 病标本缺乏活跃的成骨和破骨细胞活动，纤维化也不明显时，密集而紊乱的黏合线就是诊断的重要依据。

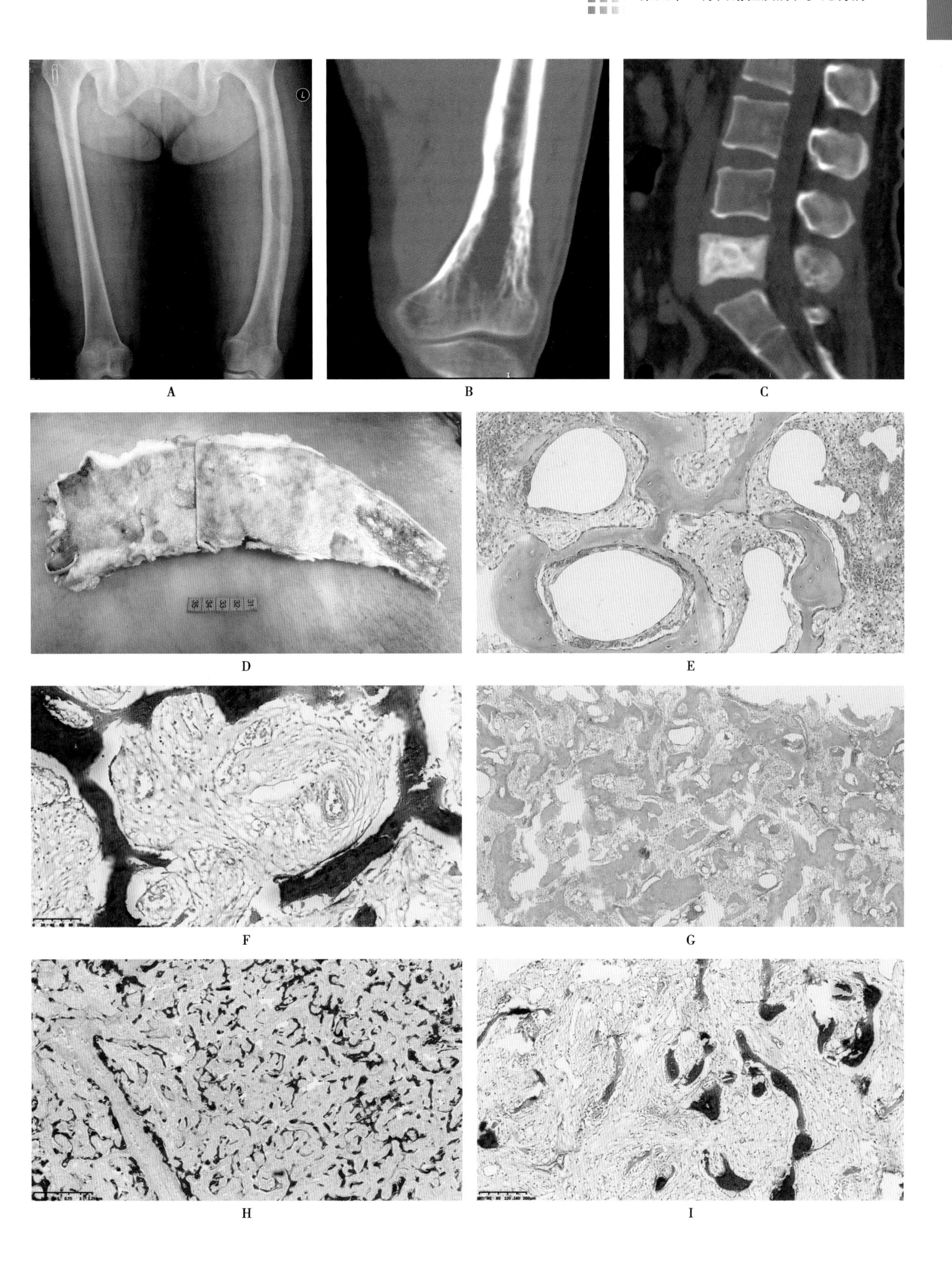
A
B
C
D
E
F
G
H
I

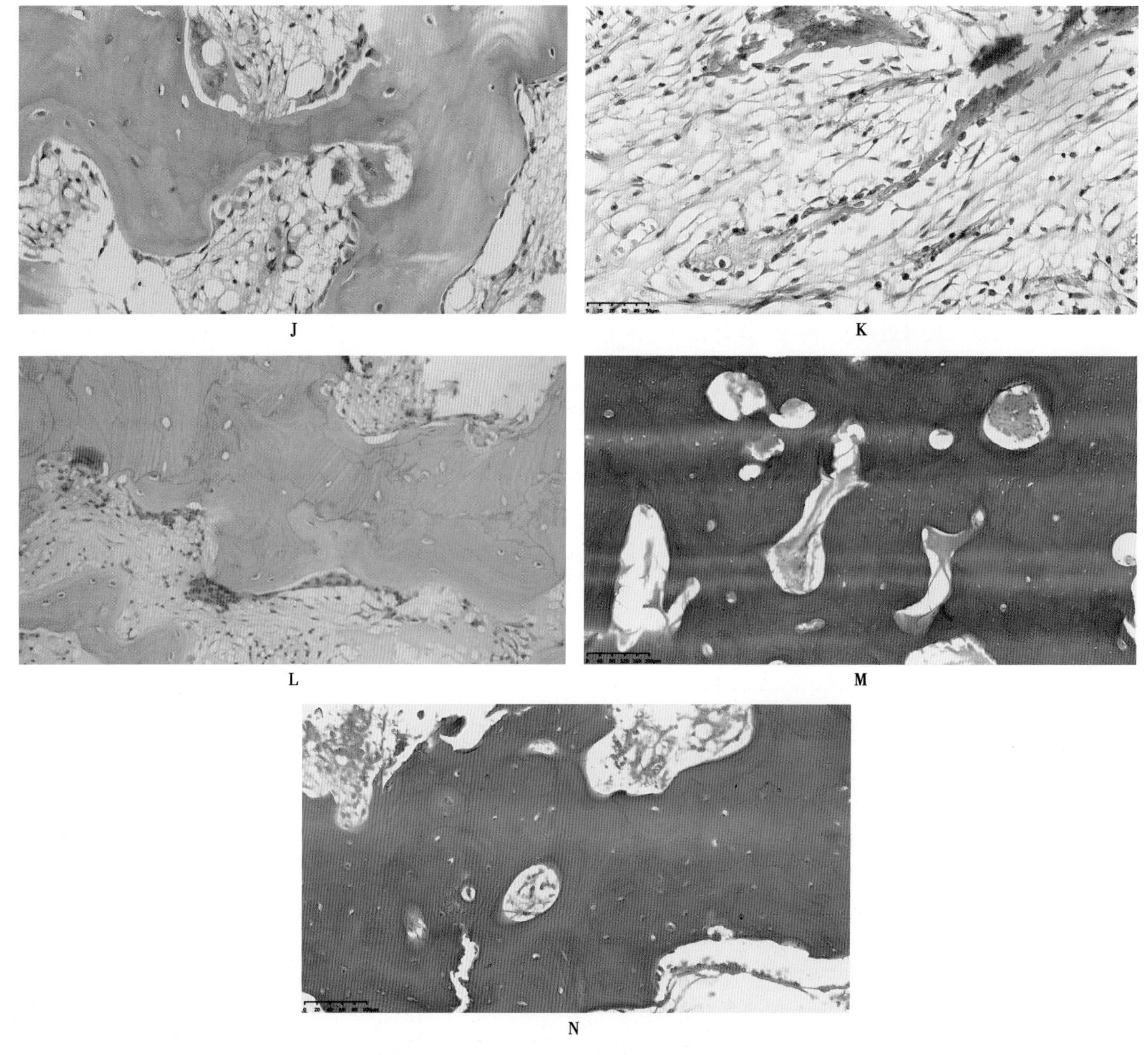

图 1-4-5-1 成人 Paget 病的影像学、大体及组织学

A~C. 影像学。A. X 线正位片示左侧股骨干增粗、皮质增厚,股骨干中段楔状溶骨灶。B. CT 冠状面骨窗示左侧股骨中下段骨皮质略膨胀、不均匀增厚,骨小梁粗大。C. CT 矢状面骨窗示腰 5 椎体略膨大、密度增高呈“象牙椎”样,内无小梁结构。棘突皮质增厚、密度增高。D. 大体:标本见骨干畸形,皮质增厚,骨髓腔内灰白色实性区域。E~N. 组织学。E、F. 早期骨 Paget 病小梁骨间富含血管。G. 新生不成熟纤细骨小梁。H~I. 骨 Paget 病纤细新生骨小梁酷似纤维结构不良成骨,但骨小梁间梭形细胞有区别。J. Paget 病破骨细胞数量明显增加,成骨细胞的数量和分布上也呈现增加的趋势,注意黏合线紊乱 。K. 新生纤细不成熟骨小梁周围可见密集的骨母细胞分布。L. 新生骨黏合线紊乱呈马赛克样改变。M~N. 晚期骨 Paget 病显示增厚增大的硬化骨

但需要注意的是,黏合线紊乱的骨小梁也可以出现在一些原发或继发的骨肿瘤病变(如骨肉瘤和成骨性转移癌)及未成熟骨组织中,此时,影像学证据显得尤为重要。

（三）分子病理

常染色体显性遗传疾病,对 Paget 家族的基因分型发现多达 10 种不同的基因编码序列突变,包括 TNFRSF11A、TNFRSF11B、VCP、SQSTM1 及 SQSTM1 等。

【鉴别诊断】

1. **骨痂** 患者常有明确病史和临床症状,不同时期的骨痂可以有不同病理形态特点,其中在编织骨形成时期可见丰富的新生骨组织,黏合线有紊乱现象,但不会出现马赛克样结构,影像学也有很好的鉴别辅助作用。

2. **骨血管瘤** Paget 病早期时,可出现以血管增生为主要特点的病理学改变,此时应警惕不要直接诊断为骨的血管瘤。

3. **多发性骨髓瘤** 中老年人好发,多骨受累,镜下见异常增生的浆细胞样细胞,可以通过免疫组化及分子检测进一步明确。当 Paget 病出现多量炎症反应伴纤维组织增生时,需警惕与骨髓瘤鉴别。

4. **慢性骨髓炎** 患者常有明确病史,影像学也可以有明确诊断提示。骨髓腔可见增生的纤维组织伴不同类型的骨重塑,髓腔内可见多少不一的淋巴细胞和浆细胞浸润。

5. **骨母细胞瘤** 好发于脊椎后侧附件和骶骨(40%~55%),其次是股骨近端、股骨远端和胫骨近端。影像学表现为溶骨性、边界清楚的卵圆形缺损,可伴有骨壳。骨母细胞瘤的新生骨可以成熟度不一(多为编织状骨及钙化小梁骨),但相对较规则,形态良好的骨母细胞多排列在新生骨周围,间质为丰富的纤维血管,周界清晰。

6. **骨肉瘤** 儿童和青少年好发,可发生于任何骨,长骨干骺端是最好发部位,影像学提示溶骨性或硬化性破坏常伴骨膜反应及软组织包块,镜下常见异型性和多形性明显的肿瘤细胞伴形态各异的肿瘤性新生骨,坏死和病理性核分裂象常见,有时肿瘤性成骨也可以出现类似骨的 Paget 病紊乱的黏合线。少数骨 Paget 病可以恶变为骨肉瘤,二者移行区域常截然分开。

7. **纤维结构不良** 可单发或多发,一致平静的梭形细胞伴新生不规则骨,呈“C”或“S”等字母样,新生骨周围常无骨母细胞或破骨细胞衬覆,无“马赛克”样骨特点。

8. **转移癌** 在一些成骨性转移癌中(前列腺癌,乳腺癌等),新生骨及纤维组织增生反应有时类似 Paget 病改变,但异型性癌细胞和免疫组化检测可以帮助鉴别。

9. **纤维囊性骨炎** 该病与甲状旁腺功能亢进有关,由于出现活跃的破骨和成骨过程,可累及多骨,成骨活跃区域粘合线也可以发生轻度紊乱,但缺乏典型的“马赛克样”粘合线排列,实验室检查异常在鉴别诊断中有很大帮助。

二、幼年性 Paget 病

【定义】

幼年性 Paget 病,又称高磷酸酯酶血症(hyperphosphatasemia),是一种罕见的常染色体隐性遗传性全身性疾病,表现为骨骼更新加速导致进行性骨骼畸形,常伴面容毁损。

【临床特征】

(一)流行病学

通常在 2 岁以前发病并伴有骨骼畸形,发育迟缓和耳聋。颅骨、脊柱、胸廓及长管状骨是好发部位。据目前统计,全世界报道不足 50 例。

(二)症状

长骨严重畸形,身材矮小,颅骨不规则硬化,脊柱后凸,胸壁畸形及易发生骨折。实验室检查也与成人 Paget 骨病类似。

(三)影像学特征

呈骨骼更新加快表现,与成人 Paget 骨病类似。可出现颅骨“棉花”样改变,可见骨皮质和骨髓分界线消失而造成的弥漫性骨结构消失,斑驳性骨硬化,可出现骨的广泛重吸收以及横断性骨折。骨扫描可以表现为重叠性点状摄取增加。

(四)治疗

二磷酸盐类药物延缓抑制骨重建是主要方法。

(五)预后

如果不治疗,该病可致命。

【病理变化】

(一)大体特征

同成年人 Paget 病。

(二)镜下特征

组织学表现与 Paget 骨病非常类似,活跃期时破骨细胞明显增加,核大且深染,骨髓纤维化,编织骨形成紊乱的黏合线。

(三)分子病理

多数患者出现肿瘤坏死因子家族成员 11B(TNFRSF11B)骨保护素编码的基因突变。

三、Paget 病继发恶变

【定义】

多骨性 Paget 病更容易发生恶变,主要恶变为高度恶性骨肉瘤。

【临床特征】

(一)流行病学

根据 WHO2020 版统计,Paget 病恶变率为 0.7%~6.3%,受累对象主要为 50 岁以上的西方老年白种人群,老年骨肉瘤(发病年龄>50 岁)中的一半病例来自 Paget 病恶变。此种情况可以解释骨肉瘤发病率除了青少年高峰外,50 岁以后出现第二个高峰的原因。Paget 病常见恶变的受累骨依次为股骨(34%)、骨盆(24%)、肱骨(24%)。

(二)症状

如果患者有 Paget 病史,患肢(患病部位)肿胀和疼痛加剧常常提示可能发生了恶变。

(三)影像学特征

影像学表现除了有 Paget 病改变外,还会出现更广泛的骨破坏和软组织包块(图 1-4-5-2A~C),出现骨恶性肿瘤的表现。

(四)治疗与预后

通常为外科手术治疗,根治术甚至截肢术是常用术式,辅以放、化疗。但生存率低于普通原发骨肉瘤。其中年龄是重要的预后因素之一,2 年存活率大约为 25%,29%患者会出现肺转移。

【病理变化】

镜下显示部分区域呈 Paget 病特点,部分区域出现多形性和异型性明显的肿瘤细胞伴或不伴有肿瘤性成骨

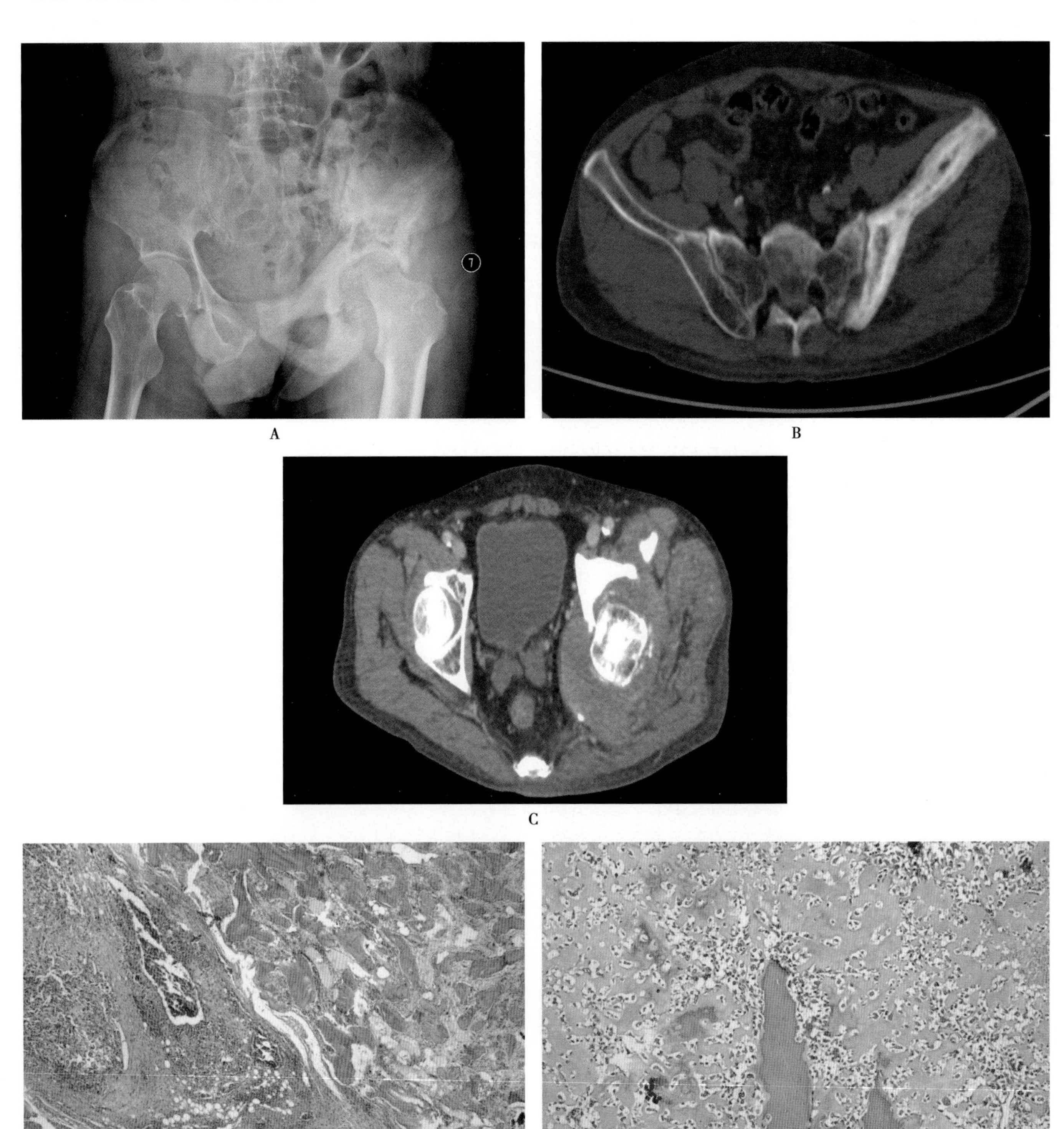

图 1-4-5-2 Paget 病继发恶变的影像学及组织学

A~C. 影像学。A. X 线正位片示左半骨盆膨大,皮质增厚、粗糙,髋臼区域溶骨破坏。B. CT 横断面骨窗(与 A 图为同一患者)示左侧髂骨典型 Paget 病区域。C. CT 增强后横断面软组织窗图(与 A 图为同一患者)示髋臼区域溶骨破坏,形成软组织肿块。D、E. 组织学。D. 图右侧为骨 Paget 病区域,左侧可见核深染密集的梭形细胞区域。E. 骨 Paget 病恶变为骨肉瘤

(图 1-4-5-2D、E)。骨肉瘤是最常见的恶变类型,其他恶变类型包括纤维肉瘤、未分化肉瘤、软骨肉瘤。

【分子病理】

Paget 病恶变与多种基因突变有关。研究发现,编码影响骨生成的 RANK 和 RANKL 的 *TNFRSF11A* 基因发生突变;*VCP*、*SQSTM1* 突变等都是 Paget 病恶变的原因。

四、Paget 病伴发非恶性病变

骨 Paget 病伴有其他非恶性病变情况较罕见,文献报道不超过 50 例,主要集中在富含巨细胞的病变,如骨巨细胞瘤和巨细胞修复性肉芽肿等。近 20 年前报道伴骨巨细胞瘤的病例在意大利南部 Avellino 地区较为集中,但由于缺乏分子检测手段的验证,按照目前诊断标准是否为真正的骨巨细胞瘤还有待于进一步探讨。

(丁　宜)

第六节　骨质疏松症

【定义】

骨质疏松症(osteoporosis)是一种由于多原因导致的骨量丢失和骨密度减低,骨微观结构改变,造成骨脆性增加,易发生骨折为特点的全身性骨病。X 线片、CT、MRI 和核医学等影像检查结果以及 DXA、定量 CT(quantitative computed tomography,QCT)等骨密度测量结果是骨质疏松症的诊断、风险预测和疗效评价的主要依据。骨质疏松症主要分为原发性和继发性,原发性骨质疏松症包括绝经后骨质疏松症(Ⅰ型)、老年骨质疏松症(Ⅱ型)和特发性骨质疏松症(包括青少年型)。继发性骨质疏松症是指由某些疾病或药物病理性损害骨代谢所诱发,如代谢性疾病、内分泌疾病、结缔组织疾病、肿瘤和影响骨代谢的药物等,其他危险因素还包括低体重,低钙磷或高蛋白饮食,吸烟,缺乏运动,酗酒等,病因可由一种致病因素或多种致病因素同时作用造成。

【临床特征】

(一)流行病学

中老年人群好发,大部分人骨量丢失与衰老有关,白人和亚洲人较黑人为重。骨质疏松最早发生在 35 岁左右,以大约每年 0.2%的速度丢失,女性绝经期时丢失速度会大幅度增加。50 岁以上人群中,男性和女性骨质疏松患病率分别为 6.46%和 29.13%,目前我国现有男性骨质疏松症患者超过 1 000 万,女性超过 4 000 万。骨质疏松常同时累及骨皮质和松质骨小梁,最易受累的位置为脊柱,常见脊椎骨折(脊椎压缩性骨折综合征),长骨、骨盆和扁骨也较易受累,长骨末端股骨近端或桡骨远端最易发生骨折。儿童也可以出现骨质疏松。

(二)症状

患者主诉常有腰背酸痛或全身疼痛,负荷增加时疼痛加重或活动受限,身高会逐渐减低,女性会出现进行性胸椎后凸畸形(Dowager 驼背)或脊柱侧弯,60 岁以上的妇女 20%~30%会出现胸椎微骨折,重者出现椎体压缩性骨折进而导致胸廓畸形,腹部受压,影响心肺功能等。轻微的日常活动也容易引发严重骨折,最常见于胸、腰椎、髋部、桡、尺骨远端和肱骨近端。

(三)影像学特征

临床主要通过双能 X 线吸收法(DXA)、定量 CT(QCT)的方法进行骨密度测量,部位一般选择椎体或股骨上段。非定量的 X 线、CT、MR 成像主要用以判断骨质疏松的相关改变(例如压缩性骨折)与鉴别诊断。以椎体为例,脊柱的骨质疏松影像表现为骨质密度普遍性减低,皮质变薄疏松、骨小梁稀疏,其间为脂肪组织,当细微骨折或影像可见的压缩骨折发生后,椎体高度减低、凹形变、楔形变(图 1-4-6-1A~C)。成人还可以出现髋部一过性骨质疏松(图 1-4-6-1D)。MRI 可鉴别是否伴有新发的压缩骨折。CT、MRI 有助于鉴别压缩骨折与病理性骨折。若在 CT 中观察到病变椎体内存在气体密度,在 MRI 中观察到椎体内残余脂肪、终板下不规则形低信号带,则基本上可判断为压缩骨折。

(四)治疗

在骨质疏松症治疗前进行风险评估和风险因素的纠正非常必要。早期的抗骨质疏松治疗和长期坚持服药可以缓解骨量流失甚至提升骨量,显著降低患者骨折风险。药物治疗包括抗骨重吸收药物(磷酸盐,雌激素,降钙素等)和刺激骨形成的药物。手术治疗主要用于改善畸形和纠正骨折及并发症。

(五)预后

骨质疏松症与其他慢性疾病管理类似,需要早期科学介入才能减少并发症的发生。轻度骨质疏松症,纠正风险因素后,一般可以得到有效改善,多数患者服药后症状应有所缓解。严重骨质疏松症患者药物治疗效果不佳。

【病理变化】

(一)大体特征

骨小梁变细变薄且不连续,骨皮质厚度减少,椎体会出现压缩变形,见图 1-4-6-2。

(二)镜下特征

松质骨骨小梁数量减少,排列稀疏,骨小梁变细变薄且不连续,可以伴有微裂纹,微小损伤和微骨折,骨皮质变薄,髓腔脂肪组织增生(图 1-4-6-3),相比破骨细胞在正

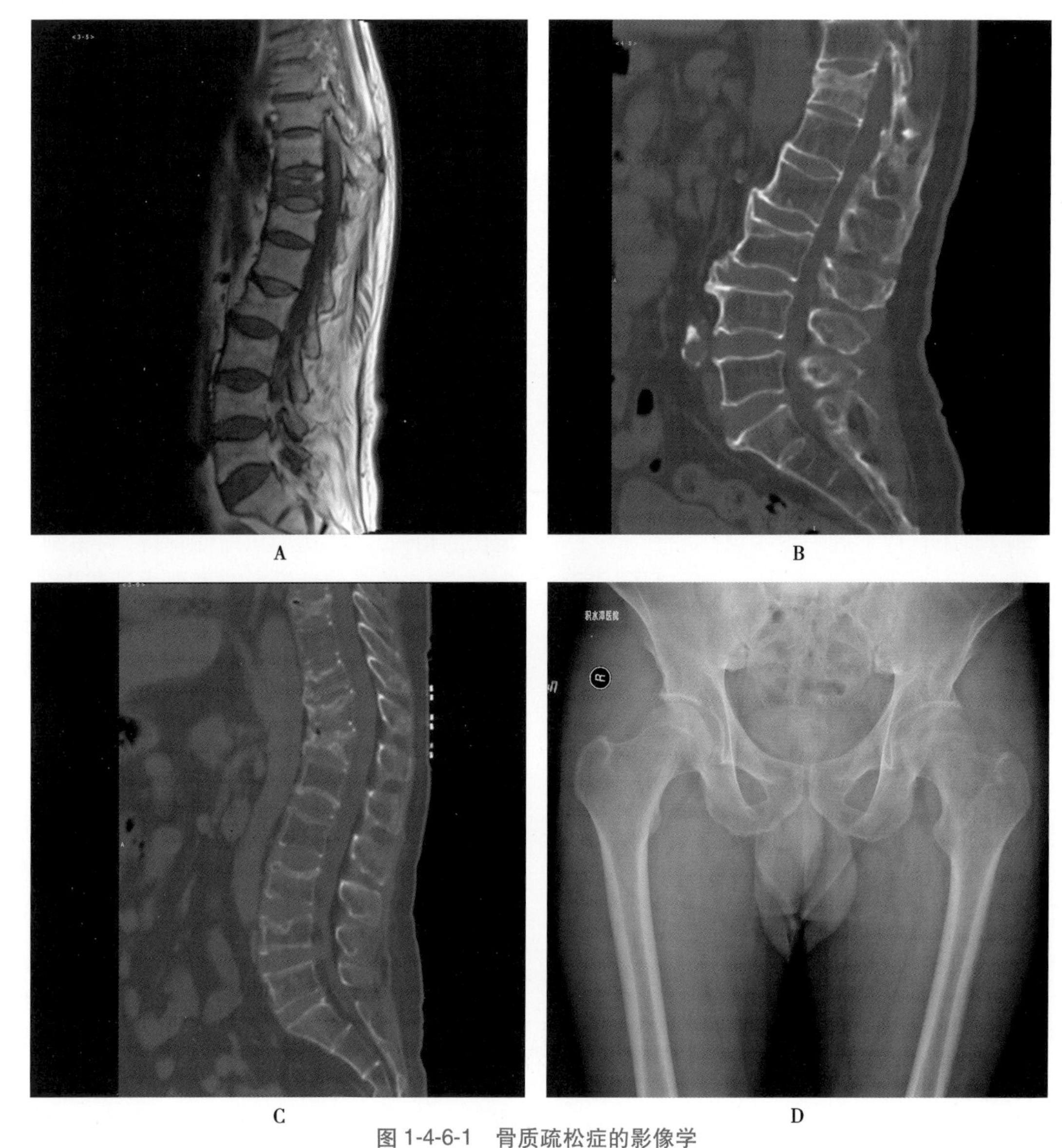

图 1-4-6-1　骨质疏松症的影像学

A. 60 岁绝经后女性 MRI 矢状面 T1WI 图示胸腰椎骨质疏松并多体凹形变,T11 椎体新发压缩骨折。B. 70 岁男性 CT 矢状面骨窗示腰椎骨质疏松伴 T11 椎体压缩骨折。C. 21 岁女性,Cushing 综合征患者,CT 矢状面骨窗示胸腰椎骨质疏松伴多发椎体压缩骨折。D. 34 岁男性 X 线正位片示左侧股骨头颈部骨质疏松,经复查,证实为一过性骨质疏松

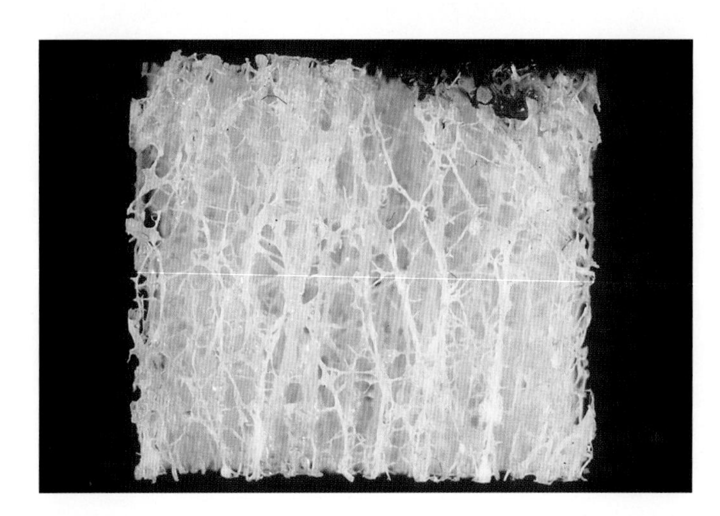

图 1-4-6-2　骨质疏松症的大体

腰椎松质骨小梁排列稀松,小梁厚薄不一且不连续(尸检)

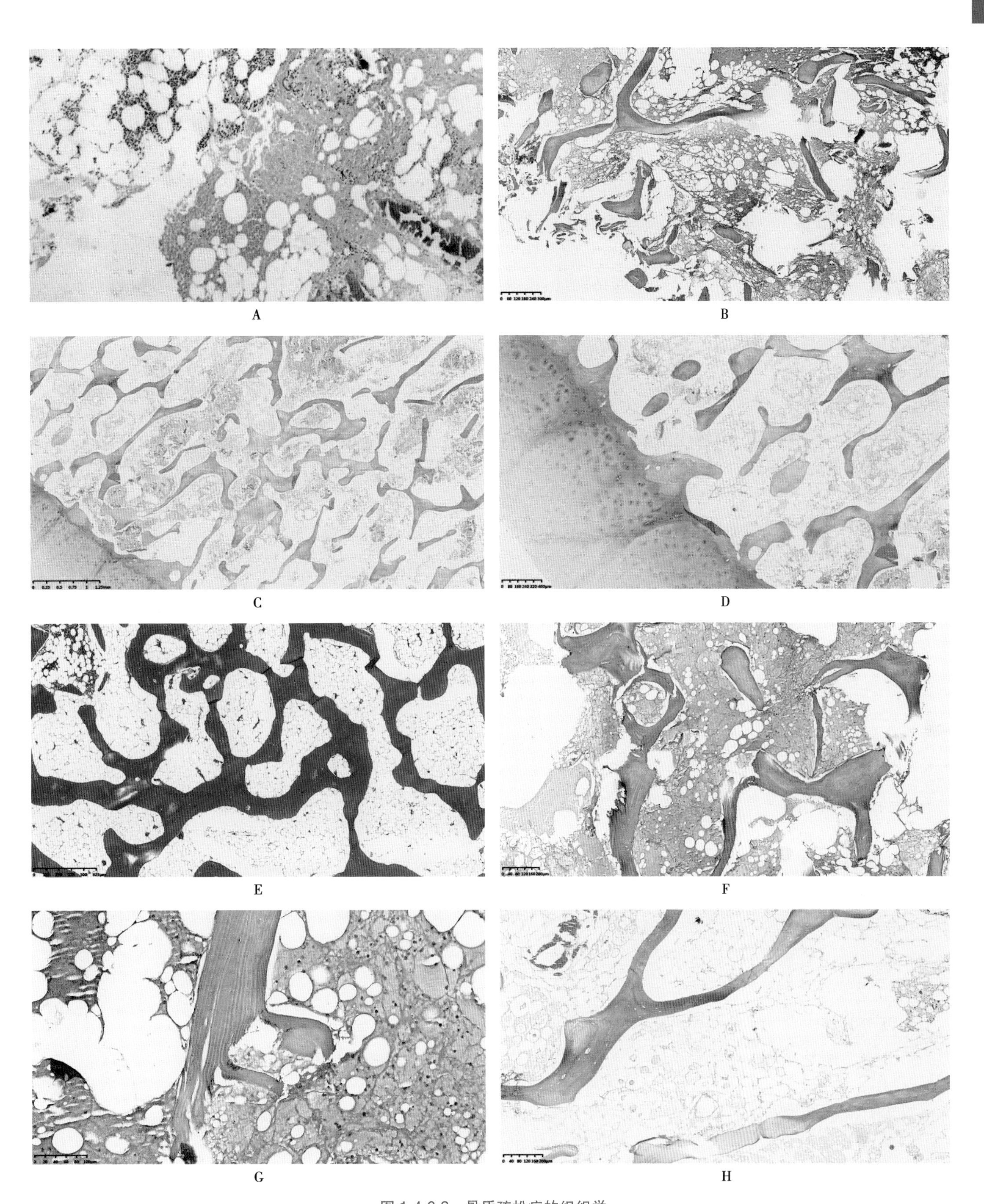

图 1-4-6-3　骨质疏松症的组织学

A、B. 松质骨小梁减少且分布稀疏，骨小梁变细。C、D. 骨质疏松病人股骨头软骨下方可见松质骨小梁纤细，稀疏分布。E. 正常成年人松质骨小梁。F、G. 骨小梁出现损伤和微骨折。H. 骨小梁间脂肪组织增生

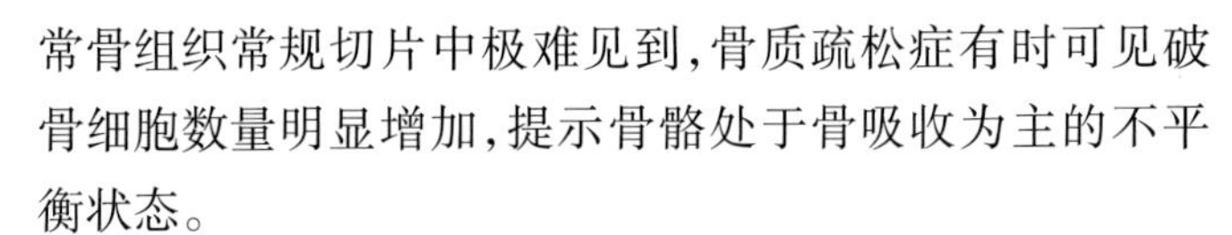

常骨组织常规切片中极难见到，骨质疏松症有时可见破骨细胞数量明显增加，提示骨骼处于骨吸收为主的不平衡状态。

（三）分子病理

骨质疏松是一种复杂的多因素疾病。分子遗传学研究发现，与性激素代谢有关的基因如编码芳香酶（*CYP19* 基因）和其他性激素受体的基因有可能是导致骨质疏松发生的促成因素。影响维生素 D 受体基因也可影响骨矿物质密度变化，I 型胶原中的 *COL1A1* 基因，转化生长因子-B1（TGF-B1），骨形态发生蛋白基因 2（BMP-2），基质金属蛋白酶（MMPs），白介素（IL）都参与该疾病的发生与发展过程。

【鉴别诊断】

1. 甲状旁腺功能亢进 表现为全身骨质密度减低，严重者可见类圆形骨质密度减低区及典型手指骨桡侧骨膜下骨质吸收。临床实验室检查和甲状旁腺检查能提示诊断，病理学改变与骨质疏松症有重叠的地方，但甲旁亢棕色瘤有特殊的含铁血黄素沉着伴纤维细胞增生以及成骨细胞、破骨细胞普遍活跃的特点。

2. 多发性骨髓瘤 骨髓瘤通常为多发穿凿样骨质破坏，尿中常有有本-周蛋白。骨髓检查可见骨髓增生状态，出现骨髓瘤异常细胞。血液实验室检测可见贫血，血小板减少，血浆球蛋白增多，白蛋白/球蛋白比例倒置，血钙增高，但碱性磷酸酶正常。病理组织学、免疫表型及流式检测也可明确鉴别。

3. 类风湿关节炎 类风湿关节炎多发于中年女性，主要侵犯近侧指（趾）间关节，呈对称性分布，广泛骨质疏松，关节面糜烂边缘不清晰，类风湿因子阳性，组织学特点常见纤维素性渗出和"类风湿小结"。

4. 转移癌 肿瘤病史，累及全身范围广伴疼痛，影像学有重要提示意义，病理活检及免疫组化可以协助确诊。

5. 骨软化症 可以伴有多发微骨折，本病不是单纯由于骨量减少造成，而是矿化缺陷导致的未矿化骨（类骨质）的堆积。镜下表现为正常松质骨小梁和髓腔组织被堆积的非矿化成分所取代。

6. 骨脂肪瘤 骨质疏松患者常伴有髓内脂肪组织增生，脂肪细胞密集较一致，需要和骨的脂肪瘤鉴别。骨脂肪瘤一般单发，影像学常见边界清晰的溶骨性破坏，与骨质疏松全身多骨弥漫性改变不同可以协助鉴别。

（丁 宜）

第七节 其他少见的代谢性骨病

一、肥大性骨关节病

【定义】

肥大性骨关节病（hypertrophic osteoarthropathy）是一种包括杵状指（趾）和肢体管状骨骨膜炎和皮肤增厚的临床综合征。

【临床特征】

（一）流行病学

较罕见，好发于青少年，是一种常染色体隐性遗传或非完全显性遗传疾病，常有家族聚集倾向，男性多见。分为原发型和继发型。继发型者，肺部及其他系统的多种疾病可伴有这种综合征，如肺部肿瘤、肺部感染、支气管扩张、青紫型先天性心脏病、溃疡性结肠炎、肝疾病、胃肠道和淋巴系统肿瘤。肥大性骨关节病通常发生在掌骨、跖骨远端，胫骨远端、腓骨、桡骨和尺骨。中轴骨和颅骨一般不被累及，其他严重病例可累及肋骨、肩胛骨、锁骨和骨盆。

（二）症状

临床表现主要为关节痛、关节炎或骨痛，还可出现皮肤皱褶加深、皮肤变厚、面部突起而呈现肢端肥大症的特征，少数患者还可出现多汗症、脂溢性皮炎和痤疮，部分患者可完全无症状。

（三）实验室检查

肥大性骨关节病的实验室检查通常正常，个别病例血清碱性磷酸酶升高，C 反应蛋白和血沉常增快，骨密度相关检测正常。

（四）影像学特征

X 线特点很典型，表现为沿骨干分布的双侧对称性骨膜炎，核素显像表现为长骨骨膜或皮质对称性放射浓聚，呈平行或双边征，另外还可出现类似于小细胞肿瘤的葱皮样骨膜反应，病变常限于骨干，但可以向近段进展，一般不累及关节。

（五）治疗

肥厚性骨关节病尚无特效治疗方法，多采用对症治疗，建议使用非甾体类抗炎药、糖皮质激素、二磷酸盐和羟氯喹等治疗。

【病理变化】

（一）镜下特征

病变早期可出现骨膜、滑膜及关节周围组织水肿和散在单核细胞浸润，最终在骨膜区域形成类骨质并钙化，新骨形成。但骨内膜并不形成新生骨。

（二）分子病理

肥大性骨关节病常出现 HPGD 基因或 SLCO2A1 基因突变。SLCO2A1 基因突变导致的肥大性骨关节病截至目前共发现 50 余种突变位点，Zhang 等报道了包括 c.97-1G>A、c.764G>A、c.1634de1A、c.664G>A 及 c.940+1G>A 5 个突变位点。

【鉴别诊断】

1. 继发性肥大性骨关节病　继发性肥大性骨关节病与原发性肥大性骨关节病在临床表现及影像学改变方面非常相似，两者的主要鉴别要点包括有无家族史、有无肺部肿瘤、肺部感染及心脏疾病等相关原发病。明确原发性肥大性骨关节病可以通过基因检测协助。

2. SAPHO 综合征　是滑膜炎、痤疮、脓疱病、骨肥厚、骨髓炎综合征（synovitis-acne-pustulosis-hyperostosis-osteomyelitis syndrome，SAPHO）的简称，是主要累及皮肤、骨和关节的一种慢性疾病，临床和影像学上与肥大性骨关节病类似。发病原因不清。

3. 慢性骨髓炎　病史和影像学常有明确提示作用，基因检测也可以协助诊断。

4. 大骨节病　慢性地方性疾病，儿童好发，主要病变在对称性四肢管状骨的关节软骨及骺板，影像学改变提示干骺端波浪状或锯齿状边缘模糊。镜下主要以软骨的变性及坏死为特征。

二、蜡油样骨病

【定义】

蜡油样骨病（melorheostosis）又称单肢骨硬化症、流动性骨质硬化症（fluid osteopetrosis）等，因增生的骨质自上而下沿骨干侧向下流注，似蜡烛表面的蜡油而得名。1922 年，Leri 等首先报道和描述了本病，故又称 Leri 病。此病既无家族性特征，至今病因不明。

【临床特征】

（一）流行病学

蜡油样骨病发病年龄范围广，从儿童到老年均可发病，但多数患者为 5~20 岁，无性别差异。病变好发于四肢的长管状骨，下肢较上肢多见。多侵犯单一肢体的单一骨或数骨，短骨或扁平骨少见。

（二）症状

该病早期并无明显症状，随着病情进展，可出现以下症状：最常见的是局部疼痛，患肢痛感更明显，活动时加重；患肢增粗，受累肢体直径大于正常肢体，部分患者可出现肢体渐进性包块，质地硬，伴有压痛；受累肢体活动受限，活动度差，可出现肌肉萎缩、髌骨脱位；可能存在关节成角畸形或肢体不等长，因患者活动受限，患肢肌肉萎缩而导致患肢短缩。

（三）实验室检查

蜡油样骨病实验室检查一般正常。

（四）影像学特征

X 线表现较典型，受累骨呈线状或节段性皮质增生，与正常骨分界清晰，典型表现如同融化的蜡油从蜡烛一侧流下（图 1-4-7-1A）。病变可累及单骨或同侧多骨，但累及多个肢体或中轴骨罕见。当病变累及多骨时，线状皮质增生呈连续性蔓延至邻近骨。当病变累及小腿或前臂时，常为胫腓骨之一或尺桡骨之一受累。关节周围软组织及骨外软组织常存在钙化（图 1-4-7-1B），受累骨干骺端可出现骨岛样高密度影。

（五）治疗及预后

蜡油样骨病以对症治疗为主，必要时可选择关节松解或矫形手术。

【病理变化】

（一）大体特征

受累骨皮质明显增厚，髓腔缩小，骨轮廓变形。

（二）镜下特征

受累骨密质骨增生，肥厚（图 1-4-7-1C），可能无哈弗斯系统，受累关节周围可能出现新骨或软骨形成（图 1-4-7-1D）。髓腔内可见一定程度的纤维组织浸润（图 1-4-7-1E）。

（三）分子病理

半数病例会出现 MAP2K1 基因获得性体细胞突变。

【鉴别诊断】

1. 硬化性骨髓炎　患者多有外伤或感染史，病情进展缓慢，临床常见骨皮质增厚并局部隆起，髓腔增生硬化，髓腔变窄，局部可见骨质破坏，缺乏特征性“融化蜡油下垂”影像学改变，组织学显示虽然硬化组织较多，但仍可见炎症改变。

2. 石骨症　罕见的全身骨结构发育异常的疾病，颅骨好发。骨质密度极高，脆性增加，易发生骨折，可伴贫血、眼萎缩、耳聋等临床症状，分幼儿型和成人型，其中幼儿型预后极差。

3. 骨斑点症　一种以骨盆、长骨干骺端、跗骨和腕骨等弥漫骨硬化为特征的多发性小病灶，多数情况下患者无自觉症状。临床和影像学特点常可以帮助鉴别。

三、骨硬化症

【定义】

骨硬化症（osteopetrosis）是一种少见的骨骼发育异常的骨病，骨密度增高并易发生骨折，又称石骨症或大理石

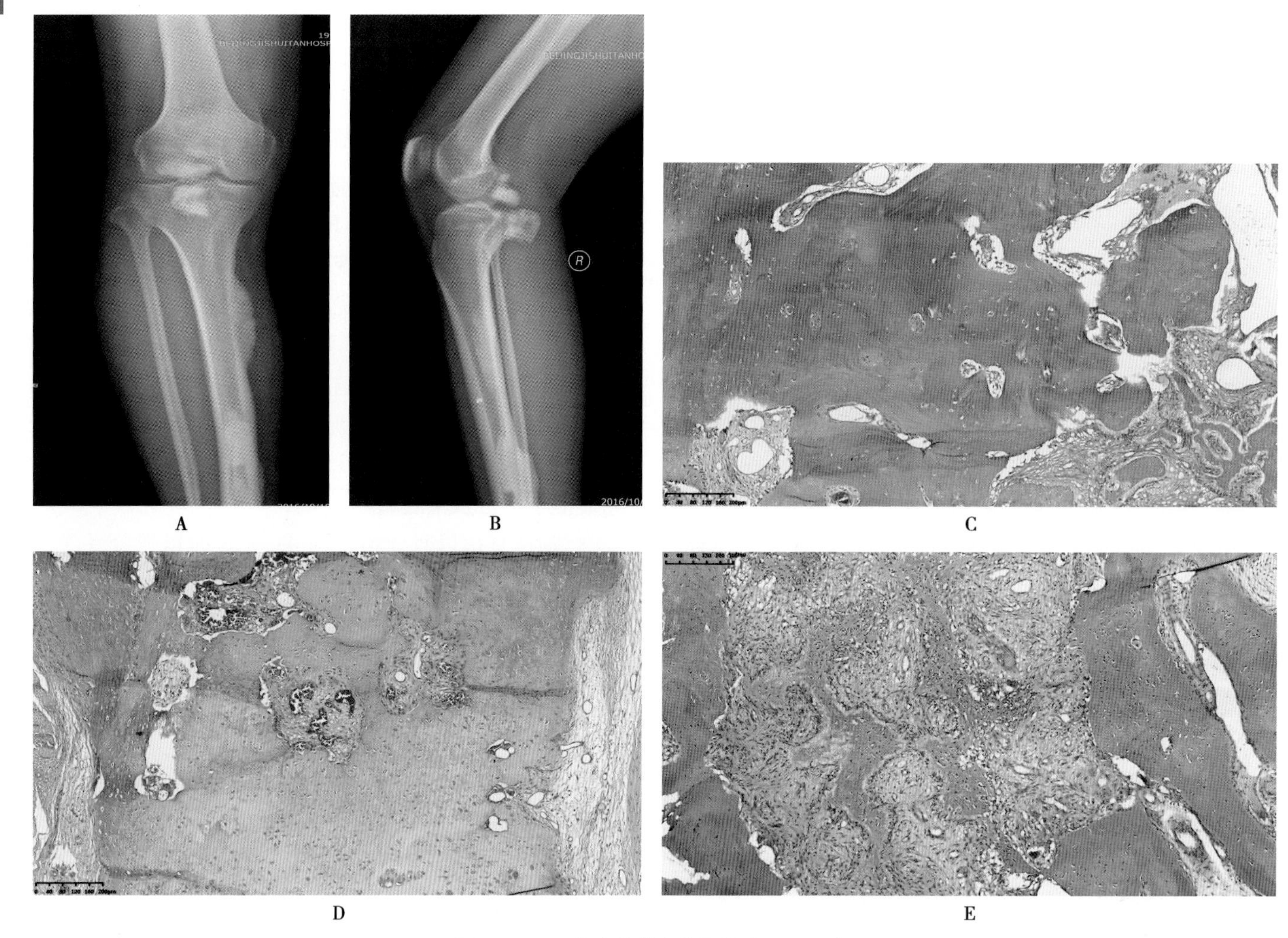

图 1-4-7-1 蜡油样骨病的影像学及组织学

A、B. 影像学。A. 受累骨节段性皮质增生，与正常骨分界清晰，如同流下的蜡油。B. 关节后方组织钙化。C~E. 组织学。C. 密质骨增生，肥厚，髓腔缩小。D. 受累关节周围软骨形成。E. 髓腔内可见纤维组织浸润。

骨病。骨硬化症是一组具有异质性的遗传性疾病，其特点是破骨细胞吸收骨质的功能缺陷。

【临床特征】

（一）流行病学

骨硬化症分为幼儿型和成人型。成人型为常染色体显性遗传性疾病，新生儿型和儿童型较少见，为常染色体隐性遗传性疾病。此病无性别差异。全世界目前报告300余例。

（二）症状

成人骨硬化症分为3个亚型：①Ⅰ型：轻度泛发性全身骨硬化，常无明显症状。②Ⅱ型：椎骨上下终板严重钙化，长骨干骺端硬化，可出现条纹状横带，颅底硬化。③Ⅲ型："离心性"石骨症，骨硬化大多发生于远离躯干处，常见四肢、头颅硬化明显。Ⅱ型和Ⅲ型可出现骨痛和多次骨折。幼儿型可出现贫血或全血细胞减少、肝脾肿大、发育不良和感染、多发性骨折、脑神经麻痹等症状。

（三）影像学特征

与临床症状的多样性相似，骨硬化症的X线表现也可多种多样。成人型患者可无症状，仅在X线检查时发现骨骼密度增高，而新生儿型和儿童型患者可表现为病态的异常骨骼。常见的X线特征包括：全身骨骼弥漫性密度增加；骨长度变短；骨皮质和骨髓腔界限模糊；在一些较轻型的病例中，可见骨受累部分与正常部分相交替，形成所谓"条纹样"改变；由于骨的重塑异常呈间歇性发作，可出现"骨中骨"现象，即骨内出现解剖界限分明的另一骨的形态（常见于椎体与髂骨翼）。虽然病骨的密度较高，但质地较脆，容易发生骨折，骨折可正常愈合，但骨骼轮廓有时会发生畸形，如髋内翻等。

（四）实验室检查

骨硬化症的实验室检查，除骨髓腔狭窄所造成的血液学指标异常（如贫血、血小板减少和白细胞减少）外，无其他异常。

（五）治疗和预后

有致命风险的骨硬化症可通过骨髓或造血干细胞移植治疗。骨折和骨畸形可通过外科手术治疗。幼儿型预后不佳，可能发生早期死亡。部分成人型患者可能罹患肾小管酸中毒，也有部分患者可以无症状，长期存活。

【病理改变】

（一）大体特征

长骨干骺端和骨干均变宽，皮质与髓腔界限不清，骨密度增加。

（二）镜下特征

骨硬化症的组织病理学特点与疾病的表现有关。典型的完全受累组织在光镜下为发育骨骼的初级骨松质，主要为软骨核心和钙化软骨等未重塑成为成熟板层骨的组织，一般疾病表现越严重，骨骼发育停滞在初级未重塑的钙化软骨期的特点就越明显。

（三）分子病理

大多数石骨症患者共同的病因是破骨细胞无法酸化其细胞周围环境，以重新吸收钙化的软骨和骨。主要体现在编码破骨细胞质子泵亚单位 TCIRG1 基因突变和 CLCN7 基因突变方面。

【鉴别诊断】

1. **硬化性骨髓炎**　患者多有外伤或感染史，病情进展缓慢，临床常见骨皮质增厚并局部隆起，髓腔增生硬化，髓腔变窄，局部可见骨质破坏，影像学与石骨症明显不同。另外，组织学显示虽然硬化组织较多但处于不同成熟阶段，仍可见炎症背景改变。

2. **骨斑点症**　鉴别请参见“蜡油样骨病”。

3. **骨折骨痂**　石骨症容易发生全身多处骨折，会发生骨折后修复改变，但新形成的骨不能进行正常重塑和成熟。

4. **蜡油样骨病**　鉴别请参见“蜡油样骨病”。

5. **成骨不全**　儿童好发。详见“成骨不全”

四、成骨不全

【定义】

成骨不全（osteogenesis imperfecta）又称脆骨病（brittle bone disease），是一种与Ⅰ型胶原的双链有关的多相性遗传性疾病。根据不同的遗传学基础和临床表现，成骨不全共分为6型，其共同的临床特征包括易发生骨折、骨质疏松、巩膜蓝染、牙齿发育不全、韧带松弛、身材矮小、脊柱侧弯等。

【临床特征】

（一）流行病学

罕见的遗传性累及骨骼疾病，在新生儿中发病率为 1/20 000~1/15 000，幼年起病，常反复发生骨折，严重者在宫内或出生时即骨折，导致脊柱侧凸、胸廓塌陷、四肢弯曲等畸形，可引起心脏结构异常引发呼吸、循环系统衰竭。患者还可伴有灰蓝色巩膜、听力下降、牙质发育不全、关节韧带松弛和心脏瓣膜病变等骨骼外表现。

（二）症状

1. Ⅰ型为常染色体显性遗传（约占 40%），又称明显巩膜蓝染的显性遗传成骨不全，van der Hoeve 综合征，Eddowes 综合征。临床表现为终生巩膜蓝染；20% 的患者在 20 岁时，100%的患者在 60 岁时发生早老性传导性听力丧失；20%的成年患者发生脊柱后凸侧弯；约 50%的患者有关节松弛；可过早出现角膜老年环；约 40%的患者牙齿发育不全；约 10%的患者在出生时就发生骨折，但在婴儿期或在儿童期之前，骨折并不常见；骨折的频率在青春期时降低，但在绝经后妇女中再度升高；约 80%的患者出现轻微外伤引起的骨折。

2. Ⅱ型为常染色体隐性遗传（约占 25%），又称致死性围生期成骨不全，致死性先天成骨不全，Vrolik 型致死性成骨不全。约 50%的病例宫内死亡，另外 50%死于婴儿早期。患者组织非常脆弱（肢体或头颅可在分娩时发生软化）；头面部的骨质矿化程度极差；可出现小颌畸形以及小且窄的鼻子；女孩和男孩患病比例约为 1.4∶1。

3. Ⅲ型为常染色体隐性遗传（约占 3%），又称巩膜正常的进展性畸形成骨不全，先天性成骨不全，Vrolik 型先天性成骨不全，Lobstein 特发性骨脆症，Ekman-Lobstein 病。此型由于严重的骨骼脆弱，导致长骨、颅骨和脊柱呈进展性畸形；约 50%的患者出生时已有骨折，到 2 岁时，所有患者均发生骨折；出生时可有巩膜蓝染，可随着年龄增加而变淡；有明显的生长停滞，脊柱后凸侧弯的并发症可导致较高的死亡率；颅骨可发生发育不全，但不像Ⅱ型患者那样骨化极差。

4. Ⅳ型为常染色体显性遗传（约占 32%），又称巩膜正常的显性遗传性成骨不全，Lobstein 特发性骨脆症，Ekman-Lobstein 病。此型患者出生时巩膜可以正常，也可至成年期后变为正常；约 25%的患者出生时已有骨折或在新生儿期发生骨折；骨折频率在儿童期达到顶峰，在青春期则显著降低；约 70%的患者经常出现牙本质发生不全的乳光牙质；进行性脊柱后凸侧弯可导致身材矮小；约 30%的患者在 30 岁后出现听力损害；约 40%的患者易发生擦伤。

5. Ⅴ型临床上与Ⅳ型相同，但具有以下特征：在骨折和手术部位有明显的增生肥大骨痂形成，前臂骨间膜钙化可导致前臂活动受限，患者有白色巩膜但牙齿正常。

（三）影像学特征

成骨不全的影像学表现包括：骨量减少、骨质疏松；可骨折；可见骨弯曲或骨畸形；长骨较正常骨短小纤细，于骨骺、干骺端的疏松区内可见“爆米花”样钙化斑；可有脊柱侧弯、椎体多发压缩骨折；颅骨骨化延迟、颅板菲薄，可见缝间骨。

（四）治疗和预后

成骨不全危害大，致残率及致死率较高，早期诊治可明显提高患者的生存质量。可以通过多学科联合治疗方案改善症状，骨科手术改善畸形和骨折，注重运动康复治疗，同时使用二磷酸盐、激素和地诺单抗治疗。

【病理改变】

（一）大体特征

成骨不全常见皮质骨薄如蛋壳，髓内缺少松质骨，可见近期或已愈合的骨折，长骨成角和弓形变，骨骺在第二骨化中心有软骨结节，有一个或多个"切迹"进入干骺端或骺板完全破裂（与 X 线片上骨骺的透光区域所对应）。

（二）镜下特征

镜下可见骺板结构紊乱，骺软骨的矿化带厚度减少，骺板片段化，可见钙化的软骨进入骨干，还可见干骺端微小骨折和不正常的骨痂形成。

（三）分子病理

常染色体显性遗传的成骨不全是由编码 I 型胶原 α1 和 α2 链的 COL1A1/2 基因杂合突变引起的。常染色体隐性遗传的成骨不全症，与参与 I 型胶原合成和翻译后修饰的基因隐性突变有关。X 染色体连锁遗传的成骨不全症与 PLS3 基因突变有关。

【鉴别诊断】

1. 多发骨折 患者没有明确外伤或代谢病基础时，出现全身多发骨折，需要警惕成骨不全可能。特殊的临床特征和影像学改变可以帮助鉴别。

2. 骨质疏松 多见于老年人和绝经后妇女，影像学有突出改变，严重者可以出现骨骼畸形，镜下形态以骨小梁密度减少变细，脂肪组织增生为主要表现。

3. 骨软化症 异常的类骨质或矿化物堆积是主要的鉴别点。

五、氟骨症

【定义】

氟骨症（skeletal fluorosis）是一种慢性侵袭性全身性骨病，由于长期摄入过量氟化物引起的氟中毒并累及骨组织。氟对骨可产生巨大影响，如牙齿的改变，肢体疼痛，关节畸形，脊柱后凸和神经症状等。

【临床特征】

（一）流行病学

该疾病好发人群为青壮年，我国西部地区氟骨症发病率高，常见于地方性氟中毒的人群和接受氟化物治疗的患者，氟骨症分为工业性氟骨症和地方性氟骨症。地方性氟骨症又分为饮水型、饮茶型和燃煤型三种。氟骨症容易累及中轴骨，软组织中也可见钙化组织。

（二）症状

氟骨症的临床症状与接触氟化物的时间和程度有关，长时间暴露可导致牙齿呈斑纹状和贫血，可出现脊柱僵硬，脊髓和神经根受压症状，70%的患者可发生腰背部和四肢疼痛，20%的患者食欲下降，50%的患者关节功能异常，30%的患者关节畸形。

（三）实验室检查

血、尿氟超过正常范围，常见贫血相关指标异常。

（四）影像学特征

氟骨症的影像学表现较多样化，其中骨硬化最常见（约发生于 45%的患者），同时也可见骨量减少（约 20%表现为骨质疏松，另 20%表现为骨软化）。氟骨症更易累及中轴骨，可见骨赘形成与骨膜新生骨形成。长期暴露的患者可发生软组织钙化（包括骨间膜、肌肉、韧带与肌腱附着部位）。患者可见广泛的骨硬化，特别是脊柱，颅骨硬化可表现为颅骨（特别是颅底）变厚、变致密，骨小梁可变粗糙，发生肋软骨钙化和大脑镰钙化。

（五）治疗和预后

去除诱因最为重要，药物对症治疗并缓解疼痛，骨科手术可以协助矫正畸形。

【病理改变】

（一）大体特征

氟骨症的标本骨骼质量较大，骨表面不规则粗糙，肌肉附着部位明显异常，可见韧带（特别是黄韧带）钙化，脊椎增大并可见骨赘形成，长期接触的病例可见脊椎融合，颅骨缺乏正常的板障结构并有蝶鞍融合，肋骨可增大，骨间膜可见钙化。

（二）镜下特征

骨小梁数量增加，骨细胞数量增多，排列不规则；不规则骨质沉积区与正常骨之间可见明显的嗜碱性黏合线；皮质骨哈弗斯系统直径增加；骨质可扩展进入骨骼肌。

【鉴别诊断】

1. 石骨症 骨密度增加，管状骨上有横行条状影，髂骨和跗骨中有多层波状致密影等影像学特点是鉴别诊断要点，另外，氟骨症患者有长期生活在高氟区或有接触含氟化物个人史是重要的鉴别提。

2. 转移癌 有些伴有成骨的转移癌需要结合临床病史和影像学，寻找肿瘤细胞，必须时结合免疫组化染色协助诊断。

3. 肾性骨营养不良 该病常出现骨质普遍致密和/或疏松，骨小梁粗糙模糊等，有时与氟骨症非常相似，但

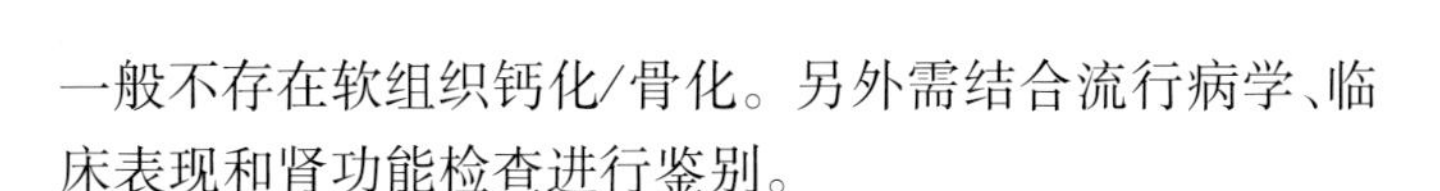

一般不存在软组织钙化/骨化。另外需结合流行病学、临床表现和肾功能检查进行鉴别。

六、戈谢病

【定义】

戈谢病(Gaucher disease)是一种罕见的常染色体隐性遗传性类脂质代谢障碍性疾病,属于溶酶体贮积症中最常见的一种。由于葡萄糖脑苷脂在肝、脾、肾、骨骼、肺、甚至脑的巨噬细胞中贮积,形成典型的贮积细胞即"戈谢细胞",导致受累组织器官出现病变。

【临床特征】

(一)流行病学

戈谢病发病率不高,该病每10万人中发病人数约为0.7~1.75,其中德系犹太人群发病率最高,每850人就有1人患病。目前我国10万人中患病人数约为0.2~0.5,儿童和青少年好发,无性别差异。

(二)症状

根据发病缓急、内脏受累程度和有无神经系统症状分为3型:①Ⅰ型:最常见,为慢性型,无中枢神经系统症状;②Ⅱ型:少见,为急性型,伴中枢神经系统受累;③Ⅲ型:少见,为亚急性型,伴中枢神经系统受累。

大多数戈谢病患者病程缓慢,症状各异,表现为内脏肿大(肝、脾肿大,门脉高压等);血液系统相关临床表现(贫血和血小板减少等)并合并淋巴造血系统肿瘤;神经系统受累表现(眼运动障碍及共济失调等)及骨骼系统受累表现(骨痛、骨坏死等)伴生长发育迟滞;肺动脉高压等。

(三)实验室检查

葡萄糖脑肝酯酶活性检测最重要,还可进一步通过基因检测辅诊,L444P是最常见的突变基因类型,其他较常见突变基因为F213I、N188S、V375L等。骨髓检测查找"戈谢"细胞和生化检测肝功也有帮助。另外,戈谢病患者血常规常见轻至中度贫血,血小板可轻度减少,淋巴细胞比值相对增高。血清碱性磷酸酶增高。

(四)影像学特征

戈谢病累及骨表现为骨量减低,可出现长骨皮质变薄,干骺端膨大形成锥形瓶样畸形,特别是股骨远端、胫骨近端和肱骨近端;少数患者可出现股骨头或肱骨头缺血性坏死,胸椎和/或腰椎压缩性骨折,约10%的患者在肱骨,少部分在胫骨出现贝壳样内骨膜;可见长骨和/或骨盆溶骨性破坏等。

(五)治疗和预后

戈谢病早诊早治是预防不可逆严重并发症的重要环节。除了纠正贫血,改善门脉高压,预防肺动脉高压,使用药物改善骨危象和骨质疏松等方法外,还可以使用手术切除脾等对症治疗。近些年来,使用基因靶向治疗异军突起,已经成为最重要的治疗方法,包括酶替代疗法,造血干细胞移植和底物抑制疗法等。不同类型的戈谢病预后不同,Ⅰ型戈谢病患者预后最好,但生长发育落后。Ⅱ型病死率高,大多数患儿2岁内死亡,Ⅲ型病情进展缓慢,寿命可较长。

【病理改变】

(一)镜下特征

戈谢病累及骨表现为髓腔内正常造血组织被戈谢细胞取代,戈谢细胞体积较大呈卵圆形,直径约20~80μm,含有一个或数个偏心胞核,核染色质粗糙,胞浆丰富呈淡蓝色,充满交织成网状或洋葱皮样的条纹结构。PAS染色阳性。

(二)分子病理

葡萄糖脑苷脂酶基因突变类型有400种以上,具有种族差异,与临床症状有关。中国人群中L444P最常见,其他较常见突变基因为F213I、N188S、V375L等。

【鉴别诊断】

1. **黄色瘤**　缺乏戈谢病的临床特征,实验室检查和骨髓活检,基因检测都有助于鉴别诊断。

2. **佝偻病**　骨软化症有独特的临床和影像学特点,镜下可见类骨质无序堆积,可以帮助鉴别。

3. **纤维结构不良**　青少年好发,可以全身多骨受累,但患者没有其他脏器受累改变,影像学呈典型毛玻璃样改变,镜下可见安静增生的纤维细胞伴字母样成骨。

七、褐黄病

【定义】

褐黄病(ochronosis)是常染色体隐性遗传性疾病,由于机体缺乏尿黑酸氧化酶,使酪氨酸和苯丙氨酸的中间代谢产物尿黑酸不能进一步氧化分解,积聚于体内而产生的一系列症状。

【临床特征】

(一)流行病学

褐黄病是一种罕见的遗传性疾病,国外报道发病率仅为每100万人口中3~5例,发病高峰年龄在40岁左右,男∶女约2∶1,病程常进展迅速。尿黑酸在机体内沉积可造成皮肤、巩膜、软骨黑染。尿黑酸在软骨和结缔组织中沉积,造成色素沉着,软骨和结缔组织变性,可导致脊柱和外周大关节的退行性关节病,称为褐黄病性关节病,常见的如膝关节、髋关节、肩关节,手足小关节较少累及。

(二)症状

病变累及脊柱可导致背部钝痛、活动受限和身高变矮,脊柱的累及往往是最早出现的骨病症状,男性患者最初可能出现急性椎间盘的疝出,跟腱断裂也不少见。另一方面,尿黑酸随尿液排出,在尿液中碱化、氧化,使尿色变黑,又称黑酸尿症。

（三）实验室检查

尿液呈黑色,可检测出尿黑酸。

（四）影像学特征

褐黄病可出现椎间盘的钙化、形态变扁,由于椎体融合,可能导致椎间盘塌陷,并出现脊柱后凸。随着脊柱病变的进展,于周围关节开始发现病变,如类似于骨性关节炎的软骨下硬化、关节间隙变窄,并可形成轻微骨赘,一般最先累及膝关节,随后是肩关节和髋关节。双膝关节和盆腔可出现肌腱钙化。

（五）治疗和预后

褐黄病目前没有有效的治愈手段,也暂无统一的治疗标准。控制饮食(低蛋白、低酪氨酸和苯丙氨酸饮食)可减少尿黑酸的产生。褐黄病关节炎的治疗可以保守治疗也可以进行关节置换手术以改善功能。

【病理改变】

（一）大体特征

褐黄病关节病大体标本关节有大量色素沉积,关节周围滑膜和软组织呈黄褐色,关节软骨深染,有时可见黑体游离体。

（二）镜下特征

镜下可见褐色软骨碎片被增生的滑膜及纤维组织包裹,周围可见异物性巨细胞反应。椎间盘常因机械性能发生改变而退变。

【鉴别诊断】

1. 强直性脊柱炎 自身免疫性疾病,脊柱及骶髂关节受累常见,HLA-B27 阳性,尿液颜色和尿黑酸检测也可以帮助鉴别。

2. 骨性关节炎 当褐黄病累及外周大关节时,可以表现为关节外翻或内翻畸形、行走或静息时疼痛等骨性关节炎症状。影像学检查也可以发现关节间隙狭窄、骨质硬化和骨赘形成等骨性关节炎改变,但典型的褐黄病临床表现和实验室检查有助于鉴别诊断。

3. 股骨头坏死 当褐黄病累及髋关节时,需要和股骨头坏死鉴别。普通股骨头坏死常有创伤性或退变性原因,股骨头软骨易于出现塌陷、变形、半脱位、关节间隙变窄。再结合尿液颜色和尿黑酸检测可以鉴别。

八、淀粉样变性

【定义】

淀粉样变性(amyloidosis,AM)是多种疾病引起的一组临床综合征。淀粉样物质是指一大类具有特殊的生物化学结构的胶原蛋白。在遗传、感染、肿瘤、肾功能不全、血液透析等多种因素作用下,淀粉样物质可以沉积在全身多处,骨骼系统是其中的主要受累器官。

【临床特征】

（一）流行病学

目前发病率尚不统一,可能不足 1%,中老年人好发。在一些家族性因素显著的地区如葡萄牙和瑞典北部病例报道相当多。

（二）症状

临床表现取决于所累及的器官和受累器官的损伤程度,常受侵犯的器官有肾、心、肝、胃肠、舌、脾、神经系统、皮肤等。当淀粉样变性累及骨时,部分病例可能没有明显症状,部分病例会出现颈背部,关节疼痛僵硬,酷似强直性脊柱炎,还会出现腕管综合征、扳机指以及屈肌腱挛缩、压缩性骨折等。此外,淀粉样变性还可引起骨质破坏。

（三）实验室检查

该病实验室检查各指标缺乏特异性,血清蛋白和尿蛋白检测有一定帮助价值。

（四）影像学特征

淀粉样变的 X 线检查可表现为邻近关节的骨质疏松,软组织肿胀,可见明显的软骨下囊肿形成,长骨、颅骨、肋骨等可见边界清楚的溶骨性破坏,患者可发生椎体的压缩性骨折或病理性骨折。

（五）治疗和预后

继发性淀粉样变性着重纠正和改善诱因,原发性淀粉样变性无特异性治疗措施,主要为对症治疗、一般支持治疗和激素治疗。局限性的淀粉样物质沉积、腕管综合征、骨折等可外科手术干预。淀粉样变性预后不佳,常呈进行性过程,最后常死于心脏和肾衰竭。

【病理改变】

（一）镜下特征

显微镜下可见病变骨或软组织内的嗜伊红物质沉积,在偏振光显微镜下刚果红染色呈苹果绿色,常伴组织细胞及巨细胞反应,血管壁也可见淀粉样物质沉积。

（二）分子病理

研究发现,家族性淀粉样变性可以出现 TTR 基因、APOA1 基因和凝溶胶蛋白基因突变。

【鉴别诊断】

1. 淀粉样变性在骨肌系统如果破坏脊柱和关节造成关节炎样改变,需与感染性疾病和脊柱关节病鉴别,请参照关节章节。

2. 当造成溶骨性骨质破坏伴软组织肿块时,需与骨肿瘤鉴别，必要的穿刺组织学检测有助于鉴别诊断。

九、黄色瘤

【定义】

黄色瘤(xanthoma)是一种罕见的脂质代谢异常伴随病变，常表现为泡沫样组织细胞的肿瘤性增生，并在局部形成结节或包块。患者常常伴有高胆固醇血症。

【临床特征】

（一）流行病学

黄色瘤可以是遗传性或获得性的，各个种族和性别均有发病报道，多见于儿童和青少年，偶见于成人。黄色瘤最常见的累及部位是肘部软组织和肌腱(如手指伸肌腱或跟腱)，肺、脑和骨的黄色瘤较少见。累及到骨的黄色瘤最常见位置是长骨的骨干，尤其是胫骨，其他依次为颅面骨、下颌骨等。

（二）症状

临床分为五个亚型，主要临床症状是局部的疼痛和包块以及相应的压迫症状，发生位置不同，临床症状不同，如累及颧骨可导致突眼和复视。

（三）实验室检查

患者往往有高胆固醇血症，低密度脂蛋白和极低密度脂蛋白升高，三酰甘油一般正常。

（四）影像学特征

黄色瘤可累及骨，表现为局灶性溶骨性破坏及斑片状硬化，病变多为圆形或椭圆形，并且小于4cm，边界常清楚，周边可见硬化性边缘，可导致皮质膨胀。超声或磁共振检查可见肌腱增厚。

（五）治疗和预后

黄色瘤的治疗首要在于改善患者的高脂血症。可以使用药物对症治疗皮损，缓解关节、肌腱等相应症状。较大结节影响功能和美观时，可以手术治疗。某些播散性黄瘤和部分发疹性黄瘤可自行消退不必处理。

【病理改变】

（一）大体特征

大体呈黄色或橘黄色外观。

（二）镜下特征

镜下，骨髓被泡沫样组织细胞替代，早期见不同程度的纤维组织增生和炎细胞浸润(图1-4-7-2A)；晚期多伴有席纹状排列的纤维组织。富含脂质的组织细胞(图1-4-7-2B)间可见裂隙样结构，这是由于胆固醇结晶在标本制作过程中被溶解造成的；病变还可见多核巨细胞(杜顿巨细胞)，含铁血黄素沉着，有时可见散在钙化。

【鉴别诊断】

1. 非骨化性纤维瘤　青少年好发，主要易累及长骨干骺端，影像学提示边界清晰溶骨性破坏，镜下可见席纹状排列的纤维组织细胞伴泡沫样组织细胞及少量散在多核巨细胞，需要和骨的黄色瘤鉴别。黄色瘤患者病变常多发，皮肤易受累，高脂血症实验室证据，以及影像学特点可以协助鉴别。

2. 骨的良性纤维组织细胞瘤　根据WHO2020版骨与软组织肿瘤分类一书，将骨的良性纤维组织细胞瘤按照发病位置，发生在干骺端，归入非骨化性纤维瘤；发生在骨端，归入骨巨细胞瘤，不再使用骨的良性纤维组织细胞瘤这一称谓。目前观点认为发生在骨端的良性纤维组织细胞瘤是骨巨细胞瘤的一种变异形式，大部分都会出现骨巨细胞瘤的特异性基因突变。

3. Erdheim-Chester病　多系统性病变，呈组织细胞增生性改变伴骨硬化是其特点，影像学证据和实验室检查缺乏高脂血症证据可以辅助鉴别诊断。

4. 朗格汉斯细胞组织细胞增生症　儿童和青少年好发的一种可累及单骨或多骨的病变，结合组织学特点包括特征性的“咖啡豆”或“肾形”朗格汉斯细胞及嗜酸性

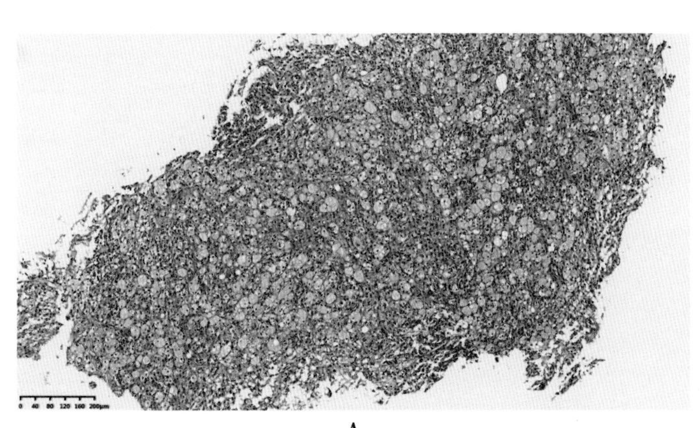

A

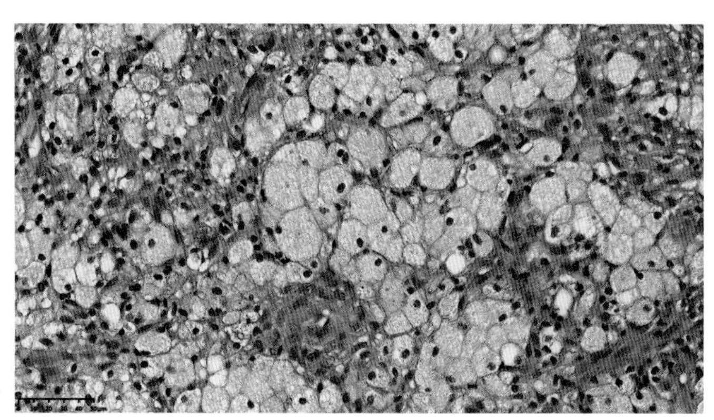

B

图1-4-7-2　黄色瘤的组织学

A. 泡沫样组织细胞，纤维组织增生和炎细胞浸润。B. 泡沫样组织细胞胞浆富于脂质

粒细胞、淋巴细胞等炎症背景及散在多核巨细胞与黄色瘤不难鉴别,还可以依靠免疫组化 CD207、S-100、CD1a 等抗体协助。

5. Rosai-Dorfman 病 骨内原发较少见,特征性组织细胞吞噬淋巴细胞的“伸入现象”与免疫组化染色结果(S-100+,CD1a-)等可以协助鉴别。

6. 转移性透明细胞癌 患者常有明确肾癌病史,免疫组化也可以协助诊断。

7. 骨髓炎 一些慢性骨髓炎伴修复改变时可以出现大量泡沫样组织细胞,此时不要与黄色瘤混淆,结合临床影像学,观察炎症过程表现和结合实验室检查结果等可以协助鉴别。

十、Gorham 病

【定义】

Gorham 病(Gorham disease)又称大块骨溶解症(massive osteolysis)、幽灵骨病、侵袭性血管瘤病等,是一种进行性局部性骨质破坏性疾病,1838 年由 Jackson 首先描述,1954 年 Gorham 等提出将此病作为一种独立性骨病。目前其病因仍不明确,多数人认为此病就是一种血管瘤或血管畸形,可能与富血管组织的耗氧量增加导致骨吸收的增加有关。

【临床特征】

(一)流行病学

Gorham 病可发生于任何年龄,但多见于 30 岁以下的儿童和青少年。无明显性别差异。此病进展缓慢,病程较长,少数病例有自愈倾向。全身骨骼均可受累,最易受累部位依次为颅骨,颌骨,四肢肩胛骨,骨盆,脊柱和肋骨。

(二)症状

临床表现根据发病位置而不同,常见无力,疼痛和肿胀,局部伴有病理骨折,后期出现大块骨缺损而导致功能障碍。当侵犯脊柱及肋骨时可因乳糜性或出血性胸腔积液并继发感染而导致死亡。

(三)实验室检查

碱性磷酸酶水平可稍有增高或正常。

(四)影像学特征

该病以大量骨质吸收为主要影像学特征:早期病变多侵犯单一骨,随着病程发展,病变范围逐渐扩大,直至同一解剖部位的骨骼全部溶解吸收,也可跨关节侵犯相邻骨质,软组织可见萎缩性改变。早期骨皮质下及髓腔内有透亮区,继而皮质骨向中心皱缩直至最后骨质完全溶解破坏。受累骨无骨膜反应,无新生骨形成(图 1-4-7-3A~C)。可发生病理性骨折。

(五)治疗和预后

目前尚无理想的治疗方法。该病有自限倾向,但病程难以预测,使用二磷酸盐类药物来对抗 Gorham 病的骨溶解可以起到一定的作用,也有使用放疗的病例取得了较好的治疗效果。当发生病理性骨折或功能障碍时可选择手术干预。少数患者因病变侵及重要器官而死亡。

【病理改变】

(一)大体特征

骨缺失常见,实性病变组织几乎不见,可见少量大小不一的囊性结构。

(二)镜下特征

Gorham 病的病理特征为骨小梁萎缩消失,代之以增生的纤维结缔组织、毛细血管、血窦及成丛的脉管组织相交织,与普通血管瘤无法区分(图 1-4-7-3D、E)。有时见少量坏死灶及淋巴细胞浸润。本症虽骨质吸收明显,但多核巨细胞却无相应增多。

A

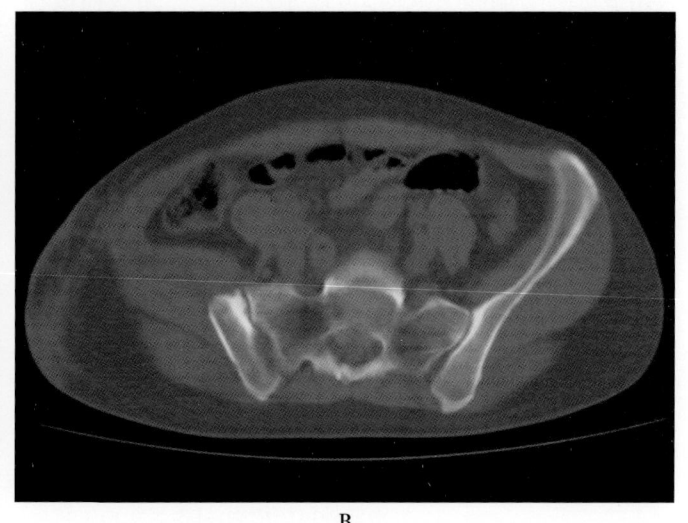

B

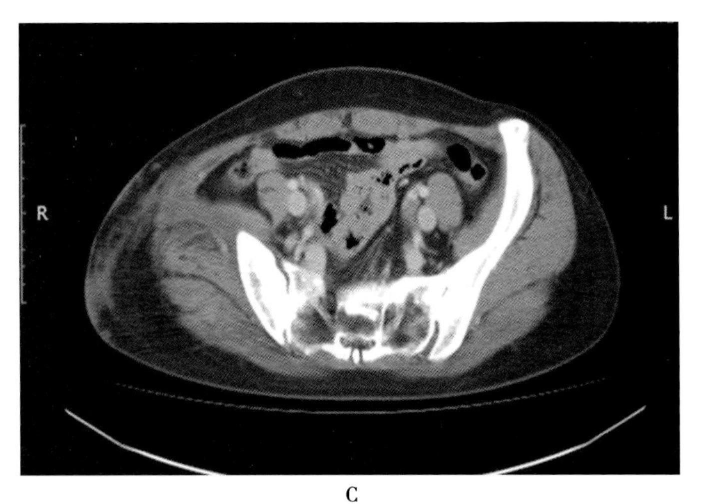

C

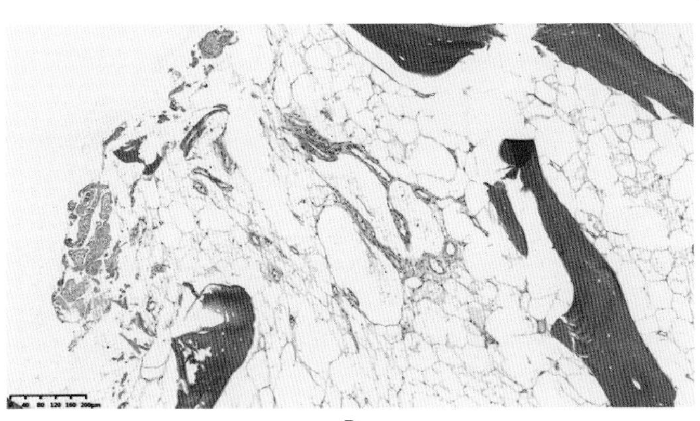

D

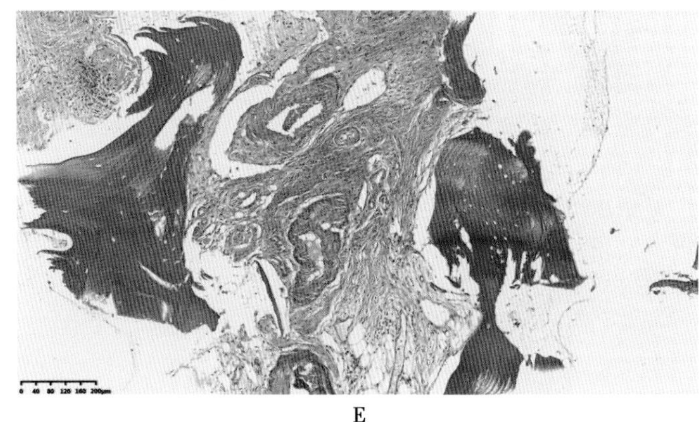

E

图 1-4-7-3 Gorham 病的影像学及组织学

A~C. 影像学。A. X 线正位片示右髂骨翼及部分耻坐骨骨溶解，断面清晰。B. CT 横断面骨窗示骨溶解区域内未见骨膜反应、成骨、钙化等征象。C. CT 增强后横断面软组织窗图示溶骨区为粗大条索状低密度，无肿块样强化区。D、E. 组织学。骨小梁萎缩，破坏，纤维结缔组织增生，可见毛细血管、血窦及成丛的脉管组织相交织，与普通血管瘤无法区分

【鉴别诊断】

1. 骨的血管瘤 Gorham 病组织学特点有时与血管瘤几乎无法区别，不少学者观点认为其就是骨的一种特殊类型血管瘤，必须要结合临床和影像学综合分析。

2. 骨髓炎 常有明确创伤史或者感染史，骨破坏可以很明显，病程可急可缓，临床和影像学特点可以提示骨髓炎诊断，镜下可见小血管增生和多少不一的炎细胞浸润伴间质纤维化或黏液变性。

（刘宝岳）

参 考 文 献

1. Agyeman K, Pretell-Mazzini J, Subhawong T, et al. Gorham Disease. Am J Orthop(Belle Mead NJ), 2017, 46(6): E458-E462.
2. Alain S, Catherine B, Viviane M, et al. Epidemiology impact management and cost of Pagets disease of bone in France. Joint Bone Spine, 2007, 74: 90-95.
3. Alden KJ, McCarthy EF, Weber KL. Xanthoma of bone: a report of three cases and review of the literature. Iowa Orthop J. 2008, 28: 58-64.
4. Andrea T. Deyrup. Practical Orthopedic Pathology. Elseiver, 2016.
5. Arlot ME, Delmas PD, Chappard D, et al. Trabecular and endocortical bone remodeling in postmenopausal osteoporosis: comparison with normal postmenopausal women. Osteoporos Int, 1990, 1: 41-49.
6. Bandeira F, Cusano NE, Silva BC, et al. Bone disease in primary hyperparathyroidism. Annals of Internal Medicine, 1990, 19(1): 19-34.
7. Bertoni F, Unni KK, McLeod RA, et al. Xanthoma of bone. Am J Clin Pathol, 1988, 90(4): 377-384.
8. Bilezikian JP, Raisz LG, Rodan GA. Principles of bone biology. 2nd ed. San Diego, Calif.: Academic Press, 2001.
9. Bressot C, Meunier PJ, Chapuy MC, et al. Histomorphometric profile, pathophysiology and reversibility of corticosteroid-induced osteoporosis. Metab Bone Dis Relat Res, 1979, 1: 303-311.
10. Chavassieux PM, Arlot ME, Reda C, et al. Histomorphometric assessment of the long-term effects of alendronate on bone quality and remodeling in patients with osteoporosis. J Clin Invest, 1997, 100: 1475-1480.
11. 陈彬，吕肖锋，皋岚湘，等. 大量骨质溶解症 2 例报道. 诊断病理学杂志，2008，15(4)：326-327.

12. 程晓光,董剩勇,王亮,等.应用双能X线骨密度仪调查中国人群骨密度水平和骨质疏松症患病率——多中心大样本体检人群调查.中华健康管理学杂志,2019,13(1):51-58.
13. CzerniakB. Dorfman and Czerniak's Bone Tumors. 2nd ed. Philadephia:Elsiver,2016.
14. Delmas PD. Treatment of postmenopausal osteoporosis. Lancet, 2002,359:2018-2026.
15. Favus MJ. Primer on the Metabolic Bone Diseases and Disorders of Mineral Metabolism. 6th ed. Washington DC:ASBMR,2006.
16. Fletcher CDM,Bridge JA,Hogendoorn PCW,et al. WHO Classification of Tumors of Soft Tissue and Bone. 4th ed. Lyon:IARC,2013.
17. 徐德永.黑尿病性关节炎和褐黄病.临床放射学杂志,2000,19(4):252.
18. Gbaguidi A,Fichten A,Lefranc M,et al. Management of postoperative complications in cases of Gorham's disease with cervical spine involvement:A case report. Neurochirurgie,2017,63(2):103-106.
19. Golob DS,McAlister WH,Mills BG,et al. Juvenile Paget disease: life-long features of a mildly affected young woman. J Bone Miner Res,1996,11:132-142.
20. 何晓东,夏维波,姜艳. Gorham病的发病机制.国际内分泌代谢杂志,2009,29(b04):69-72.
21. Judith Bovée. Bone Tumor Pathology,An Issue of Surgical Pathology Clinics. Volume 10-3. Elsevier,2017.
22. Lakhanpal S,Ginsburg WW,Luthra HS,et al. Transient regional osteoporosis. A study of 56 cases and review of the literature. Ann Intern Med,1987,106:444-450.
23. Lyles KW,Siris ES,Singer FR,et al. A clinical approach to diagnosis and management of Paget's disease of bone. J Bone Miner Res, 2001,16:1379-1387.
24. Merchant A, Smielewska M, Patel N, et al. Somatic mutations in SQSTM1 detected in affected tissues from patients with sporadic Paget's disease of bone. J Bone Miner Res,2009,24:484-494.
25. Miyakoshi N. Effects of parathyroid hormone on cancellous bone mass and structure in osteoporosis. Curr Pharm Des, 2004, 10: 2615-2627.
26. 钱占华,白荣杰,闫东,等.原发性甲状旁腺机能亢进骨病影像学表现.中华医学杂志,2013,93(1):30-33.
27. Radulescu D,Chis B,Donca V,et al. Brown tumors of the femur and pelvis secondary to a parathyroid carcinoma:report of one case. Rev Med Chil,2014,142(7):919-923.
28. Rawal YB, Chandra SR, Hall JM. Central Xanthoma of the Jaw Bones:A Benign Tumor. Head Neck Pathol, 2017, 11(2): 192-202.
29. Rendina D,Mossetti G,Soscia E,et al. Giant cell tumor and Paget's disease of bone in one family:geographic clustering. Clin OrthopRelat Res,2004(421):218-224.
30. Riggs BL, Melton LJ. Osteoporosis: Etiology, Diagnosis, and Management. Philadelphia:Lippincott-Raven Publishers,1995.
31. Shen J,Zhang J,Zhu G. Huge juxtacortical brown tumor in two patients with secondary hyper-parathyroidism due to chronic renal failure. Int J Clin Exp Pathol,2014,7(8):5267-5270.
32. Takada J,Yamashita T,Takebayashi T,et al,Osteoporosis in 5 elderly women with pubic osteolysis. Acta OrthopScand,2003,74:59-61.
33. Vincent J. Vigorita.骨科临床病理学图谱.牛晓辉,黄啸原,主译.北京:人民军医出版社,2010.
34. Whyte MP,Obrecht SE,Finnegan PM,et al. Osteoprotegerin deficiency and juvenile Paget's disease. N Engl J Med,2002,347:175-184.
35. 燕宇飞,何川.褐黄病性关节病研究进展.国际骨科学杂志,2014,35(6):379-381.
36. Yap FY,Skalski MR,Patel DB,et al. Hypertrophic Osteoarthropathy:Clinical and Imaging Features. Radiographics,2017,37(1): 157-195.
37. 中华医学会放射学分会骨关节学组,中国医师协会放射医师分会肌骨学组,中华医学会骨科学分会骨质疏松学组,等.骨质疏松的影像学与骨密度诊断专家共识.中华骨科杂志,2020,40(16):1039-1046.
38. ZhangZ,XiaW,HeJ,et al. Exome sequencing identifies SLCO2A1 mutations as a cause of primary hypertrophic osteoarthropathy. Am J Hum Genet,2012,90(1):125-132.
39. 中华医学会血液学分会红细胞疾病(贫血)学组.中国成人戈谢病诊治专家共识(2020).中华医学杂志,2020,100(24):1841-1849.
40. 张晓慧,许可,项晓琳,等.玻璃体淀粉样变性患者TTR基因突变特点及临床特征.中华实验眼科杂志,2020,38(8):670-674.

第五章

骨肿瘤及骨瘤样病变

本章节对复杂的骨肿瘤病理学简要介绍,旨在解答日常工作中遇到的八成以上的问题,也可为骨科、放射科和肿瘤化疗科医生提供参考。其中影像学的图片和相关信息由熟悉骨肿瘤领域的放射科和骨科医生提供。本章节内容关系骨的瘤样病变、良性肿瘤、交界性肿瘤和各种级别恶性肿瘤。所谓瘤样病变常是指影像需要与肿瘤鉴别的非肿瘤性骨病变,例如纤维结构不良和孤立性(单纯性)骨囊肿。有些观点更新,例如动脉瘤样骨囊肿近年来因发现肿瘤相关基因,可被视为良性肿瘤。需要提醒的是许多瘤样病变、良性肿瘤和交界性肿瘤都有无法预测的恶变,几乎都在术后复发时被察觉。恶变后绝大多数呈现普通骨肉瘤或其他高级别梭形细胞肉瘤。有些病理报告中提示需要随访,这有助于术者和患者警惕这些虽然概率很低,但严重的后果。

活检是诊断骨肿瘤的重要手段之一。除了影像学典型的骨软骨瘤和骨样骨瘤等少数病种,其他骨肿瘤即使影像学"典型",几乎都要在治疗前有病理辅助确认。有经验的套针活检技术在近乎99%的情况能获得可让病理确诊的标本。也有医院选择术中冷冻切片。冷冻切片用于预判是否切取到足够石蜡切片诊断的标本是最有效的方法,但如果需要术中鉴别良性/恶性甚至分类,即使是对资深医生也可能是挑战。时间有限、组织像模糊加上影像学不确定和手术医生的激进,患者会面临较大风险。任何病理检查方法都有局限性,如果察觉不确定,就要写明可能的病理鉴别诊断。写明要请放射科和骨科佐证或辅助鉴别那些病有时也是必要的。有的医院病理报告写明某个诊断的可靠概率,这是实事求是,但要读报告的临床医生理解。建议多处病理会诊,常能降低疑难骨肿瘤病理误诊的风险。遇到有争议问题时要平和,要想到医疗的初衷:首先是不造成损害,然后才是做得好(Rule #1:Do no harm. Rule #2:Do good.)

(黄啸原)

第一节　骨肿瘤诊断概述

(一)骨肿瘤流行病学

骨原发肿瘤是少见的肿瘤,发病率低,根据美国国家癌症中心 SEER 项目数据统计,骨原发恶性肿瘤占全部恶性肿瘤 0.2%,在美国每年约有 3 000 人罹患骨原发恶性肿瘤,死亡人数每年约为 1 400 人,发病率约每年每十万人中 0.9 人,男:女患病比例约为1.5:1。中国数据统计显示骨原发恶性肿瘤占全部恶性肿瘤 0.7%,发病率为每年每十万人中 1.4 人。最常见的骨原发恶性肿瘤依次为骨肉瘤(35.7%)、软骨肉瘤(27.3%)和 Ewing 肉瘤(13.5%),这三种常见肿瘤几乎占了骨原发肿瘤的 80%。骨良性肿瘤由于经常缺乏症状,患者就诊率低,所以发病率无法统计,但推测良性骨肿瘤发病率应高于恶性骨肿瘤。

(二)骨肿瘤分类

根据 WHO 2020 版骨与软组织肿瘤分类一书,骨肿瘤共分 9 个类别,分别是成骨性肿瘤,软骨性肿瘤,骨未分化小圆细胞肉瘤,纤维性肿瘤,血管性肿瘤,造血系统肿瘤,富破骨细胞样巨细胞肿瘤,脊索肿瘤,其他骨的间叶性肿瘤。有 ICD 编码的肿瘤 61 种,无编码的瘤样病变 5 种。另外还有与骨病变相关的遗传性肿瘤综合征共 7 种(MIM 编码)。其中骨肿瘤被划分为良性、中间性(局部侵袭)、中间性(罕见转移)、恶性四种类别(表1-5-1-1)。

(三)骨肿瘤分级

骨肿瘤分级主要依靠组织学诊断,传统的分级方法是参考 Broders 4 级分级系统。Ewing 肉瘤、间叶性软骨肉瘤、去分化软骨肉瘤等都是高级别恶性肿瘤,这些肿瘤组织学名称已经提示级别,不需要再进行分级。第 8 版美国癌症联合会指南(AJCC)建议使用低级别和高级别区分骨原发恶性肿瘤。目前的 WHO 组织学分级使用 3 级分法(表 1-5-1-2),对应的 G1 为低级别,G2 和 G3 列为高级别肿瘤。如果对应 Broders 分级系统,1、2 级为低级别,3、4 级为高级别。

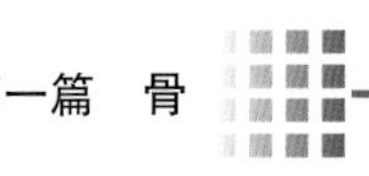

表 1-5-1-1　骨肿瘤分类

组织来源	良性	中间性(局部侵袭性和/或罕见转移)	恶性低级别
软骨来源	甲下骨疣 Nora 病 骨膜软骨瘤 内生软骨瘤 骨软骨瘤 软骨母细胞瘤 NOS 软骨黏液纤维瘤 骨软骨黏液瘤	滑膜软骨瘤病 非典型性软骨性肿瘤	软骨肉瘤,1 级 软骨肉瘤,2 级 软骨肉瘤,3 级 骨膜软骨肉瘤 透明细胞软骨肉瘤 间叶性软骨肉瘤 去分化软骨肉瘤
成骨来源	骨瘤 NOS 骨样骨瘤 NOS	骨母细胞瘤 NOS	低级别中心型骨肉瘤 骨肉瘤 NOS 　普通型骨肉瘤 　毛细血管扩张型骨肉瘤 　小细胞骨肉瘤 骨旁骨肉瘤 骨膜骨肉瘤 高级别骨表面骨肉瘤 继发性骨肉瘤
骨的未分化小圆细胞肉瘤			Ewing 肉瘤 CIC 重排肉瘤 伴 BCOR 遗传学异常肉瘤 EWSR1-non-ETS 融合的圆细胞肉瘤
纤维细胞来源		促结缔组织增生性纤维瘤	纤维肉瘤 NOS
血管来源	血管瘤 NOS	上皮样血管瘤 NOS	上皮样血管内皮瘤 NOS 血管肉瘤
富破骨细胞样巨细胞肿瘤	动脉瘤样骨囊肿 非骨化性纤维瘤	骨巨细胞瘤 NOS	恶性骨巨细胞瘤
脊索肿瘤	良性脊索细胞瘤		脊索瘤 NOS 　软骨样脊索瘤 差分化的脊索瘤 去分化脊索瘤
骨的其他间叶性肿瘤	胸壁软骨间叶性错构瘤 单纯性骨囊肿 纤维结构不良 骨性纤维结构不良 脂肪瘤 NOS 冬眠瘤	骨性纤维结构不良样釉质瘤 纤维软骨性间叶瘤	长骨釉质瘤 　去分化釉质瘤 平滑肌肉瘤 NOS 多形性肉瘤,未分化 骨转移性肿瘤
骨淋巴造血系统肿瘤	Rosai-Dorfman 病	朗格汉斯细胞组织细胞增生症 NOS	骨的浆细胞瘤 恶性淋巴瘤,非霍奇金 NOS 霍奇金淋巴瘤 NOS 弥漫大 B 细胞淋巴瘤 NOS 滤泡性淋巴瘤 NOS 套区 B 细胞淋巴瘤 NOS T 细胞淋巴瘤 NOS 间变大细胞淋巴瘤 NOS 淋巴母细胞性淋巴瘤 NOS Burkitt 淋巴瘤 NOS 朗格汉斯细胞组织细胞增生症,弥漫型 Erdheim-Chester 病

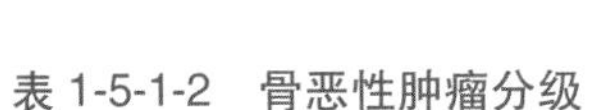

表 1-5-1-2 骨恶性肿瘤分级

Grade	Sarcoma type
Grade 1	低级别中心性骨肉瘤 骨旁骨肉瘤 透明细胞软骨肉瘤
Grade 2	骨膜骨肉瘤
Grade 3	骨肉瘤（各种类型） 未分化高级别多形性肉瘤 Ewing 肉瘤 去分化软骨肉瘤 间叶性软骨肉瘤 去分化脊索瘤 差分化的脊索瘤 血管肉瘤
Variable Grading	普通型软骨肉瘤（grade 1-3） 骨平滑肌肉瘤（grade 1-3） 恶性骨巨细胞瘤（低-高级别）

骨肉瘤中，低级别中心型骨肉瘤和皮质旁骨肉瘤为低级别骨的恶性肿瘤，通常表现为局部侵袭且很少转移。骨膜骨肉瘤属于 2 级骨肉瘤（中等恶性级别骨肉瘤），其他类型骨肉瘤为高度恶性肉瘤。除骨肉瘤以外，其他骨的原发高级别恶性肿瘤包括恶性巨细胞瘤、Ewing 肉瘤、血管肉瘤、去分化软骨肉瘤等。

普通软骨肉瘤分级仍然根据 Evans 分级方法，参考肿瘤细胞密度、细胞异型性和核分裂象。非典型性软骨性肿瘤/软骨肉瘤 1 级（WHO 2013 版建议称谓）根据 WHO 2020 版新分类一书，将非典型性软骨性肿瘤与软骨肉瘤 1 级拆分，归入中间性肿瘤。非典型性软骨性肿瘤特指发生在四肢长骨和短骨的细胞稀疏、异型性不明显、有宿主骨浸润的肿瘤，这类肿瘤由于总体预后较好，不建议列入恶性肿瘤范畴。发生在中轴位置如脊柱、肩胛骨、骨盆和肋骨的同样形态学改的肿瘤则称为软骨肉瘤 1 级。2 级软骨肉瘤细胞密度较 1 级有所增加，细胞异型性较明显，核增大及染色质加深伴有更广泛程度的间质黏液变。3 级软骨肉瘤更加密集，细胞核多形性明显，核分裂象更多，坏死更常见。

骨的未分化小圆细胞肉瘤除了 Ewing 肉瘤外，基于遗传学特点的科学研究发现，此类肿瘤还更新囊括了 CIC 重排肉瘤、EWSR1-non-ETS 融合的圆细胞肉瘤和伴 BCOR 遗传学改变的肉瘤，此三种肉瘤曾经被认为是“Ewing 样肉瘤”，形态学特点、免疫表型、分子改变及恶性预后均不同。

恶性骨巨细胞瘤可以有低级别恶性或高级别恶性两种形式出现。

脊索瘤虽然是局部侵袭性恶性肿瘤，病程可呈慢性迁延性特点，但可能在临床治疗过程中有转移潜在危险，所以不予分级。骨原发纤维肉瘤、骨原发平滑肌肉瘤、骨未分化高级别多形性肉瘤以及其他原发于骨的“软组织肿瘤”，美国病理医师协会（College of American Pathologists，CAP）建议使用法国联邦癌症中心肉瘤协作组（FNCLCC）推荐的分级方法进行分级，具体可参考软组织肿瘤的 FNCLCC 评分方法。

（四）骨肿瘤分期

骨肿瘤分期有 Enneking 外科分期和 TNM 分期两大系统。

目前临床使用最为广泛的分期系统是 Enneking 提出的外科分期系统，被美国骨骼肌肉系统肿瘤协会（Musculoskeletal Tumor Society，MSTS）及国际保肢协会采纳，又称 MSTS 外科分期（表 1-5-1-3）。此系统根据病理组织学级别（低度恶性：Ⅰ期；高度恶性：Ⅱ期）和局部累及范围（A：间室内；B：间室外）对局限性恶性骨肿瘤分期，肿瘤的间室状态取决于肿瘤是否突破骨皮质；出现区域或远隔转移的患者为Ⅲ期。

表 1-5-1-3 Enneking 外科分期

分期	肿瘤分级	部位	转移
ⅠA	低级别	间室内	无
ⅠB	低级别	间室外	无
ⅡA	高级别	间室内	无
ⅡB	高级别	间室外	无
Ⅲ	任意级别	任意情况	区域或远隔转移

临床更为熟悉的另一分期系统是根据美国癌症联合会指南（American Joint Committee on Cancer，AJCC）和国际抗癌联盟（International Union Against Cancer，UICC）提出的 TNM 分期（表 1-5-1-4）。

表 1-5-1-4 骨原发恶性肿瘤 TNM 分期

分期	原发肿瘤	区域淋巴结	远处转移	病理分级	
Stage ⅠA	T_1	N_0	M_0#	G_1，GX	低级别
Stage ⅠB	T_2	N_0	M_0	G_1，GX	低级别
	T_3	N_0	M_0	G_1，GX	低级别
Stage ⅡA	T_1	N_0	M_0	G_2，G_3	高级别

续表

分期	原发肿瘤	区域淋巴结	远处转移	病理分级	
Stage ⅡB	T_2	N_0	M_0	G_2,G_3	高级别
Stage Ⅲ	T_3	N_0	M_0	G_2,G_3	高级别
Stage ⅣA	Any T	N_0	M_1a	Any G	任意级别
Stage ⅣB	Any T	N_1	Any M	Any G	任意级别
	Any T	Any N	M_1b	Any G	任意级别

T_1 肿瘤直径≤8cm,T_2 肿瘤直径>8cm,T_3 跳跃灶/原发部位不连续肿瘤;N_0 无区域淋巴结转移,N_1 有区域淋巴结转移;M_0 无远处转移,M_1 有远处转移,M_1a 有肺转移,M_1b 其他部位有转移;GX 组织学不能确定分级;G_1 组织学分化好,低级别;G_2 组织学中等分化,高级别;G_3 组织学分化差,高级别

(五)骨肿瘤诊断重要临床及影像依据

骨肿瘤诊断绝不是临床、影像或病理科单独一个专业所能完成的工作。多年来三结合原则的执行是每一例骨肿瘤正确诊断的基础。作为病理医生,我们不仅仅要关注显微镜下,也要抬起眼睛了解患者的临床及影像学资料,只有这样才能更好地完成骨肿瘤的诊断。

1. 年龄 大多数良性肿瘤及瘤样病变,包括骨样骨瘤、软骨母细胞瘤、软骨黏液样纤维瘤、孤立性骨囊肿、动脉瘤样骨囊肿以及非骨化性纤维瘤,在青少年和年轻人中常见(10~30 岁)。骨巨细胞瘤绝大多数只发生在骨骼发育成熟的患者(即生长骺板融合后),20~50 岁多见。骨肉瘤和 Ewing 肉瘤好发于儿童和青少年。软骨肉瘤、未分化多形性肉瘤、浆细胞骨髓瘤、骨转移癌、骨 Paget 病等更多见于 50~70 岁以上患者。在本章中每个独立肿瘤篇目都会有该肿瘤好发年龄分布提示。但是也有例外情况,少数骨肿瘤的发生也可以不遵循上述规律,例如发生在青少年的软骨肉瘤,中老年人发生的骨肉瘤和 Ewing 肉瘤,儿童发生的骨巨细胞瘤等,还需要结合临床及影像学综合分析。

2. 位置 了解不同肿瘤的好发位置,熟悉不同骨解剖部位的好发肿瘤,可以有效地提高骨肿瘤及瘤样病变的诊断正确率(表 1-5-1-5)。例如,肿瘤发生于股骨远端后侧皮质表面且骨化明显时,强烈提示其可能为皮质旁骨肉瘤。釉质瘤与骨性纤维结构不良几乎只发生于胫骨和/或腓骨。软骨母细胞瘤主要见于儿童和青少年长骨的骺端或相当于骺部的解剖部位。骨膜软骨瘤多数发生于肱骨干骺端骨表面。儿童的单纯性骨囊肿常发生于肱骨近端或股骨近端。非骨化性纤维瘤好发于儿童下肢的长骨干骺部。肋骨最常见的良性骨原发肿瘤是纤维结构不良,恶性者多数为转移癌。手部短骨最常见的肿瘤为内生软骨瘤。同样的组织形态特点,发生在中轴骨及骨盆命名为软骨肉瘤 1 级,而发生在四肢长骨和短骨时,仅仅需要报告非典型性软骨性肿瘤(中间性肿瘤)。2017 年更新的 CAP 骨肿瘤诊断报告指南中,已经将骨盆、脊柱和四肢骨明确分开说明,足见位置对骨肿瘤诊断的重要性。

表 1-5-1-5 常见骨肿瘤及瘤样病变在长骨的好发位置

骺端	干骺端	骨干
软骨母细胞瘤	非骨化性纤维瘤	纤维结构不良
骨巨细胞瘤	单纯性骨囊肿	内生软骨瘤
骨髓炎	内生软骨瘤	骨性纤维结构不良
透明细胞软骨肉瘤	动脉瘤样骨囊肿	釉质瘤
	骨样骨瘤	Ewing 肉瘤
	骨母细胞瘤	骨膜骨肉瘤
	骨肉瘤	淋巴瘤
	软骨肉瘤	
	未分化肉瘤	
	淋巴瘤	

骨内有多发病灶时,首先应考虑转移性肿瘤(癌或肉瘤)或淋巴造血系统肿瘤(浆细胞骨髓瘤和淋巴瘤等),然后再考虑多部位的骨原发肿瘤或瘤样病变(表 1-5-1-6)。

表 1-5-1-6 骨原发肿瘤或瘤样病变(多病灶)

棕色瘤(甲旁亢)
内生软骨瘤病(Ollier 病)
纤维结构不良
血管瘤病
血管肉瘤
朗格汉斯细胞组织细胞增生症
非骨化性纤维瘤
骨软骨瘤病
Paget 病
骨髓炎
SAPHO(慢性局灶复发性骨髓炎综合征)
骨肉瘤
骨巨细胞瘤
代谢性骨病
其他

3. 症状和体征　骨肿瘤的临床表现通常包括疼痛、肿胀、活动受限、皮温增高、静脉曲张、伴/不伴病理性骨折，有些患者不仅有局部症状，还会出现全身表现，诸如发热、贫血、体重减轻、恶病质等（图 1-5-1-1）。另外，在一些临床实验室检查结果中也会出现异常，例如血钙、血磷、碱性磷酸酶及甲状旁腺激素水平等也对骨病变的诊断有一定提示作用。而某些骨肿瘤或瘤样病变则几乎没有症状，通常在体检或其他影像学检查中偶尔发现，其病程迁延数年，有些还可以自愈。例如，非骨化性纤维瘤，骨瘤等。

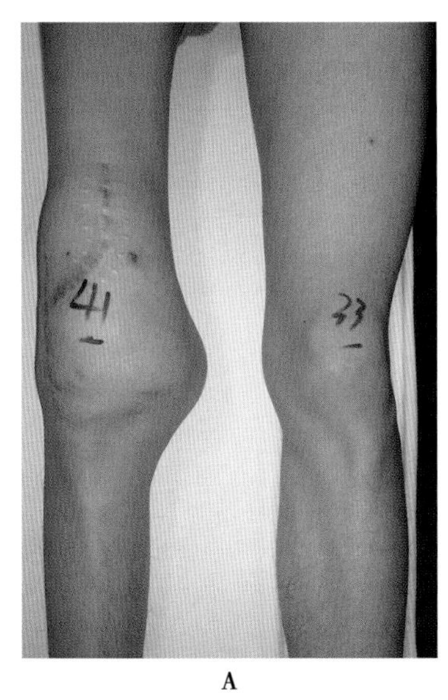

A

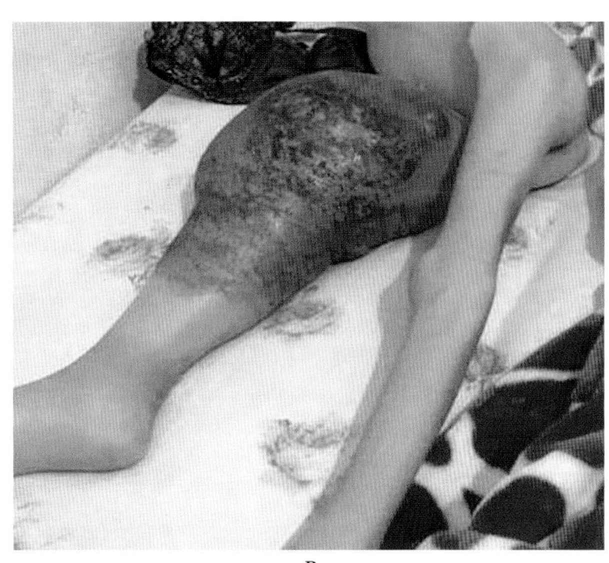

B

图 1-5-1-1　骨肿瘤的症状和体征
A. 患肢明显畸形。B. 骨肉瘤恶液质患者

4. 影像学特点　影像学在骨肿瘤的诊断、分期评估、治疗效果监控及复发判断等方面起到了重要作用。通过影像学检查可以判断骨肿瘤的位置、病变范围、基质密度/信号、骨膜反应及软组织受累情况等，这些信息都有助于病理诊断。

（1）X 线片：X 线片是重要的首选检查，其他影像学检查都是基于平片的进一步检查。X 线片可以显示病变的位置、边缘情况、基质矿化程度及骨膜反应等。可以通过观察病变生长的破坏方式或边缘情况来判读病灶是否属于侵袭性肿瘤。例如病变边界清晰且伴有硬化缘多提示病变为良性且生长缓慢、“虫蚀样”或“渗透样”边缘改变提示病变为恶性或具有侵袭性的生长方式（需注意：部分炎症亦可具有侵袭性破坏方式）。除边缘情况外，骨膜反应类型亦可被用来帮助判断病变的侵袭程度，连续实性的骨膜反应常提示病变为良性，而层状、葱皮状、日射状骨膜反应或 Codman 三角的形成常提示病变为恶性或具有侵袭性。在病变基质的判读方面，X 线片可提供病灶内是否含有钙化、纤维骨样基质或成骨等信息，软骨钙化基质呈特征性的斑点状、弧状或环状高密度，纤维骨样基质呈“磨玻璃样”高密度，而成骨则多呈结节状、团片状或云絮状高密度（图 1-5-1-2A）。通过 X 线征象的综合分析，常可以清楚判断病变的良恶性，甚至明确病名诊断。特别是，部分良性肿瘤或病变（例如典型的非骨化性纤维瘤、纤维结构不良等）可以通过 X 线片直接诊断而无需进一步影像学检查。但是，X 线片也存在许多技术局限性，包括空间分辨率差、组织分辨率差等，致使恶性肿瘤的范围不能精确判断、肿瘤内部软组织成分及软组织肿块情况难以明确、骨盆与脊柱等复杂解剖部位的病变观察困难（图 1-5-1-2B）。

（2）CT：相比 X 线片，薄层的 CT 图像具有更高的空间分辨率、组织分辨率，并且能够多平面重组，因此能够显示肿瘤对骨盆、脊柱等复杂解剖部位的破坏（图 1-5-1-3A），对骨皮质的完整性、髓腔破坏程度、基质成分与骨膜反应情况提供了更好的评价，例如 CT 能够更好地显示骨样骨瘤的瘤巢，能够判断病灶内部是否含有脂肪、液体、钙化或骨化等。目前，CT 图像发现细微的皮质破坏或病理骨折、细小的基质矿化的作用是其他影像技术所不能取代的（图 1-5-1-3B）。CT 增强图像还能够评价软组织肿块情况、分析肿瘤与神经血管等重要解剖组织的关系。此外，CT 图像还能用以射频消融或穿刺活检的精准定位。胸部 CT 则常被用以发现骨肿瘤的肺内转移灶，能够帮助肿瘤分期与预后评价。但是，CT 技术由于辐射剂量大、组织对比度仍欠佳等原因被限制了在临床中的应用。

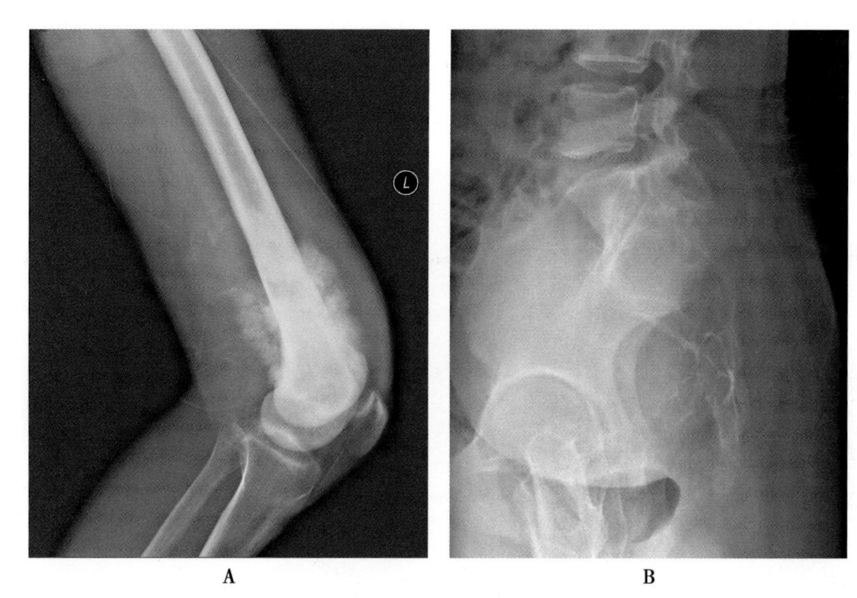

图 1-5-1-2 骨肿瘤的 X 线特点

A. X 线侧位片显示骨肉瘤的云絮状成骨。B. X 线侧位片显示骶骨区域溶骨破坏，但由于与其他组织影像重叠，肿瘤范围、内部成分难以判断

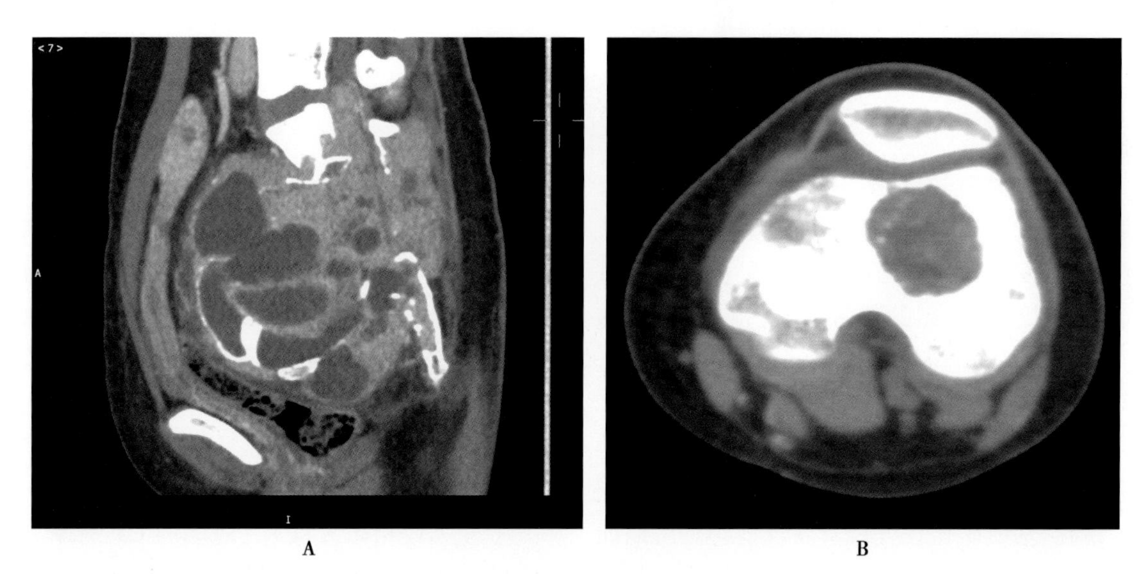

图 1-5-1-3 骨肿瘤的 CT 特点

A. CT 增强后矢状面软组织窗图(与图 1-5-1-2B 为同一患者)清楚显示骶尾骨广范围破坏，肿块巨大，并占据了骶管。B. CT 横断面软组织窗显示软骨母细胞瘤内细微的钙化

(3) MRI：磁共振成像技术由于具有极佳的组织对比度，在评估肿瘤累及范围(髓腔内范围、软组织肿块范围)时，是目前最佳的影像学手段(图 1-5-1-4A)，对骨肿瘤的分期与治疗至关重要。MRI 善于显示病灶范围的能力使得髓腔内微小病灶、恶性肿瘤的髓腔内跳跃灶、骨的淋巴造血系统肿瘤或转移癌能够被早期发现，并且使得骺板受侵犯程度、关节受累情况、肿瘤与周围血管神经的关系亦能得到较好的评价。MRI 多序列的组合应用有助于对病灶内组织成分的分析，例如：帮助判断病灶内是否含有出血坏死等液体成分、液-液平面、脂肪、粗大的纤维条索、粗大血管或含铁血黄素(图 1-5-1-4B)等。除此外，MRI 可明确判断瘤周水肿的情况，有助于鉴别肿瘤良恶性、缩减良性病灶的鉴别诊断，例如：恶性骨肿瘤常伴有明显的瘤周水肿，而多数的良性骨病变在未发生病理骨折的情况下不伴有瘤周水肿；发现良性病灶伴有明显瘤周水肿时，可考虑朗格汉斯细胞组织细胞增生症、软骨母细胞瘤、骨样骨瘤/骨母细胞瘤、Brodie 脓肿/炎性肉芽肿等。MRI 新技术的应用对于骨肿瘤的诊断与分期亦有帮助，例如弥散加权成像(DWI)可用以鉴别椎体压缩性骨折与病理性骨折，化学位移成像可用以鉴别髓腔内红骨髓与肿瘤组织，全身 MR 成像可用以评价骨髓瘤在全身骨骼的累及范围与疗效评估。MR 增强检查可以

帮助判断肿瘤实性组织的存在区域，对炎性病变与肿瘤的鉴别诊断、残存肿瘤或肿瘤复发的判断具有重要意义，动态增强图像可用以化疗效果的评估，3D 增强图像可用以穿刺活检的定位。但是，MRI 也存在诸多技术局限性，例如磁场的存在、检查时间过长、对骨矿质显影能力差、薄层数据的信噪比差、组织信号受扫描参数影响大、伪影多等。这是病理科医生在参考 MR 图像时特别需要注意的。

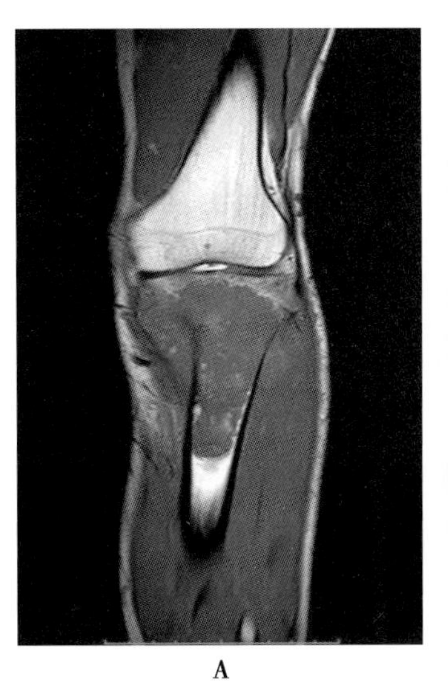
A

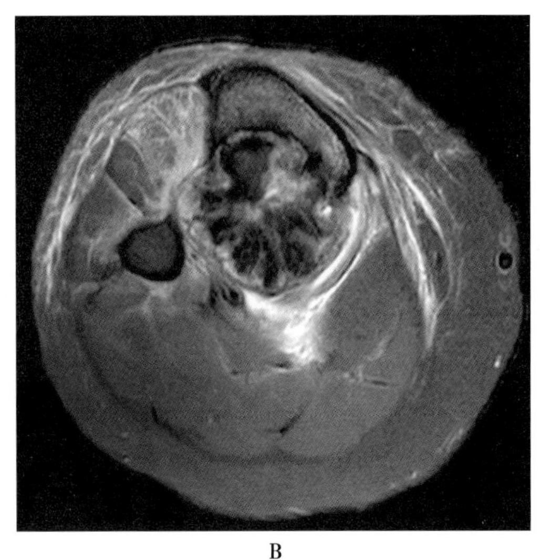
B

图 1-5-1-4　骨肿瘤的 MRI 特点

A. MRI 冠状面 T1WI 图清晰显示胫骨近端骨肉瘤的髓腔内边界。B. MRI 横断面脂肪抑制 T2WI 图示血管肉瘤内多发出血后含铁血黄素沉着（大片低信号区），瘤周水肿

（4）骨扫描：骨骼系统的病灶，无论溶骨改变或成骨改变，均会出现不同程度的骨转换增加，在骨显像的影像上可表现为骨骼摄取放射性活性（放射性示踪剂^{99m}Tc-MDP）的增高。由于代谢改变的出现通常先于结构改变，因此核素骨显像往往能够比形态学影像更早地发现病灶，是探测骨肿瘤的灵敏手段。全身骨显像对于原发骨肿瘤最主要的作用在于确定病灶是单发还是多发，对于单发病灶的患者，还有助于探测是否存在多发或同期病灶（如多骨纤维结构不良、骨肉瘤的多中心病灶或髓内跳跃病灶）。对于骨肉瘤可以协助探测有无肺、骨及软组织转移，为进一步明确肿瘤分期提供依据。同时全身骨显像是在术后随访时判断复发和转移的灵敏手段。由于全身骨显像可以显示骨骼的全貌，根据骨代谢异常病灶的数目、范围、病灶局部的摄取特点以及在全身骨骼的分布特征等信息，能够为原发骨肿瘤与骨转移瘤或骨的良性发育代谢性病变的鉴别诊断提供依据，同时还可以为选择适合的穿刺活检部位提供参考。在常规平面全身显像的基础上，对病变部位进行 SPECT/CT 融合显像能够将核医学显示的骨骼代谢特点与诊断级 CT 显示的特征性结构改变相结合，弥补了局部解剖结构显示欠佳的不足，从而更好地判断病灶范围及毗邻组织的受累情况，并提高了良恶性病变鉴别诊断的准确性（图 1-5-1-5）。

（5）PET-CT：^{18}F-FDG PET/CT 显像扫描范围广，一次完成全身显像，可以同时探测骨骼及骨外的全身其他脏器及组织病变，在反映局部肿瘤活性的同时显示患者淋巴结转移及远处转移的情况，在恶性肿瘤诊断及临床分期方面有特殊的优势。对于骨肿瘤的发现、定位、分级、分期、治疗监测和疗效评估具有其他常规影像检查手段不可替代的作用。与^{99m}Tc-MDP 骨显像相比，PET/CT 显像能够对一些原发恶性骨肿瘤，如骨肉瘤、恶性纤维组织细胞瘤等出现肝、肺、淋巴结的转移或邻近软组织的受累情况作出更为灵敏、全面的评价。对于多发性骨髓瘤、骨淋巴瘤等，^{18}F-FDG PET/CT 显像可一次全身显像确定病灶数目及是否存在骨外组织浸润，能够更灵敏地探测骨髓或淋巴结受累情况，并且病灶摄取^{18}F-FDG 的程度与其恶性程度、增殖活性密切相关，为预后、疗效评估及制订个体化诊疗方案提供至关重要的评价依据。在骨转移瘤的诊断方面，^{18}F-FDG PET/CT 显像可以显示仅限于骨髓尚未引起成骨或溶骨反应的转移性病变，能够早期诊断骨髓转移，较 CT 和^{99m}Tc-MDP 骨显像更早、更灵敏地发现病灶。

（六）骨肿瘤标本处理及检查方法

1. 标本处理—骨组织脱钙技术　从骨中去除钙质的方法称为脱钙，脱钙的过程即从有机胶原基质、钙化软骨

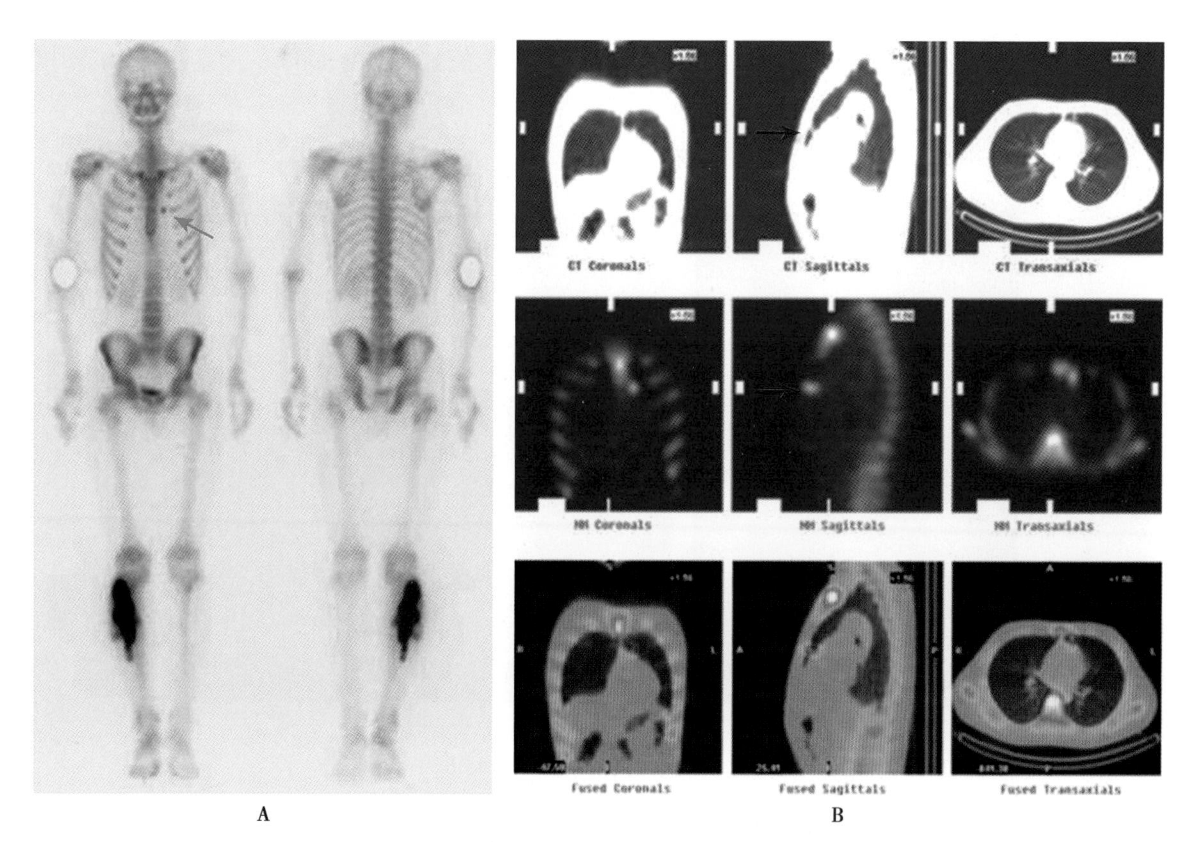

图 1-5-1-5 骨肿瘤的骨扫描特点
A. 右腓骨上段骨肉瘤伴左肺转移。B. 肺内转移灶 SPECT/CT 融合图像

和周围组织中去除无机钙。脱钙是骨组织制片当中必要的关键步骤，脱钙效果直接影响骨标本制片质量。偶尔，石蜡包埋或冷冻组织中小块骨组织或钙化灶也可以直接切片，不会对刀片带来明显损坏，也不会破坏周围组织。但苏木素染色后，这些病灶周围通常会出现裂纹和伴有淡紫色空晕的紫色颗粒，可能影响病理诊断。脱钙效果与患者的年龄、骨骼类型、标本大小和溶液温度等因素都有密切关系。

骨组织的脱钙方法分为三大类：①酸类脱钙法；②螯合剂脱钙法；③离子交换树脂脱钙法。目前推荐临床工作中使用酸类脱钙法，不同地域不同医疗机构使用的试剂配伍可能不同。甲酸是目前国际上比较推崇的脱钙用酸制剂，在欧洲、日本和美国很多医学中心使用，也有部分医学中心仍然使用盐酸和硝酸脱钙。甲酸属于弱酸，对骨标本损伤较小，不影响常规 HE 染色和免疫组化等。

北京积水潭医院脱钙方法推荐如下：对含骨的标本可先挑出质软的成分常规中性甲醛溶液固定制片。剩余的骨性组织，首先锯成小块薄片，厚度 5mm 以内。常规中性甲醛溶液固定后，建议使用联合配方即 98%甲酸与 10%甲醛按 1∶1混合后浸泡在 20 度左右室温下，脱钙液体积相当于 10 倍标本体积。严格控制时间，及时更换补充新液。可以每天一次针扎、手掐、扭曲等手段来检测骨的柔软程度，从而判断脱钙终点，使用质软流水（自来水）缓冲洗至少 8 小时去酸后常规浸蜡制片。大多数 5mm 厚度内的骨切片在 24 小时内完成脱钙，少数高度硬化的骨标本需延长脱钙时间。因为过度脱钙会造成染色不佳和细胞学特征模糊的可能。如果需要加快脱钙过程，可将有脱钙液的标本容器放置于超声仪中处理。

任何一种酸对组织的着色能力都会有一些损伤效应。这种情况随着溶液酸性的增加和脱钙时间延长而加重。所以我们不推荐使用强酸快速脱钙，这样做往往使切片染色不理想。随着病理技术的进步，越来越多的标本有分子检测的需求，酸脱钙的过程会降解核酸影响分子检查，2020 版 WHO 骨与软组织肿瘤分类一书已经明确推荐使用 EDTA 这种螯合剂作为分子检测骨标本脱钙试剂来替代传统酸制剂，缺点是耗时长，一般需要数周或数月。目前有学者尝试联合其他试剂或物理方法如微波等方法以提高单一使用 EDTA 的效果，但结论还不肯定。

2. 取材

（1）穿刺骨活检标本：穿刺标本通常呈条索状或破碎组织，要求全部取材，质硬时需脱钙。破碎组织可以使用伊红试剂后再用滤纸或纱布包裹，以防遗失（图 1-5-1-6A、B）。

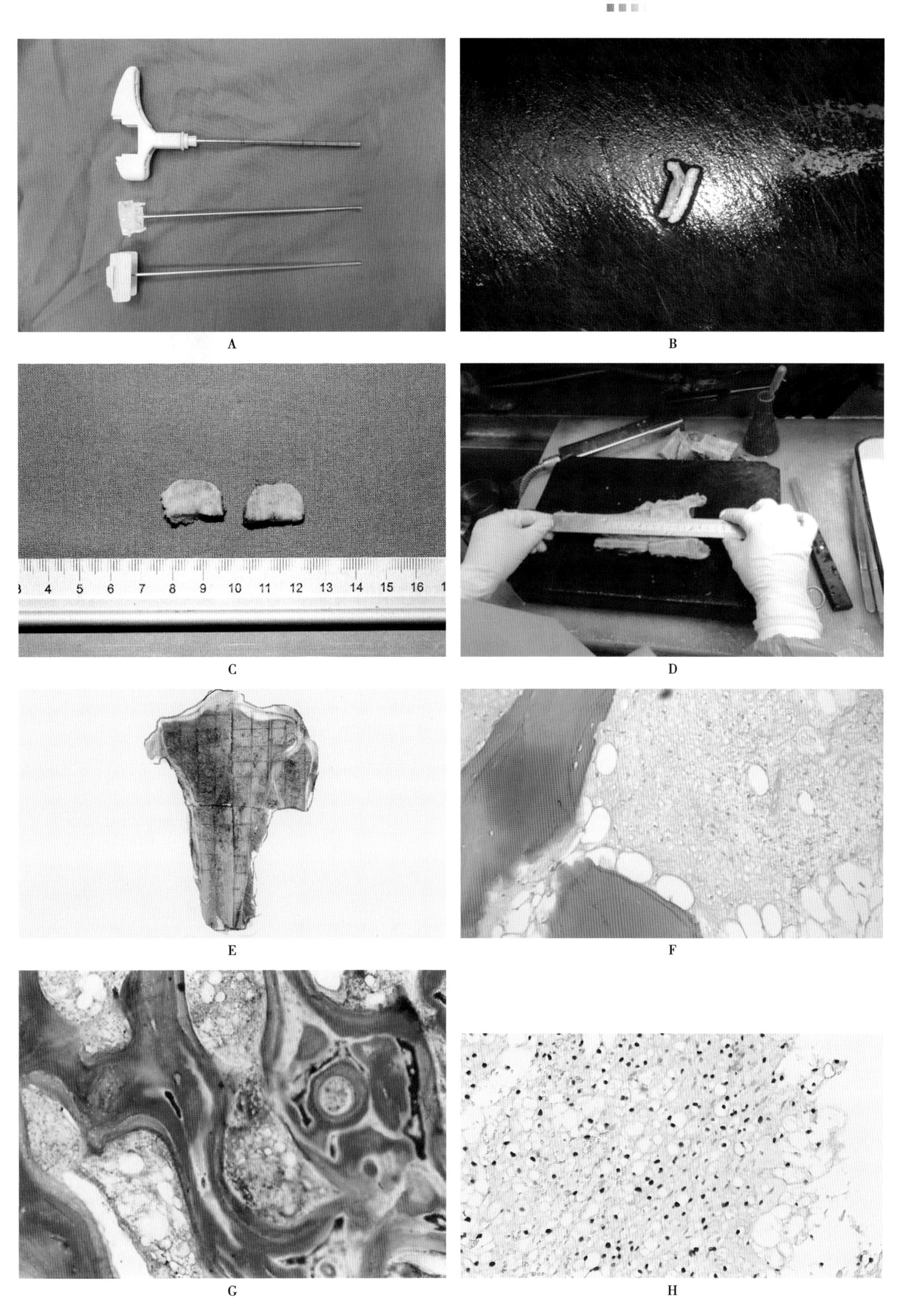

A
B
4
5
6
7
8
9
10
11
12
13
14
15
16
C
D
E
F
G
H

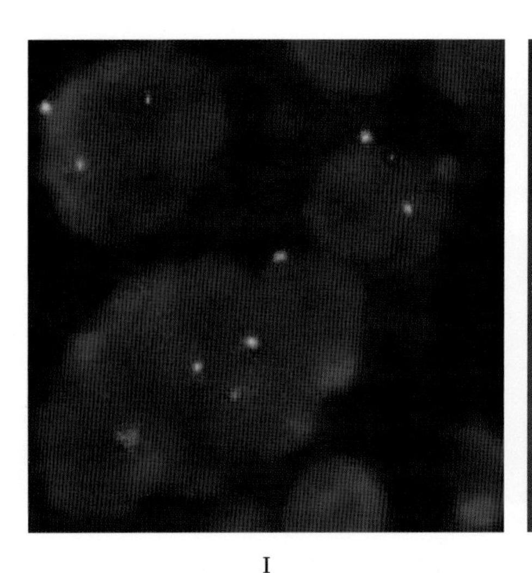

I

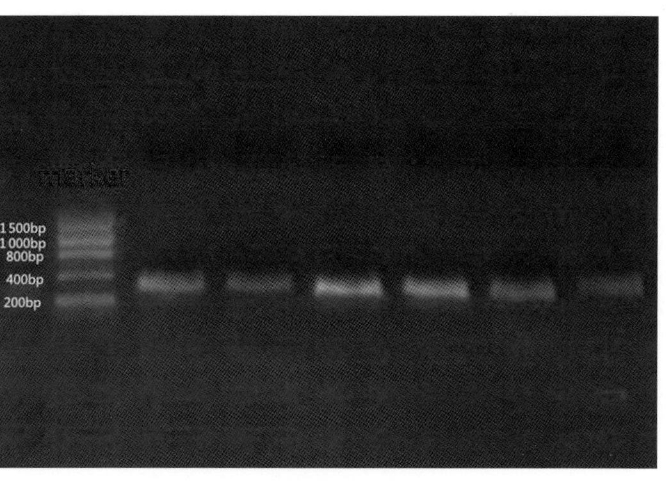

J

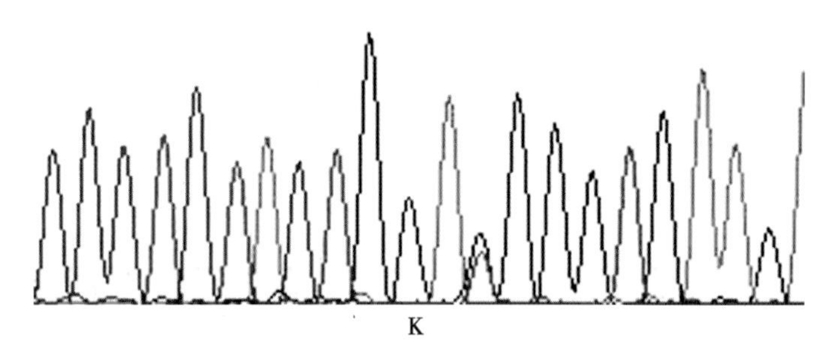

K

图 1-5-1-6 骨肿瘤

A、B. 穿刺骨活检。A. 带芯穿刺针。B. 穿刺标本呈条索状。C. 小块骨组织取材:沿长轴切开暴露切面。D. 骨肿瘤的大体取材过程。E、F. 骨肿瘤坏死率。E. 骨肉瘤化疗后标本取材。F. 骨肉瘤化疗后坏死改变。G. 骨的特殊染色:骨结构染色(Masson 三色)。H. 骨的免疫组织化学染色:脊索瘤细胞核 brachyury 阳性。I. 骨肿瘤的荧光原位杂交结果:滑膜肉瘤检测到 SS18 信号分离。J. 骨肿瘤的聚合酶链反应结果:软骨母细胞瘤 H3F3B PCR 产物电泳图。K. 骨肿瘤的分子遗传学结果:骨巨细胞瘤 DNA 测序显示 H3F3A G34W 突变(GGG>TGG)

(2) 小块骨组织取材:标本直径大于 5mm 时,可用小的细齿锯沿纵轴锯开,去除软组织,切开骨组织使其尽量多暴露病变或骨组织,进行脱钙过程。当标本中含软骨时,取材时应显示其与骨的关系(图 1-5-1-6C)。

(3) 大体切除标本取材:骨肿瘤大体标本规范化描述可以提示临床病理医师的镜下诊断。取材过程应注意以下(图 1-5-1-6D):取材医师需要在取材前对手术前的临床诊断及影像学资料进行复习;测量送检整体标本的长度及周径(包括测量肿瘤水平的周径),确定病变部位及大小,暴露标本的多个切面;标本完整且易于定位时要对肿瘤的各切缘进行取材,有条件应涂抹墨汁进行切缘标识;一般沿最大径三维切割,取出肿瘤最大面带周围正常骨交界处薄片,推荐沿肿瘤长径每厘米取材一块;检查切面,测量描述病灶范围,所有大体上不一致的区域均应取材,取材应该包括肿瘤主体及周围和邻近的皮质,骨髓,骨骺线,关节软骨,骨膜及软组织交界区域及边界,特别重视肿瘤的髓内成分,肿瘤穿透皮质的部位,含正常骨组织的肿瘤内表面等;仔细检查骨髓腔内非毗邻的“跳跃灶”情况;要测量肿瘤边缘距骨标本切缘的距离,从骨组织断端还要挖取少量的骨髓组织作为内切缘。

如果穿刺结果发现高级别恶性肿瘤,大体标本即按照标准进行取材即可。如果术前穿刺结果是良性或低度恶性肿瘤——大体可能有恶性程度更高的区域,则需要对肿瘤不同部位多取材。有坏死区,还要选择与未坏死区的交界处取材,警惕酷似坏死区域可能是黏液或水肿可能。

(4) 坏死率的评估:坏死率是骨肉瘤或 Ewing 肉瘤新辅助化疗后病理组织学评估的简称,其目的是对骨肉瘤和 Ewing 肉瘤患者药物使用疗效、生存率及整体预后进行评估并提示反馈临床,也是骨肉瘤和 Ewing 肉瘤独立评估预后的重要因子。如果化疗后坏死率高于 90%,完全切除病灶的患者五年生存率高于 80%。如果化疗后坏死率低于 90%,提示化疗效果不佳,有可能需要调整治疗和随诊计划。随着 20 世纪 70 年代新辅助化疗方案在临床的应用,由 Memorial Sloan-Kettering 肿瘤医院的 Rosen 和 Huvos 倡导的化疗后手术标本取材和评估分级被全世界肿瘤中心所采纳,该操作按照 CAP 标准主要由病理科完成取材并照相(图 1-5-1-6E),由病理科医师对取材标本进行病理学逐块评估再汇总并根据 Huvos 分级标准得出评估结果(图 1-5-1-6F)。Huvos 分级标准包括以下四级:Grade Ⅰ:肿瘤细胞没有或几乎没有坏死;Grade Ⅱ:肿瘤细胞坏死超过 50%;Grade Ⅲ:肿瘤细胞坏死超过 90%;Grade Ⅳ:肿瘤细胞全部坏死。

日常工作中,骨肉瘤新辅助化疗后坏死率取材具体操作步骤如下:

1) 骨肿瘤标本沿长轴锯开取最大径薄片(薄片厚度约 1cm),薄片应包括肿瘤主体和周围组织,以及邻近的皮质骨膜、骨髓、关节软骨及软组织交界区域等。

2) 照相,并复习手术前影像学资料核对肿瘤位置大小。

3) 对薄片进行脱钙处理。

4) 脱钙完成后,对薄片进行“网格”样分割,每厘米取材一块并逐一编号。

5) 取材部分应包括累及软组织的部分,肿瘤与正常组织交界处等。

6) 进行逐块评估,最后汇总数据。

7) 根据 Huvos 分级方法,进行评估发出报告。

3. 病理学检测方法

(1) 病理常规 HE 染色:也称为苏木素伊红染色,是目前应用最广泛的组织学染色方法。

(2) 病理特殊染色:尽管特殊染色的方法历史悠久,简单而特异性高的特点目前仍不失为对常规 HE 染色的有利补充,是免疫组化等方法无法替代的。某些检查项目例如银染色、Masson 染色(图 1-5-1-6G)、抗酸染色等,在鉴别肿瘤来源、感染、显示细胞外成分及组织的低倍解剖结构等方面有一定作用。例如,过碘酸-希夫(PAS)染色可以用来发现腺泡状软组织肉瘤结晶物质及 Ewing 肉瘤细胞内的糖原。

(3) 免疫组织化学染色:经甲醛溶液固定的标本可以进行一系列辅助检查,其中免疫组织化学染色技术已经成为临床病理诊断不可或缺的技术手段。在全世界各级病理实验室多数都可以准确完成。免疫组化在鉴别骨原发肿瘤与转移癌、淋巴造血系统肿瘤、某些特殊的骨肿瘤如骨巨细胞瘤、软骨母细胞瘤、脊索瘤、釉质瘤等方面有很大作用。虽然有助于骨肿瘤诊断的抗体较其他亚专科少,但 Osteonectin、Osteocalcin、RUNX2、Osterix CKpan、Vimentin、EMA、S-100、Desmin 和 SMA 等是比较常用的抗体,一些与基因异常有关的抗体也逐渐进入一线抗体系列,包括 H3.3G34W、H3K36M、brachyury、SATB2、MDM2、CDK4、CAMTA1、DOG1、INI-1、CD99、NKX2.2、Fli-1、ERG、IDH1 等(图 1-5-1-6H,表 1-5-1-7)。

表 1-5-1-7　骨肿瘤常用免疫组化抗体

骨肿瘤	诊断常用免疫组化抗体
骨巨细胞瘤	H3.3G34W
软骨母细胞瘤	H3K36M
脊索瘤	Brachyury
差分化的脊索瘤	INI-1
骨样骨瘤/骨母细胞瘤	FOS/FOSB
上皮样血管内皮瘤	CAMTA1,TFE3
Ewing 肉瘤	CD99,NKX2.2,Fli-1,ERG
低级别骨肉瘤	MDM2,CDK4,p16
骨肉瘤	SATB2
CIC 重排肉瘤	DUX4,WT-1,ETV4
伴 BCOR 遗传学异常肉瘤	BCOR,CCNB3
孤立性纤维性肿瘤	STAT6,CD34

(4) 流式细胞学:流式细胞学是一种快速测定悬浮细胞的多参数特征,然后分析整理数据,再从整个群体中分选出特定细胞亚群的技术。在对骨的造血系统肿瘤(如浆细胞瘤和淋巴瘤时)诊断时,除了检测特定的细胞成分外,还可以测量一些其他的细胞特征,如小角度的光散射、脉冲宽度或电导率。通常细针穿刺或粗针穿刺的标本都可以达到标本要求。

(5) 电镜:电镜在骨肿瘤诊断中使用价值有限。电镜可以协助医生了解肿瘤发生和分化途径,但这种对超微结构的观察不能协助鉴别反应性增生及良/恶性肿瘤。过去曾使用电镜帮助鉴别梭形细胞肿瘤、小圆细胞恶性肿瘤、血管或非血管源性肿瘤及广泛的骨转移瘤,现在免疫组化技术的出现已经基本替代了电镜在这方面的作用。目前,使用电镜技术描述的超微结构特点仍然对某些骨肿瘤和肿瘤样病变具有潜在诊断意义。例如,朗格汉斯细胞组织细胞增生症时胞质内的“Birbeck”颗粒以及腺泡状软组织肉瘤的胞质内菱形或棒状结晶对病理诊断都有所帮助。

(6) 荧光原位杂交:荧光原位杂交的原理是利用荧光标记的特异核酸探针与细胞内相应的靶 DNA 分子结合,然后在荧光显微镜或共聚焦激光扫描仪下观察荧光信号,对待测 DNA 进行定性、定量或相对定位分析。目前该项技术已经广泛应用于骨与软组织肿瘤(表 1-5-1-8),特别是断裂-分离探针的使用可以很好地检测某种基因是否存在异位或重排，缺点是不能判定其伴侣基因。例如EWSR1探针（Ewing肉瘤）、SSY18探针（滑膜肉瘤）（图1-5-1-6I）、MDM2探针（骨旁骨肉瘤或低级别中心型骨肉瘤，非典型性脂肪瘤性肿瘤/高分化脂肪肉瘤，去分化脂肪肉瘤）、USP-6探针（动脉瘤样骨囊肿）、NCOA2探针（间叶性软骨肉瘤），CAMTA1探针（上皮样血管内皮瘤）等。融合探针使用有局限性，因为不少肿瘤的融合伙伴基因常常是多个，发生频率也不同，逐一使用融合探针检测会造成经济成本和时间成本激增，不如进行高通量测序便捷。

表1-5-1-8 骨肿瘤常用FISH探针

骨肿瘤	FISH探针
Ewing肉瘤 EWSR1-non-ETS融合圆细胞肉瘤 肌上皮瘤 骨外黏液样软骨肉瘤	EWSR1，FUS
骨样骨瘤 骨母细胞瘤	FOS，FOSB
低级别中心型骨肉瘤 骨旁骨肉瘤	MDM2
滑膜软骨瘤病	FN1-ACVR2A
间叶性软骨肉瘤	NCOA2
上皮样血管瘤	FOSB
上皮样血管内皮瘤	CAMTA1，TFE3
动脉瘤样骨囊肿	USP-6
放疗相关骨的血管肉瘤	MYC
滑膜肉瘤	SS18

（7）聚合酶链反应：聚合酶链反应方法是一种用来放大扩增特定DNA片段的分子生物学技术，它可看作是生物体外的特殊DNA复制（图1-5-1-6J），PCR的最大特点是能将靶目标DNA大幅增加便于观察，而逆转录PCR技术（RT-PCR）是目前最实用热门的技术。目前该方法已广泛用于涉及核酸的各学科研究以及临床疾病的诊断和治疗监测。可以检测基因突变、基因重排和染色体易位，特别是与一代测序技术联合使用时，可以检测软骨肉瘤IDH1和IDH2突变，骨巨细胞瘤和软骨母细胞瘤中H3F3A和H3F3B基因异常，纤维结构不良的GNAS基因突变等（表1-5-1-9）。随着技术的进步，第三代PCR技术-数字PCR（Digital PCR，dPCR，Dig-PCR）已经登场，它将采用直接计数目标分子而不再依赖任何校准物或外标的方法，就可确定低至单拷贝的待检靶分子的绝对数目。

表1-5-1-9 骨肿瘤常用PCR/一代测序

骨肿瘤	常用PCR/一代测序
骨巨细胞瘤	H3F3A
软骨母细胞瘤	H3F3B，H3F3A
纤维结构不良	GNAS
内生软骨瘤 普通型软骨肉瘤	IDH1，IDH2
骨软骨瘤	EXT1，EXT2
脊索瘤	CDKN2A，CDKN2B
差分化的脊索瘤	SMARCB1
间叶性软骨肉瘤	NCOA2
肌纤维瘤	PDGFRB
朗格汉斯细胞组织细胞增生症	BRAF600E，BRAF600K

（8）DNA序列分析（一代测序及二代测序）：DNA测序技术是分子生物学研究中最常用的技术之一，它的出现极大地推动了病理学的进展。骨肿瘤方面，已经开始在科研方面使用测序方法与PCR方法结合来辨识特异的突变基因及融合基因等。以往的双脱氧末端终止法为代表的第一代测序技术已经逐渐被新兴的二代测序技术所取代。

二代测序（NGS）技术又称大规模平行测序，能够同时对上百万甚至数十亿个DNA分子进行测序，实现大规模高通量测序的目标，是继Sanger测序后的革命性进步。不仅在通量上存在优势，NGS还有利于发现未知基因变异，但在使用中也存在检测技术，数据分析，解读方面的种种挑战。未来相信随着NGS大规模开展和价格的降低，越来越多的肿瘤患者会从中收益。

（七）骨肿瘤分子遗传学进展

多年来，骨肿瘤的诊断主要依靠传统的临床-影像-病理三结合原则并根据病理组织学特点来明确诊断。近十几年来，随着细胞遗传学和分子病理学技术的发展，骨肿瘤相关分子事件（molecular events）的发现和研究也逐步深入和细致化，许多骨肿瘤的发病机制逐步被揭示，而根据细胞遗传学异常转化的相应检测试剂和手段也已经逐步应用到日常诊断工作中，极大的提高了骨肿瘤的诊断和治疗水平，在预后评估方面也提供了重要依据。概括来说，骨肿瘤主要的分子病理改变包括两大类，一类为具有复杂核型，多基因组畸变的肿瘤，如骨肉瘤、软骨肉瘤和脊索瘤等，它们常同时合并胚系突变，体细胞突变和驱动基因异常情况；另一类为具有相对特异性基因改变的肿瘤，如Ewing肉瘤（EWSR1或FUS基因重排），骨巨细胞瘤（H3F3A基因突变），软骨母细胞瘤（H3F3A及

H3F3B 基因突变）等，此类肿瘤常会出现特异性可重复检测的基因异位重排，突变和扩增等情况。骨肿瘤分子病理诊断手段多样，免疫组化，荧光原位杂交，RT-PCR，Sanger 测序，新一代测序，比较基因组杂交和单基因多肽性分析等都有各自的优缺点，后面几种检测方法的时间和经济成本均居高不下，目前仍旧以科研为主要目的，还很难在临床大规模常规使用。

对于需要做分子生物学检查（如 FISH，RT-PCR 及 NGS 等）的肿瘤标本，建议使用冷冻组织或新鲜标本。如果取材过程中发现质软组织几乎没有，建议不使用酸制剂，而是使用 EDTA 螯合剂进行缓慢脱钙，最大限度地保护核酸不被降解。随着病理技术领域的发展，不影响核酸降解的快速脱钙液已经问世，经验还在摸索中。

WHO 2020 版骨与软组织肿瘤分类一书较 2013 版有很大改变，骨肿瘤不仅在分类及命名方面变化较大，在分子遗传学方面也新增了不少内容（表 1-5-1-10），较旧版关于分子病理学认识内容更新的病种包括：内生软骨瘤、骨膜软骨瘤、软骨肉瘤等会出现 IDH1/IDH2 突变；软骨母细胞瘤常伴有 H3K36M 基因突变；间叶性软骨肉瘤会出现 HEY1-NCOA2 融合基因；骨样骨瘤和骨母细胞瘤多数会出现 FOS/FOSB 重排；90%以上低级别中心型骨肉瘤和骨旁骨肉瘤出现 MDM2、CDK4 扩增；骨巨细胞瘤 90%病例会出现 H3G34W 基因突变；骨的上皮样血管内皮瘤多数出现 WWTR1-CAMTA1 融合基因，少数出现 YAP1-TFE3 融合基因；70%原发动脉瘤样骨囊肿会出现 *USP-6* 基因重排；脊索瘤出现 CDKN2A 和 CDKN2B 丢失等。Ewing 肉瘤中存在特异性染色体易位并形成 EWS-ETS 家族融合基因已经被广为接受，并且相应的病理检查项目（FISH 检测 EWSR1）已经成功应用于临床辅助诊断，并且取得了很好的效果。除了 Ewing 肉瘤，其他骨的未分化小圆细胞肉瘤（CIC 重排肉瘤、伴有 BCOR 遗传学异常的肉瘤和 EWSR1-non-ETS 融合的圆细胞肉瘤）曾经被称为“Ewing 样肉瘤”，单凭组织学形态和免疫组化几乎和 Ewing 肉瘤无法区分，只能依靠分子遗传学方面的检测才能将其从 Ewing 肉瘤中划分出来。研究发现，细分这几种肿瘤的目的不仅为了寻找与基因突变相关的靶向药物从而更好地指导治疗，而且还发现它们在预后方面也存在差异。

近几年，骨肿瘤分子遗传学研究的热点不仅仅集中在基因组学，还涉及到蛋白组学、表观遗传学，药物的靶向治疗、免疫治疗及基因异常导致肿瘤预后差异等方面。以骨肉瘤为例，研究发现以 HIC1、WIF1 等基因由于过度甲基化导致细胞转录活性异常，从而影响肿瘤的发生和发展。骨巨细胞瘤 OPG-Rank-RankL 通路的研究揭示了肿瘤性单核基质细胞与多核巨细胞的关系，针对此通路的靶向药物地诺单抗已经在国内外多家医学中心应用到临床一线，成为骨肿瘤治疗当中使用广泛的靶向药物，对骨巨细胞瘤病例取得了很好的疗效。Ewing 肉瘤大部分都存在 EWSR1 基因重排，但重排伙伴基因有多种，新近的研究发现 EWSR1-FLi1 融合模式病例预后明显好于其他融合模式（EWSR1-ERG，FEV，ETV1/4 等）的病例。

综上所述，分子遗传学的进展不仅为骨肿瘤病理诊断带来更多的便利与契机，在指导临床制定骨肿瘤治疗策略和预测肿瘤生物学行为方面将扮演越来越重要的角色。

表 1-5-1-10　骨肿瘤分子遗传学

组织学类型	细胞遗传学异常	基因异常
软骨肉瘤	复杂改变	IDH1 和/或 IDH2 突变
滑膜软骨瘤病	t(2;2)(q22;q35)	FN1-ACVR2A ACVR2A-FN1
软骨黏液样纤维瘤	t(6;6)(q24;q13) t(6;3)(q24;q26) t(6;6)(q24;q23)	COL12A1-GRM1 TBL1XR1-GRM BCLAF1-GRM1
Ewing 肉瘤	t(11;22)(q24;q12) t(21;22)(q12;q12) t(2;22)(q33;q12) t(7;22)(p22;q12) t(17;22)(q12;q12) inv(22)(q12q12) t(16;21)(p11;q22) t(2;16)(q35;p11)	EWSR1-FLI1 EWSR1-ERG EWSR1-FEV EWSR1-ETV1/4 EWSR1-E1AF EWSR1-ZSG FUS-ERG FUS-FEV

续表

组织学类型	细胞遗传学异常	基因异常
EWS-non-ETS 融合的圆细胞肉瘤	t(20;22)(q13;q12) t(1;22)(p36.1;q12) t(6;22)(p21;q12) t(4;22)(q31;q12) t(2;22)(q31;q12)	EWSR1-NFATC2 EWSR1-PATZ1 EWSR1-POU5F1 EWSR1-SMARCA5 EWSR1-SP3
CIC 重排肉瘤	t(4;19)(q35;q13) t(10;19)(q26;q13) t(X;19)(q13;q13.3)	CIC-DUX4 CIC-DUX4L CIC-FOXO4
伴 BCOR 遗传学异常的肉瘤	inv(X)(p11.4p11.22) exon 15of BCOR ITD	BCOR-CCNB3 BCOR-ITD
骨样骨瘤	14q24,19q13	FOS/FOSB
骨母细胞瘤	14q24,19q13	FOS/FOSB
低级别中心性骨肉瘤	12q13-15 扩增	MDM2,CDK4 扩增
骨旁骨肉瘤	12q13-15 扩增	MDM2,CDK4 扩增
高级别骨肉瘤	复杂改变	复杂改变
纤维结构不良	20q13 GNAS	GNAS1
动脉瘤样骨囊肿	t(16;17)(q22;p13) t(1;17)(p34.3;p13) t(3;17)(q21;p13) t(9;17)(q22;p13) t(17;17)(q21;p13)	CDH11-USP6 ThRAP3-USP6 CNBP-USP6 OMD-USP6 COL1A1-USP6
Nora 病	t(1;17)(q32-43;q21-23)	RDC1
脊索瘤	复杂改变 7q33 7p12	CDKN2A/CDKN2B 丢失 Brachyury 获得 EGFR 获得
差分化脊索瘤	22q11.2	SMARCB1 缺失
间叶性软骨肉瘤	t(8;8)(q21;q13)	HEY1-NCOA2
骨的上皮样血管瘤	t(1;14)(q22;q24.3)	FOS-LMNA
假肌源性血管内皮瘤	t(7;19)(q22;q13)	SERPINE1-FOSB
骨的上皮样内皮样血管内皮瘤	t(1;3)(p36;q25) t(X;11)(p11;q22)	WWTR1-CAMTA1 YAP1-TFE3
甲下外生骨疣	t(X;6)(q22;q13-14)	COL12A1-COL4A5

（丁　宜）

第二节　成骨性肿瘤

一、骨瘤

【定义】

骨瘤(osteoma)一种成骨性良性肿瘤,生长缓慢,主要以形成丰富成熟板层骨为特点。绝大多数位于颅面骨等源于膜内成骨的骨骼,分为致密骨型与松质骨型。骨瘤多突起于骨表面,髓质内发生又称内生骨疣(也称骨岛)。

ICD-O 编码 9180/0

【临床特征】

(一)流行病学

1. 发病率与发病年龄　年龄分布较广,一般成人多见(主要是30~50岁成年,平均发病年龄35岁),因长期无症状而不易被发现,故发病率很难计算。骨瘤的男女发病比例相似,内生骨疣较多发生于男性。

2. 好发部位　骨瘤通常发生在膜性成骨的部位,最好发于颅顶部,其次是颜面骨及颌骨、鼻窦。罕见于四肢长骨(其骨内病变发生于长骨骺端或干骺端)、骨盆和椎骨。

3. 多发性病变　累及颅面骨的多发性骨瘤常与遗传性Gardner综合征有关。Gardner综合征是常染色体显性遗传病,是家族性腺瘤性息肉病的一种亚型,由APC基因杂合突变引,除骨瘤外,同时还可伴有额外阻生牙、牙瘤、韧带样型纤维瘤病及表皮样囊肿为特征,多发内生骨疣(多发骨岛)被认为是一种错构瘤性疾病,可见于Buschke-Ollendorff综合征(脆性骨硬化症)。

(二)临床表现

骨瘤通常很长时间无症状,大多数为缓慢生长的骨表面隆起的质硬肿块,多数为偶然发现,少数出现相应部位的症状或体征时才被发现。例如,鼻旁窦骨瘤影响窦内容物引流而出现类似鼻窦炎症状、眼眶畸形或明显突出骨表面。个别病例因推挤式压迫窦壁而引起颅内症状。而发生在长骨的骨瘤更是以生长非常缓慢、症状不明显为特征。

(三)影像学

一般表现为从骨表面突起的边界清晰的骨性肿块,但发生在鼻窦者可占据窦腔空隙。X线显示为致密均匀的半球形、向外突起的骨化影,周界清晰,偶呈小叶状结构,一般<2cm,多数为致密骨型;少数病例为海绵状结构的松质骨型,呈毛玻璃状影像学改变,边界清晰、表面光滑的外突性肿块,其密度与成熟松质骨类似。CT显示致密型骨瘤为圆形或卵圆形,边界光滑锐利,与局部骨皮质相连的高密度肿物,伴局部或周围软组织推挤性生长;松质骨型骨瘤内部密度不均,周围常见硬化带。MRI显示致密型骨瘤于T1和T2加权像上为低信号;松质骨型骨瘤内部呈脂肪髓样信号(图1-5-2-1A~C)。

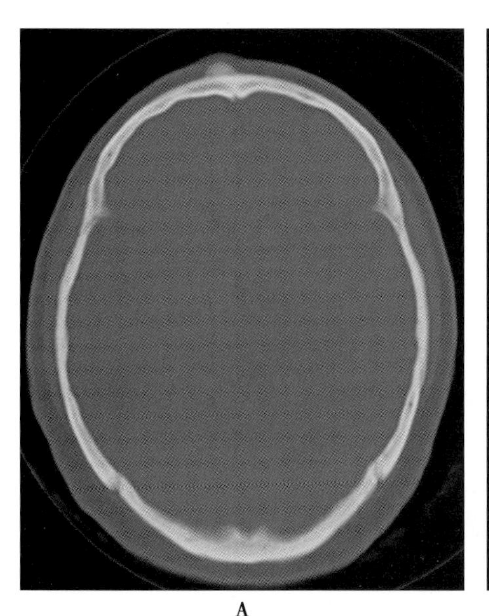

A

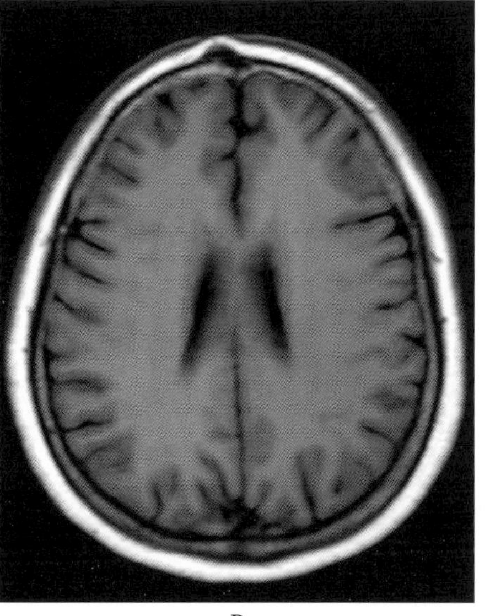

B

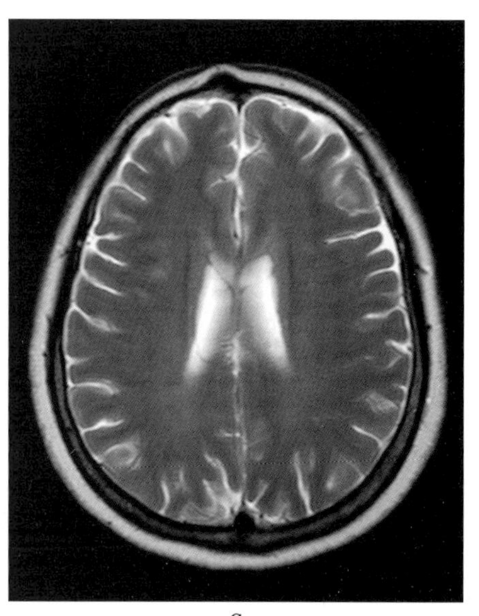

C

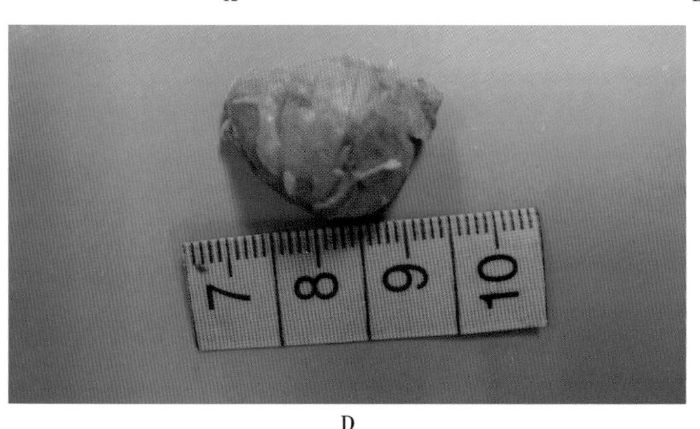

D

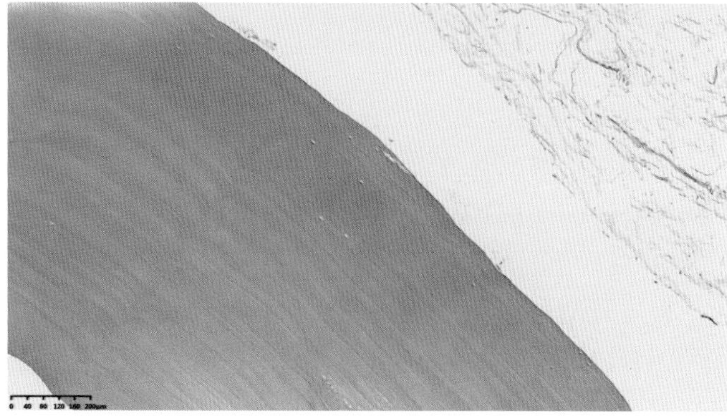

E

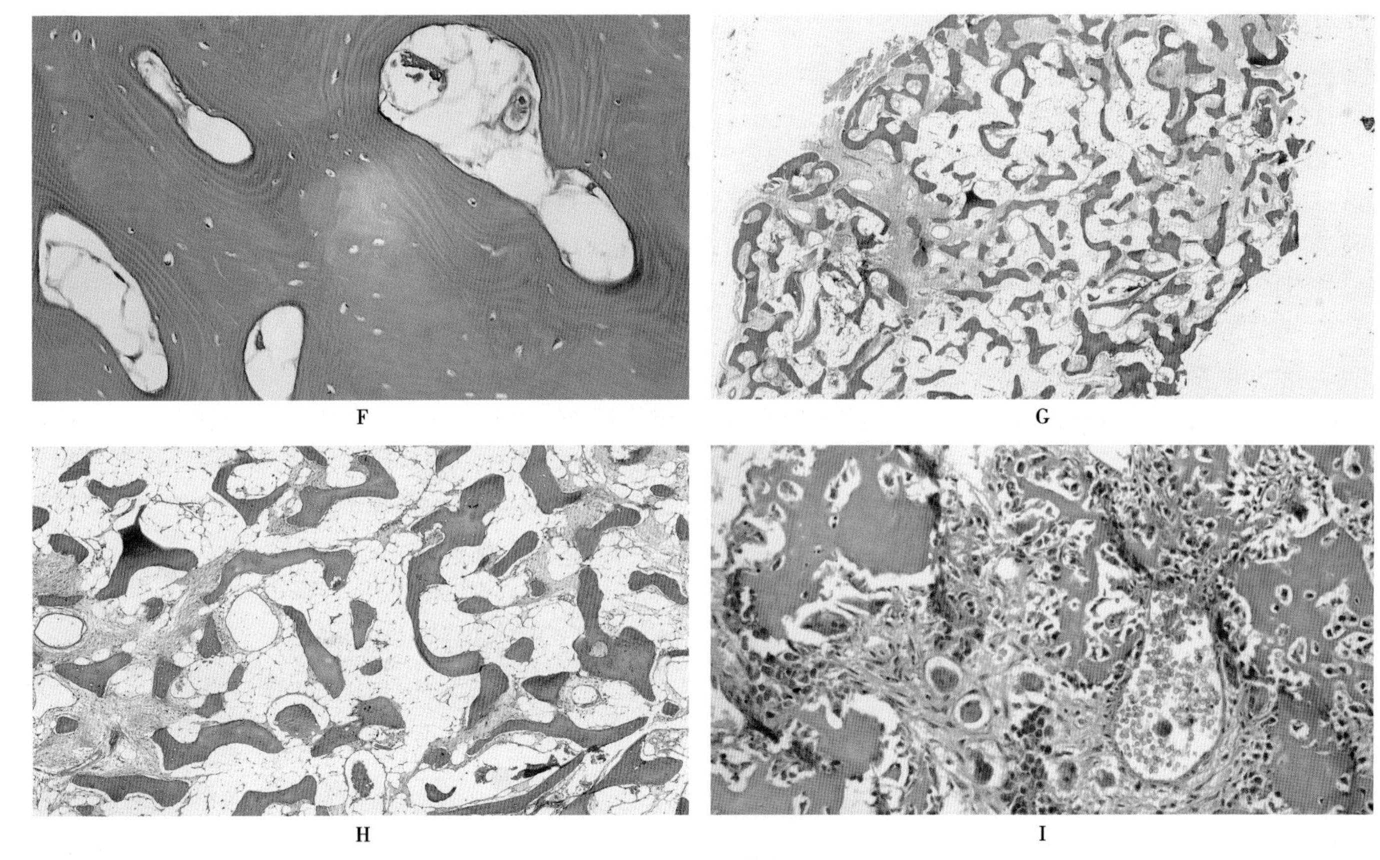

图 1-5-2-1　骨瘤

A～C. 影像学。A. CT 横断位骨窗示额骨外板高密度影。B、C. MRI 横断位 T1WI 和 T2WI 示颅骨外板瘤体呈低信号，前方软组织受压。D. 大体：骨性半球状骨性隆起，表面光滑。E～I. 组织学。E～F. 骨瘤，致密骨型。完全由密质骨构成，可见较成熟板层结构。G. 骨瘤，松质骨型。低倍镜下瘤体界清，小梁骨分布均匀。H. 骨瘤，松质骨型。中倍镜下较成熟的板层骨间为纤维，血管及脂肪组织。I. 骨瘤类似骨母细胞瘤结构，编织骨周围可见活跃的骨母细胞和破骨细胞围绕

发生于髓质内的骨瘤又称为骨岛，在 X 线及 CT 图像上同样表现为圆形或卵圆形致密灶，边缘不规则，呈毛刺样或蟹足样，较大的病灶可贴向皮质，但不伴皮质破坏、亦无骨膜反应；于 MRI T1WI、T2WI 图像均为低信号；于骨扫描多无放射性核素浓聚。较大的骨岛需与成骨肉瘤及某些肿瘤的成骨转移等相鉴别。

（四）治疗及预后

无症状者无需治疗。有伴随症状者可以采取手术治疗。

【病理表现】

（一）大体特征

颅面部致密型骨瘤大体为广基的边界清楚的肿瘤，贴附在骨表面呈圆顶状或半球状，表面平滑有骨膜覆盖（图 1-5-2-1D）。如发生在鼻窦内或口腔表面则被覆黏膜。松质骨型骨瘤（又称小梁骨型）质地相对较软，可位于颅面骨内。长骨髓腔内骨瘤为致密的骨组织，骨瘤通常直径<2cm。

（二）镜下特征

致密骨型骨瘤由成熟致密板层骨构成，可见骨单位和哈弗管。部分较不成熟的编织骨周围可见骨母细胞围绕。松质骨型骨瘤为编织状骨小梁，骨周围被覆的骨母细胞可多可少，小梁间为纤维血管组织。发生在眼眶等部位的骨瘤可类似骨母细胞瘤，瘤体周围可见骨质破坏。混合型可见板层骨及编织骨混杂存在（图 1-5-2-1E～I）。

（三）分子病理

没有发现特异性的分子异常。

【鉴别诊断】

1. 骨软骨瘤　主要与致密骨型骨瘤鉴别，骨软骨瘤好发于长管状骨的干骺端，可见显著的帽状软骨增生，经典的三层结构（从外到内为纤维膜、帽状软骨与成熟骨）与骨瘤不难鉴别。当骨软骨瘤的软骨帽退化时，需结合临床发病部位及影像学，肿物是否与宿主骨髓腔相通是重要的鉴别点。

2. 奇异型骨旁骨软骨瘤样增生（Nora 病）　骨性突起，主要由不同比例的新生骨、软骨及纤维构成的肿物，多发生在手足小骨，也可以发生在长骨。特征性表现为不规则软骨钙化并蓝染（称为蓝骨），软骨细胞可以呈明显非典型性（奇异型特点）。

3. 旺炽性反应性骨膜炎　主要与松质骨型骨瘤鉴别，骨膜炎一般有外伤史，骨膜受刺激引起活跃的骨母细

胞增生继而形成新生骨，通常可见灶、片状增生的软骨及软骨化骨，成纤维细胞/肌成纤维细胞样细胞增生活跃。

4. 骨化性肌炎　经典的骨化性肌炎从病变中心到周围有明显分化成熟倾向（分带结构），后期可形成成熟板层骨结构，组织形态与骨瘤结构有相似性，但骨化性肌炎好发于躯干和肢体软组织，少数发生于骨膜，部分有明显外伤及手术史。

5. 骨母细胞瘤　骨瘤有时形态酷似骨母细胞瘤，镜下鉴别较困难，需结合影像学与生长部位等临床表现综合分析，近年来分子病理学检测 FOS/FOSB 基因重排有一定帮助。

二、骨样骨瘤

【定义】

骨样骨瘤（osteoid osteoma）一种良性成骨性肿瘤，体积小（一般<2cm），常呈自限性生长。有特征性夜间疼痛，服用非甾体抗炎药可缓解。

ICD-O 编码 9191/0

【临床特征】

（一）流行病学

占所有骨原发肿瘤 10%～12%。好发于儿童和成人，偶见于老年患者，男性多见。

（二）好发部位

所有骨均可发生；最常见于四肢长骨，特别是股骨近端，也可发生在骨干及干骺端；短骨也可发生（特别是距骨），如掌骨、跖骨及指骨；脊椎也是好发部位（好发于腰椎、其次颈椎），脊柱后弓最常见；很少累及扁骨、颅骨及锁骨。多数发生于骨的皮质及骨膜下，根据病变发生部位分为皮质型、髓质型（松质骨型）及骨膜下型。

（三）临床表现

疼痛是本瘤的特征性临床表现，多数学者认为瘤巢内的肿瘤细胞可以释放前列腺素如 PGE2、PGI2 和 COX2 改变血管压力，扩张血管并刺激局部神经末梢导致间歇性夜间痛，逐渐加重，甚至影响睡眠，服用非甾体抗炎药（环氧化酶阻滞剂）有效抑制前列腺素的合成而缓解疼痛，80%患者会表述这一特点。查体表现为病变局部压痛，有时红肿，病变累及长骨的骨端时可表现为邻近关节的肿胀、渗液，类似单关节性关节炎表现。脊柱的骨样骨瘤常累及后方附件，患者因脊肌痉挛而出现疼痛和脊柱侧弯。发生在指骨者可伴有软组织肿胀、骨膜反应和局部功能受损。

（四）影像学特点

X 线片常显示为皮质内小的、低密度“瘤巢”（瘤巢常<2cm），周围包绕硬化性反应带。少数病例中，瘤巢内钙化非常明显，呈靶环样。X 线见到皮质出现偏心性纺锤形硬化往往提示骨样骨瘤。偶见髓内近关节面的骨样骨瘤，一般硬化缘不明显，肿瘤在平片上可能无法显示。骨膜下骨样骨瘤的影像学改变类似骨膜炎表现。虽然典型的病变于 X 线片能明确诊断，但少数病例可因瘤巢过小且反应骨丰富使得瘤巢结构显示不明显，需借助 CT 诊断。CT 可清楚显示小的瘤巢结构，并可在反应骨和瘤巢之间形成强烈的对比。MRI：瘤巢的 T1 加权像为低至中等度信号，T2 加权像为中至高度信号，周围反应性新生骨区域在 T1 和 T2 加权像均为低信号，另外还可以观察到周围广泛的骨髓水肿像。关节内发生骨样骨瘤时，MRI 可以观察到滑膜炎或关节积液的信号（图 1-5-2-2A～F）。

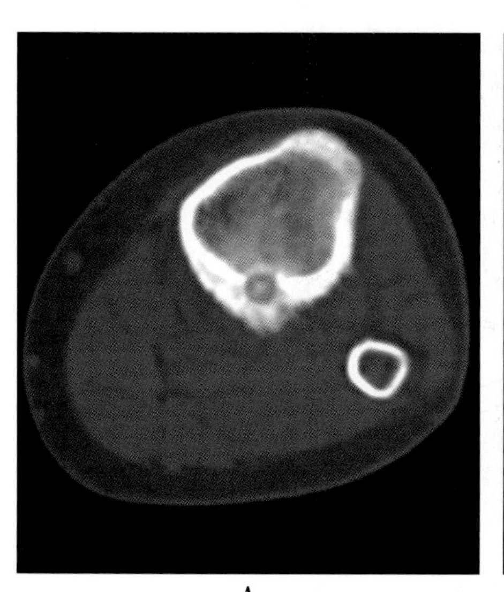

A

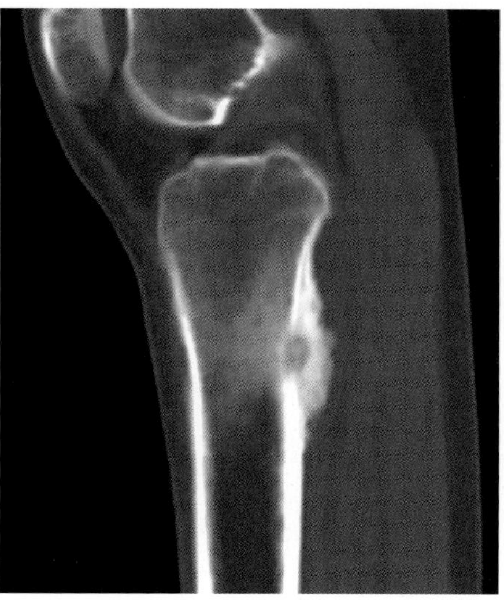

B

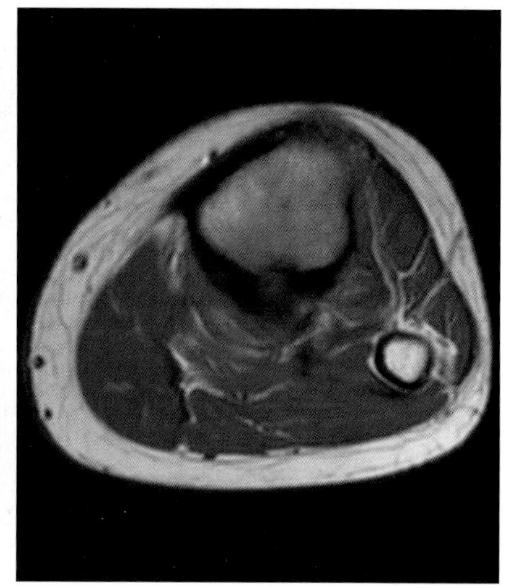

C

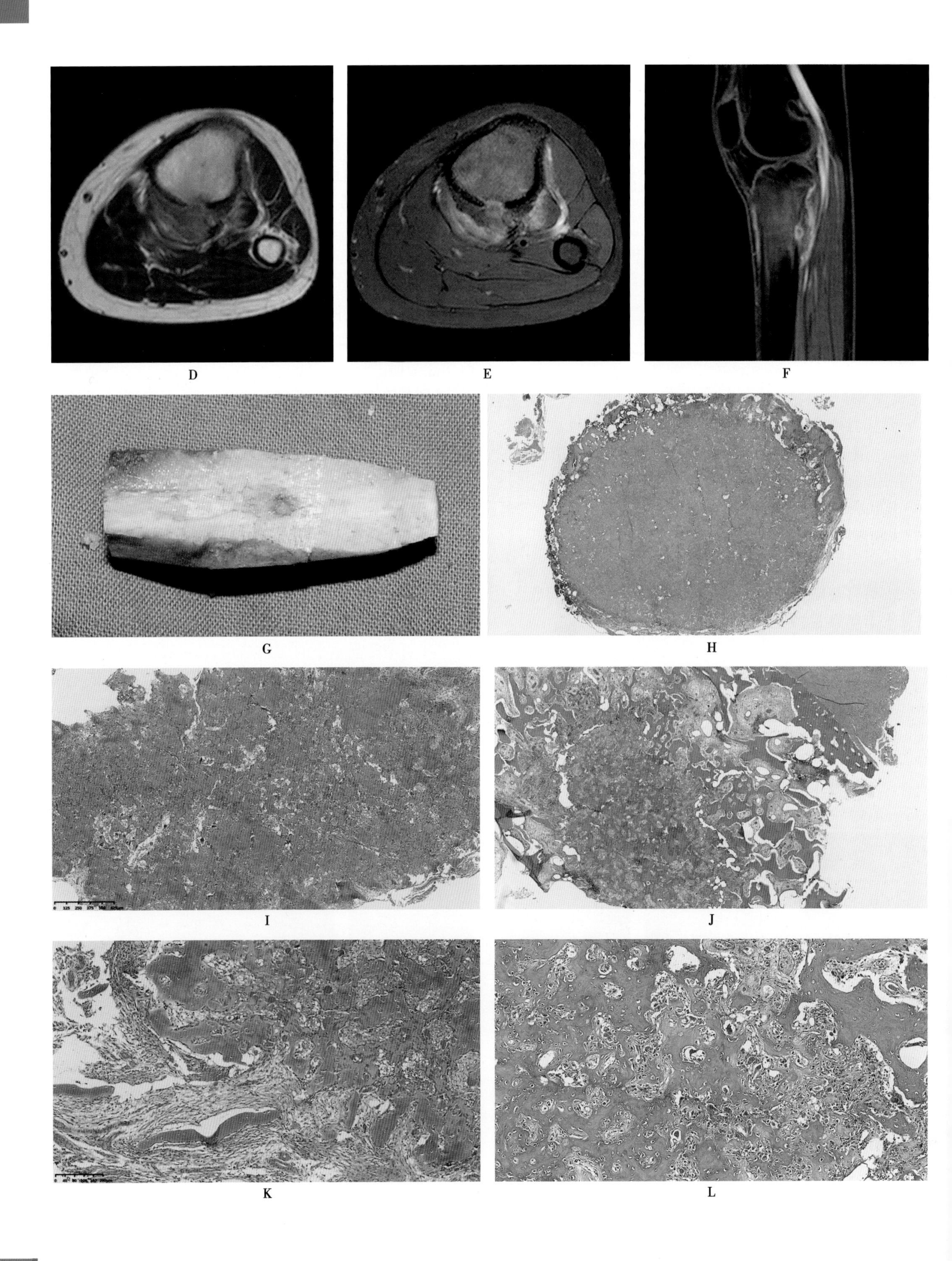
D
E
F
G
H
I
J
K
L

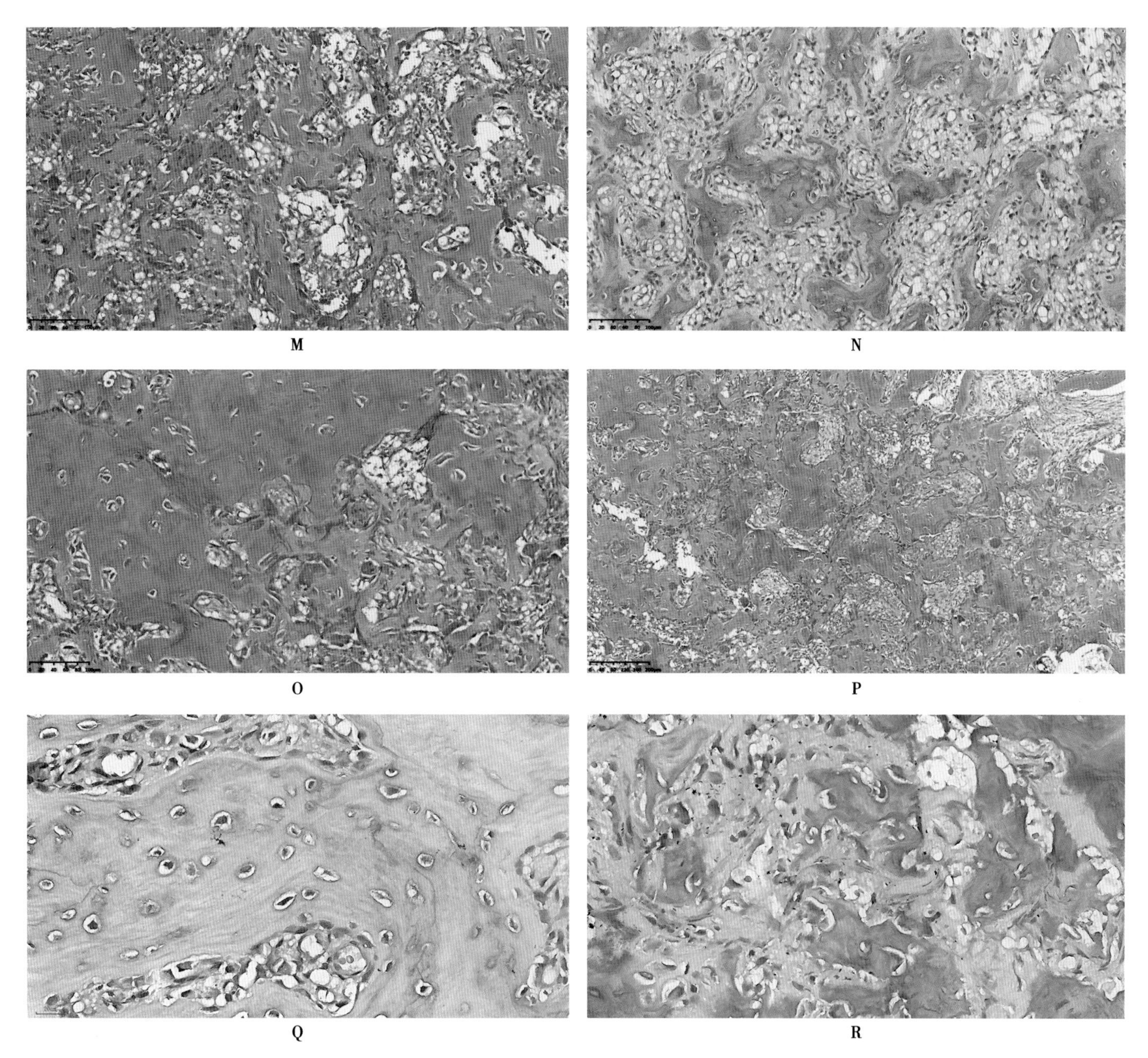

图 1-5-2-2　骨样骨瘤

A~F. 影像学。A、B. CT 横断位及矢状位骨窗图示胫骨近端皮质内卵圆形瘤巢，边界清晰，伴有中央高密度钙化，周围较多反应骨。C~E. MRI 横断位 T1WI、T2WI 和脂肪抑制 T2WI 图示瘤巢呈等 T1 稍高 T2 信号，中央钙化在各序列均为低信号，邻近髓腔及软组织水肿。F. MRI 增强后矢状位脂肪抑制 T1WI 图示瘤巢明显强化，周围水肿组织轻度强化。G. 大体：长骨皮质内见局灶界限清晰约 1cm 的瘤巢结构，周围可见明显硬化骨。H~R. 组织学。H~I. 低倍镜下界限清晰的骨性瘤巢结构。J. 中央为瘤巢，外层为较成熟的硬化骨。K. 瘤巢周围可见增生的纤维组织和反应骨。L、M. 瘤体内新生骨虽成熟度不一，但分布均匀且规则，见钙化。N~P. 瘤骨周围可见形态良好成骨细胞，间质富含纤维血管。Q. 瘤巢中新生骨融合并出现紊乱的粘合线。R. 瘤骨出现不同程度的矿化，骨母细胞胞浆宽嗜碱性

（五）治疗及预后

预后很好，复发少见。部分病例可以自愈。传统刮除治疗后很少复发。随着微创技术的发展，目前 CT 引导下环钻切除，射频消融和激光热凝固术也已经取得了很好的临床疗效。

【病理变化】

（一）大体特征

骨样骨瘤多表现为位于皮质内的小圆形病灶，灰红、肉芽样，边界清楚，周围为反应性增厚的硬化骨，病变最大径很少超过 1cm（图 1-5-2-2G）。

（二）镜下特征

1. 组织学特征　低倍镜下瘤巢边界清晰，肿瘤主体由新生丰富的交联编织状骨小梁组成。新生小梁骨成熟度不一，从薄而纤细到宽或片状钙化性新生骨均可见到，接近于边缘的肿瘤多为硬化骨，接近中心者硬化反应较轻，瘤巢与外周硬化骨分界通常清晰。新生瘤骨间为丰

富的纤维血管性间质，散在不等量破骨细胞样多核巨细胞，新生瘤骨周围有序排列肿瘤性骨母细胞（多为1~2层），骨母细胞大小较一致，多角形到较成熟短梭形，胞质较宽并红染，无异型性，可见核分裂，但不见病理核分裂，一般不见肿瘤性软骨（图1-5-2-2H~R）。

2. 免疫组织化学 Anti-FOS（c-FOS）N端免疫组化抗体在骨样骨瘤中的骨母细胞胞核呈弥漫阳性。Runx2、Osterix及SATB2在骨样骨瘤也可呈核强阳性表达。

（三）分子病理

FOS基因和FOSB基因重排可见于91%的骨样骨瘤中，二者都是FOS基因家族成员，负责编码亮氨酸拉链蛋白，可与Jun家族的蛋白质二聚体形成转录因子复合物AP-1（Activated protein-1），AP-1水平的改变可以影响细胞存活和增殖，又能诱导细胞凋亡。功能研究显示FOS和FOSB基因与FOS家族的其他成员一起，高表达于正常骨母细胞的成熟阶段。该基因重排也可发生于骨母细胞瘤中，从分子层面更加印证了二者之间的紧密关系。检测FOS和FOSB基因重排或融合可以协助诊断。

【鉴别诊断】

1. 骨母细胞瘤 骨样骨瘤与骨母细胞瘤的组织形态有相似性，单凭组织形态特征鉴别较困难，尤其是髓内型骨样骨瘤，临床病史特征及影像学是鉴别诊断的重点：骨母细胞瘤无明显疼痛规律特征（无夜间疼痛加重特征），而与一般骨内良性肿瘤症状类似。骨母细胞瘤好发于脊椎骨（尤其是附件），少数可发生在长骨（多发生在胫骨与股骨的干骺端）的髓内。骨母细胞瘤的瘤体境界相对不如骨样骨瘤清晰，且瘤体病变范围较骨样骨瘤大（直径常>3cm），少数可复发。

2. Brodie脓肿 一般是低毒性感染或急性骨髓炎的转归之一，有间歇性疼痛，无骨样骨瘤的夜间疼痛特征，影像学显示为小灶性骨破坏区，骨破坏区外有反应骨形成，酷似骨样骨瘤的瘤巢结构，但常可于破坏区内见及脓液样成分、炎性反应及碎死骨。

3. 硬化性骨髓炎 硬化性骨髓炎疼痛程度较骨样骨瘤轻且无特征，一般为间歇性疼痛，病史较长，影像学显示其受累范围大，伴有骨硬化、骨膜增厚，出现骨髓腔狭窄或闭锁等表现，镜下以慢性成骨为主（黏合线稍乱示慢性新生骨或硬化表现），肿瘤性骨母细胞不明显，除了硬化骨外，可见纤维血管肉芽组织并见多少不等的慢性炎细胞浸润。

4. 骨肉瘤 皮质内骨肉瘤罕见，肿瘤周围界限不清，影像学显示不同程度皮质破坏，一般无明显反应骨，镜下肿瘤细胞有异型性，新生骨不规则分布，可见细网状瘤骨等。

5. 骨岛 骨岛无任何症状，为髓腔内病变，X线显示病灶周围呈毛刷状，无硬化带包绕，骨扫描无放射性物质浓集，镜下常为成熟的板层骨结构。

三、骨母细胞瘤

【定义】

骨母细胞瘤（osteoblastoma）是呈局部侵袭性的中间性成骨性肿瘤（占全部原发性骨肿瘤的1%，占全部良性骨肿瘤的3%），通常>2cm，经典的骨母细胞瘤以丰富的、排列相对规则的新生骨及肿瘤性骨母细胞增生为特征。

ICD-O编码 9200/1

【临床特征】

（一）流行病学

骨母细胞瘤占原发骨肿瘤1%，男性多见（男∶女=2∶1），发病年龄广泛（5~70岁），好发于10~30岁，发病高峰在20岁。

（二）发病部位

40%~55%的骨母细胞瘤好发于脊椎（主要发生于脊椎的后侧，包括椎弓和棘突）和骶骨，其次是股骨近端、股骨远端和胫骨近端，少见于跗骨（距骨及跟骨）及颌骨等部位。绝大部分骨母细胞瘤发生于髓腔，极少数发生于骨表面骨膜处，偶见多发性骨母细胞瘤，可以发生在同一骨的不同部位。

（三）临床表现

发生在脊柱的骨母细胞瘤与骨样骨瘤有相似的症状，有些骨母细胞瘤症状不明显，可有局部肿胀、脊柱侧弯及神经根压迫症状。但疼痛无特征是骨母细胞瘤与骨样骨瘤鉴别点之一，疼痛通常症状较轻而持续时间长。且使用非甾体抗炎药效果不佳，极少数骨母细胞瘤可伴有发热、厌食和体重减轻。

（四）影像学特点

在X线片上，绝大部分病例呈圆形或卵圆形的溶骨性膨胀性改变，边界较清晰，常有硬化缘；较大的瘤体可使骨皮质膨胀变薄，但仍可见完整的骨壳结构，可伴有出血、囊变或继发动脉瘤样骨囊肿（多囊及液平面），部分病例的内部可见钙化；如肿瘤发生在骨膜下，则反应骨更明显并可形成完整骨壳结构。骨母细胞瘤体积可大可小，小者直径2~3cm，大者直径达15cm以上，大部分直径3~10cm，继发动脉瘤样骨囊肿者通常体积较大。CT对确定病变范围、瘤体大小、病变处的钙化、新生骨及周围组织有无受侵有帮助，特别是对脊柱肿瘤的诊断更有价值。MRI主要用于评价肿瘤的范围，瘤体于T1加权像呈低—中信号强度，T2呈高或混杂信号；MRI还可以发现周围组织水肿表现，有助于与骨肉瘤鉴别（图1-5-2-3A~C）。

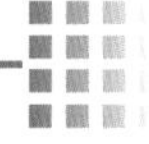

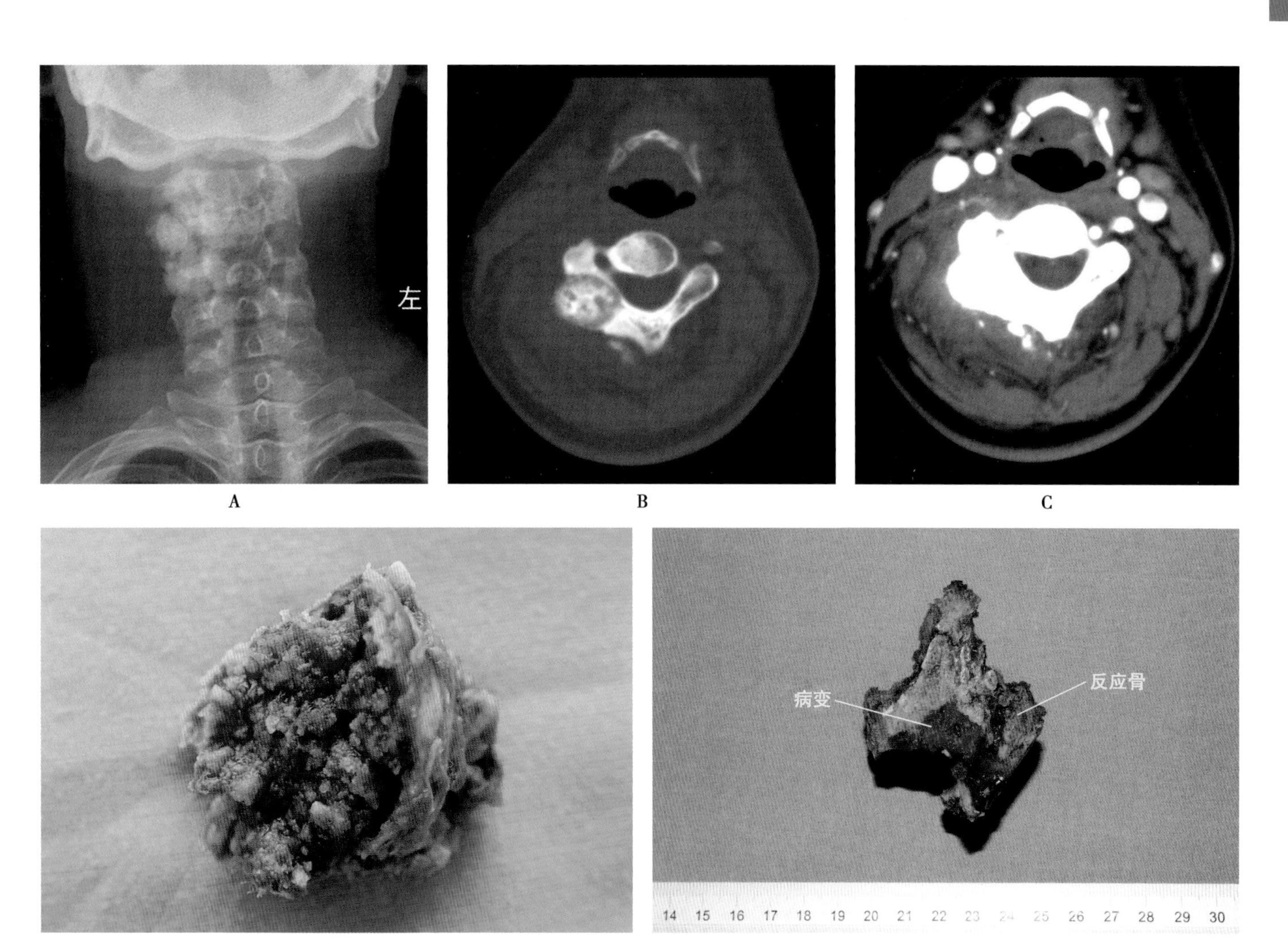

图 1-5-2-3 骨母细胞瘤

A~C. 影像学。A. X 线正位片示颈 2、3 右侧区域密度不均增高。B. CT 横断位骨窗示颈 3 右侧椎板类圆形骨质破坏区，中央高密度影，邻近伴有硬化骨。C. CT 增强后横断面软组织窗图示病灶周围水肿组织轻度强化。D、E. 大体。D. 骨母细胞瘤瘤体界清，周围有明显骨壳，切面灰红色，质硬韧，有沙砾感。E. 椎体附件骨母细胞瘤，红色区域示瘤体结构与周围较厚的反应性骨

（五）治疗与预后

预后很好。一般采用刮除治疗，较大病变需切除。刮除治疗复发率约 23%，大块切除约 14%。恶变罕见。

【病理变化】

（一）大体特征

骨母细胞瘤边界清，呈推挤性改变，而不是浸润或模糊边界，皮质变薄，可有局部破坏。有时可见增厚的骨壳，肿瘤富含血管，切面呈红色或红棕色，沙砾感，动脉瘤样骨囊肿样改变时出血明显并见大小不一的血腔（图 1-5-2-3D、E）。

（二）镜下特征

1. 组织学特征 骨母细胞瘤的瘤体大于骨样骨瘤，经典型多以钙化小梁骨为主，肿瘤性新生骨呈针状或小梁状，排列更加规律，周围反应性硬化骨一般不如骨样骨瘤明显。新生骨周围可见多寡不一的骨母细胞，围绕新生骨并有顺序排列倾向。新生骨可伴有不同程度的钙化。一部分骨母细胞相对体积大但无异型性，核呈圆或卵圆形，胞质丰富粉染，并呈多层排列。一部分骨母细胞相对较成熟，表现为胞体相对小，细胞层次少而排列更整齐。可见少数正态核分裂象，未见病理性核分裂象。间质富含疏松纤维及血管组织，还可见多少不一的破骨细胞样多核巨细胞，部分病例可有少许软骨成分。可见动脉瘤样骨囊肿样区域，伴有多囊腔形成，囊腔内充满血液。少数骨母细胞瘤可以出现类似肉瘤样特征，为细胞退变性改变，显示为核的深染及非典型性，但缺乏病理性核分裂象（图 1-5-2-4）。

2. 免疫组织化学 SATB2 核阳性，但缺乏诊断意义。有学者建议使用 Ki67 来提示诊断。Anti-FOS（c-FOS）N 端免疫组化抗体在骨母细胞瘤中骨母细胞核呈弥漫阳性。

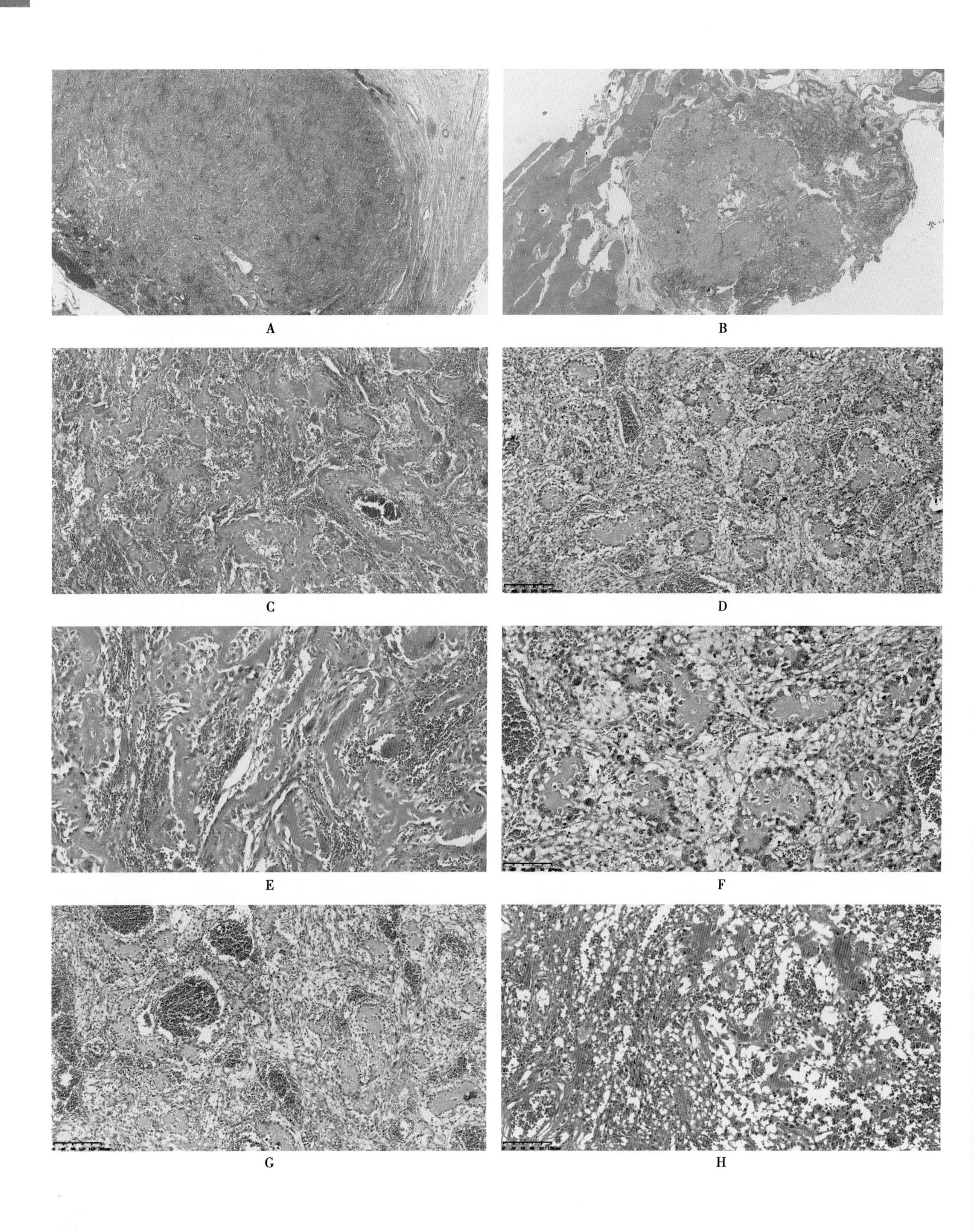
A
B
C
D
E
F
G
H

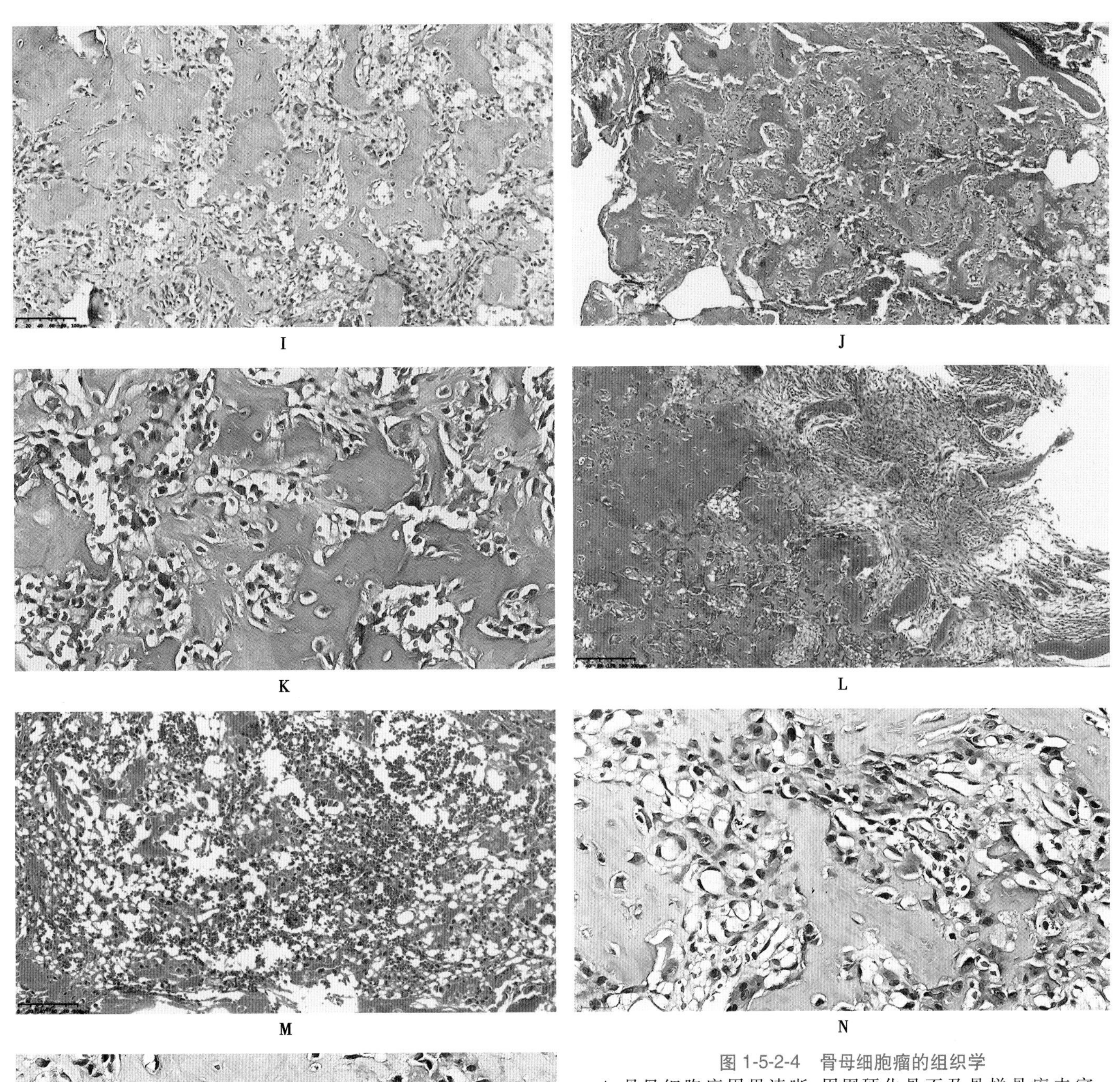

O

图 1-5-2-4　骨母细胞瘤的组织学

A. 骨母细胞瘤周界清晰，周围硬化骨不及骨样骨瘤丰富。B. 少数情况，部分骨母细胞瘤周围也可见丰富的硬化反应骨。C、D. 骨母细胞瘤新生小梁骨丰富而分布均匀，周围规律排列异型性不明显的单层骨母细胞，骨母细胞核呈圆及卵圆形，胞浆丰富粉染。E～I. 中倍镜下，骨母细胞瘤小梁骨周围规律分布的骨母细胞及散在少量破骨细胞样多核巨细胞，间质富含纤维血管。J. 骨母细胞瘤中新生骨不同程度矿化/钙化。K. 骨母细胞瘤中部分骨母细胞体积较小，核染色较深，排列不连续。L. 瘤体周围反应性新生骨及增生的纤维组织。M. 新生骨幼稚但分布均匀，不要误诊为骨肉瘤。N～O. 骨母细胞核呈圆形、卵圆形或多角形，胞浆丰富

（三）分子病理

FOS 基因和 FOSB 基因重排可见于 87%的骨骨母细胞瘤中，二者都是 FOS 基因家族成员，负责编码亮氨酸拉链蛋白，可与 Jun 家族的蛋白质二聚体形成转录因子复合物 AP-1（Activated protein-1），而 AP-1 水平的改变可以影响细胞存活和增殖，又能诱导细胞凋亡。FOS 基因的断裂点位于 4 号外显子上，与其他基因或基因间隔区的内含子融合，导致转录本缺乏类似于 v-FOS 逆转录病毒致癌基因的调控能力。该基因重排也可发生于骨样骨瘤中，从分子层面更加印证了二者之间的紧密关系。骨母细胞瘤还存在 13 号染色体的重排和 22 号染色体的缺失等染色体核型异常，可以激活 Wnt /β-catenin 信号通路。检测 FOS 和 FOSB 基因重排或融合可以协助诊断。

【鉴别诊断】

1. 骨样骨瘤 虽然两者均可见分布均匀、成熟度不一的新生骨小梁及丰富的成骨细胞，但两者在镜下仍有细微的区别。两者好发部位、病变大小及临床特征不同（具体参见骨样骨瘤章节）。

2. 骨母细胞瘤样型骨肉瘤 好发于长管状骨干骺端，影像学有明显的浸润性表现（瘤体周界不清，膨胀性表现不明显，可有皮质破坏、骨膜反应及软组织包块）。骨母细胞瘤样型骨肉瘤的成骨细胞有明显的异型性，可见病理核分裂及坏死，细胞排列无序，几乎不见疏松纤维血管间质，新生骨分布极不规则，常见分化差的纤细“花边状”新生骨，易见肿瘤性软骨以及瘤组织呈明显浸润性表现。需要警惕假恶性骨母细胞瘤（pseudo-maligant osteoblastoma），骨母细胞的细胞核出现退行性改变，核体积增大且有非典型性，但细胞核/浆比并无明显改变，也缺乏病理性核分裂象。

3. 上皮样型骨肉瘤 上皮样型骨肉瘤影像学及临床特征与普通骨肉瘤类似，镜下肿瘤细胞体积较大，呈多角及不规则形，明显上皮样排列结构。细胞异型性较明显，核大、深染并可见病理核分裂象，新生骨不规则，可见纤细网状骨及肿瘤性软骨，明显浸润宿主骨，缺乏疏松血管纤维间质。免疫组化染色结果可显示上皮抗原 AE1/AE3，EMA 可以阳性。

4. 上皮样型（侵袭性）骨母细胞瘤 具体鉴别请参考“上皮样骨母细胞瘤”章节。

5. 骨痂 常有病史（多数情况为外伤史），镜下见血肿机化的肉芽组织或成纤维细胞样细胞增生伴软骨和骨形成，致密且规则的新生骨周围常见密集排列活跃的骨母细胞，但骨痂不形成瘤体，组织形态特点与发病时间呈相关性，新生骨沿应力轴分布等特点有助于鉴别。

6. 软骨母细胞瘤 好发于青少年长骨骨端，肿瘤主体由较一致圆形或多角形边界清晰的细胞成片状生长，类似平铺的鹅卵石样，胞质空亮或轻度嗜酸，可见核沟，有一个或多个小而不清晰的核仁，散在多核巨细胞，无明显疏松血管纤维间质。软骨样基质常嗜酸性粉染，类似骨样基质，“格子样”钙化常有明显提示意义。

四、上皮样骨母细胞瘤

【定义】

上皮样骨母细胞瘤（epithelioid osteoblastoma）（侵袭性骨母细胞瘤）指一种特殊类型的骨母细胞瘤，增生的肿瘤细胞有“上皮样”细胞特征，表现为骨母细胞大而肥硕，核及核仁明显，核分裂象可以很活跃，一般不见病理核分裂象。根据随访数据分析，多数学者认为这种上皮样分化特点并不能提示不佳的预后。但仍有部分学者认为上皮样骨母细胞瘤是一种介于普通性骨母细胞瘤与骨肉瘤之间的更具侵袭性且生物学行为更加叵测的交界性肿瘤。

ICD-O 编码 9200/1

【临床特征】

（一）流行病学

因其罕见，发病率及年龄分布难以统计，有限的数据显示其较骨母细胞瘤发病年龄偏大，高峰年龄约为 30~40 岁。

（二）发病部位

与骨母细胞瘤相似，有文献报道中轴骨及手足的小骨更多见。

（三）影像学特征

与骨母细胞瘤相似，主要区别在于上皮样骨母细胞瘤的体积更大，直径常超过 4cm。瘤体大多数周界较清晰，可见不同程度的周围硬化，局部可呈侵袭性表现（图 1-5-2-5）。

（四）治疗与预后

可复发，但不转移，治疗与预后和经典型骨母细胞瘤相似。

【病理变化】

（一）大体特征

同骨母细胞瘤。

（二）镜下特征

1. 组织学特征 镜下特征性的表现为上皮样骨母细胞围绕新生小梁骨周围，有时形成实性及片状排列，充满小梁间隙。可见不特异的破骨巨细胞。可以形成丰富的针状骨，但与骨肉瘤不同、所形成骨形态规则。软骨罕见。上皮样骨母细胞大而肥硕，可相当于普通骨母细胞的 2~3 倍，胞质丰富及嗜酸性胞质，圆形或卵圆形核伴有明显核仁，核分裂象可以很活跃，但未见病理性核分裂象（图 1-5-2-6）。

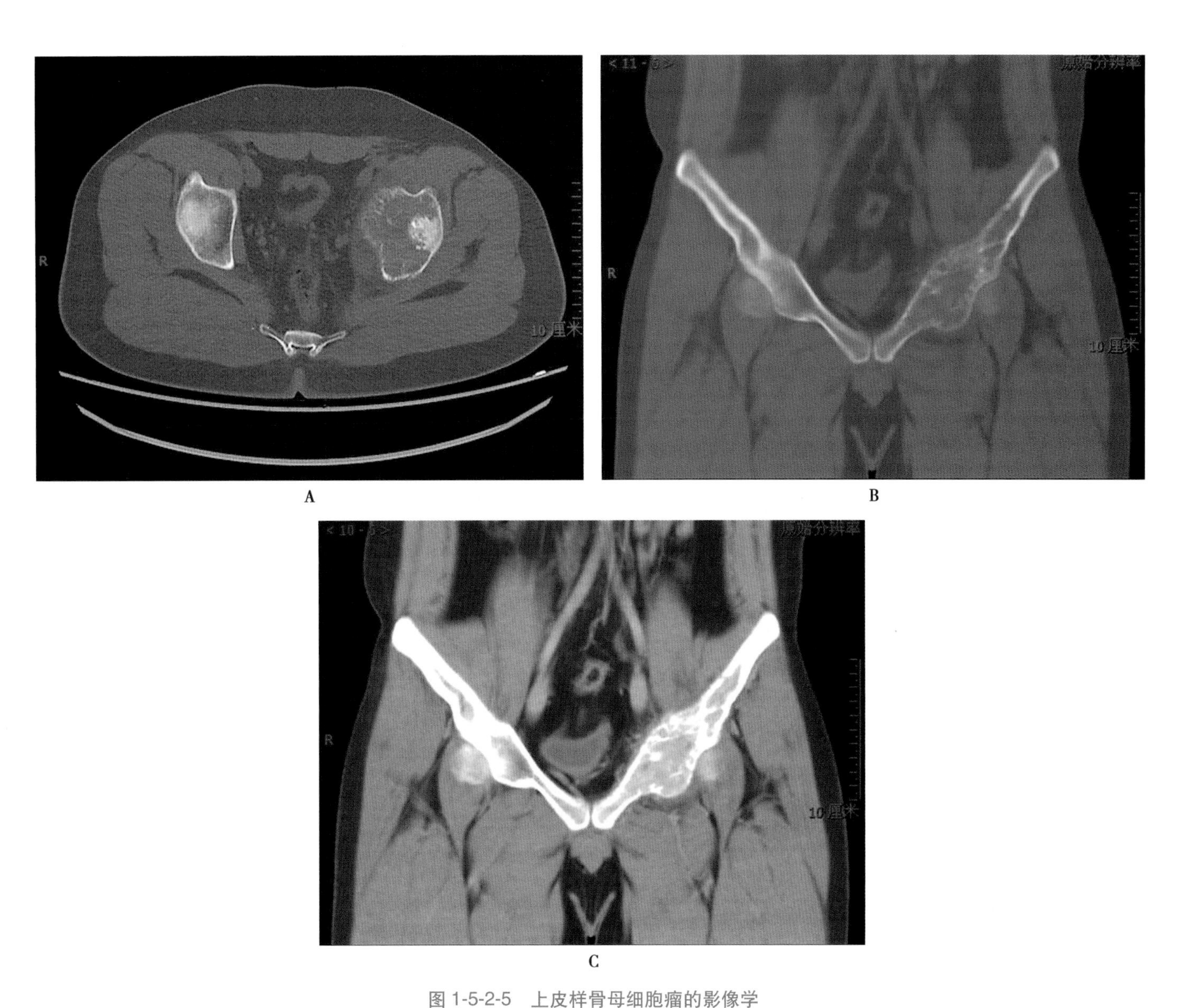

图 1-5-2-5　上皮样骨母细胞瘤的影像学

A、B. CT 横断位及冠状位骨窗示左侧髋臼和髂骨翼膨胀性、溶骨性改变，局部骨皮质变薄，灶性中断。C. CT 增强后冠状位软组织窗示病变较均匀明显强化

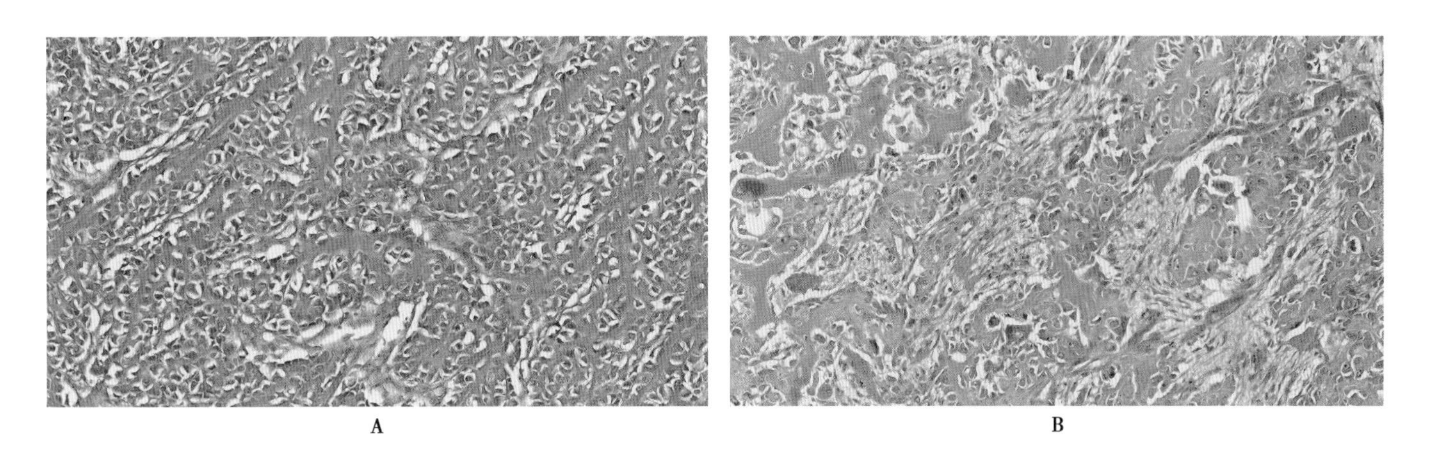

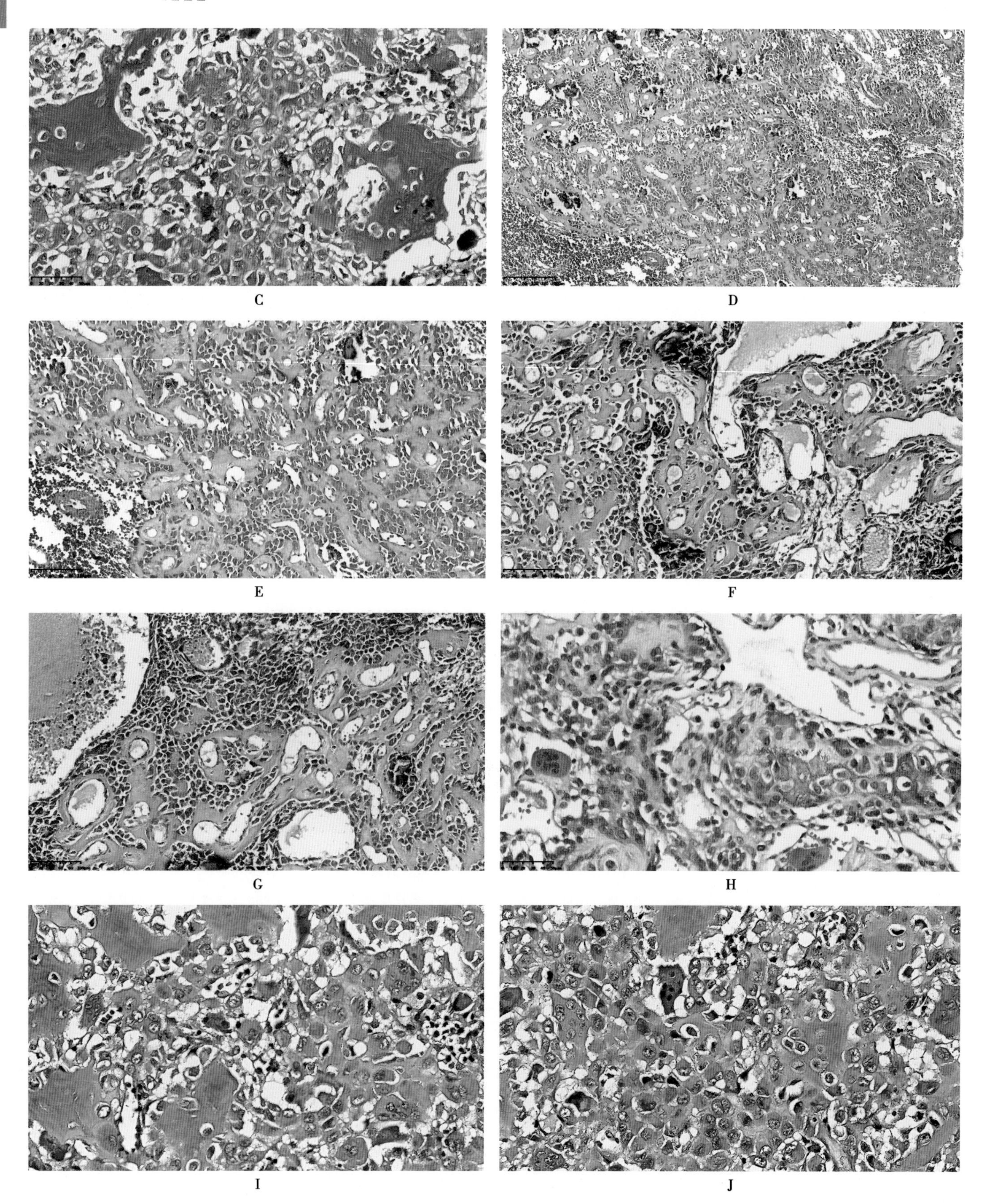

图 1-5-2-6　上皮样骨母细胞瘤的组织学

A. 大而多角形骨母细胞密集排列，呈上皮样特点，警惕误诊为上皮来源肿瘤。B. 胞浆丰富红染的骨母细胞呈上皮样细胞特点伴有散在多核巨细胞及丰富的纤维血管性间质。C. 高倍镜下上皮样骨母细胞可呈空泡状核，胞浆丰富、嗜伊红。D～F. 上皮样骨母细胞瘤中骨母细胞密集但排列规则，上皮样特点明显，新生骨伴不均匀钙化/矿化。G. 上皮样骨母细胞瘤间质血管丰富，局部见囊变。H～J. 高倍镜下观察，上皮样骨母细胞体积较大，胞浆丰富并红染无明显异型性

2. **免疫组化**　请参考骨母细胞瘤章节。

（三）分子病理

请参考骨母细胞瘤章节。

【鉴别诊断】

1. **骨样骨瘤**　病变大小、位置、典型疼痛表现及上皮样骨母细胞特点是主要的鉴别点。

2. **骨肉瘤**　骨肉瘤肿瘤细胞异型性明显，病理性核分裂象常见，所形成的骨极不规则，常见花边状骨，常有肿瘤性软骨存在，浸润宿主骨生长，影像学也可帮助鉴别。

3. **转移癌**　某些伴有成骨的转移癌，需和上皮样骨母细胞瘤鉴别，可结合临床病史、影像学特点及免疫组化特别是上皮性抗原协助鉴别。

五、普通型骨肉瘤

【定义】

普通型骨肉瘤（conventional osteosarcoma）是发生在骨内的高级别恶性成骨性肿瘤，恶性肿瘤细胞直接形成不规则瘤骨或肿瘤性骨样基质是其诊断特点。普通型骨肉瘤可以是原发性的，也可以继发于多种骨疾患，如骨 Paget 病、骨梗死、放射治疗后及其他骨病变等。骨肉瘤的病因尚不清楚，但越来越多的原发骨肉瘤被证实与一些具有严重遗传学异常的综合征有关（如 Li-Fraumeni 综合征、遗传性视网膜母细胞瘤、Rothmund-Thomson 综合征）。

ICD-O 编码 9180/3

【临床特征】

（一）流行病学

1. **发病率**　普通型骨肉瘤是骨肉瘤中最常见的类型，约占所有骨肉瘤的 90%。各年龄组发病率分别为：4.4/100 万（0~24 岁），1.7/100 万（25~59 岁），4.2/100 万（≥60 岁）。

2. **发病年龄**　普通型骨肉瘤的年龄分布呈双峰性，第一发病高峰最常见，为 15~25 岁，第二发病高峰在 40 岁以上，约占普通型骨肉瘤的 30%。

3. **性别**　男性多见。

4. **发病部位**　原发性骨肉瘤可发生于任何骨，但最常发生于四肢长骨，特别是生长骺板周围部位，如股骨远端（30%）、胫骨近端（15%）和肱骨近端（15%）。长骨最易受累的解剖位置是干骺端（90%）、骨干（9%），罕见于骺端。颌骨、骨盆和脊柱的骨肉瘤多发生在年龄较大的患者。骨肉瘤罕见累及肢端小骨。多中心骨肉瘤少见。

继发于 Paget 病的骨肉瘤最常见部位为骨盆、肱骨、颅骨和股骨，其中长骨多见于干骺端及骨干部位。放射相关骨肉瘤可发生于任何放射线照射过的骨，最常见部位为骨盆和肩部。其他继发性骨肉瘤最常见于下肢长骨。

（二）症状

主要表现为短期内的疼痛及局部肿胀。早期为间断性疼痛，逐渐过渡到持续性疼痛，少数可发生病理骨折（10%~15%），以股骨和肱骨最常见。病变部位皮温增高、红肿、血管扩张。肿瘤较大者可影响局部肢体功能、导致关节积液，严重者出现体重减轻及恶病质。

（三）影像学特点

1. X 线通常呈三种表现，溶骨型以广泛的“虫蚀状”溶骨性破坏为主，易发生病理骨折；硬化型以肿瘤性新生骨形成为主，呈不规则的云絮状、斑片状，密度较高，可呈象牙骨样改变，骨破坏相对轻微；混合型即硬化型与溶骨型表现并存（图 1-5-2-7A、B）。除此外，骨肉瘤可发生多种形态的骨膜反应。肿瘤穿破皮质向外浸润时，骨外膜被掀起并因受刺激形成新生骨在骨膜的上下端堆积，在平片上呈三角状，称为“Codman”三角，是骨肉瘤较特征性的 X 线表现。随着骨外膜的掀起，原来骨外膜供应骨皮质的小血管因受牵拉而延伸，并与骨表面垂直，这些血管周围因营养丰富而致肿瘤生长较快，成骨也丰富，在 X 线片上表现为放射状高密度影，称“日光放射征”。葱皮样骨膜反应是与骨纵轴平行的分层状骨膜反应，具有这种骨膜反应的骨肉瘤需要与 Ewing 肉瘤鉴别。骨膜增厚可能是骨肉瘤早期改变，因此，对于原因不明的骨膜增厚患者应密切随诊。

2. CT 对瘤骨、皮质破坏、骨膜反应及软组织包块的分辨率均优于 X 线，可以更清楚地显示肿瘤的范围、软组织侵犯情况、肿瘤与主要血管的关系，是临床手术定位的重要依据之一，也是判断骨肉瘤分期的主要影像学手段（图 1-5-2-7C、D）。同时，CT 也是检测肺部转移灶的常用方法。

3. MRI 显示肿瘤内部结构较为敏感，大多数骨肉瘤在 T1WI 图像上表现为不均匀的低信号，而于 T2WI 图像上，肿瘤实质一般为高信号；瘤骨、钙化的瘤软骨及骨膜反应为低信号影。对比增强后，肿瘤组织有强化，可与坏死囊变区域鉴别。MRI 观察骨肉瘤的优势在于软组织分辨率高，据此可较精确判断肿瘤累及范围、骨骺及关节受累情况（图 1-5-2-7E、F），显示肿瘤周围水肿。并且 MRI 是发现跳跃灶较为理想的检查手段。

4. 放射性核素骨显像（ECT）是基于局部骨骼血管与骨盐代谢情况而成像的，在病变早期多有明显的表现，特别是对于无症状的骨肉瘤跳跃灶、转移灶的早期诊断具有特殊价值，对于多中心性骨肉瘤诊断也有价值。骨肉瘤的实性区域表现为热区，囊性变、坏死及缺血区域表现为冷区。

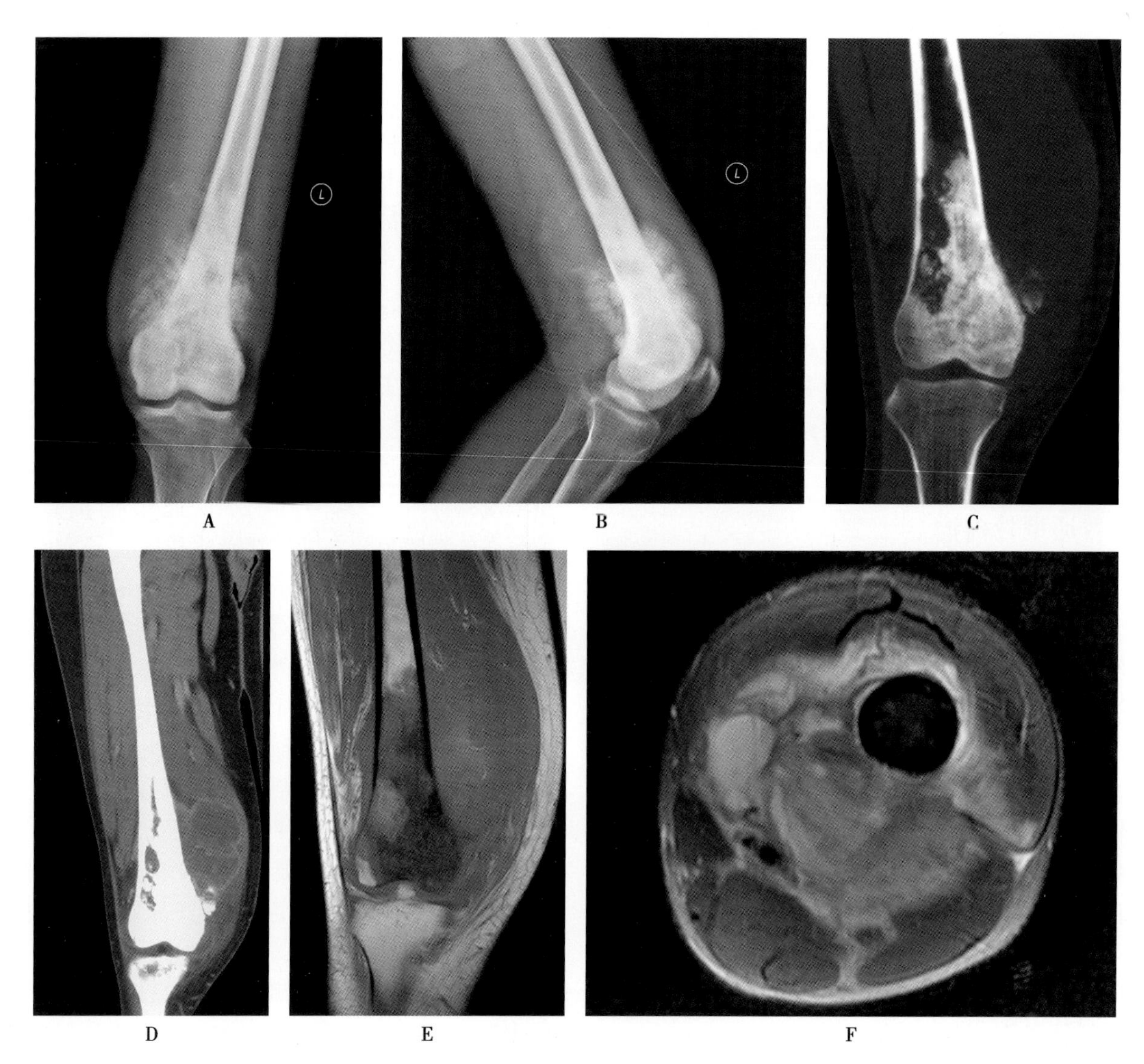

图 1-5-2-7 普通型骨肉瘤的影像学

A、B. X 线正侧位片示股骨远端骨肉瘤，伴有骨外软组织肿块，云絮状高密度影即为瘤骨。C、D. CT 冠状面骨窗、增强后冠状面软组织窗示混合性骨破坏的骨肉瘤，伴有瘤骨及软组织包块，增强扫描后肿物明显强化，内部多区域坏死。E. MR 冠状位 T1WI 图（与图 1-5-2-7～8 为同一患者）显示股骨远端骨肉瘤的髓内边界清晰，病灶侵犯了膝关节。F. MRI 横断面脂肪抑制 T2WI 图示股骨骨肉瘤伴有巨大软组织肿块，肿块形态清晰

（四）治疗

高级别骨肉瘤要使用术前化疗-手术-术后化疗的方法进行正规治疗，局部控制在使用保肢技术进行广泛切除后，患者生存率已经有了很大的提高。在没有化疗的年代，仅施行手术的骨肉瘤患者死亡率常大于 80%，而目前约 70%的四肢骨肉瘤患者在使用联合疗法后可以长期存活。放疗可用于无法完全手术切除的病例。目前还没有有效的靶向药物可以应用于临床。但随着分子生物学技术的进步，越来越多的科学家正在根据骨肉瘤的细胞遗传学异常寻找潜在的治疗靶点和可使用的免疫疗法。

（五）预后

骨肉瘤呈局部侵袭性生长并能快速血行播散，肺转移是最常见的转移途径（图 1-5-2-8），并可转移至骨，少数可发生淋巴结转移。伴有转移或复发的病例生存率仍低于 30%。骨肉瘤的预后与多种因素相关，包括患者年龄、性别、肿瘤大小、部位、手术边界与分期等。骨肉瘤化疗后坏死率的评估对判断患者总生存率和无病生存率意义重大（图 1-5-2-9），根据 Huvos 标准，坏死率≥90%提示肿瘤对化疗效果好，如果伴有肿瘤切除完整，通常这样的病例 5 年存活率>80%。提示预后差的参数包括肿瘤位于四肢近端和中轴骨，肿瘤体积大，初诊时已经发现转移灶，对化疗不敏感（坏死率<90%）。

【病理变化】

（一）大体特征

肿瘤通常位于长骨干骺端，体积较大，最大径可达 5～10cm 或以上，可局部或多处穿破皮质骨并在软组织内形成

半球状或不规则肿块。典型骨肉瘤呈灰白色，质硬有沙砾感，硬化型骨肉瘤质地较硬，切面为象牙质样；有些区域因瘤骨稀少而瘤细胞丰富，大体质地软并呈有光泽的鱼肉状；富含软骨的区域呈灰白色透明样，局部可呈黏液样，出血和囊变常见。肿瘤组织可形成卫星结节，可发生同一骨内，也可跨关节存在，称为“跳跃”灶。部分骨肉瘤不突破骺软骨继续侵犯，Unni 等认为骺软骨有一定的“屏障”作用，其机制有待于进一步研究（图 1-5-2-10）。

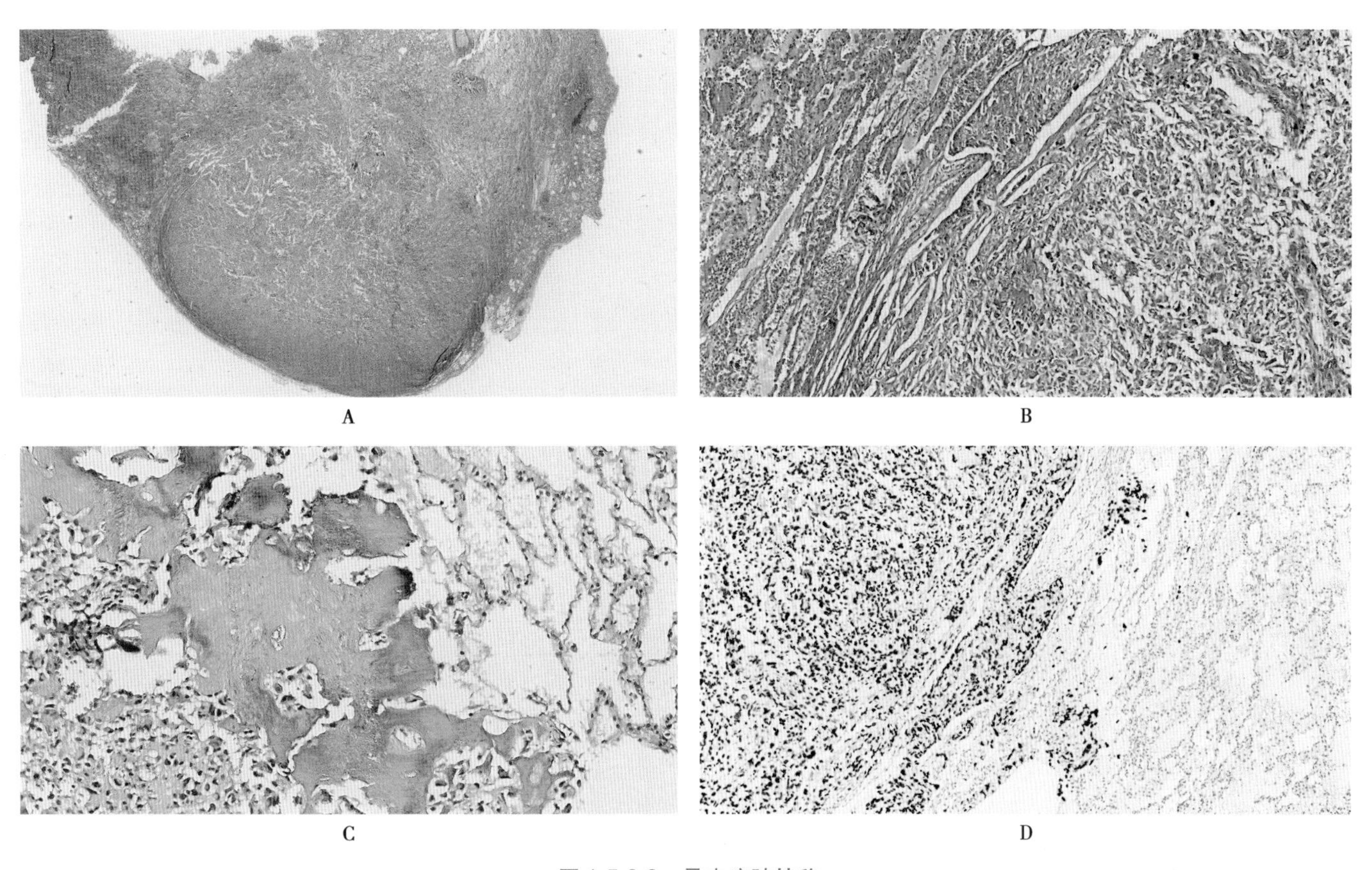

A　　B　　C　　D

图 1-5-2-8　骨肉瘤肺转移

A. 肺组织中可见骨肉瘤转移结节。B. 骨肉瘤的肿瘤细胞伴少量细网状骨，图左部为正常肺组织。C. 骨肉瘤肺转移结节中的肿瘤骨。D. 骨肉瘤肺转移，成骨性肿瘤细胞呈 SATB2 强阳性

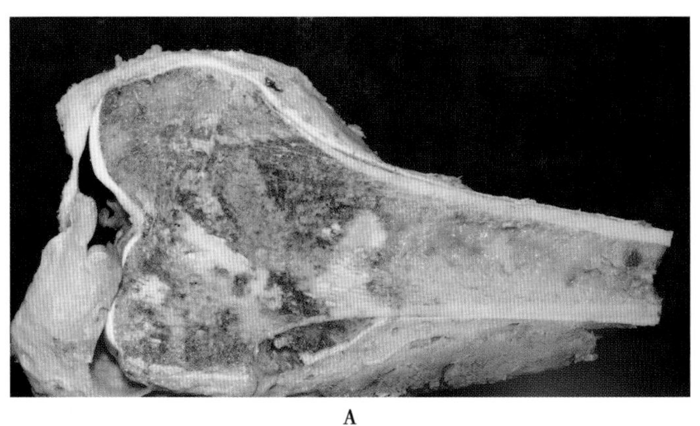

A

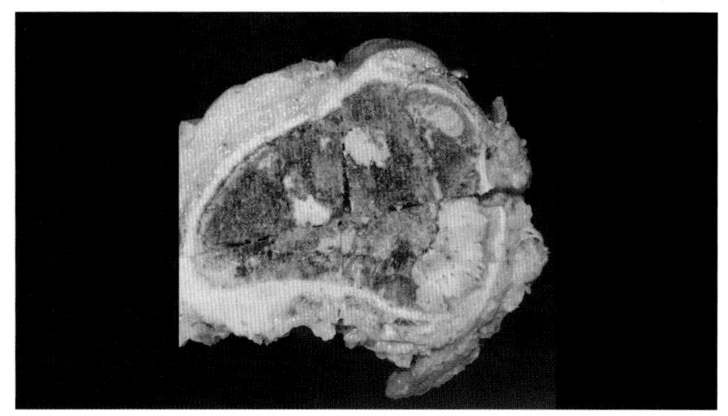

B

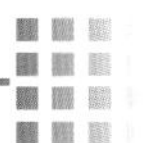

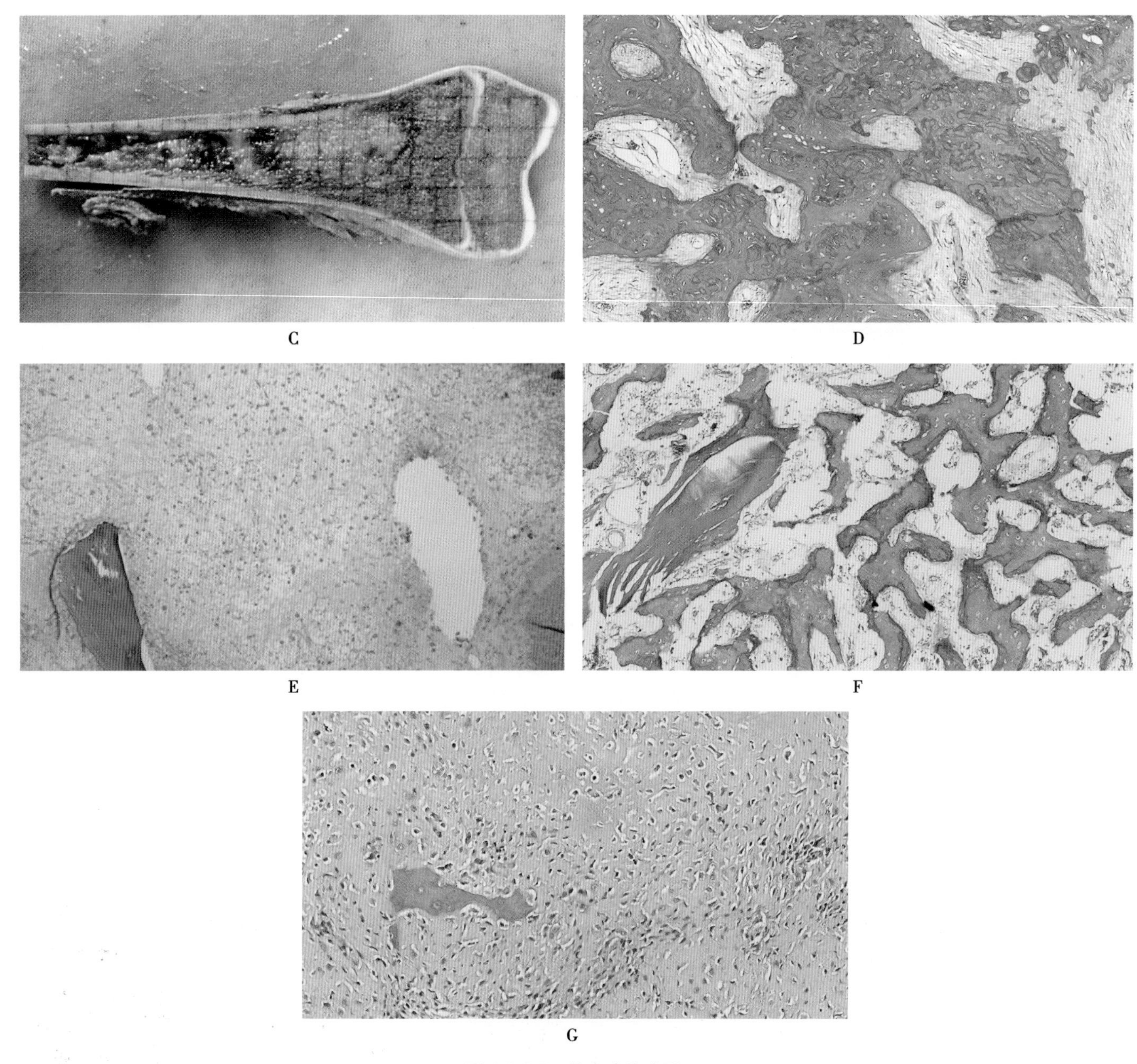

图 1-5-2-9 骨肉瘤化疗后

A. 股骨下段干骺端骨肉瘤化疗后标本，见灶片状灰黄色坏死区域及灰白透明软骨灶。B. 骨肉瘤化疗后标本（横截面），可见灰黄色坏死出血区域及灰白透明软骨灶。C. 股骨下段骨肉瘤化疗后标本按照“地图样”网格标识取材。D. 骨肉瘤化疗后，肿瘤细胞消失，瘤骨明显钙化，瘤骨间为纤维血管性间质增生，评估肿瘤坏死率>90%（Huvos 分级）。E. 骨肉瘤化疗后肿瘤细胞全部坏死，肿瘤坏死率>90%（Huvos 分级）。F. 骨肉瘤化疗后，肿瘤细胞坏死，间质纤维血管组织增生，残存丰富的钙化瘤骨，仍可见被浸润的宿主骨，肿瘤坏死率>90%（Huvos 分级）。G. 骨肉瘤化疗后，肿瘤细胞大部分仍存活，坏死率<90%（Huvos 分级）

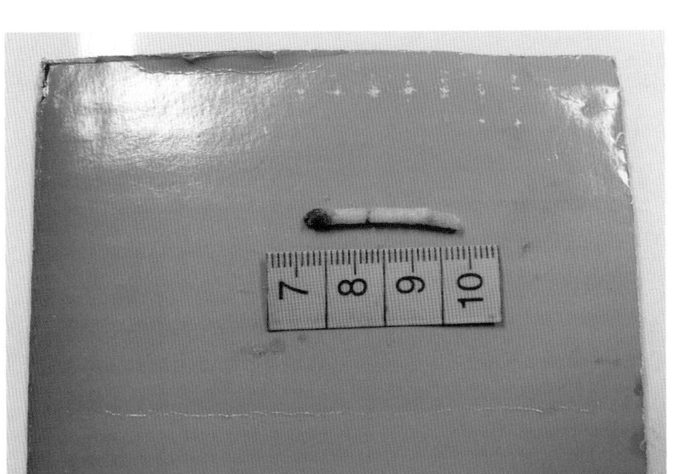
A

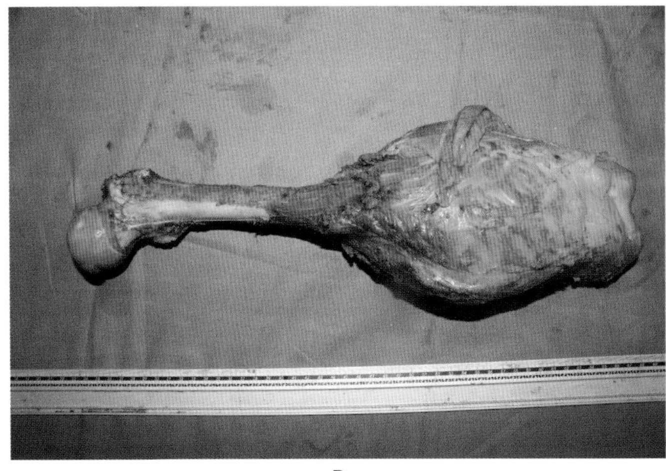
B

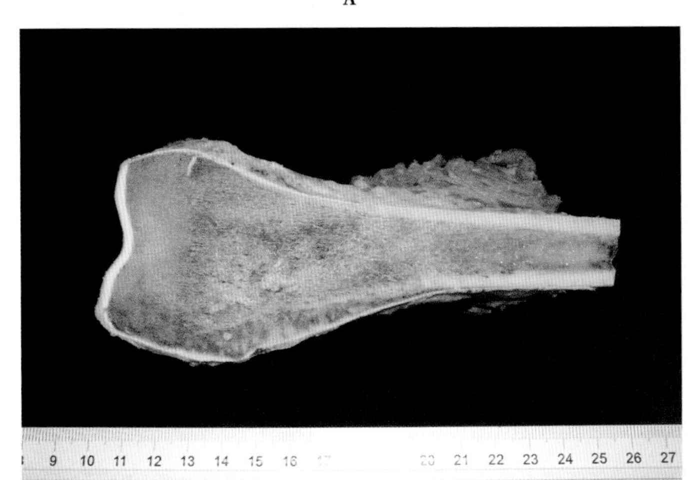
C

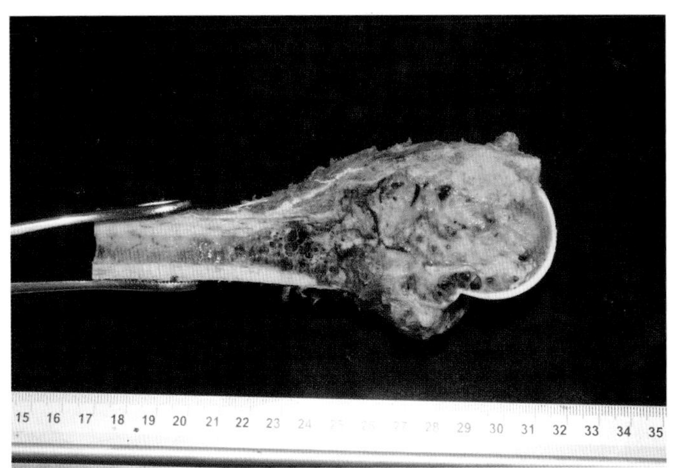
D

图 1-5-2-10　普通型骨肉瘤的大体

A. 穿刺活检，条索状灰白质硬，有沙砾感。B. 股骨下端巨大肿块，皮质膨隆及软组织包块。C. 髓腔内灰白渗透性硬化改变，可见骨膜反应。D. 以溶骨为主病变伴出血及囊变，可见皮质破坏及软组织包块

（二）镜下特征

1. 组织学特征　普通型骨肉瘤组织形态多样，包括不同形态的异型肿瘤细胞及各种形态的肿瘤性新生骨，瘤骨的分布与形状均极不规则，与良性成骨性肿瘤所形成新生骨明显不同。瘤组织在骨髓腔中呈渗透性、浸润性生长，包绕或侵蚀宿主骨小梁，侵入哈弗斯系统，穿破皮质骨至周围软组织。肿瘤细胞具有显著异型性及多形性，可呈多角形、椭圆形、浆细胞样、梭形、小圆形及其他各种不规则形，胞质多嗜酸，也可透明，常见肿瘤性坏死及病理性核分裂象。普通型骨肉瘤新生骨形态各异且极不规则，可呈编织状、花边状、细网状、斑片状、Paget 骨病样等。有时，肿瘤骨包围并贴附于残存的宿主骨，形成所谓的“脚手架”现象。新生骨不伴有矿化时呈嗜酸性改变，一旦伴有矿化则呈嗜碱性偏蓝紫色。局灶常可观察到Ⅱ级以上的肿瘤性软骨。在瘤骨丰富的骨肉瘤中，肿瘤细胞常常相对稀少且看似“正常”，反之，一些新生骨少的骨肉瘤瘤细胞间变很明显，有时甚至很难观察到明确的瘤骨。

普通型骨肉瘤根据组织形态特征可分为数个亚型，对于病理诊断及鉴别诊断是有意义的，但各亚型的治疗与预后没有明显差异，而常见的骨肉瘤往往是不同亚型的混合，或是以某种成分为主。发病率最高的亚型依次为成骨型（76%～80%）、成软骨型（10%～13%）和成纤维型（10%），在 Mayo Clinic 骨肉瘤病例统计中这三种亚型的发病比例为 56%，20%和 24%，其他类型较少见（表 1-5-2-1）。

表 1-5-2-1　骨肉瘤的组织学亚型

成骨型（包括硬化型）	骨母细胞瘤样型
成软骨型	上皮样型
成纤维型	透明细胞型
富巨细胞型	软骨母细胞瘤样型

（1）成骨型骨肉瘤（osteoblastic osteosarcoma）：肿瘤细胞主要为多角形、不规则形或浆细胞样，可见嗜酸性胞质或透亮胞质，细胞异型性和多形性常明显，细胞核染色质粗，有时可见核仁。瘤性新生骨丰富且形状各异，常呈纤细条索状、云絮状、细网状或灶、片状，均质粉染，与瘤

细胞混为一体，部分病例常可观察到灶状肿瘤性软骨（图 1-5-2-11）。硬化型骨肉瘤是成骨型骨肉瘤的一种，镜下以丰富的肿瘤性新生骨为主，多为片状新生骨且常见钙化，瘤细胞相对少而稀疏，镶嵌于骨基质中，瘤细胞或许因明显硬化的瘤骨“挤压”而显得体积较小，异型性不甚明显，但瘤组织仍有明显侵蚀宿主骨表现（图 1-5-2-12）。

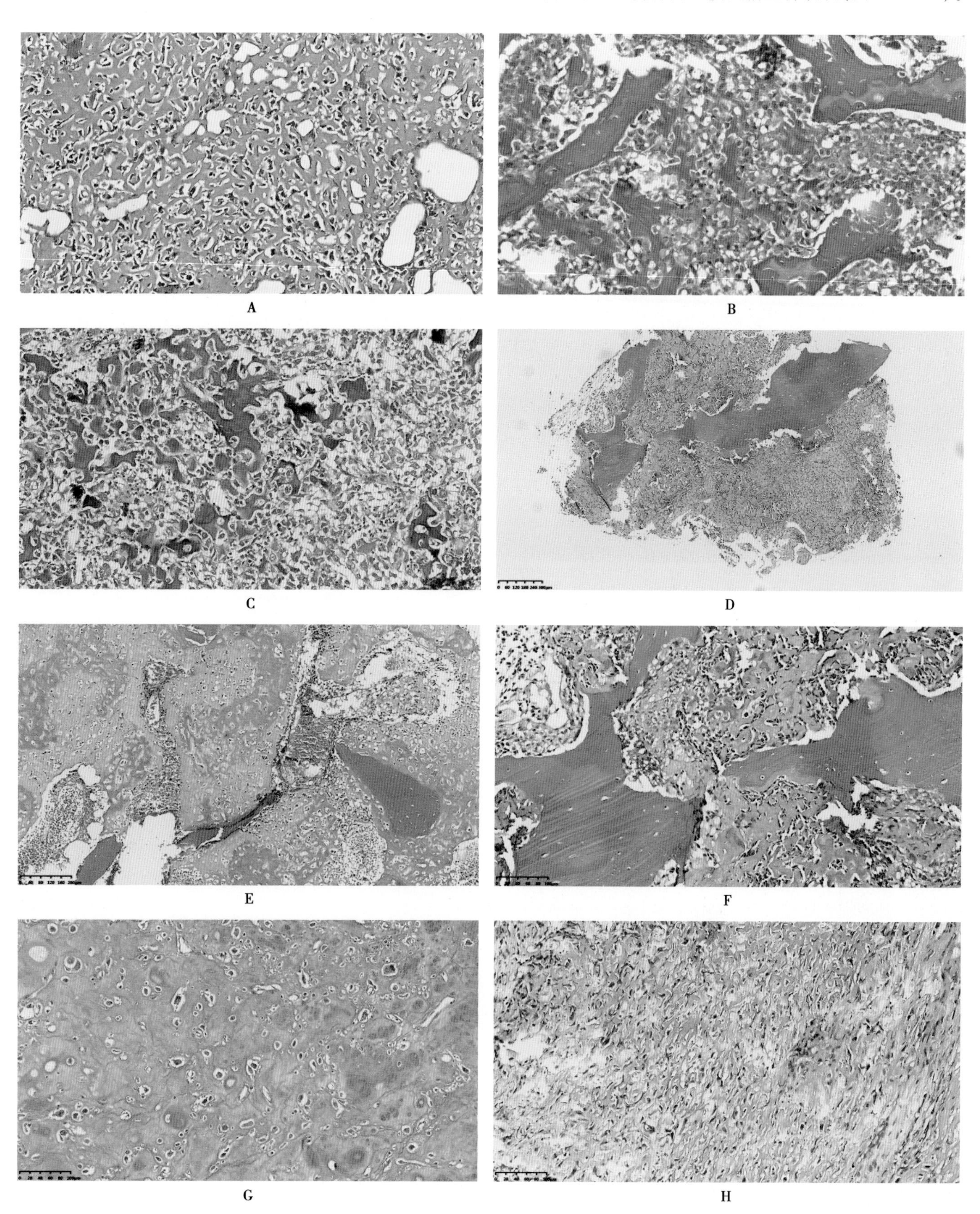

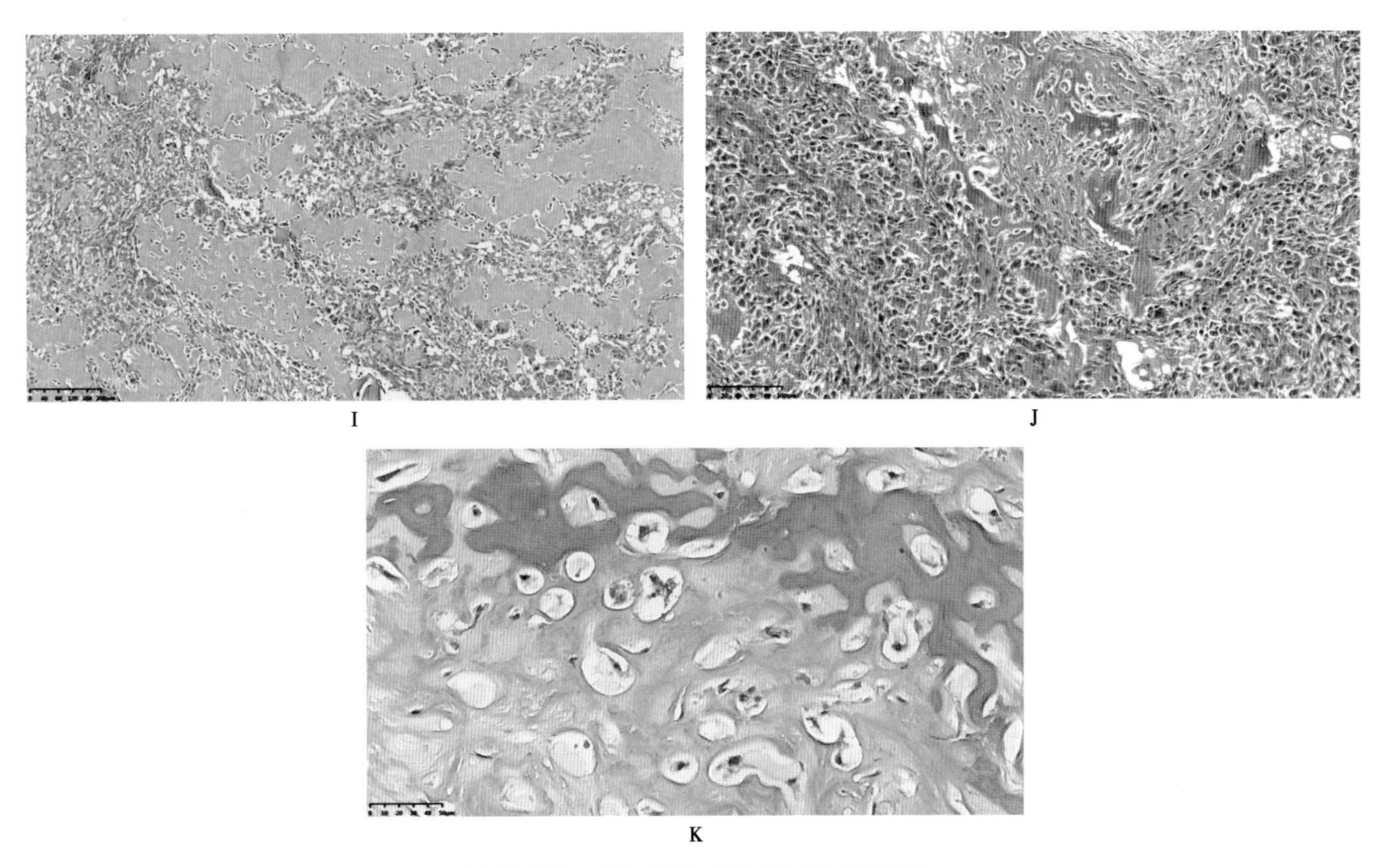

图 1-5-2-11　普通型骨肉瘤（成骨型）的组织学

A. 丰富细网状肿瘤性骨及明显异型的肿瘤性成骨细胞。B. 不规则花边状瘤骨及胞浆红染/透亮的肿瘤细胞。C. 瘤骨形状不规则且分布不均匀，矿化明显。D. 骨肉瘤穿刺标本，低倍镜显示肿瘤侵蚀宿主骨小梁。E. 片状肿瘤性新生骨及异型的肿瘤性成骨细胞包裹侵蚀宿主骨。F. 肿瘤性成骨灶片状分布，肿瘤细胞被挤压成核深染异型性并不明显的梭形细胞。G~J. 片状，条索状，灶簇状，蕾丝状肿瘤性骨样基质。K. 肿瘤性骨样基质伴钙化

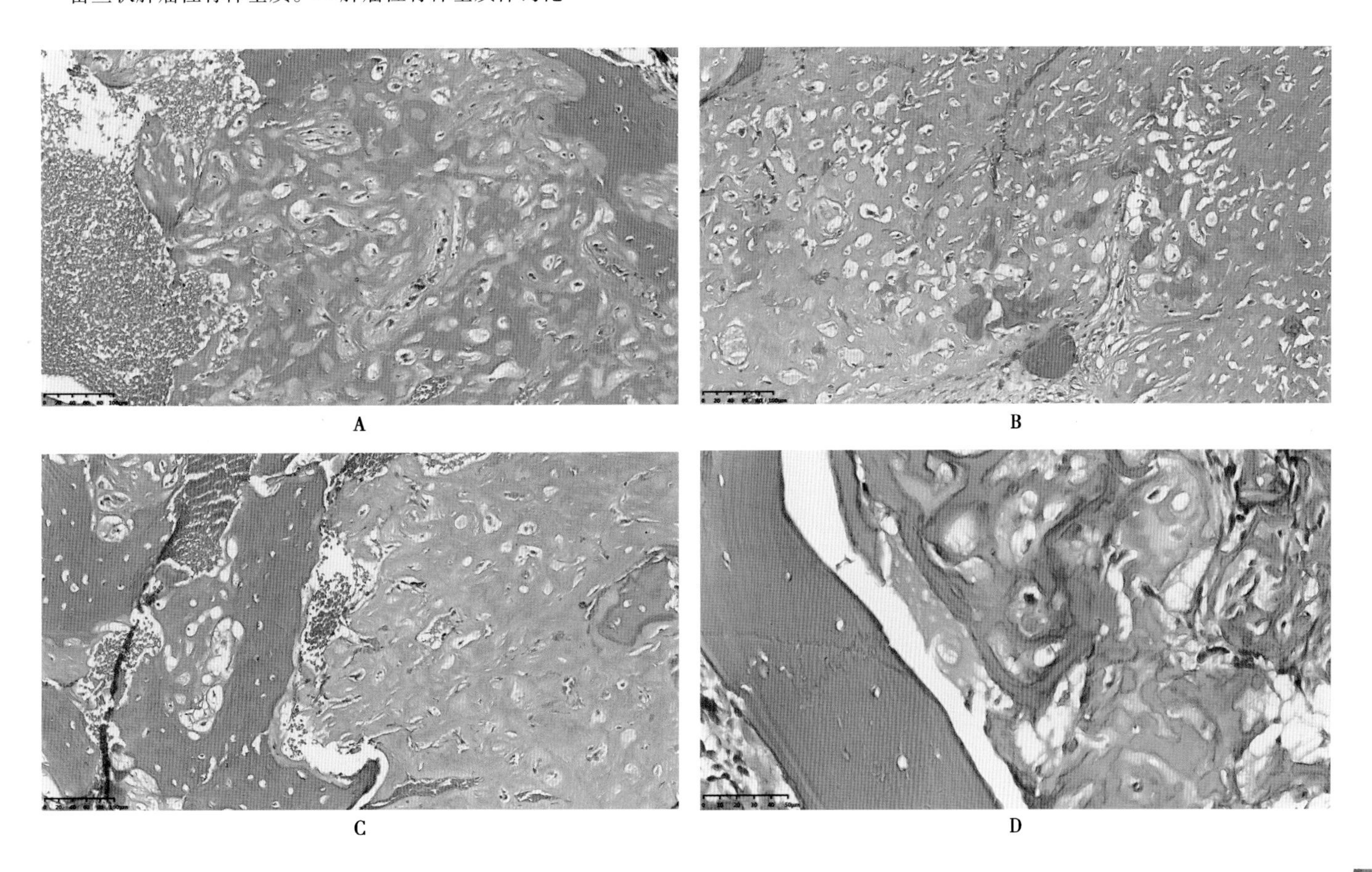

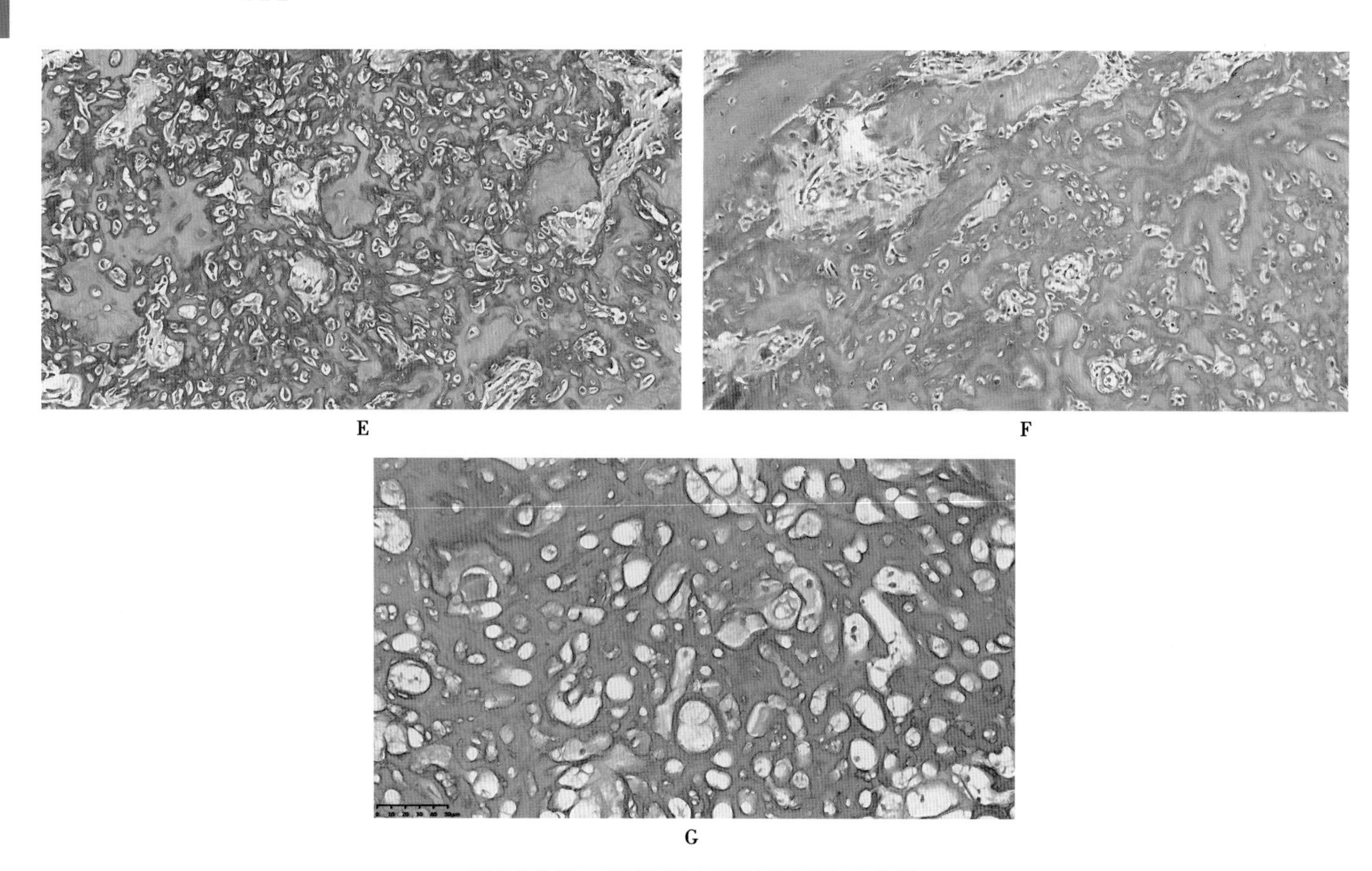

图 1-5-2-12 普通型骨肉瘤(硬化型)的组织学

A、B. 片状肿瘤骨增生,细胞少而稀疏,被包围在瘤骨之间,细胞核小,有轻度异型性。C~F. 以片状肿瘤性新生骨增生为主,细胞相对稀少(警惕与硬化性骨髓炎鉴别),局灶伴有钙化,明显浸润宿主骨小梁。G. 瘤骨钙化及灶性肿瘤性坏死

(2) 成软骨型骨肉瘤(chondroblastic osteosarcoma):以肿瘤性软骨为主要成分,但多为分叶状结构不明显的Ⅱ级以上的肿瘤性软骨,软骨黏液变性常见,特别是颌骨的骨肉瘤。软骨灶大小悬殊,细胞有中度以上的异型性,分化相对较好的肿瘤性软骨常常伴有钙化及骨化。软骨之间可见少量或灶状明显异型的肿瘤细胞及不规则瘤骨,这是诊断成软骨型骨肉瘤的关键。有时肿瘤几乎全部为肿瘤性软骨,很难观察到成骨性肿瘤细胞及瘤骨,易误诊为软骨肉瘤(图 1-5-2-13)。

(3) 成纤维型骨肉瘤(fibroblastic osteosarcoma):以梭形细胞为主,偶尔似有上皮细胞样特点,不常出现细胞重度异型性。常伴有广泛细胞外胶原,常排列呈束状、编织状结构,细胞分布密集类似于纤维肉瘤,胞质红染的梭形细胞让人联想到肌成纤维细胞样细胞分化。有时可见肿瘤出现血管外皮瘤样排列特点。一般肿瘤性新生骨少而不规则,常常为类骨样组织及细网状骨,罕见软骨样基质(图 1-5-2-14)。

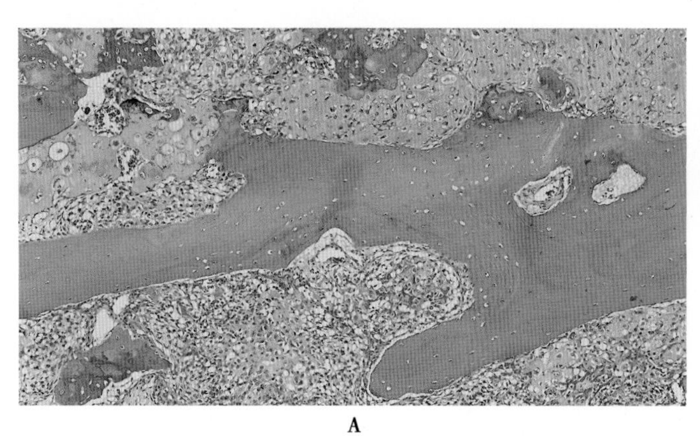

A

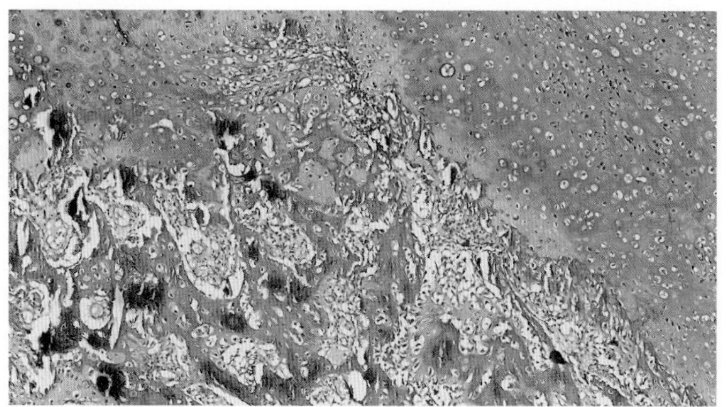

B

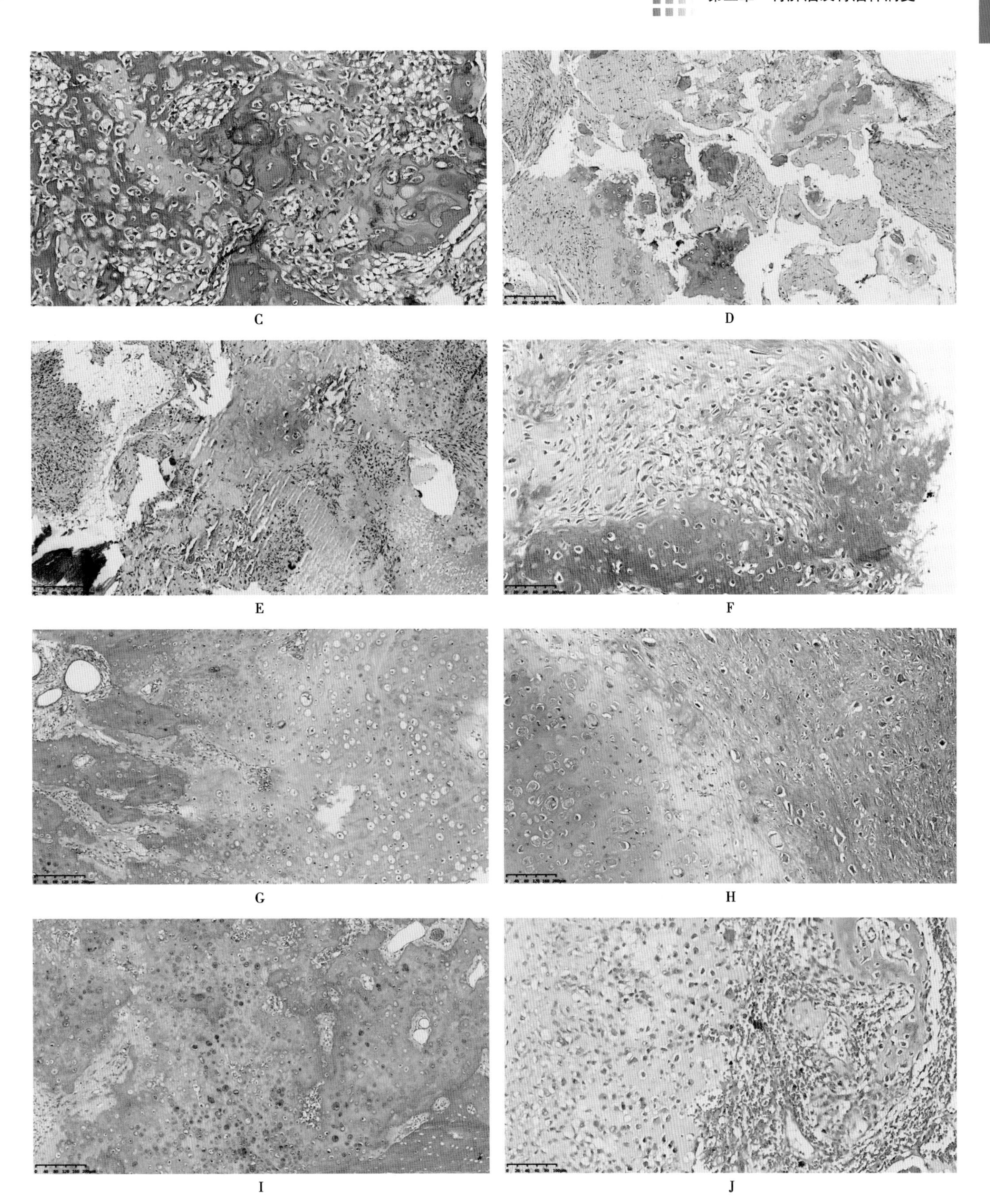

图 1-5-2-13　普通型骨肉瘤(成软骨型)的组织学

A. 丰富的肿瘤性软骨,小叶结构不明显,呈浸润性破坏宿主骨,宿主骨下方可见丰富肿瘤细胞及散在粉染骨样基质。B. 骨肉瘤中肿瘤性透明软骨伴骨化。C. 中倍镜下,中—低分化肿瘤性软骨伴骨化,软骨细胞有明显异型性。D. 穿刺标本低倍镜下,灶性无明显分叶状结构的肿瘤性软骨伴钙化及骨化。E. 穿刺标本显示不规则Ⅱ级以上肿瘤性软骨,异型的肿瘤细胞及花边状肿瘤性骨。F. 黏液样软骨基质。G~I. 无明显分叶状结构、分化较差的肿瘤性软骨伴局灶骨化。J. Ⅲ级的肿瘤性软骨及小灶性不规则肿瘤性新生骨

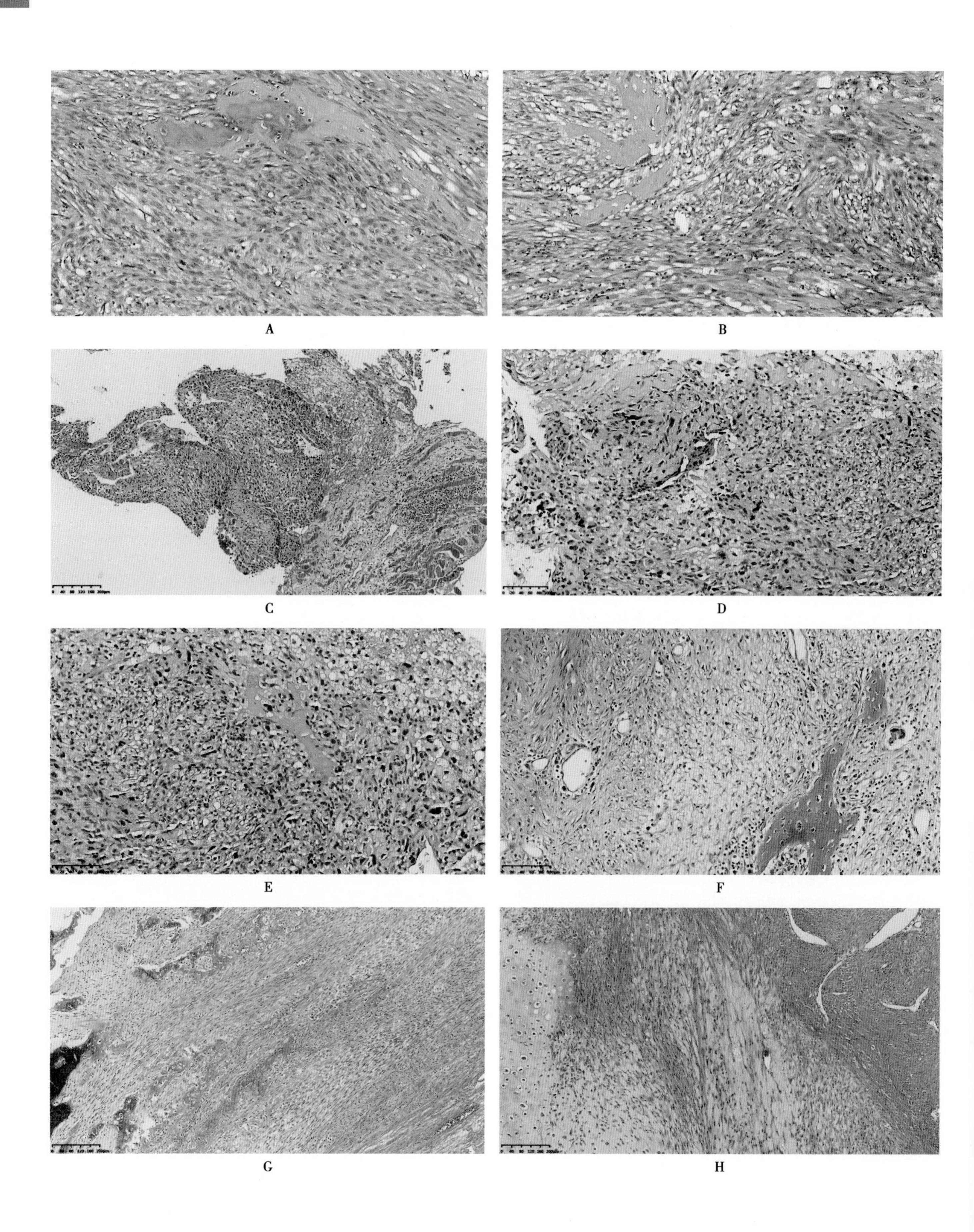
A
B
C
D
E
F
G
H

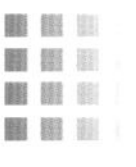

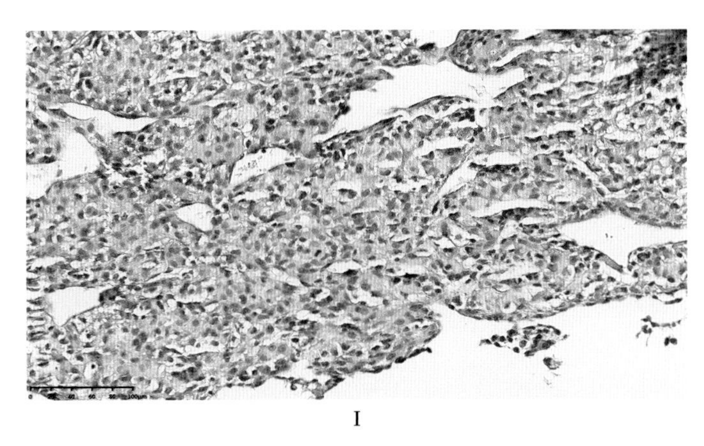

I

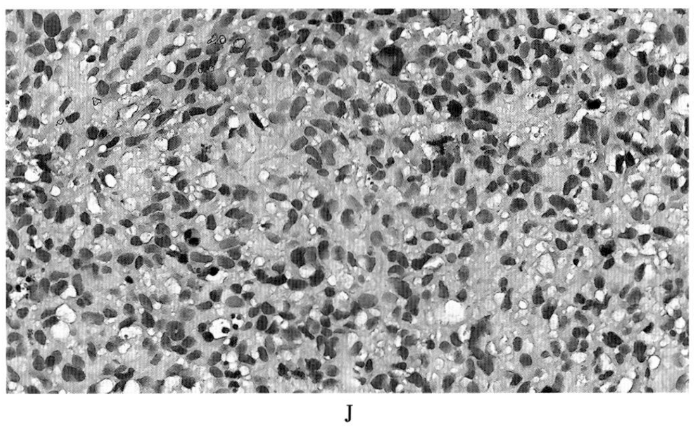

J

图 1-5-2-14　普通型骨肉瘤(成纤维型)的组织学

A~E. 肿瘤性梭形细胞及不规则新生骨,梭形细胞区域类似纤维肉瘤。梭形细胞有轻-重度异型性。F. 部分梭形细胞可以稀疏排列,小灶性肿瘤性钙化骨。G. 束状排列的肿瘤性梭形细胞及肿瘤性新生骨。H. 少数成纤维型骨肉瘤病例可见灶性肿瘤性软骨。I. 明显的血管外皮瘤样排列特点。J. 病理性核分裂象常见

(4) 富巨细胞型骨肉瘤(giant cell rich osteosarcoma):因肿瘤组织中见丰富的破骨细胞样多核巨细胞而得名,多核巨细胞数量可多少不等,有时非常类似于骨巨细胞瘤。单核梭形肿瘤细胞异型性常明显,丰富的肿瘤骨、坏死及病理性核分裂象可帮助与骨巨细胞瘤鉴别(图 1-5-2-15),影像学和临床信息也有一定的协助诊断作用。

(5) 骨母细胞瘤样型骨肉瘤(osteoblastoma like osteosarcoma):肿瘤细胞大且胞质丰富,类似于骨母细胞,细胞异型性并不太明显,可见病理性核分裂象,肿瘤性新生骨丰富但不规则,常见花边状骨,肿瘤组织呈明显浸润性表现(图 1-5-2-16)。

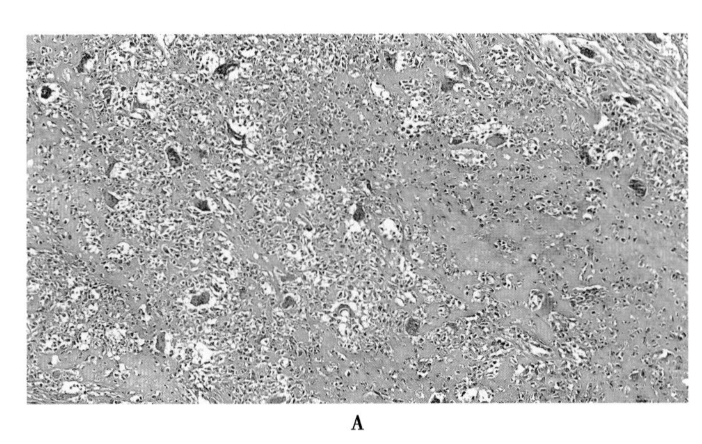

A

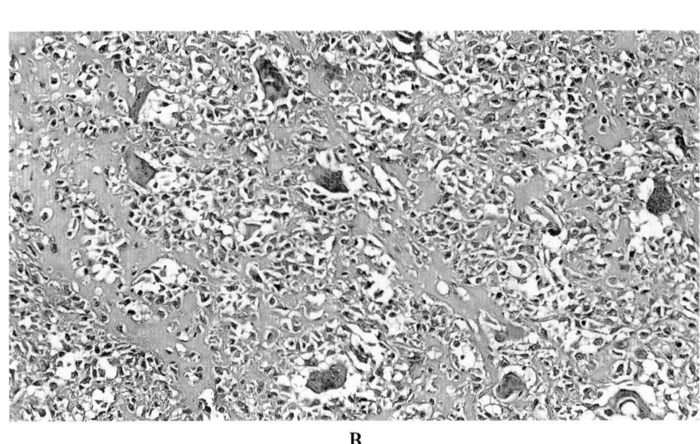

B

图 1-5-2-15　普通型骨肉瘤(富巨细胞型)的组织学

A. 肿瘤性骨样基质间可见肿瘤细胞及散在破骨细胞样多核巨细胞。B. 多核巨细胞形态良好,为反应性破骨细胞样多核巨细胞

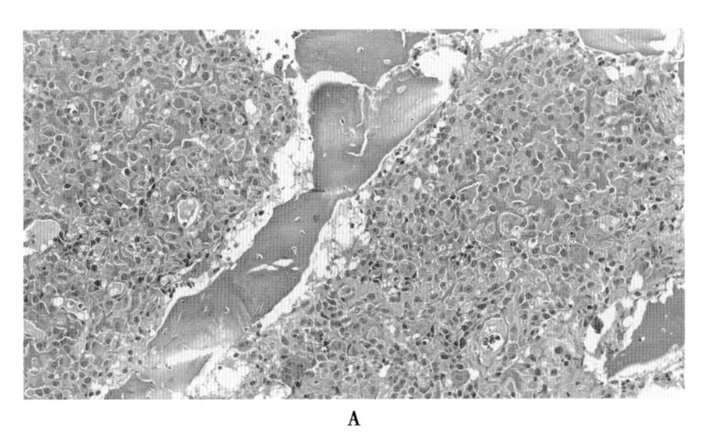

A

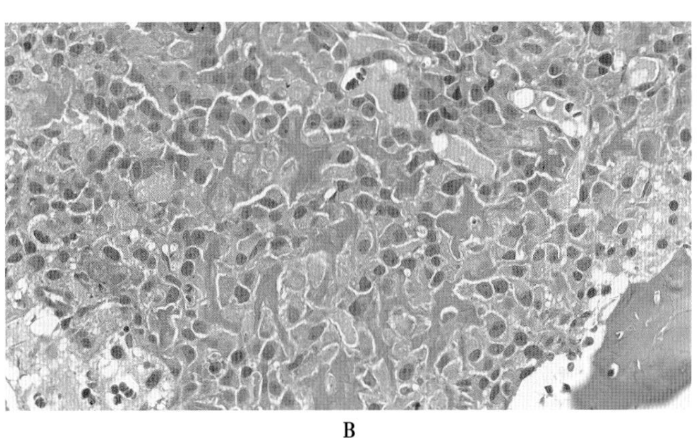

B

图 1-5-2-16　普通型骨肉瘤(骨母细胞瘤样型)的组织学

A. 肿瘤细胞圆形/不规则形,异型性不明显,细胞浆嗜酸而丰富,类似骨母细胞,可见少量肿瘤性新生骨,瘤组织明显浸润宿主骨。B. 中倍镜下,酷似骨母细胞的瘤细胞有轻中度异型性,核仁明显

（6）上皮样型骨肉瘤（epithelioid osteosarcoma）：肿瘤细胞呈明显的上皮样特点，排列方式呈腺样、花瓣状或巢状。了解此型骨肉瘤的意义在于要与上皮样骨母细胞瘤、转移癌及上皮样血管肉瘤等肿瘤鉴别，特别是与某些伴有成骨的转移癌（如前列腺癌及乳腺癌等）鉴别（图 1-5-2-17）。

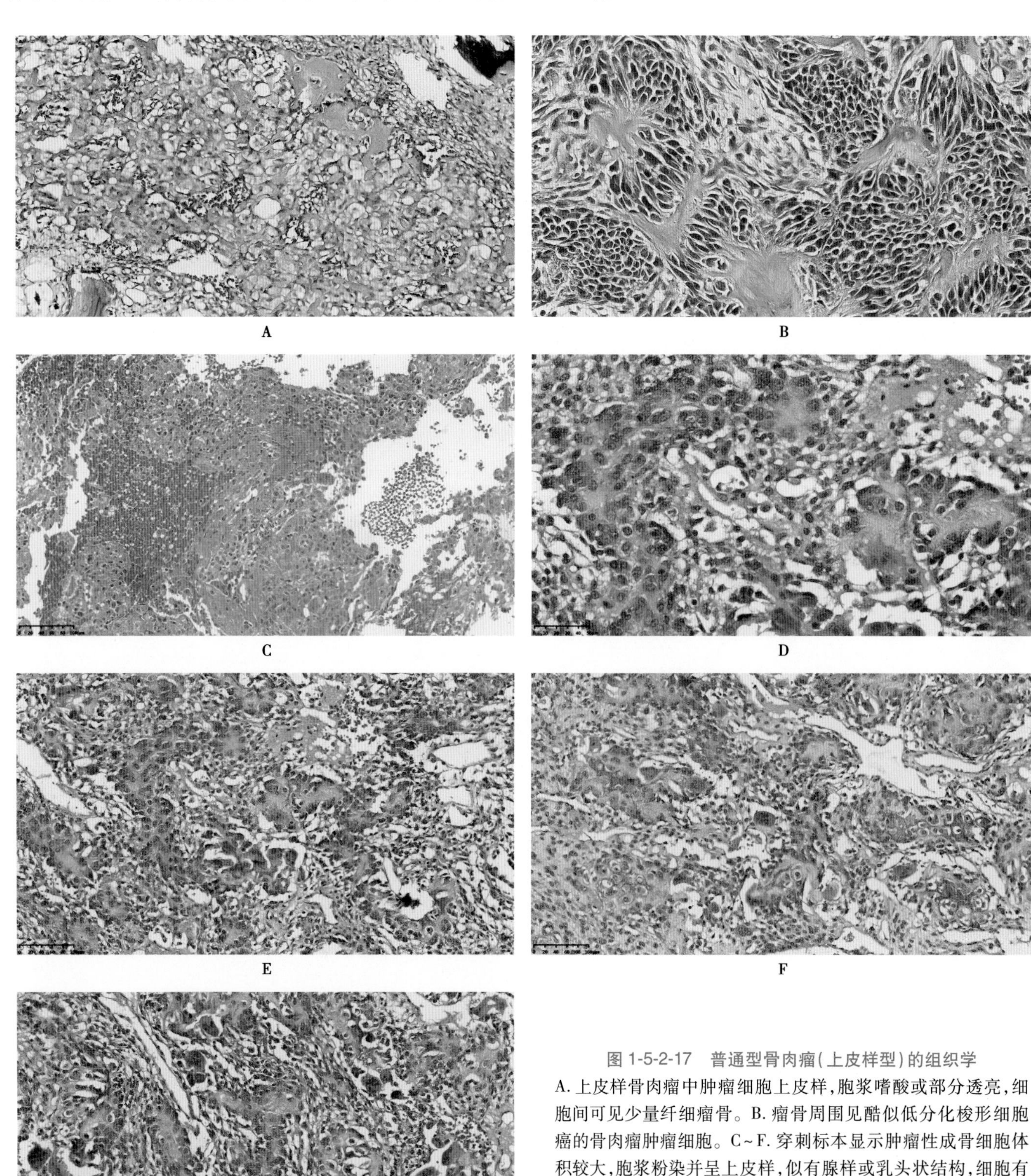

图 1-5-2-17　普通型骨肉瘤（上皮样型）的组织学

A. 上皮样骨肉瘤中肿瘤细胞上皮样，胞浆嗜酸或部分透亮，细胞间可见少量纤细瘤骨。B. 瘤骨周围见酷似低分化梭形细胞癌的骨肉瘤肿瘤细胞。C～F. 穿刺标本显示肿瘤性成骨细胞体积较大，胞浆粉染并呈上皮样，似有腺样或乳头状结构，细胞有异型性，小灶不规则肿瘤性新生骨形成，要警惕成骨性转移癌）。G. 上皮样骨肉瘤间质可见少量反应性多核巨细胞

（7）透明细胞型骨肉瘤(clear cell osteosarcoma)：主要由核有异型性、胞质透明的肿瘤细胞伴数量不等的不规则瘤骨或类骨样组织构成(图 1-5-2-18)。

（8）软骨母细胞瘤样型骨肉瘤(chondroblastoma-like osteosarcoma)：酷似软骨母细胞瘤，但肿瘤细胞异型性明显并可见形态极不规则的新生骨，基本观察不到分化良好的软骨基质，坏死和病理性核分裂象常见。肿瘤常呈散在多灶性浸润性生长，常浸润皮质骨及骨外软组织(图 1-5-2-19)。

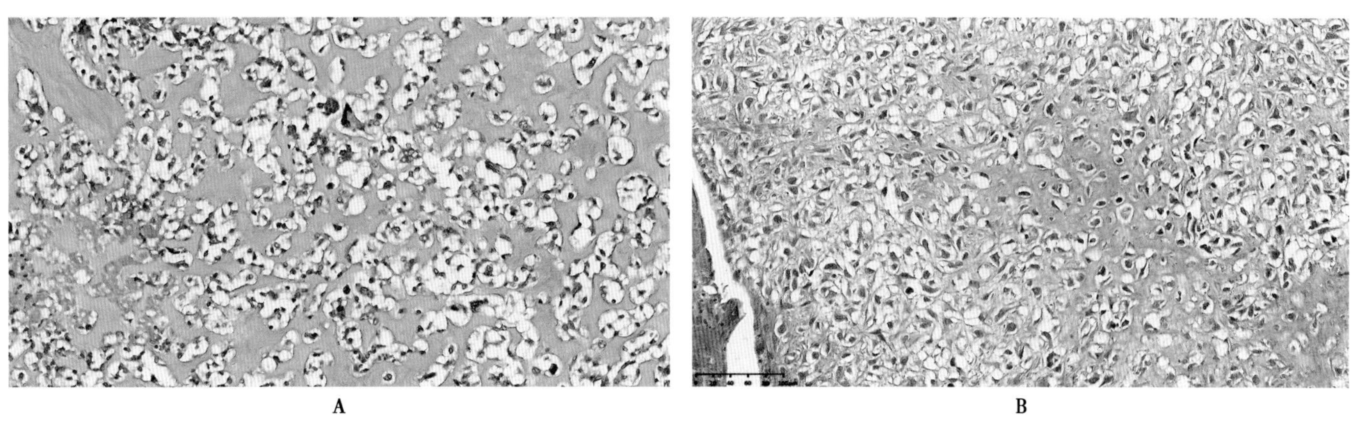

图 1-5-2-18　普通型骨肉瘤(透明细胞型)的组织学
A、B. 透明细胞型骨肉瘤肿瘤细胞胞浆透明，细胞核有异型性，可见丰富的骨样基质形成

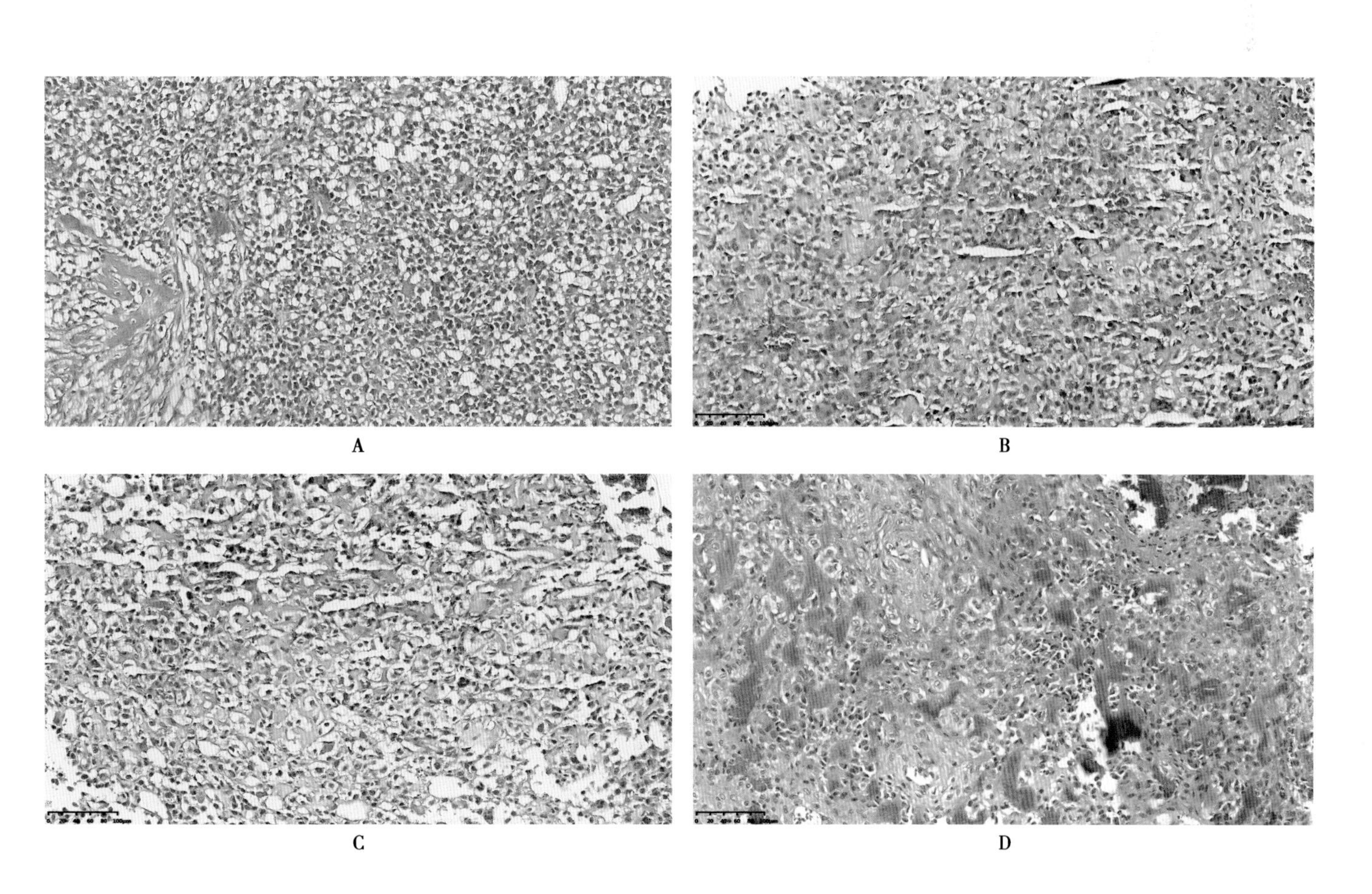

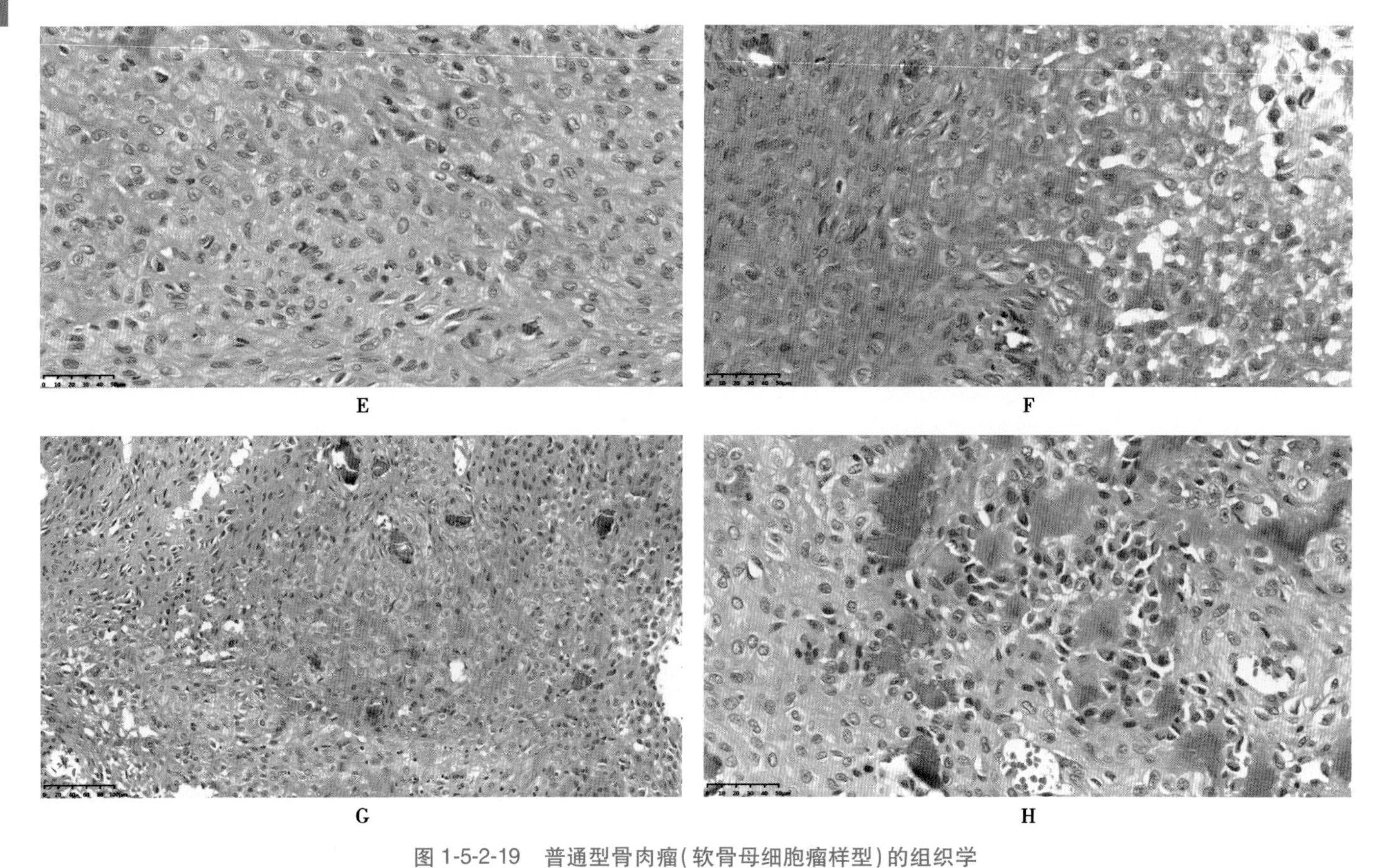

图 1-5-2-19　普通型骨肉瘤(软骨母细胞瘤样型)的组织学

A~F. 软骨母细胞样肿瘤细胞排列呈铺砖样结构，细胞密度高，散在多核巨细胞，肿瘤细胞有轻度异型性，有不规则纤细的粉染骨样基质产生。G. 骨样基质似有“格子样”分布特点，局灶可见钙化。H. 示不规则肿瘤性新生骨

(9) 恶性纤维组织细胞瘤样型骨肉瘤：临床影像学多以溶骨性破坏为主，镜下肿瘤细胞异型性及多形性明显，并见肿瘤性巨细胞，易见病理核分裂，酷似未分化多形性肉瘤结构，多取材可见不规则肿瘤性新生骨(图 1-5-2-20)。

(10) 软骨黏液样纤维瘤样型骨肉瘤：瘤组织富含黏液软骨样基质并有分叶状或结节状分布倾向，也可见富细胞区域及散在反应性多核巨细胞，酷似软骨黏液样纤维瘤结构，但细胞异型性明显，分叶状结构不如软骨黏液样纤维瘤明显，最重要的是见到异型肿瘤细胞直接成骨表现，临床影像学同普通骨肉瘤(图 1-5-2-21)。

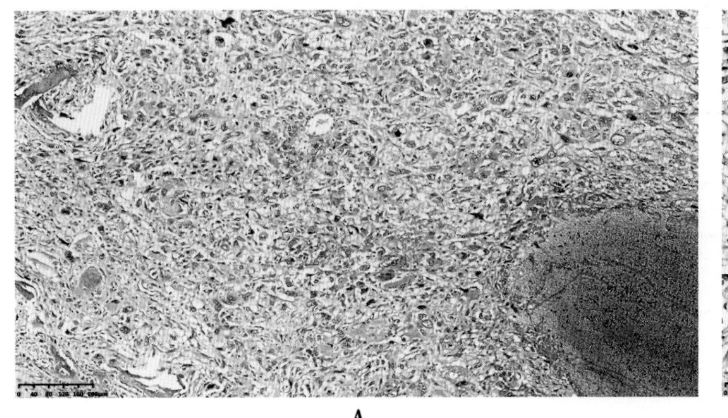
A

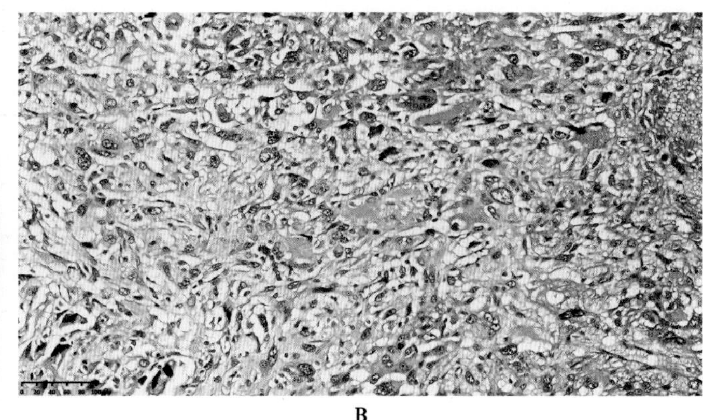
B

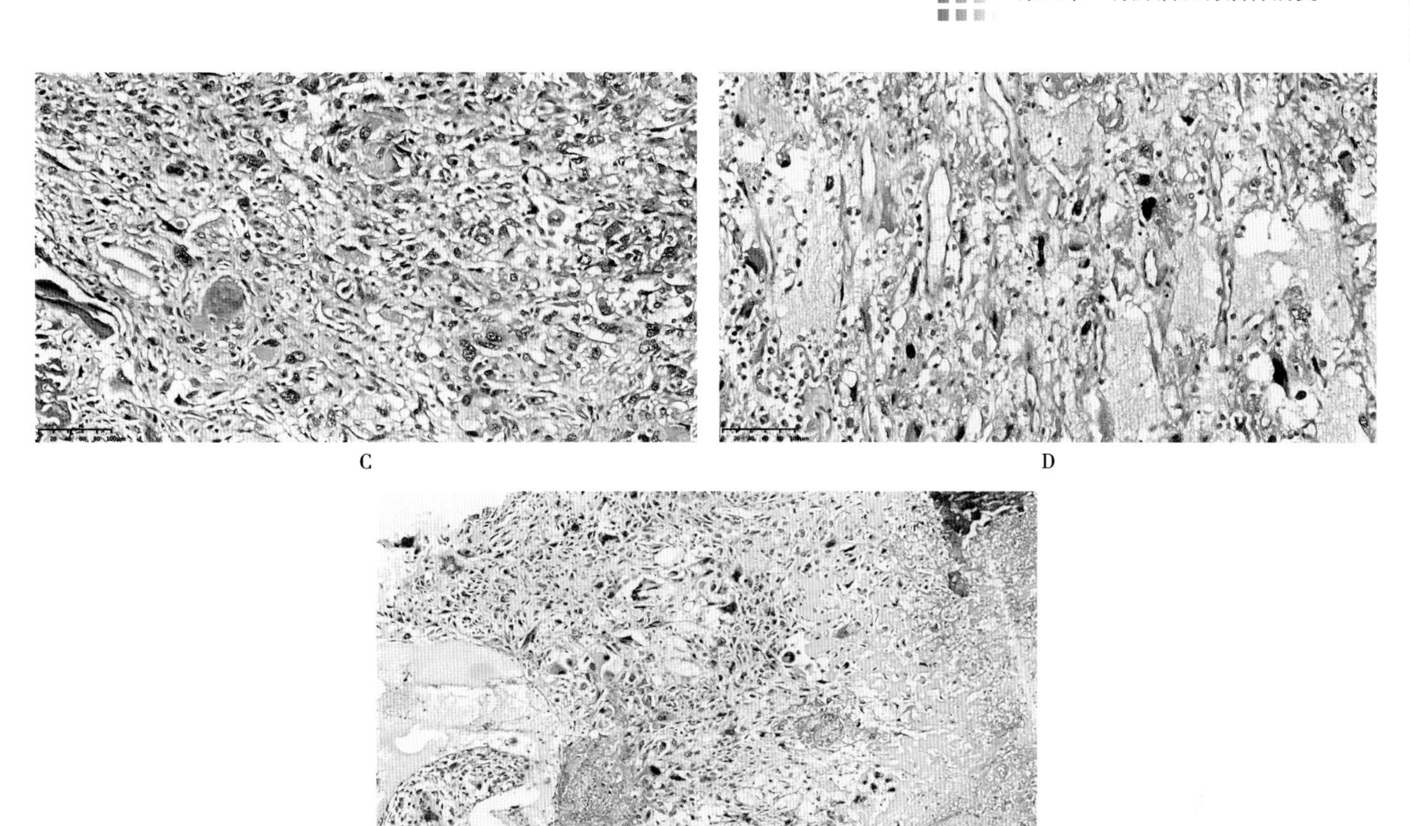

图 1-5-2-20 普通型骨肉瘤(恶性纤维组织细胞瘤样型)的组织学
A~C. 肿瘤细胞多形性和异型性均明显，酷似未分化肉瘤结构，新生肿瘤骨少。D. 肿瘤组织内出血、囊性变明显。E. 恶性纤维组织细胞瘤样型骨肉瘤仔细取材可以发现灶性网状新生骨

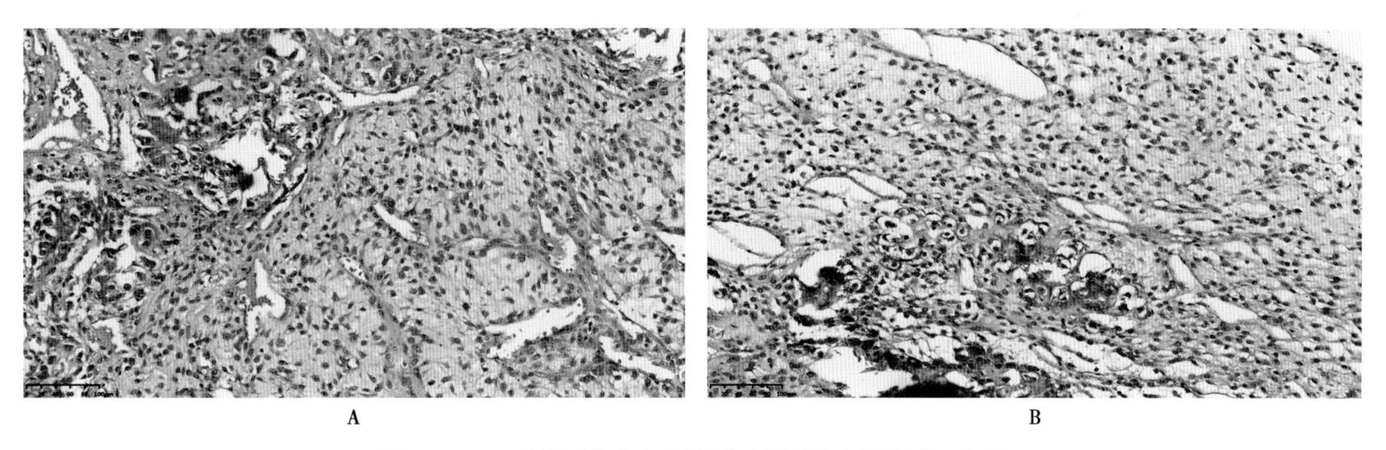

图 1-5-2-21 普通型骨肉瘤(软骨黏液样纤维瘤样型)的组织学
A、B. 肿瘤富含黏液样基质，肿瘤细胞短梭形有异型性，灶性肿瘤性成骨提示骨肉瘤

2. **免疫组织化学** 骨肉瘤具有广泛的免疫组化表达谱，常见表达 SATB2，osteocalcin，osteonectin，Osteoprotegerin，RUNX2，S-100，Actin，SMA，NSE，CD99，但均缺乏特异性。SATB2 是一种核基因转录因子，主要负责成骨细胞分化过程中的遗传调控，研究表明 SATB2 在成骨细胞分化过程中呈较特异性表达，辅助鉴别骨肉瘤与非成骨性病变具有一定意义(图 1-5-2-22)，该抗体敏感性好，但特异性差，在很多其他肿瘤中都可以表达包括软骨肉瘤、软骨黏液样纤维瘤、骨巨细胞瘤等。部分骨肉瘤亦可表达 keratin 和 EMA，警惕不要误诊为上皮性肿瘤。值得注意的是，骨肉瘤不表达 Factor Ⅷ，CD31，CD45。近年来，多数学者通过实验证实 c-FOS 可以协助鉴别骨母细胞瘤和骨肉瘤，通常在骨肉瘤中该抗体为阴性表达或灶性弱阳性表达，而在骨母细胞瘤中则呈现弥漫强阳性核表达。

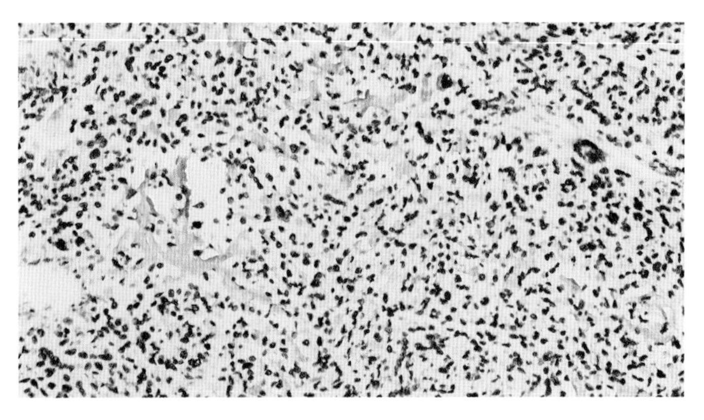

图 1-5-2-22 普通型骨肉瘤 SATB2 表达
骨肉瘤中肿瘤性成骨细胞核阳性

（三）分子病理

骨肉瘤具体的发病机制仍然不清晰。虽然目前了解到其具有高度不稳定且复杂的基因组，存在大量的结构变异，这种短时间内爆发出现的大量高频度和高密度基因异常，直接导致了染色体碎裂畸变等结构改变。尽管大宗测序实验证实很多肿瘤驱动基因可能出现在肿瘤早期，但触发这些基因异常而导致染色体不稳定和发展成肿瘤的机制仍很难理解。据统计，25 岁以下骨肉瘤患病人群中大约 20%的病例会出现胚系突变，最常见的是 TP53 和 RB1 基因异常，少见 RECQ 解旋酶基因异常。TP53 不仅会出现胚系突变，还会出现体细胞突变，大于 90%的普通型骨肉瘤中会出现 TP53 失活，通常伴随着染色体缺失发生，1 号内含子重排是其重要的变化。这两种突变均会导致其抑癌活性丧失。而 RB1 的突变则通过影响细胞周期信号通路而对细胞增殖失去控制，二者与骨肉瘤的发生以及相关肿瘤综合征（如 Li-Fraumeni 综合征）发生密切相关。而 RECQL2 与 Werner 综合征，RECQL3 与 Bloom 综合征，RECQL4 与 Rothmund-Thomson 综合征的发生均密切相关。

骨肉瘤的染色体呈非整倍体形式存在，且其不稳定的特征直接会导致骨肉瘤肿瘤内部和肿瘤间的异质性。骨肉瘤体细胞突变体现在数量和结构上的变化，而发现的特异性点突变非常少。通过核型分析，CGH 和深度测序，发现约 40%～50%的普通型骨肉瘤 6p12-p21 会携带 RUNX2，VEGFA，E2F3 和 CDC5，主要表现为重复扩增；约 45%～55%的普通型骨肉瘤 8q 和 17p 会携带 MYC 基因。大约 10%的普通型骨肉瘤可以检测到 MDM2 基因扩增，提示这部分病例可能为低级别骨肉瘤发生去分化成为了高级别骨肉瘤。少部分骨肉瘤病例还会出现包括 FGFR1，IGF，CDKN2A，RB1，PTEN，PI3K/mTOR，ATRX，LSAMP，DLG2 和 WWOX 的基因异常。除此之外，部分骨肉瘤基因突变特征还会类似于 BRCAness 肿瘤，特别是 BRCA2 突变导致的体细胞杂合性缺失会影响 DNA 双链断裂的同源重组修复过程，提示未来使用抑制聚 ADP 核糖聚合酶（PARP）进行协同杀伤可能成为骨肉瘤的潜在治疗靶点。约 50%的普通型骨肉瘤中会出现局部超突变（Hypermutation）现象，但是可重复性单核苷酸变异非常少见。IDH1/2 突变在骨肉瘤中没有被发现，可以作为与软骨类肿瘤鉴别的手段之一。

其他骨肉瘤发病机制的热点研究还集中在表观遗传学方面。HIC1，WIF1，TSSC3，ESR1，RASSF1A，GADD45 和 RUNX2 基因已经被证明在普通型骨肉瘤中出现过度甲基化从而影响转录活性。其中雌激素受体（ESR1）甲基化还参与了成骨细胞的分化，使用 DNA 甲基转移酶来缓解 ESR1 高甲基化也有一定的抑瘤作用。

【鉴别诊断】

1. 硬化性骨髓炎 又称 Garre 骨髓炎，主要与硬化型骨肉瘤鉴别，此病发病部位，病史与骨肉瘤不同，影像学表现为广泛性骨髓纤维化、硬化，骨髓腔变狭窄甚至消失，一侧或两侧骨干皮质呈棱形增厚，密度增高。镜下可见丰富的增生的新生骨，黏合线稍显紊乱，新生骨间可见少量纤维、血管及肉芽组织，少量的淋巴细胞及浆细胞浸润，缺乏有异型的肿瘤细胞。

2. 软骨肉瘤 成软骨型骨肉瘤需与软骨肉瘤鉴别，软骨肉瘤患者平均年龄较骨肉瘤患者大，病变好发于长骨近端（股骨、肱骨）及扁骨（肩胛骨与骨盆等）。影像学改变多为溶骨性，伴有点状或环状钙化，骨皮质破坏一般不如骨肉瘤明显。镜下软骨具有较明显的分叶状结构，常见到软骨化骨而非肿瘤性成骨。值得注意的是去分化软骨肉瘤，其去分化成分可为普通型骨肉瘤，但通常患者年龄较大，发病部位与其他类型软骨肉瘤一致，镜下可见明确的高分化软骨肉瘤区域与去分化成分界限较清晰。分子检测 IDH1/IDH2 可以辅助二者鉴别诊断。

3. 骨巨细胞瘤 富巨细胞型骨肉瘤主要与骨巨细胞瘤鉴别。骨巨细胞瘤为中间性肿瘤，影像学表现为骨端偏心性膨胀性溶骨性破坏，可突破骨皮质侵犯至软组织。镜下单核细胞异型性不明显，可见核分裂，但一般无病理核分裂；部分病例可见新生骨，但均为化生性或反应性骨，少数病例可见软骨灶。恶性巨细胞瘤较罕见，镜下为经典的骨巨细胞瘤结构与恶性成分（多为普通型骨肉瘤）共存，但两者泾渭分明，缺乏过渡，更类似于“去分化”表现。可使用免疫组化或分子检测 H3F3A 协助鉴别。目前研究发现一部分高级别骨肉瘤病例中也会出现 H3F3A 基因突变，是否将此类肿瘤归入恶性骨巨细胞瘤中的观点还有争议。

4. 骨母细胞瘤 骨母细胞瘤好发于脊柱椎体及附件。影像学改变一般为周界清晰的圆或卵圆形破坏区，常见完整的骨壳结构及反应骨，无软组织包块。镜下新生骨丰富而排列均匀，肿瘤性骨母细胞无异型性，可见核分裂，但不见病理核分裂，肿瘤细胞常围绕新生骨有序排列，间质为特征性的疏松纤维血管间质，一般无肿瘤性软骨或浸润性表现。FOS 和 FOSB 基因重排有助于鉴别。

5. 透明细胞软骨肉瘤 透明细胞型骨肉瘤主要与透明细胞软骨肉瘤鉴别。透明细胞软骨肉瘤生长相对缓慢，好发于长骨的骨端（主要是肱骨与股骨上端），属于低级别骨恶性肿瘤。影像学表现为周缘较清晰的溶骨性破坏，可见点状钙化影等软骨性肿瘤的特征，偶见硬化缘。镜下肿瘤细胞呈“铺砖样”排列，胞质透明，胞界清晰，核分裂及坏死均不明显，瘤组织内可见分布相对均匀的编织状骨，常见高分化软骨灶。

6. 骨 Paget 病 大多数骨 Paget 病为多骨性病变，90%的患者年龄为 55 岁以上，病史较长，好发部位为椎骨（腰椎及骶骨）、骨盆及颅骨，常见病变骨的畸形。镜下主要表现为黏合线高度紊乱的新生骨与活跃的破骨细胞共存，间质为富含血管的纤维性肉芽样组织，无明显的浸润性表现，也缺乏有明显异型性的肿瘤细胞。

7. 骨痂 骨痂形成的活跃期容易误诊为骨肉瘤。患者多有明确的外伤史或运动史，镜下在丰富的肉芽样组织的背景下可见活跃的簇状骨母细胞增生并见新生骨雏形，新生骨有成熟性倾向，软骨性骨痂的软骨成分缺乏分叶状结构及异型性，常伴有钙化及骨化，核分裂象可以非常丰富。年轻人（军人、运动员）疲劳骨折时，骨增生旺炽，有时伴有软组织包块和骨膜反应时，应特别小心不要误诊为骨肉瘤。

8. 骨的未分化多形性肉瘤 好发于老年人，此类肿瘤一定要全面取材并仔细观察寻找肿瘤性成骨的基础上，才能除外骨肉瘤。

9. 骨的纤维肉瘤 好发于中老年人，肿瘤性成骨是骨的纤维肉瘤与成纤维型骨肉瘤的重要鉴别点。

10. 癌的成骨性转移 请参见转移癌章节。

六、低级别中心性骨肉瘤

【定义】

低级别中心性骨肉瘤（low-grade central osteosarcoma）一种发生于髓腔内的低度恶性成骨性肿瘤。

ICD-O 编码 9187/3

【临床特征】

（一）流行病学

1. 发病率 低级别中心性骨肉瘤占全部骨肉瘤的 1%～2%。

2. 发病年龄 发病年龄大于普通型骨肉瘤年龄，常见于 20～30 岁。

3. 性别 女性略高发。

4. 发病部位 约 80%的低级别中心性骨肉瘤发生在长骨，特别是股骨远端和胫骨近端，也可发生在躯干骨及颅骨等骨骼，很少累及扁骨或手足小骨。绝大部位肿瘤位于髓内中央区，少数偏于皮质一侧。

（二）症状

患者通常出现非特异性疼痛和肿胀，疼痛时间可数月或数年（最长达 10 年），后期较易发生病理骨折。

（三）影像学特点

一般为位于长骨干骺端或偏骨干的髓内病变，常可延伸至骨端，在 X 线片上，肿瘤大多呈现为范围较大的混合性骨破坏，有局部侵袭表现，具有一定程度的皮质破坏、软组织受累等恶性肿瘤的特征（图 1-5-2-23A、B），约 1/3 的肿瘤具有相对清楚的边界，甚至程度不一的硬化缘及膨胀性改变，提示其惰性生长方式。低级别中心性骨肉瘤极少有 Codman 三角出现。CT 和 MRI 有助于了解肿瘤局部细微情况及软组织受累情况，在显示皮质破坏、判断肿瘤范围时具有优势（图 1-5-2-23C、D）。典型肿瘤的大部分区域于 MRI 为 T1、T2 低信号。

（四）治疗

治疗以采取肿瘤大块切除的方法为主。如果采用刮除或切除不净时，常会复发。化疗通常应用于有去分化的病例。

（五）预后

低级别中心性骨肉瘤预后较好，5 年和 10 年生存率分别为 90%和 80%以上。转移率低于 5%。少数原发性低级别中心性骨肉瘤可发生去分化，去分化更多见于复发病例，有文献报道该病进展为高级别骨肉瘤的比例为 10%～36%。发现低级别中心性骨肉瘤中去分化成分的比例非常重要。

【病理变化】

（一）大体特征

绝大部分低级别中心性骨肉瘤瘤体较大，边界相对较清，部分病例可见局部骨皮质破坏及软组织肿块。瘤组织大体表现因其内所含成分不同而各异，典型者切面呈灰白色、质韧硬，常有沙砾感（图 1-5-2-23E），缺乏高级别骨肉瘤切面鱼肉样外观。

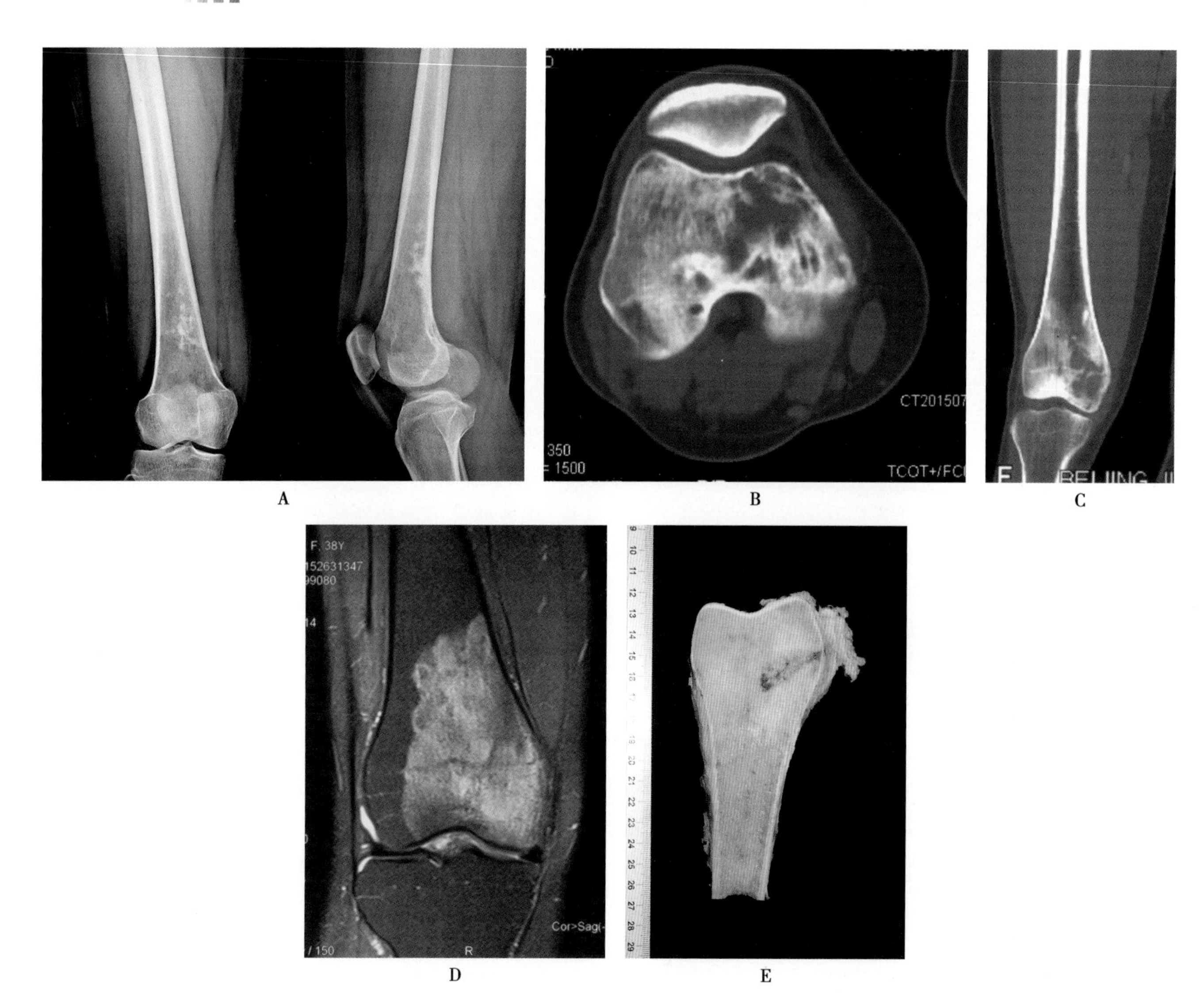

图 1-5-2-23 低级别中心性骨肉瘤

A~D. 影像学。A. X 线正侧位片示股骨远端混合性骨破坏,边界不清,髓内斑片状高密度影,内缘旁骨膜反应与软组织肿块。B~C. CT 横断位骨窗、冠状位骨窗示病灶为混合性骨破坏,边缘形态不规则、局部硬化。D. MR 冠状位脂肪抑制 T2WI 图显示髓内病变边缘清晰,股骨内髁骨皮质受侵、模糊,无明确软组织肿块。E. 大体:股骨下段灰白肿物,切面实性沙砾感,膨胀不明显,皮质变薄,未见软组织包块

(二)镜下特征

1. 组织学特征 低级别中心性骨肉瘤由分化好的梭形细胞及较成熟新生肿瘤骨组成。梭形细胞多呈束状或编织状排列,细胞有轻度异型性或异型性不明显,核呈长圆形,可见核仁,核分裂罕见。肿瘤性新生骨较丰富,一般为纵行或层状排列的较成熟的钙化小梁骨,偶可为弯曲、分支状或不规则吻合的小梁骨,类似纤维结构不良或为融合成片状、较粗的小梁骨,但一般很少达到板层骨的成熟度,肿瘤性新生骨周围无正常成骨细胞围绕。36%的病例中可见到良性多核巨细胞,罕见肿瘤性软骨及坏死。部分病例周缘也可见不等量的反应性新生骨。肿瘤压迫皮质骨使之变薄,也可突破骨皮质浸入周围软组织。另有报道,少数低级别中心性骨肉瘤所含肿瘤骨极少而以梭形细胞占主要成分,结构类似骨促结缔组织增生性纤维瘤。随着大宗病例的收集,零星报道的其他特殊类型的低级别骨肉瘤是否属于低级别中心型骨肉瘤还有争议,这些类型包括低级别骨母细胞瘤样型中心性骨肉瘤,低级别软骨黏液纤维瘤样型中心性骨肉瘤,低级别纤维结构不良样型中心型骨肉瘤,低级别沙砾体样型中心性骨肉瘤及骨 Paget 病样型低级别中心性骨肉瘤等(图 1-5-2-24)。10%~36%低级别中心型骨肉瘤病例会进展到高级别骨肉瘤,这种去分化的现象可以出现在初次诊断时或复发时,要应引起警惕。

2. 免疫组织化学特征 MDM2 和 CDK4 免疫组化阳性表达可辅助诊断低级别中心性骨肉瘤,但不能完全依靠这两种抗体来诊断该肿瘤,必须有分子检测(FISH 检测 MDM2 扩增)的支持。有文章报道 *p16* 和 *p53* 等标志物对该肿瘤的诊断也有一定帮助。

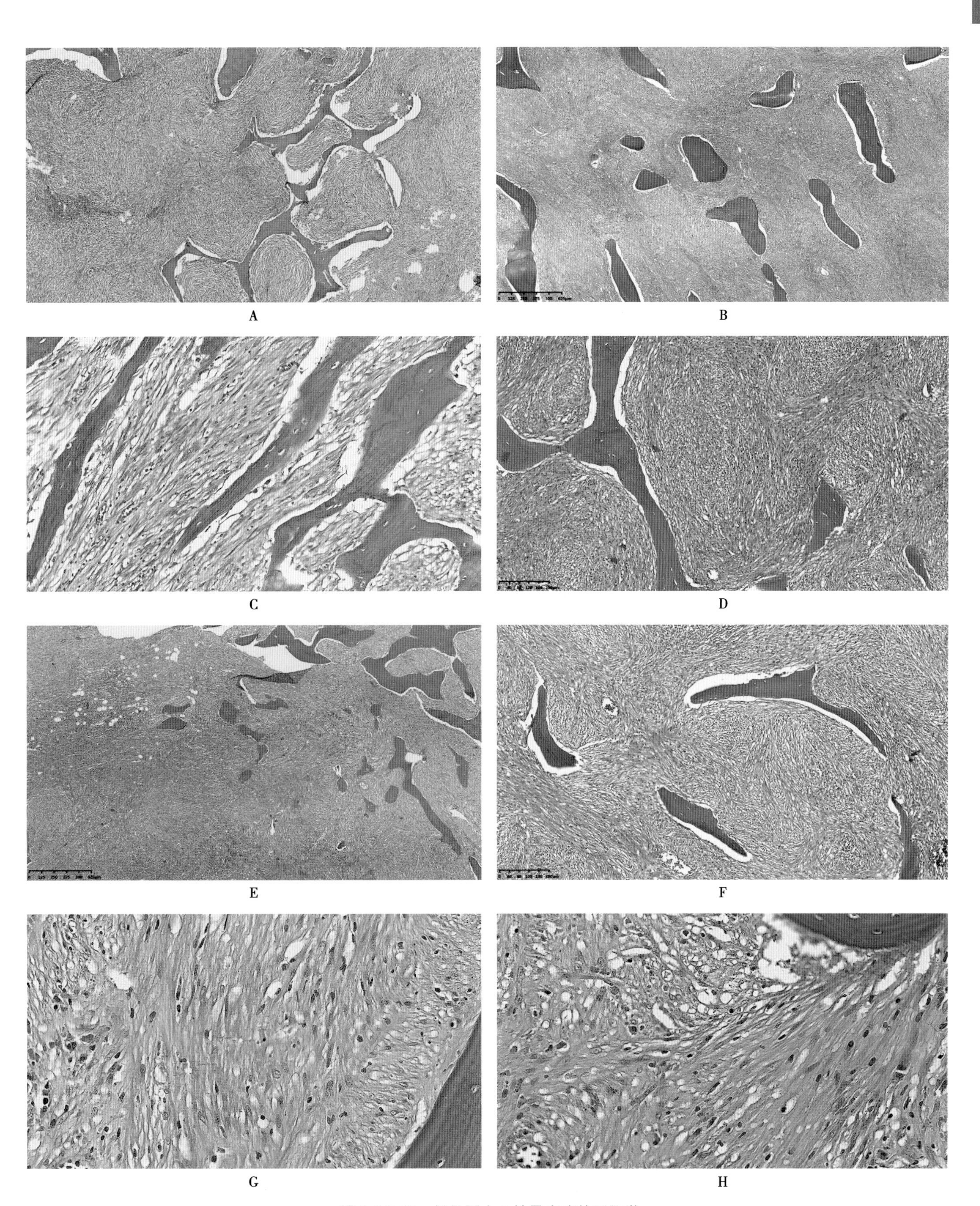

图 1-5-2-24　低级别中心性骨肉瘤的组织学

A～B. 编织状、排列较单一的肿瘤性梭形细胞及较成熟的肿瘤性小梁骨。C～D. 梭形肿瘤细胞呈束状排列，与肿瘤性小梁骨排列方向一致，细胞轻度异型性。E. 瘤组织内可见残存脂肪组织。F. 肿瘤性梭形细胞呈“车辐”及束状排列结构。G～H. 梭形肿瘤细胞异型性不明显，核分裂象非常少见

(三)分子病理

85%~89%的低级别中心性骨肉瘤常可检测到MDM2基因扩增,但染色体异常和p53突变少见(图1-5-2-25)。

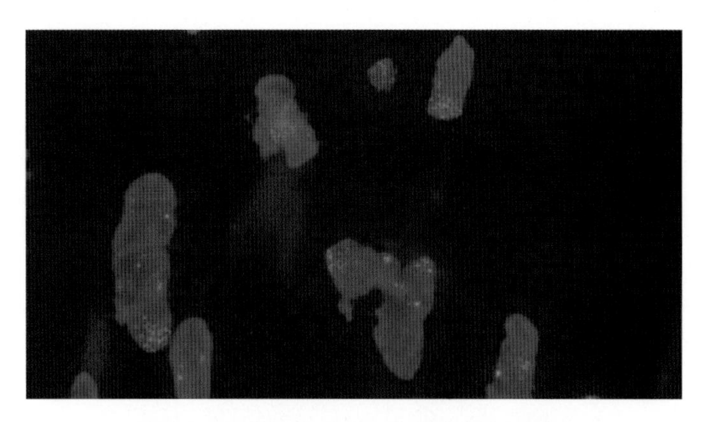

图1-5-2-25 低级别中心性骨肉瘤分子检测
FISH检测结果:MDM2基因扩增,红点标记MDM2,绿点标记CEP12

【鉴别诊断】

1. **纤维结构不良** 纤维结构不良的影像学表现多为膨胀性或推挤性改变,呈特征性的毛玻璃样改变,边缘可存在不同程度的硬化。镜下,纤维结构不良亦由梭形细胞及新生骨构成,但梭形细胞形态温和、无异型性、排列无序,新生骨小梁有明显的形态特征,呈中文样或弯曲状,一般周围无骨母细胞排列。免疫组化MDM2和CDK4结果常为阴性。分子检测*MDM2*基因扩增阴性,纤维结构不良可使用PCR检测GNAS突变协助诊断。

2. **骨促结缔组织增生性纤维瘤** 该病好发于下颌骨和长骨干骺端,影像学边缘清晰而锐利,内部很少存在骨化。镜下由梭形纤维细胞与丰富的胶原纤维构成,类似于软组织的韧带样型纤维瘤病,无肿瘤性新生骨形成,分子检测MDM2可协助鉴别。

3. **成纤维型骨肉瘤** 成纤维型骨肉瘤为高级别恶性成骨性肿瘤,肿瘤细胞为梭形,明显间变,存在病理核分裂与坏死,肿瘤性新生骨少而不规则,并呈明确的侵蚀与破坏性表现,一般无反应性新生骨。

七、毛细血管扩张型骨肉瘤

【定义】

毛细血管扩张型骨肉瘤(telangiectatic osteosarcoma)一种以丰富的血腔及囊壁样结构为特征的高级别恶性成骨性肿瘤。根据2020版WHO提示,此类骨肉瘤除了组织学形态以外,其发病年龄、位置、分子遗传学改变,预后和治疗都与普通型骨肉瘤和小细胞骨肉瘤类似,所以统一合并为骨肉瘤。

ICD-O编码 9180/3

【临床特征】

(一)流行病学

1. **发病率** 毛细血管扩张型骨肉瘤是骨肉瘤中的少见亚型,占高级别骨肉瘤中的2%~12%。

2. **发病年龄** 发病年龄与普通型骨肉瘤一样,最常发生于10~20岁。

3. **性别** 男性较多见,男∶女约为1.5∶1。

4. **发病部位** 与普通型骨肉瘤类似,但最常见的是干骺端偏干侧或骨干,若骨骺闭合则可侵犯骨骺和软骨下区。最常受累部位为膝关节附近和肱骨近端,具体比例依次为股骨远端(42%)、胫骨近端(17%)、肱骨近端(9%)和股骨近端(8%)。

(二)症状

早期症状一般不明显,关节活动较少受限,因此临床发现较困难;随着肿瘤的迅猛发展,局部疼痛剧烈并肿胀,可见巨大软组织肿块,往往合并病理骨折。

(三)影像学特点

X线片上显示为溶骨性病变,多呈大小不一多房性改变,肿瘤内很少见到硬化性表现(图1-5-2-26A)。病变早期阶段,在部分病例中甚至可以见到相对清晰的边缘,但无硬化,骨皮质虽然变薄,但存在虫蚀样破坏(图1-5-2-26B)。随着病变的进展,骨破坏显著,常伴软组织包块及Codman三角样骨膜反应(图1-5-2-26C、D)。绝大多数病例位于干骺端,但常扩展到骺端,病理骨折较常见。毛细血管扩张型骨肉瘤通常仅有散在的矿化,通过CT检查更易观察。在MRI T1加权像上可观察到部分肿瘤存在局灶高信号(肿瘤出血),于液体敏感序列常可观察到液-液平面(见于约90%的病例)(图1-5-2-26E、F),但是此征象在其他含有囊腔的病变中也常可见到,如动脉瘤样骨囊肿等。需注意,部分毛细血管扩张型骨肉瘤与动脉瘤样骨囊肿于影像学上鉴别较困难,一般认为以下征象更提示为毛细血管扩张型骨肉瘤:病变存在结节状或增厚的软组织成分、内部存在矿化基质、侵袭性生长方式。

(四)治疗及预后

毛细血管扩张型骨肉瘤的治疗方法及生存率与普通型骨肉瘤类似,对化疗较敏感。

【病理变化】

(一)大体特征

肿瘤质地较软,酷似海绵样并易出血而呈红褐色,一般骨皮质广泛破坏并见软组织肿块,个别情况下皮质缺损相对不明显并有轻微膨胀(图1-5-2-27)。

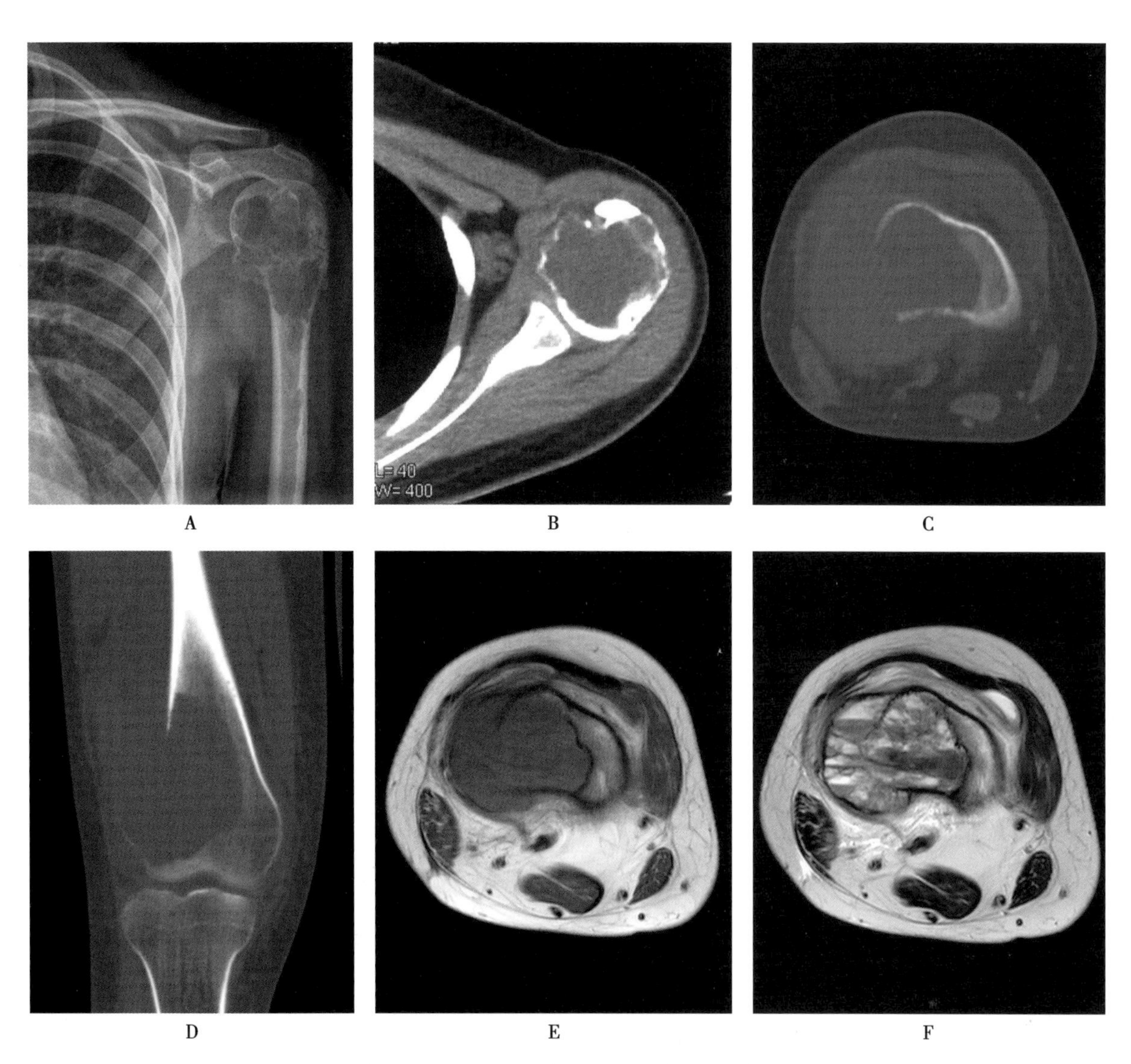

图 1-5-2-26 毛细血管扩张型骨肉瘤的影像学

A. X 线正位片示肱骨近端溶骨性骨破坏，病灶局部膨胀、骨皮质变薄，伴有病理骨折。B. CT 横断面软组织窗示病灶主体为液性密度，变薄的骨皮质外未显示明确软组织肿块影。C、D. CT 横断面骨窗、冠状面骨窗图示股骨远端膨胀性溶骨破坏，伴有骨皮质中断及软组织包块。E、F. MRI T1WI 图显示病灶内部为混杂低信号，T2WI 图显示病灶内多发液平，并存在小灶性实性组织

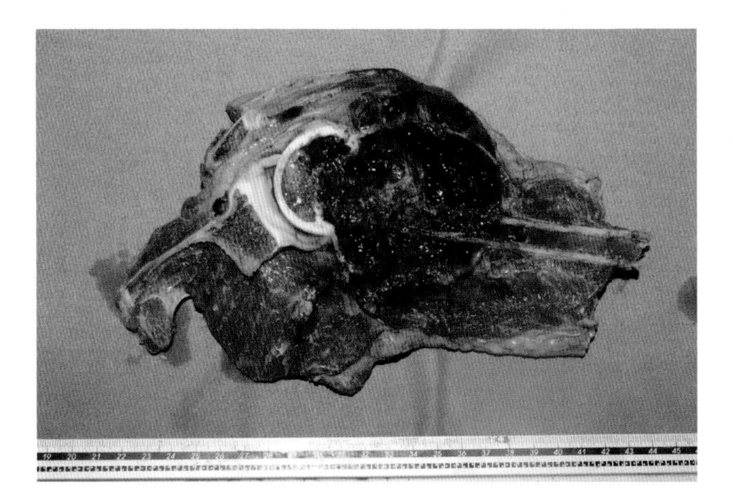

图 1-5-2-27 毛细血管扩张型骨肉瘤的大体

肱骨上段骨内病变，骨皮质明显破坏并见软组织包块，肿物切面呈暗褐色多囊状

（二）镜下特征

1. 组织学特征 肿瘤由不规则囊壁样组织及大小不一的血腔构成，腔内充满血液，像动脉瘤样骨囊肿结构。囊壁间隔厚薄不一，由明显间变的肿瘤细胞和肿瘤性成骨构成，常见病理核分裂，还可见数量不等的破骨细胞样多核巨细胞，在血腔内常见脱落的肿瘤细胞；有时肿瘤性成骨可不明显，活检标本甚至很难找到肿瘤骨，肿瘤周边常常见到肿瘤组织侵蚀破坏宿主骨证据（图 1-5-2-28）。

Dorfman 等认为存在所谓"低级别毛细血管扩张型骨肉瘤"，实际上是指经反复穿刺仍不能确定毛细血管扩张型骨肉瘤而酷似动脉瘤样骨囊肿的情况，此观点有待进一步探讨。

2. 免疫组织化学 毛细血管扩张型骨肉瘤无特异标志物，可试染普通型骨肉瘤相关免疫组化组合，意义有限，但 Ki-67 在鉴别异型肿瘤细胞与动脉瘤样骨囊肿的退变细胞中有一定作用。

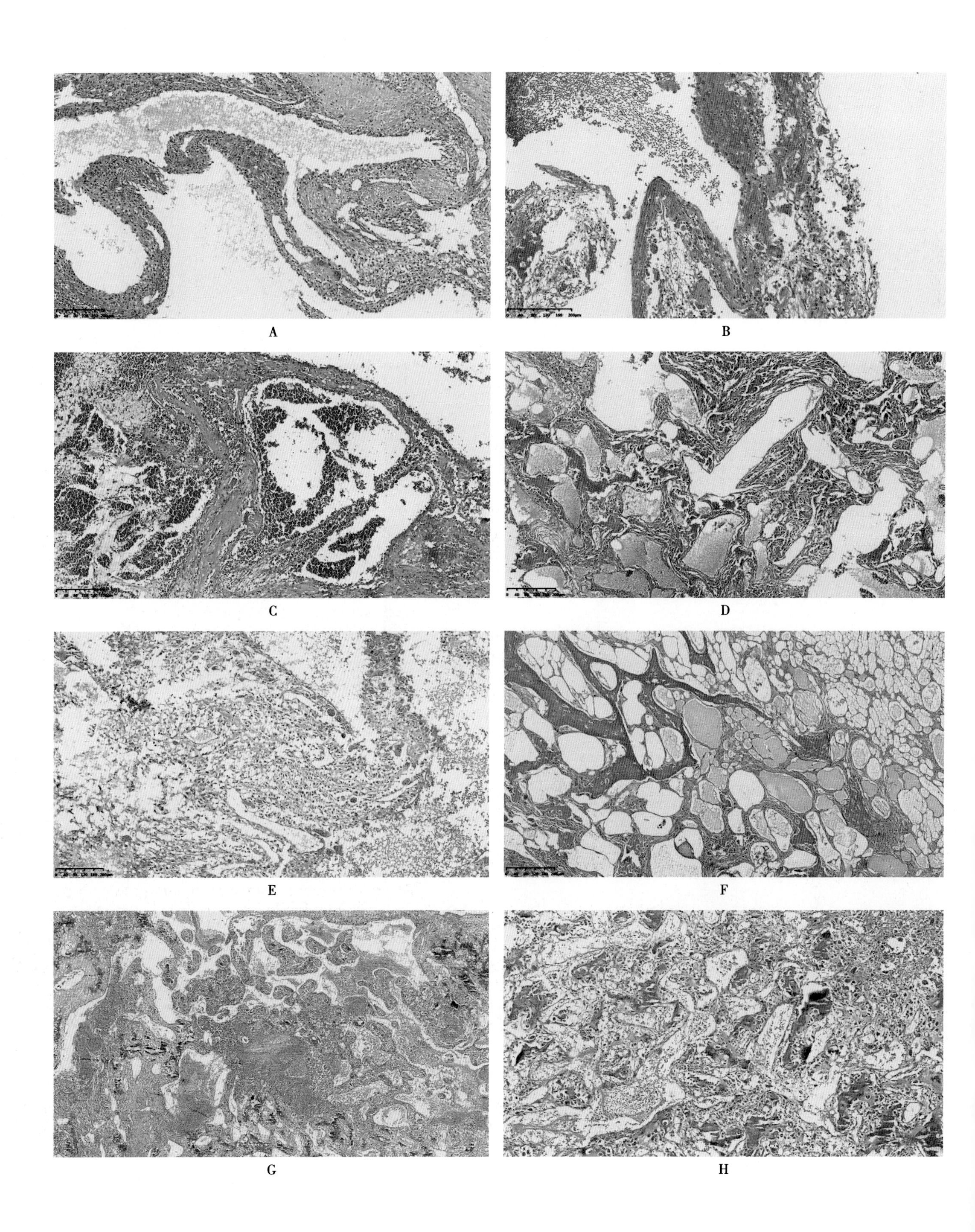

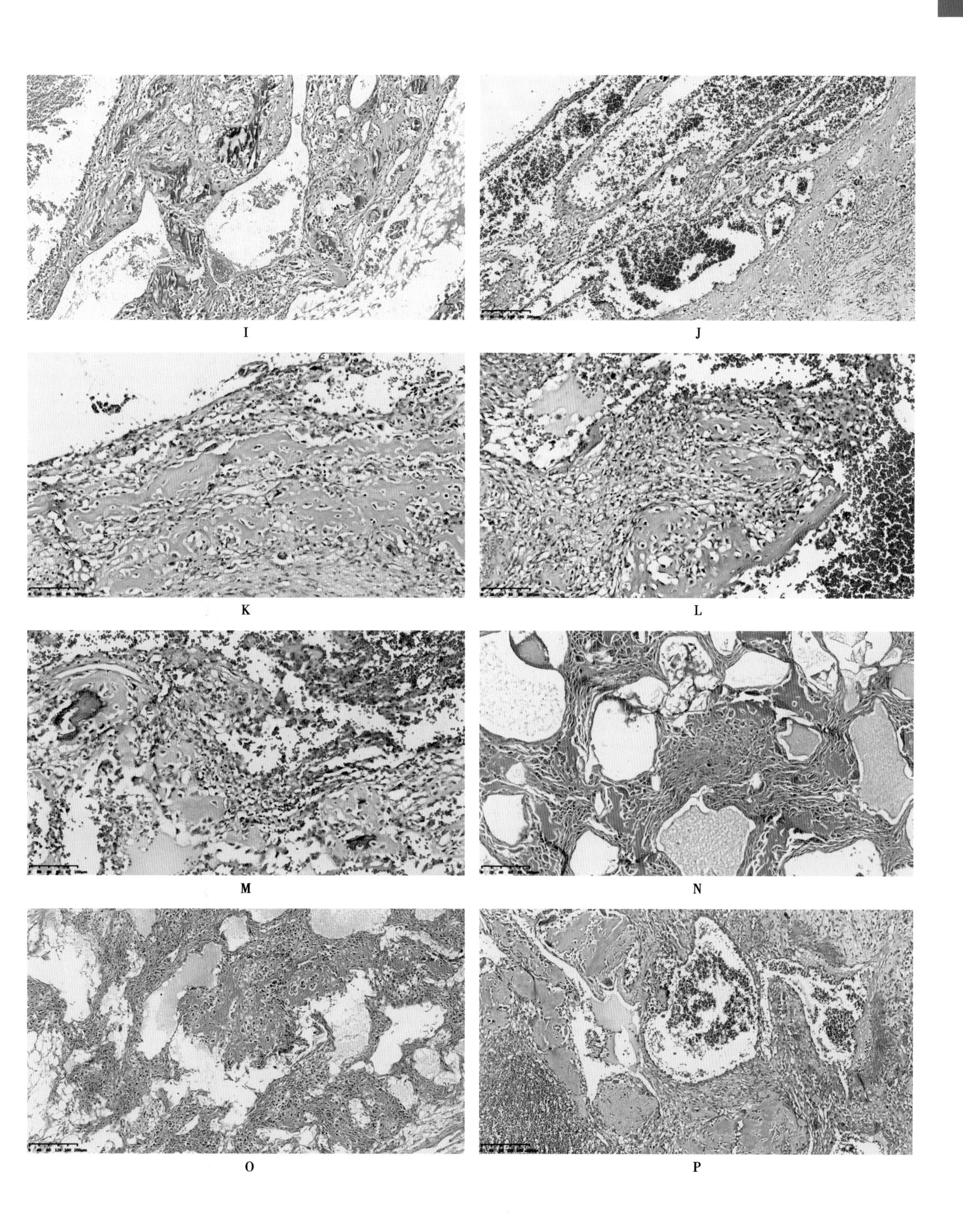

I　J　K　L　M　N　O　P

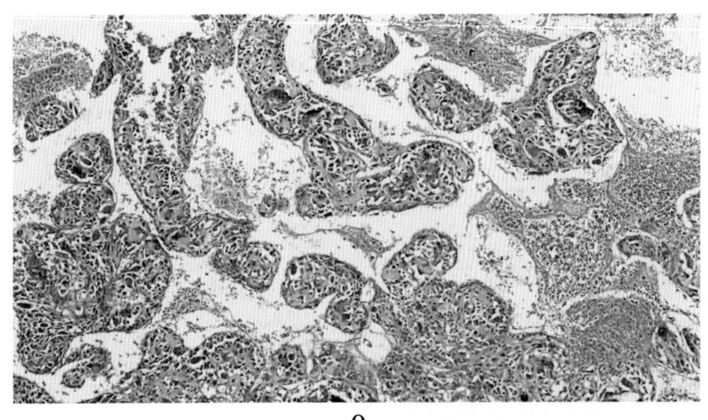

Q

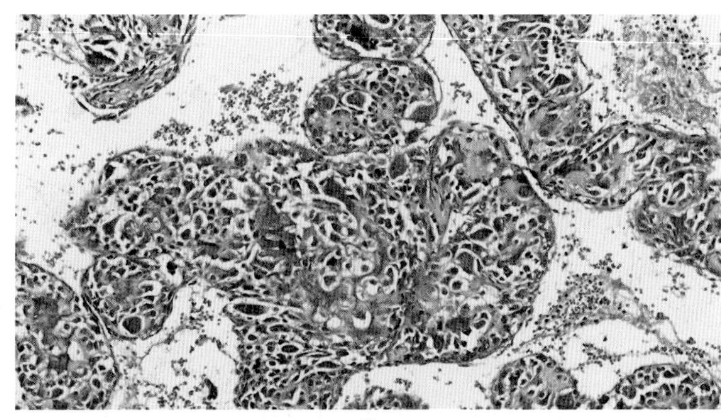

R

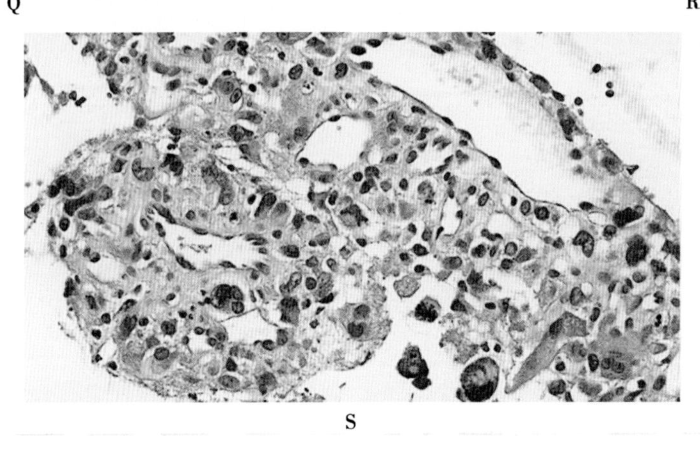

S

图 1-5-2-28 毛细血管扩张型骨肉瘤的组织学

A~F. 低倍镜下观察，毛细血管扩张型骨肉瘤富含血腔，酷似动脉瘤样骨囊肿结构。G~P. 毛细血管扩张型骨肉瘤富含大小不一血腔，其血腔囊壁结构中可见异型性明显的肿瘤细胞和不规则新生骨，部分血管腔内可见脱落的肿瘤细胞。Q~R. 丰富的瘤骨伴异型性明显的肿瘤细胞，散在少量多核巨细胞。S. 部分区域肿瘤性成骨并不明显，但细胞异型性较大并可见病理性核分裂象

（三）分子病理

分子病理学改变与普通型骨肉瘤类似，请参照普通型骨肉瘤章节。

【鉴别诊断】

动脉瘤样骨囊肿无论是影像学或组织学两者均较易混淆。由于毛细血管扩张型骨肉瘤有时成骨稀少，影像学以溶骨性病变为特征，这一特征更类似于动脉瘤样骨囊肿，但后者呈膨胀性生长，无侵袭性表现，通常情况下无骨膜反应及软组织肿块形成，但如果也伴随病理骨折时，可以出现软组织肿块。镜下，动脉瘤样骨囊肿主要由成纤维细胞及组织细胞构成，缺乏异型性，多核巨细胞主要在血腔旁囊壁表面分布，形成特征性的“彩带样”结构，囊壁内新生骨小梁较规则，分化较成熟，且反应骨周围可见骨母细胞贴附，1/3 病例会出现特征性“蓝骨”。分子病理学检测发现 70%~75%的动脉瘤样骨囊肿可以出现 *USP6* 基因重排，目前 FISH 技术已经开始应用到临床便于鉴别 ABC。

八、小细胞骨肉瘤

【定义】

小细胞骨肉瘤（small cell osteosarcoma）由肿瘤性小圆形/小卵圆形细胞和肿瘤性骨样基质构成的高级别恶性成骨性肿瘤。

ICD-O 编码 9180/3

【临床特征】

（一）流行病学

1. 发病率 小细胞骨肉瘤占全部骨肉瘤的 1.5%。

2. 发病年龄 患者年龄 5~83 岁，最常见于青春期少年。

3. 性别 女性略多于男性，男女比例约为 0.9∶1。

4. 发病部位 与普通型骨肉瘤类似，好发于长骨的干骺端，好发部位依次为股骨、肱骨、胫骨、髂骨等，也常见于长骨骨干（10%~15%）。

（二）症状

主要症状为短期内出现疼痛与局部肿胀，一般病史不超过 1 年。

（三）影像学特点

与普通型骨肉瘤类似，只是成骨不明显，主要为溶骨性改变。X 线/CT 可见范围较广的渗透性溶骨性改变，一定程度上具有自干骺端沿骨干纵向延伸的特征，伴有骨膜反应及软组织包块，多数病例的瘤体内可见骨样基质，与其他小细胞肿瘤不同（图 1-5-2-29A~C）。MRI 呈现为混杂的 T1 低信号和 T2 高信号（图 1-5-2-29D、E）。

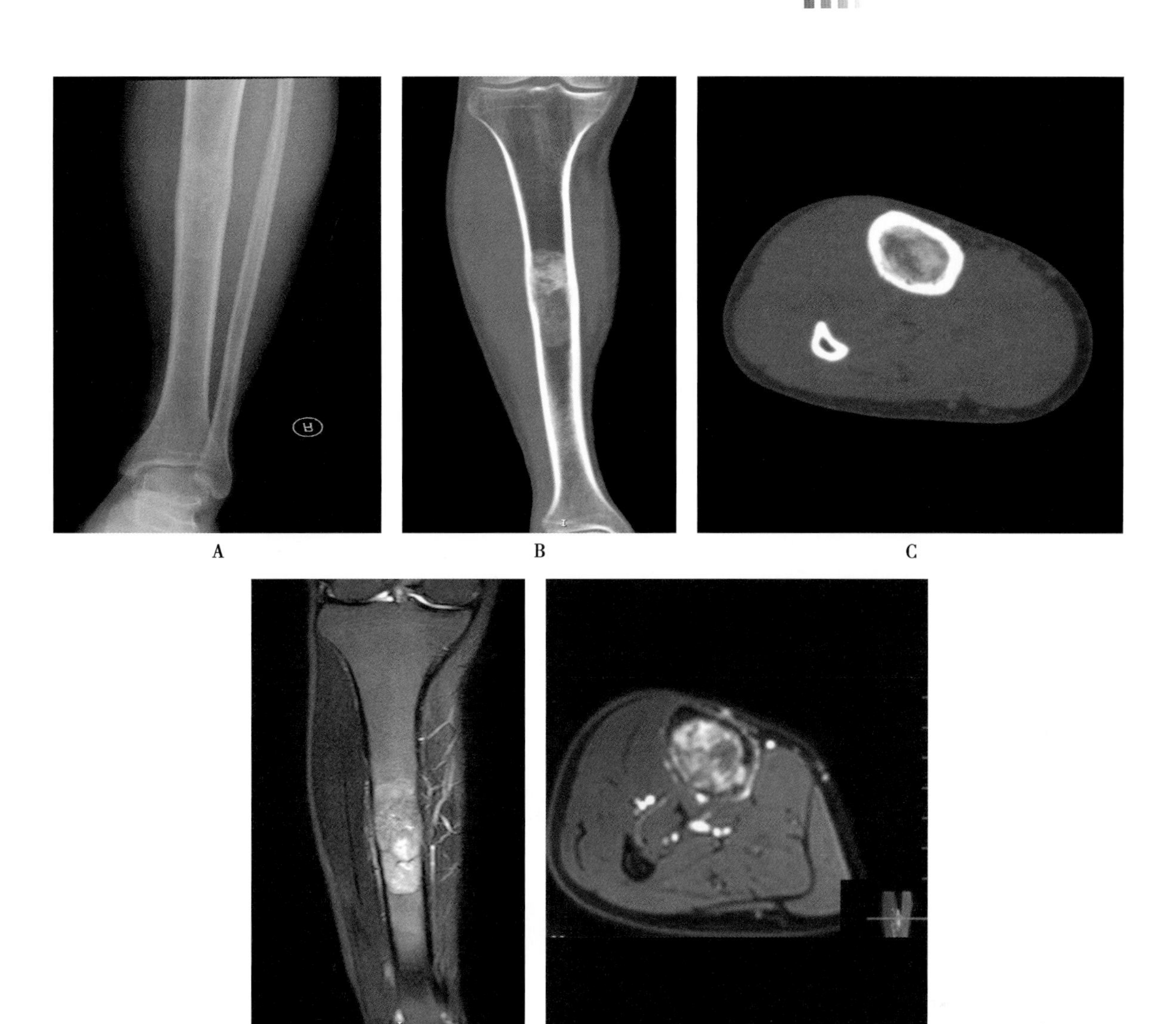

图 1-5-2-29　小细胞骨肉瘤的影像学
A. X 线正位片示胫骨中段髓腔内高密度病变。B、C. CT 冠状位骨窗图、横断位骨窗图示病变累及胫骨中段，呈高低混杂密度，骨皮质虫蚀样破坏。D. MR 冠状位脂肪抑制 T2WI 示病变沿胫骨长轴生长，呈混杂信号，伴有多发坏死区，外缘薄层软组织肿块。E. MR 增强扫描图像示病变溶骨区域强化

（四）治疗

小细胞骨肉瘤治疗方法与普通型骨肉瘤相同。

（五）预后

小细胞骨肉瘤比普通型骨肉瘤预后略差，其组织学特点、影像学及基因学等特征均未发现与预后相关。

【病理变化】

（一）大体特征

大体表现类似普通型骨肉瘤，因细胞丰富及成骨稀少，故大体呈灰白色，一般来讲质地不如普通型骨肉瘤硬，瘤组织呈明显浸润性表现，可见皮质骨破坏及软组织包块（图 1-5-2-30）。

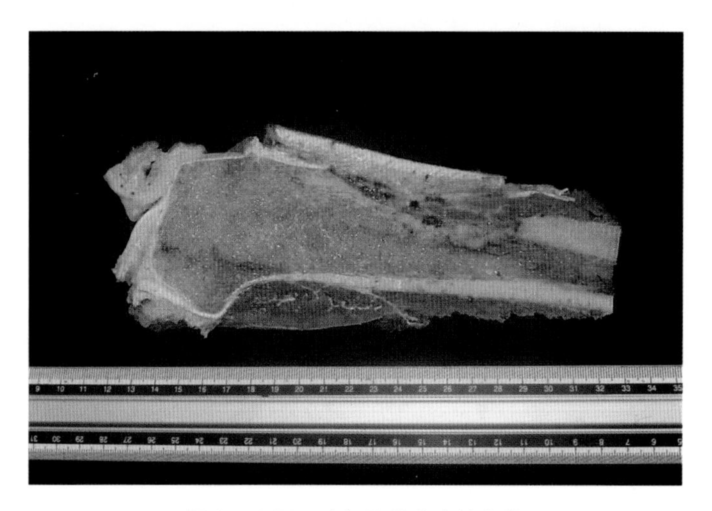

图 1-5-2-30　小细胞骨肉瘤的大体
肿瘤显示“鱼肉样”外观，切面有沙砾感，局部骨皮质破坏及软组织肿块

（二）镜下特征

1. 组织学特征　小细胞骨肉瘤细胞体积偏小，呈圆、卵圆、短梭形及不规则形，胞质少、红染，核圆形至卵圆

形，染色质颗粒状，可见不典型核分裂、核分裂象可达3～5个/HPF。常见肿瘤性坏死。肿瘤性新生骨数量或多或少，多呈花边状、网格状或细丝状镶嵌于细胞中，类似于Ewing肉瘤细胞间纤维性成分。局灶还可见血管外皮瘤样排列结构（图1-5-2-31A～H）。

2. 免疫组织化学 小细胞骨肉瘤没有特异性的免疫表型，肿瘤细胞SATB2，CD99，osteocalcin，SMA和CD34可呈阳性。小细胞骨肉瘤NKX2.2，FLI-1阴性，可与其他小圆细胞肿瘤特别是Ewing肉瘤鉴别（图1-5-2-31I）。

（三）分子病理

分子病理学同普通型骨肉瘤。

【鉴别诊断】

1. Ewing肉瘤 Ewing肉瘤好发于长骨的骨干和骨干-干骺区，其次是扁骨（肩胛骨、肋骨及骨盆），很少发生于干骺部，发病年龄段比骨肉瘤小。影像学上表现为软组织肿块大、内无瘤骨、具有层状骨膜反应（洋葱皮样改变）的特点。镜下两者肿瘤细胞形态极其相似，注意不要将Ewing肉瘤的纤维性沉积物误认为肿瘤骨，而小细胞骨肉瘤细胞免疫组化SATB2阳性。Ewing肉瘤具有特征性的免疫组化CD99、NKX2.2，FLI-1或ERG阳性，85%以上存在EWSR1基因易位，而小细胞骨肉瘤仅CD99阳性，使用FISH为代表的分子手段可以有效鉴别。

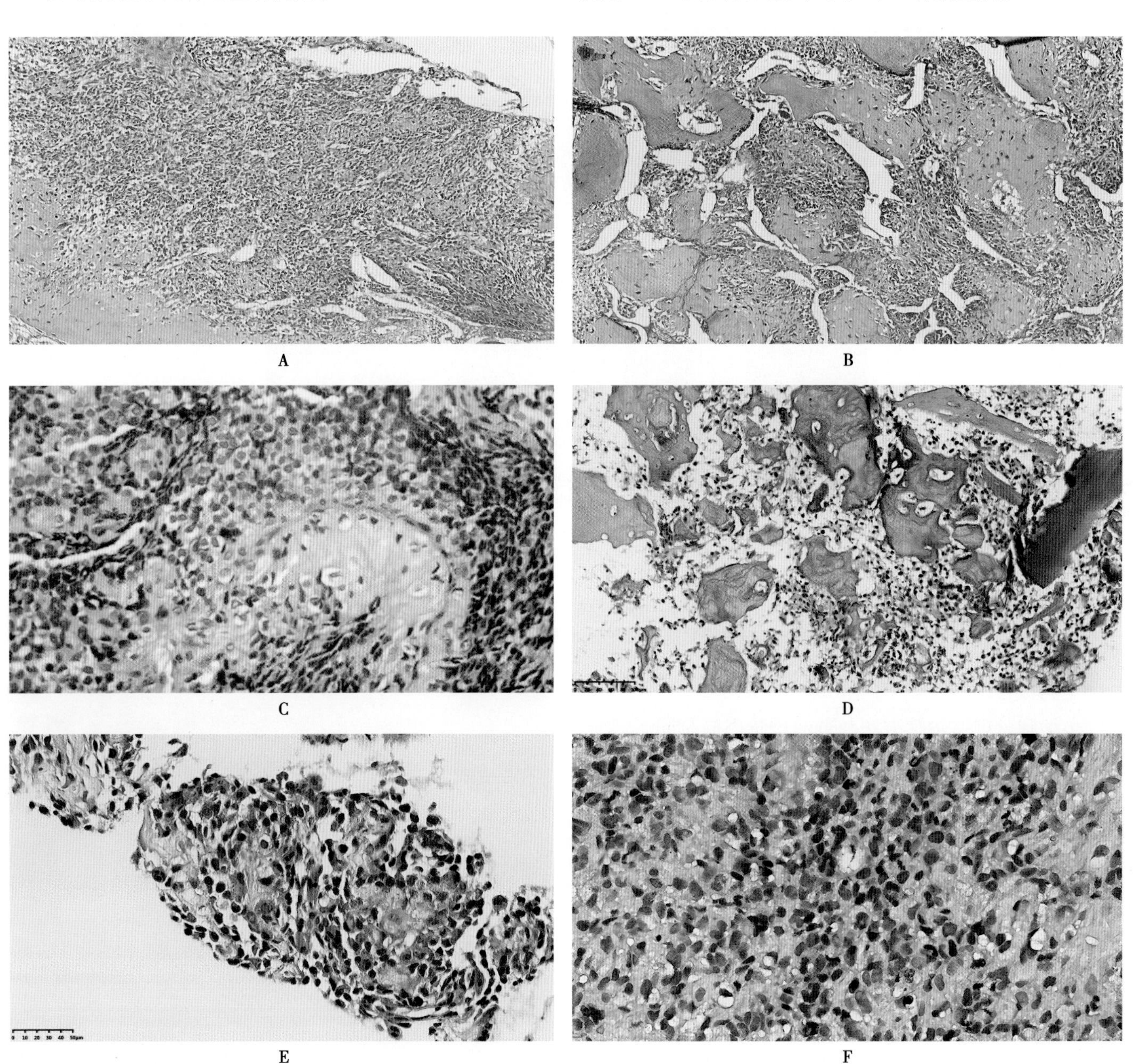

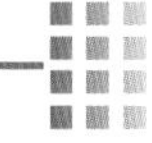

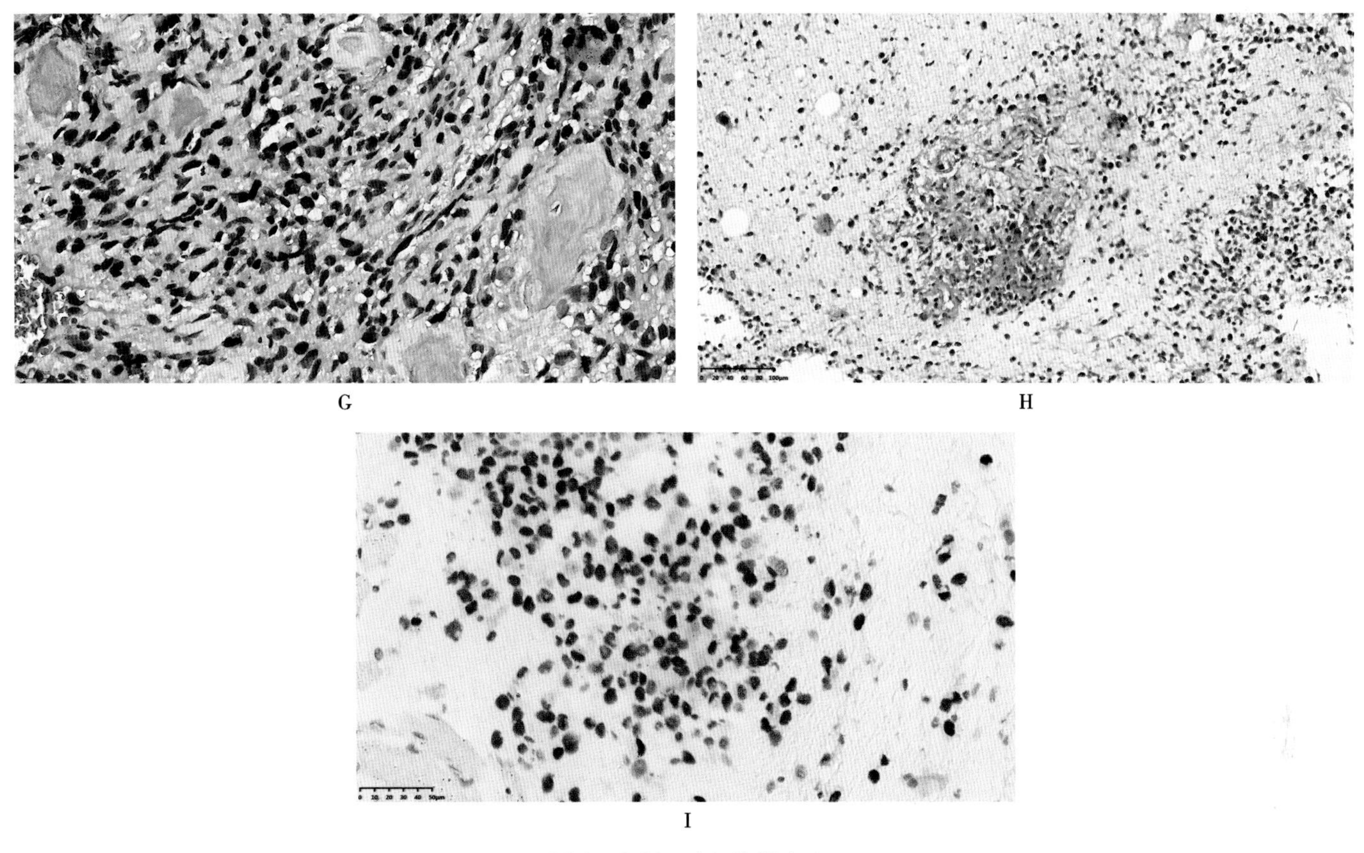

图 1-5-2-31　小细胞骨肉瘤

A～H. 组织学。A. 密集的肿瘤性小细胞。B. 肿瘤细胞体积小、单一伴丰富肿瘤性新生骨，可见血管外皮瘤样结构。C. 部分小细胞核圆形，可见少量红染胞浆，部分细胞轻微挤压呈小梭形。D. 丰富不规则肿瘤骨及小细胞浸润宿主骨。E～F. 瘤细胞小圆/小梭，胞浆少，瘤骨不明显。G. 小细胞骨肉瘤中肿瘤性成骨伴钙化。H. 小细胞骨肉瘤中常见坏死。I. 免疫组化：SATB2 强阳性

2. 淋巴瘤　淋巴瘤多呈弥漫性浸润性生长方式，累及范围较大但不易形成明显的瘤体，影像学罕见骨膜反应。骨的原发性淋巴瘤多数为非霍奇金淋巴瘤，其中绝大部分为 B 细胞型淋巴瘤，组织学与免疫组化表型与骨外淋巴瘤相同，可协助鉴别。

3. 转移癌　因肿瘤细胞小且分化差需与小细胞癌和低分化癌鉴别。转移癌多见于中老年人，常为多骨性病变，骨膜反应少见。镜下肿瘤组织在纤维性间质反应中呈多灶性、巢状、片状或单个细胞分布，如有明确的肿瘤病史，免疫组化上皮性抗体阳性等特征有助于鉴别。

4. 间叶性软骨肉瘤　间叶性软骨肉瘤好发于颅面骨、肋骨及骶骨等，约 40% 发生在软组织，影像学显示其具有较明显的软骨样钙化。组织学表现可见多少不等的分化较好的肿瘤性软骨及未分化单一性间叶性小细胞，有血管周细胞瘤样结构特征，瘤细胞胞质不明显或呈透明状，不见肿瘤性骨。间叶性软骨肉瘤还有特征性的 *HEY1-NCOA2* 融合基因形成。

5. 转移性神经母细胞瘤　神经母细胞瘤发病年龄小于小细胞骨肉瘤（5 岁以内占 90%，多为 2 岁内发病或先天性）。实验室检查儿茶酚胺及代谢产物增高。肿瘤细胞小而圆，大小一致，染色质细腻，间质可见纤细的纤维血管束，并可见真性桑葚状或 Homer-Wright 菊形团（瘤细胞胞质突起朝向菊形团中心），部分病例可见神经节细胞分化。免疫组化 PGP9.5、Syn、CD56 及突触素等神经分化抗体阳性。

6. 骨的横纹肌肉瘤　原发少见，转移常见。横纹肌肉瘤好发于青少年，特别是实性型腺泡状横纹肌肉瘤常见排列密集较一致的小细胞，此时提示横纹肌源性特点的免疫组化抗体有助于鉴别诊断。

7. 其他骨的未分化小圆细胞肉瘤　肿瘤性成骨的寻找最为重要，再辅以免疫组化检测及分子检测有助于与 CIC 重排肉瘤，伴 BCOR 遗传学改变的肉瘤及 EWSR1-non-ETS 融合圆细胞肉瘤鉴别。

九、骨旁骨肉瘤

【定义】

骨旁骨肉瘤（parosteal osteosarcoma）一种发生在骨表面的低度恶性成骨性肿瘤。

ICD-O 编码 9192/3

【临床特征】

（一）流行病学

1. 发病率　骨旁骨肉瘤发病率占全部骨肉瘤的 4%。

2. **发病年龄** 多见于年轻人，约 1/3 的病例发生在 20～30 岁。

3. **性别** 女性略多见。

4. **发病部位** 70% 骨旁骨肉瘤发生在股骨远端后侧，此处是骨旁骨肉瘤的最经典发病部位。此外，胫骨近端及肱骨也可发生，还可以发生在肋骨和手足小骨。几乎不发生在躯干骨。

（二）症状

常见症状为无痛性的肿块，肿瘤生长缓慢，病史较长，很多患者初始症状为膝关节功能障碍（主要为屈膝障碍），疼痛出现较晚，部分患者疼痛不明显。

（三）影像学特点

骨旁骨肉瘤的 X 线表现为高度致密的类圆形、半球形或分叶状肿物，肿物附着于长骨干骺端骨皮质表面，基底部宽，边缘欠规则，一般瘤体中央密度较高，周围密度不均匀，可见不同程度的硬化及斑块状透亮区（图 1-5-2-32A～C）。当肿物进行性增大时，瘤组织“衣领状”包绕宿主骨生长，这时除了肿瘤附着部位外，其余区域与附着骨之间常见透亮的缝隙，称为“线征”。侵袭性骨膜反应很少见。小部分病例，特别是复发病例，可有皮质与髓腔的侵犯（图 1-5-2-32D～G）。CT 增强扫描在观察肿瘤骨、软组织肿块及与血管的关系时更有帮助。MRI 可以显示瘤骨及钙化的瘤软骨，其于 T1WI 与 T2WI 图均为低信号，未钙化的瘤软骨于 T2WI 图为高信号。需注意，病灶内形态不规则、体积大的溶骨区及 MRI T2WI 图上明显的高信号灶可能是肿瘤的去分化区。

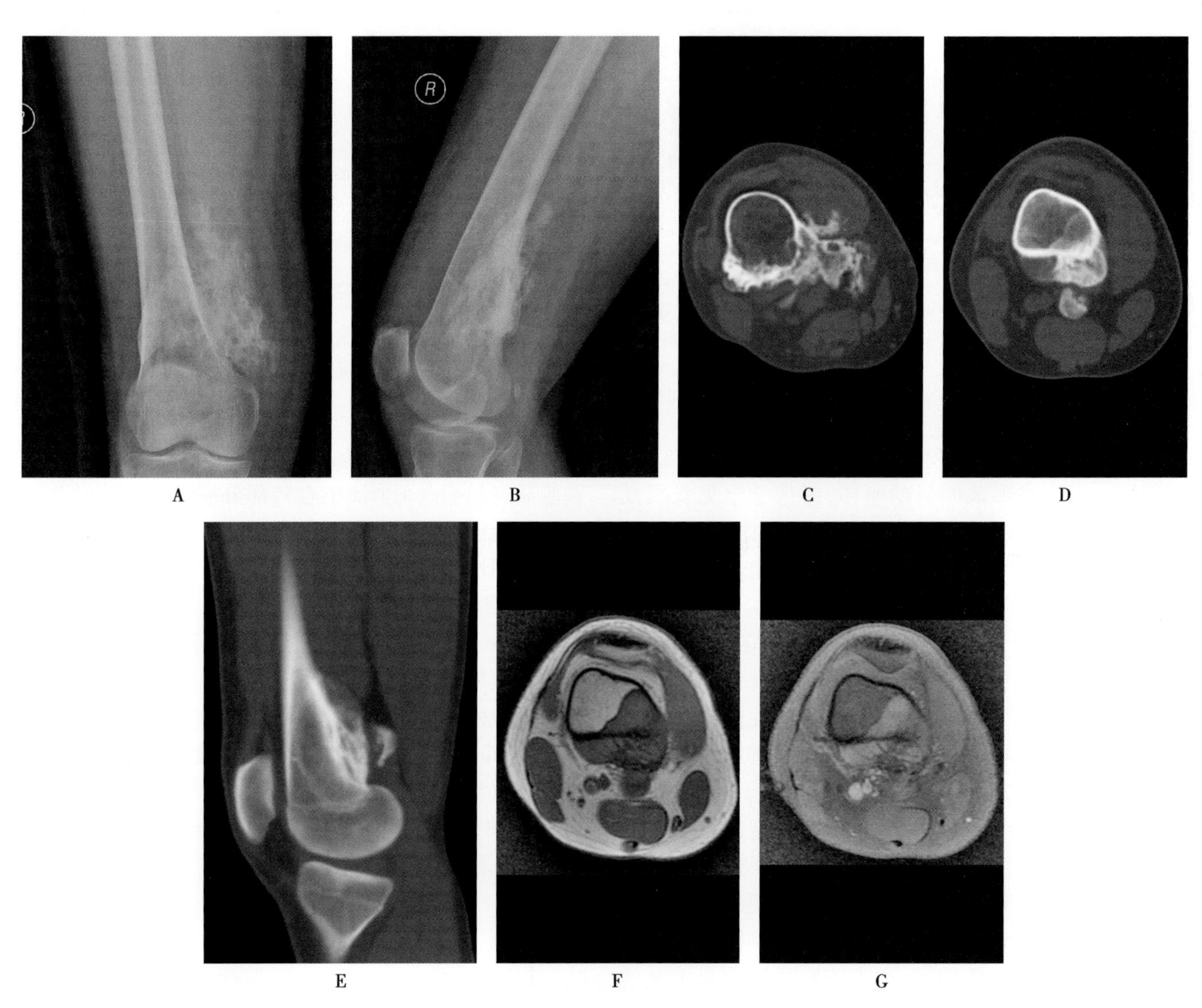

图 1-5-2-32 骨旁骨肉瘤的影像学

A、B. X 线正侧位片示股骨远端内后方骨皮质不规则增厚，邻近软组织内大范围高密度瘤骨。C. CT 横断面骨窗示病变起于股骨皮质表面，宽基底包绕股骨，外缘形态不规则。D、E. CT 横断面骨窗、矢状面骨窗示病变以宽基底附于股骨远端后缘皮质表面，并侵犯股骨皮质及髓腔。F. MR 横断面 T1WI 图示病变呈等、低混杂信号，其中的低信号即瘤骨，病变侵犯了股骨下段的皮质与髓腔。G. MR 增强后横断面脂肪抑制 T1WI 图示病变不均匀中等强化，未强化区域为瘤骨

（四）治疗

广泛手术切除肿瘤为首选治疗方法，如出现去分化应辅以更激进的治疗方式。

（五）预后

骨旁骨肉瘤预后很好，5 年总生存率达 90%。切除不彻底时，肿瘤可复发或进展为高级别肉瘤，进展病例预后与普通型骨肉瘤相似。

【病理变化】

（一）大体特征

肿瘤呈球状、半圆顶状附着于骨表面，基底部宽大，部分肿瘤可包绕骨干生长达 3/4 圈，切面常呈分叶或结节状，表面可被覆层次分明的纤维膜，与周围软组织有界限。肿瘤根据组织成分的不同而显示不同的质地及颜色，一般呈灰白色、质地较硬，部分可呈鱼肉样或半透明软骨样，切之有沙砾感。肿瘤早期基底部因有骨膜相隔，易与骨皮质分离，后期肿瘤可侵犯皮质或髓腔以致两者不易分离（图 1-5-2-33）。

（二）镜下特征

1. 组织学特征　骨旁骨肉瘤主要由肿瘤性梭形细胞及肿瘤性新生骨两种成分构成。梭形细胞形态单一，异型性不明显或轻度异型性，可见核分裂，但病理核分裂罕见，一般不见肿瘤性坏死，梭形细胞多呈束状排列，酷似高分化纤维肉瘤，局部区域也可呈“车辐状”排列结构。新生瘤骨多为相对成熟的小梁骨，平行排列，粗细均匀，但达不到板层骨的成熟度，瘤骨周围无正常形态的成骨细胞。这些新生骨与梭形细胞相移行，多数梭形细胞与新生骨小梁排列方向一致。骨旁骨肉瘤常见分化好的软骨灶，也可呈帽状软骨被覆在肿瘤表面。肿瘤周围可见侵袭性表现。15%～43%的病例中可在初次就诊或复发时见高级别肉瘤区域，提示肿瘤进展为高级别肉瘤（去分化）。去分化表现可见于原发性骨旁骨肉瘤，但在复发性病例中更常见。去分化区域多为普通型骨肉瘤或未分化梭形细胞肉瘤结构（图 1-5-2-34 A～L）。

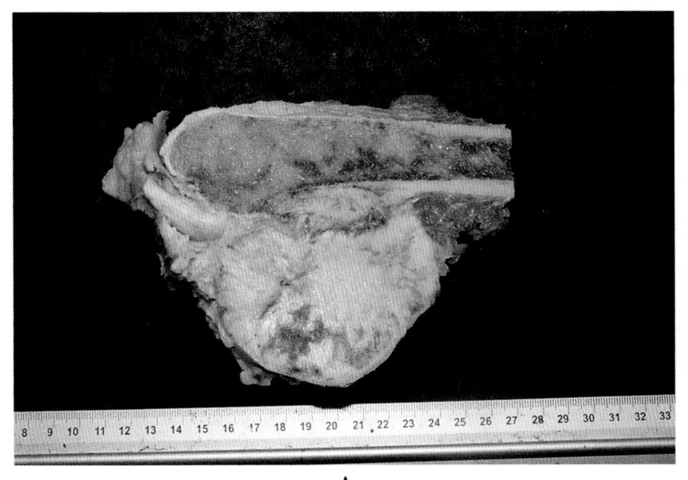

A

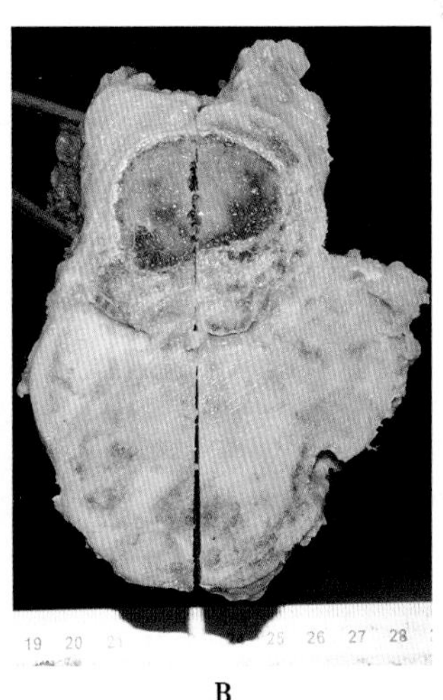

B

图 1-5-2-33　骨旁骨肉瘤的大体

A. 肿物位于股骨远端皮质旁，边界尚清分叶状，质地坚硬。B. 肿物包裹股骨周围约 1/2

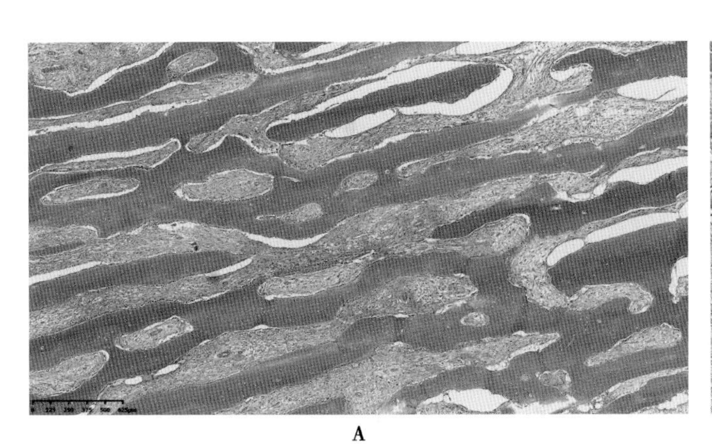

A

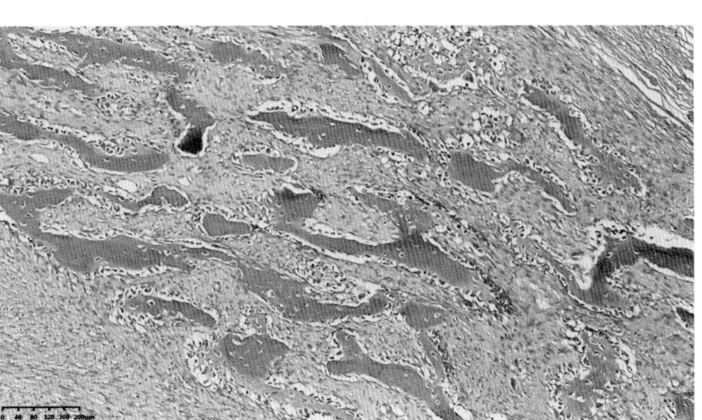

B

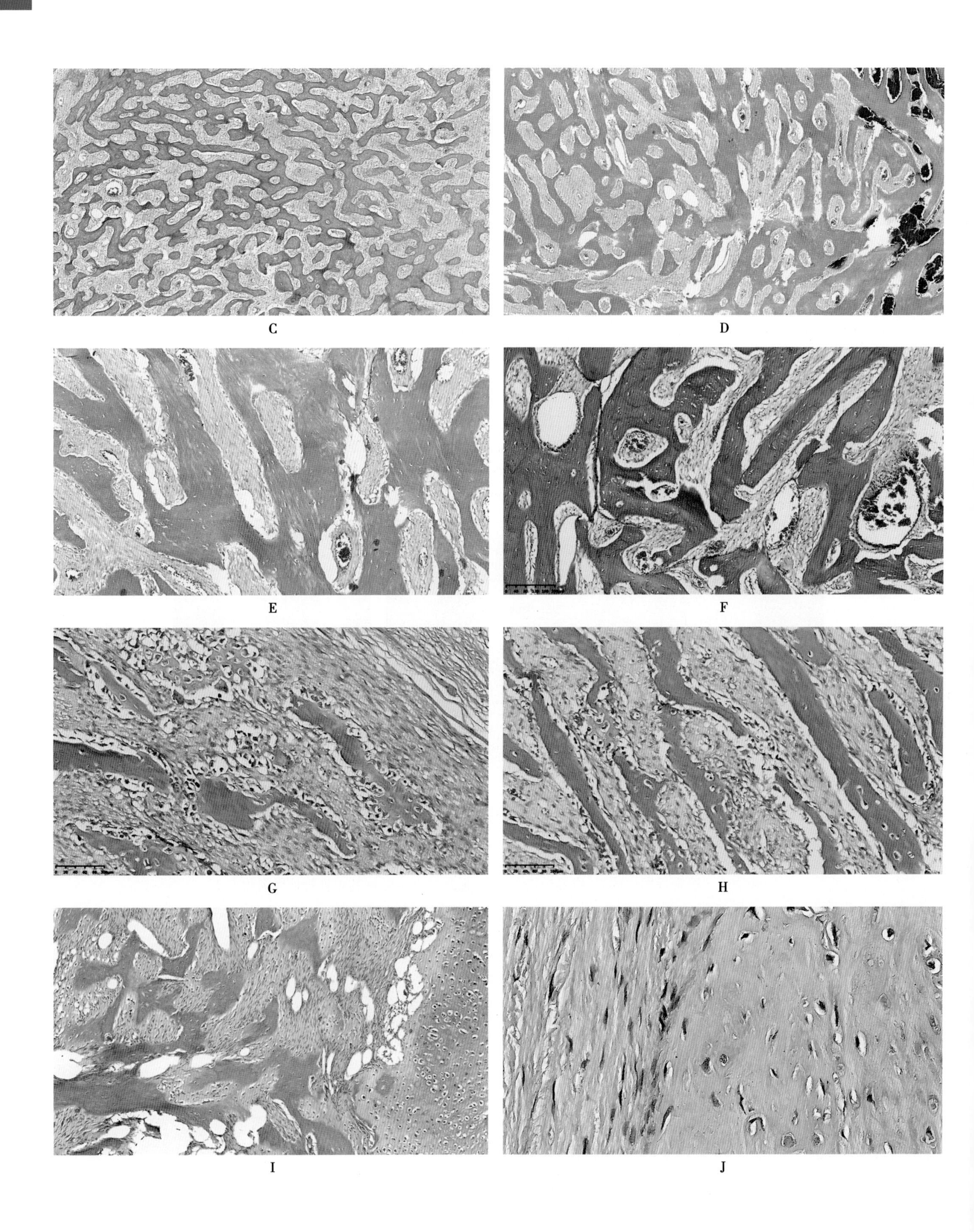
C
D
E
F
G
H
I
J

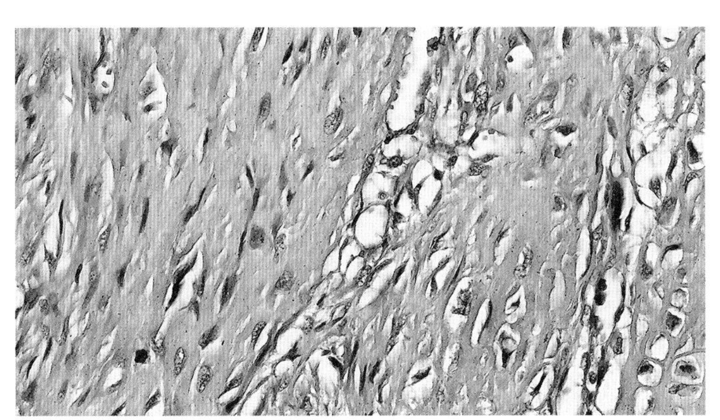

K

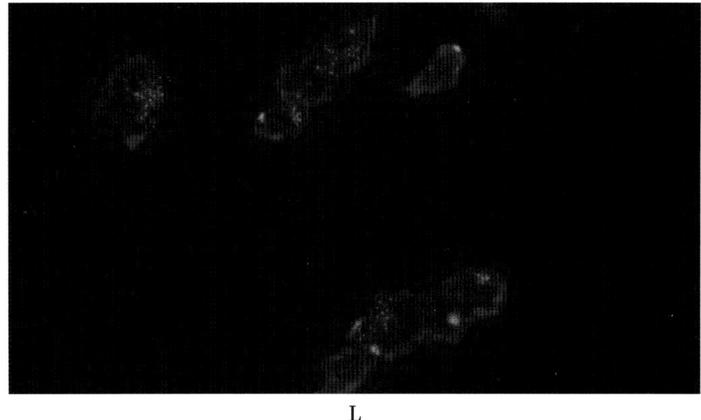

L

图 1-5-2-34　骨旁骨肉瘤

A~K. 组织学。A、B. 骨旁骨肉瘤新生肿瘤性小梁骨平行排列。C. 较成熟肿瘤性小梁骨不规则，部分有融合。D~H. 新生瘤骨间可见有轻度异型性的梭形细胞。I. 肿瘤性梭形细胞单一，轻度异型性，局灶见分化好的软骨。J~K. 高倍镜下梭形细胞有轻度异型性。L. 分子病理：FISH 方法检测可见 MDM2 基因扩增（红色标记 MDM2 基因，绿色标记 CEP12）

2. 免疫组化　MDM2 和 CDK4 核阳性有助于骨旁骨肉瘤的诊断，但不特异。还可加做 p16 和 P53 协助诊断。确诊主要依靠分子检测，85%~90% 骨旁骨肉瘤可通过 FISH 检测到 MDM2 扩增。

（三）分子病理

骨旁骨肉瘤具有特征性的一个或多个多余的环形染色体，多为近二倍体核型，不存在高级别骨肉瘤中的复杂染色体重排及不稳定性改变。环形染色体总是含有 12q13-15 区段的扩增，其中靶基因 MDM2 和 CDK4 的扩增在 85%以上的病例中存在，但相似的基因扩增在 10% 普通型高级别骨肉瘤中也可存在（图 1-5-2-34L）。

【鉴别诊断】

1. 骨化性肌炎　骨化性肌炎病程短，部分患者有外伤史，在 1~2 周内迅速在骨旁或肌肉内形成肿物，3~4 周有明显骨化，以后随着时间的推移肿物明显缩小，有自限性。影像学早期表现为模糊的低密度阴影；中期骨化明显，以周围骨化为主，中央为低密度区，此特征与骨旁骨肉瘤相反，是重要的鉴别点，后期呈现均匀的高密度骨化影像。镜下，明显的分带结构是骨化性肌炎的特异性表现，即病变中央为富细胞结构的内带，中间带为中等量细胞混合编织状未钙化骨，外带为钙化骨及成熟的板层骨并与骨壳相连，骨小梁周围有形态良好的骨母细胞围绕。骨化性肌炎还可以携带 USP-6 基因重排，也是鉴别诊断的方法之一。

2. 旺炽型反应性骨膜炎　青少年好发，手足骨多见，部分有外伤史，增生活跃的纤维骨性病变，特点为新生骨小梁周围有肥硕的骨母细胞及散在个别破骨细胞围绕，骨小梁间为增生的无明显异型性的成纤维细胞样细胞及胶原组织。影像学也可协助鉴别。

3. 骨皮质不规则综合征　儿童及青少年常见，与频繁体力劳动或运动有关，通常无明显症状，发病位置主要位于肌腱附着处骨皮质，病变体积一般不超过 3cm，镜下见致密的胶原组织伴无明显异型性的梭形细胞增生，酷似骨的促结缔组织增生性纤维瘤，可见反应性新生骨，骨小梁周围有正常骨母细胞围绕。

4. 骨膜骨肉瘤　部分骨旁骨肉瘤会出现分化较好的软骨区域，此时要警惕与骨膜骨肉瘤鉴别。骨膜骨肉瘤的生长方式与骨旁骨肉瘤不同，常见骨膜反应。骨膜骨肉瘤的矿化形式呈羽毛状，显示垂直条纹也与骨旁骨肉瘤不同。另外，镜下骨膜骨肉瘤含有丰富的软骨样基质，软骨细胞多呈中级别恶性程度也是鉴别点。

5. 骨表面高恶性骨肉瘤　虽然发病部位都位于骨表面，但骨表面高恶性骨肉瘤组织学形态与普通型骨肉瘤类似，呈高恶性表现，可部分破坏骨皮质。

6. 骨软骨瘤　请参见骨软骨瘤章节。

十、骨膜骨肉瘤

【定义】

骨膜骨肉瘤（periosteal osteosarcoma）是骨表面发生的中等恶性程度骨肉瘤，以含丰富的肿瘤性软骨伴有明明确的肿瘤性成骨为特征。

ICD-O 编码 9193/3

【临床特征】

（一）流行病学

1. 发病率　骨膜骨肉瘤占全部骨肉瘤不足 2%，发病率约为骨旁骨肉瘤的 1/3，但比高级别骨表面骨肉瘤多见。

2. 发病年龄　好发于 10~30 岁，约 10%的病例发生于 50 岁后。

3. 性别　大部分研究中男性略多见，个别报道女性略多。

4. 发病部位 骨膜骨肉瘤好发于骨干，也可骨干与干骺端同时受累，80%的病例发生在股骨远端和胫骨近端，其次为肱骨、腓骨、尺骨和骨盆。少数发生在锁骨、肋骨、颅骨和颌骨。

（二）症状

局部肿块与疼痛为主要症状，病程多小于1年，半数病例小于6个月。

（三）影像学特点

骨膜骨肉瘤位于骨表面并延展至周围软组织，肿瘤紧贴骨皮质表面，两者之间无透亮间隙，皮质可受侵犯而呈碟形凹陷、表面粗糙或梭形增厚。瘤体呈椭圆或弧形，其长轴与骨干平行，可见钙化与骨化。X线密度低于骨旁骨肉瘤，通常肿瘤的基底部钙化明显，从肿瘤基底部开始向周围扩展，周围密度减低，可观察到模糊的针状钙化。肿瘤上下端可见骨膜反应，骨膜成骨垂直于骨长轴，并延伸至肿物内，形成日光征或“毛发样”表现（图1-5-2-35A），这种表现见于95%的病例，其矿化也可以呈簇状、点状或环状等，而Codman三角相对少见；很少出现骨旁骨肉瘤高密度均质的硬化性表现，最重要的是肿瘤很少侵犯髓腔，骨内膜多无异常。CT与MRI对判断肿物大小、骨皮质是否完整、髓腔是否被侵蚀及软组织肿块的范围有重要意义并有助于判断肿瘤边界及与周围血管、神经的关系（图1-5-2-35B）。CT显示围绕皮质生长的软组织包块内可见与皮质相连的放射状或颗粒状瘤骨（图1-5-2-35C、D）。肿瘤软组织成分于MRI T1加权像上呈现低信号，而于T2加权像为高信号；而瘤骨、钙化和正常骨皮质于T1WI和T2WI序列均呈低信号。

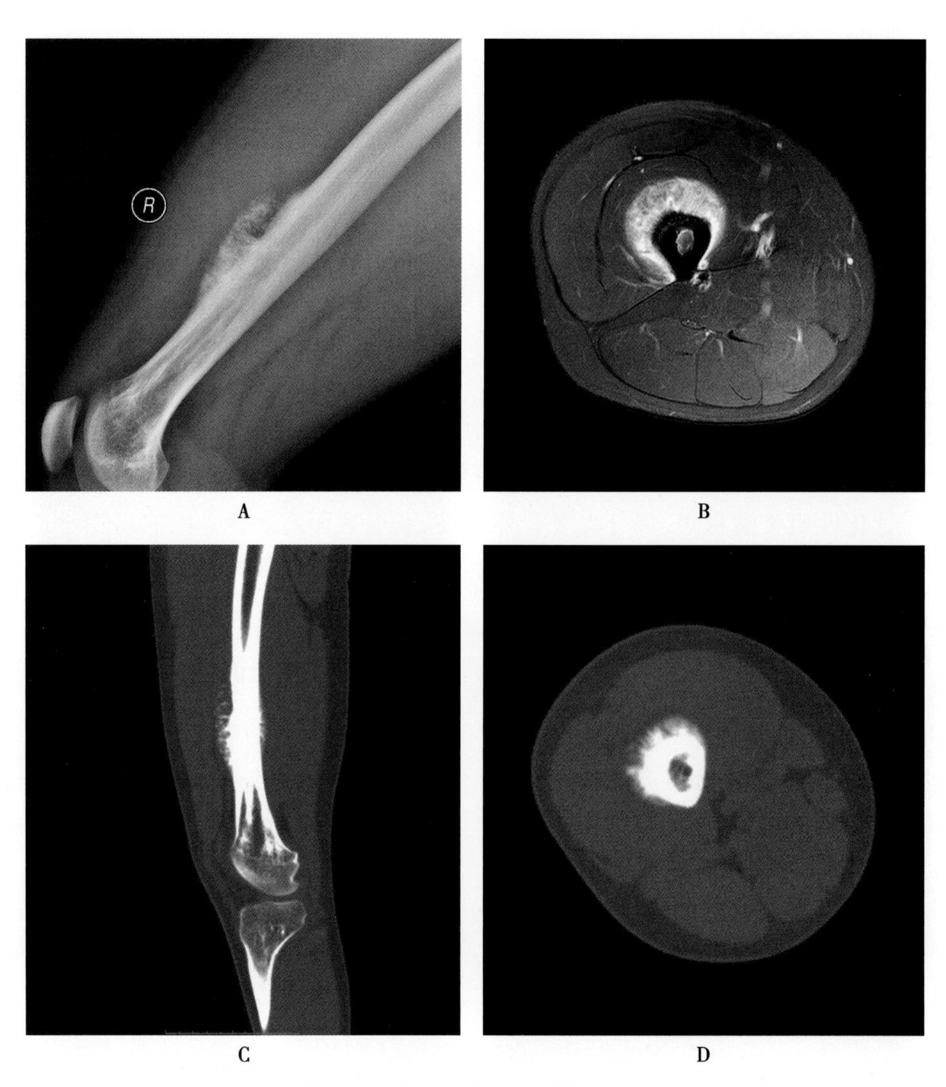

图1-5-2-35 骨膜骨肉瘤的影像学

A. X线侧位片示股骨下段皮质旁病变，伴有密集分布的日光样骨膜新生骨。B. MRI脂肪抑制T2WI图示病变环股骨皮质形成高信号包块，内多发针状低信号，未侵犯髓腔。C、D. CT矢状面骨窗及横断面骨窗图示病变起于骨皮质表面、累及了约2/3的股骨周径，骨皮质局部受侵

（四）治疗

手术大块切除为主要治疗方式。化疗对预后无明显改善。

（五）预后

骨膜骨肉瘤预后较普通型骨肉瘤好，5 年及 10 年生存率分别为 89% 和 77%～86%，约 15% 的病例会出现转移。患者年龄、肿瘤大小、手术边界和化疗后坏死率均与预后无关，局部复发者发生转移的概率明显增高。

【病理变化】

（一）大体特征

肿物位于骨表面，广基，基底附着皮质上，大部分病例皮质增厚明显呈扇贝样。肿瘤可累及部分骨皮质或环骨周生长，侵犯髓腔者少见。肿瘤切面布满灰白软骨样基质，基底处显著骨化，与正常骨皮质间有移行过渡，可见从皮质表面延伸至肿物内的骨针。肿瘤周边由于骨膜反应及纤维化形成边界清楚的假包膜（图 1-5-2-36）。

（二）镜下特征

1. 组织学特征　肿瘤以分叶状软骨为主要成分，绝大部分区域类似于中分化软骨肉瘤表现，软骨小叶内常见局部钙化及骨化，小叶之间可见数量不等的中度异型的以梭形细胞为主的肿瘤细胞及不规则新生瘤骨，有些病例因新生瘤骨很少不易发现而导致诊断困难。个别肿瘤可出现局部高级别骨表面骨肉瘤结构，多为继发级别升高，尤其是复发的病例（图 1-5-2-37）。

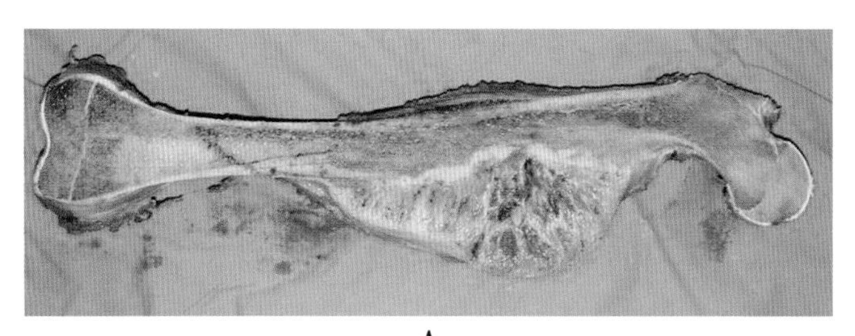

A

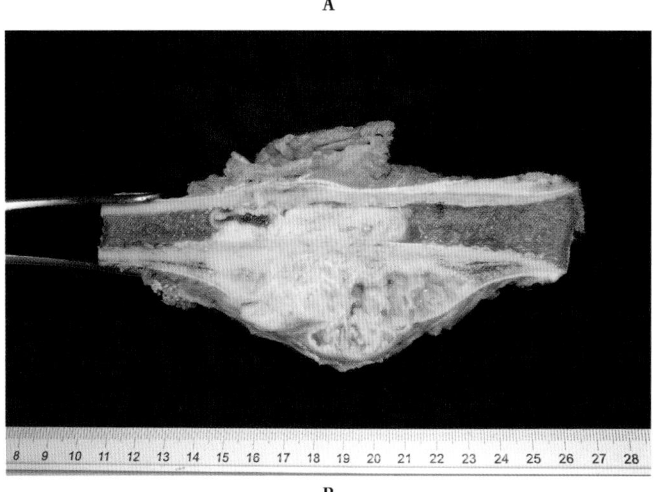

B

图 1-5-2-36　骨膜骨肉瘤的大体

A. 股骨干骨表面肿物，切面结节半透明软骨状。B. 肱骨骨表面肿物，肿瘤破坏皮质并侵犯髓腔

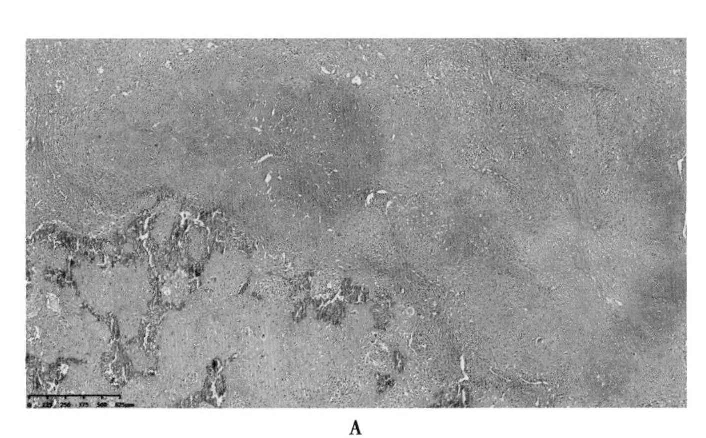

A

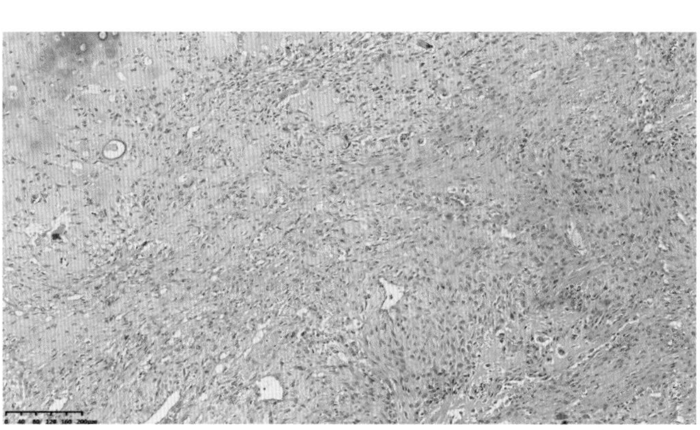

B

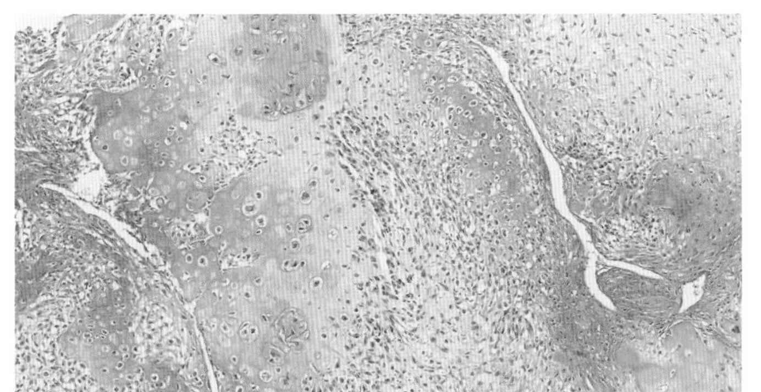

C

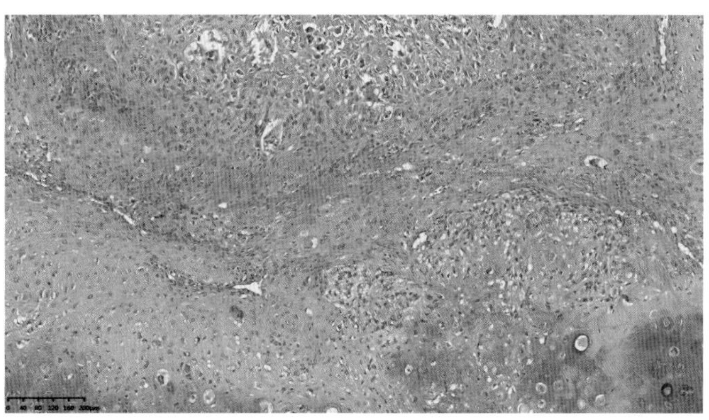

D

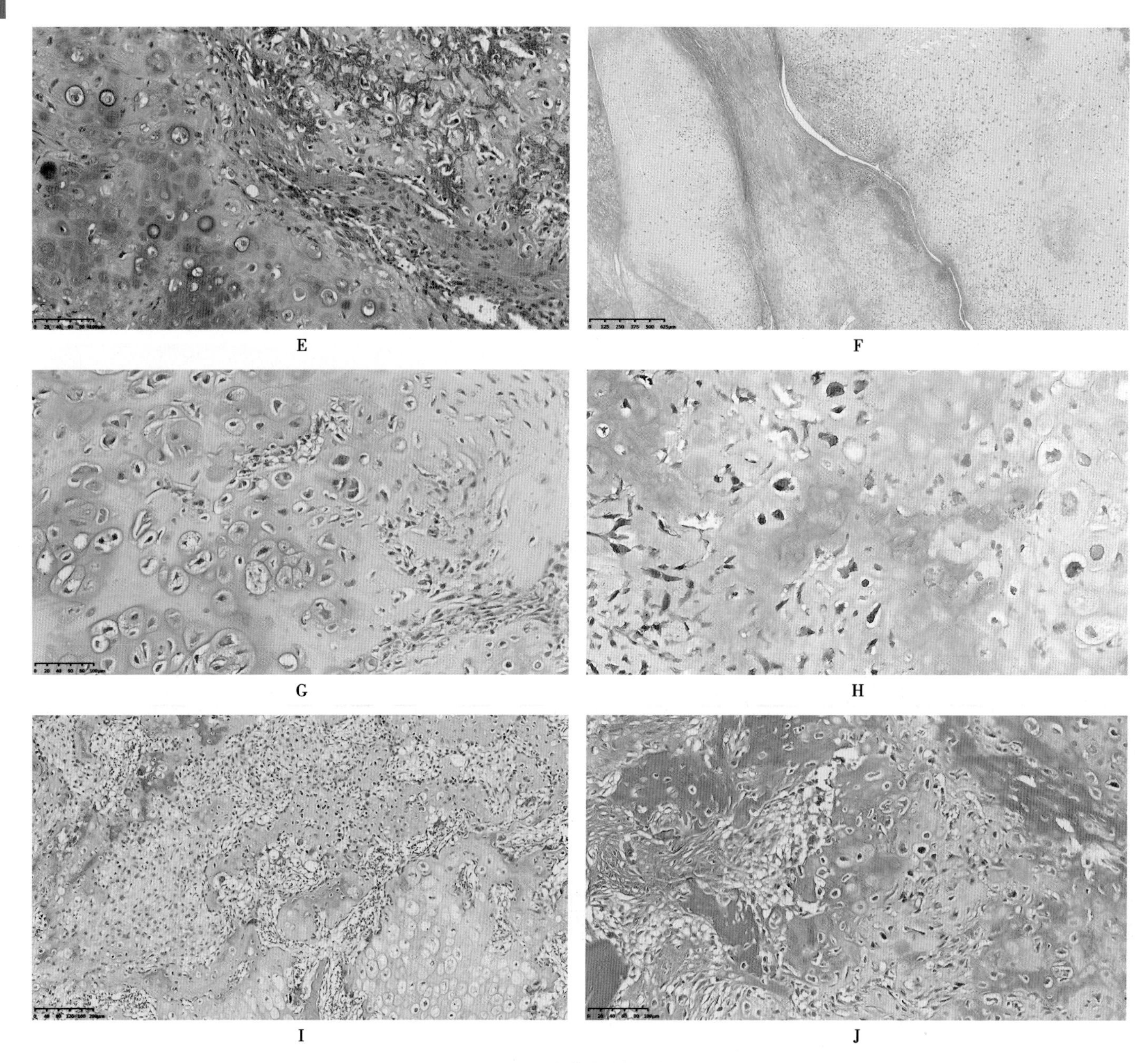

图 1-5-2-37 骨膜骨肉瘤的组织学

A. 瘤组织内以不规则小叶状肿瘤性软骨为主，局灶伴骨化。B、C. 左上部分为肿瘤性软骨，右下部分可见梭形肿瘤细胞伴肿瘤性成骨。D~H. 软骨细胞有轻-中度异型性，可见双核细胞，局灶软骨骨化。I~J. 肿瘤性软骨与肿瘤性成骨区域的过渡

2. 免疫组化 骨膜骨肉瘤目前没有特异性抗体应用于临床诊断。

（三）分子病理

在骨肉瘤系列研究中，骨膜骨肉瘤少见，其复杂的核型改变和基因突变与普通型骨肉瘤类似。有文献报道，TP53 突变在 40%的骨膜骨肉瘤中存在。

【鉴别诊断】

1. 骨膜软骨肉瘤 骨膜软骨肉瘤最易与骨膜骨肉瘤混淆，临床上骨膜软骨肉瘤一般无明显症状或仅轻微疼痛，生长缓慢，影像学多表现为“菜花状”肿物，罕见侵犯皮质及髓腔；组织学多呈一级或二级软骨肉瘤结构，分叶状明显，无直接肿瘤性成骨依据。而骨膜骨肉瘤一般为二级无明显分叶状结构的肿瘤性软骨，软骨之间总能找到明显异型的肿瘤性成骨细胞及不规则肿瘤性骨，常见侵犯皮质及髓腔。

2. 骨软骨瘤恶变 骨软骨瘤恶变表现为缓慢生长的肿物突然进展加快，影像学软骨帽增厚至大于 2cm 并浸润至蒂部及骨内，从帽状软骨转化为分叶状软骨，镜下一般呈现为高分化软骨肉瘤结构，无肿瘤细胞直接成骨证据。

3. 高级别骨表面骨肉瘤 高级别骨表面骨肉瘤可以出现肿瘤性软骨与肿瘤性成骨，但成骨旁的梭形肿瘤细胞异型性和多形性较骨膜骨肉瘤更加明显，且常伴骨皮质浸透及髓腔浸润，可见大量坏死及不典型性核分裂。

4. 骨肉瘤（成软骨型） 当骨肉瘤（成软骨型）侵犯骨

皮质时发病位置及影像学证据鉴别作用巨大,镜下骨内成软骨型骨肉瘤中除了软骨成分外,肿瘤性成骨是最重要的鉴别点。而骨膜骨肉瘤中软骨成分一般为中级别软骨,另外,如果肿瘤中高级别骨肉瘤的范围过大,也不属于骨膜骨肉瘤。

十一、高级别骨表面骨肉瘤

【定义】

高级别骨表面骨肉瘤(high grade surface osteosarcoma)一种发生在骨表面的高级别恶性成骨性肿瘤,是骨表面骨肉瘤的罕见类型,组织学及恶性度均与普通型骨肉瘤一致。

ICD-O 编码 9194/3

【临床特征】

(一)流行病学

1. 发病率 高级别骨表面骨肉瘤占全部骨肉瘤不足1%。

2. 发病年龄 发病高峰为10~20岁。

3. 性别 男性多发,男女比例为2∶1。

4. 发病部位 高级别骨表面骨肉瘤好发于长骨的骨干,最常见是股骨的骨干或远端后方(约50%),其次是胫骨干中段(约20%),也可见于肱骨(约10%)及尺桡骨。

(二)症状

临床最常见症状为肿胀、包块(约70%)和疼痛(约66%),病程通常较短,大部分患者从有症状到就医少于6个月,甚至少于3个月。

(三)影像学特点

高级别骨表面骨肉瘤位于骨表面,瘤基底宽,常侵犯周围软组织。不同病例矿化程度不一,取决于肿瘤性新生骨及软骨的多少,形状各异,常呈“云絮状”表现,与普通型骨肉瘤类似(图1-5-2-38A、B)。肿瘤基底部密度常比周围密度高,可见典型Codman三角。肿瘤与皮质相邻处常有皮质破坏,肿物与皮质之间不存在透明带。部分肿瘤于CT和MRI横断面可见不同程度的髓腔浸润(图1-5-2-38C~E)。

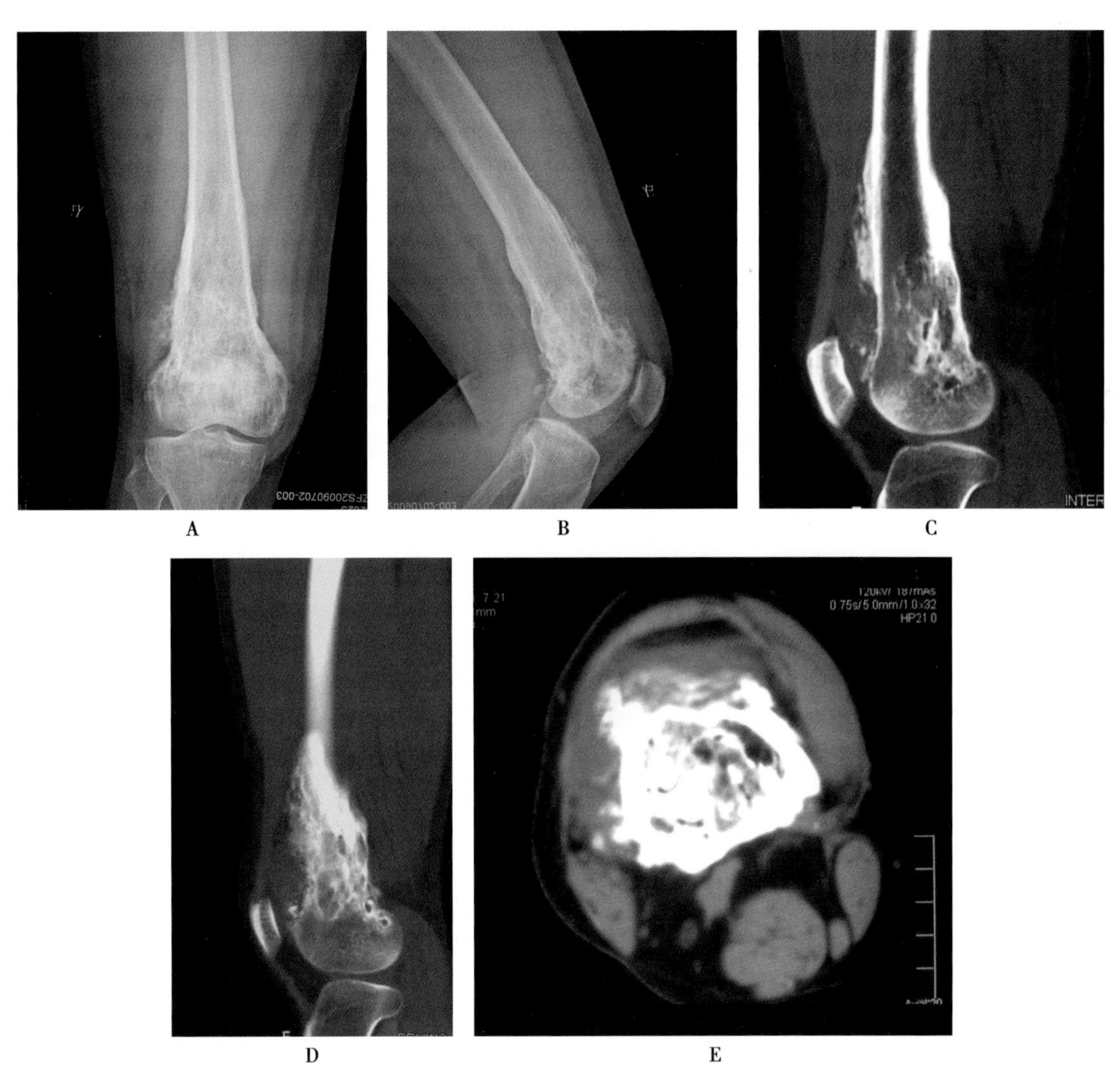

图1-5-2-38 高级别骨表面骨肉瘤的影像学

A、B. X线正侧位片示股骨远端骨破坏,以周缘为主伴髓腔受侵,伴有不规则骨膜反应,病变前、外侧软组织肿块。C~E. CT矢状面骨窗图、横断面软组织窗图示病变环绕股骨下段,伴有云絮状成骨,皮质破坏、增厚,并股骨髓内受侵

（四）治疗

临床治疗方法与普通型骨肉瘤相似。

（五）预后

高级别骨表面骨肉瘤的预后类似于普通型骨肉瘤，化疗后坏死率理想、病变局限的病例预后较好。坏死率不佳，初诊时即发现转移以及术后原部位复发等提示预后不佳。而髓腔受累并不能作为骨表面高度恶性骨肉瘤的独立预后因素。

【病理变化】

（一）大体特征

肿瘤主体位于骨外，贴附于皮质表面并常破坏部分骨皮质，根据肿瘤产生基质成分的不同，切面可为质硬或沙砾感的成骨区，半透明的成软骨区，相对较软的灰白色成纤维区，以及偶见的呈明显血腔结构的血管扩张区域。肿瘤常侵犯至周围软组织（图 1-5-2-39）。

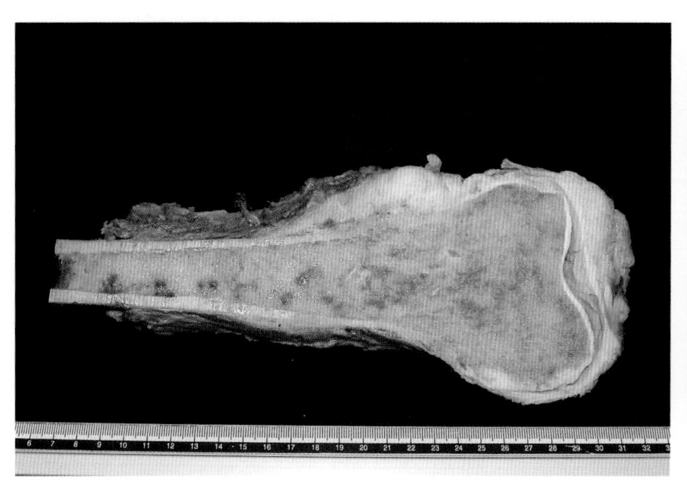

A

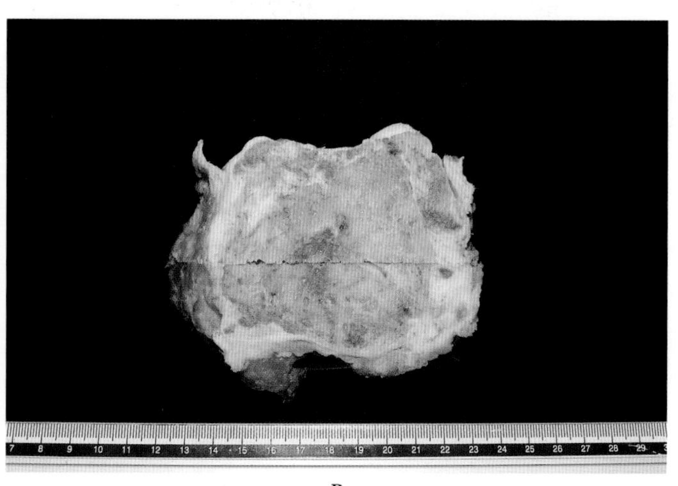

B

图 1-5-2-39　高级别骨表面骨肉瘤的大体
A. 肿瘤位于股骨下段骨表面，皮质有轻度破坏。B. 横截面示肿瘤围绕骨整圈生长，明显皮质破坏及小范围髓腔侵犯

（二）镜下特征

1. 组织学特征　高级别骨表面骨肉瘤与普通型骨肉瘤组织学分型类似，但主要以成骨型、成软骨型和成纤维型这常见的三型为主（图 1-5-2-40）。

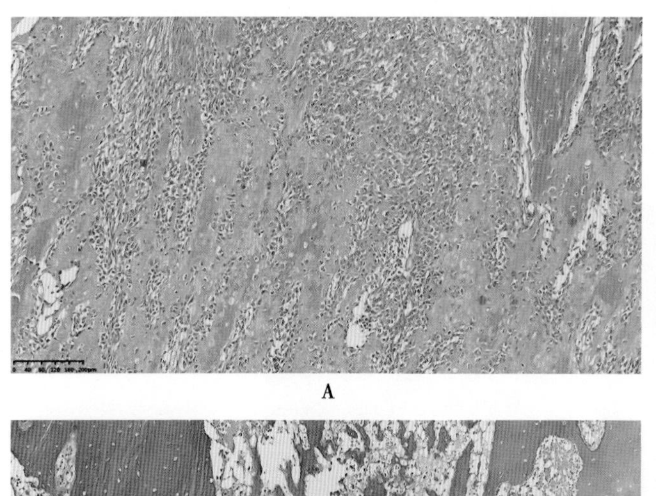

A

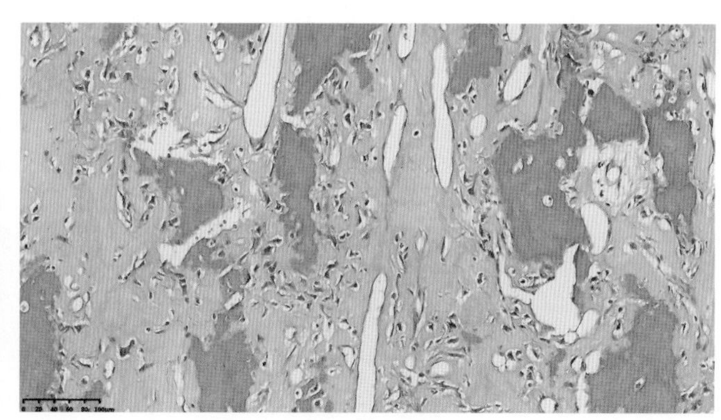

B

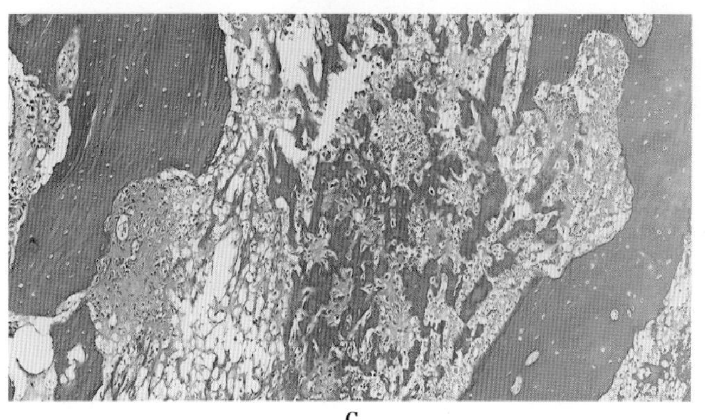

C

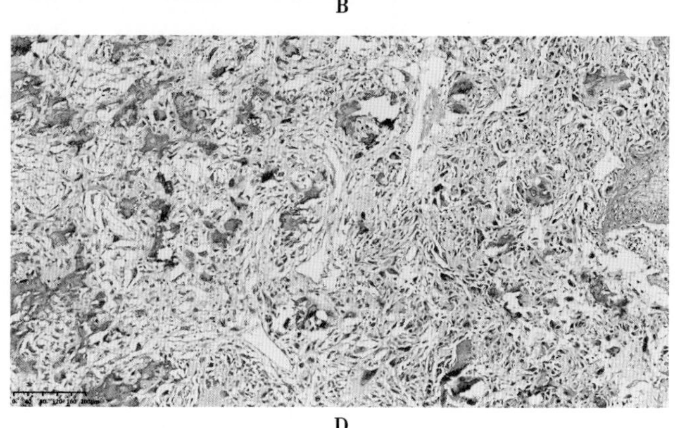

D

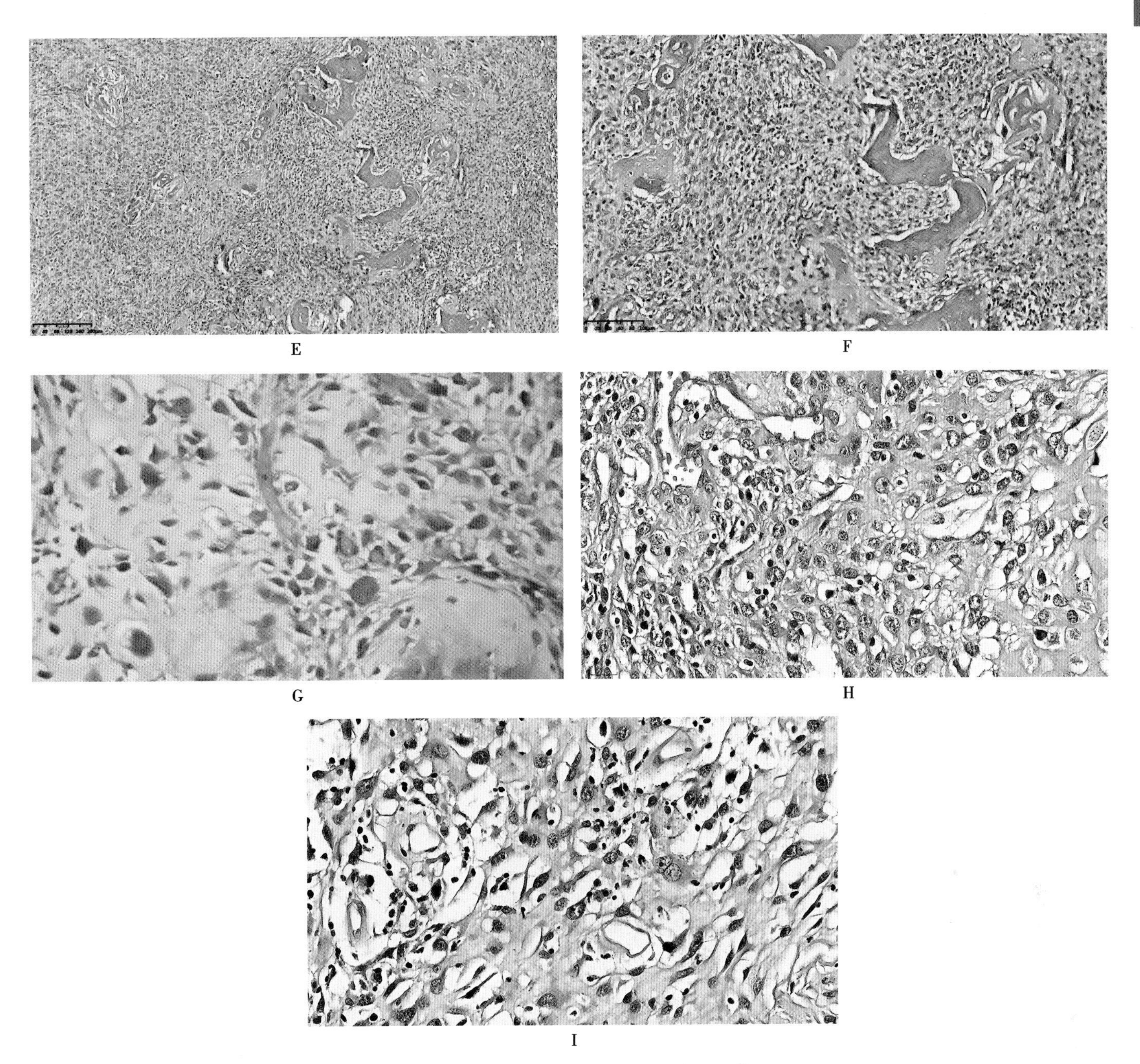

图 1-5-2-40　高级别骨表面骨肉瘤的组织学

A. 骨母细胞样肿瘤细胞伴大片肿瘤性成骨。B. 梭形肿瘤细胞伴骨样基质钙化/骨化。C. 伴有大量新生瘤骨的骨肉瘤破坏宿主皮质骨浸润生长。D~F. 大量新生肿瘤骨伴不同程度矿化/钙化。G~I. 瘤细胞多角形及不规则形，异型性明显，新生骨不规则，与骨内普通型骨肉瘤形态类似

2. 免疫组织化学　目前没有特异性抗体应用于临床诊断。

（三）分子病理

目前报道仅有 1 例高级别骨表面骨肉瘤存在 *TSPAN31* 基因扩增（12q13-14）。骨旁骨肉瘤去分化形成的高级别骨肉瘤仍然会有 MDM2 和 CDK4 的扩增。原发骨表面高级别骨肉瘤发病机制仍不清。

【鉴别诊断】

1. 未分化肉瘤　未分化肉瘤多见于中老年患者，一般位于皮下或肌肉内，镜下观察不到肿瘤性骨及软骨，少数未分化肉瘤浸润相邻骨可刺激骨膜产生反应性骨，这种反应骨位于病变周围，骨小梁形态及分布规则，分化较成熟，周围有正常形态的骨母细胞围绕，骨小梁间为纤维血管性间质，不应把这种反应骨误认为肿瘤骨。

2. 骨膜骨肉瘤　骨膜骨肉瘤与成软骨型高级别骨表面骨肉瘤易混淆。骨膜骨肉瘤为中度恶性肿瘤，以中、高分化肿瘤性软骨为主，肿瘤细胞以梭形为主，分化较好，髓腔很少浸润。

3. 骨旁骨肉瘤去分化　骨旁骨肉瘤去分化通常含有低级别骨肉瘤区域，临床病史相对较长，恶性程度及侵犯

范围不如高级别骨表面骨肉瘤，影像学与临床表现也可以帮助鉴别。

4. 软组织骨肉瘤 此型骨肉瘤与骨没有关系，瘤体完全位于软组织内，多见于中老年人。

十二、多中心性骨肉瘤

【定义】

多中心性骨肉瘤（multicentric osteosarcoma）极其罕见，分为同时性多发骨肉瘤和异时性多发骨肉瘤。前者指多个部位同时发生或先后出现骨肉瘤，不伴有肺转移或内脏转移，时间间隔不超过 6 个月，而异时性多发是指骨肉瘤确诊 6 个月后全身多处骨骼出现骨肉瘤病灶的患者，不伴有肺转移或其他内脏转移。

ICD-O 编码 9180/3

【临床特征】

（一）流行病学

多中心性骨肉瘤有两个发病高峰年龄段，好发于儿童或青少年的多中心性骨肉瘤，常呈对称分布于长骨干骺端；成人型平均发病年龄 37 岁（23～51 岁），病变部位多在普通型骨肉瘤非经典部位，例如长骨骨干、骨骺、颅骨、椎骨、额骨等处。

（二）影像学特点

通常有一个“主病灶”，其影像学特征与普通型骨肉瘤一致，其余病灶大多体积较小、密度较高、形态较好，不伴有明显的皮质破坏或骨膜反应（图 1-5-2-41）。部分病例（尤其是成人型）常以硬化为主要表现。

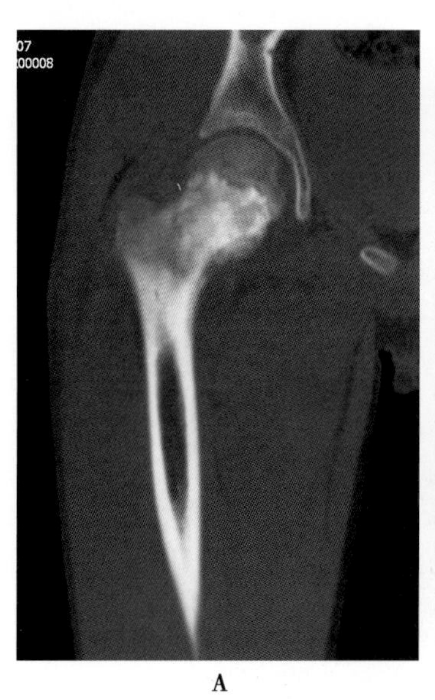

A

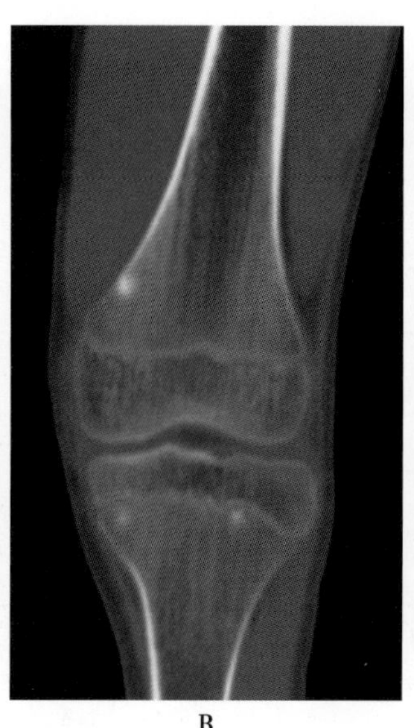
B

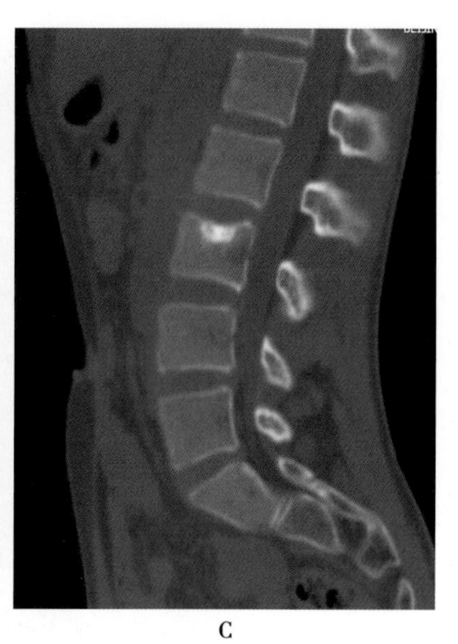
C

图 1-5-2-41 多中心性骨肉瘤的影像学

A. CT 冠状面骨窗图示右股骨近端干骺端骨破坏，成骨为主，伴有骨膜反应及软组织肿块，这是“主病灶”。B、C. 同一患者的左膝关节 CT 冠状面骨窗图、腰椎 CT 矢状面骨窗图示左股骨远侧干骺端、胫骨近侧干骺端及腰 3 椎体上终板下方多发斑点/斑片状致密病灶

（三）治疗及预后

治疗同普通型骨肉瘤。青少年患者预后极差，平均存活率 6 个月，成人型患者平均存活 25 个月。

【病理变化】

与普通型骨肉瘤组织形态类似（图 1-5-2-42）。

【鉴别诊断】

主要与转移癌鉴别，尤其是某些成骨性转移癌，结合年龄，病史及免疫组化不难鉴别。目前对于多发性骨肉瘤是否就是骨肉瘤的骨转移仍然意见不一致。

十三、皮质内骨肉瘤

【定义】

皮质内骨肉瘤（intracortical osteosarcoma）是发生于皮质内的恶性成骨性肿瘤，是骨肉瘤中最罕见的类型之一。

ICD-O 编码 9180/3

【临床特征】

（一）流行病学

1. 发病率 1960 年由 Jaffe 等人首次报道了 2 例，目前文献报道不到 20 例。具体发病率很难统计。

2. 发病年龄 患者多为 20～30 岁。

3. 发病部位 大部分肿瘤位于胫骨与股骨骨干的皮质内，还可见于骨盆及肱骨近端等其他少见部位。

（二）症状

疼痛是常见症状，可有局部肿胀或伴有局部骨表面可触及的肿块，病程 2～12 个月不等。

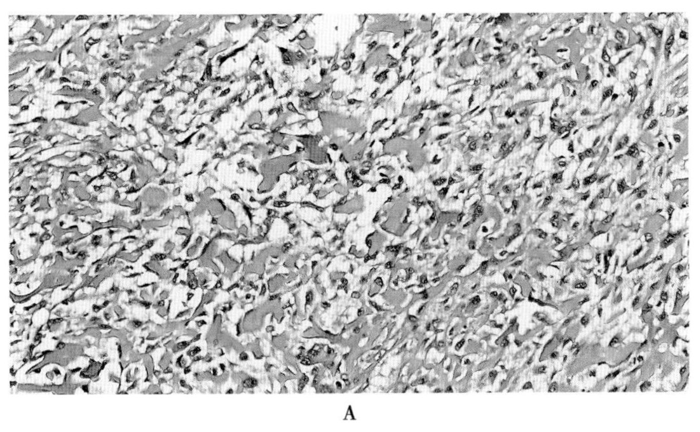
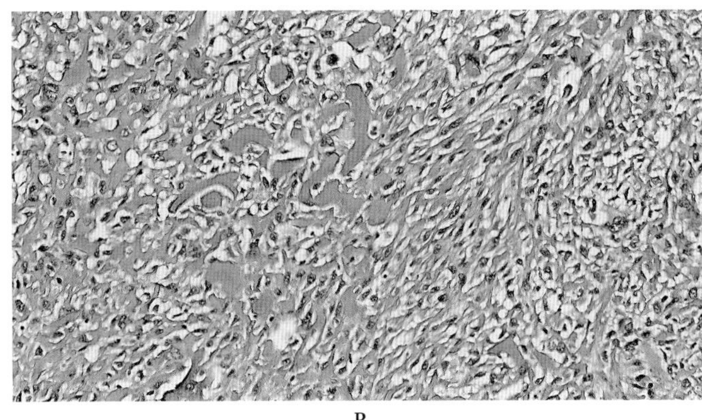

A　　B

图 1-5-2-42 多中心性骨肉瘤的组织学
A、B. 丰富的肿瘤性成骨及梭形肿瘤细胞

（三）影像学特点

X 线显示为皮质内以溶骨性表现为主的病变，周围可有硬化及增生的骨质（图 1-5-2-43A），一般周界清楚，类似于骨样骨瘤等。在 CT 图像与 MRI 图像上可发现骨皮质有小的渗透性破坏灶，一般不侵犯髓腔（图 1-5-2-43B）。

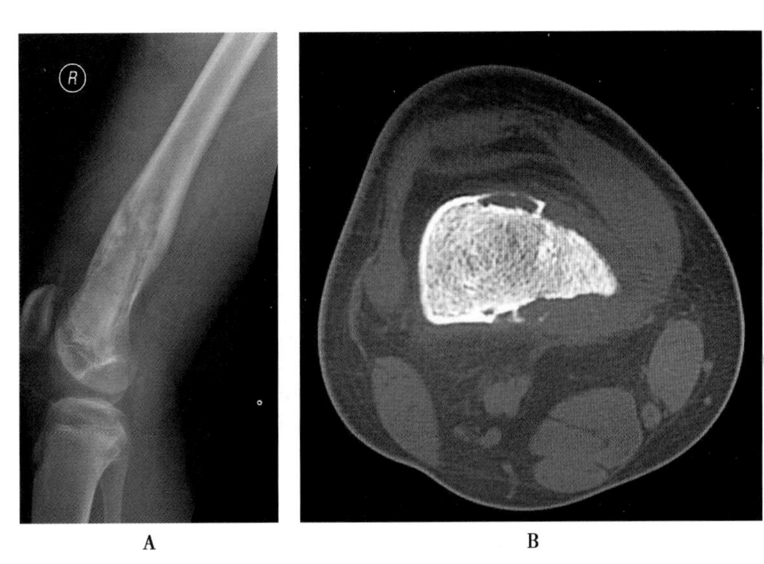

A　　B

图 1-5-2-43 皮质内骨肉瘤的影像学
A. X 线侧位片示股骨远侧干骺端皮质增厚、密度不均。B. CT 横断面骨窗图示股骨远侧干骺端皮质内溶骨破坏

（四）治疗

应行边界足够的肿瘤切除术，因病例太少，辅助化疗效果有待进一步探讨。

（五）预后

皮质内骨肉瘤的生物学行为及预后均好于普通型骨肉瘤，局部复发率较高，但转移少见，文献报道术后复发最短 14 个月，最长达 30 多年。肿瘤刮除手术易造成局部复发甚至转移，转移和复发病例多为普通型骨肉瘤。

【病理变化】

（一）大体特征

以成骨为主的病例质地坚硬类似于硬化型骨肉瘤，部分病例可破坏骨皮质及侵犯髓腔，皮质因与硬化的反应骨融合而明显增厚。

（二）镜下特征

皮质内骨肉瘤多由异型的梭形、多角形及不规则形肿瘤细胞构成，肿瘤细胞有异型性，但常常不如普通型骨肉瘤明显，还可见到不规则网格样或花边状新生瘤骨及肿瘤性软骨，在肿瘤周围靠近皮质骨处，总能见到瘤组织浸润皮质骨、松质骨或肿瘤骨包绕侵蚀宿主骨，形成所谓的“脚手架”现象。Mirra 提出皮质内骨肉瘤组织学诊断标准是瘤组织破坏哈弗斯系统并有皮质骨变薄和瘤组织的陷入，可见瘤细胞间变、病理核分裂或观察到肿瘤性软骨（图 1-5-2-44）。

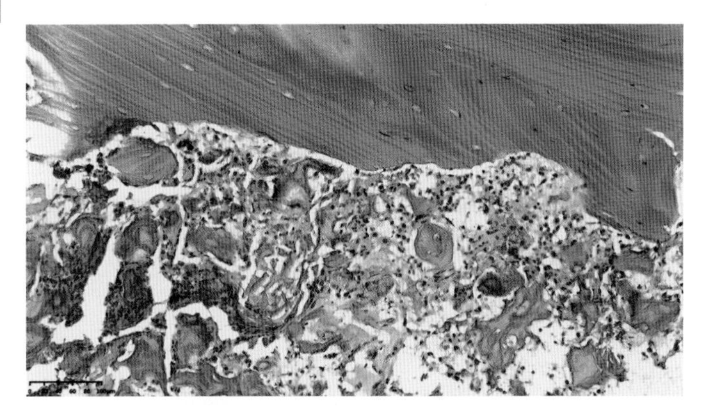

图 1-5-2-44 皮质内骨肉瘤的组织学
皮质内骨肉瘤明显侵蚀皮质骨

【鉴别诊断】

皮质内骨肉瘤影像学与很多良性病变类似，如骨样骨瘤、非骨化性纤维瘤、骨性纤维结构不良等。但镜下基本可以排除以上大部分病变，组织学需鉴别的主要是骨样骨瘤和皮质内骨母细胞瘤。骨样骨瘤的临床症状及特殊的组织学特点有助于鉴别（请参照骨样骨瘤部分）。皮质内骨母细胞瘤极其罕见，骨肉瘤的组织学恶性特征有助于与其鉴别。

十四、颌面部骨肉瘤

【定义】

颌面部骨肉瘤（osteosarcoma of jaw）发生于颌骨的恶性成骨性肿瘤，既可以原发，也可以继发于骨 Paget 病、纤维结构不良以及颅面部曾做过放疗的患者。颌骨骨肉瘤与长骨普通型骨肉瘤相比恶性程度较低。

【临床特征】

（一）流行病学

下颌骨和上颌骨是颅面部骨肉瘤中最常见的受累骨，其发病比例分别占颅面部骨肉瘤的 50% 和 25%，可累及鼻腔及鼻窦的骨壁。颌骨骨肉瘤常见于中年人，发病年龄较普通型骨肉瘤高 10 岁左右，平均为 33 岁，男女比例无明显差异。

（二）症状

局部疼痛、感觉异常、肿胀和牙齿松动是其主要症状，但缺乏特异性。

（三）影像学特点

X 线主要表现为颌骨内的成骨性、溶骨性或混合性骨破坏，肿瘤界限不清、范围广，可伴有骨膜反应及软组织肿块，牙齿与颌骨之间的间隙增宽。硬化型可表现为不规则的团块状密度增高区，溶骨型则表现为边界不清的、广泛的骨质密度减低区，混合型为上述两种征象同时存在。CT 可显示皮质骨的连续性中断以及肿瘤内成骨，也可显示出骨膜反应、软组织包块及神经、血管受侵等（图 1-5-2-45）。

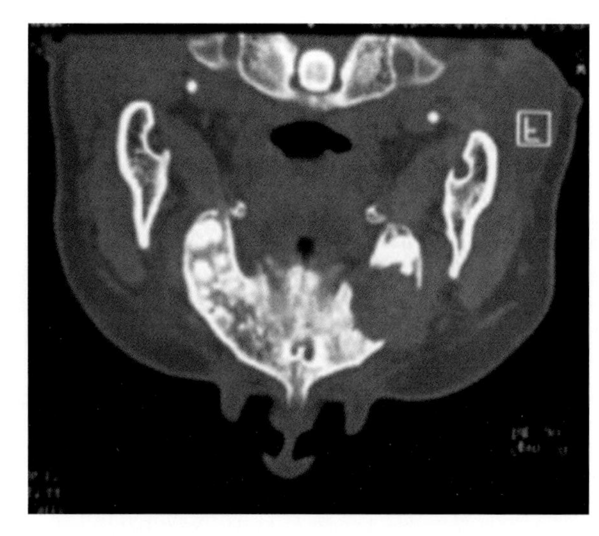

图 1-5-2-45 颌面部骨肉瘤的影像学
CT 横断面骨窗图示上颌骨溶骨性破坏，邻近骨密度增高，伴有骨皮质破坏、软组织包块

（四）治疗

最佳的治疗是完整切除，综合治疗一直存有争议。

（五）预后

颌骨骨肉瘤较长骨的普通型骨肉瘤预后好，其中下颌骨联合部发生的肿瘤预后更好，而发生在上颌窦者则预后较差。颌骨骨肉瘤切除后复发率可达 50% 以上，但转移率较长骨的普通型骨肉瘤低，偶尔颈部淋巴结会受累。颅面部骨 Paget 病继发骨肉瘤预后较原发骨肉瘤差。

【病理变化】

镜下特征

颌骨骨肉瘤的组织学分型与普通型骨肉瘤一致，主要包括成骨型、成纤维型、成软骨型及其他特殊和少见的类型，其中以成软骨型最多见，大约 30% 病例为此类型。镜下多为中—高分化的分叶状肿瘤性软骨，软骨小叶周围可见异型性明显的肿瘤细胞及瘤骨，肿瘤细胞以梭形细胞为主，异型性不如普通型骨肉瘤明显，有时典型的瘤骨稀少，易与软骨肉瘤混淆，肿瘤组织可明显浸润宿主骨小梁及皮质骨（图 1-5-2-46）。

【鉴别诊断】

1. 纤维骨性病变 纤维骨性病变包括纤维结构不良和骨化性纤维瘤，主要与成纤维型骨肉瘤鉴别。纤维结构不良多见于长骨，而骨化性纤维瘤上颌骨多见。从影像学上来看，二者均界限清晰，其中纤维结构不良呈特征性的毛玻璃样改变，无骨破坏、骨膜反应及软组织肿块。镜下肿瘤细胞异型性不明显，骨小梁分布较规则，骨化性纤维瘤小梁周围还可见成熟的骨母细胞围绕。

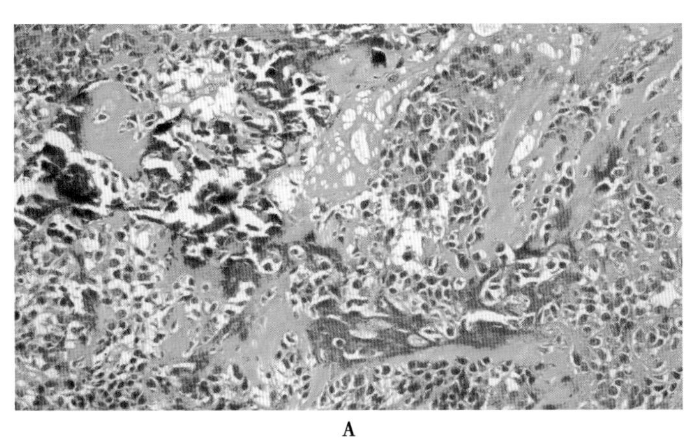

A

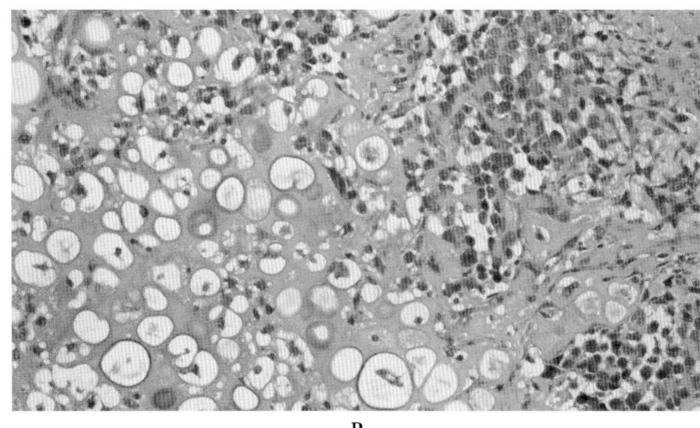

B

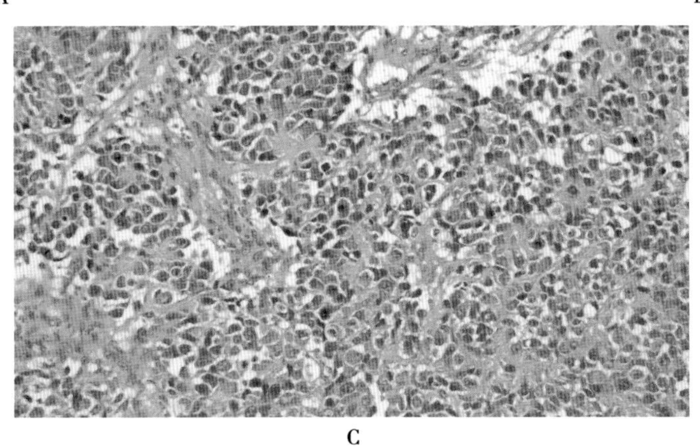

C

图 1-5-2-46　颌骨骨肉瘤的组织学

A. 异型性明显的肿瘤细胞及不规则编织状新生骨，局灶伴钙化。B. 软骨型骨肉瘤，以中分化肿瘤性软骨增生为主。C. 母细胞瘤样型骨肉瘤需和发生在颌骨的骨母细胞瘤鉴别

2. 软骨肉瘤　软骨肉瘤组织学为单一性不规则分叶状肿瘤性软骨，常见钙化及骨化，容易误诊为肿瘤骨，鉴别点在于软骨肉瘤的骨化与软骨基质相移行，而骨肉瘤是恶性肿瘤细胞直接成骨，与软骨基质无移行。

3. 颌骨骨膜骨化性肌炎　主要与颌骨的骨旁骨肉瘤鉴别。病变早期生长迅速，随着时间的推移呈现自限性，一般肿物较小。镜下呈明显分带结构即从中央至外周可见新生骨趋于规则并逐步成熟，骨小梁周围可见正常形态的成骨细胞围绕。

十五、继发性骨肉瘤

ICD-O 编码 9184/3

很多骨疾病都会继发骨肉瘤，包括良性骨肿瘤，骨病，骨损伤及炎症等。继发性骨肉瘤（secondary osteosarcoma）中以骨的 Paget 病（请参考相应章节）及放射线所致的骨肉瘤最为常见，其次为纤维结构不良（请参考相应章节）、骨梗死（请参考相应章节）、慢性骨髓炎及其他罕见骨病变。

放射治疗后的患者在诊断放疗后骨肉瘤时，需符合以下五方面的标准：①放疗史；②病理或影像学证明初始无恶性肿瘤；③放疗区出现肿瘤；④数年的潜伏期；⑤骨肉瘤的组织学证据。Mayo Clinic 报道的放疗后肉瘤常发生在照射后 1 年到 55 年不等，平均 12.9 年，欧洲平均是 13.2 年。放疗后骨肉瘤与放疗剂量有关，剂量在 60Gy 继发恶变的风险增加 40 倍。放疗后骨肉瘤治疗原则与原发性骨肉瘤相同。病变在四肢长骨者 5 年生存率为 68.2%，在中轴骨者为 27.3%，累及骨盆、脊柱及肩胛骨者预后更差。

放疗后骨肉瘤大体，镜下改变与原发骨肉瘤相似（图 1-5-2-47）。

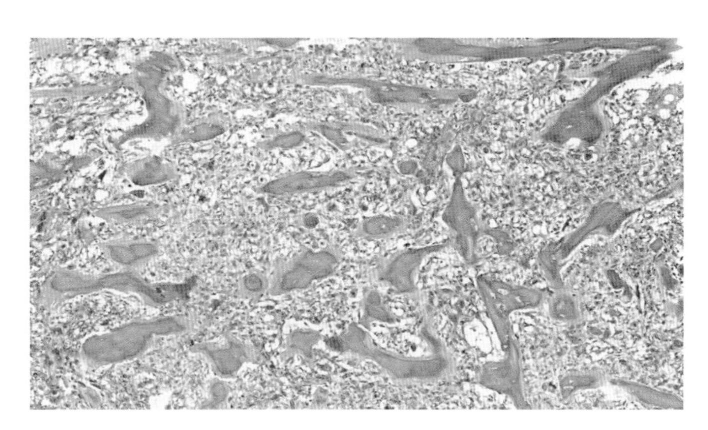

图 1-5-2-47　腺癌患者放疗后继发骨肉瘤

（孟淑琴）

第三节　软骨性肿瘤

一、骨软骨瘤

【定义】

骨软骨瘤(osteochondroma)是良性软骨性肿瘤，表现为骨表面的骨性突起，有软骨帽，其髓腔与所附着的宿主骨髓腔相连续。

ICD-O 编码 9210/0

【临床特征】

（一）流行病学

最常见的良性骨肿瘤之一。约占良性骨肿瘤的35%，在切除的骨肿瘤标本中约占8%。好发于30岁以前，男性略多于女性。约15%的病例多发并有常染色体显性遗传性。骨软骨瘤易累及长骨的干骺端，好发于股骨远端、肱骨近端、胫骨近端及腓骨近端，少见于扁骨，发生在手足小骨非常罕见，颅骨和颌骨未见骨软骨瘤报道。多发病变并不少见(具体参见肿瘤综合征章节)。

（二）症状

骨软骨瘤通常无症状，常偶然被发现，有时为无变化的质硬外生肿物，偶尔伴有骨折，囊肿形成和关节炎等。如成年患者疼痛渐渐加重或肿物在数月内增大，需要警惕恶变为外周性软骨肉瘤。

（三）影像学特征

骨软骨瘤多位于干骺端，典型影像学表现为骨性隆起背向关节生长，与宿主骨皮质相连并髓腔相通(图1-5-3-1A～C)。MRI可清晰显示其表面的软骨帽，一般其信号较均匀，厚度不超过1.5cm，亦可显示骨软骨瘤外形成的“假滑囊”或周围组织受压迫情况(图1-5-3-1D)。CT可显示软骨帽内的钙化斑。当骨软骨瘤恶变后，CT、MRI常有相应改变，CT显示其表面不规则，钙化杂乱或出现成骨、软组织肿块，骨质破坏，增强后，出现强化区域；MRI显示软骨帽厚度超过2cm，或明显厚薄不均，信号混杂，出现非软骨成分，软骨帽下骨破坏等。

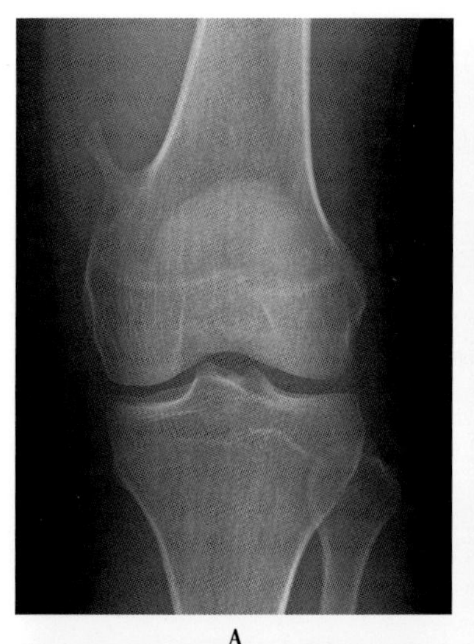

A

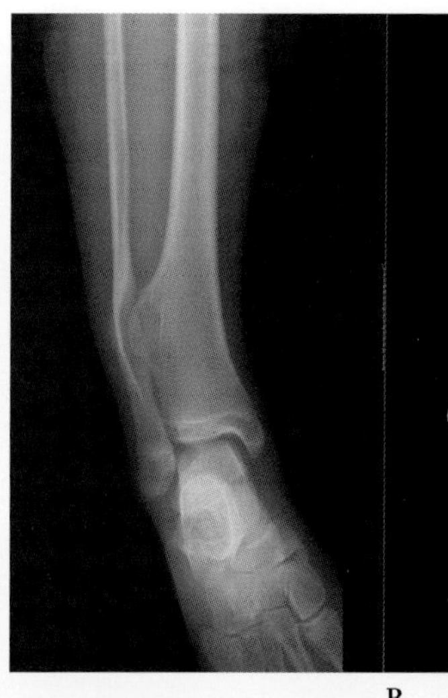

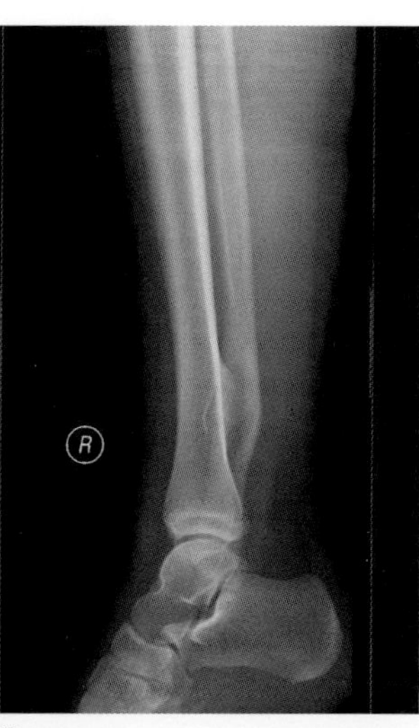

B

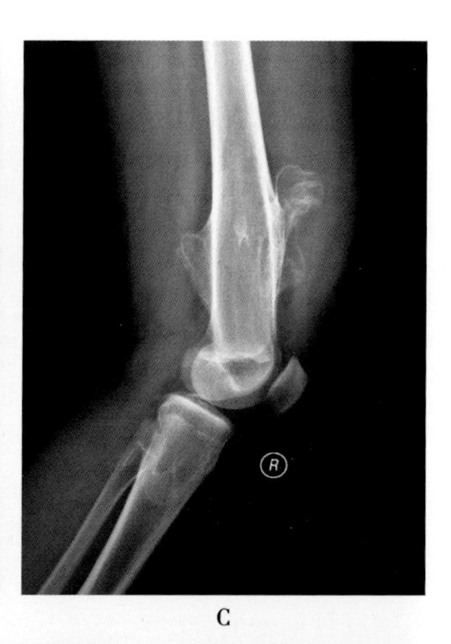

C

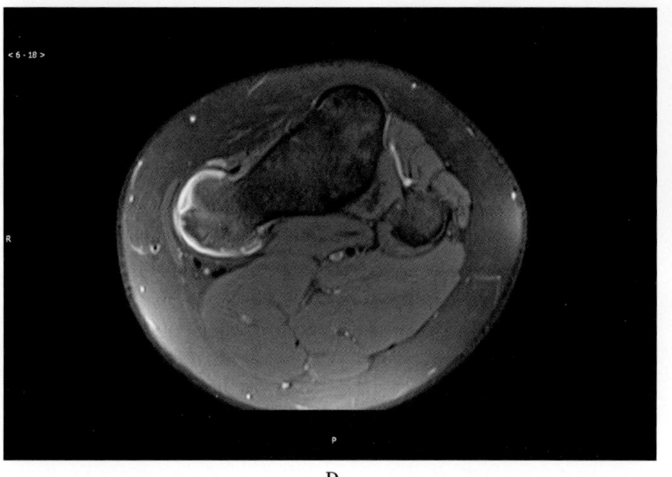

D

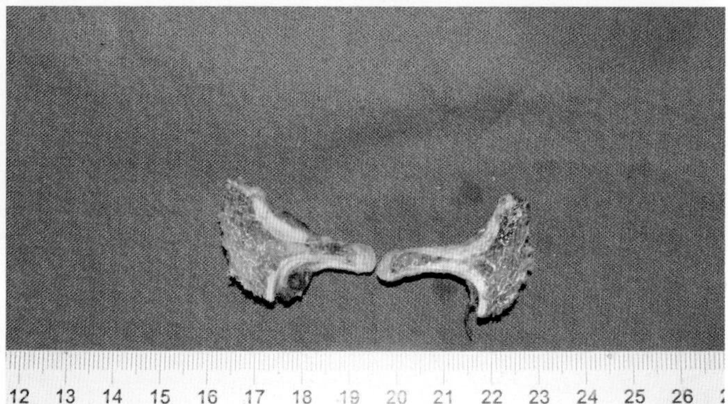

E

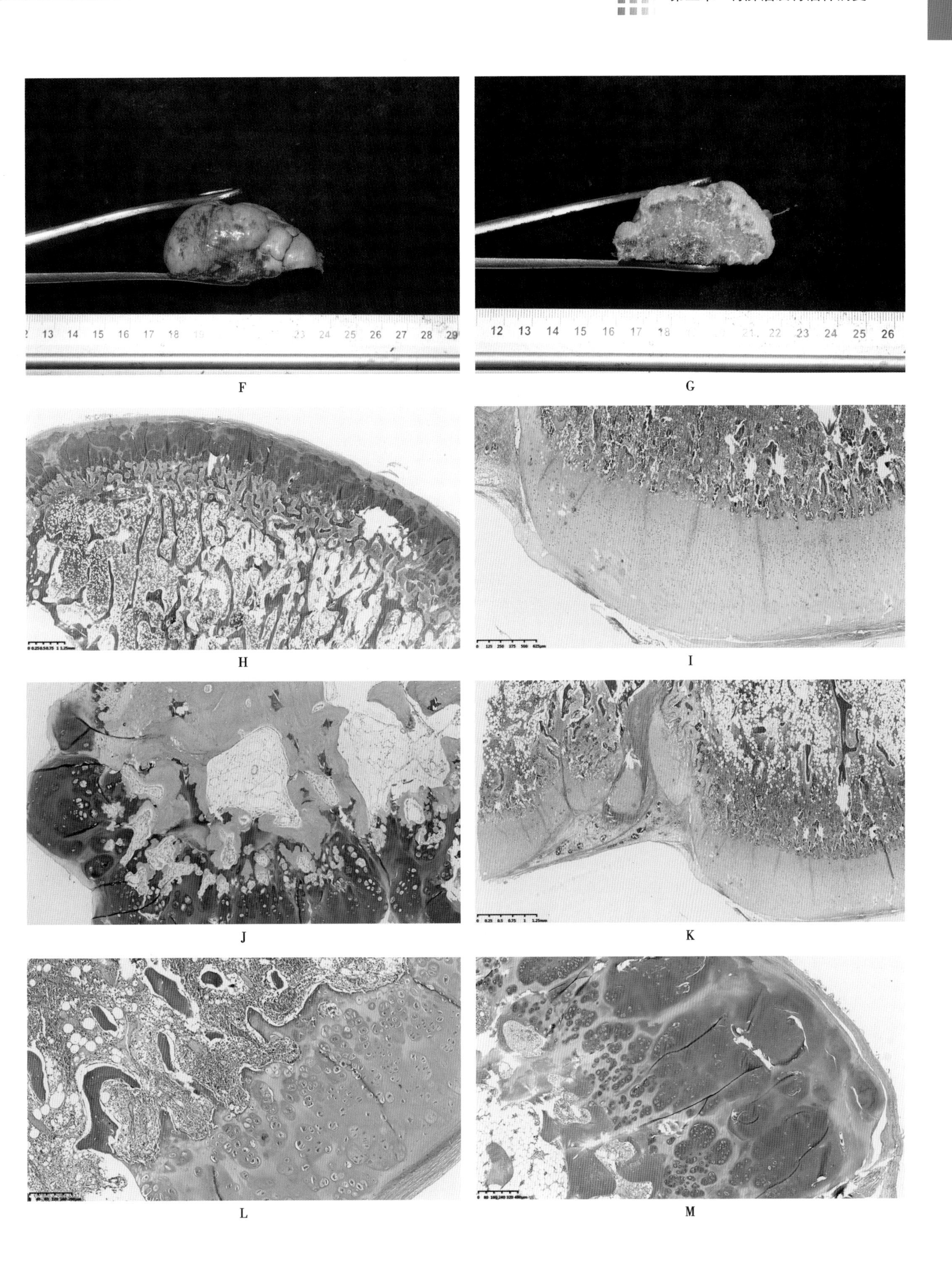
F
G
H
I
J
K
L
M

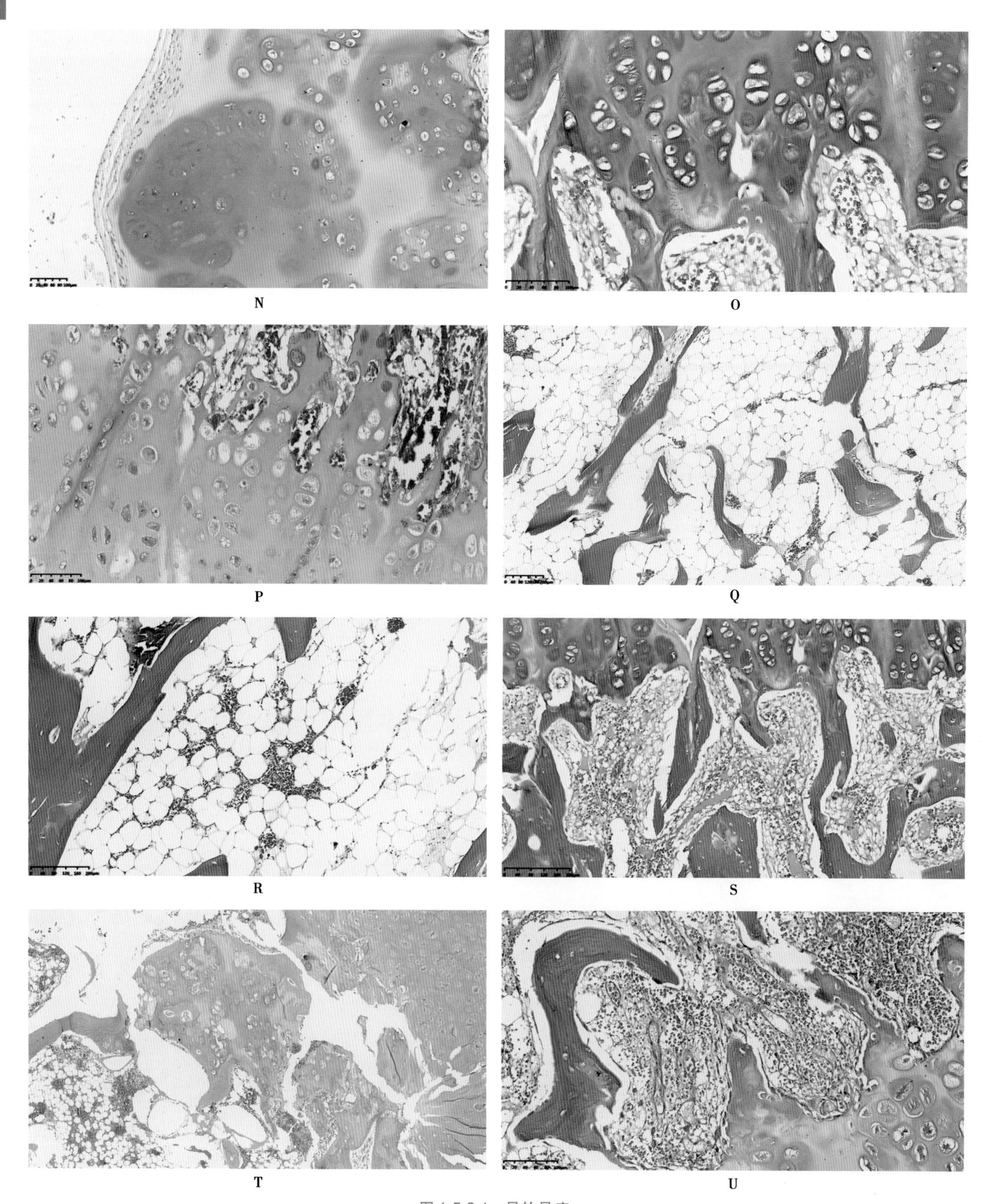

图 1-5-3-1 骨软骨瘤

A～D. 骨软骨瘤的影像学。A. X 线正位片显示股骨远端干骺部细蒂突起，指向相邻关节反方向，皮质连续、髓腔相通。B. X 线正侧位片示胫骨远侧干骺端宽基底的骨软骨瘤。C. X 线侧位片示股骨、胫骨干骺端多发骨软骨瘤。D. MRI 横断面脂肪抑制 T2WI 像示胫骨骨软骨瘤与宿主骨髓腔相通，表面为薄层高信号软骨帽，其外更高信号带为"假滑囊"。E～G. 骨软骨瘤的大体。E. 突起的软骨帽厚度较薄，肿瘤与宿主骨皮质相连，髓腔相通。F. 宽基底骨软骨瘤表面软骨帽呈分叶状外观。G. 垂直剖面软骨帽厚度约 2～3mm。H～U. 骨软骨瘤的组织学。H～L. 骨软骨瘤三层分带结构。M～N. 骨软骨瘤透明软骨。O. 软骨帽的软骨细胞呈柱状排列，与骺软骨相似。P. 软骨细胞可以有轻度异型性。Q. 骨软骨瘤中心可见清晰的脂肪组织。R. 骨软骨瘤软骨帽下方可见髓腔造血组织。S～U. 骨软骨瘤软骨骨化

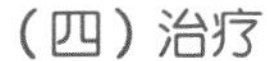

（四）治疗

无论单发还是多发，无症状者可以随访观察，较大病变应行X线片随访。对于有症状或者会影响功能的病例可以手术切除，如未能完整切除可能复发。

（五）预后

预后好。多次复发和完整切除后复发的骨软骨瘤恶变概率增加，单发病灶约1%恶变，多发病灶恶变率约5%。骨软骨瘤主要恶变为普通型软骨肉瘤，偶见恶变为成骨肉瘤、梭形细胞肉瘤或者去分化软骨肉瘤。

【病理变化】

（一）大体特征

肿瘤有蒂或广基位于骨表面，宿主骨皮质和髓腔与肿瘤的皮质和髓腔相延续。软骨帽厚度常数毫米，随年龄增大，软骨帽可以变薄（图1-5-3-1E～G）。如软骨帽厚度达到2cm或以上，要高度警惕恶变。

（二）镜下表现

1. 组织学特征　典型的骨软骨瘤有三层结构：纤维膜、软骨及骨（图1-5-3-1H～L）。最外面的纤维膜与宿主的骨膜相延续图，覆盖肿瘤性软骨帽，软骨帽是透明软骨，很像生长紊乱的骺板软骨，可以继发不规则钙化/骨化和黏液变性，高倍镜下软骨细胞无明显异型性，有时细胞看似活跃，像生长板的软骨细胞，部分区域出现细胞密度增加，核略肥硕并不代表恶性（图1-5-3-1M～P）。儿童时期骨软骨瘤软骨帽厚度从几毫米到1cm多不等，成人软骨帽可以很薄甚至消失，软骨帽厚度如果大于2cm，要警惕恶变。软骨帽向下见到不规则松质骨小梁伴有脂肪，偶见造血组织与骨髓腔相连续（图1-5-3-1Q、R）。骨软骨瘤深部组织常见软骨有骨化成熟现象（图1-5-3-1S～U）。半肢骨骺发育不全的镜下表现同骨软骨瘤。

2. 骨软骨瘤恶变的指征　临床方面病变体积增大（多数情况大于6cm），位于中轴骨，软骨帽与周围软组织粘连，疼痛明显，肿瘤生长迅速。影像学方面，X线显示各种形式的矿化，软骨帽下方常有低密度区，软骨帽外又出现软骨灶。骨膜内侵蚀呈扇形破坏，侵及骨皮质或皮质明显变厚，溶骨性区域内可见散在的钙化，出现软组织包块。病理大体观察软骨帽厚度2cm且形状不规则提示恶性，镜下见软骨细胞密集，被宽的纤维条索分隔，细胞异型性明显，常有浸润表现，有时还会出现坏死和病理性核分裂象（骨软骨瘤继发软骨肉瘤的图片见本章节软骨肉瘤部分）。

3. 免疫组化　骨软骨瘤免疫组化无特殊意义。

（三）分子病理

多数散发和有遗传倾向的多发骨软骨瘤中会出现位于8q22-24，1上的EXT1或EXT2双等位基因失活。无IDH1基因和IDH2基因突变。

【鉴别诊断】

1. 骨膜软骨肉瘤　非常少见，无蒂，分叶状软骨，浸润生长，软骨细胞密度增加并且有异型性。影像学有助于鉴别。

2. 骨旁骨肉瘤　骨旁骨肉瘤也可出现类似软骨帽结构，但小梁骨之间的"髓腔"为纤维组织和异型性不明显的梭形细胞，不含正常的脂肪和造血髓腔组织。影像学见肿瘤内部与其下方的宿主骨髓腔不相通，常比大体标本更容易鉴别。

3. 骨膜骨肉瘤　很少见，绝大多数发生在下肢长骨表面。可因含有大量软骨而呈透明灰蓝/灰白色，其间见白色放射状分布骨针。镜下分叶状软骨细胞间变不明显，周边梭形细胞密集，有轻一中度异型性，其间常有少量骨样基质的小梁，影像学常有Codman三角。

4. 外生性骨疣　多数发生于足趾或手指，常有外伤史，由于其常含有增生的软骨成分和软骨骨化，容易被误诊为骨软骨瘤，主要鉴别点包括发病部位，病变分层结构不明显，缺乏透明软骨帽，影像学显示肿瘤的松质骨部分与髓腔不相连续。

5. 奇异性骨旁骨软骨瘤样增生（Nora病）　骨表面发生的骨和软骨增生性病变，好发于成年人手足骨旁，但也可以发生于长骨（25%）。影像学显示为边界清晰有矿化的包块与骨皮质不连续，也与髓腔不相通。镜下由分化成熟的骨、软骨及梭形细胞构成，三者以不同比例紊乱排列在一起。软骨可以呈帽状或小叶状，软骨细胞数量可明显增加，同时伴有核大甚至双核的"奇异（bizarre）"软骨细胞，有特征性的"蓝骨"。

6. Trevor病（肢体末端骺发育不良）　是一种骨发育不良性病变，通常为一个或多个骨骺过度生长表现为骺内软骨异常增生，与偶尔发生在骨骺的骨软骨瘤相似，但结合临床影像学和临床表现可以帮助鉴别。

7. 纤维骨性假瘤　发生于指（趾）皮下组织或软组织，有的累及邻近骨膜。体检也可触及一质硬肿物。影像学可见散在不均匀的斑点状钙化或骨化影，部分有骨膜反应，偶有骨皮质破坏。镜下主要由增生的成纤维细胞和弥漫散在分布的反应性骨样组织、成熟骨小梁或灶性软骨组织构成。偶在切除完整的病例中可见区带分布现象，不与髓腔相通。

二、内生软骨瘤

【定义】

内生软骨瘤（enchondroma）是生长在髓腔内的良性透明软骨肿瘤。大部分肿瘤是单发的，但少数情况也可累及多骨或单骨多发，称为"Ollier病"（具体参见肿瘤综合征章节）。

ICD-O编码9220/0

【临床特征】

（一）流行病学

相对常见的骨肿瘤，占切除良性骨肿瘤的10%～

25%，因部分患者由于没有明确症状而并不就诊，预测实际发病率更高。发病年龄跨度大，1～86岁均可发病，平均发病年龄36岁，其中20～50岁患者多见。男女发病比例相等。最易累及的部位是手的短管状骨（占40%）。长管状骨，特别是股骨远端和近端也较好发。扁骨很少见（<1%），几乎不发生在颅面骨。

（二）症状

手足短管状骨通常有肿胀，部分病例伴有疼痛，少数伴病理骨折。长骨内生软骨瘤一般无症状，常在偶然拍片时被发现，机械应力增加会加重其症状。

（三）影像学特征

位于短管状骨的内生软骨瘤可位于髓腔中央/占据髓腔或偏于一侧，常见其呈膨胀性改变；位于长骨者常位于干骺端髓腔内，很少累及皮质，呈浅分叶状，边界清晰。病灶内钙化程度不一，常可观察到典型的软骨钙化表现，钙化呈斑点状、逗点状、弧状、环状等，CT更易于发现其内的钙化斑，而MRI可显示其内部软骨成分（T2WI高信号）（图1-5-3-2A～D）。当长骨病灶过大累及周围皮质或局部超过皮质2/3时，或随访中发现生长过快、钙化消失时均需要警惕恶变的可能。

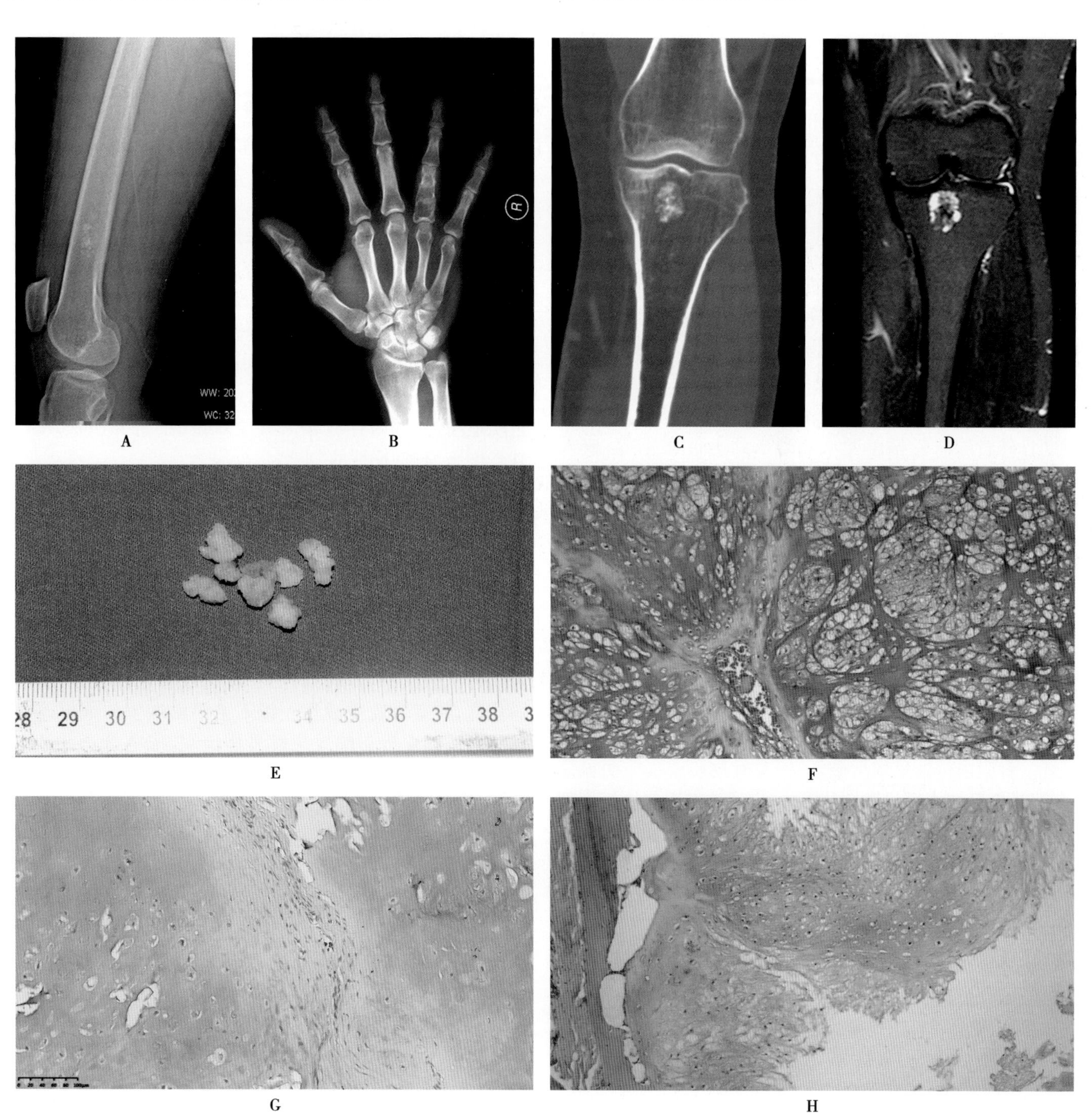

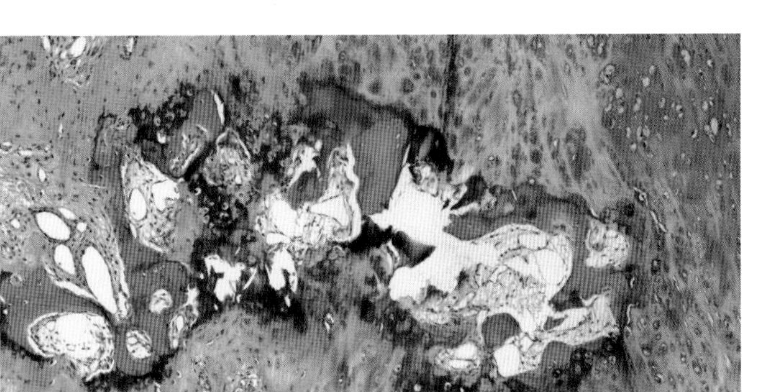

I

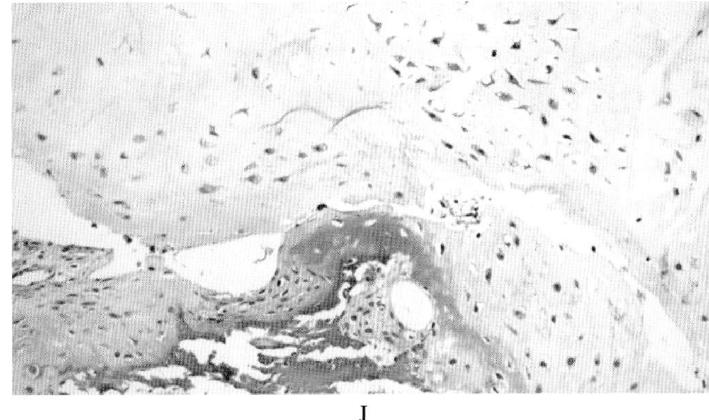

J

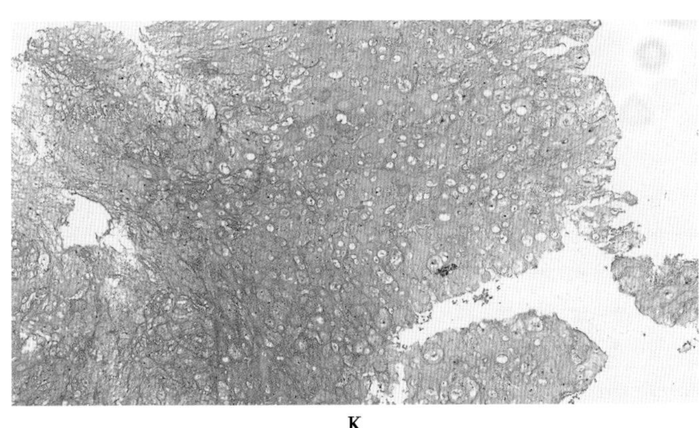

K

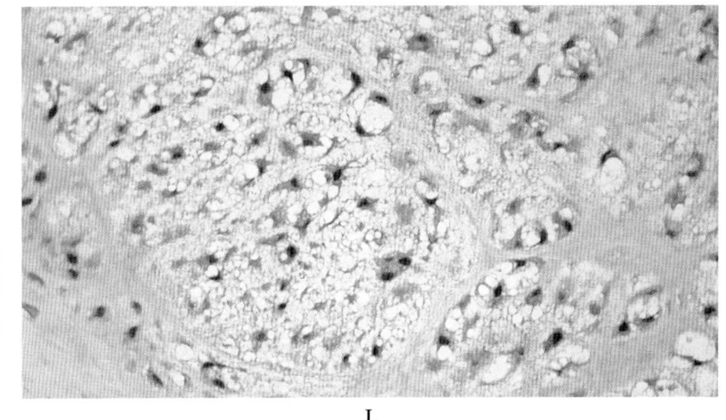

L

图 1-5-3-2　内生软骨瘤

A~D. 内生软骨瘤的影像学。A. X 线侧位片示股骨下段（长骨）内生软骨瘤，为边界清楚的髓腔内病变，内多发点状钙化，皮质未受侵。B. X 线正位片示右手无名指近节指骨内生软骨瘤，近乎占据全部指骨，其内散在钙化斑，皮质膨胀变薄。C. CT 冠状面骨窗图显示胫骨近端内生软骨瘤，其内多发点状钙化灶。D. MRI 冠状面脂肪抑制 T2WI 图（与图 1-5-3-2C）显示内生软骨瘤中的高信号为软骨小叶，低信号为钙化斑。E. 内生软骨瘤的大体：破碎灰白结节状组织，有光泽，质脆。F~L. 内生软骨瘤的组织学。F~G. 内生软骨瘤呈分叶状，小叶间可见血管。H. 内生软骨瘤部分区域细胞密度增加，软骨细胞有轻度异型性，但不足以诊断恶性，可见推挤性边界。I. 内生软骨瘤局灶钙化呈推挤并包围松质骨小梁生长，缺乏 360° 包绕证据，仍然不能诊断为浸润宿主骨。J. 内生软骨瘤，可见钙化及骨化。K. 指骨内生软骨瘤，黏液变性明显。L. 内生软骨瘤可见双核细胞

（四）治疗

部分病例可以随访观察，不予治疗。对于较大或疑似恶变的病变可行刮除植骨。

（五）预后

大多数内生软骨瘤预后好。少数情况下，内生软骨瘤会发生恶变（<1%）。对于没有骨折但疼痛突然加重以及影像学提示有进展的病例要高度警惕恶变。

【病理变化】

（一）大体特征

多数内生软骨瘤小于 5cm，刮除标本常破碎（图 1-5-3-2E），灰白色沙砾样伴有黄色/红色钙化及骨化区，如果标本完整，多数呈多结节状。被骨髓分隔成多个结节，长骨多见。手足短骨内生软骨瘤结节状常不明显，而显示融合状生长方式。

（二）镜下特征

1. 组织学特征　肿瘤呈结节状或融合状，通常细胞成分少，血管少，但软骨基质成分丰富，由于含有蛋白多糖而呈灰蓝色。软骨细胞在边界清晰的软骨小凹中，嗜酸性胞质通常呈空泡状，核小而圆，染色质致密，可呈簇状分布，偶见双核细胞，细胞异型性不明显，没有核分裂象，基质黏液变局灶少见。软骨外围常有纤细的纤维或压扁的骨。结节之间可见正常髓腔，软骨与正常骨髓交界呈推挤性边缘。有时可见骨膜受侵。肿瘤矿化程度不一，缺血性坏死可见。小骨的内生软骨瘤细胞可以丰富且有轻-中度异型性，有时可见双核细胞，基质出现黏液变性等，但仍不足以诊断恶性，必须结合影像学特点综合分析（图 1-5-3-2F~K）。

2. 免疫组化特征　无特殊免疫组化抗体可以帮助诊断。

（三）分子病理

内生软骨瘤常有 IDH1/IDH2 基因突变，这会导致表观遗传学变化（即组蛋白甲基化和过度甲基化改变）。使用 PCR 方法和测序检测的效果明显优于免疫组化。

【鉴别诊断】

1. 软骨肉瘤　通常患者年龄较大，影像学特点很关键。当不伴有病理骨折时，疼痛也是提示恶性肿瘤的证

据。非典型性软骨性肿瘤和Ⅰ级软骨肉瘤与内生软骨瘤组织学形态有交叉，肿瘤富于软骨细胞，可见双核软骨细胞，细胞核的不典型性和软骨基质黏液变性均不能区别两者，与内生软骨瘤鉴别重点是观察肿瘤对皮质骨和松质骨的浸润，是否破坏哈弗斯系统，是否深入浸润宿主骨小梁或周围邻近软组织，黏液变性区域是否大于20%等是重要的参考指标。但不同部位的判读标准亦不同，发生在手足小骨的内生软骨瘤由于发病部位骨皮质薄，病变常轻度破坏骨皮质，间质黏液变性也不少见，但这些都不是诊断手足小骨软骨肉瘤的必需依据。实际工作中，穿刺标本判读两者非常困难，必须依靠临床及影像学综合分析。

2. 正常骺软骨 位置很重要，且骺软骨具有分化成熟趋势，没有分叶状结构。

3. 成软骨型骨肉瘤 青少年发病，影像学常提示恶性生长方式，镜下可见部分软骨为主的区域呈Ⅱ级以上软骨肉瘤样改变，软骨细胞异型性明显，仔细观察会发现有异型的肿瘤细胞直接成骨的证据。

4. 纤维结构不良伴软骨分化 部分长骨纤维结构不良病例中可以出现分化好的软骨灶，软骨细胞无明显异型性，但特征性的影像学及骨形成特点可以协助鉴别。

5. 软骨黏液样纤维瘤 10～30岁高发，长骨干骺端多见，偏心性生长，分叶状结构明显，小叶外围为含有成纤维细胞样梭形细胞及破骨细胞样多核巨细胞的纤维带，小叶中央部位为黏液软骨样基质、星芒状细胞和软骨样细胞，可以协助鉴别。

三、骨膜软骨瘤

【定义】

骨膜软骨瘤（periosteal chondroma）是生长在骨表面起源于骨膜的良性软骨性肿瘤。

ICD-O编码 9221/0

【临床特征】

（一）流行病学

占软骨瘤的2%，男性略多见。好发在儿童和青年人手短管状骨和四肢长骨，肱骨近端是最好发的位置。长径一般小于5cm。

（二）症状

常可以触及有压痛的包块。

（三）影像学特征

骨表面低密度灶，边界清晰，内可有钙化或无，其下方的皮质骨增厚，边缘翘样增生，整体呈“碟形压迹”（图1-5-3-3A、B）。病灶的软骨区于MRI T2WI序列为高信号。

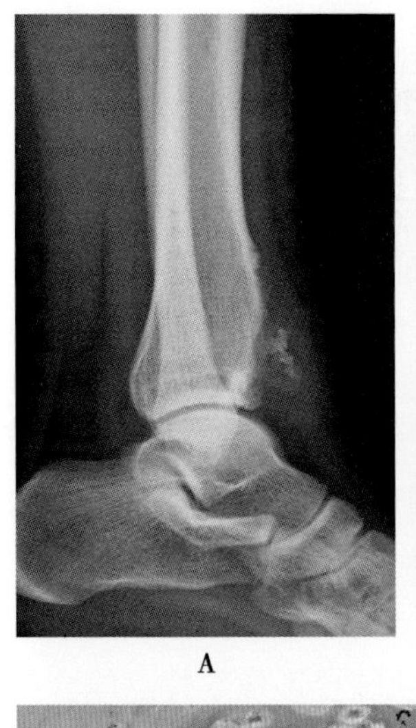

A

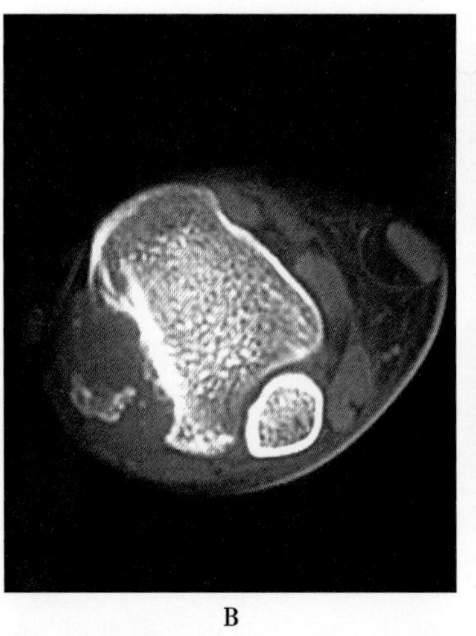

B

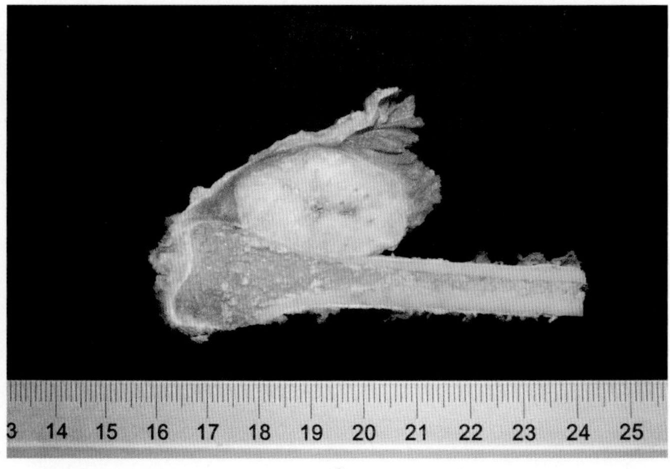

C

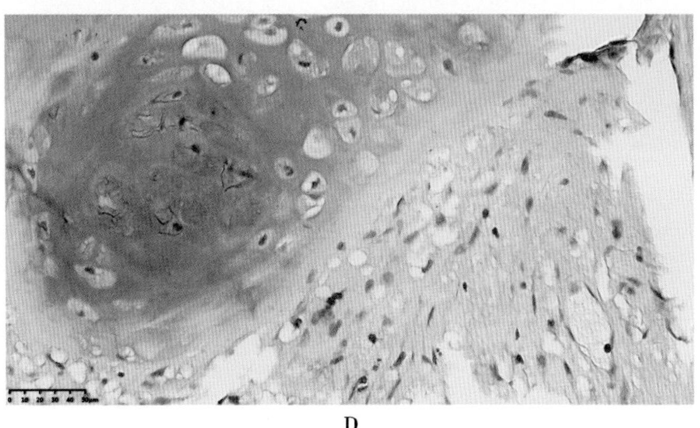

D

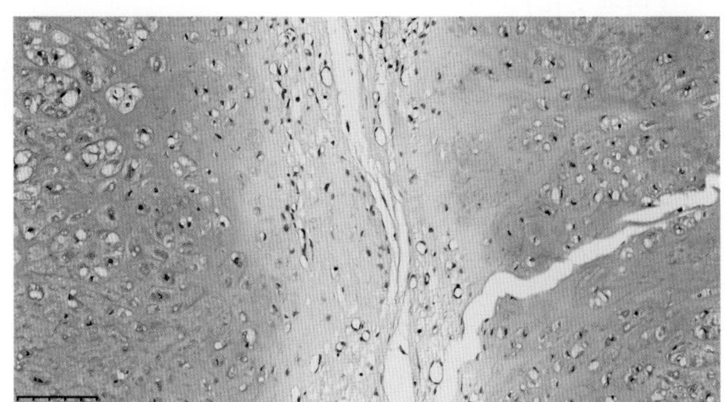

E

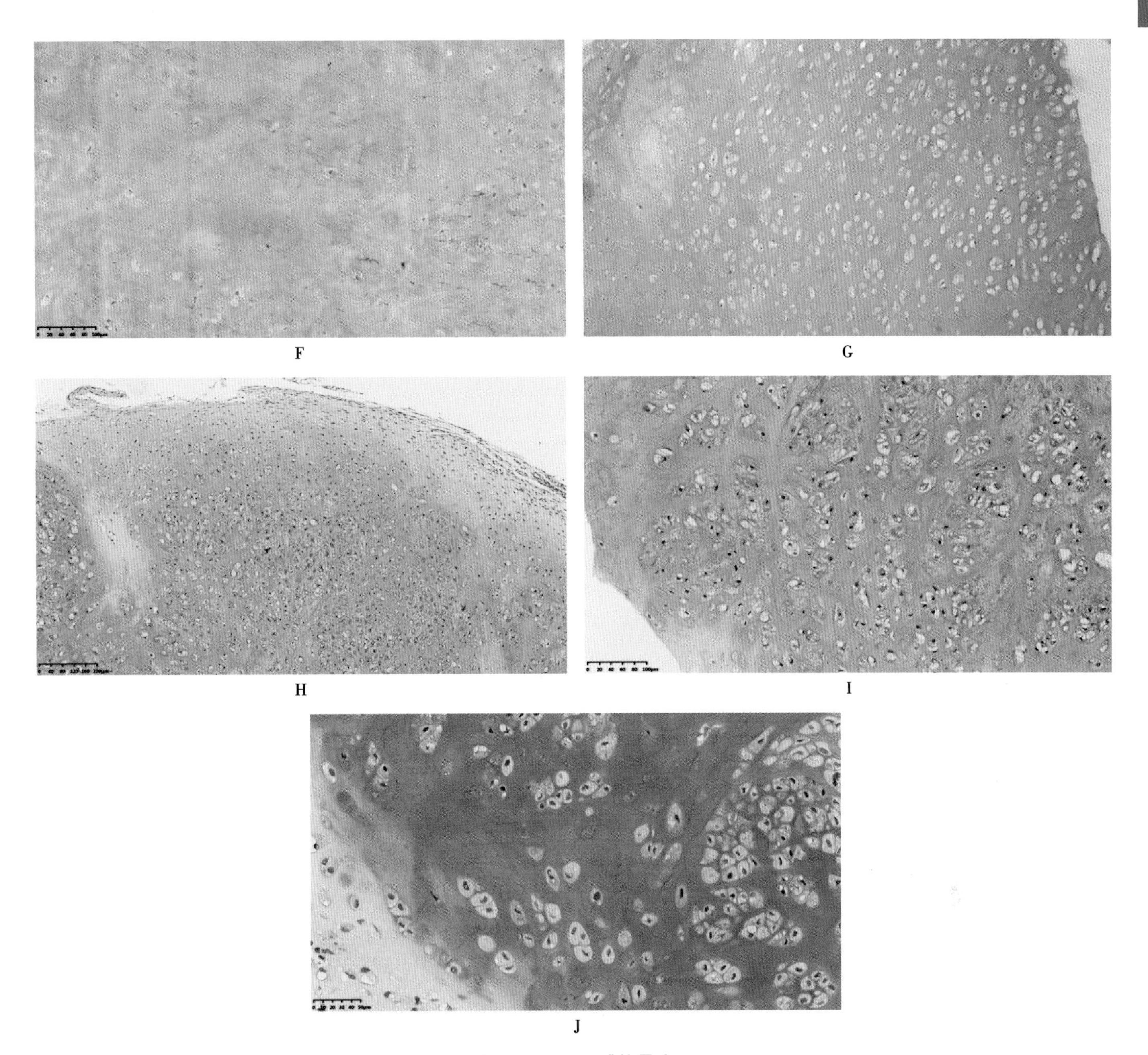

图 1-5-3-3　骨膜软骨瘤

A、B. 骨膜软骨瘤的影像学。A. X 线正位片显示胫骨下端前侧皮质骨破坏,内见多发点状钙化。B. CT 横断面骨窗示皮质呈"碟形压迹",病灶内多发点状钙化。C. 骨膜软骨瘤的大体:骨膜软骨瘤边界较清晰,皮质受压,软骨可见分叶状结构。D~J. 骨膜软骨瘤的组织学。D~E. 分叶状肿瘤性软骨,软骨细胞分化较好。F. 骨膜软骨瘤软骨基质黏液变。G. 骨膜软骨瘤软骨细胞异型性不明显。H. 骨膜软骨瘤细胞密集区域。I~J. 骨膜软骨瘤细胞有轻度异型性,局灶可见双核细胞

(四)治疗及预后

手术治疗为主要治疗手段,都很少复发。罕见恶变为软骨肉瘤。

【病理变化】

(一)大体特征

骨膜软骨瘤边界清晰,常呈分叶状,表面有一层骨膜,贴附的骨皮质增厚,不浸润骨髓腔(图 1-5-3-3C)。

(二)镜下特征

1. 组织学特征　肿瘤与其下方增厚的骨皮质有锐利边界,有时会侵蚀或呈骨皮质扇贝样,但不会出现侵入渗透松质骨现象。分叶状结构常明显,肿瘤表面有骨膜被覆,软骨细胞密度通常不高,形态与其他良性软骨肿瘤类似。偶尔,骨膜软骨瘤细胞丰富,出现较多双核细胞,细胞核异型性也略明显,甚至呈梭形改变(图 1-5-3-3D~J),还可以出现局灶基质黏液变性。

2. 免疫组化特征　与软骨来源肿瘤相同,无特异抗体。

(三)分子病理

与内生软骨瘤相似,可以伴有 *IDH1* 和 *IDH2* 基因突变。

【鉴别诊断】

1. 骨软骨瘤 好发于长骨干骺端，有时可累及手、足处的短骨，影像学病变髓腔与宿主骨髓腔相延续。组织学上骨软骨瘤呈现特征性分层结构。

2. 甲下外生骨疣 好发于手足指（趾）远端甲下或甲旁。多继发于外伤后，影像学显示指（趾）骨外附着的骨性包块，镜下显示由外到内依次是纤维膜层、增生的成纤维细胞层、纤维软骨层和软骨化骨层。

3. 骨膜软骨肉瘤 有相似的组织学改变，但肿瘤体积大于5cm，且有明显的哈弗斯系统被侵犯的证据，则提示为骨膜软骨肉瘤。骨膜软骨肉瘤常发生于骨干，有些是骨膜软骨瘤恶变而来。X线显示近骨皮质的包块，可见点状或环状钙化。肿瘤常破坏骨皮质甚至累及髓腔。镜下可见分叶状肿瘤性软骨呈浸润性生长，软骨细胞丰富，核有异型性，可见核分裂象。

4. 骨膜骨肉瘤 多位于骨干，影像学可见日光放射征及侵袭性改变，镜下丰富的分化不成熟肿瘤性软骨，易与骨膜软骨瘤混淆，但典型的肿瘤性成骨可帮助鉴别。

5. 奇异性骨旁骨软骨瘤样增生（Nora 病） 骨表面发生的骨和软骨增生性病变，好发于手足骨旁，但也可以发生于长骨（25%）。影像学显示为边界清晰，有矿化的包块与骨皮质不连续，也与髓腔不相通。镜下由分化成熟的骨、软骨及梭形细胞构成，三者以不同比例紊乱排列在一起。软骨细胞丰富伴有“奇异性”软骨细胞，有特征性的“蓝骨”。

6. 纤维骨性假瘤 发生于指（趾）皮下组织或软组织，有的累及邻近骨膜。体检也可触及一质硬肿物。其中散在不均匀的斑点状钙化或骨化影，部分有骨膜反应，偶有骨皮质破坏，主要由增生的成纤维细胞和弥漫散在分布的反应性骨样组织、成熟骨小梁或灶性软骨组织构成。偶尔在切除完整的病例中可见区带分布现象。

四、软骨黏液样纤维瘤

【定义】

软骨黏液样纤维瘤（chondromyxoid fibroma）是一种呈分叶状生长的良性软骨性肿瘤，由成纤维细胞样梭形细胞、黏液样和软骨样区域组成。

ICD-O 编码 9241/0

【临床特征】

（一）流行病学

少见，各年龄段均可发生。10～30岁发病率较高，80%的病例发生于40岁以前，男性较多。可以发生在任何部位，最常见于胫骨近端和股骨远端，1/4发生在髂骨等扁骨，跖骨，肋骨，脊柱，头面骨，手部管状骨也可发生，多数发生于髓腔，少数也可发生在骨皮质。

（二）临床症状

疼痛程度不重但可持续很长时间，发生在手足部可以出现肿胀和压痛。少数肿瘤无症状被偶然发现。

（三）影像学特征

干骺端偏心膨胀性溶骨破坏，常累及皮质，而累及手足小骨的病灶可表现为梭形/楔形骨轮廓膨胀（图1-5-3-4A）。病灶边缘常呈浅分叶状，可有硬化，边界清楚，其内部偶可见钙化，MRI T2信号较混杂，可见索条状低信号及黏液样液体信号（图1-5-3-4B～E）。

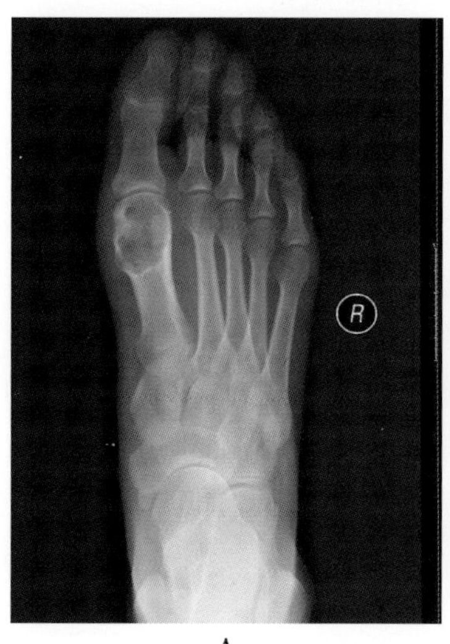

A

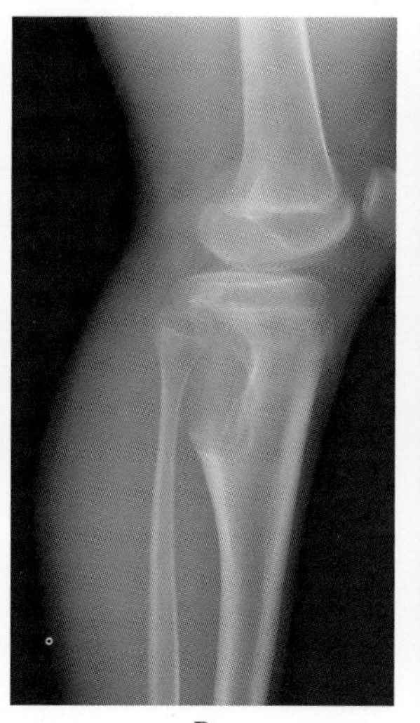
B

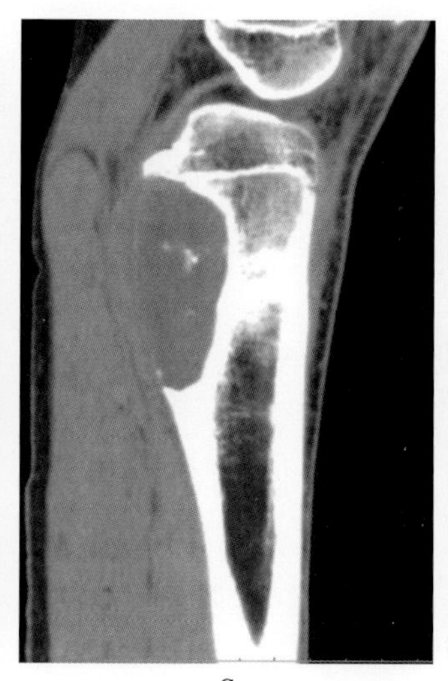
C

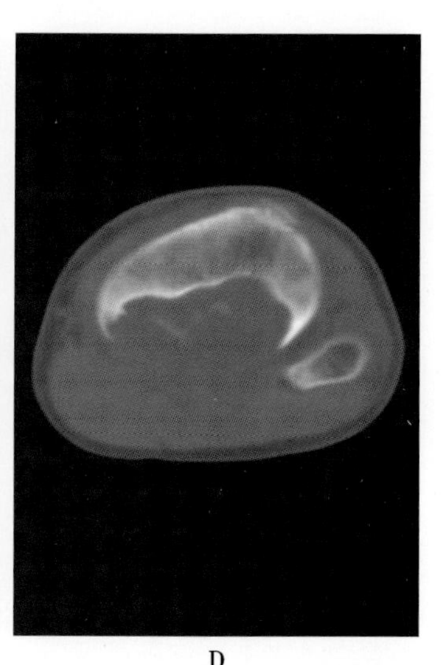
D

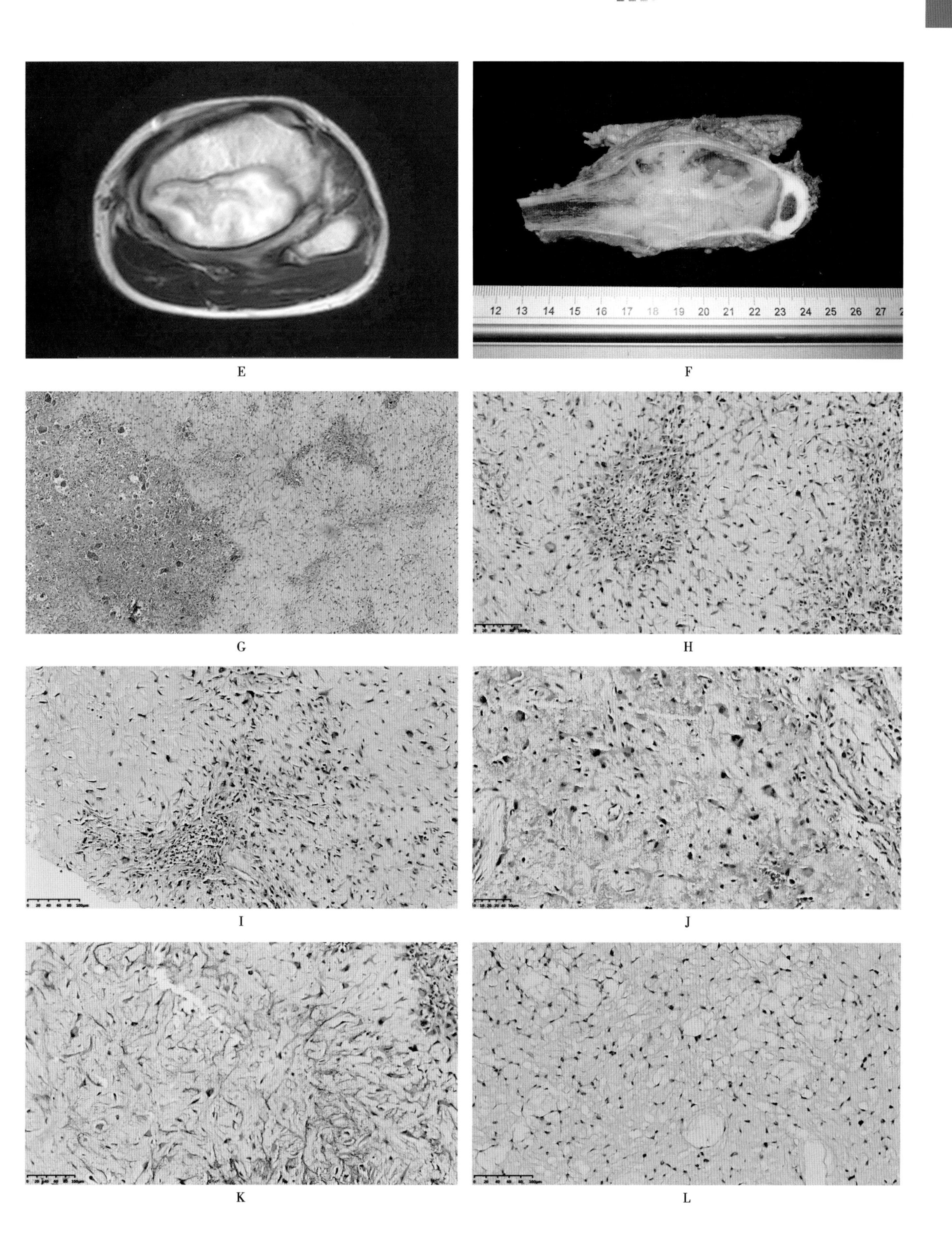

E　F　G　H　I　J　K　L

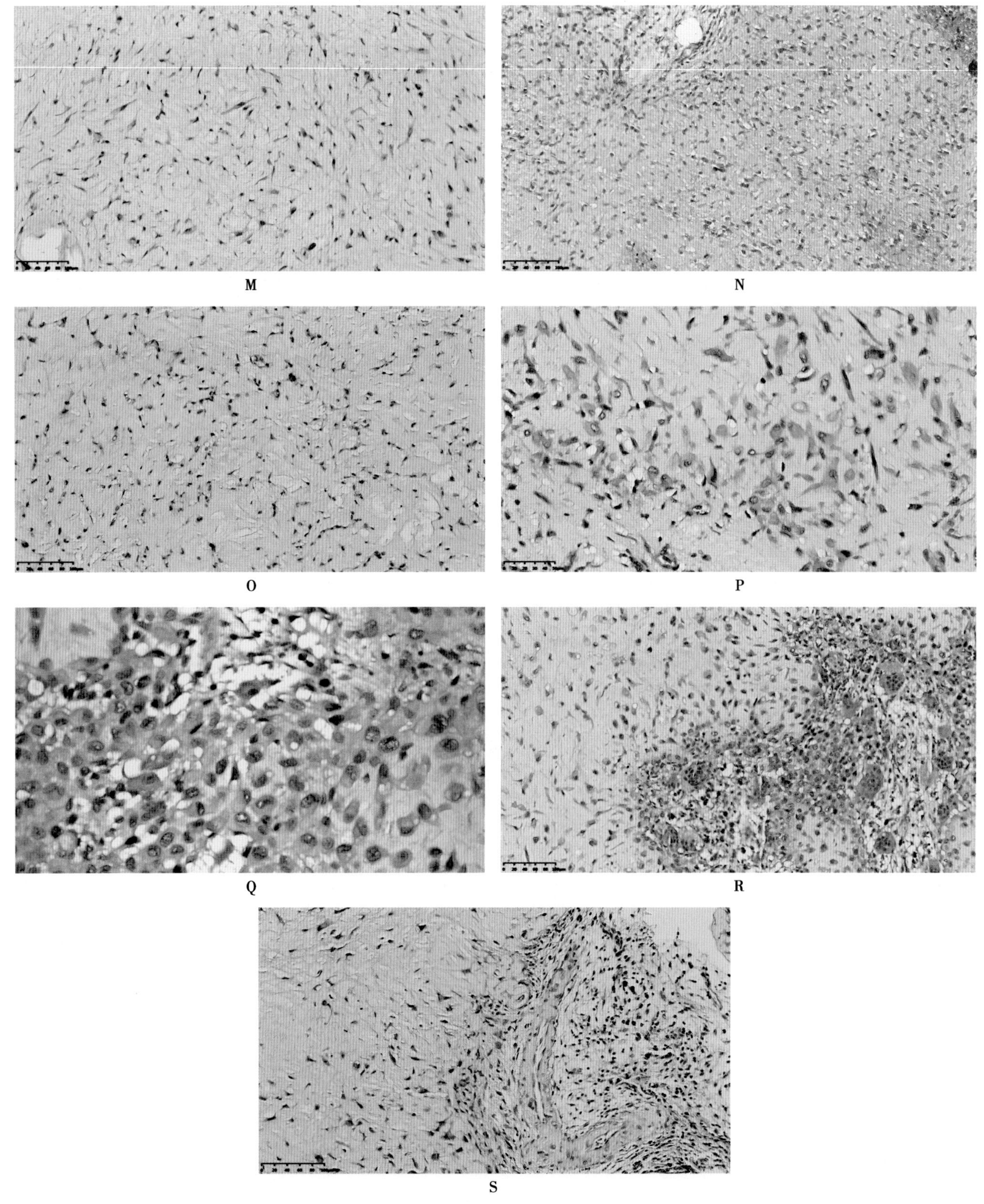

图 1-5-3-4 软骨黏液纤维瘤

A~E. 软骨黏液纤维瘤的影像学。A. X 线正位片显示为发生于足部第一跖骨远端边界清晰的溶骨破坏，病灶略膨胀、硬化缘明显。B. X 线侧位片显示为胫骨近端干骺部边界清晰的溶骨性破坏灶，累及了皮质。C. CT 矢状面软组织窗图（与图 1-5-3-4B 为同一患者）显示病灶累及了皮质，内部 CT 密度值较低，并有斑点钙化，是软骨黏液纤维瘤较典型征象。D. CT 横断面骨窗图显示病灶呈分叶状、边缘硬化、边界清晰，内有钙化。E. MRI 横断面 T2WI 图像（与图 1-5-3-4D 为同一患者的同一层面）显示病灶以高信号为主，除了钙化对应的低信号外，尚有散在索条状低信号，是软骨黏液纤维瘤较典型征象。F. 软骨黏液纤维瘤的大体：边界清晰，分叶状结构，质软，可见囊变和液化。G~S. 软骨黏液纤维瘤的组织学。G~H. 低倍镜下可见分叶状结构，基质酷似玻璃样变性的软骨基质，富含黏液，结节周边纤维带中见多量多核巨细胞。I. 有时软骨黏液纤维瘤的分叶状结构可以不明显。J~K. 软骨黏液样纤维瘤中常见基质钙化。L~N. 黏液基质背景中见星芒状或梭形细胞。O~P. 中倍镜观察，梭形细胞或星芒状细胞胞浆红染，有异型性。Q. 部分软骨黏液样纤维瘤细胞核呈软骨母细胞样细胞特点，胞浆红，可见核沟或核切迹。R~S. 结节周边见破骨细胞样多核巨细胞及含铁血黄素

（四）治疗

切除或刮除植骨。

（五）预后

手术刮除和异体骨移植后复发率9%~15%。但无论原发还是复发病例都应手术治疗。不宜手术的部位可行放疗。偶有肉瘤变致死（非放疗后）的报道。

【病理变化】

（一）大体特征

边界清晰呈扇贝样，灰蓝色或白色，有时分叶状，常质软，一般没有坏死、囊变和液化。边缘可有轻微骨化（图1-5-3-4F）。

（二）镜下表现

1. **组织学特征**　与周围骨边界清晰，少见侵入周围骨。镜下观察肿瘤呈分叶状结构，小叶周围细胞密集，中心部细胞密度低。密集的细胞为梭形纤维细胞区域，中心部基质染色较均匀，黏液丰富，似玻璃样变软骨基质。病变内常可见黏液区域、纤维区域和明显的软骨基质样区域混杂，有时也可见以一种区域为主（图1-5-3-4G~I）。只有19%病例会出现真正软骨。本瘤常伴有钙化（图1-5-3-4J、K），偶尔还可见坏死。病变中心部细胞常呈卵圆形或梭形核甚至星芒状，胞质丰富且红染，另有20%~30%的病例呈假恶性表现，核染色质浓染或有多形性（图1-5-3-4L~P），有时还会发现核沟或核切迹，使人联想到软骨母细胞样细胞（图1-5-3-4Q）。核分裂象少见，病理性核分裂象更加罕见，单凭组织学容易误诊恶性，需要临床影像学佐证。结节周边除了梭形纤维细胞外，还可见破骨细胞样多核巨细胞，炎细胞及含铁血黄素沉着（图1-5-3-4R、S）。10%的病例会伴有动脉瘤样骨囊肿样结构。

2. **免疫组化特征**　S-100阳性，细胞外基质College-nII和SOX9阳性，但主要表达在结节中心，外周梭形细胞SMA和MSA阳性。

（三）分子病理

近年来研究发现，谷氨酸受体基因GRM1重排是软骨黏液样纤维瘤重要分子事件，尽管在日常病理诊断工作中通常不需要进行该融合基因检测，但在鉴别困难时，也可以使用，其融合的伙伴基因包括TBL1XR1、COL12A、BCLAF1、FRMD6、MYO1、MEF2A。

【鉴别诊断】

1. **软骨肉瘤**　中老年常见，好发于长骨与骨盆，髓腔内病变常见，可呈明显浸润性生长，缺乏明显的分带样结构，也可见程度不一的黏液变性，容易与软骨黏液样纤维瘤混淆。影像学证据和软骨细胞分化特点是鉴别诊断的关键。

2. **骨内混合瘤**　可以出现结节状分布，黏液背景明显，肿瘤细胞形态特点多样，可以呈上皮样或梭形细胞，或伴有肌上细胞特点。免疫组化CK，EMA，Vimentin，S-100，Calponin阳性可协助鉴别。

3. **内生软骨瘤**　分化好的分叶状软骨，缺乏典型的外围和中心分带结构，无多核巨细胞出现。

4. **软骨母细胞瘤**　发生位置不同，软骨母细胞瘤几乎都发生在骺部，年龄多数为青少年，镜下可见胞质红染，有核沟的软骨母细胞，不同程度的钙化（“鸡笼样”钙化）及软骨基质可以帮助鉴别。

5. **骨内黏液瘤**　很罕见，大量黏液基质，无分叶状结构及分带现象，细胞成分很少。

6. **软骨黏液样纤维瘤样骨肉瘤**　青少年发病，干骺端易受累。影像学改变呈恶性特点，镜下寻找肿瘤性成骨是诊断关键。

五、甲下外生性骨疣

【定义】

甲下外生性骨疣（subungual exostosis），累及趾/指骨远端的良性骨软骨肿瘤，常在甲床下。

ICD-O编码9213/0

【临床特征】

（一）流行病学

好发于年轻人，多于50%患者小于18岁，没有性别差异。80%病例发生在第1趾远端指骨的背面或内侧面，其他趾/指也有受累。

（二）症状

甲床常有肿胀和疼痛，有时伴有溃疡和感染。

（三）影像学特征

末端指骨/趾骨骨性隆起，内部密度较高，无皮髓质分界，与下方的骨皮质和髓腔都不连续（图1-5-3-5A）。常小于1cm。

（四）治疗

单纯切除可以治愈。

（五）预后

预后好，复发罕见。

【病理变化】

（一）大体特征

肿物有软骨样外观并且有骨样蒂与皮质相连（图1-5-3-5B、C）。

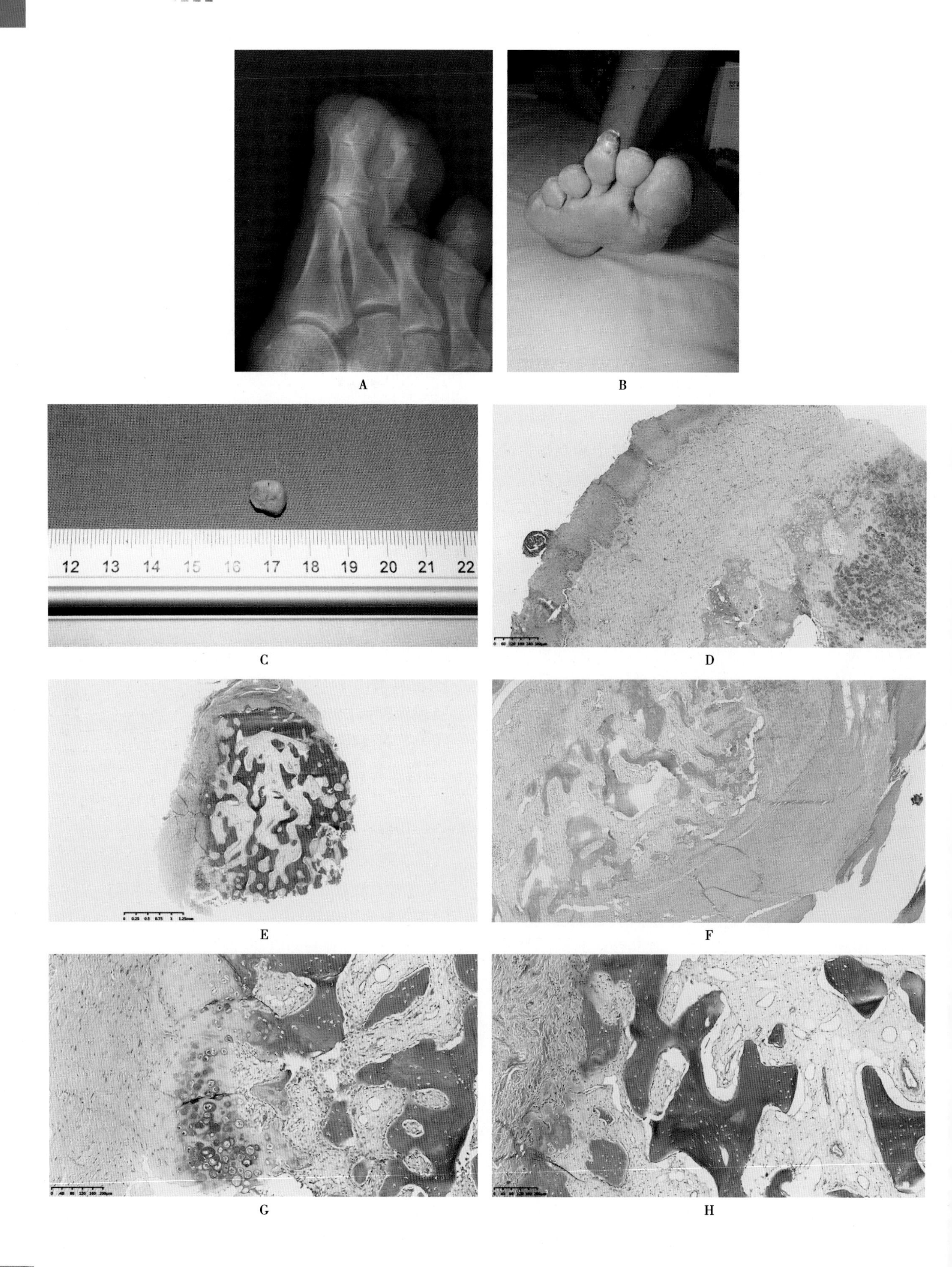

A B C D E F G H

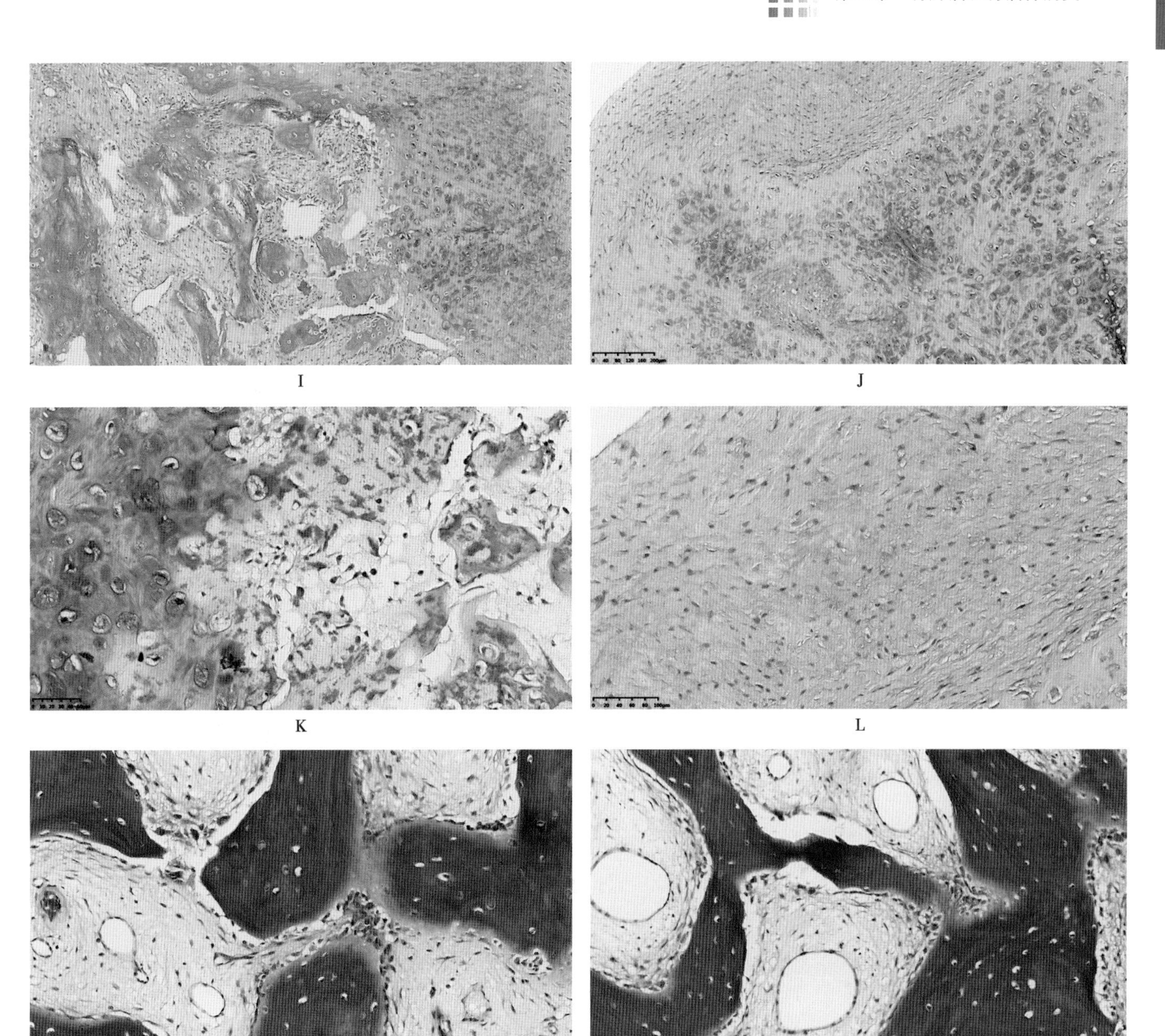

图 1-5-3-5　甲下骨疣

A. 甲下骨疣的影像学：足部第 3 趾末节骨性隆起。B、C. 甲下骨疣的大体。B. 足趾表面隆起破坏趾甲。C. 灰白表面光滑的质硬肿物，一般直径均小于 1cm。D～N. 甲下骨疣的组织学。D. 甲下骨疣位于皮下，如破溃可伴有炎性反应。E. 甲下骨疣低倍镜下边界清晰。F～H. 甲下外生骨疣有明确的分带结构，酷似骨软骨瘤，但注意骨组织间为增生的纤维组织，而不是髓腔组织。I、J. 软骨成骨层有逐渐成熟倾向，软骨细胞分化较好，异型性不明显。K. 软骨出现骨化/钙化。L. 甲下骨疣与皮肤相邻的纤维带出现黏液变。M、N. 成熟新生骨小梁周围可见丰富的骨母细胞，水肿的纤维间质含有扩张小血管

（二）镜下特征

1. 组织学特征　从外围梭形细胞纤维层到生发活跃的成纤维细胞层，再过渡到软骨和软骨成骨层有逐渐成熟倾向，与骨痂和骨软骨瘤病理特点有重叠，骨小梁间见疏松增生的梭形细胞及扩张小血管（图 1-5-3-5D～N）。部分甲下外生性骨疣软骨细胞密集，核有轻度异型性甚至核型怪异，但不与宿主骨髓腔相连。

2. 免疫组化　与软骨来源肿瘤相同，无特异抗体。

（三）分子病理

有特异性 t(x;6)(q24-26;q15-25)染色体异位。

【鉴别诊断】

1. 奇异性骨旁骨软骨瘤样增生　好发于手足骨旁，罕见于甲下。影像学有时无法区分两者，镜下由分化成熟的骨、软骨及梭形纤维细胞三种成分以不同比例紊乱混合构成，有时软骨细胞呈“奇异性”改变。分层结构不如甲下外生性骨疣或骨软骨瘤明显，有特征性的“蓝骨”，

分子遗传学改变也与甲下外生性骨疣不同。

2. 骨软骨瘤　骨软骨瘤具有明确的透明软骨帽，这与甲下外生骨疣的纤维软骨层有显著差异，并且骨软骨瘤缺乏甲下外生性骨疣中增生活跃的成纤维细胞，最直接简便的鉴别点就是依靠影像学结果观察病变与宿主骨皮质和髓腔的关系，骨软骨瘤相连续，而本病不相连续。

六、奇异性骨旁骨软骨瘤样增生

【定义】

奇异性骨旁骨软骨瘤样增生（bizarre parosteal osteochondromatous proliferation，Nora 病）是骨表面发生的良性病变，由梭形细胞、软骨和骨构成。

ICD-O 编码 9212/0

【临床特征】

（一）流行病学

发病年龄范围很广，高峰为 20～40 岁，主要发生在手、足部的短管状骨，以中节和近节指/趾骨及掌骨和距骨居多，约 27% 的 Nora 病可以发生在长骨，颅面骨少见。

（二）症状

通常为无疼痛的包块，病史从数月到数年不等。部分病例生长可以很迅速。

（三）影像学

手足短管状骨骨旁软组织高密度灶，边界较清晰，其邻近骨髓腔正常，多数情况下皮质亦不受累，所含软骨在 MRI T2WI、STIR 为高信号，特别是周边区域（图 1-5-3-6A～C）。

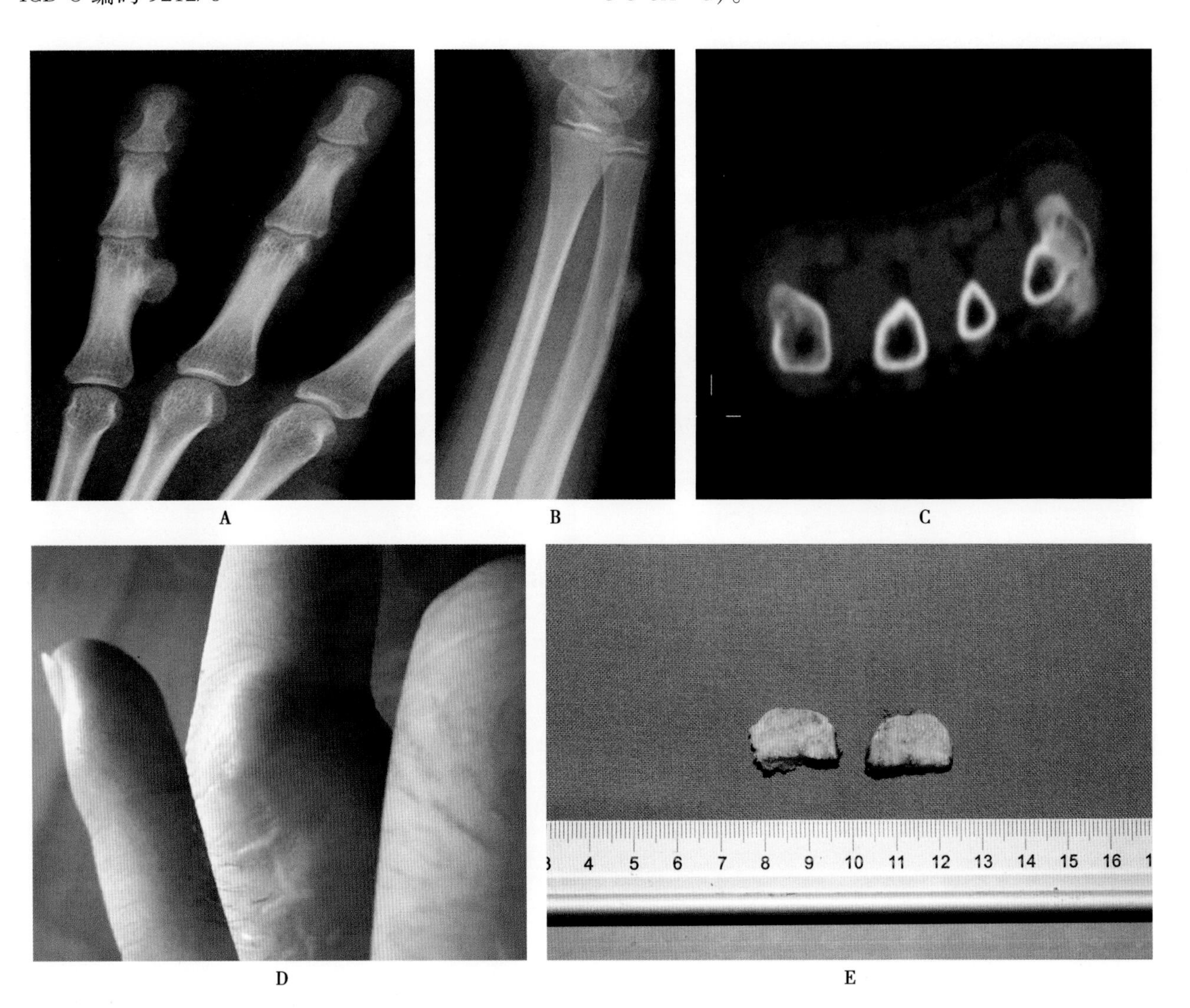

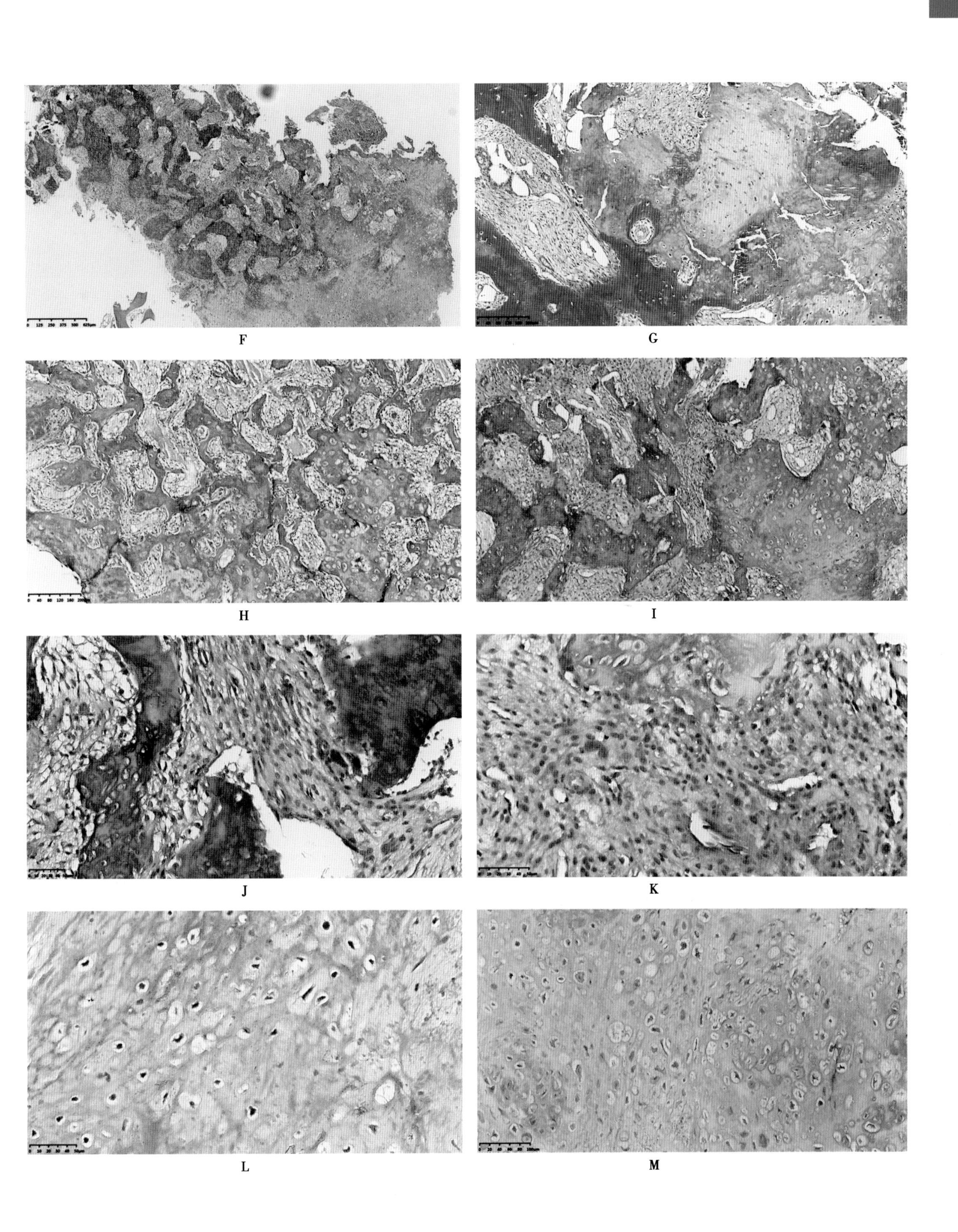
F
G
H
I
J
K
L
M

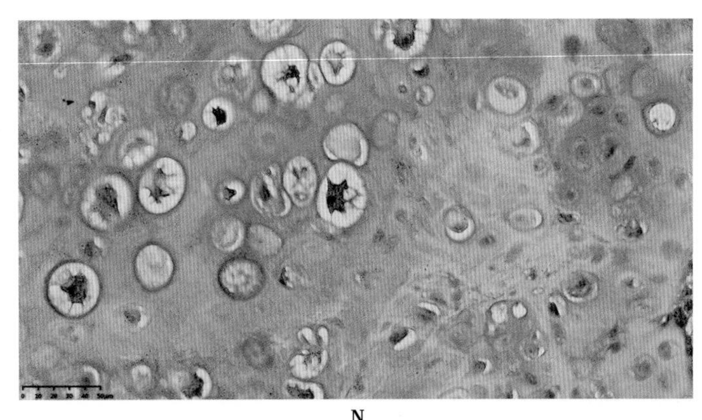

N

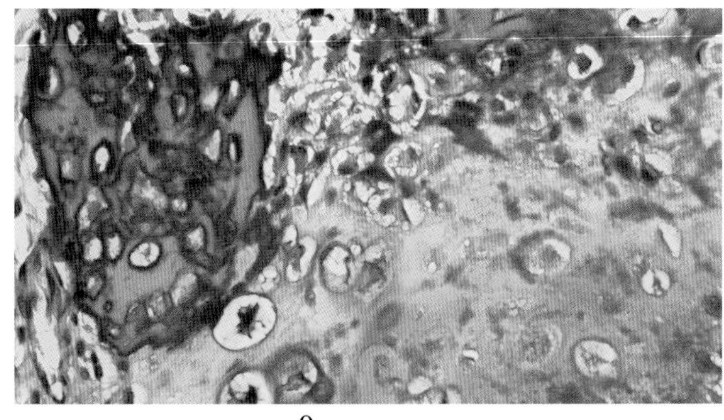

O

图 1-5-3-6 Nora's 病

A~C. Nora's 病的影像学。A. X 线正位片示发生于手部环指近节指骨旁的 Nora's 病，为边界清晰、类圆形的高密度灶。B. X 线斜位片示发生于长骨的 Nora's 病：尺骨远端骨旁钙化灶。C. CT 横断面图骨窗图显示手部小指指骨的 Nora's 病，为骨旁高密度团块影，边界清晰，皮质受侵，但髓腔正常。D、E. Nora's 病的大体。D. 皮下突起肿物，红肿质硬。E. 大体显示灰白质硬的肿物，外层似有软骨组织。F~O. Nora's 病的组织学。F~H. 增生的梭形细胞，软骨及骨组织杂乱无序分布。I、J. 梭形细胞增生，异型性不明显，可见"蓝骨"。K. 增生的纤维细胞胞浆弱嗜酸。L~O. 软骨细胞有明显异型性，核形态奇异（bizzare），容易让人联想到恶性肿瘤特点

（四）治疗

首选手术切除。

（五）预后

切除后，肿瘤复发率为 50%，罕见恶变。

【病理变化】

（一）大体特征

骨性病变表面衬覆软骨，多数大小为 1~3cm。（图 1-5-3-6D、E）。

（二）镜下特征

1. 组织学特征 肿瘤由多少不一的成熟骨，软骨和梭形纤维细胞构成，常无序杂乱分布，透明软骨往往在最外层，这些软骨可以伴有黏液变性。软骨细胞可以非常丰富，核大或双核，呈"奇异性"特点，没有重度核异型，亦无病理性核分裂象（图 1-5-3-6 F、G）。可见软骨骨化，并出现特征性的"蓝骨"。骨小梁间无正常髓腔组织，代之以增生的无明显异型性的梭形纤维细胞。

2. 免疫组化 无特异性抗体帮助鉴别诊断。

（三）分子病理

近年研究发现本病中存在 t（1;17）（q32;q21）或 t（1;17）（q42;q23）染色体易位。

【鉴别诊断】

1. 骨软骨瘤 多见于长管状骨干骺端，X 线表现为骨软骨瘤与其下方的宿主骨髓腔相连续，骨软骨瘤由经典三层结构构成，骨小梁之间为髓腔造血组织。骨软骨瘤没有细胞异型性，软骨细胞排列规则，无特征性"蓝骨"。

2. 甲下外生性骨疣 好发于手足指/趾远端甲下或甲旁，影像学显示指趾骨外附着的骨性包块，镜下显示由外到内规则的分层结构，缺乏"蓝骨"特征。细胞遗传学方面有特征性核型改变。

3. 骨膜骨肉瘤 一种发生于骨表面的中度恶性的骨肉瘤，多见于长骨骨干或干骺端偏干，骨皮质破坏，有大块钙化瘤骨形成表现，极少发生在手、足部短管状骨。影像学特点有助于鉴别诊断。骨膜骨肉瘤镜下有分叶状软骨成分，常呈Ⅱ级以上软骨特点，可见异型增生的肿瘤细胞直接成骨证据，骨小梁周围缺乏良性的骨母细胞被覆。

4. 骨化性肌炎 常有外伤史，好发于大腿，肩部，前臂，臀部等软组织，影像学及镜下均可见明确的分带现象，即病变外围为成熟骨小梁，中央为增生活跃的成纤维细胞/肌成纤维细胞，有时可见分化好的透明软骨及软骨骨化。大部分病例存在 USP-6 基因重排可以帮助鉴别。

5. 骨旁骨肉瘤 中青年人四肢长骨干骺端常见，最常见于股骨远端，围绕骨表面生长。镜下见轻度异型性的梭形肿瘤细胞伴有分化较好的肿瘤骨，有时可见分化好的软骨帽及软骨化骨，核分裂常见。特征性的 MDM2 基因和 CDK4 基因扩增常可以通过荧光原位杂交证明，免疫组化也有一定帮助。

6. 纤维骨性假瘤 发生于指（趾）皮下组织或软组织，有的累及邻近骨膜。影像学可见散在不均匀的斑点状钙化或骨化影。镜下主要由增生的成纤维细胞和反应性骨样组织、成熟骨小梁或灶性软骨组织构成。偶在切除完整的病例中可见区带分布现象。不与髓腔相通。大部分病例也存在 USP-6 基因重排。

七、软骨母细胞瘤

【定义】

软骨母细胞瘤（chondroblastoma）是一种富含软骨母细胞并产生软骨基质的良性肿瘤。通常发生在未成年人群的骺端和粗隆处。

ICD-O 编码 9230/0

【临床特征】

（一）流行病学

软骨母细胞瘤占所有骨肿瘤<1%，患病人群年龄集中在 10~25 岁，男性多见。颅骨和颞骨受累的患者年龄

偏大(40~50岁)。多于75%的患者病变位于长骨,最常累及的部位是股骨远端、近端的骺部,胫骨近端骺部,肱骨近端骺部。扁骨少见。其他少见部位包括距骨、跟骨、骨盆。少于10%的病例发生在颅面部,颞骨最常受累。单骨受累多见,偶见多骨受累。体积大的软骨母细胞瘤可以累及骺板,几乎不发生在干骺端和骨干。

（二）症状

临床症状根据病变所在位置不同而不同。局部疼痛是主要症状,可以持续很长时间。患者可以出现软组织肿胀,关节僵,活动受限。颞骨软骨母细胞瘤患者可合并听力丧失,耳鸣和眩晕。

（三）影像学特征

病灶位于骺部或骨端,较大的病灶可跨越骺板/骺线累及干骺端(并不少见)。典型表现为溶骨破坏灶,呈类圆形或浅分叶状,边缘常可见薄的硬化边,内可见不同程度的钙化,较少见骨膜反应。MRI显示其内部信号常较混杂,可见液—液平面(如果伴发动脉瘤样骨囊肿),骨髓水肿、软组织水肿及关节积液(图1-5-3-7A~C)。罕见病灶的X线、CT表现可类似骨肉瘤或软骨肉瘤(图1-5-3-7D)。

（四）治疗

多于80%的软骨母细胞瘤可以通过手术刮除及异体骨移植可以得到根治。

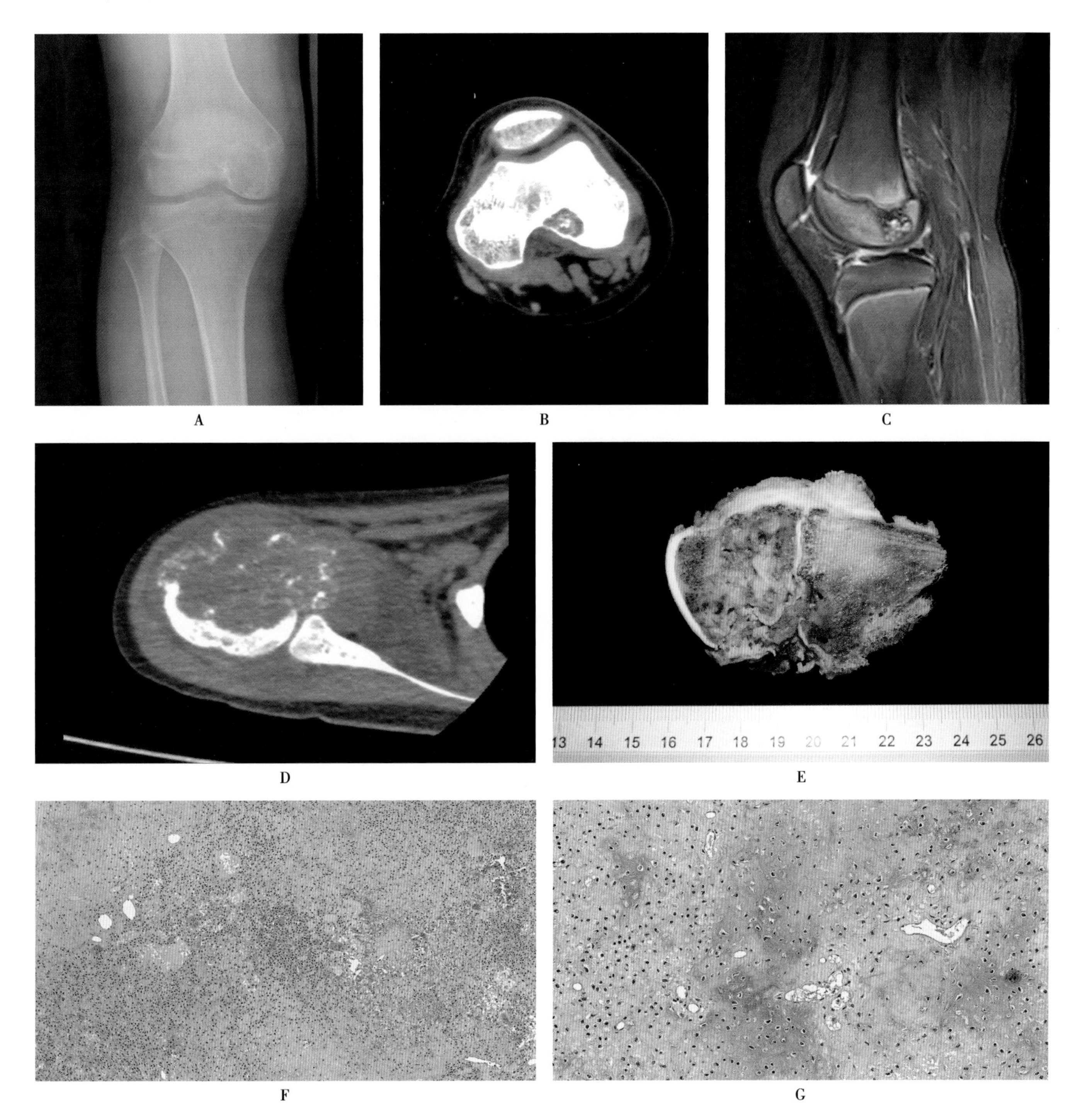

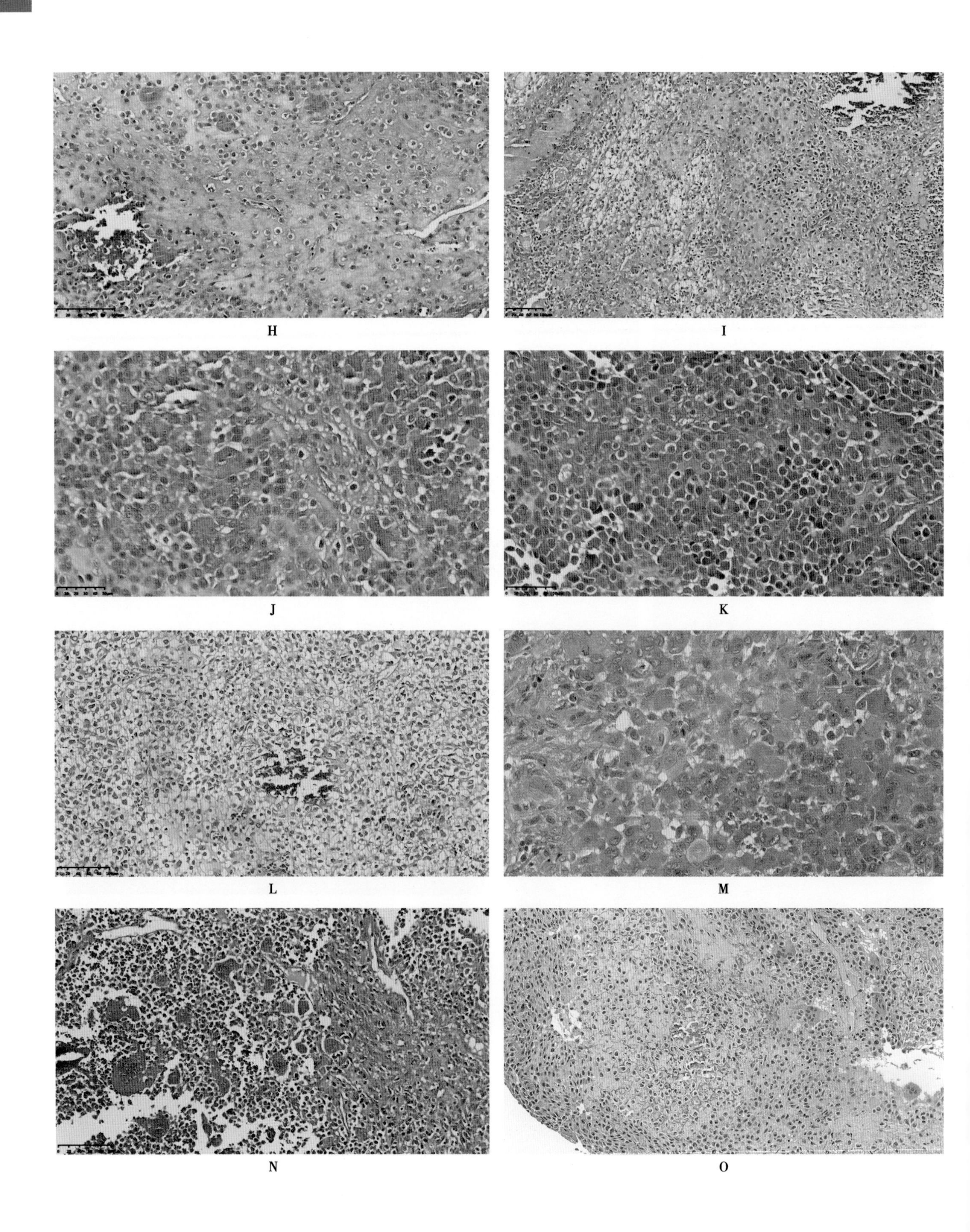
H
I
J
K
L
M
N
O

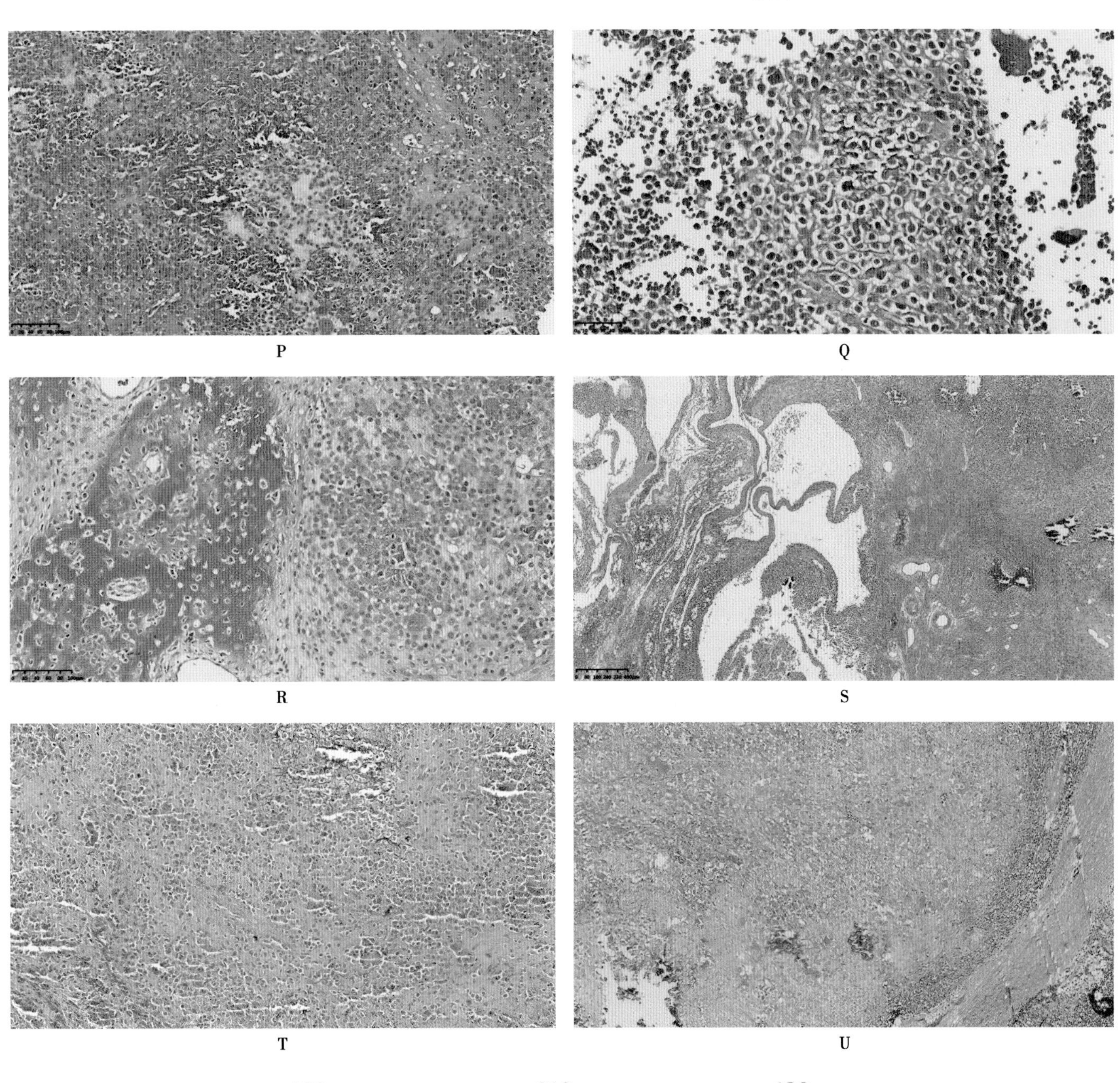

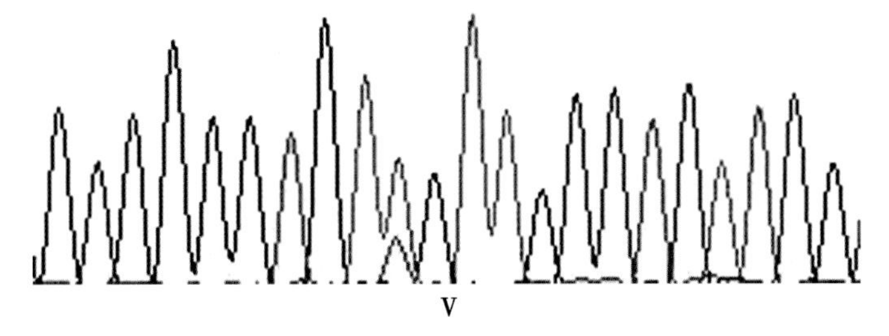

V

图 1-5-3-7　软骨母细胞瘤

A～D. 软骨母细胞瘤的影像学。A. X 线正位片显示股骨远端骺部低密度灶,边缘略硬化。B. CT 横断面软组织窗图显示股骨远端骺部溶骨性破坏,内有散在钙化斑。C. MRI 脂肪抑制 T2WI 图显示股骨远端骺部病灶内信号混杂,周围骨髓水肿。D. CT 横断面软组织窗图示肱骨近端膨胀性骨破坏,边界不清,内有散在钙化,周围软组织肿胀。E. 软骨母细胞瘤的大体:肿物位于骺端,边界不清,没有破坏骨皮质,灰黄质软。F～U. 软骨母细胞瘤的组织学。F. 软骨母细胞瘤似有分叶状结构,周围可见散在多核巨细胞。G、H. 软骨母细胞瘤中软骨样基质。I～K. 软骨母细胞瘤细胞核圆形,胞浆嗜酸,胞界清晰,可见核沟。L. 软骨母细胞瘤细胞胞浆透亮。M、N. 软骨母细胞瘤局灶含有多量多核巨细胞,需要与骨巨细胞瘤鉴别。O～Q. 软骨母细胞瘤“格子样”或“鸡笼样”钙化灶。R. 软骨母细胞瘤软骨样基质骨化倾向。S. 软骨母细胞瘤合并动脉瘤样骨囊肿样结构。T. 软骨母细胞瘤内可见坏死,但不能据此提示恶性。U. 软骨母细胞瘤患者肿大的淋巴结活检,可见软骨母细胞瘤淋巴结转移。V. 软骨母细胞瘤的 DNA 测序显示软骨母细胞瘤发生 H3F3B K36M 突变(AAG>ATG)

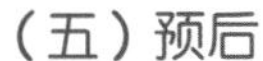

（五）预后

软骨母细胞瘤局部复发率为10%~18%，复发者扁骨多于长骨，其中颞骨部位软骨母细胞瘤由于解剖位置及手术切净困难复发率达到50%。回顾国内外文献，虽然良性肺转移可以出现，但恶变为高级别肉瘤的情况更加罕见，目前全世界报道不超过10例，尚无有效的组织学依据能够判断软骨母细胞瘤的预后。

【病理变化】

（一）大体特征

软骨母细胞瘤偏心分布，常有薄层硬骨壳，边界清晰。多数刮除标本呈灰红质软破碎组织，可以伴有出血，钙化或囊变（图1-5-3-7E）。质软或质韧。病变多为1~4cm，也有超过10cm报道。

（二）镜下特征

1. **组织学特征** 一致圆形或多角形边界清晰的细胞成片状生长，类似鹅卵石样，胞质空亮或轻度嗜酸，可见核沟，有一个或多个小而不清晰的核仁，散在多核巨细胞（图1-5-3-7F~N）。部分病例可见蓝色或粉色软骨样基质以及颗粒状钙化，特征性“鸡笼样”钙化是经典软骨母细胞瘤的提示（图1-5-3-7 O~Q），但并不是出现在所有病例中，部分软骨可骨化（图1-5-3-7R）。少数软骨母细胞有核的非典型性，核增大和深染，但不代表预后不好。核分裂象可见，甚至很丰富，但无病理性核分裂象。1/3病例可以伴有动脉瘤样骨囊肿样结构（图1-5-3-7S）。某些发生在颅面骨的软骨母细胞瘤会出现肥硕且胞质嗜酸的上皮样软骨母细胞样细胞伴或不伴有含铁血黄素沉着，软骨基质可多可少。多中心性软骨母细胞瘤组织形态与单发者一样。软骨母细胞瘤复发少见，复发后组织形态与普通软骨母细胞瘤类似。最近有使用地诺单抗治疗软骨母细胞瘤伴动脉瘤样骨囊肿结构的病例，需警惕用药后组织形态的改变（图1-5-3-7T）。文献报道转移至肺的软骨母细胞瘤形态特点与普通软骨母细胞瘤没有明显差异，切除后多数不影响自然寿命（图1-5-3-7U）。

2. **免疫组化特征** H3K36M免疫组化抗体在96%的软骨母细胞瘤中呈阳性表达，是一种可靠的诊断辅助方法。S-100、DOG1与SOX-9常阳性，部分病例CK可以阳性，P63阳性。

（三）分子病理

组蛋白H3.3在基因转录调控和细胞发育分化过程中表现突出。H3F3A和H3F3B是两个编码组蛋白H3.3的基因，分别位于1号染色体和17号染色体。K36M基因突变抑制了H3K36甲基转移酶MMSET和SETD2，导致H3K36甲基化水平降低，这些表观遗传途径的改变阻断间充质细胞分化，从而导致软骨母细胞瘤发生。H3.3基因在软骨母细胞瘤中具有很好的特异性和敏感性。分子检测其基因突变是目前有力的辅助诊断方式。根据基因突变设计生产的抗体H3.3 K36M也已经在国内外临床工作中使用。软骨母细胞瘤不存在IDH1和IDH2基因突变。

【鉴别诊断】

1. **软骨肉瘤** 发病年龄偏大，好发部位不同，分叶状结构明显，细胞较软骨母细胞成熟，高级别软骨肉瘤细胞异型性明显，可以伴有黏液变性及浸润性生长方式。

2. **骨巨细胞瘤** 成年人多见，患病年龄较软骨母细胞瘤平均高5~10岁。病变位置在骨端，成年患者的骺板多数已经闭合，少数儿童骨巨细胞瘤可以累及干骺，影像学为膨胀偏心溶骨破坏，一般不伴有钙化灶，也没有周围硬化缘。镜下观察多核巨细胞伴有卵圆形单核基质细胞，可以有软骨和骨，但缺乏典型“格子样”钙化。单核细胞也没有核沟样特点。H3F3A基因检测及H3.3G34W免疫组化检测有助于鉴别诊断。

3. **软骨母细胞瘤样骨肉瘤** 有酷似软骨母细胞瘤区域，但明确的肿瘤细胞成骨区域以及异型性明显的软骨母细胞样瘤细胞且伴有病理核分裂象是鉴别要点。另外，影像学改变也提示恶性征象。

4. **软骨黏液样纤维瘤** 常有分叶状结构，有时会出现卵圆形或圆形细胞酷似软骨母细胞样细胞区域，也可伴有散在多核巨细胞，细胞分布特点及黏液基质伴星芒状/梭形细胞以及影像学特点可以帮助鉴别。

5. **动脉瘤样骨囊肿病变** 位置通常位于干骺端，镜下可见丰富的破骨细胞和嗜碱性钙化灶，梭形纤维细胞伴胶原及含铁血黄素沉着，缺乏软骨母细胞样单核圆形细胞及核沟等特点。USP-6基因重排检测有助于诊断。需要注意的是，软骨母细胞瘤有1/3会合并动脉瘤样骨囊肿结构，活检小标本有时无法鉴别。

6. **巨细胞修复性肉芽肿** 颅面骨的软骨母细胞瘤需与巨细胞修复性肉芽肿鉴别，后者没有胞质红染核沟明显的软骨母细胞样细胞，也缺乏软骨基质及格子样钙化等特点。

八、原发性软骨肉瘤

【定义】

软骨肉瘤（chondrosarcoma）是产生软骨基质的一组侵袭性或恶性肿瘤，形态及临床行为可以多种多样。根据WHO 2020最新分类，软骨肉瘤分为3级，将“非典型性软骨性肿瘤/软骨肉瘤Ⅰ级”拆分为发生在四肢的非典型性软骨性肿瘤（atypical cartilaginous tumour，ICD-O编码9222/1）和发生在中轴部位（含颅底、肋骨、骨盆，肩胛骨）的软骨肉瘤1级（chondrosarcoma, grade 1, ICD-O编码9222/3），前者属于交界性肿瘤范畴，后者属于低度恶性范畴。而软骨肉瘤2级（chondrosarcoma, grade 2, ICD-O编码9220/3）和3级（chondrosarcoma, grade 3, ICD-O编码9220/3）属于中等恶性和高恶性肿瘤。骨内原发性软骨肉瘤特指不伴有良性前驱病变的软骨肉瘤。

【临床特征】

（一）流行病学

骨原发软骨肉瘤占骨恶性肿瘤的20%，是继骨髓瘤和骨肉瘤之后，第三常见的骨原发恶性肿瘤。85%的软骨肉瘤为原发且为常见类型，多见于中老年人，30~70岁多见，大部分患者年龄大于50岁，发病没有性别差异。软骨肉瘤最常见于长管状骨，骨盆和扁骨，偶见于椎体和颅底。最常受累部位是股骨近端和远端、肱骨近端、髂骨及肋骨。手足小骨受累少，脊柱及颅面骨亦少见。青少年软骨肉瘤最好发位置为肱骨。按照发病部位可分为髓内（普通）软骨肉瘤（最常见），骨表面和骨膜软骨肉瘤，骨外（软组织）软骨肉瘤等。多发性软骨肉瘤少见，如果是非单肢受累则预后差，其与软骨肉瘤骨内转移不易鉴别。

（二）症状

1级软骨肉瘤有时可以症状不明显，也可以出现局部疼痛和肿胀。患者通常可以耐受很长时间才就诊，颅底的肿瘤可以导致神经症状。一部分1级软骨肉瘤患者因为其他原因拍摄影像学时偶然发现。2级和3级软骨肉瘤患者常有明显疼痛和/或肿胀，有时还会合并病理性骨折。发生在骨盆和肋骨的软骨肉瘤有时肿瘤长到很大才被发现。

（三）影像学特征

X线显示病灶为髓内溶骨性破坏，其内常见斑点、爆米花样、弧状钙化，皮质破坏常超过2/3或呈渗透样/虫蚀样改变（图1-5-3-8A、B），可有骨膜反应，常伴软组织肿块；CT除可清楚显示钙化斑外（图1-5-3-8C），还显示其内部多为不强化的低密度区（图1-5-3-8D）；MRI显示病灶内软骨及黏液呈T2WI高信号，增强后，软骨小叶间隔强化，多位于病灶周边（图1-5-3-8E、F），高级别者强化区域较多。极少数病例可发生于骨表面或骨膜，影像表现同髓内软骨肉瘤（图1-5-3-8G~I）。发生于软组织者较罕见，其内存在的软骨钙化可提示诊断。需要注意，病理诊断的1级软骨肉瘤同内生软骨瘤于影像上有时难以鉴别，具有以下征象时需考虑软骨肉瘤可能：部位分布（累及中轴骨、长骨骺端的病变多考虑为软骨肉瘤）、皮质受侵超过厚度的2/3（但此点不适用于髓内贴近皮质的病灶、手足小骨病灶）、病灶过大（>5cm）或全周径性侵蚀皮质（此点不适用于手足小骨病灶）（图1-5-3-8J）、CT图像显示病灶内存在溶骨区或MRI显示病灶内存在黏液区、病变伴有骨膜反应或软组织肿块，随访中发现病灶内钙化减少或体积逐渐增大（特别是当患者骨骼发育成熟后）。

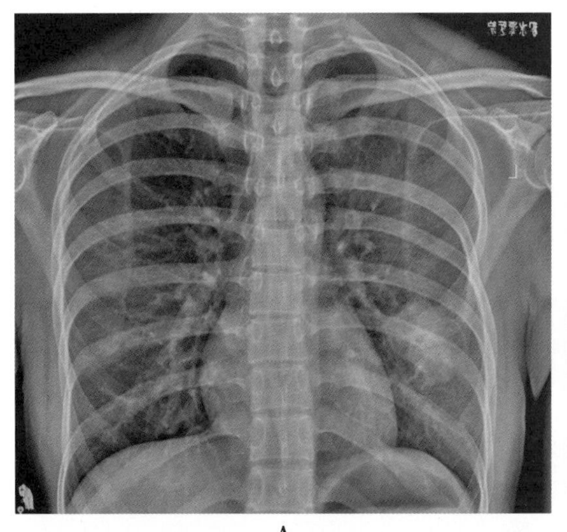

A

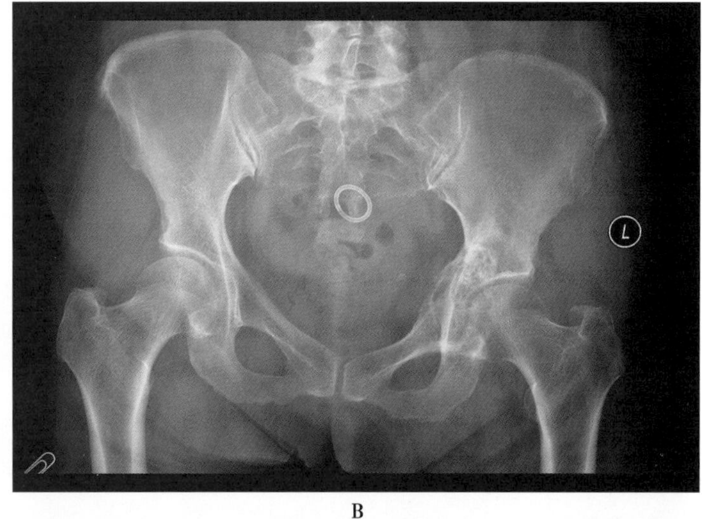

B

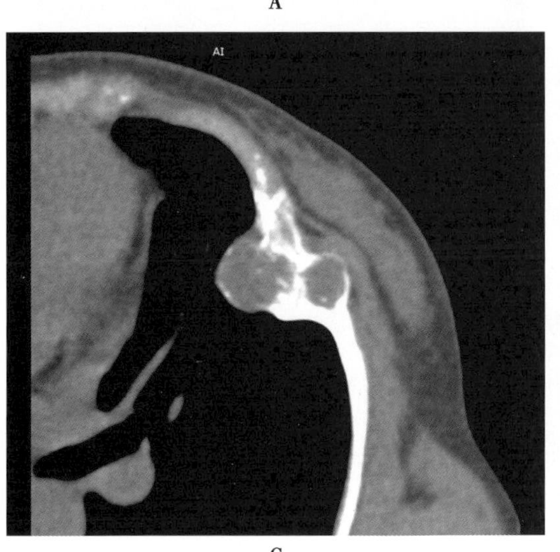

C

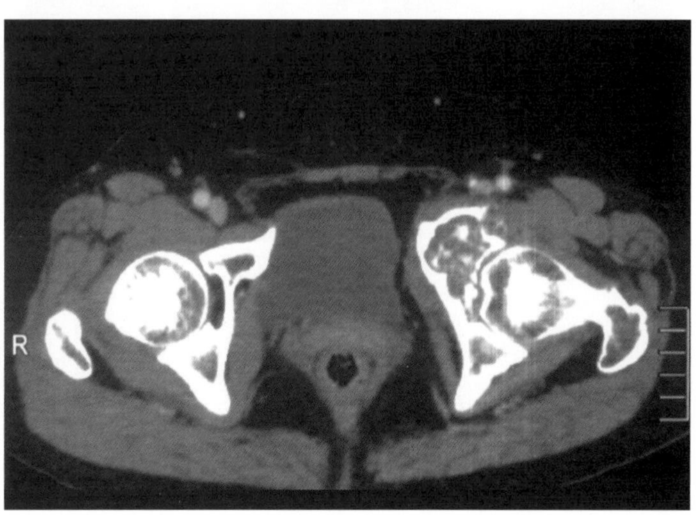

D

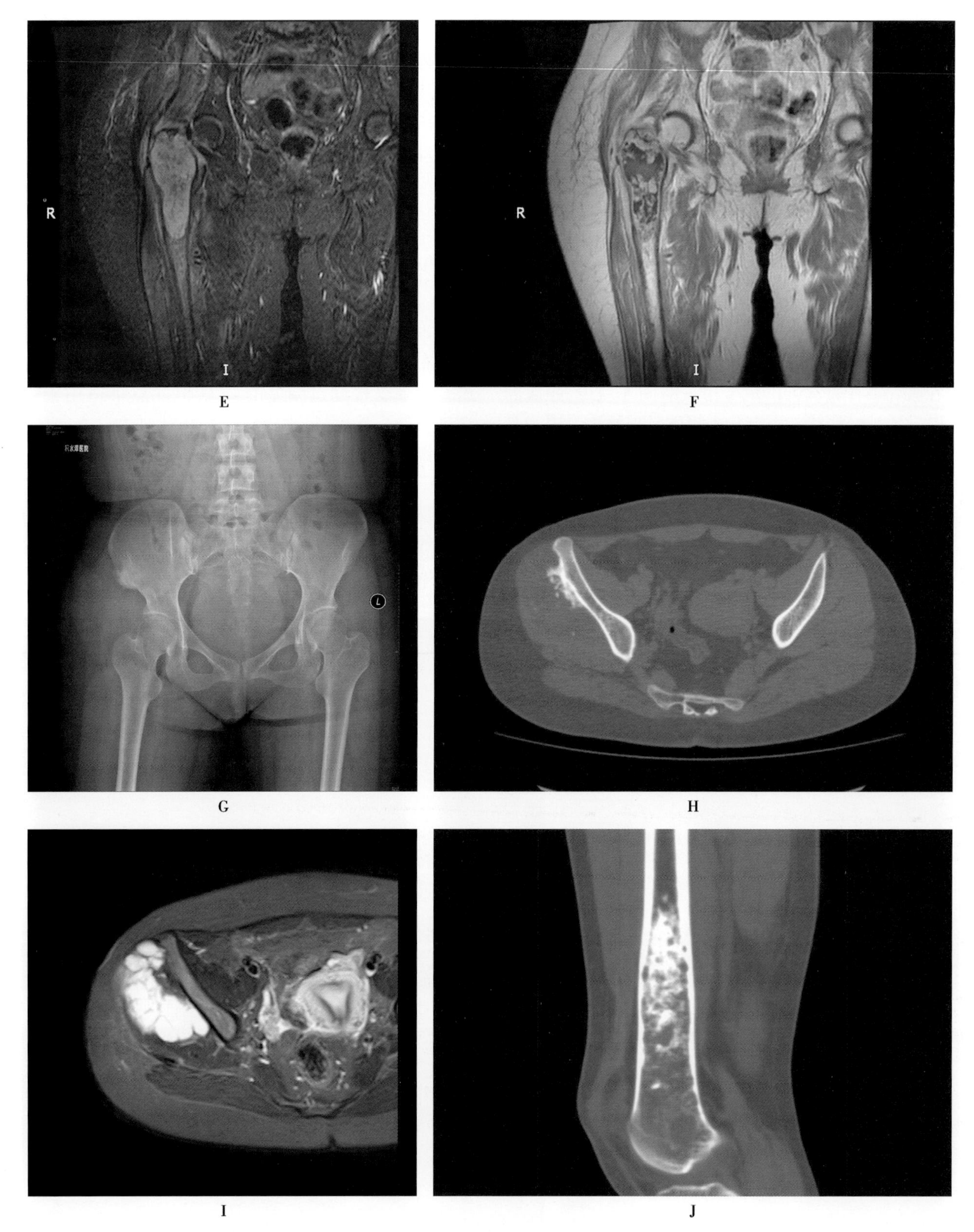

图 1-5-3-8 软骨肉瘤影像学

A. X线正位片示左侧第5肋膨胀性骨破坏。B. X线正位片示左侧髋臼破坏、内有斑片高密度影，内缘软组织肿块、伴有斑点钙化。C. CT斜轴面软组织窗图（与图1-5-3-8A为同一患者）显示肋骨破坏灶呈膨胀性发展，内有斑点钙化。D. CT增强后横断面软组织窗图显示左髋臼膨胀性破坏灶，内有多发钙化，骨皮质略破坏，伴有薄层软组织肿块，强化不明显。E. MR脂肪抑制T2WI图像显示右侧股骨上段骨破坏，主体呈高信号，内有散在斑点、条索状低信号，周围组织略水肿。F. MR增强后T1WI图像（与图1-5-3-8E为同一患者）显示右侧股骨上段破坏灶，呈外周结节样、弧状强化，为典型软骨肉瘤影像表现。G. X线正位片显示右侧髂骨局部密度增高，其旁软组织肿块，内有散在钙化斑。H. CT横断面骨窗图显示髂骨外缘软组织肿块，内有散在钙化，基底附于髂骨外侧皮质，未侵犯髓腔，为典型的骨膜软骨肉瘤影像表现。I. MRI脂肪抑制T2WI图像显示右侧髂骨旁高信号病灶、其内多发低信号分隔，为典型的骨膜软骨肉瘤影像表现。J. CT矢状面骨窗图显示股骨干下段Ⅰ级软骨肉瘤：髓腔内长范围混杂密度灶，内多钙化，全周径侵犯皮质、局部侵犯了2/3的皮质厚度，但无骨外软组织肿块

（四）治疗

手术治疗为主。长骨的非典型性软骨性肿瘤和中轴部1级软骨肉瘤可以行刮除术及局部辅助治疗，2级和3级软骨肉瘤需要大块切除并获得安全边界。软骨肉瘤对放疗及化疗均不敏感。

（五）预后

组织学分级（Evans分级）仍然被认为是最重要的预测局部复发和转移的根据。有报道称其他主要影响软骨肉瘤复发的因素为外科手术边界不充分和肿瘤直径大于10cm。非典型性软骨性肿瘤和1级软骨肉瘤5年和10年总存活率分别为87%～99%和88%～95%。相比之下，中轴骨1级软骨肉瘤预后要略差于非典型性软骨性肿瘤，局部复发率在7.5%～11%，特别是颅面骨和颅底的1级软骨肉瘤。另外，约10%非典型性软骨性肿瘤和1级软骨肉瘤会进展为级别更高的恶性肿瘤。2级和3级软骨肉瘤5年总生存率分别是74%～99%和31%～77%，10年总生存率分别是58%～86%和26%～55%。即使10年没有复发，还是有少数2级或3级软骨肉瘤病例会出现致死性转移。2级软骨肉瘤的转移率是10%～30%，3级软骨肉瘤的转移率是32%～71%。而且发生在中轴部位的2级或3级软骨肉瘤预后较四肢长骨的明显更差。

【病理特征】

（一）大体特征

分叶状生长，切面为半透明或白色的透明质脆组织甚至凝胶状，可以见到黏液和囊变。因钙化或矿化原因，可有沙砾感呈黄白色或粉笔灰样区域，可以质韧也可以质软。软骨肉瘤的肉眼观察及取材要注意侵袭证据的收集（图1-5-3-9）。

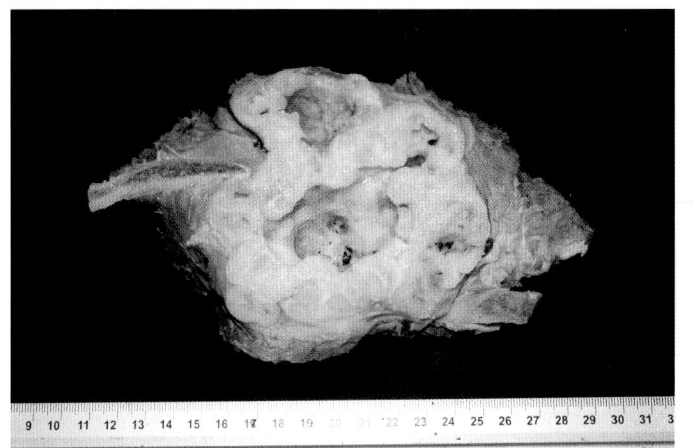

A

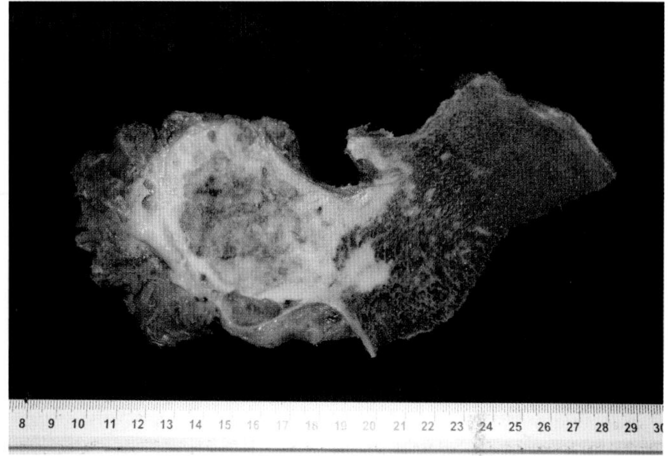

B

C

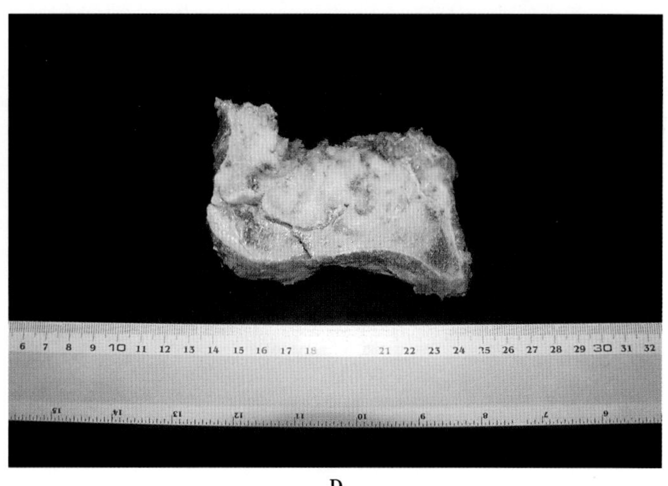

D

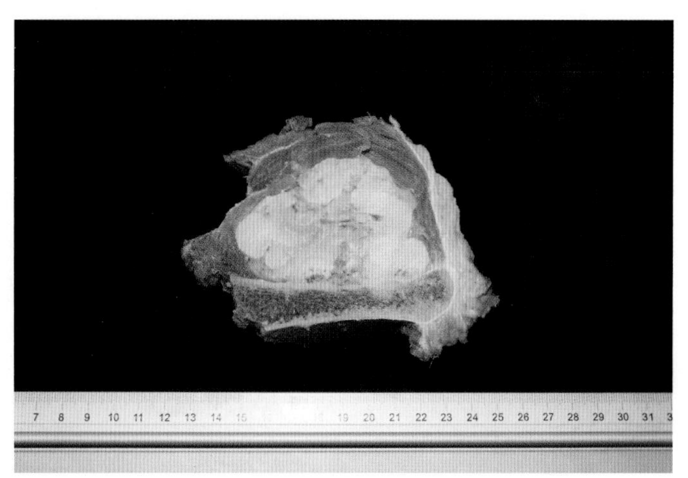

E

图 1-5-3-9 软骨肉瘤的大体

A. 肋骨软骨肉瘤Ⅰ级，边界清晰，分叶状明显，半透明灰白，未见坏死。B. 髋部软骨肉瘤ⅡA 级，边界不清，分叶状不明显。C. 长骨软骨肉瘤Ⅲ级，髓腔内及两侧皮质旁可见灰白色肿瘤，可见出血，鱼肉样质地。D. 骶骨软骨肉瘤，肿物充满骶骨髓腔，向骨外侵犯。E. 骨膜软骨肉瘤，肿物位于骨皮质外，肿物体积大于 5cm，分叶状半透明，局灶浸润皮质

（二）镜下特征

1. 组织学特征 通常低倍镜下可见分叶状丰富蓝染软骨样基质伴有多少不一的钙化区域。软骨细胞有轻—中、重度异型性，大小形态不一，可以含有染色质增粗的核，双核细胞常见，可见坏死和核分裂象，软骨基质黏液变性常见（图 1-5-3-10A～J），浸润性/破坏性生长是软骨肉瘤的生长特点，常见包裹或侵蚀宿主小梁骨或皮质骨。软骨肉瘤的分级概念首先于 1943 年由 Jaffe 和 Lichtenstein 提出，其在预测肿瘤生物学行为和预后方面有积极意义，在许多临床研究中都被证实。目前采用 Evans 分级方法，原则是根据细胞核大小，核染色情况，细胞密度和核分裂象来判断，级别越高，侵袭性越明显，生物学行为越差，但需要注意该分级方法存在一定主观性。1 级软骨细胞轻微增多，核较肥硕且染色深，偶见双核细胞，没有核分裂象。2 级软骨细胞密度增加，核增大，染色质增粗出现异型性和双核细胞，可见核分裂象。3 级细胞密度更高，多形性和异型性明显，核分裂象易见。小叶周边的梭形细胞分化不成熟。

由于软骨肉瘤的异质性可以很明显，即同一肿瘤的不同区域可见分化程度不同的软骨细胞，有时不同切片的软骨细胞形态不统一，同一切片内软骨细胞分级也可有不同。

在手足小骨的软骨肉瘤诊断方面，标准要求严格掌握，只有手足小骨的骨皮质受到严重破坏或软组织受累以及出现病理性核分裂象才可以考虑恶性（图 1-5-3-10K），仅仅出现核异型性和基质黏液变性均不支持。但对发生在四肢近心端或中轴骨的软骨肉瘤与内生软骨瘤鉴别时，诊断标准又需要相对放宽，提示恶性的指征除了细胞学改变外，年龄大于 45 岁，疼痛症状的出现，肿瘤体积大，快速进展，软骨基质黏液变性，分叶状结构消失都是提示恶性软骨肿瘤的证据，如果有肿瘤侵犯皮质骨及松质骨的证据，则诊断更为肯定。骨膜软骨肉瘤的组织学诊断标准同普通软骨肉瘤，浸润皮质和周围软组织是提示恶性的有力支持。

骨膜软骨肉瘤诊断分级标准参考骨内软骨肉瘤，浸润骨髓腔及周围软组织是提示恶性肿瘤的重要依据（图 1-5-3-10L、M）。

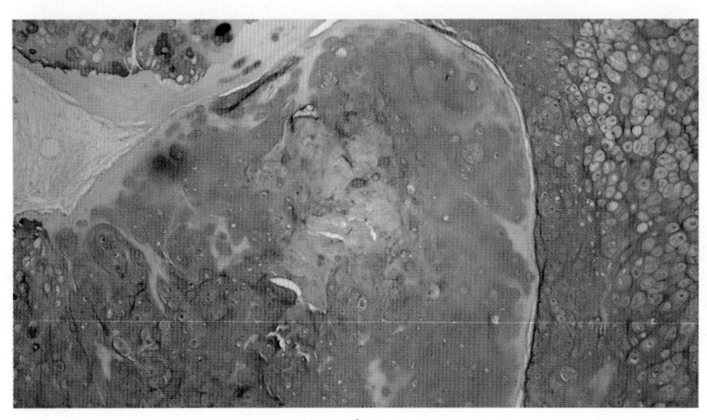

A

B

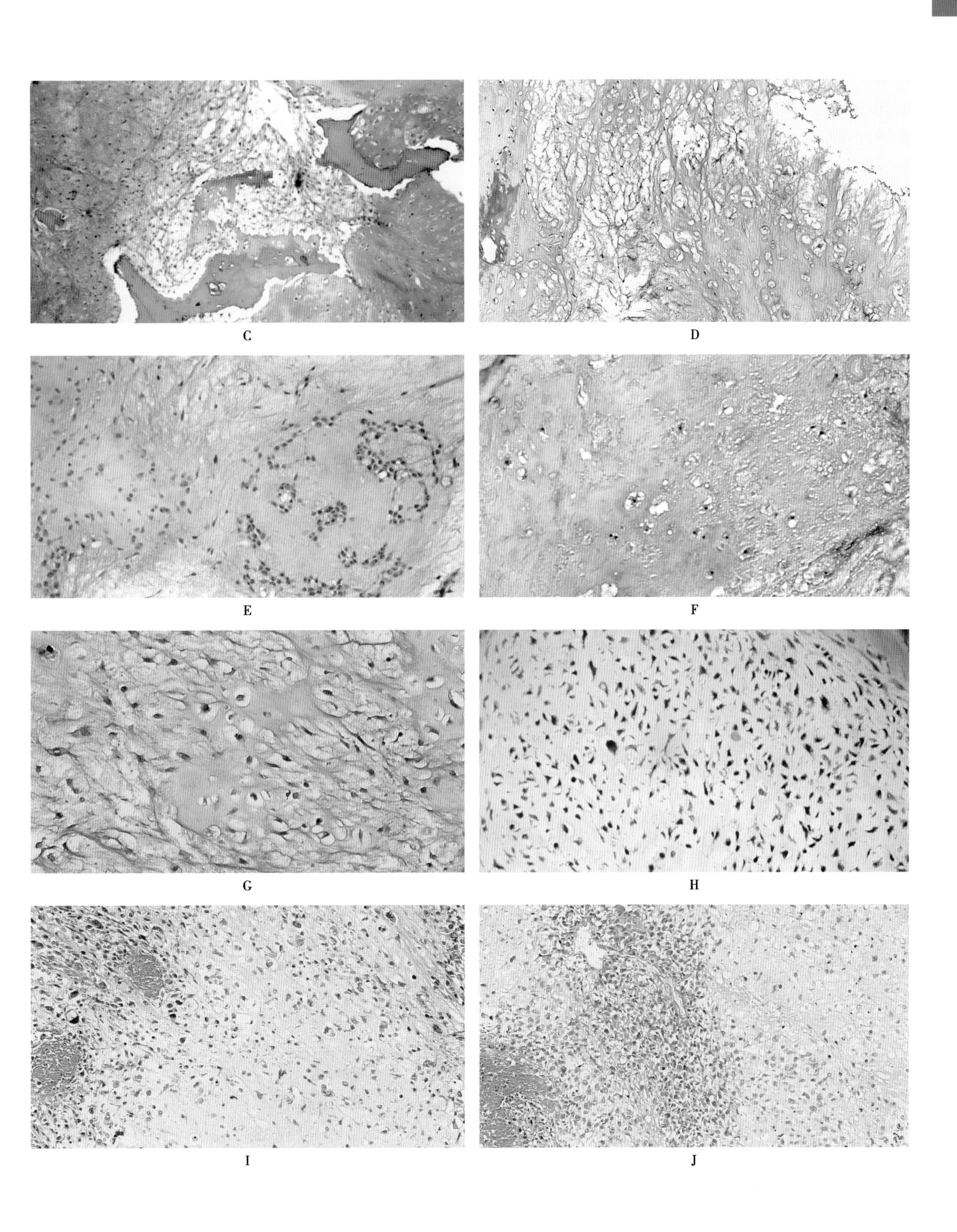
C
D
E
F
G
H
I
J

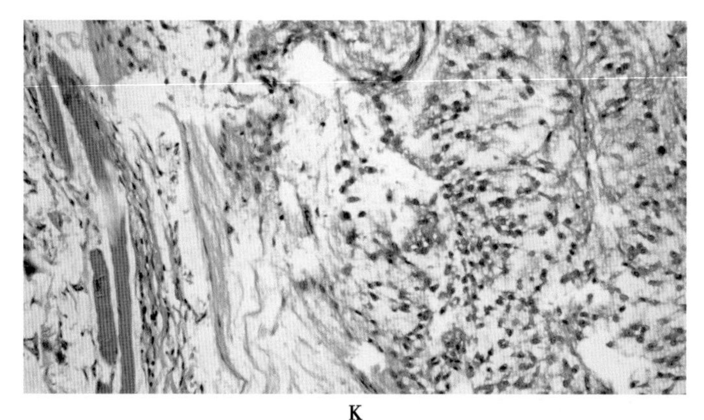

K

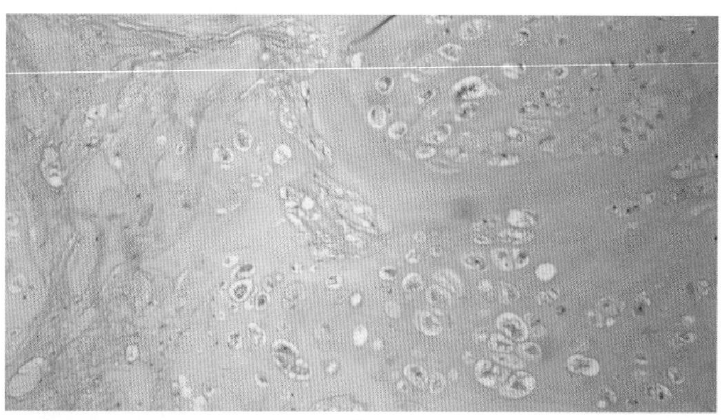

L

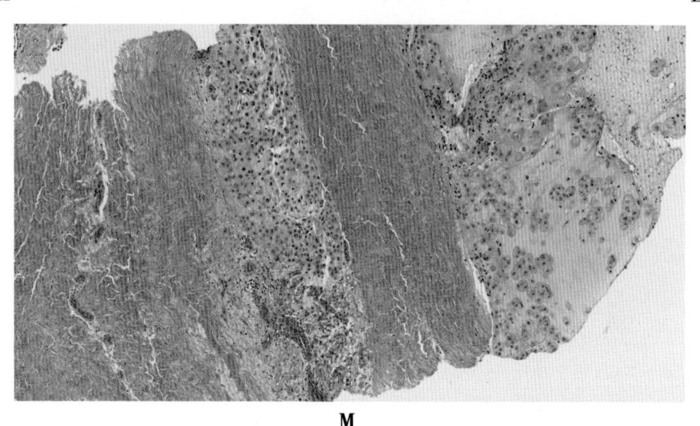

M

图 1-5-3-10 软骨肉瘤的组织学

A. Ⅰ级软骨肉瘤分叶状结构明显。B、C. 软骨肉瘤细胞包绕宿主骨浸润生长。D、E. 软骨肉瘤常出现间质黏液变性。F. Ⅰ级软骨肉瘤细胞稀疏,细胞有轻度异型性。G、H. Ⅱ级软骨肉瘤细胞密集,有中度异型性。I、J. Ⅲ级软骨肉瘤细胞有重度异型性,部分区域可见密集的梭形细胞似肉瘤样特点,失去软骨细胞分化。K. 一例指骨软骨肉瘤浸润周围软组织。L. 骨膜软骨肉瘤中软骨细胞有轻度异型性,间质轻度黏液变性,与骨内软骨肉瘤形态类似。M. 骨膜软骨肉瘤浸润肌肉组织生长

2. 免疫组化特征 只有少数(20%)病例 IDH1 异位可以通过免疫组化证实。S-100 多数软骨细胞阳性。发生在中轴部位的软骨肉瘤 brachyury 阴性。

(三)分子病理

DNA 倍体分析显示非典型性软骨性肿瘤/软骨肉瘤 1 级几乎全部为二倍体,而几乎所有 3 级软骨肉瘤和部分 2 级软骨肉瘤为非整倍体。染色体核型分析显示软骨肉瘤,尤其是高级别软骨肉瘤具有复杂的畸变,表现为许多染色体的非交互易位和缺失,其中 1p 和可能的染色体 4、5、9 和 20 的重排均为非随机。5q、9p、11p、13q 和 19q 在软骨肉瘤中会出现杂合性丢失。

在三羧酸循环中,异柠檬酸脱氢酶(IDH)参与异柠檬酸转化为 α-酮戊二酸过程,为细胞提供能量。当发生功能突变时,其可将 α-酮戊二酸转化为肿瘤代谢物 D-2-羟基戊二酸(D-2-HG)。D-2-HG 水平的增加则会导致肿瘤表观遗传改变,即组蛋白甲基化和过度甲基化改变。D-2-HG 也已经被证明可以促进软骨生成,并抑制间充质干细胞的成骨分化。文献统计约 38%~70%原发中心性软骨肉瘤,会出现 IDH1 和 IDH2 突变。热点突变主要集中在 IDH p. Arg132 和 IDH2pArg172,而 IDH1pArg140 则较少见。还有文献报道在中心性软骨肉瘤中存在一些基因的突变,丢失和扩增,如 *COL2A1* 基因,*TP53* 基因,*RB1* 基因及 *YEATS2* 基因突变,*CDKN2A* 基因的丢失以及 *CDK4* 基因的扩增等。另外,86%的高级别软骨肉瘤受 RB1 通路影响,部分软骨肉瘤 IHH/PTHLH 信号通路会发生异常等。

【鉴别诊断】

1. 内生软骨瘤 年龄和发病部位很重要,注意内生软骨瘤发生在手足小骨时与软骨肉瘤鉴别标准要严格。内生软骨瘤如果发生在长骨和扁骨时,一般体积小,边界清楚,无浸润宿主骨和广泛黏液变性,在穿刺标本时,与非典型性软骨性肿瘤或 1 级软骨肉瘤鉴别非常困难。通常患者在体检时或外伤后检查偶尔发现的长骨内软骨瘤样病灶多数为良性。但细胞密度高,宿主皮质骨受侵,松质骨小梁被包裹浸润,细胞异型性明显,基质黏液变,年龄>45 岁可提示软骨肉瘤。此时一定要结合临床影像学特征综合分析。

2. 成软骨型骨肉瘤 主要与 2 级和 3 级软骨肉瘤鉴别。该肿瘤青少年好发,骨肉瘤中的软骨成分多为分化差的软骨,通常缺乏明显的分叶状结构,有高度恶性肿瘤细胞直接成骨现象。影像学特点非常重要,也可以协助诊断。IDH1/IDH2 基因突变检测有辅助鉴别诊断意义。

3. 骨内混合瘤 少见,分叶状结构,可见黏液背景下酷似软骨肉瘤的区域,但缺乏真正软骨肉瘤细胞分化,免疫

组化 CK、EMA、Vimentin、S-100、Calponin 阳性可资鉴别。

4. 纤维结构不良伴软骨（纤维软骨性结构不良） 2/3 患者年龄低于 30 岁，镜下可见圆形结节状高分化软骨区域，有时局灶还伴有骨化，此时要注意寻找经典纤维结构不良的区域并结合纤维结构不良独特的影像学特点并不难鉴别。GNAS 突变检测也可协助诊断。

5. 骨痂 骨痂中可以出现旺炽增生的软骨，此时要结合病史及组织学骨痂增生的整体背景来综合考虑。

6. 滑膜软骨瘤病 当滑膜软骨瘤病造成骨破坏时，偶尔会导致软骨肉瘤的误诊。这种罕见的情况最常见于髋关节和颞下颌关节的滑膜软骨瘤病，分叶状软骨结节外侧有滑膜衬覆，再结合临床及影像学特点综合分析可鉴别。另外，50% 的滑膜软骨瘤病患者会出现特异的 FN1-ACVR2A 基因融合。

7. 软骨黏液样纤维瘤 常有分叶状结构，小叶中心富含黏液的区域伴有星芒状/梭形细胞而容易被误认为是黏液变性明显的软骨肉瘤。细胞分布特点特别是小叶周边的梭形成纤维细胞样细胞及散在多核巨细胞、很少见到真正的透明软骨、特殊的影像学特点等可以帮助鉴别。

8. 去分化软骨肉瘤 主要与 3 级软骨肉瘤鉴别。去分化软骨肉瘤除了要有分化较好的软骨外，常伴有高级别肉瘤（骨肉瘤、纤维肉瘤或未分化高级别肉瘤）的区域，两种组织学形态特点常截然分开。3 级软骨肉瘤尽管肿瘤细胞已经失去软骨细胞分化特点，细胞呈多边形或梭形/圆形，且异型性可以很明显，但分叶状结构，小叶周边细胞密集，同时拥有 1 级或 2 级软骨肉瘤区域并有移行等可以提示诊断。

9. 软骨样脊索瘤 发生在中轴位置的软骨肉瘤需要和软骨样脊索瘤鉴别。除了影像学有帮助外，软骨样脊索瘤亚型有时与软骨肉瘤几乎无法鉴别，低倍镜下也可以呈分叶状结构，但仔细寻找特征性"液滴"样细胞，结合特征性免疫组化 brachyury，S-100，CK，EMA，Vimentin 等可以帮助鉴别。

九、继发性软骨肉瘤

【定义】

继发性软骨肉瘤（secondary chondrosarcoma）包括继发性中心性软骨肉瘤及继发性外周性软骨肉瘤。继发性中心性软骨肉瘤多数指内生软骨瘤恶变成软骨肉瘤，而继发性外周性软骨肉瘤则多数来自于骨软骨瘤恶变。

ICD-O 编码 9220/3

【临床特征】

（一）流行病学

软骨肉瘤可以继发于多种疾病，多发骨软骨瘤病和多发内生软骨瘤病（Ollier 病）最常见，也可以继发 Paget 病，纤维结构不良等良性病变。继发于内生软骨瘤的中心性软骨肉瘤多数是单发病变，由于内生软骨瘤部分是隐匿的，其恶变率目前缺乏客观的数据统计。Ollier 病和 Maffucci 综合征的患者有高达 40% 和 53% 的恶变率，通常这一类患者较普通软骨肉瘤患者年轻。继发性外周性软骨肉瘤好发于 20～40 岁成人，单发骨软骨瘤恶变率为 1%，多发者为 5%。骨盆和股骨近端骨最易受累。

（二）症状

成人内生软骨瘤或骨软骨瘤在青春期后持续存在且不断增大，突然出现疼痛和肿胀均提示恶变。

（三）影像学特征

原有良性病灶出现恶性征象，或在随访中发现高度提示恶性的征象，例如骨软骨瘤的软骨帽结构紊乱、软骨帽厚度大于 2cm、成年后仍继续生长者、伴有软组织肿块者（图 1-5-3-11）。长骨内生软骨瘤恶变常出现明显宿主骨侵犯，黏液变区域扩大等。

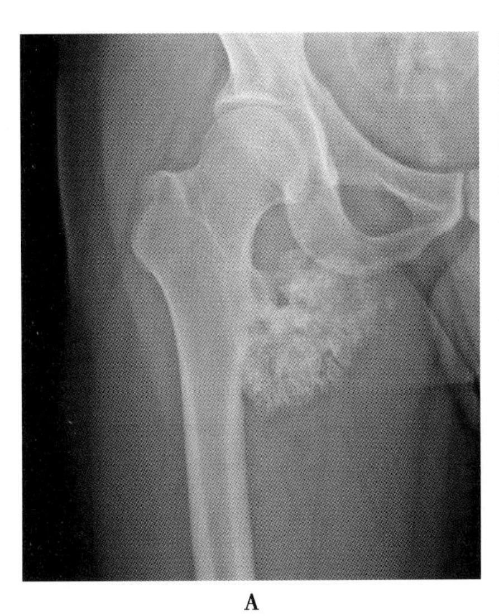

A

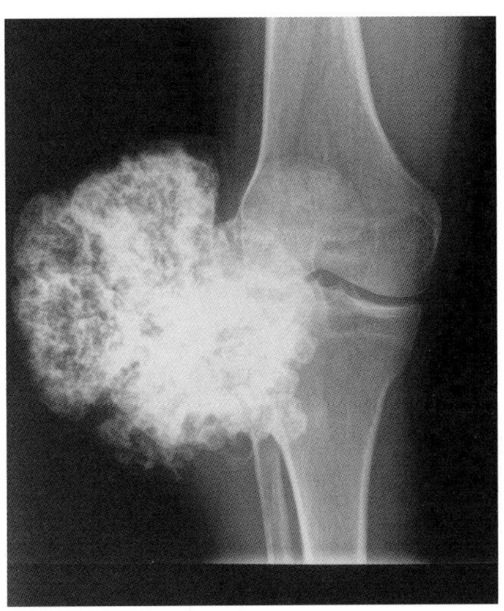

B

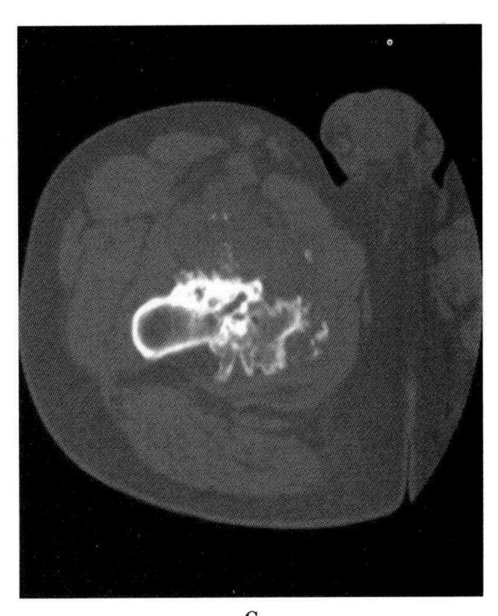

C

图 1-5-3-11　继发性软骨肉瘤的影像学

A. X 线正位片示股骨近端骨软骨瘤恶变为软骨肉瘤：骨软骨瘤边缘杂乱，呈菜花样。B. 胫骨近端巨大骨软骨瘤，应警惕恶变可能。C. CT 横断面骨窗图示股骨近端骨软骨瘤恶变为软骨肉瘤：肿瘤蒂与宿主骨相通，外周钙化杂乱，前内区域软组织肿块，肿块内有散在钙化

（四）治疗

继发性中心性软骨肉瘤需手术治疗，放疗及化疗效果不佳。继发性外周性软骨肉瘤也需要手术治疗。

（五）预后

继发性软骨肉瘤的预后与普通软骨肉瘤类似，主要参照发病部位和病变分级来预测。如果病变位于特殊位置或体积过大切除不净，局部复发率将明显升高，导致无法手术而致命。

【病理变化】

（一）大体特征

继发性中心性软骨肉瘤同普通软骨肉瘤。继发性外周性软骨肉瘤软骨帽厚度常大于 2cm，多结节状，软骨区常有囊变（图 1-5-3-12）。

（二）镜下特征

1. 组织学特征　继发性中心性软骨肉瘤主要依据浸润性宿主骨的生长方式，细胞密度、基质黏液变比例和临床影像表现来判断内生软骨瘤是否继发恶变（请参考本章节“内生软骨瘤和软骨肉瘤”章节内容）。继发性周围性软骨肉瘤浸润表现主要观察向周围组织浸润生长，有时呈分叶状分化好的软骨外围包裹了很完整厚实的纤维膜在脂肪和肌肉组织中，此种情况不要忽视，结合临床症状和病程、软骨帽厚度等也可以诊断与骨软骨瘤鉴别。继发性外周性软骨肉瘤分级标准同普通型软骨肉瘤。如果骨软骨瘤发生恶变，>90%的骨软骨瘤恶变为 1 级软骨肉瘤，约 9%恶变为 2 级或 3 级软骨肉瘤。（请参考本章节“骨软骨瘤恶变”内容）。当恶变为低级别软骨肉瘤，组织学证据不充分时，临床症状进展、影像学改变和软骨帽厚度增加是重要的提示恶性指标（图 1-5-3-13）。

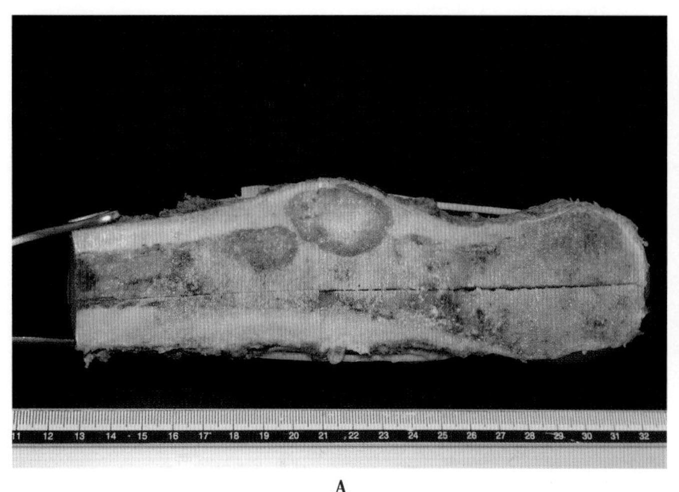

A

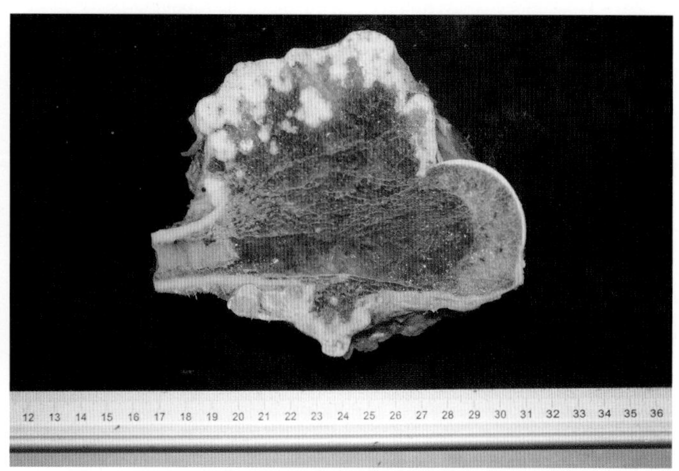

B

图 1-5-3-12　继发性软骨肉瘤的大体

A. 软骨病灶明显浸润皮质骨。B. 软骨帽厚度超过 2cm，骨髓腔内可见散在灰白色软骨灶浸润生长，病变髓腔与原宿主骨髓腔相通

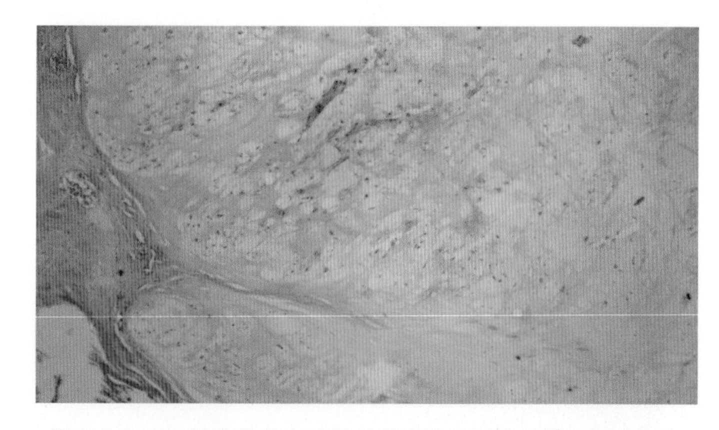

图 1-5-3-13　继发软骨肉瘤组织学形态与原发软骨组织学形态类似，肿瘤呈浸润性生长，黏液变性明显，软骨细胞有异型性

2. 免疫组化　同普通型软骨肉瘤。

（三）分子病理

参考内生软骨瘤、普通型软骨肉瘤和骨软骨瘤相关内容。

【鉴别诊断】

1. 内生软骨瘤与继发性中心性软骨肉瘤请参照内生软骨瘤章节。

2. 骨软骨瘤与继发性外周性软骨肉瘤请参照骨软骨瘤章节。

十、去分化软骨肉瘤

【定义】

去分化软骨肉瘤（dedifferentiated chondrosarcoma）是高度恶性的软骨肉瘤，含有两种分界清楚的成分，一种为低级别软骨肉瘤，另一种为高级别非软骨性肉瘤。

ICD-O 编码 9243/3

【临床特征】

（一）流行病学

去分化软骨肉瘤占全部软骨肉瘤的不到 10%，有数据显示10%~15%的普通中心性软骨肉瘤会出现去分化，偶尔外周软骨肉瘤可以发生去分化。患者平均年龄为59岁（15~89岁），男性略多见。去分化软骨肉瘤最常见于股骨（46%）、骨盆（28%）、肱骨（11%）、肩胛骨（5%）。而外周性去分化软骨肉瘤好发于骨盆，肩胛骨和肋骨。

（二）临床症状

去分化软骨肉瘤生长迅速，疼痛，可触及肿物，20%病例伴有骨折。

（三）影像学

典型者可观察到软骨肉瘤区域（散在钙化、MRI提示软骨成分）与高级别恶性肿瘤的区域（大片不伴钙化的溶骨区）。X线可以同时出现两种截然不同的表现，一种为典型软骨肉瘤的皮质膨胀，中心点状或环状钙化，骨膜下扇形破坏等，另一种为溶骨性无矿化改变，显示病变浸润骨皮质并侵入到软组织形成包块。50%的CT和30%的MRI扫描中可见到去分化恶性肿瘤区域的影像学特点。MRI可以清晰显示骨内及软组织内的病变范围（图1-5-3-14A~D）。

（四）治疗

多数采用大块或广泛切除，严重者需要截肢。放/化疗并不能改善预后。

（五）预后

去分化软骨肉瘤预后不佳，易出现广泛肺转移。5年总生存率7%~24%。预后不佳的因素包括肿瘤>8cm，病理性骨折，诊断时已经有转移，骨盆病变和治疗方式不合理等。

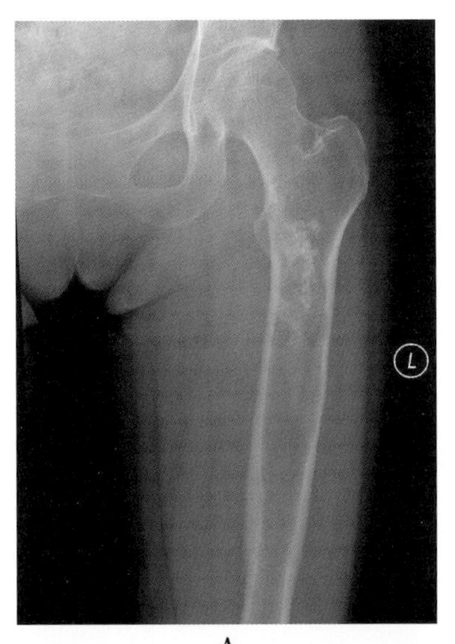

A

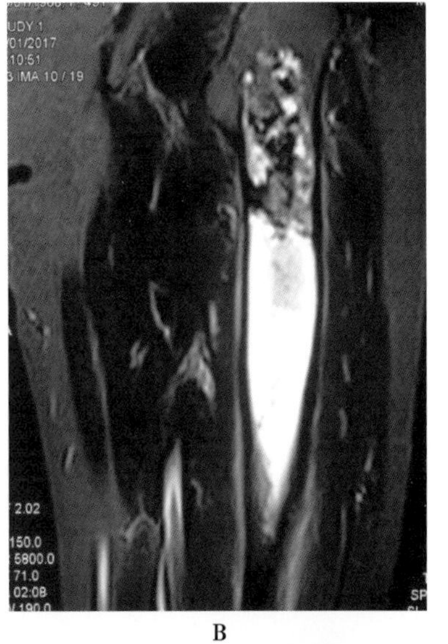

B

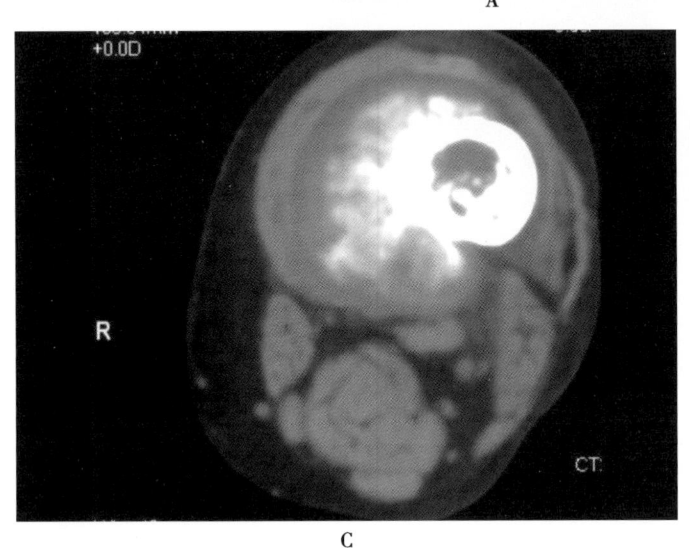

C

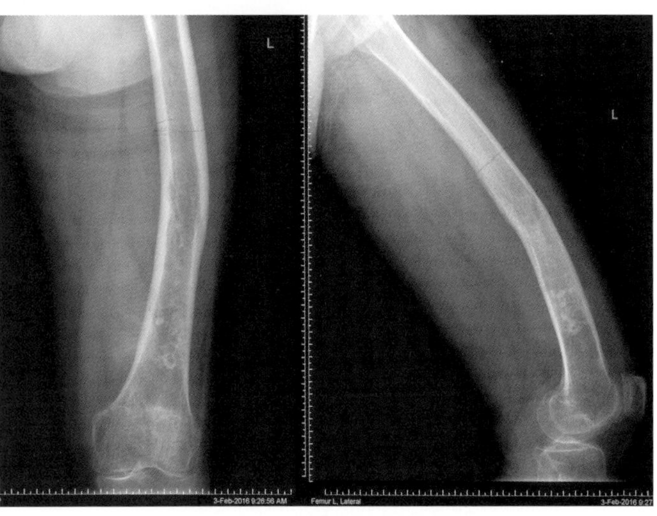

D

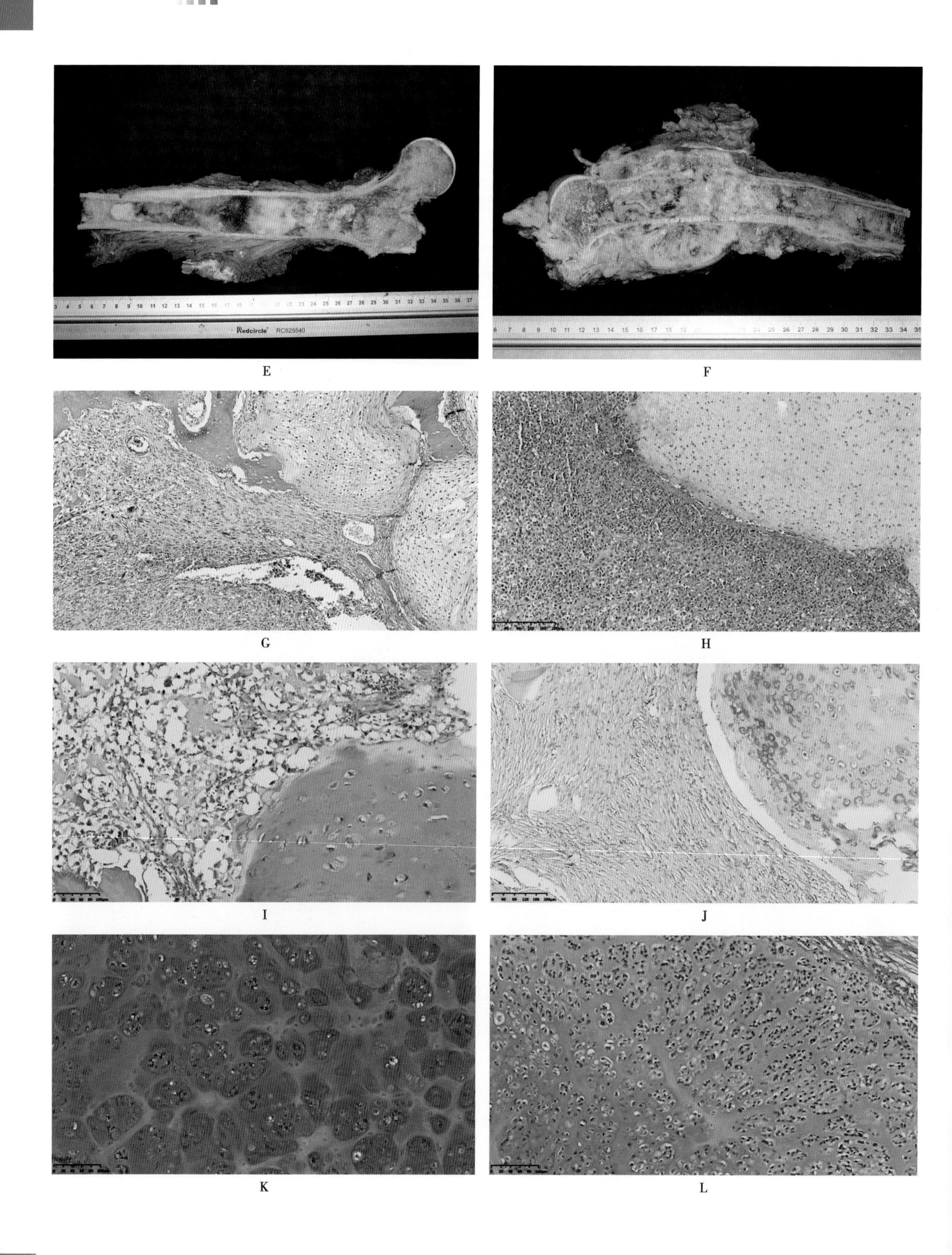
Redcircle RC825540

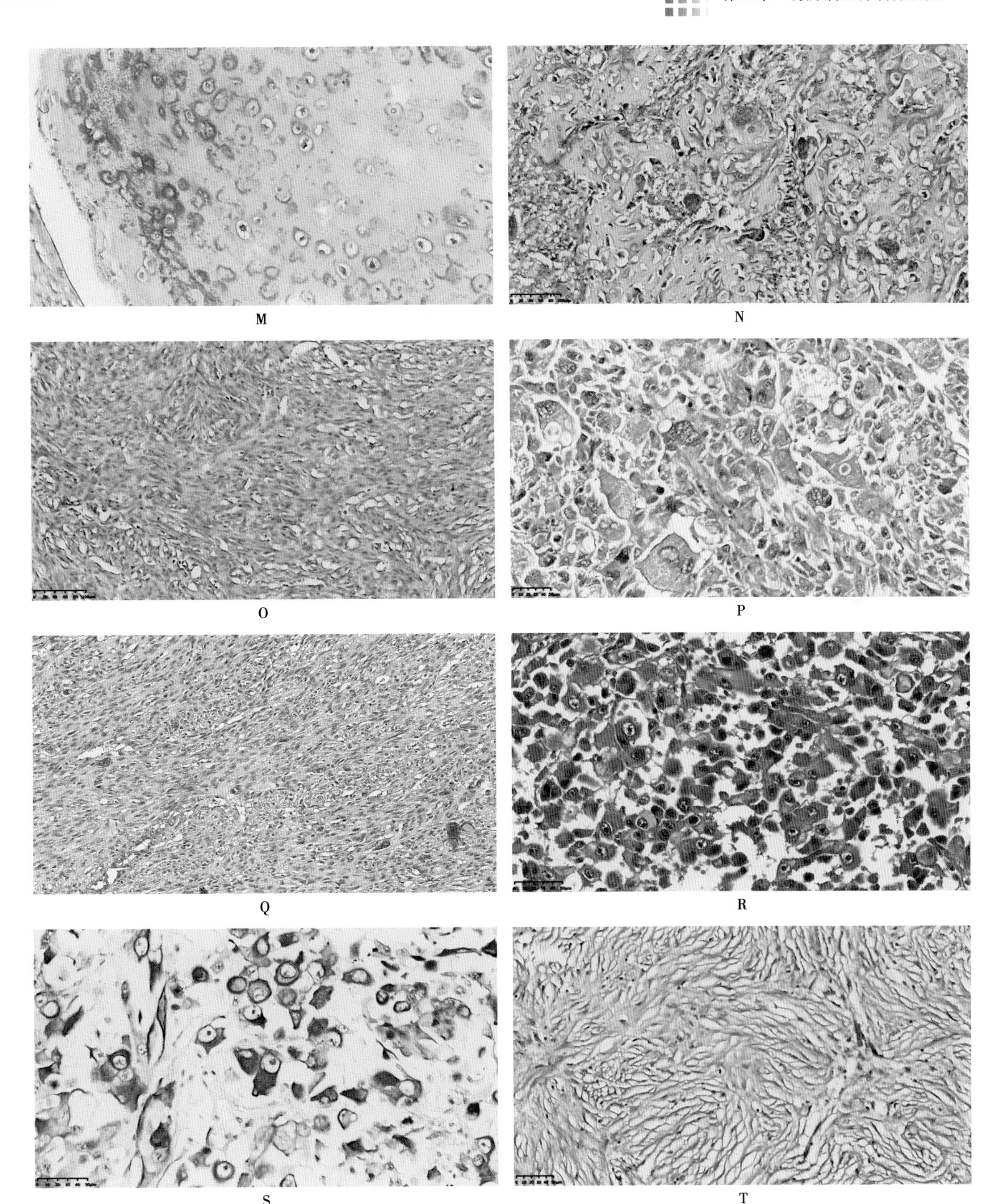

图 1-5-3-14　去分化软骨肉瘤

A～D. 去分化软骨肉瘤的影像学。A. X 线正位片显示左侧股骨上段髓腔内钙化灶，其下方髓腔为低密度溶骨区、周围皮质变薄。B. MRI 脂肪抑制 T2WI 图像（与图 1-5-3-14A 为同一患者）显示股骨上段病灶的上部分为软骨肉瘤区域，下部分为无矿化的高级别恶性肿瘤区域。C. CT 横断面软组织窗显示股骨破坏灶，髓腔内斑点钙化，骨外软组织肿块内成骨改变。D. X 线正侧位片显示左侧股骨下段髓腔内多发斑点钙化，内后方软组织肿块，肿块内无矿化改变。E、F. 去分化软骨肉瘤的大体。E. 股骨干髓腔内可见肿瘤，部分为软骨样灰白有光泽质脆。F. 肿瘤侵透骨皮质形成软组织包块，灰白鱼肉样，小灶似有灰白软骨样分化。G～T. 去分化软骨肉瘤的组织学。G～J. 分化较好的软骨成分与肉瘤成分转变突然。K. 分化好的软骨。L. 去分化软骨肉瘤中低级别软骨肉瘤成分。M. 分化较好的软骨伴钙化。N. 去分化部分为骨肉瘤。O. 去分化部分为纤维肉瘤样区域。P. 去分化部分为未分化肉瘤。Q. 去分化部分呈梭形细胞肉瘤。R. 去分化部分具有横纹肌肉瘤分化特点。S. 具有横纹肌肉瘤分化特点的区域 Desmin 染色阳性。T. 去分化部分梭形细胞恶性程度不高，细胞稀疏有轻度异型性

【病理变化】

（一）大体特征

根据不同肿瘤成分而呈现不同的软骨与非软骨区域，可见蓝灰色分叶状软骨成分及灰黄/黄棕色鱼肉样高级别肉瘤区域，常伴有出血和坏死（图 1-5-3-14E、F）。

（二）镜下特征

1. 组织学特征 去分化软骨肉瘤在 1971 年最先由 Dahlin 和 Beabout 报道，肿瘤由高级别肉瘤和低级别软骨性肿瘤两种成分构成，两者转变突然（图 1-5-3-14G～J），不同病例二者所占比例差异也较大（去分化区域 2%～98%，平均 60%），常有出血和坏死。其中，软骨成分可以是内生软骨瘤样、软骨肉瘤Ⅰ级及Ⅱ级（图 1-5-3-14K～M）。高级别肉瘤可以是骨肉瘤，纤维肉瘤，未分化多形性肉瘤，平滑肌肉瘤，血管肉瘤，横纹肌肉瘤以及富含巨细胞的肿瘤（图 1-5-3-14N～S），还有个别病例去分化区域甚至会出现上皮样分化特点。其中最常见的恶变肿瘤为骨肉瘤和未分化多形性肉瘤，有时去分化的高级别肉瘤中也会有低级别成分，能否用低级别去分化的概念来解释还有争议（图 1-5-3-14T）。去分化软骨肉瘤的诊断有赖于细致认真的取材，如果仅关注高恶变的区域，有可能直接诊断为其他肉瘤，特别是对老年发生在骨盆等位置的未分化肉瘤和骨肉瘤诊断时，一定要仔细寻找分化好的软骨区域，以免误诊。

2. 免疫组化特征 低级别软骨肉瘤区域，S-100 和 SOX-9 常阳性，低于 20%的病例 IDH1 R132H 阳性。非软骨性成分可以显示各种分化特点，CK、EMA、SMA、Myogenin 和 Desmin 可以阳性，P53 表达率约 59%，MDM2 阳性率也仅仅 16%。一部分形态特点酷似恶性外周神经鞘瘤的去分化软骨肉瘤还可以出现 H3K27me3 的丢失。约 50%病例在去分化区域会出现 PDL1 表达。

（三）分子病理

DNA 倍体分析发现去分化肉瘤区域为非整倍体，而低级别软骨肉瘤区域多数为二倍体。50%～87%去分化软骨肉瘤可以出现 IDH1 和 IDH2 突变。另外，复杂的染色体畸变表现在 TP53、RB1、H-ras 等基因突变方面。目前研究发现，潜在的肿瘤靶点可能是 TGFB 基因及 BCL2 家族成员。

【鉴别诊断】

1. 骨肉瘤 发病年龄小，可以伴有肿瘤性软骨区域，但通常不是分化好的低级别软骨，其分叶状结构不明显，也不会形成软骨岛，细胞具有Ⅱ级以上软骨肉瘤的特点，明确的肿瘤性成骨是主要诊断线索。IDH1/2 基因突变检测也可以协助诊断。

2. 软骨肉瘤 3 级 软骨肉瘤 3 级小叶周边肿瘤细胞呈梭形，需要与去分化软骨肉瘤相鉴别。软骨肉瘤低级别区域到高级别区域有移行，不像去分化软骨肉瘤低、高区域在形态学上可以锐利截然分开。

3. 间叶性软骨肉瘤 发病年龄相对年轻，组织学可以伴有分化非常好的透明软骨，但周围细胞为丰富的分化较原始一致的小圆或小梭形细胞，可以伴有血管外皮瘤样排列结构，特异的分子遗传学异常 *HEY1-NCOA2* 融合基因有助于鉴别。

4. 骨的未分化肉瘤 旧称骨的恶性纤维组织细胞瘤，发病年龄以中老年人为主，如果取材不充分，镜下观察时忽略了分化好的软骨区域或者仅仅关注肉瘤样区域时非常容易误诊。

5. 骨转移性高级梭形细胞肉瘤（包括平滑肌肉瘤和横纹肌肉瘤） 关注患者原有肿瘤病史并仔细寻找分化好的软骨肿瘤区域非常重要，相应的免疫组化检查也能提供帮助。

6. 恶性骨巨细胞瘤 恶性骨巨细胞瘤伴有软骨分化时与去分化软骨肉瘤不易鉴别，IDH1/2 突变基因检测及 H3F3A 突变基因检测或 H3F3 G34W 免疫组化检测综合分析可以协助鉴别诊断。

十一、间叶性软骨肉瘤

【定义】

间叶性软骨肉瘤（mesenchymal chondrosarcoma）是罕见的高度恶性肿瘤，由两种成分即分化差的小圆/小梭形原始间叶细胞和高分化透明软骨岛构成。

ICD-O 编码 9240/3

【临床特征】

（一）流行病学

在所有原发软骨肉瘤中占 2%～4%，间叶性软骨肉瘤任何年龄均可发病，10～30 岁高发，男性略多（1.3∶1）。任何位置均可发病，颅面骨是最易受累位置（50%），其次为肋骨、胸壁、髂骨和脊柱以及四肢远端。骨内发病相对常见，骨表面也可发生。40%病例发生在软组织，脑膜是骨外最常见的受累部位之一，文献报道有少数内脏发病的病例，主要为肾脏。

（二）症状

疼痛肿胀是主要症状，病变如果发生在颅内或脊柱累及中枢神经系统，则相应症状较为明显。约 15%病例出现症状时已有转移。

（三）影像学特征

与普通型软骨肉瘤表现基本一致，边界不清，以溶骨性破坏性生长方式为主，皮质破坏和软组织包块更常见。骨硬化性改变，皮质增厚和骨表面受累易见。间叶性软骨肉瘤的钙化、实性区域更广泛，增强区域更弥漫（图 1-5-3-15A、B）。

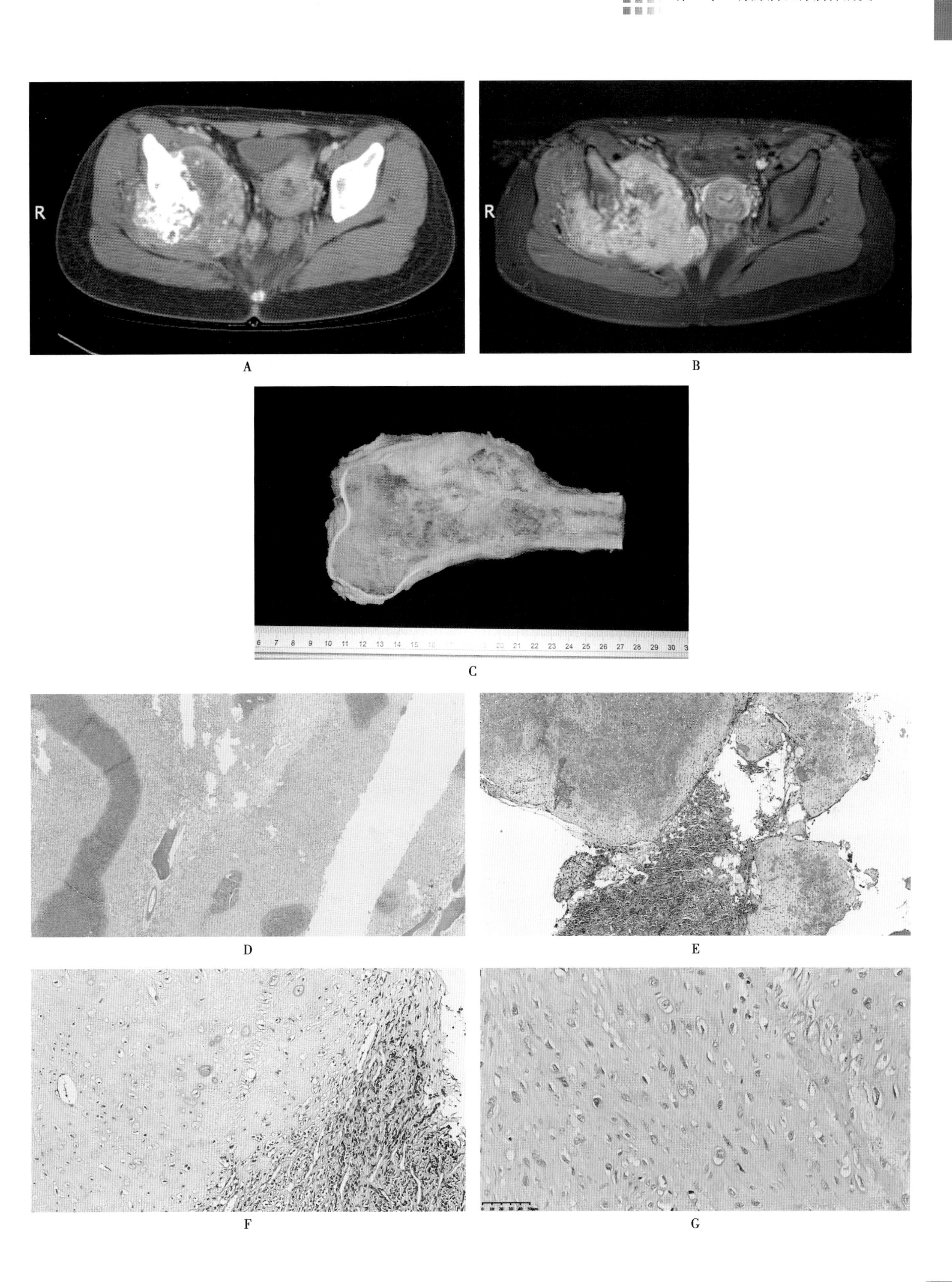

A　B　C　D　E　F　G

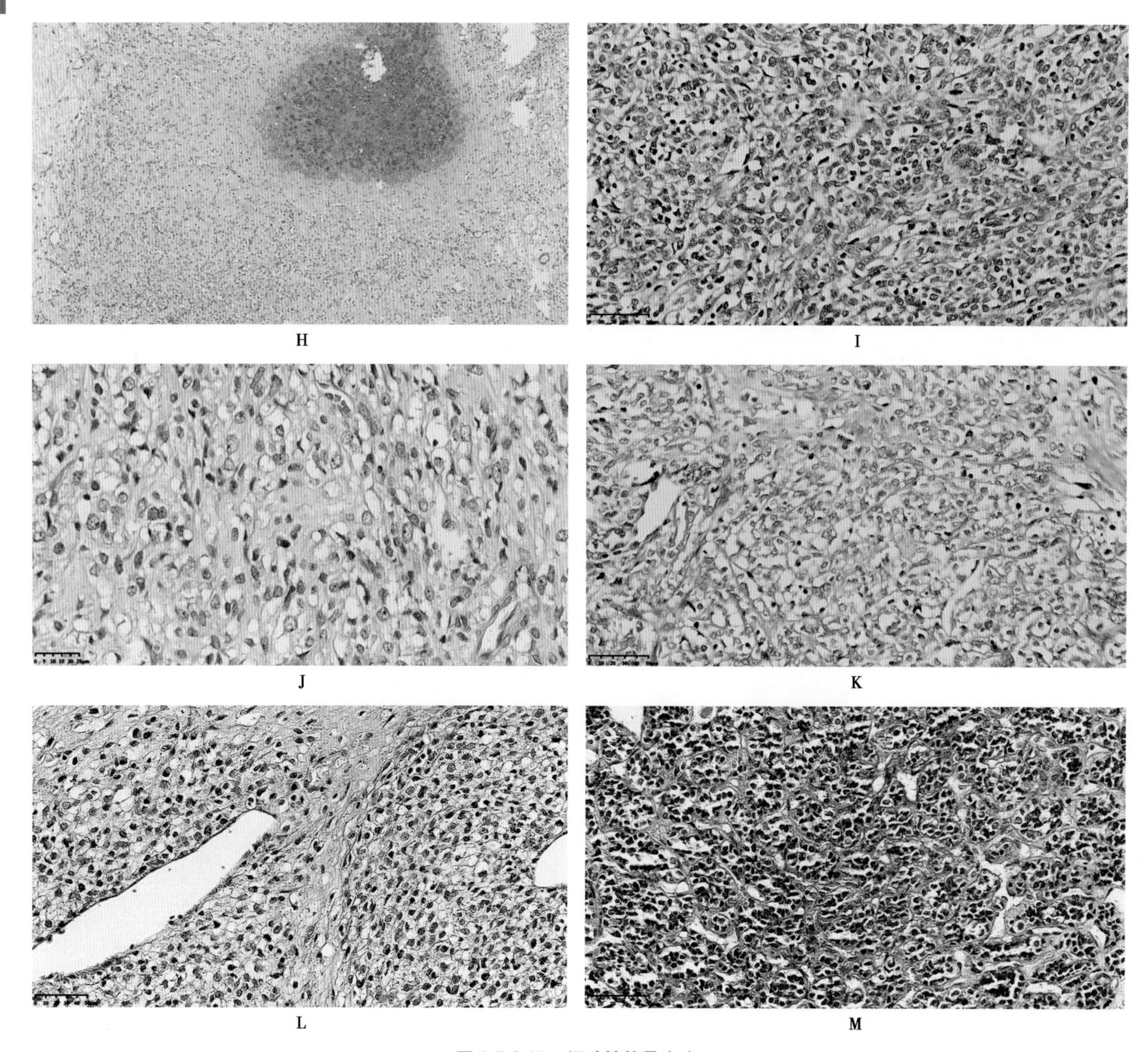

图 1-5-3-15 间叶性软骨肉瘤

A、B. 间叶性软骨肉瘤的影像学。A. CT 增强后横断面软组织窗显示病灶内多发钙化斑,软组织肿块大部分区域明显强化。B. MR 增强后脂肪抑制 T1WI 图像显示肿瘤内部以强化的实性成分为主,不同于普通型软骨肉瘤。C. 间叶性软骨肉瘤的大体:肿瘤侵犯骨皮质,形成软组织包块,切面灰白质软,鱼肉状。D～M. 间叶性软骨肉瘤的组织学。D～E. 分化好的软骨成分与周围分化差的较一致小圆细胞交替分布。F～G. 软骨细胞分化尚可,有轻-中度异型性。H～K. 分化差的小圆细胞/卵圆形/梭形细胞较一致,密集排列,小圆胞浆弱嗜酸或透亮,核深染,不要误认为尤文肉瘤。L～M. 小圆细胞呈血管外皮瘤样分布或巢状分布

（四）治疗

完全手术切除并辅助化疗为标准治疗手段。

（五）预后

间叶性软骨肉瘤 5 年和 10 年总生存率分别为 60% 和 40%。少数情况,有间隔 20 年后远处转移的报道。病程可能迁延也可能预后不佳,需要长期随访。研究证实,组织学改变与预后没有明显关系。与预后有关的因素包括诊断时即发现有转移,肿瘤体积,发病位置等与预后明显相关。发生在颅面骨的患者预后较好,而发生在脊柱等中轴部位的患者预后较差,儿童、青少年及青年人预后稍好。

【病理变化】

（一）大体特征

通常为边界清晰的灰白/灰粉色肿块,直径 0.9～30cm,质硬或者质软,可见鱼肉样区域,局灶还可以有软骨样外观,可见钙化,坏死及出血(图 1-5-3-15C)。

（二）镜下特征

1. 组织学特征 间叶性软骨肉瘤由 Lichtenstein 和 Bernstein 在 1959 年率先报道，其独特的形态特征有别于其他软骨肉瘤。肿瘤主体由两种成分即分化差的小-中等大小圆形/梭形细胞和高分化透明软骨岛构成。软骨区域有时很少，有时是局灶出现，有时则占肿瘤的大部分。软骨成分一般呈低级别改变（图 1-5-3-15D）。分化差的小-中等大小的圆细胞，偶尔也呈卵圆形或梭形，胞质少，核浆比较高，部分区域细胞酷似 Ewing 肉瘤细胞，与软骨交替分布（图 1-5-3-15E、F、G、H）。常见血管外皮瘤样排列特点。破骨细胞样多核巨细胞偶见，部分区域可见粉染基质成分酷似骨样基质。

2. 免疫组化特征 肿瘤细胞 S-100 阳性，CD99 和 SOX9 阳性，偶尔可见 EMA、Desmin、Myogenin 和 MyoD1 阳性。INI-1 没有缺失。CK，GFAP 和 SMA，FLI-1 阴性。

（三）分子病理

几乎所有的间叶性软骨肉瘤（>90%）都存在 HEY1-NCOA2 融合基因，而在其他软骨肉瘤中不出现，可以用于小圆细胞类恶性肿瘤鉴别诊断，特别是穿刺标本。除此之外，在 HEY1-NCOA2 阴性的少数间叶性软骨肉瘤病例中还发现了另一种融合基因 IRF2BP2-CDX1。间叶性软骨肉瘤没有 IDH1 或 IDH2 突变发生。

【鉴别诊断】

1. Ewing 肉瘤 小细胞常常呈圆或卵圆形，胞质少，可伴有坏死及出血，不会出现软骨成分，免疫组化 NKX2.2，CD99 和 FLI-1 阳性，特征性 *EWS* 基因断裂和 *EWS-ETS* 家族融合基因等检测可帮助鉴别。

2. 其他骨的未分化小圆细胞肉瘤 包括 CIC 重排肉瘤、伴有 BCOR 遗传学改变的肉瘤和 EWSR1-non-ETS 融合的圆细胞肉瘤等。穿刺标本时，如果没有明确的软骨岛组织学提示，未分化的小-中等大小细胞特点及分布方式，鉴别诊断困难，分子检测有助于鉴别。

3. 去分化软骨肉瘤 有分化好的软骨区域，有高级别肉瘤区域，两区域常接截然分开，界限清晰，肉瘤成分异型性明显，多数为未分化多形性肉瘤，纤维肉瘤或骨肉瘤。分子检测 HEY1-NCOA2 有助于诊断。

4. 淋巴瘤及浆细胞骨髓瘤 密集的小细胞片状分布，常出现细胞挤压，可以伴有出血及坏死，没有血管外皮瘤样排列，没有成熟软骨岛，特别是免疫组化 LCA、CD20、CD3、CD38、CD138 等可兹鉴别。

5. 小细胞骨肉瘤 肿瘤性小圆细胞直接成骨，成骨多数为蕾丝样骨或不规则骨样基质，虽然小圆细胞可以呈血管外皮瘤样排列，但无软骨岛形成。SATB2，S-100，SOX9 等有一定帮助，明确鉴别还需要依靠分子检测。

6. 胸膜肺母细胞瘤 儿童发病，发生在幼儿胸壁和肺的软组织肿瘤，表现为原始小细胞由于母细胞特点出现向横纹肌、软骨及脂肪分化。此肿瘤极为凶险，诊断后 2 年内死亡率为 50%。有部分学者认为，肺母细胞瘤与间叶性软骨肉瘤形态学有部分交叉，单凭组织学证据有时不易区分。

十二、透明细胞软骨肉瘤

【定义】

透明细胞软骨肉瘤（clear cell chondrosarcoma）是一种罕见的软骨肉瘤，主要由胞质透亮的肿瘤细胞构成，通常发生在骨端，为低度恶性肿瘤。

ICD-O 编码 9242/3

【临床特征】

（一）流行病学

透明细胞软骨肉瘤占软骨肉瘤的 2%。男性发病率是女性 3 倍，12～84 岁均可发生，20～60 岁最常见。最好发于骨端，2/3 病例见于股骨头和肱骨头，少见发生于肋骨、颅骨，脊柱和手足。

（二）症状

病变生长缓慢，疼痛是最主要症状。55%的患者疼痛超过 1 年，18%的患者有症状超过 5 年。

（三）影像学表现

发生部位较特殊，常位于长骨软骨下区域，呈边界清晰的溶骨性病灶，内部密度、信号较多样（图 1-5-3-16A、B），常与软骨母细胞瘤鉴别困难，相比软骨母细胞瘤，透明细胞软骨肉瘤体积较大、MRI T2WI 更多区域为高信号。周围虽有骨髓水肿，但常无周围肌肉肿胀、关节积液等明显炎性反应。

（四）治疗

手术大块切除治疗是主要手段，刮除治疗容易引起复发。放、化疗效果不佳。

（五）预后

透明细胞软骨肉瘤为低度恶性肿瘤，病变过程相对惰性，完整切除通常可以治愈。但边界切除或刮除复发率达到 86%，转移至肺或其他骨的病例大约占到 15～20%，总死亡率为 15%。文献记录有 3 例发生去分化成为高级别肉瘤的病例报道。

【病理变化】

（一）大体特征

肿瘤体积 2～13cm 大小，由于常含有骨样组织，质地可以为沙砾样也可以质软，伴有囊性结构，软骨性肿瘤的肉眼特点有时不显著（图 1-5-3-16C）。

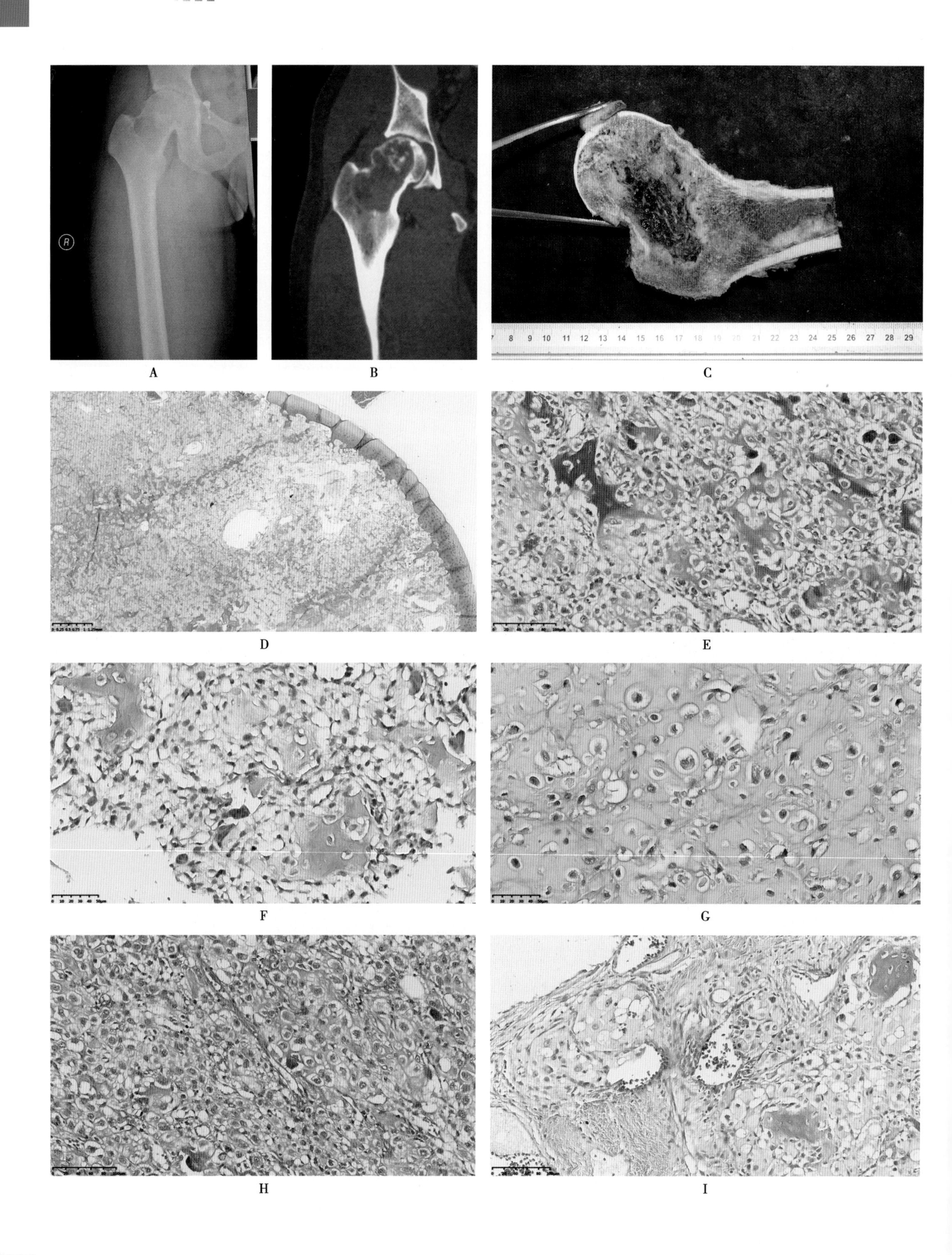
R
7 8 9 10 11 12 13 14 15 16 17 18 19 20 21 22 23 24 25 26 27 28 29
A
B
C
D
E
F
G
H
I

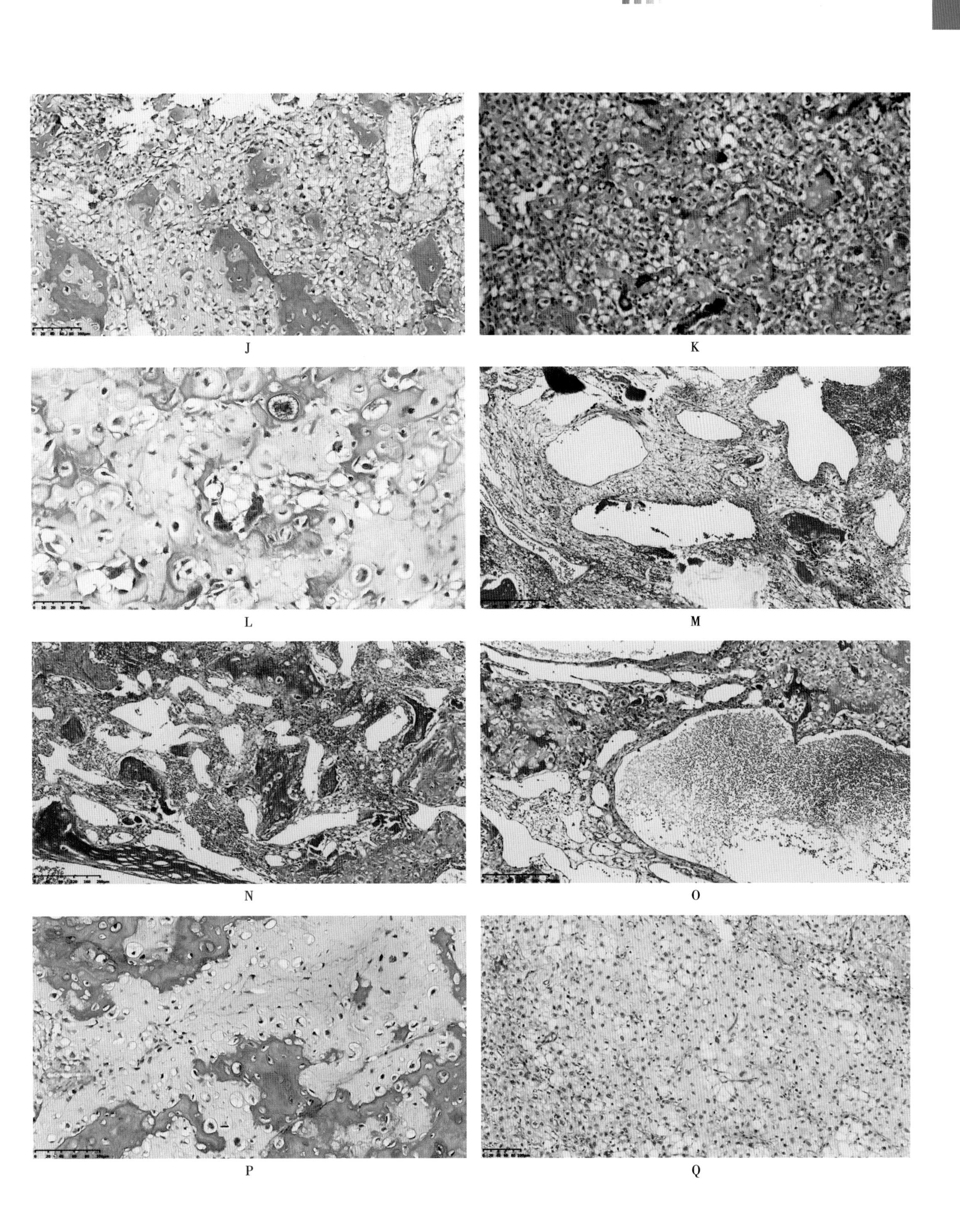

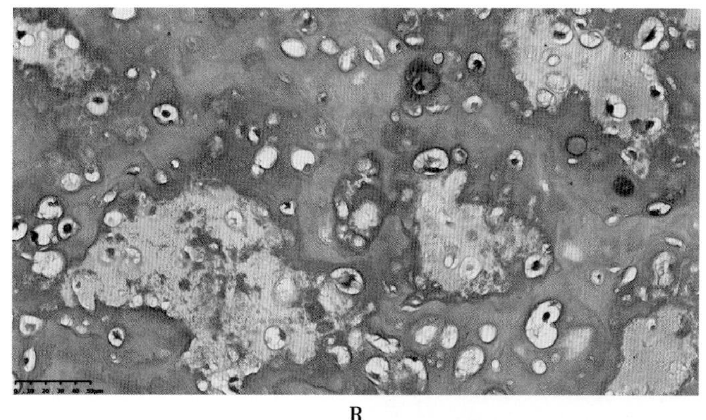

R

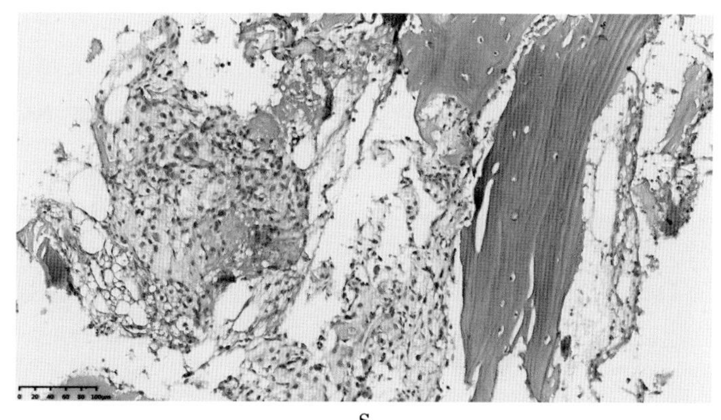

S

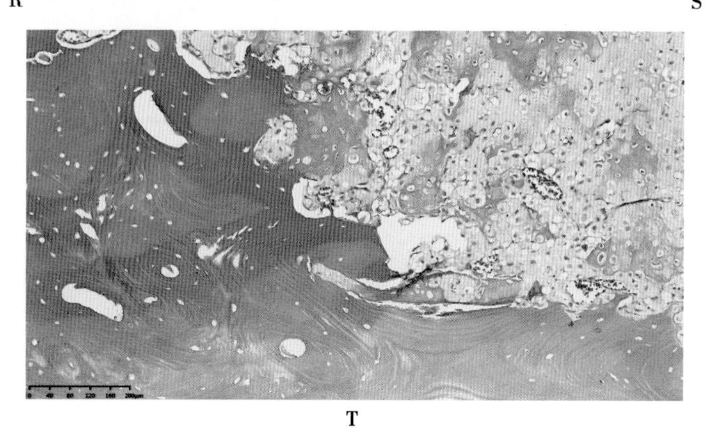

T

图 1-5-3-16 透明细胞软骨肉瘤

A、B. 透明细胞软骨肉瘤的影像学 A. X 线正位片显示股骨近端溶骨性骨破坏，内有斑片状高密度，边界清晰。B. CT 冠状面骨窗图显示右侧股骨头、颈溶骨破坏，内有散在钙化，边界清晰、边缘略硬化。C. 透明细胞软骨肉瘤的大体股骨骨端（股骨头）可见肿瘤边界尚清晰，没有突破骨皮质，切面呈灰白/灰红，中间可见出血。D～O. 透明细胞软骨肉瘤的组织学。D. 股骨头软骨下髓腔内可见透明细胞软骨肉瘤。E～G. 软骨细胞大而透亮，部分胞浆弱嗜酸，核多居中，胞界清晰，核仁可见。H. 透明细胞软骨肉瘤细胞似有软骨母细胞特点。I～K. 透明细胞软骨肉瘤中可见编织骨。L. 肿瘤中可见散在多核巨细胞。M～N. 部分区域富含血管。O. 透明细胞软骨肉瘤伴明显囊变。P～Q. 透明细胞软骨肉瘤常见普通透明软骨区域。R. 透明细胞软骨肉瘤部分区域可出现软骨钙化。S～T. 透明细胞软骨肉瘤侵蚀周围骨

（二）镜下特征

1. 组织学特征 大量成片分布的胞质较宽的核圆形细胞呈小叶状分布，由于胞质含有糖原多呈透亮或淡嗜酸颗粒状，胞界清晰，核仁明显位于中心，无明显异型性，其间可见破骨细胞样多核巨细胞散在分布或成簇出现。常见肿瘤中央均匀分布的不成熟编织状小梁骨，容易使人联想到成骨性肿瘤，局灶还可见囊变酷似动脉瘤样骨囊肿结构（图 1-5-3-16D～O）。核分裂象少见。部分肿瘤含有普通低级别软骨肉瘤区域（图 1-5-3-16P、Q），有时还伴有骨化或钙化（图 1-5-3-16R），在 Mayo Clinic 报道的所有透明细胞软骨肉瘤病例中这一比例达到了 50%，可出现酷似软骨母细胞瘤的细胞间钙化。常见肿瘤浸润正常骨组织（图 1-5-3-16S、T）。

2. 免疫组化特征 透明细胞 S-100 和 SOX-9 阳性，Ⅱ型和Ⅹ型胶原阳性，偶尔 CKpan、CK18、CK19、P53 可以阳性。

（三）分子病理

核型分析显示部分透明细胞软骨肉瘤存在克隆异常，二倍体和近二倍体补体占优势，9 号染色体缺失或结构异常，以及 20 号染色体增益。不存在 *IDH1* 或 *IDH2* 突变。在一组 15 例透明细胞软骨肉瘤报道中，1 例透明细胞细胞软骨肉瘤呈 H3F3B p. Lys36 Met 突变。

【鉴别诊断】

1. 软骨母细胞瘤 青少年发病，发生部位常在骺端，X 线表现可以类似透明细胞软骨肉瘤，镜下为铺路石样的较一致核圆形胞质嗜酸的细胞，可见核沟，软骨基质可有网格样钙化，不含有透明细胞和软骨肉瘤成分，也没有特征性的小梁骨。H3F3B 基因检测或 H3K36M 免疫组化检测有助于二者鉴别。

2. 骨肉瘤 青少年好发，病变多位于干骺端，影像学为高度恶性表现，常侵破骨皮质形成巨大软组织包块及骨膜反应。镜下骨肉瘤细胞异型性常明显，病理性核分裂象常见，虽然透明细胞软骨肉瘤中也可以出现不规则

编织状骨小梁，但此种成骨与骨肉瘤中成骨鉴别还需要根据周围细胞背景进行分析，大量胞质透亮或弱嗜酸且核圆形位于细胞中央的透明细胞可以协助鉴别。与更罕见的骨肉瘤亚型—透明细胞骨肉瘤相鉴别时，要注意观察细胞核的特点，骨肉瘤透亮细胞核大异型性明显，肿瘤骨更多且形状更不规，而透明细胞软骨肉瘤肿瘤细胞核异型性不明显。

3. 普通型软骨肉瘤 大约有一半的透明细胞软骨肉瘤病例中会发现普通型低级别软骨肉瘤区域，结合临床发病位置，影像学特点和特有的组织学特点，不要轻易诊断为低级别软骨肉瘤。

4. 转移性肾细胞癌 大量胞质透亮细胞出现在老年人的股骨头或肱骨头时，酷似肾透明细胞癌，缺乏破骨细胞样多核巨细胞和新生骨组织。必要的免疫组化检查 CK、Vimentin、S-100、CAIX、PAX8、CD10 等可以帮助鉴别诊断。

5. 脊索细胞源性肿瘤 发生在中轴外的脊索细胞源性肿瘤非常罕见，小叶状结构，胞浆透亮或弱嗜酸的细胞，软骨样基质等有可能与透明细胞软骨肉瘤混淆。临床影像学及特征性细胞核结构、免疫组化 brachyury、S-100、CK、EMA 和 Vimentin 阳性等有助于鉴别诊断。

（丁　宜）

第四节　纤维性肿瘤

一、骨促结缔组织增生性纤维瘤

【定义】

骨促结缔组织增生性纤维瘤（desmoplastic fibroma of bone）是罕见的交界性呈侵袭性生长的骨肿瘤，由较温和的梭形细胞及丰富的胶原构成，使人容易联想到软组织韧带样型纤维瘤病。

ICD-O 编码 8823/1

【临床特征】

（一）流行病学

非常罕见的骨原发肿瘤，占原发骨肿瘤<0.1%。成人和青少年好发，无性别差异。可累及任何骨，最常见于下颌骨，股骨、腓骨和胫骨等长骨的干骺部，也可以发生于骨盆。成年人病变范围甚至可以达到骨端。

（二）症状

常偶然被发现，肿瘤一般生长缓慢，局灶肿痛或轻度畸形，少数伴有病理骨折，有时无症状，约 10% 的病例合并病理性骨折。

（三）影像学特征

影像表现不典型，通常表现为边界清晰的分叶状透光性病变，病变内可见粗大的骨嵴，体积较大的肿物可以破坏皮质骨侵犯软组织。MR 常显示 T1 和 T2 低信号，内部 T2WI 混杂，无骨膜反应。骨扫描或 FDG PET 检测时呈现高摄取状态（图 1-5-4-1A～D）。

（四）治疗

手术方式以刮除或病变内切除为主。

（五）预后

生物学行为呈侵袭性，刮除术后局部复发率 55%～72%，切除术后复发率 17%。局部复发可与初次手术相隔数年。有个别复发后出现高级别梭形细胞肉瘤的病例报道，但该肿瘤一般不转移。

【病理变化】

（一）大体特征

肿瘤一般 3～10cm，灰白色，质地韧，边界尚清，致密旋涡状，常侵犯周围组织，可出现扇贝样边界（图 1-5-4-1E），肉眼观察类似软组织的硬纤维瘤。

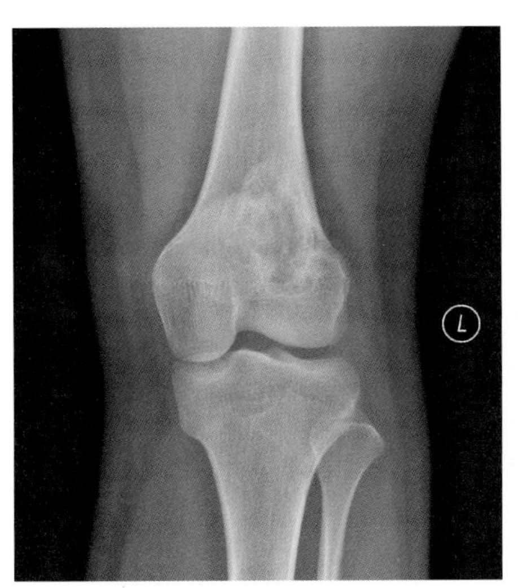

A

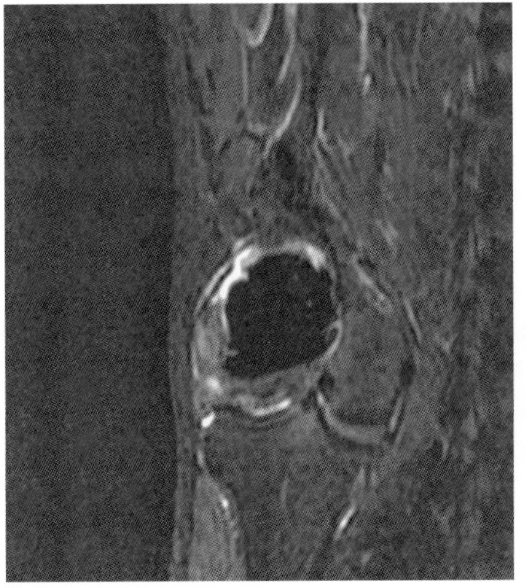

B

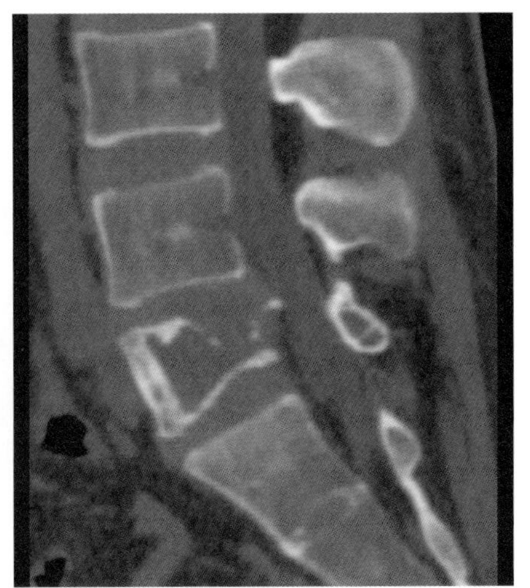

C

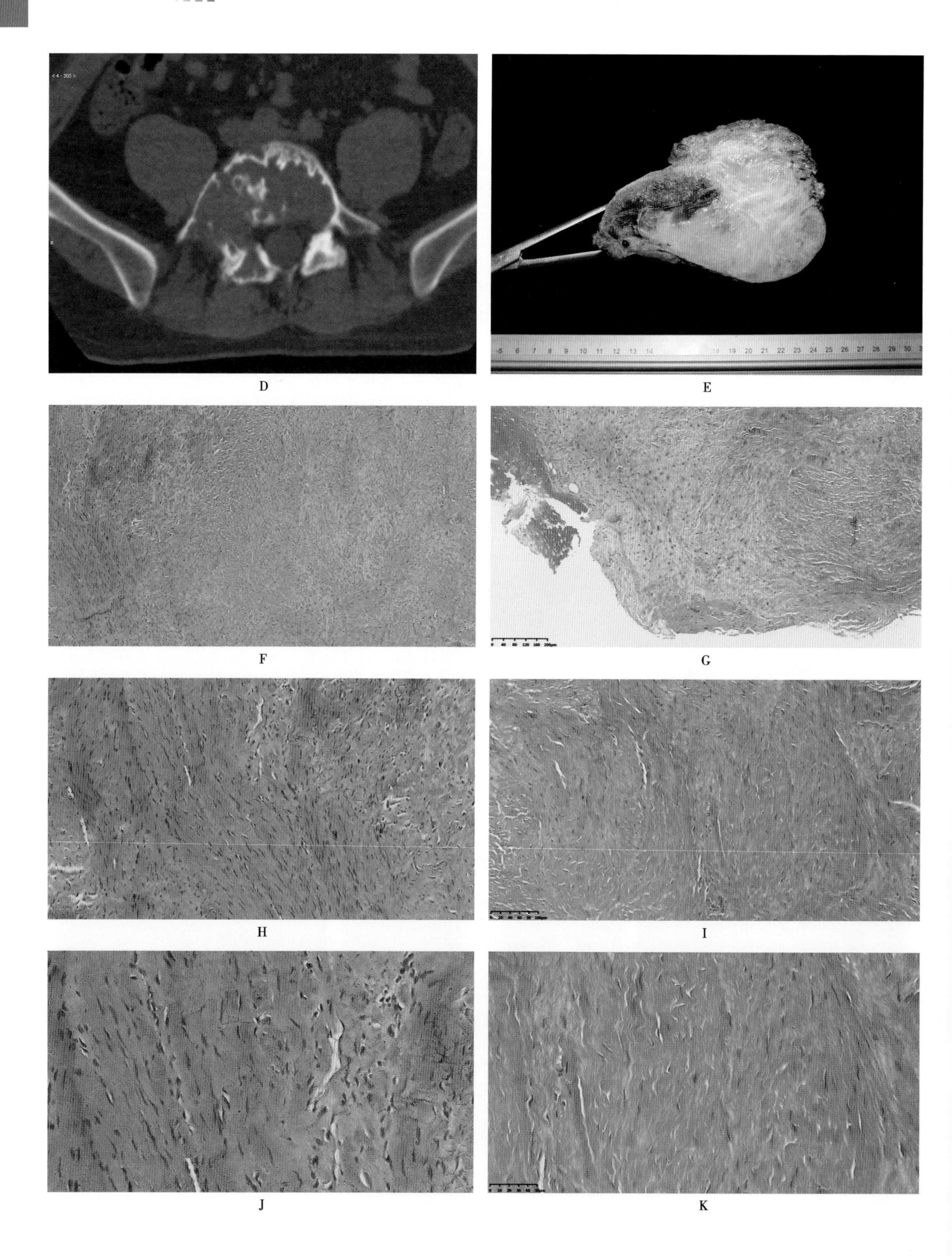

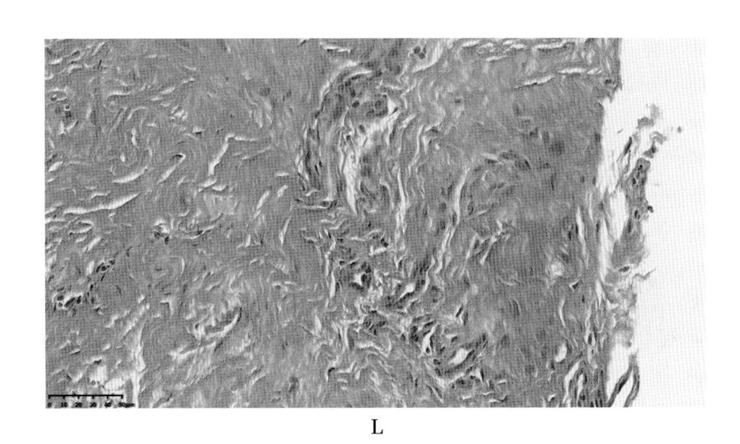

L

图 1-5-4-1　骨的促结缔组织增生性纤维瘤

A~D. 骨的促结缔组织增生性纤维瘤的影像学。A. X 线正位片显示股骨下段髓内分叶状溶骨破坏灶，边缘明显硬化，整体边界清晰，无骨膜反应。B. MRI 冠状面脂肪抑制 T2WI 图显示股骨下段病灶术后复发，软骨下区有短条片低信号。C、D. CT 冠状面骨窗、横断面骨窗图示腰 5 椎体促结缔组织增生性纤维瘤伴病理性压缩骨折，病灶边缘多发粗大骨嵴。E. 骨的促结缔组织增生性纤维瘤的大体。肿物边界欠清，切面灰白/黄，质地较均匀，可见致密旋涡状结构。F~L. 骨的促结缔组织增生性纤维瘤。F~G. 低倍镜下，丰富的胶原组织是该肿瘤最主要的特征。H~I. 梭形肿瘤细胞可多可少，局灶细胞成分可以非常稀少而全部以胶原为主。J~K. 纤维母细胞或肌纤维母细胞样梭形细胞有轻度细胞异型性，核分裂象罕见。L. 骨的促结缔组织增生性纤维瘤中局灶血管较丰富

（二）镜下特征

1. 组织学特征　1958 年由 Jaffe 等率先报道，当时报道了 5 例组织形态学酷似腹壁硬纤维瘤的骨原发病例。促结缔组织增生性纤维瘤镜下见丰富纤维胶原背景中数量不多的梭形纤维母细胞或肌纤维母细胞样细胞呈侵袭性生长，破坏皮质骨的哈弗斯系统或髓腔组织，细胞密度通常较稀疏，呈束状、波浪状或旋涡状排列，梭形细胞无明显异型性，偶尔可见肥硕细胞。血管多少不一，扩张的毛细血管，小-中等血管可弥漫分布。无坏死，核分裂象罕见，无病理核分裂象。形态学酷似软组织韧带样纤维瘤病。极少数情况下，可见软骨化生（图 1-5-4-1F~L）。有个别病例报告本病可以与纤维结构不良或蜡油样骨病并存。促结缔组织增生性纤维瘤诊断的成立是一个排除性诊断，需要和纤维结构不良、低级别中心型骨肉瘤、低度恶性肌纤维母细胞肉瘤、肌上皮瘤和滤泡树突细胞肿瘤以及滑膜肉瘤鉴别。

2. 免疫组化特征　肿瘤细胞不同程度表达 SMA，Actin 和 Desmin 也可呈阳性。β-catenin 阳性更多见于胞浆中。S-100、CD34，MDM2，CDK4 均阴性。

（三）分子病理

细胞遗传学异常的报道非常少见，与软组织纤维瘤病不同，没有发现编码 β-catenin 的 CTNNB1 异常，因此不能简单地认为该病变是韧带样纤维瘤病在骨内的表现，即不能认为两者为同一种肿瘤。

【鉴别诊断】

1. 低级别纤维肉瘤　与促结缔组织增生性纤维瘤富细胞区域有时鉴别诊断有困难，低级别纤维肉瘤通常细胞核更大，染色更深，可见核分裂象，胶原成分少，可见鱼骨样排列。免疫组化没有太大帮助。

2. 骨膜硬纤维瘤　一种骨膜纤维组织瘤样增生性病变，常与外伤有关，放射学证据有助于鉴别。

3. 非骨化性纤维瘤　青少年好发，主要累及胫骨干骺端骨皮质。常见无明显异型性的梭形纤维细胞席纹状排列，含有泡沫状细胞和多核巨细胞，常见散在炎细胞浸润，细胞成分较复杂，呈膨胀性生长。

4. 低级别中心性骨肉瘤　镜下常见有轻度异型性的梭形细胞伴胶原成分，肿瘤性成骨是鉴别诊断的关键，常为平行排列、粗细不等的编织骨或板层骨，可见病理性核分裂象，影像学呈边界不清的渗透性骨质破坏伴成骨性改变也可以帮助鉴别。免疫组化标记 MDM2 阳性和荧光原位杂交检测 MDM2 扩增有一定鉴别意义。

5. 纤维结构不良　病变一般界限清楚，安静的良性梭形细胞伴新生不规则骨构成肿瘤主体，新生骨形态多样，多为字母形状，有时不规则小梁骨少，以梭形细胞为主时要警惕和骨促结缔组织增生性纤维瘤鉴别。影像学 X 光片显示毛玻璃样改变，病变边界清晰的特点有助鉴别。GNAS 点突变检测也有一定的辅助诊断意义。

6. 骨的平滑肌瘤　肿瘤由梭形细胞束状交错排列，细胞核两端钝圆呈杆状，细胞质红染，免疫组化标记 Desmin、SMA、h-Caldesmon 等平滑肌源性标记阳性。

7. 骨的神经鞘瘤　由梭形细胞构成，波纹状核，常呈栅栏样排列，细胞低密度区与高密度区交错排列。S-100 弥漫强阳性表达可帮助鉴别。

8. **低度恶性肌纤维母细胞肉瘤** 骨内原发或转移非常罕见，细胞密度较大，梭形细胞核的异型性是主要的鉴别点，免疫组化不能协助鉴别。

9. **滑膜肉瘤** 骨内原发和转移均少见，单相型滑膜肉瘤（梭形细胞滑膜肉瘤）细胞密度通常比较大，胶原不丰富，梭形细胞特异性抗体异常 CK，EMA，Vimentin，TLE1，SSYX 等以及 FISH 检测 SS18 基因重排有助于诊断。

10. **滤泡树突细胞肿瘤** 可以发生在结外，镜下见增生的梭形细胞形态温和松散分布，也可有明显异型性，常表达 CD21，CD23 和 CD35。

二、骨的纤维肉瘤

【定义】

骨的纤维肉瘤（fibrosarcoma of bone）是中-高级别骨的梭形细胞恶性肿瘤，细胞缺乏明显的多形性和分化方向，仅显示成纤维细胞分化特点，伴有多少不等的胶原组织，组织学上常呈典型“束状”或“鱼骨刺”样结构。排除性诊断是诊断骨纤维肉瘤的主要方法。

ICD-O 编码 8810/3

【临床特征】

（一）流行病学

不常见，发病率在骨原发恶性肿瘤中低于 5%。多见于 10～60 岁，男女发病比例相等。最常见于股骨远端最常见（21%～47%），其次为股骨近端（16%）、肱骨远端（14%）、胫骨远端（11%）。大多为原发，约 25%继发于其他疾病，如放疗、Paget 病、慢性骨髓炎、纤维结构不良、骨梗死等。偶见多发。

（二）症状

局部疼痛，红肿，活动受限，病理性骨折常见。

（三）影像学特征

表现为恶性溶骨破坏，破坏形式多样，一般与组织恶性级别相关，多数为虫蚀状或地图样偏心性渗透状破坏，少见骨膜反应，常伴有软组织包块（图 1-5-4-2A～C）。影像学表现与未分化多形性肉瘤无法鉴别。

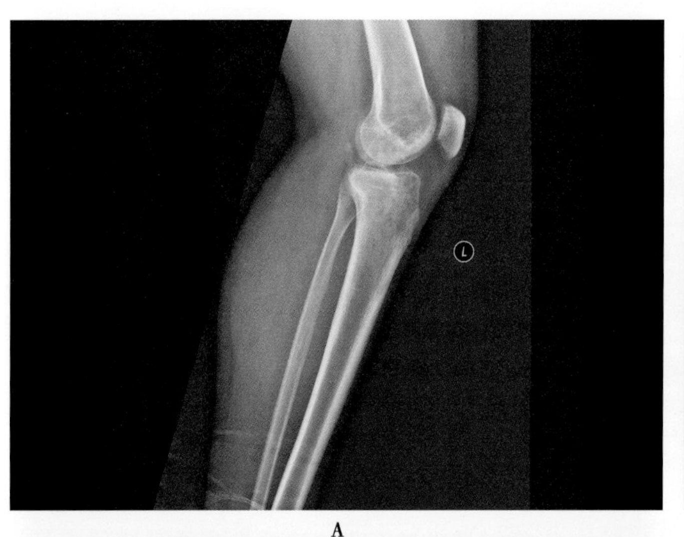

A

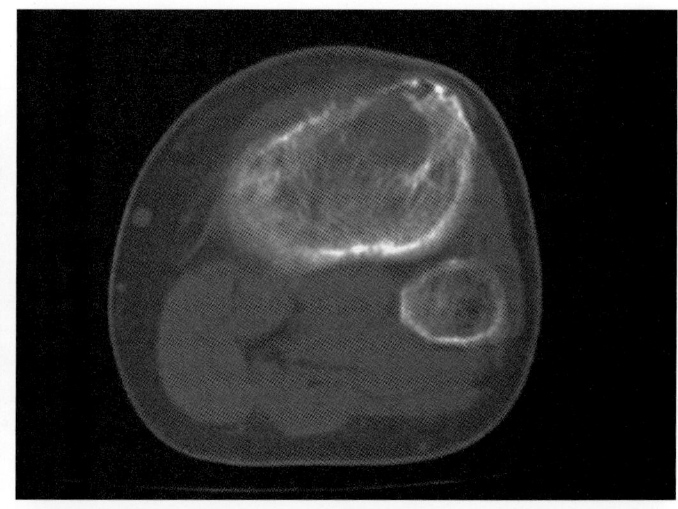

B

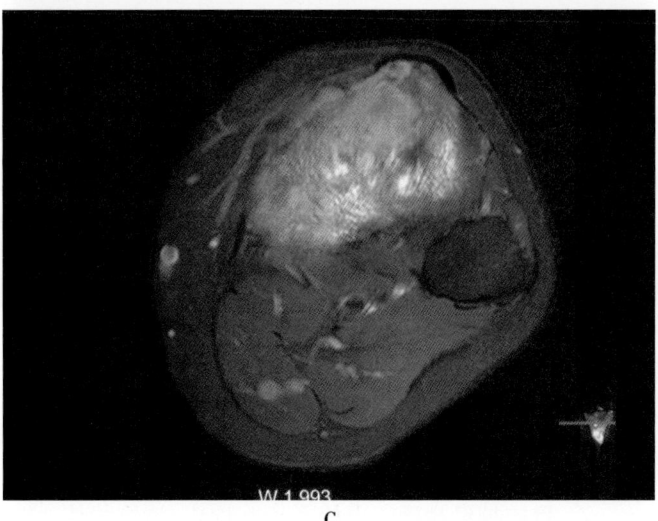

C

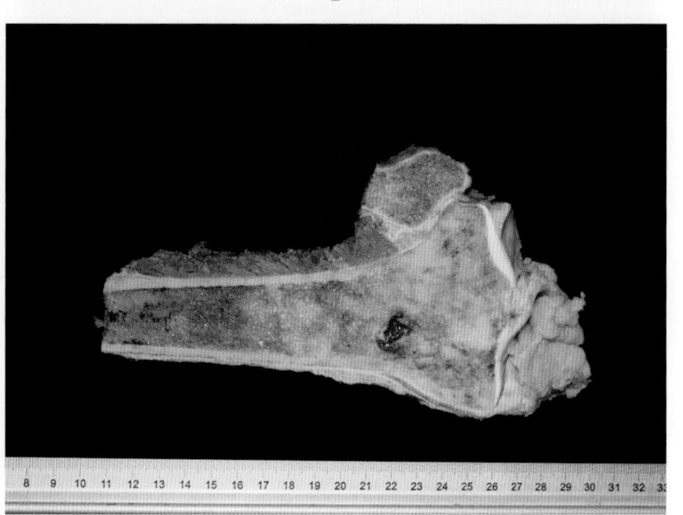

D

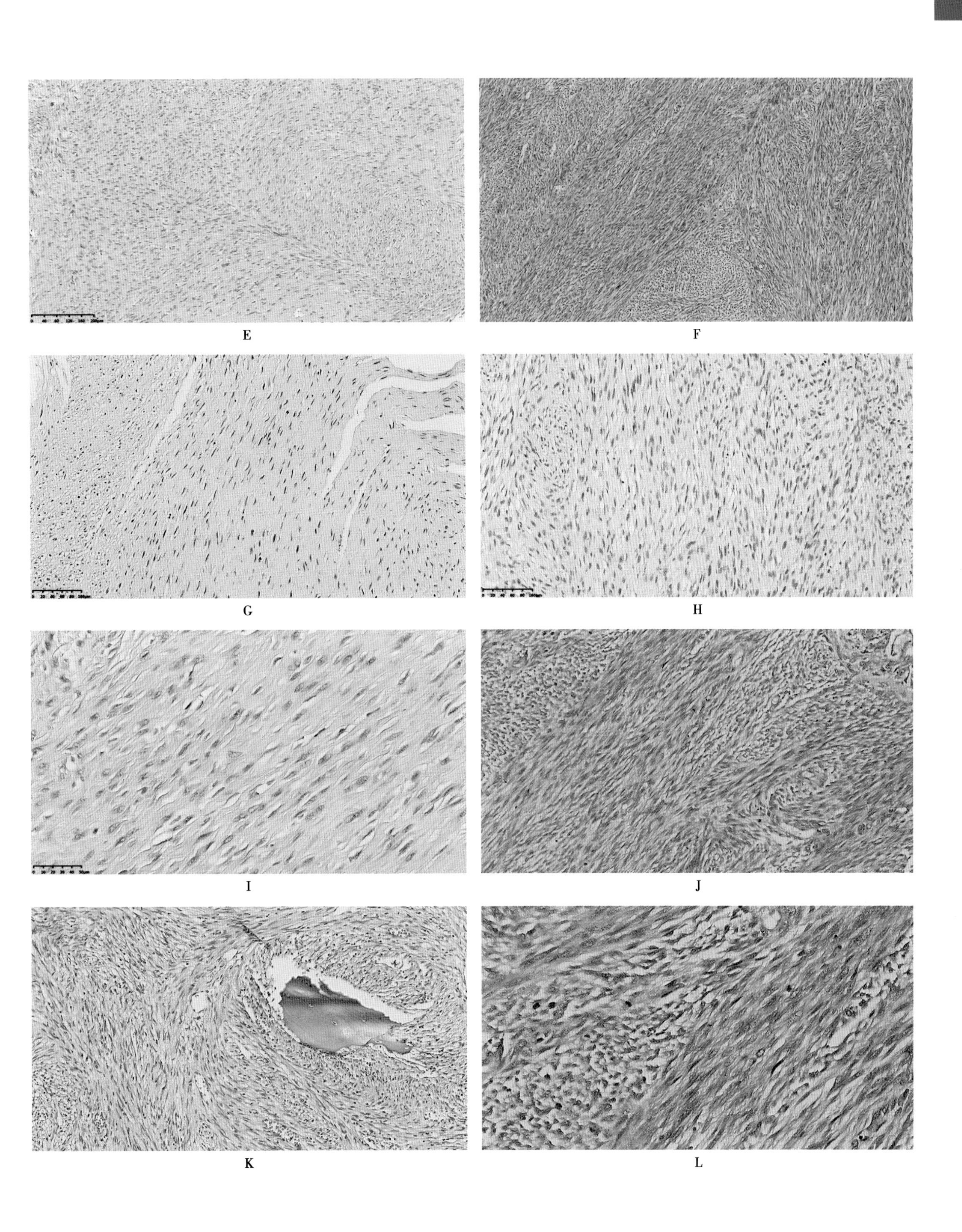
E
F
G
H
I
J
K
L

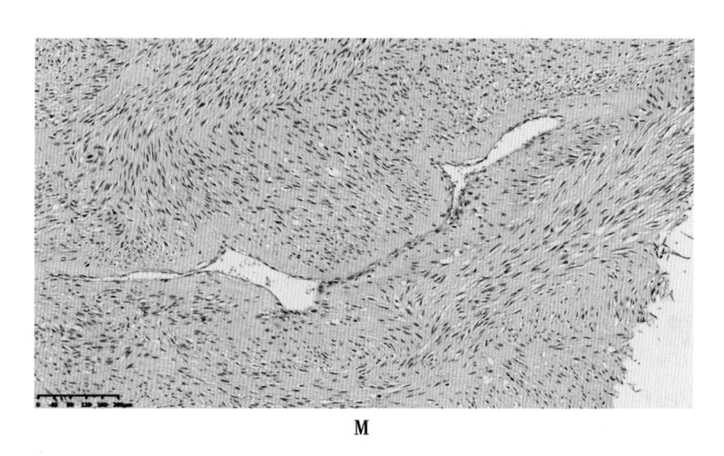

M

图 1-5-4-2　骨的纤维肉瘤

A~C. 骨的纤维肉瘤的影像学。A. X 线侧位片显示胫骨近端渗透样溶骨性破坏，边界不清。B. CT 横断面骨窗显示胫骨近端骨破坏，渗透性破坏皮质，伴有软组织肿块，边界不清。C. MRI 脂肪抑制图像(与图 1-5-4-2B 为同一患者)显示骨破坏范围比 CT 广泛，伴有结节状软组织肿块。D. 骨的纤维肉瘤的大体肿物侵犯关节面及骨皮质，但未浸透骨皮质形成软组织包块，灰白质地韧。E~M. 骨的纤维肉瘤的组织学。E~F. 较密集的梭形细胞呈束状或鱼骨刺样排列。G. 骨的纤维肉瘤部分区域细胞稀疏，酷似骨的促结缔组织增生性纤维瘤。H~J. 骨的纤维肉瘤梭形细胞大小较一致，异型性不明显或有轻度异型性。K. 纤维肉瘤的梭形细胞破坏围绕残存宿主骨。L. 高倍镜下纤维肉瘤核分裂象较活跃。M. 骨纤维肉瘤中的血管

(四) 治疗

手术治疗为主，需要广泛边界切除，必要时需要截肢。辅助化疗可提高高度恶性纤维肉瘤生存率。放疗无效。

(五) 预后

骨纤维肉瘤 5 年和 10 年生存率分别是 34% 和 28%，复发和转移常见，通常转移至肺或其他骨。影响预后的因素包括年龄、肿瘤级别、位置、分期及是否伴有转移等。

【病理变化】

(一) 大体特征

肿物的白色边缘可与周围组织清晰分开，由于肿瘤含有胶原成分，质地呈灰白坚实(图 1-5-4-2D)，高级别区域呈鱼肉样外观。

(二) 镜下特征

1. 组织学特征　较一致密集梭形细胞呈束状或“鱼骨刺”样排列伴多少不等胶原(图 1-5-4-2E、F)。由于具有纤维肉瘤细胞特点的肿瘤细胞可以在很多肿瘤中出现，纤维肉瘤更多的被认为是一种排除性诊断。其中，低级别纤维肉瘤在细胞间有丰富的胶原纤维，细胞异型性较小，类似正常成纤维细胞，需要和骨促结缔组织增生性纤维瘤鉴别(图 1-5-4-2G)。高级别纤维肉瘤除“鱼骨样”排列，梭形细胞异型性不明显或有轻度异型性，可出现较多核分裂或病理核分裂(图 1-5-4-2H~M)，细胞间胶原成分少，可伴有出血及坏死，有时肿瘤周围还可见化生骨及软骨，偶可见多核巨细胞。直到现在，部分学者仍认为该肿瘤是骨的恶性纤维组织瘤的一种亚型。但根据近三版 WHO 骨肿瘤分类建议，仍将其列为单独的一类骨原发恶性肿瘤。

2. 免疫组化特征　没有特异性抗体提示诊断，部分肿瘤细胞可能表达 SMA，不表达其他平滑肌、上皮及内皮抗原。

(三) 分子病理

相关文献报道少，通过染色体和比较基因组杂交研究表明很多基因出现失衡，其中 6q、8p、9p、10、13 和 20p 出现丢失，1q、4q、5p、8q、12p、15、16q、17q、20q、22 和 Xp 出现增益。有文献报告 17 例骨纤维肉瘤中检测到>60% 病例出现 CDKN2A 丢失。另有 STRN-NTRK3 融合基因在 1 例骨纤维肉瘤中被发现的报告。

【鉴别诊断】

1. 骨肉瘤　成纤维性骨肉瘤有时在没有成骨与成软骨的区域，非常类似纤维肉瘤，要仔细寻找肿瘤性成骨，警惕纤维肉瘤周围的反应骨或化生骨。影像学鉴别非常重要。SATB2 免疫组化染色有一定鉴别意义。

2. 去分化软骨肉瘤　软骨肉瘤去分化的成分可以是一致的梭形肿瘤细胞排列成束状或“鱼骨刺”样，此时应仔细寻找高分化软骨肉瘤区域。

3. 平滑肌肉瘤　形态可以非常类似，肌源性分化特点及免疫组化 desmin 和 SMA，h-caldesmon 可以帮助鉴别。

4. 滑膜肉瘤　原发于骨非常少见，但也要警惕，免疫组化 TLE1，CK，EMA，Vimentin，Calponin，Bcl-2，CD99 及 SSYX 等和分子检测 SS18 基因异常的手段可以帮助鉴别。

5. 未分化多形性肉瘤　排列成束状或“鱼骨刺”样，细胞有明显异型性或多形性，其中梭形细胞型未分化肉瘤为排除性诊断，与纤维肉瘤可能有形态重叠，免疫组化没有帮助。

6. **骨的促结缔组织增生性纤维瘤**　由较少的平和的梭形细胞及其产生丰富的胶原构成，缺乏鱼骨样排列，核异型性不明显，核分裂象少见。

7. **梭形细胞转移癌**　了解患者的病史，转移癌通常多发以及免疫组化检查能帮助鉴别。

8. **孤立性纤维性肿瘤**　骨孤立性纤维性肿瘤少见，STAT6 免疫组化抗体染色有决定性意义。

9. **硬化性上皮样纤维肉瘤**　骨内原发罕见，转移性病灶需要警惕。特征性的上皮样细胞及 MUC4 染色阳性，结合 FUS 或 EWSR1 基因重排有助于诊断。

（丁　宜）

第五节　纤维组织细胞性肿瘤

2020 版 WHO 取消了纤维组织细胞性肿瘤章节，将非骨化性纤维瘤归入富含破骨细胞样多核巨细胞的肿瘤章节中。将良性纤维组织细胞瘤根据发病位置不同，也进行拆分，分别归入非骨化性纤维瘤和骨巨细胞瘤中。

一、非骨化性纤维瘤

【定义】

非骨化性纤维瘤（non-ossifying fibroma，NOF）是一种良性自限性肿瘤，以车辐状排列的成纤维细胞增生为主伴破骨细胞样多核巨细胞为主要成分。“纤维皮质缺损（fibrous cortical defect）”通常指局限于皮质内的纤维性病变，而如果病变较大并累及髓腔时则称为非骨化纤维瘤，两者组织形态完全一致。目前 2020 版 WHO 不再推荐使用“纤维皮质缺损”这一称谓。

ICD-O 编码 8830/0

【临床特征】

（一）流行病学

1. **发病率**　NOF 具体发病率无从统计，这是由于很多非骨化性纤维瘤无症状，并且没有进行下一步处理，因此发病率很难确定。

2. **发病年龄**　本病发病高峰为 10~20 岁。目前推测，大约有 30%~40% 儿童会出现非骨化性纤维瘤，这可能是骨骼系统最常见的肿瘤。成年人中罕见，一项影像学研究显示，4 岁儿童中 54% 的男孩和 22% 的女孩存在 NOF。

3. **部位**　绝大多数非骨化性纤维瘤发生于下肢长骨的干骺端，特别是膝关节上下，80% 发生在股骨下端干骺端，其次为胫骨近端和胫骨远端，其他长骨干骺端（腓骨、肱骨近端、尺骨等）也可发生。病变以单发为主，但多发病灶并不少见，常呈对称性特征，多发非骨化性纤维瘤可见于Ⅰ型神经纤维瘤病和 Jaffe-Campannacci 综合征患者。

（二）症状

非骨化性纤维瘤发生在骨骼未发育成熟的患者，通常无临床症状，多为偶然发现，较大病变可出现疼痛或病理骨折。

（三）影像学特点

非骨化性纤维瘤的放射学特征较明显，一般于 X 线片即可明确诊断。表现为累及皮质与髓腔/仅累及皮质的透光性病变，通常位于长骨干骺端，长轴与受累骨长轴平行，边界清晰，呈圆形、卵圆形或分叶状，部分病例见多囊结构，病变皮质受压变薄，可出现硬化及扇贝样边缘（图 1-5-5-1A）。CT 显示为边界清楚的溶骨性病变（图 1-5-5-1B）。MRI 显示其周界清晰，病灶于 T1WI 像为低信号、于 T2WI 像部分或全部区域为低信号。

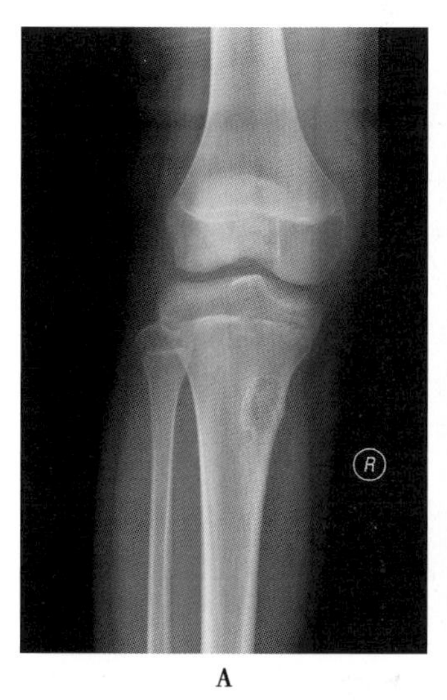

A

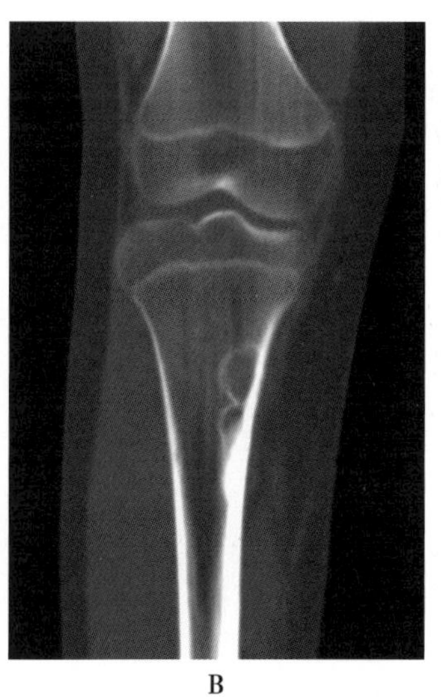
B

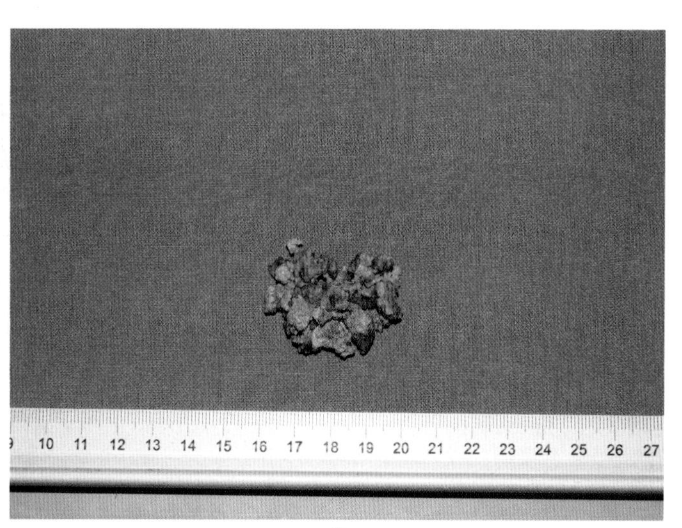

C

图 1-5-5-1　非骨化性纤维瘤的影像学及大体

A、B. 非骨化性纤维瘤/纤维皮质缺损影像学。A. X 线正位片示胫骨近侧干骺端内侧皮质及髓腔溶骨性改变，周围骨硬化。B. CT 冠状位骨窗图示病变沿长轴生长，呈分叶状，边缘硬化。C. 非骨化性纤维瘤/纤维皮质缺损大体：非骨化性纤维瘤的大体呈灰黄色、结节或分叶状

（四）治疗及预后

非骨化纤维瘤预后很好，可自发消退，无症状病例或病变范围较小时不需治疗，当病理较大宽度累及≥50%时或者有病理骨折高发风险时，可行刮除植骨术，局部复发少见，没有恶变的病例报告。

【病理变化】

（一）大体特征

大多为刮除标本，组织较碎，多呈灰黄色或灰褐色，局部切除的标本，多呈分叶状或结节状结构，骨皮质受压变薄，周围呈扇贝样边缘或反应性骨壳（图 1-5-5-1C），囊变常见，合并病理骨折的患者常出现坏死和出血。

（二）镜下特征

1. 组织学特征 非骨化性纤维瘤界限清晰，病变主要由较平静的无明显异型性的梭形细胞构成，大部分区域可见“车辐状”结构特点，伴散在多核巨细胞，这些多核巨细胞相比骨巨细胞瘤中的巨细胞，一般细胞核数较少，核形态特点也与基质中的梭形细胞不同。梭形细胞有时较肥硕，核分裂象稀少，无病理性核分裂。继发改变包括含铁血黄素沉积和不等量的灶、片状泡沫细胞样组织细胞。偶见坏死囊变，瘤组织内一般无新生骨，除非合并病理骨折。在切除的组织周围常可见反应性新生骨（图 1-5-5-2）。发生在骨盆或长骨骨端与 NOF 形态学类似的肿瘤，曾经被认为是良性纤维组织细胞瘤，这一称谓一直有所争议。2020 版 WHO 认为这是一种具有异质性特点的肿瘤，大部分应归入伴有退变的骨巨细胞瘤。

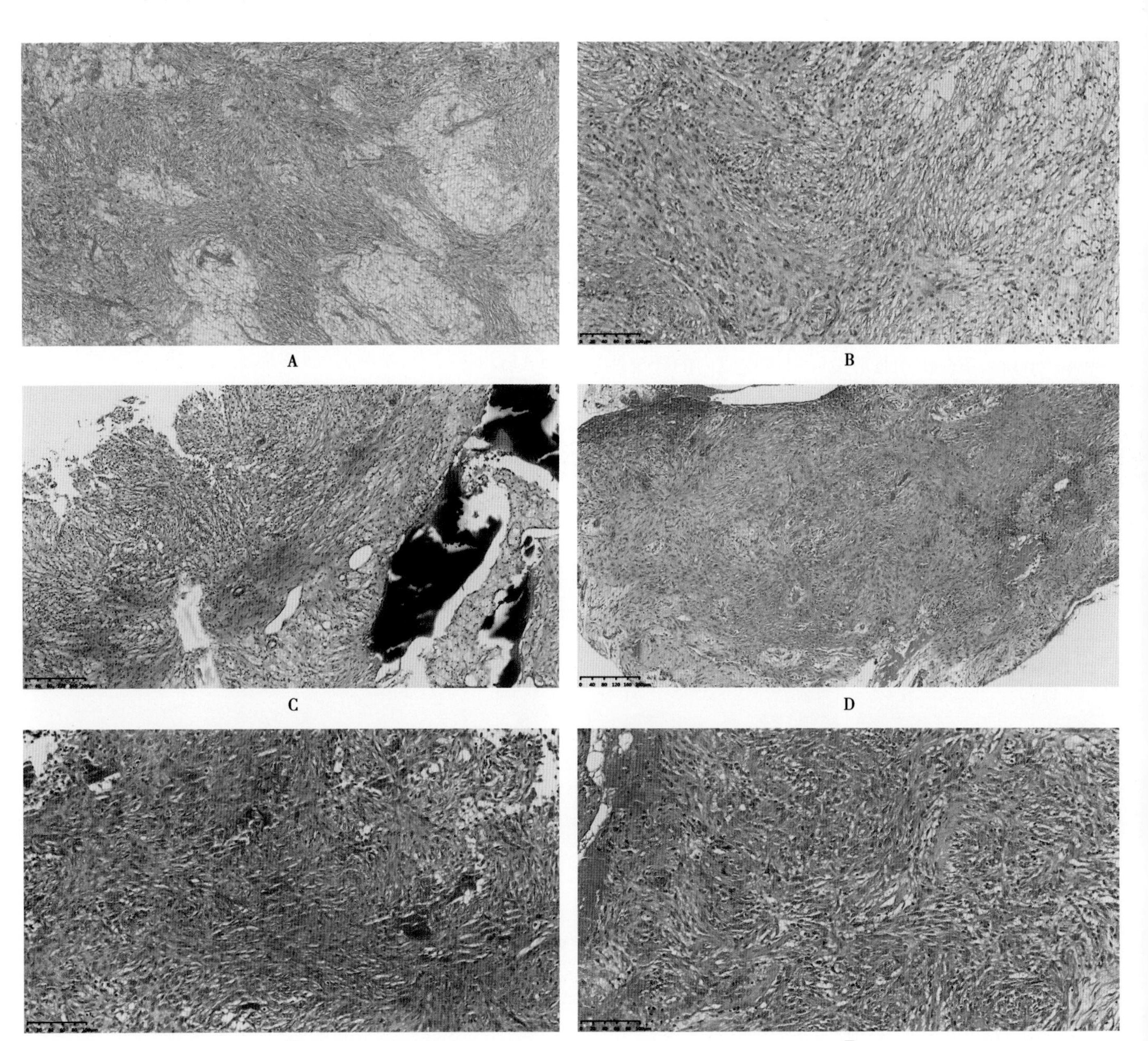

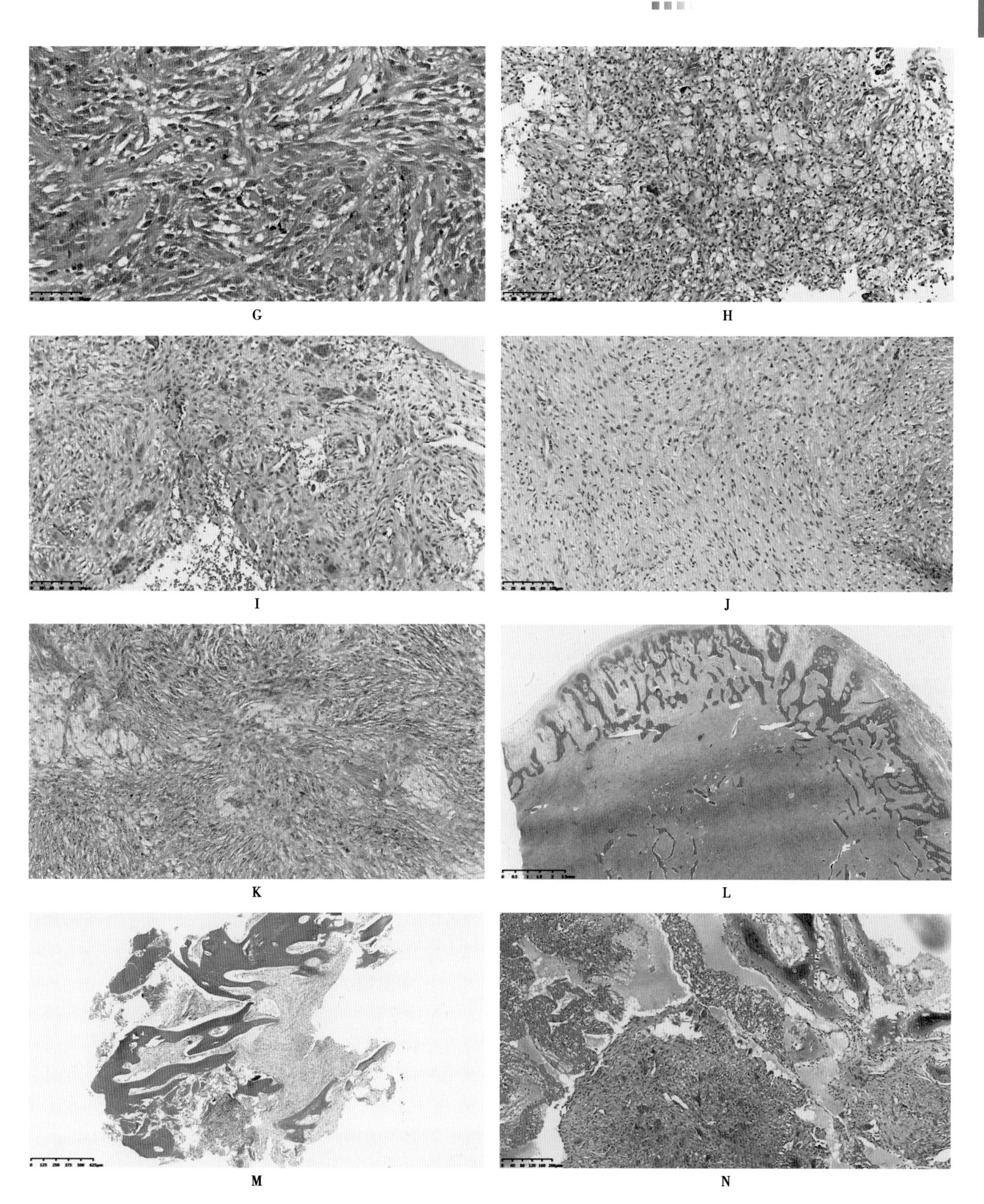

图 1-5-5-2 非骨化性纤维瘤/纤维皮质缺损组织学

A. 呈明显"席纹状"排列结构的梭形细胞，灶状泡沫细胞增生。B. 梭形细胞无异型性，灶片状增生的泡沫细胞，可见含铁血黄素沉着。C. 大量泡沫细胞增生伴散在少量多核巨细胞。D. 增生的梭形细胞无明显异型性。E. 瘤组织中散在小型多核巨细胞及陈旧性出血。F. 瘤组织呈席纹状排列。G. 梭形细胞及泡沫细胞增生。H. 大量泡沫细胞样组织细胞胞核较小，胞浆富含脂质样物。I. 散在小型多核巨细胞，细胞体积小，核数目少。J、K. 瘤组织内常见陈旧性出血。L. 本例出现病理骨折，瘤组织周围见界限清晰的反应性骨壳。M. 病变周围有时会出现反应性新生骨。N. 病变周围可见出血，反应骨周围有骨母细胞围绕

2. **免疫组化** 没有太大帮助,CD68、CD163 等可呈阳性。

(三)分子病理

部分病例可以检测到 KRAS 和 FGFR1 突变。有些病例和 NF1 胚系突变相关。

【鉴别诊断】

1. **良性纤维组织细胞瘤** 目前此类肿瘤已经被拆分,按照发病位置不同而重新归入 NOF 和骨巨细胞瘤。良性纤维组织细胞瘤组织学上与 NOF 几乎无法区分。

2. **骨巨细胞瘤** 骨巨细胞瘤的好发年龄偏大、发病部位最常见者为长骨骨端,影像学特征显示偏心溶骨性破坏等均与非骨化性纤维瘤不同。镜下,经典骨巨细胞瘤是由卵圆形或梭形单核细胞及破骨细胞样多核巨细胞组成,多核巨细胞常常数量多,分布均匀,体积相对较大,细胞核数量多可达几十或上百个且形态与单核细胞的细胞核类似。骨巨细胞瘤中可以出现明显席纹状排列的梭形细胞伴泡沫样组织细胞增生、坏死及出血,需要和非骨化性纤维瘤鉴别。H3F3A 基因突变检测和免疫组化 H3. 3G34W 检测有重要意义。

3. **纤维囊性骨炎** 一般为多骨病变,与甲状旁腺功能亢进有关。影像学观察常存在骨质疏松背景,临床检查血清中钙和甲状旁腺素水平明显增高,多为囊实性病变,以囊性为主,镜下也常见成纤维细胞样细胞增生伴骨母细胞围绕的新生骨及活跃的破骨细胞,常有明显陈旧性出血。

4. **软骨母细胞瘤** 软骨母细胞瘤也好发于青少年,但发病部位多位于骨端,影像学常可以帮助鉴别。镜下可见丰富的破骨细胞样多核巨细胞,软骨母细胞圆形,胞质红染,常伴"格子钙化"。H3F3B 基因突变检测有助于鉴别诊断。

5. **骨化性纤维瘤** 骨化性纤维瘤为良性肿瘤,好发于颅面骨,尤其是颌骨,镜下除单一性无明显排列结构的梭形细胞外,可见丰富钙化的新生骨及编织状骨,新生骨周围可见骨母细胞围绕,部分新生骨呈团块状,酷似牙骨质结构,而非骨化性纤维瘤一般见不到新生骨。

6. **骨性纤维结构不良** 好发于青少年胫、腓骨的良性病变,影像学特点和纤维背景中的经典的成骨改变,以及零星梭形细胞上皮抗原阳性等特点有助于鉴别诊断。

7. **纤维结构不良** 青少年好发的纤维成骨性病变,有时可以伴有很多反应成分,包括酷似非骨化性纤维瘤中的梭形细胞和泡沫细胞及多核巨细胞等,需要和非骨化性纤维瘤鉴别。毛玻璃样改变影像学特点以及肿瘤主体成分——新生形状怪异的不规则小梁骨没有骨母细胞衬覆等特点有助于鉴别。分子检测 GNAS 点突变也有一定辅助诊断意义。

8. **骨的未分化多形性肉瘤(骨的恶性纤维组织细胞瘤)** 发病年龄偏大,影像学有明显恶性提示,镜下可见异型性或多形性明显的肿瘤细胞呈车辐状排列,有时 NOF 中梭形细胞比较肥硕,染色质略深,但一般少见坏死及病理性核分裂象,警惕误诊为骨的未分化多形性肉瘤的陷阱。

二、良性纤维组织细胞瘤

【定义】

良性纤维组织细胞瘤(benign fibrous histiocytoma of bone,BFH),以肿瘤性梭形细胞为主要成分的间叶性肿瘤,组织学特征与非骨化性纤维瘤组织形态一致,难以鉴别,但临床及影像学表现不同。目前倾向把此类肿瘤按照发病位置重新分类,即发生在骨端的病例归入伴有退变的骨巨细胞瘤,发生在干骺端的病例归入非骨化性纤维瘤。

【临床特征】

(一)流行病学

1. **发病率** 较少见,目前全世界报道几百例。

2. **发病年龄** 5~75 岁,大多数病例年龄>25 岁。

3. **部位** 全身骨骼均可发生,绝大多数肿瘤主要累及下肢长管状骨(约 40%),特别是股骨远端、胫骨。25%的病例发生在骨盆,特别是髂骨,也可发生于肋骨及椎骨等非骨化性纤维瘤不常发生的部位。

(二)症状

临床症状表现不一,其中部分患者无明显症状(约 15%),随着肿瘤进一步增大,可有疼痛,少数发生病理骨折后才发现。

(三)影像学表现

X 线表现为单纯性溶骨性病变,界限清晰,周围常伴有不规则硬化,随肿瘤进一步发展,可出现皮质变薄或消失,这时肿瘤组织与骨外软组织间仍可见薄层骨壳,发生在扁平骨的病灶周围硬化缘多为环状,而发生在长骨骨端的病灶呈向心性或偏心性膨胀性表现,与骨巨细胞瘤很难区分。肿瘤于 CT 与 MIR 图像表现为周界清晰的溶骨性改变,部分病例的周缘存在局灶性脂肪(图 1-5-5-3A~D)。

(四)治疗及预后

良性纤维组织细胞瘤预后较好,可刮除/切除治疗,局部复发少见。罕见发生肺转移及恶变。

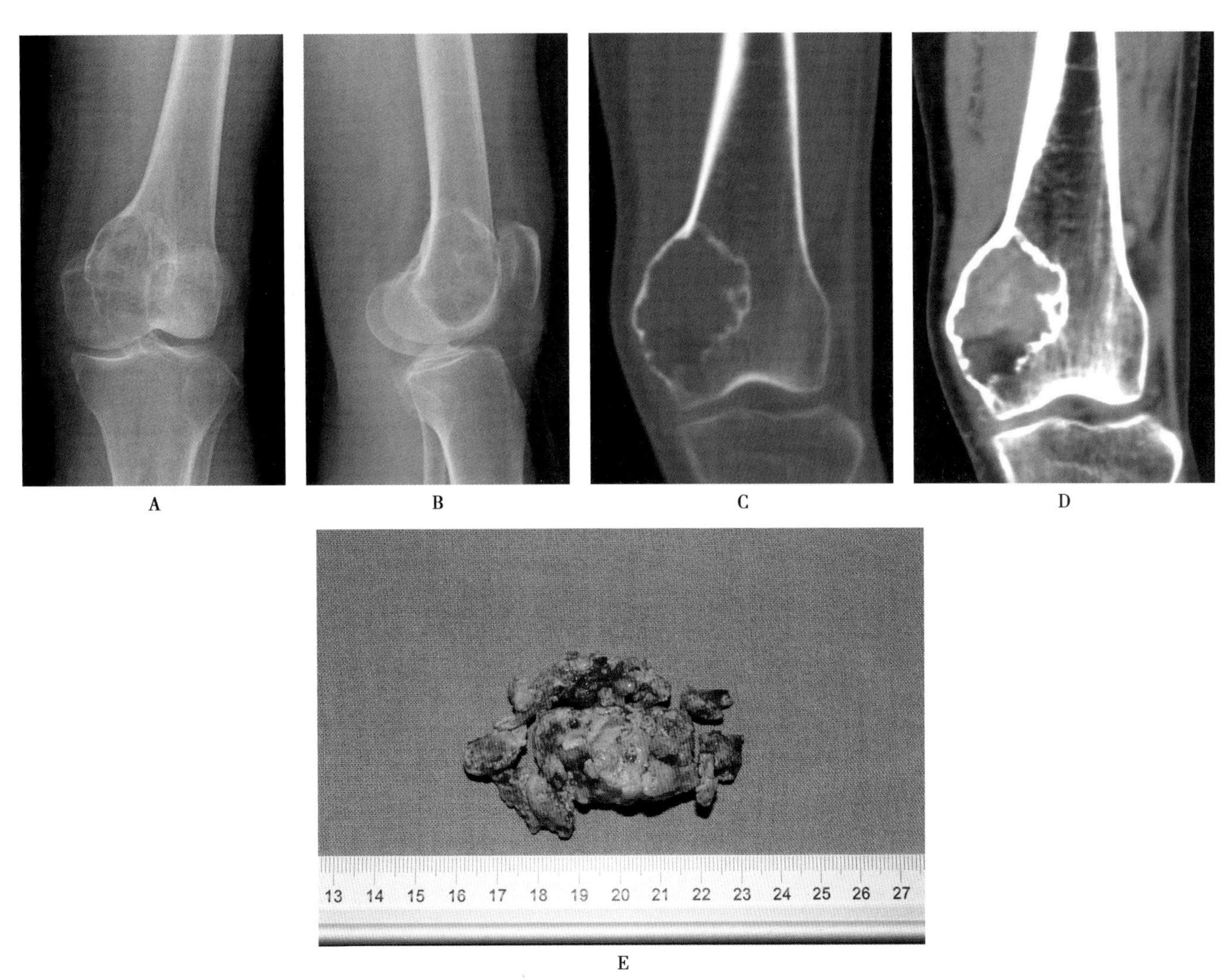

图 1-5-5-3　良性纤维组织细胞瘤影像学及大体

A~D. 良性纤维组织细胞瘤影像学。A、B. X 线正侧位片示左股骨远端偏心性、溶骨性骨质破坏，轻度膨胀，边缘清晰、硬化，伴有骨嵴。C. CT 冠状位骨窗图示病灶主体位于髓内、轻度膨胀，伴有清晰硬化边，无骨膜反应。D. CT 增强后软组织窗图示病变中央区较明显强化，远端含少许脂肪成分。E. 良性纤维组织细胞瘤大体：灰白色灰黄色不整形实性组织，局部棕红色

【病理变化】

（一）大体特征

良性纤维组织细胞瘤大体表现与所含成分有关，一般为灰白色间灰黄色，出血及陈旧性肿瘤区域可呈棕红色，可伴囊变，标本边缘可有硬化性骨壳，合并病理骨折时可见出血及坏死（图 1-5-5-3E）。

（二）镜下特征

1. 组织学特征　良性纤维组织细胞瘤与非骨化性纤维瘤的镜下表现相似，鉴别较困难，主要由呈席纹状或旋涡状排列的梭形细胞构成，细胞无异型性，可见散在不均匀分布的不等量的多核巨细胞及灶、片状泡沫细胞伴含铁血黄素沉着。肿瘤周围可见反应性新生骨，除非合并病理骨折，一般瘤体内不见新生骨（图 1-5-5-4）。

2. 免疫组化特征　目前尚无特异性的标志蛋白。

（三）分子病理

请参考非骨化性纤维瘤和骨巨细胞瘤的相应章节。

【鉴别诊断】

1. 非骨化性纤维瘤　两者组织形态类似，发生在干骺端的良性纤维组织细胞瘤归入非骨化性纤维瘤。

2. 骨巨细胞瘤　既往认为，骨巨细胞瘤的好发年龄、发病部位及影像学特征均与良性纤维组织细胞瘤相似。镜下，经典骨巨细胞瘤是由卵圆形、圆形或短梭形单核细胞及破骨细胞样多核巨细胞组成，多核巨细胞数量多，分布均匀，体积相对较大，细胞核数量多可达几十或上百个且形态与单核细胞的细胞核类似。值得注意的是，骨巨细胞瘤的边缘区域或不典型区域常常见到明显席纹状排列的梭形细胞伴泡沫细胞增生，酷似良性纤维组织细胞瘤，尤其是在穿刺活检标本，鉴别诊断较困难。目前认为，发生在骺端的良性纤维组织细胞瘤归入伴有退变的骨巨细胞瘤范畴，大部分病例检测 H3F3A 呈阳性结果，也支持将此二类非常相似的肿瘤归为一类。

3. 其余鉴别诊断　参见非骨化性纤维瘤章节。

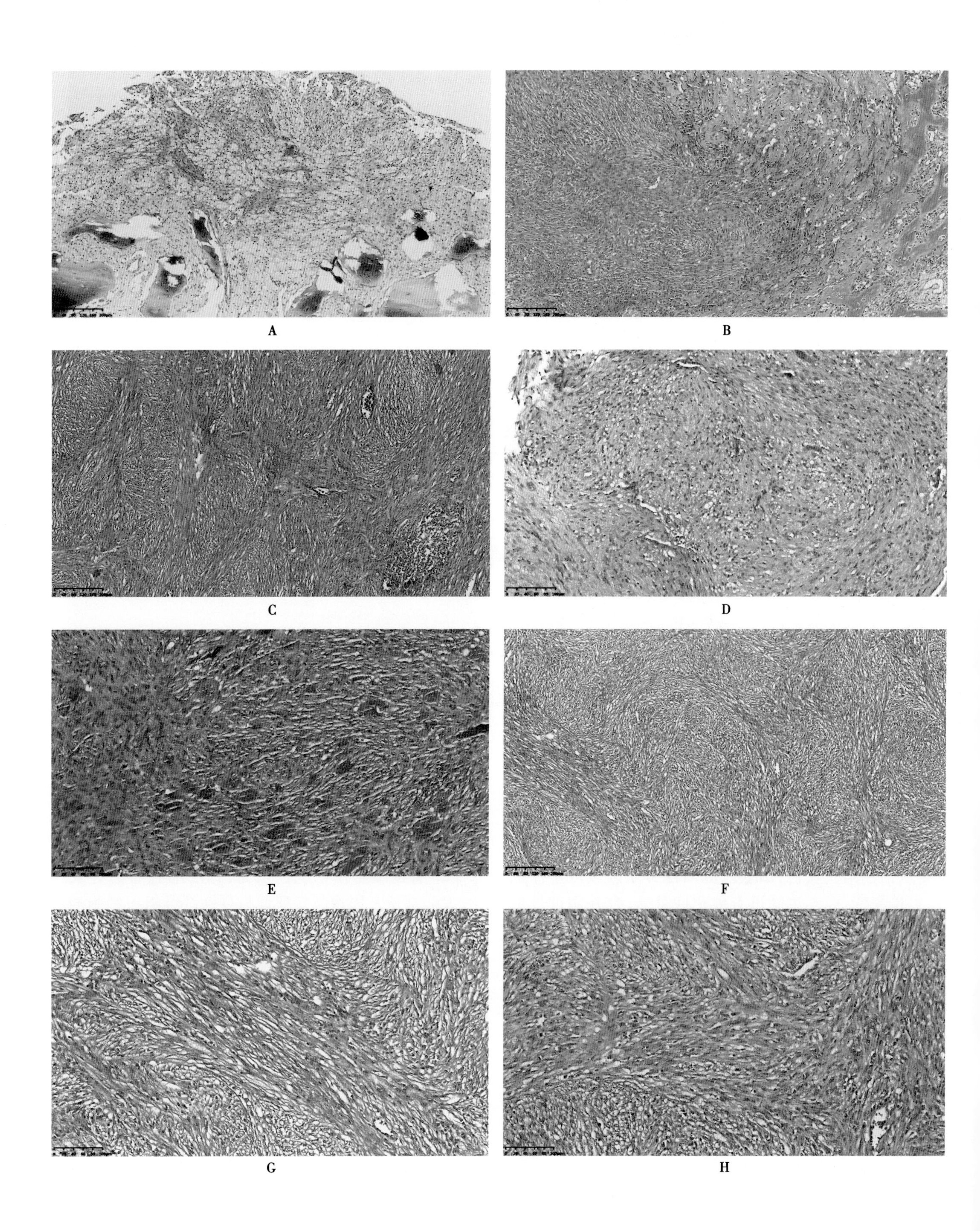

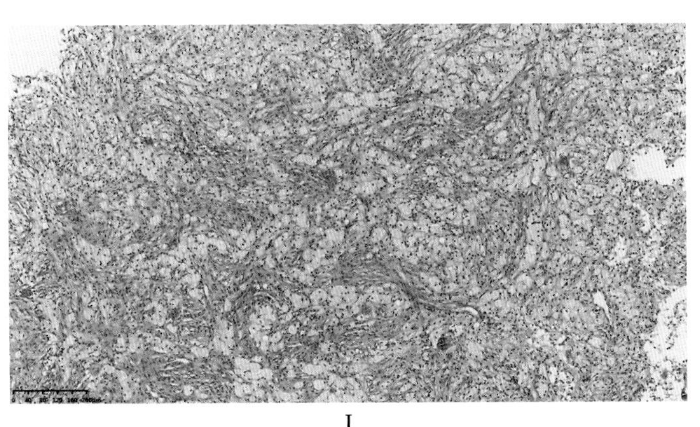

I

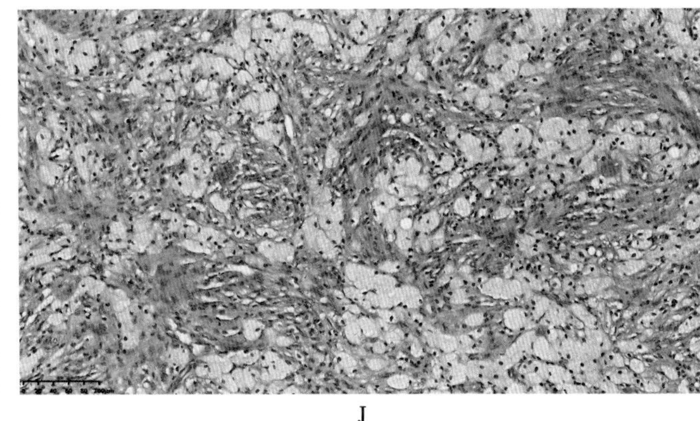

J

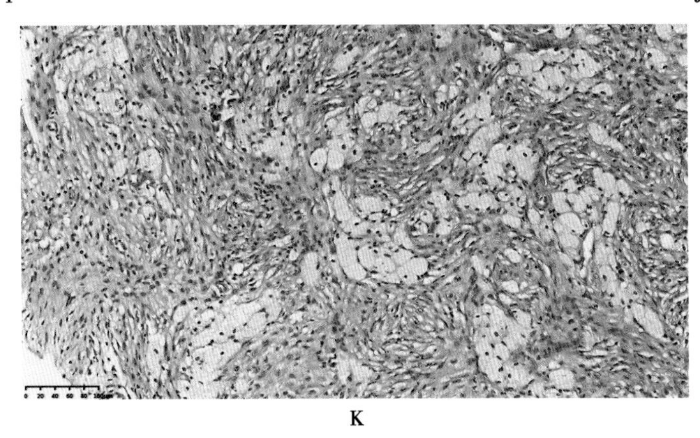

K

图 1-5-5-4　良性纤维组织细胞瘤组织学

A. 梭形细胞及泡沫细胞穿插增生。B. 呈席纹状结构的单一性密集的肿瘤型梭形细胞，周围见有序排列的幼稚反应骨。C. 明显的席纹状或旋涡状排列结构。D、E. 散在小型多核巨细胞。F~H. 梭形肿瘤细胞排列密集，但无明显异型性。I~K. 丰富的泡沫细胞在席纹状排列的梭形细胞中呈簇状分布

（孟淑琴）

第六节　Ewing 肉瘤

【定义】

Ewing 肉瘤（Ewing sarcoma，ES）是一种小圆细胞恶性肿瘤，具有特征性的染色体平衡易位，即位于 22 号染色体的 *EWSR1* 基因与 ETS 转录因子家族成员易位形成的融合基因被认为是此瘤的发病基础。

ICD-O 编码 9364/3

【临床特征】

（一）流行病学

1. **发病率**　ES 相对少见，占骨原发恶性肿瘤的 6%~8%，在儿童和青少年骨原发性肉瘤中占第二位，仅次于骨肉瘤。

2. **发病年龄**　将近 80%的 ES 患者年龄小于 20 岁，发病高峰年龄为 10~20 岁，大于 30 岁患者罕见。

3. **性别**　ES 男性略多见，男女比例约为 1.4∶1。

4. **发病部位**　ES 最常见的发病部位依次为：长骨（最常见股骨、胫骨、肱骨）的骨干或干骺端偏干部位；骨盆和肋骨；其他，如颅骨、椎骨、肩胛骨和手足短管状骨。10%~20%的 ES 发生于骨外软组织和其他位置。

（二）临床症状

ES 常见的症状为疼痛及包块，绝大部分（大约 96%）的患者疼痛明显且剧烈甚至夜间痛醒，61%的患者可在病变部位触及肿块，间歇性发热（大约 21%）和贫血也很常见，病理性骨折并不常见（约 16%）。

（三）实验室检查

患者除血沉增快外，并无其他实验室检查异常。

（四）影像学特点

ES 常见的影像学表现是长骨骨干的溶骨性病变，部分病灶也可表现为硬化性病变，其特征是边界不清的片状、渗透性或“虫蚀样”骨破坏伴有“葱皮样”或针状骨膜反应（图 1-5-6-1，图 1-5-6-2），病变早期即可见界限不清的、广泛的软组织肿块。CT 能更清楚地显示病变的范围，并能发现 X 线不能显示的骨质改变以及软组织肿块。MRI 对软组织肿块的显示明显优于 X 线片和 CT（图 1-5-6-3），并能显示肿瘤对骨髓腔及邻近组织的侵犯、肿瘤周围水肿、肿瘤与神经血管解剖关系等，被广泛地应用于肿

瘤疗效评价。

(五)治疗

目前手术切除肿瘤仍是 ES 首选的治疗方法,辅以术前和术后化疗可以有效提高患者的存活率。

(六)预后

目前 ES 的治疗方法使患者预后大幅提升,近 2/3 的患者可得到治愈,但肿瘤呈播散性生长或早期复发的患者预后仍不乐观,这种患者的 5 年存活率<30%。而肿瘤有否转移已成为首要的预后因素。其他重要的预后因素还包括肿瘤分期、解剖位置和体积大小。化疗后肿瘤坏死率的组织病理学评价具有重要的预后价值。肿瘤的神经分化程度并不能预示患者的预后。一些分子指标也具有一定的预后价值,包括 TP53 的表达、CDKN2A 的丢失、端粒酶的表达和部分染色体的异常,但其具体应用还有待日后的研究确定。最新研究统计发现,与经典 EWSR1-FLI1 融合相比,EWSR1 与非 FLI1 融合的 Ewing 肉瘤初治时发现转移的比率较高,总生存期更短。

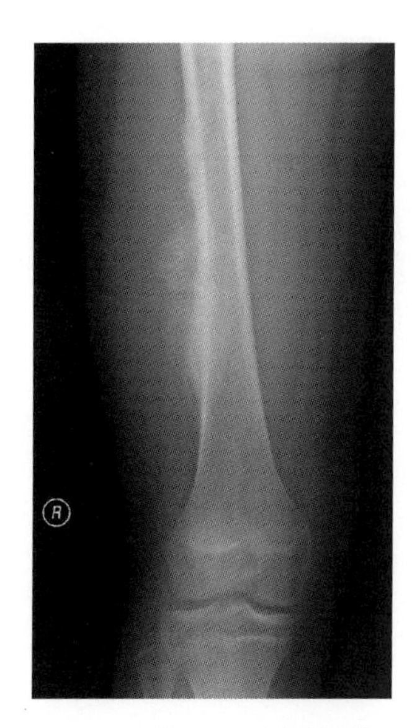

图 1-5-6-1 尤文肉瘤的影像学(1)
X 线正位片示股骨骨干皮质破坏,外缘大量针状骨膜反应(放射状骨膜反应)

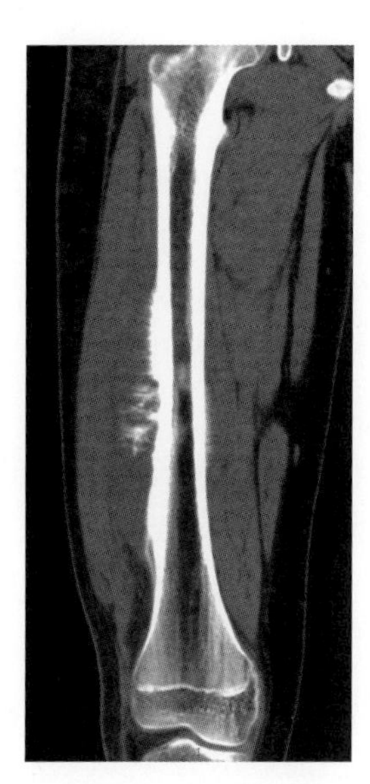

图 1-5-6-2 尤文肉瘤的影像学(2)
CT 冠状面软组织窗图清晰显示股骨中段皮质增厚,骨外肿块,大量针状骨膜反应

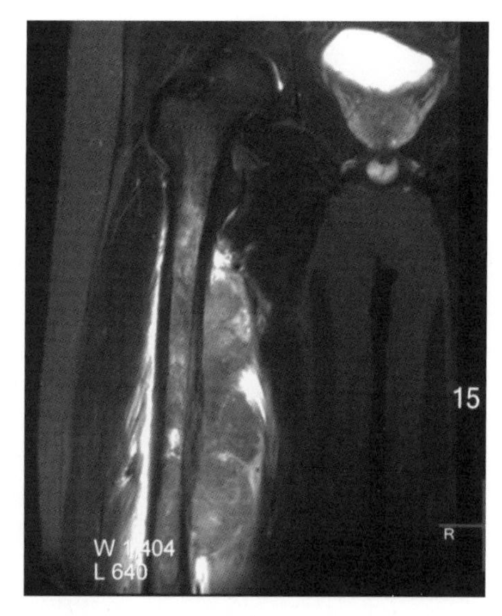

图 1-5-6-3 尤文肉瘤的影像学(3)
MRI 增强后冠状面脂肪抑制 T1WI 图清晰显示股骨骨干尤文肉瘤的髓腔内范围、肿块范围,肿块内大片坏死

【病理变化】

(一)大体特征

骨和软组织的 ES 一般呈现灰褐色,具有侵袭性和破坏性的边界。坏死和出血区域也很常见,位于髓腔内或骨膜下的浅黄色半液化坏死组织常被误认为是脓液(图 1-5-6-4)。骨的 ES 一般位于骨髓腔内,并有明显的软组织受累。罕见的软组织 ES 可与大的周围神经相关。

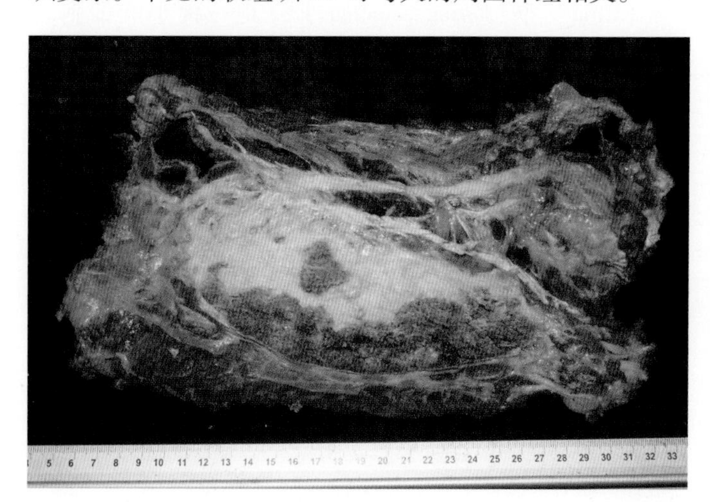

图 1-5-6-4 尤文肉瘤的大体
肿瘤起源于髓腔内,破坏骨皮质并在软组织中形成较大肿块,和红褐色出血区及浅黄色坏死区交错分布

（二）镜下特征

1. 组织学特征　ES 呈巢、片状分布（图 1-5-6-5），细胞巢之间为纤维性间隔（图 1-5-6-6），肿瘤由一致的小圆形细胞构成（图 1-5-6-7，图 1-5-6-8），细胞核类圆形，细胞核染色质细腻，细胞质稀少或仅可见少量透亮或嗜酸性胞质（图 1-5-6-9），胞质中含有 PAS 染色阳性的糖原，细胞膜不清楚。有些肿瘤细胞体积较大，有明显的核仁，细胞轮廓不规则。有些 ES 细胞呈小短梭形，类似于滑膜肉瘤（图 1-5-6-10）。有时肿瘤呈现菊形团结构（图 1-5-6-11）及免疫组化表型提示明显的神经外胚层分化（过去曾被称为原始神经外胚层肿瘤，PNET）。罕见的釉质瘤样 Ewing 肉瘤细胞除了片状增生的小圆细胞、还可伴明显鳞状分化的基底样细胞巢或梭形细胞，此部分肿瘤细胞可呈上皮和梭形细胞双向分化，呈现釉质瘤样形态。尤因肉瘤肿瘤区域中常见大片出血和坏死，坏死组织中仍可辨认出小圆形细胞的轮廓，可称为"鬼影细胞"（图 1-5-6-12）。化疗后的 Ewing 肉瘤出现不同程度细胞坏死，有大量疏松结缔组织增生。

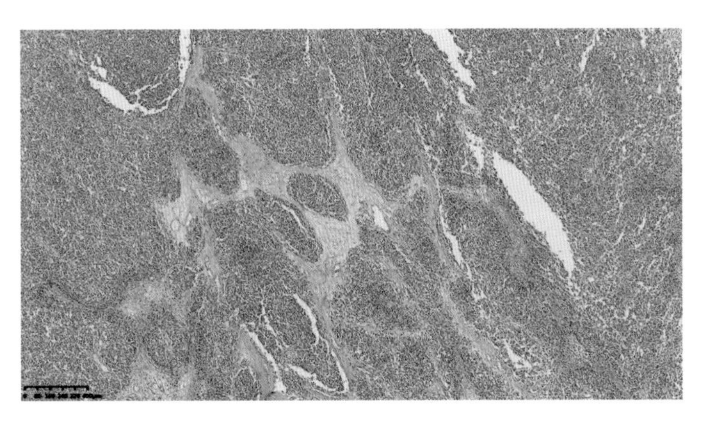

图 1-5-6-5　尤文肉瘤的组织学（1）
尤文肉瘤呈巢、片状分布的肿瘤细胞

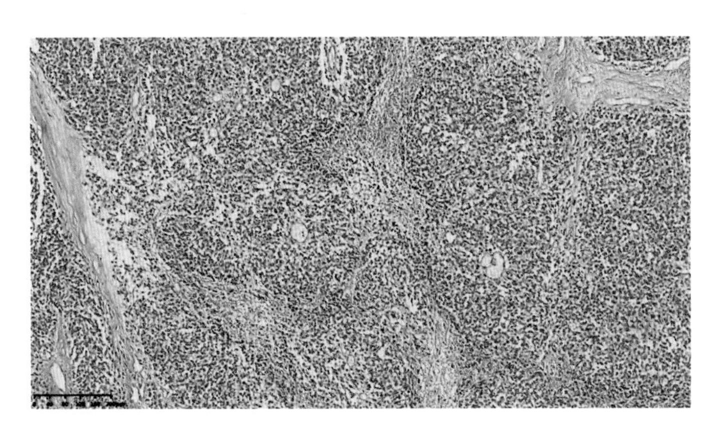

图 1-5-6-6　尤文肉瘤的组织学（2）
细胞巢之间为纤维性间隔

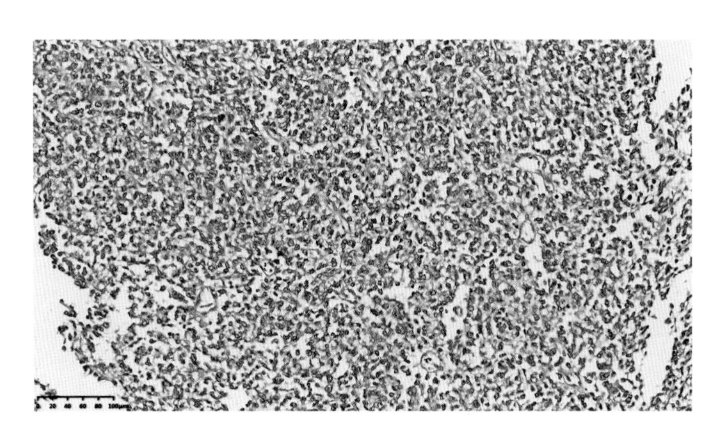

图 1-5-6-7　尤文肉瘤的组织学（3）
形态一致的肿瘤细胞

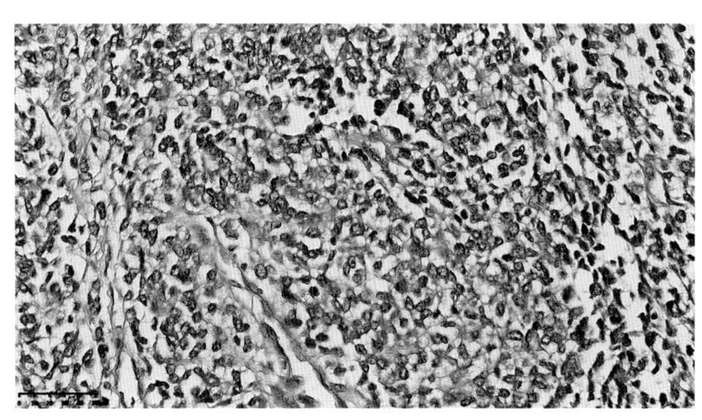

图 1-5-6-8　尤文肉瘤的组织学（4）
小圆形肿瘤细胞

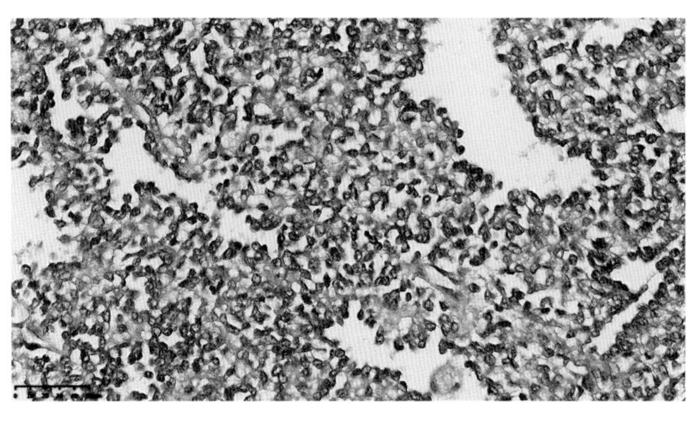

图 1-5-6-9　尤文肉瘤的组织学（5）
细胞核类圆形，细胞核染色质细腻，细胞浆稀少或仅可见少量透亮或嗜酸性胞浆

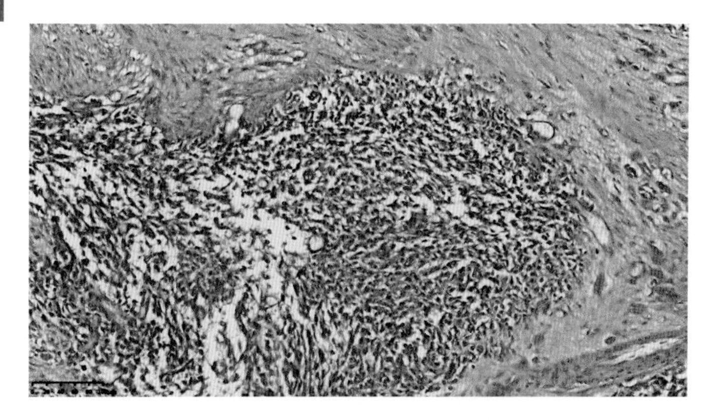

图 1-5-6-10 尤文肉瘤的组织学(6)
有些尤文肉瘤细胞呈小短梭形,类似于滑膜肉瘤

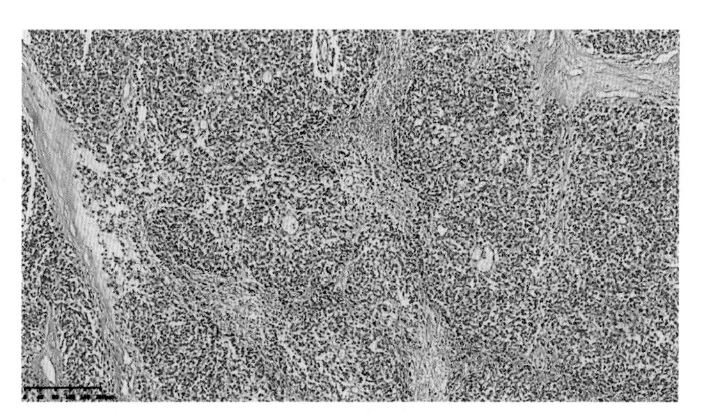

图 1-5-6-11 尤文肉瘤的组织学(7)
尤文肉瘤的菊形团结构

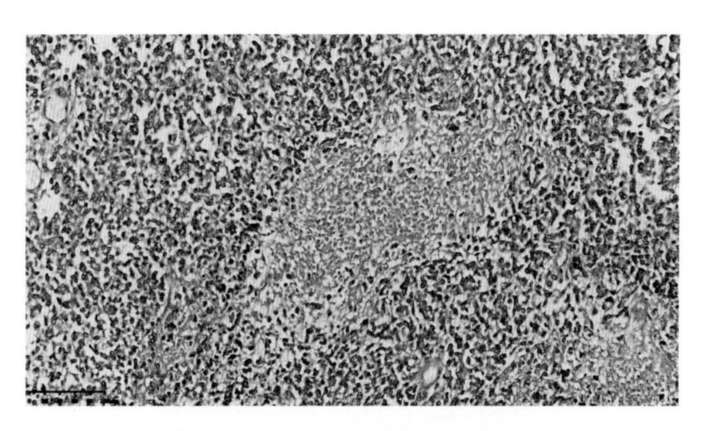

图 1-5-6-12 尤文肉瘤的组织学(8)
尤文肉瘤的片状坏死及“鬼影细胞”

2. 免疫组织化学 95%的 ES 表达弥漫性细胞膜 CD99 阳性(图 1-5-6-13),尽管 CD99 的特异性并不高,在淋巴细胞性白血病、淋巴瘤、滑膜肉瘤和横纹肌肉瘤等也可以表达,但较高的敏感性仍使其成为 ES 诊断的首选。NKX2.2 相比 CD99 对 Ewing 肉瘤有更高的特异性。大约 25%的 Ewing 肉瘤细胞可以表达 Keratin。FLI1 基因是 ES 中与 EWS 基因发生易位的最主要的 ETS 家族成员,其编码的 FLI1 蛋白已成为重要的诊断标记,表达肿瘤细胞核阳性(图 1-5-6-14)。当出现 EWSR1 和 ERG 基因融合时,免疫组化检测 ERG 也有助于诊断。由于传统的原始神经外胚层肿瘤(PNET)目前已划归 ES 范畴,两者不再区分,因此 ES 在一定程度上也表达神经分化,如 NSE、S-100 蛋白、Syn、CD56 均可出现不同程度的阳性表达。还有一类发生在头颈部的 Ewing 肉瘤,虽然拥有同样的融合形式,例如釉质瘤样 Ewing 肉瘤,常常表达鳞状上皮标记物,此类型 Ewing 肉瘤与经典型 Ewing 肉瘤之间的关系还不清楚。

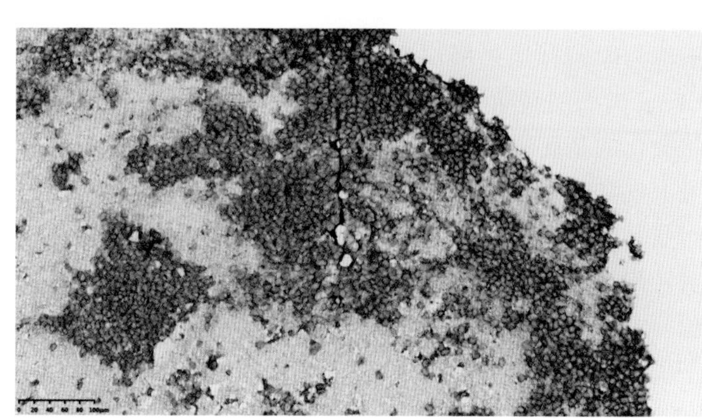

图 1-5-6-13 尤文肉瘤的免疫组化(1)
CD99 细胞膜阳性

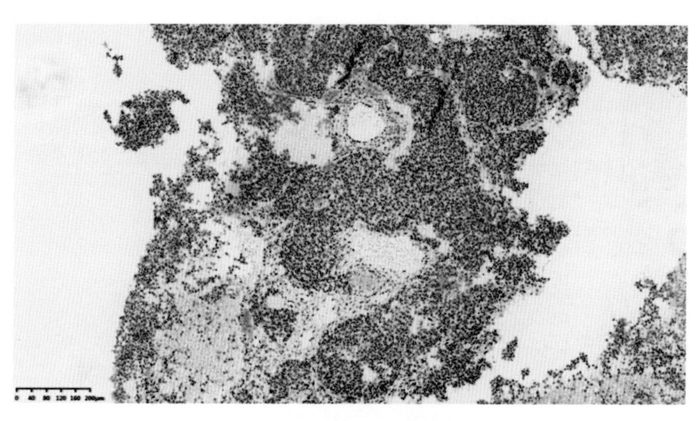

图 1-5-6-14 尤文肉瘤的免疫组化(2)
FLI1 蛋白细胞核阳性

(三)分子病理

大约 85%的 ES 发生 t(11;22)(q24;q12)染色体易位,形成 EWSR1-FLi-1 融合基因(图 1-5-6-15)。另外,一多半患者可以检测到继发性的染色体变异,主要是 1 号染色体短臂(1q)和 8 号、12 号染色体的扩增。t(11;22)断点的分子克隆分析表明,来自染色体 22q12 的 *EWS* 基因 5’端与位于 11q24 的 FLI1 基因的 3’端发生了框内融合,后者正是转录因子 ETS 家族的成员之一。随后人们发现,另外 10%~15%的病例具有另外一种不同的 t(21;22)(q22;q12)易位,即 EWS 基因与 21q22 上的 ERG 基

因发生融合，而后者是一个与 ETS 密切相关的基因。还有不足 5%的 Ewing 肉瘤为 EWSR1 与 7q22 的 ETVl 或 17q12 的 E1AF、2q33 的 FEV 等基因易位并形成相应的融合基因。部分 Ewing 肉瘤还会出现其他基因突变包括 STAG2（15%～22%），CDKN2A（12%），TP53（7%）。极少数病例存在 FUS-ERG 或 FUS-FEV 易位，而 FUS 蛋白与 EWS 基因蛋白序列近似，与 EWS、TAF15 都是 TET 家族成员。

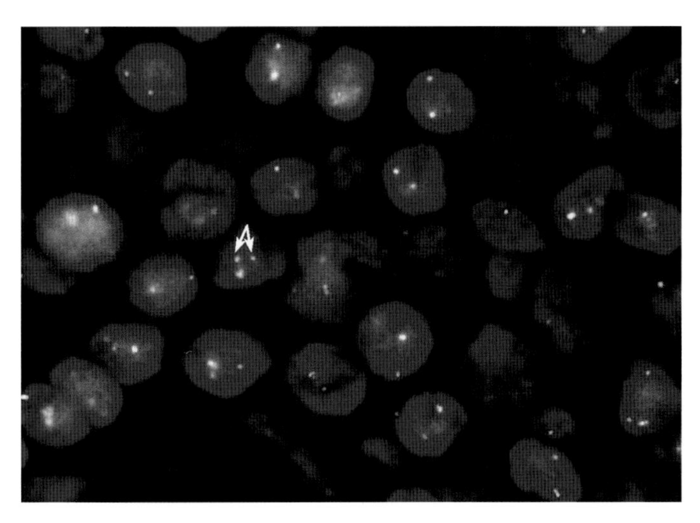

图 1-5-6-15　EWS 的荧光原位杂交检测
EWS 基因易位阳性信号

Ewing 肉瘤其他方面的分子研究主要集中在肿瘤治疗和判读预后方面。其中，IGF1R 抗体 Linsitinib 药物使用就是基于 EWS-ETS 融合基因的研究，目前还在临床试验过程中。另外，9p21 位点热休克蛋白，端粒酶相关标记物，肿瘤坏死因子等都被证实与 Ewing 肉瘤预后相关。

近年来，Ewing 样肉瘤的概念越来越受到人们的重视，2020 版 WHO 把 Ewing 样肉瘤划分为 CIC 重排肉瘤、伴有 BCOR 遗传学改变的肉瘤和 EWSR1-non-ETS 融合的圆细胞肉瘤（EWS 基因与非 ETS 家族成员的染色体易位，包括 NFATc2、SMARCA5、PATZ1 和 SP3 等）这三种肿瘤与 Ewing 肉瘤一起构成了骨与软组织未分化小圆细胞肉瘤类别（具体请参见《临床病理诊断与鉴别诊断——软组织疾病》分册中相关内容）。

【鉴别诊断】

1. 小细胞骨肉瘤　小细胞骨肉瘤多位于长骨干骺端，临床与影像学特征类似于经典骨肉瘤。镜下，肿瘤细胞呈卵圆形或小梭形，部分病例肿瘤骨非常纤细或稀少，特别是在粗针穿刺活检的标本中，此时两者鉴别极其困难，需仔细寻找肿瘤骨。值得注意的是，ES 细胞间也可存在一些纤细的胶原纤维的沉积，易被误认为是肿瘤骨，免疫组化 SATB2 可以帮助鉴别。小细胞骨肉瘤可以表达 CD99，但 FLI1 阴性，NSE、S-100、Syn、CD56 等神经分化抗体也为阴性。同时，小细胞骨肉瘤不具有 ES 的 *EWS* 基因易位。

2. 淋巴瘤与白血病　骨的原发性淋巴瘤较罕见，多见于成年人尤其是中老年。肿瘤多为弥漫性生长方式，即在松质骨小梁、骨髓细胞和脂肪细胞间浸润而不破坏原有结构，累及范围较大，这与 Ewing 肉瘤明显的侵犯性生长方式并在局部形成瘤体有很大区别。组织学分类几乎全部为非霍奇金淋巴瘤，其中绝大部分为大 B 细胞型淋巴瘤（92%以上），偶可见间变大细胞型，弥漫滤泡中央型等，而霍奇金淋巴瘤非常罕见，儿童好发的淋巴母细胞淋巴瘤要特别小心。骨的恶性淋巴瘤免疫组化特征与骨外者相同，是鉴别诊断的主要手段，由于绝大多数类型均为非霍奇金 B 细胞淋巴瘤，CD19、CD20、PAX5 阳性，霍奇金淋巴瘤 CD15、CD30 阳性。白血病侵犯骨并不罕见，可在局部形成较明显的肿瘤性包块，细胞体积小，容易挤压变形，与 ES 非常相似，但通过完善的血液学检查，白血病和淋巴瘤的诊断并不困难。

3. 浆细胞瘤　浆细胞瘤多见于成年人特别是中老年人，40 岁前发病少见。多数病变为多发性，呈溶骨性破坏，罕见骨膜反应及软组织包块形成。分化好的肿瘤细胞具有明显的浆细胞特征，如丰富的嗜酸性胞质，细胞核偏位，可见核仁，染色质呈车辐状，不易见到核分裂。免疫组化染色 CD38、CD138、CD56、CD79α、Mum-1 阳性。实验室血清学检查及流式细胞检测，分子检测手段有助于鉴别诊断。

4. 转移癌　因细胞缺乏明显的分化和排列倾向，低分化及未分化癌最需要同 ES 鉴别。以中老年患者多见，病变常为多发性溶骨性骨质破坏，不易形成软组织包块。免疫组化上皮性抗体如 CK、EMA 阳性而 CD99 阴性。

5. 骨未分化小圆细胞肉瘤　包括 CIC 重排肉瘤，伴有 BCOR 遗传学改变的肉瘤和 EWSR1-non-ETS 融合的圆细胞肉瘤，这三种肿瘤与 Ewing 肉瘤组织学特点有相似处，但在组织学、免疫组化和分子遗传学方面又各自有特点。相关鉴别点请参见《临床病理诊断与鉴别诊断——软组织疾病》分册中相关内容。

6. 骨转移性神经母细胞瘤　神经母细胞瘤多见于 4 岁以前的婴幼儿，较 ES 发病年龄更小。镜下为小蓝圆细胞呈分叶状或巢片状分布，也可出现“假菊形团”结构，组织学与 ES 极难鉴别，免疫组化也可表达不同程度的神经分化，CgA、Syn、CD56、NSE 等阳性。但实际上，ES 中 CgA 几乎均为阴性，而神经母细胞瘤 CD99 阴性。神经母细胞瘤具有特异性的分子特征，如 *MYCN* 基因扩增，染色体 1p 缺失等，且不具有 *EWS* 基因易位，可与 ES 相鉴别。

7. 骨髓炎　骨髓炎可发生于任何年龄，细胞成分复杂多样，包括淋巴细胞、浆细胞、中性粒细胞、组织细胞等，还可见渗出、坏死、肉芽组织和死骨。虽然病变可以破坏宿主骨，但并不形成瘤体。结合临床症状，诊断并不困难。

8. 横纹肌肉瘤　儿童和青少年好发，骨内可原发也可为转移灶。实性型腺泡状横纹肌肉瘤表现为弥漫一致的小圆细胞，胞浆不丰富，单凭组织学特点有时与Ewing肉瘤无法鉴别，CD99可表达阳性，但NKX2.2，Fli-1和ERG阴性，特征性的横纹肌源性抗体（Desmin，MyoD1，Myogenin）阳性，存在FOXO1基因重排而没有Ewing肉瘤常有的EWSR1基因重排，是鉴别诊断要点。

9. 所谓的Ewing样釉质瘤　极其罕见的釉质瘤亚型，镜下一致的小圆肿瘤细胞与Ewing肉瘤几乎无法鉴别，影像学特点、Ewing肉瘤特征性的免疫组化结果和EWS-ETS家族基因融合在鉴别诊断中起重要作用。

10. 釉质瘤　釉质瘤样Ewing肉瘤主要与釉质瘤鉴别，釉质瘤是低度恶性骨原发肿瘤，常出现上皮间叶双向表达，不存在特异性的EWSR1基因重排。而釉质瘤样Ewing肉瘤除了显示小圆细胞增生伴梭形细胞及基底细胞样细胞外，免疫组化小圆细胞和基底细胞样/鳞状成分常表达AE1/AE3、CAM5.2、CK5/6、HMWK、p63和p40，与釉质瘤相似，不同之处在于肿瘤细胞CD99，FLI-1常弥漫阳性，再加上EWSR1基因重排阳性，二者不难鉴别。

（刘宝岳）

第七节　骨原发性淋巴造血系统肿瘤

一、浆细胞骨髓瘤

【定义】

浆细胞骨髓瘤（plasma cell myeloma，PCM）是骨髓来源的浆细胞发生的单克隆的肿瘤性增生，常是多中心的，最终侵犯不同的器官，但很少导致浆细胞白血病。

【临床特征】

（一）流行病学

1. 发病率　浆细胞骨髓瘤为最常见的骨原发性淋巴造血系统肿瘤，也是最常见的淋巴造血系统肿瘤之一，占所有淋巴造血系统恶性肿瘤的10%。

2. 发病年龄　40岁以前少见（小于10%），大部分患者为50~70岁，诊断时的平均年龄男性为68岁，女性为70岁，男性略多见。仅2%的患者诊断时年龄<40岁。

（二）发病部位

主要累及成人含有红骨髓的中轴骨。常累及的部位包括椎骨、肋骨、颅骨、骨盆、股骨、锁骨和肩胛骨。

（三）症状

浆细胞骨髓瘤最常见的症状是疲劳和疼痛。疼痛最常见于发生于腰椎和胸椎的病变。贫血发生于75%的患者，由此导致疲劳。80%的患者可检测到溶骨性病变，是骨痛的主要原因。15%的患者存在高钙血症，20%的患者血清肌酐升高（≥2mg/dl）。病理性骨折常是首发症状，多发生在椎骨。5%的患者会累及髓外软组织（淋巴结、肝、鼻咽、喉及上呼吸道、胃肠道、皮肤、会阴、内分泌腺等）称为髓外浆细胞瘤。脊索和神经根病变（继发于肿瘤的骨外扩展）所致的神经症状常见。外周神经病变在经典型多发性骨髓瘤罕见，在骨硬化型中较多见。血清或尿液中的单克隆M蛋白成分是浆细胞骨髓瘤的主要特征，但仅82%的患者可在血清蛋白电泳中检测到。M蛋白类型中50%的为IgG，20%~25%为IgA，IgD占2%，IgM占0.5%。1%的病例可发现双克隆丙种球蛋白血症，而在75%的患者的血清中可检测到单克隆性轻链（Bence-Jones蛋白，本-周蛋白）。

（四）影像学特点

常见的浆细胞骨髓瘤为中轴骨、肱骨、股骨等部位多发的溶骨病灶，内部密度/信号均匀，皮质呈"穿凿样"破坏，可形成膨胀性肿块，但整体边界清晰，无硬化缘（图1-5-7-1）。破坏弥漫者常于X线表现为骨质疏松样改变或无异常，而MRI可显示为信号异常（图1-5-7-2）。MRI在发现骨髓瘤病灶方面具有优势（图1-5-7-3），并可被用于骨髓瘤的疗效评价。少见的类型为硬化性骨髓瘤，X线/CT表现为髓内弥漫性或结节性硬化，常伴有其他异常，称为POEMS综合征（多发性神经病变、脏器肿大、内分泌病变、单克隆丙种球蛋白病和皮肤改变）。

（五）治疗及预后

浆细胞骨髓瘤一般无法治愈，中位生存时间5~7年，10%的患者生存时间可达10年。生存时间长短与肿瘤分期、对治疗的反应、肾功能不全的程度、骨髓被肿瘤组织替代的程度、细胞的成熟程度和异型性、高水平的Ki-67增殖活性以及染色体13q14和17p13的缺失有关。

【病理变化】

（一）大体特征

活检或刮除标本多为棕灰色破碎软组织。在尸检时，典型的外观为粉红色或灰色的柔软质脆肿物。骨髓广泛累及或呈弥散的结节分布。一些浆细胞骨髓瘤与淋巴瘤相似，有鱼肉样外观。个别情况下，切除的肿物由于广泛的淀粉样物质沉积而呈现灰色蜡样外观。溶骨性和硬化性改变同时存在少见。

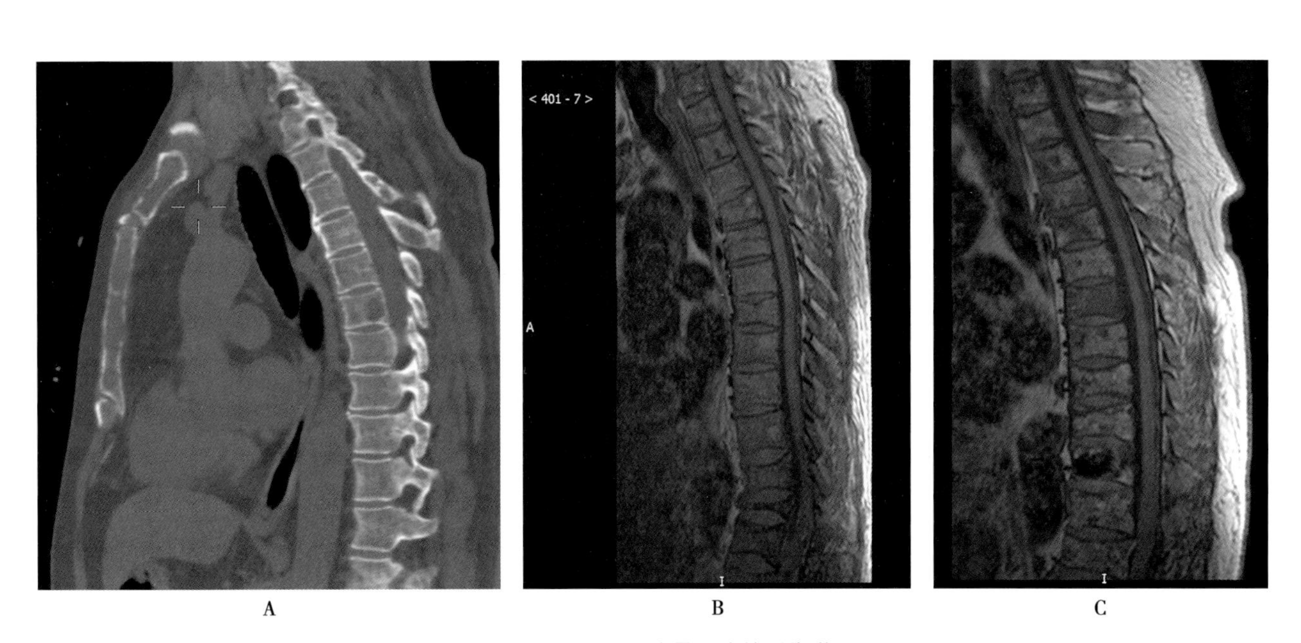

A B C

图 1-5-7-1 浆细胞骨髓瘤的影像学

A. CT 矢状面骨窗示胸骨、胸椎体积棘突多发溶骨破坏。B. MRI 矢状面 T1WI 图示胸椎弥漫性信号减低。C. MRI 矢状面 T1WI 图示胸椎内多发信号减低灶(T11 椎体的更低信号为填充的骨水泥)、多椎体高度减低

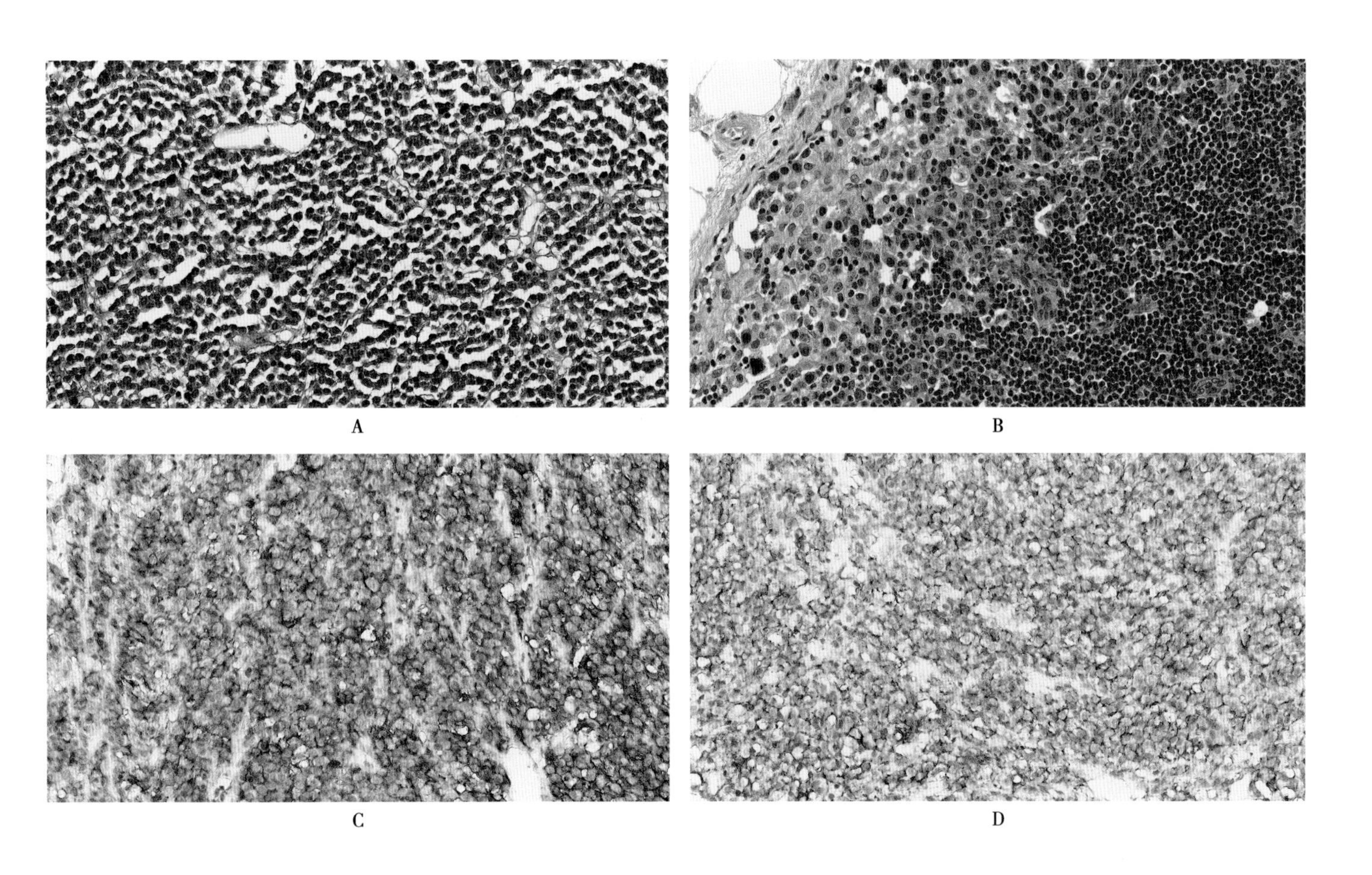

A B

C D

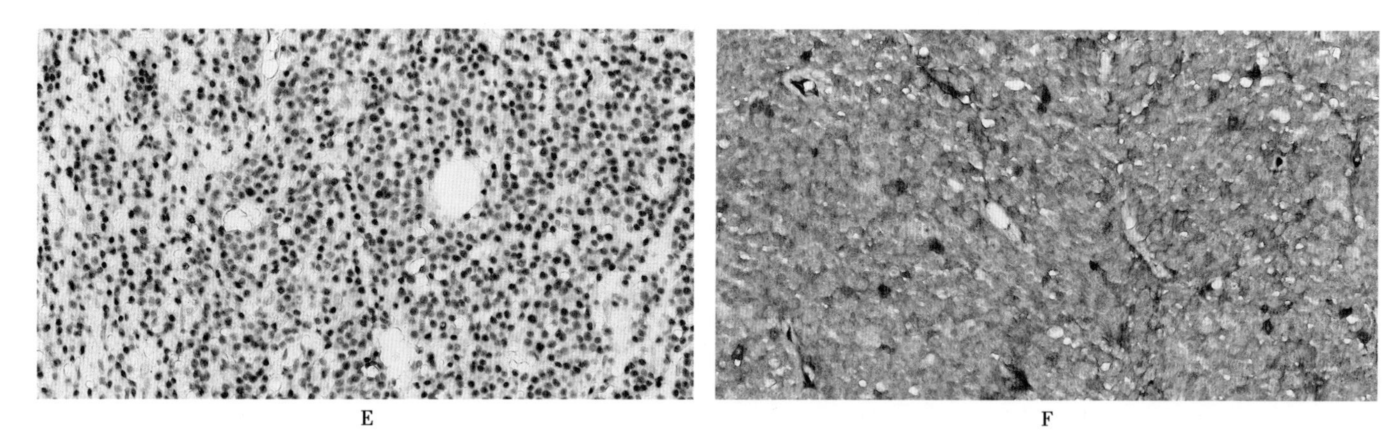

E F

图 1-5-7-2 浆细胞骨髓瘤的组织学及免疫组化

A、B. 浆细胞骨髓瘤的组织学。A. 分化好的肿瘤细胞紧密排列，呈片状分布，细胞间质少，类似于正常的浆细胞。B. 淋巴结侵犯。C~F. 浆细胞骨髓瘤的免疫组化。C. CD38 阳性。D. CD138 阳性。E. MUM1 阳性。F. kappa 单一性阳性

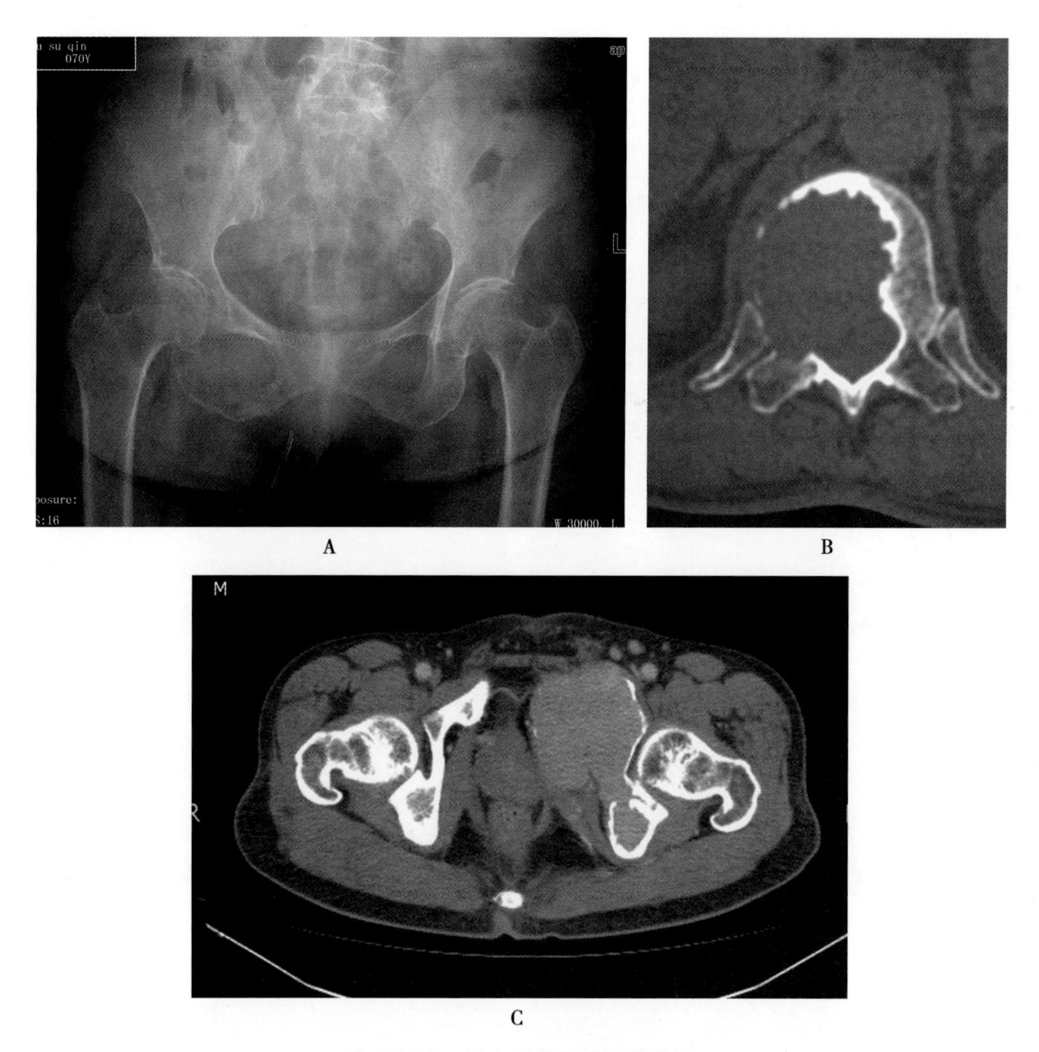

A B C

图 1-5-7-3 孤立性骨髓瘤的影像学

A. X 线正位片显示右侧耻坐骨膨胀性溶骨破坏。B. CT 横断面骨窗图示椎体内溶骨破坏灶，边缘呈“微小脑征”。C. CT 增强后横断面软组织窗图示耻坐骨病灶明显强化

（二）镜下特征

1. 组织学特征 浆细胞骨髓瘤是浆细胞起源的圆形或卵圆形细胞肿瘤，表现出不同成熟阶段，并有预后意义。分化好的肿瘤细胞紧密排列，呈片状分布，细胞间质少，类似于正常的浆细胞。含有丰富致密的嗜酸性胞质，细胞界限清楚，核偏位，染色质呈车辐样排列，核仁明显（图 1-5-7-2），可有 2~3 个核仁。分化好的肿瘤中核分裂很少见，在 Giemsa 染色中，与超微结构中丰富的内质网和明显的高尔基体相对应的嗜碱性胞质、核周空晕等细胞学特征更为明显。在某些病例，肿瘤细胞胞质相对稀少，形似淋巴细胞，组织形态上称为小淋巴细胞样或淋巴浆细胞性骨髓瘤，易被误认为低级别淋巴瘤，此种形态与 t（11;14）（q13;q32）的基因学改变有关。分化稍差的浆细胞骨髓瘤，肿瘤细胞较正常的浆细胞大，染色质不致密，可见显著的中心核仁。高级别病例显示所谓的浆母细胞形态：肿瘤细胞核仁显著，核浆比升高。分化差的浆细胞骨髓瘤，细胞与大细胞淋巴瘤或急性白血病相似。与良性的浆细胞相似，瘤细胞胞质中可出现一些不同的包涵体，如免疫球蛋白聚合物聚积成的小球状物质，称之为 Russell 小体，核内包涵体称之为 Dutcher 小体。浆细胞瘤的间质内常见厚壁血管，常可形成似内分泌肿瘤的窦样结构。偶尔见鹿角样血管，瘤细胞围绕血管形成血管周细胞瘤样结构。10%的患者也可以出现淀粉样物质沉积，有时淀粉样物质过量可掩盖浆细胞成分，并引起巨细胞反应。

2. 免疫组化 骨髓瘤细胞与正常浆细胞的表型相似，表达浆细胞相关抗原 CD38（图 1-5-7-2C），CD138（图 1-5-7-2D），MUM1（图 1-5-7-2E）。浆细胞骨髓瘤特征性表达单一类型的胞质免疫球蛋白（Ig），但缺乏表面免疫球蛋白。在大约 85%的病例中轻链和重链均可产生，其余的仅表达轻链（Bence-Jones 骨髓瘤）。如果仅表达 κ 或 λ 单一类型的免疫球蛋白（图 1-5-7-2F），这种恶性肿瘤的诊断即可成立。骨髓瘤细胞常常表达 CD56，CD117，而这种抗原在反应性的浆细胞中并不表达。95%的骨髓瘤缺乏全 B 细胞抗原 CD19，仅 20%~30%的病例表达 CD20。CD138 也可见于许多癌中，表达不特异，评价时应警惕。骨髓瘤细胞 EMA 可以出现阳性。

（三）分子病理

荧光原位杂交显示 40%的病例中的肿瘤性浆细胞存在超二倍体，其余的大多数存在定位于 14q32 的免疫球蛋白重链的平衡易位。在分子水平上，断裂点位于启动区内或启动区附近。超二倍体和免疫球蛋白的易位被认为是原发性细胞基因学异常。此外，也存在其他的细胞基因学改变即继发性细胞基因学异常如 1q 获得，1p、17p、13 号染色体的缺失，RAS 突变等。原发性及继发性细胞基因学异常均可影响疾病的病程、对治疗的反应及预后。

【诊断及鉴别诊断】

（一）诊断

根据 2014 年国际骨髓瘤工作组更新的浆细胞骨髓瘤及相关的浆细胞病变诊断标准如下。

诊断 PCM 需要满足如下两个标准：

1. 克隆性的骨髓浆细胞≥10%，或骨活检证实，或有髓外浆细胞瘤。

2. 任何一个或多个骨髓瘤引起的相关表现

（1）靶器官损害的证据有助于诊断浆细胞增生性病变，特别是：

1）高钙血症：血清钙超出正常上限的 0.25mmol/L（>1mg/dl）以上，或>2.75mmol/L（>11mg/dl）。

2）肾功能损害：肌酐清除率<40ml 每分钟或血清肌酐>177μmmol/L（>2mg/dl）。

3）贫血：血红蛋白低于正常下限 2g/dl，或者<10g/dl。

4）骨破坏：通过骨影像学检查（CT，PET-CT）发现一处或多处溶骨性病变。

（2）克隆性骨髓浆细胞比例≥60%。

（3）受累/非受累血清轻链（FLC）比≥100（受累游离轻链水平必须≥100mg/L）。

（4）磁共振检查出现>1 处的至少 5mm 的病变。

（二）鉴别诊断

PCM 需与可出现 M 蛋白的下列疾病鉴别：

1. 意义未明的单克隆丙种球蛋白病（monoclonal gammopathy of undetermined significances，MGUS） MGUS 具有以下特点：骨髓浆细胞<10%，形态正常，且浆细胞标记指数（PCLI）<0.8%；M 成分 IgG<30g/L，IgA<20g/L，正常免疫球蛋白不减少；没有骨质病变和 MMPCM 相关症状：（贫血、肾功能不全、高钙血症、高黏滞综合征、感染）。

2. 华氏巨球蛋白血症（Waldenström macroglobulinemia，WM） 原发性巨球蛋白血症，又名 Waldenström 巨球蛋白血症，属浆细胞病范畴。特点是血清中出现大量单克隆免疫球蛋白 IgM，骨髓中有淋巴浆细胞样细胞（lymphoplasmacytoid cell）增生、浸润。Waldenström 巨球蛋白血症与 MMPCM 相似，均多发于老年人，血清中又都可有大量单克隆 IgM，但 Waldenström 巨球蛋白血症骨髓中是淋巴细胞样浆细胞增生，一般无溶骨性病变，高钙血症、肾功能不全少见。需与 IgM 型 MMPCM 鉴别。

3. 反应性浆细胞增多症（RP） 见于结核、伤寒、自身免疫病等，骨髓瘤中浆细胞增多（≥3%，<10%），均为

正常成熟浆细胞;免疫球蛋白呈正常多克隆性增多,且水平升高有限(如 IgG<30g/L);临床上常有原发性疾病的表现,无 MMPCM 相关临床表现。

4. 骨转移癌 恶性肿瘤易发生骨转移,引起骨痛、溶骨性病变、贫血等临床表现,与多发性骨髓瘤浆细胞骨髓瘤有相似之处,需予以鉴别。①一般血中无 M-成分,即使偶尔伴发单克隆免疫球蛋白增多,其增高水平也有限;②骨髓穿刺或活检可见转移癌细胞,该细胞形态及分布与骨髓瘤细胞显著不同;③免疫表型为 AE1/AE3 阳性;④有其原发肿瘤的临床表现。

5. 浆母细胞性淋巴瘤(plasmablastic lymphoma, PBL) PBL 的特征包括多数病例与 HIV 感染相关,肿瘤细胞形态特点介于活化的 B 细胞与浆细胞之间,体积偏大,免疫组化特征表现为 B 细胞抗原丢失和表达浆细胞标记相关抗原,肿瘤细胞 60%~75%EBER 阳性,约 50%病例出现 MYC 重排。缺乏诊断为浆细胞骨髓瘤的特征包括如存在单克隆病变蛋白血症,血钙过多,肾功能不全和溶骨性病变。

6. 浆细胞骨髓炎 炎性背景内可见多形核白细胞、组织细胞增生,成纤维细胞及血管网增生,浆细胞为分化成熟的多克隆浆细胞。

7. 骨的孤立性浆细胞瘤 为骨的孤立性病变,骨髓内无克隆性浆细胞证据或骨髓内出现克隆性浆细胞但<10%;缺少靶器官的损害如高钙血症、肾功能不全、贫血或骨病变。

8. 圆细胞肉瘤 间叶来源肿瘤,影像学改变和免疫组化能给予很好的分类提示作用。

9. 转移癌或转移性恶性黑色素瘤 常有明确癌或恶黑病史,影像学特点并仔细观察组织学形态特点并结合特异性免疫组化诊断结果有助于鉴别。

二、骨的孤立性浆细胞瘤

【定义】

与浆细胞骨髓瘤相比,骨的孤立性浆细胞瘤(solitary plasmacytoma of bone,SPB)是局限于骨内的单发的病变,无全身性系统性表现。与浆细胞骨髓瘤相同,它也是骨髓来源的浆细胞的单克隆性肿瘤性增生。

ICD-O 编码 9731/3

【临床特征】

(一)流行病学

1. 发病率 占所有浆细胞肿瘤的 5%~10%。

2. 发病年龄 中年或老人发病,平均年龄 55~60 岁。偶有年轻人患病的报道。

3. 性别 男性较女性多见,男∶女大约(2~3)∶1,黑色人种较白色人种更多见。

(二)发病部位

常累及椎骨,并且是脊柱最常见的原发骨肿瘤,约占 30%。其他累及部位包括肋骨、颅骨、骨盆和长骨。

(三)症状

患者的骨骼症状与浆细胞骨髓瘤相似,主要是骨痛和病理性骨折。发生于椎骨的孤立性浆细胞瘤可表现出由于脊髓或神经根受累或被压迫而导致的神经症状。患者血清学和尿实验室检查检出单克隆 M 蛋白。

(四)影像学特点

孤立性骨髓瘤为单发的溶骨病灶,其内部密度/信号多较均匀,边界清晰,无硬化边(图 1-5-7-3A),但发生于椎体者边缘常可见硬化、伴有骨嵴,形成“微小脑征”(图 1-5-7-3B),增强后,病灶明显强化(图 1-5-7-3C)。

(五)治疗及预后

骨的孤立性浆细胞瘤对放疗敏感。如果不做放疗,则复发常见。放疗过程中副蛋白的持续表达与增加与进展为浆细胞骨髓瘤危险性有关。大约 2/3 骨的孤立性浆细胞瘤患者在 5 年内最终进展为浆细胞骨髓瘤,1/3 的患者不发生进展,可以持续生存超过 10 年。该肿瘤的 5 年和 10 年总生存率分别为 70%~80%和 40%~60%,是否进展为浆细胞骨髓瘤是影响生存率的重要因素。肿瘤体积>5~6cm,提示复发风险,更易进展到浆细胞骨髓瘤和预后差。年龄偏大与持续存在单克隆 M 蛋白也是提示高风险进展为浆细胞骨髓瘤的要素。另外,B-2 微球蛋白水平持续升高提示预后较差。

【病理变化】

(一)大体特征

活检或刮除标本多为灰红色碎组织,质软。

(二)镜下特征

1. 组织学特征 典型的孤立性浆细胞瘤由于表现出浆细胞分化,诊断较易。形态同浆细胞骨髓瘤的镜下表现。

2. 免疫组化 应与原发骨的某些具有免疫母细胞形态的淋巴瘤相鉴别。CD20, CD45、CD56、CD138、CD38、MUM1、CyclinD1、EMA 及免疫球蛋白重链在诊断中很有用,与有免疫母细胞形态的淋巴瘤相比,仅极少的孤立性浆细胞瘤表达 IgM。部分病例可能分化较差,或表现出间变特征,增加了诊断的难度。CD138、MUM1、免疫球蛋白轻链的表达对于诊断很有帮助。免疫表型与分子遗传学特征与浆细胞骨髓瘤相同。

(三)分子病理

同浆细胞骨髓瘤。

【诊断与鉴别诊断】

（一）诊断

某些孤立性浆细胞瘤表现出所谓的暴发性病变，即皮质骨破坏伴肿瘤侵及邻近软组织。这些病变表现为软组织包块，但结合影像学表现不能诊断为髓外浆细胞瘤。孤立性浆细胞瘤的诊断应结合临床、影像学结果以除外系统性疾病。

根据2014年国际骨髓瘤工作组更新的浆细胞骨髓瘤及相关的浆细胞病变诊断标准如下。

诊断孤立性浆细胞瘤需要满足所有的4条标准：

1. 活检证实为骨及软组织的孤立性克隆性浆细胞病变；

2. 骨髓内无克隆性浆细胞证据；

3. 除原发性病灶外，骨扫描和MRI或CT显示无其他病灶；

4. 缺少靶器官的损害如高钙血症、肾功能不全、贫血或骨病变（CRAB）。

如果骨髓内出现克隆性浆细胞但<10%，则诊断为孤立性浆细胞瘤伴微小骨髓侵犯。

（二）鉴别诊断

应与骨外的浆细胞瘤累及骨鉴别，如来源于上呼吸道、消化道的浆细胞瘤及浆母细胞淋巴瘤。详见浆细胞骨髓瘤。

三、骨原发性恶性淋巴瘤概述

【定义】

骨原发性恶性淋巴瘤（primary bone lymphoma，PBL）指骨内发生的淋巴瘤，且在诊断后至少六个月无其他部位肿瘤的证据。但区域淋巴结的累及并不能除外骨原发性恶性淋巴瘤的诊断。

【临床特征】

（一）流行病学

1. **发病率**　骨原发性非霍奇金淋巴瘤占所有原发性骨恶性肿瘤的5%～7%，占所有结外非霍奇金淋巴瘤的4%～5%，占所有非霍奇金淋巴瘤不足1%。骨原发性霍奇金淋巴瘤罕见，大多数病例伴随淋巴结的霍奇金淋巴瘤。结内淋巴瘤常见累及骨骼系统，约20%病例可以累及骨。

2. **发病年龄**　任何年龄均可发病，成人相对多见，特别是年龄较大者。大约50%的患者年龄>40岁，少数病例为儿童患者。

3. **性别**　男性略多见。

4. **病因学**　病因不明，结外的淋巴瘤可能与免疫紊乱、病毒或创伤相关。

（二）发病部位

任何骨皆可被累及，长骨最多见，尤其是股骨，常累及干骺端或骨干，罕见累及骨骺。也常见于椎骨和骨盆、肱骨，极为罕见累及手足部小骨。10%～40%病例为多发病灶。

（三）分类

淋巴瘤累及骨可分为以下四组：①累及骨骼的单一部位，有或没有局部淋巴结受累；②累及多骨，但没有内脏或淋巴结受累；③因骨肿瘤就诊，但随后的检查发现其他内脏器官或多部位淋巴结受累；④患者已明确患有淋巴瘤，通过骨活检排除骨受累。上述①、②组被考虑为骨原发性淋巴瘤。

（四）影像学特点

多灶性或孤立性病变，影像学表现多样，多数为溶骨性或混合性骨质破坏，典型者存在“融冰征”，多为渗透性或虫蚀状骨破坏，边界不清，有时X线片/CT图像甚至不能显示出骨破坏，可有骨膜反应，常有较大的软组织肿块，可超越骨破坏范围，位于脊柱者可出现软组织肿块环绕椎体或椎管的现象。MRI善于显示病灶，其溶骨区域信号较均匀，部分病灶由于其内小细胞密集、纤维含量多，于T2WI图像信号偏低，较特异的征象是软组织肿块大而骨皮质破坏轻微，瘤周可有水肿，部分可观察到局部肿大淋巴结。但是，以上影像学表现仅是提示淋巴瘤的可能，还需要同骨肉瘤、Ewing肉瘤、转移癌、骨髓炎等疾病相鉴别，并且据影像学表现难以区别以下各类淋巴瘤。

（五）组织学类型

最常见的组织学类型为弥漫大B细胞淋巴瘤，在西方国家占80%。生发中心来源占50%，而生发中心与非生发中心亚型间预后并无明显差异。其他组织学类型包括滤泡淋巴瘤、淋巴浆细胞淋巴瘤、边缘区B细胞淋巴瘤，NK/T细胞淋巴瘤、Burkitt淋巴瘤及霍奇金淋巴瘤。T细胞淋巴瘤和间变大细胞淋巴瘤罕见。

（六）临床表现

大多数患者在诊断前数月即有骨痛或可触及的软组织包块，或两者兼有，有时还伴有发热、体重减轻和盗汗。从出现症状至获得正确的诊断平均时间约8个月。不足10%的患者可以出现病理性骨折。

（七）治疗及预后

不主张外科手术治疗，手术仅限于诊断目的的穿刺活检及处理病理骨折。辅助放化疗的联合应用于原发骨的非霍奇金淋巴瘤。尽管文献报道淋巴瘤的预后与分型有关，但最重要的预后指标还是疾病的分期，处于Ⅰ、Ⅱ期的患者预后较好，而Ⅲ期和Ⅳ期患者的预后要差得多。肿瘤的部位并非一个重要的预后因素，根据AnnArbor分

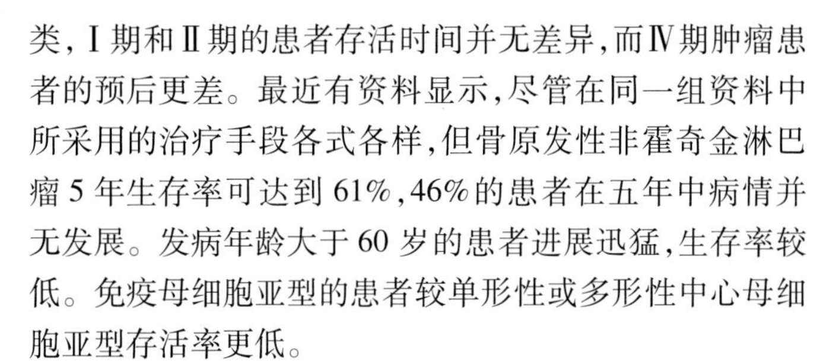

类，Ⅰ期和Ⅱ期的患者存活时间并无差异，而Ⅳ期肿瘤患者的预后更差。最近有资料显示，尽管在同一组资料中所采用的治疗手段各式各样，但骨原发性非霍奇金淋巴瘤5年生存率可达到61%，46%的患者在五年中病情并无发展。发病年龄大于60岁的患者进展迅猛，生存率较低。免疫母细胞亚型的患者较单形性或多形性中心母细胞亚型存活率更低。

【病理变化】

（一）大体特征

大体见骨的大范围累及，伴有皮质破坏。病变像其他部位的淋巴瘤一样，呈鱼肉样外观。

（二）镜下特征

1. 组织学特征 累及骨骼的淋巴瘤主要表现为弥漫性生长。其特征性的生长方式与发生在其他部位的淋巴瘤相似：倾向于遗留下正常结构，如松质骨和骨髓脂肪细胞等，并在这些结构之间浸润生长。骨小梁可表现正常，也可以增厚或不规则，甚至呈Paget样改变。少数情况下，瘤组织中广泛纤维化，瘤细胞为梭形，甚至呈storiform结构，这种情况可被误认为肉瘤。另外，非肿瘤性的小淋巴细胞浸润也很常见。瘤细胞很容易发生挤压，同时可伴有纤细的纤维化，这种现象会给诊断带来困难。如果活检标本有明显挤压的假象，应当高度怀疑为恶性淋巴瘤。霍奇金淋巴瘤作为一个广泛扩散的病变可以累及骨并形成肿物，但骨原发性罕见。双叶核以及显著核仁的典型R-S细胞难以找到，更多见的是R-S细胞的变型，例如核仁突出的大细胞。当看到细胞大小和外形变化较大，特别是看到浆细胞和嗜酸性粒细胞，应当警惕有霍奇金淋巴瘤。坏死区域可很明显。常见的类型是结节硬化型和混合细胞型。白血病浸润有时可在骨中央可产生一个瘤性包块，慢性或急性髓性白血病可出现骨破坏性病变和粒细胞肉瘤。临床过程可以是缓慢、无痛的，其浸润细胞的组织学特征与其全身性病变相同。

2. 免疫组化 免疫组化已经在恶性淋巴瘤的诊断和分型中成为不可或缺的手段。原发性骨的B细胞淋巴瘤，CD20染色阳性。CD15和CD30染色可识别霍奇金淋巴瘤中的R-S细胞。髓过氧化物酶反应有助于支持粒细胞肉瘤的诊断。

（三）分子病理

骨原发性淋巴瘤的特异性遗传学研究匮乏。

【鉴别诊断】

骨原发性淋巴瘤的临床和影像表现可类似于某些非肿瘤性疾病，如骨髓炎、朗格汉斯细胞组织细胞增多症，但在多数情况下，其影像表现是肿瘤性的改变，但可能与未分化癌的骨转移、纤维肉瘤、恶性纤维组织细胞瘤、Ewing肉瘤或骨肉瘤相混淆。

四、骨霍奇金淋巴瘤

【定义】

骨原发性霍奇金淋巴瘤（Hodgkin lymphoma，HL）不伴淋巴结的累及相当少见，全世界文献报道大约30余例，部分病例为孤立性骨病变，部分为多灶骨病变，但皆不伴有淋巴结的累及，伴有软组织累及不常见。组织学上，经典型霍奇金淋巴瘤（classical Hodgkin lymphoma，CHL）的混合细胞型（mixed cellularity Hodgkin lymphoma，MCHL）和结节硬化型（nodular sclerosis Hodgkin lymphoma，NSHL）是最常见的组织学类型。

ICD-O 编码 9650/3

【临床特征】

（一）流行病学

1. 发病率 霍奇金淋巴瘤占所有淋巴瘤的30%左右。常发生于颈部淋巴结，结外发生<1%，骨原发罕见。为系统性疾病，在疾病进展过程中10%~20%会有骨的累及。CHL占所有HL的95%。

2. 发病年龄 CHL发病年龄具有双峰特征，第一个峰在15~35岁，第二个峰在老年。

（二）发病部位

临床上，霍奇金淋巴瘤累及骨大致分为四种类型：①原发骨的孤立性病变；②原发骨的多灶性病变；③同时发生于骨及非骨部位；④复发性霍奇金淋巴瘤发生于骨。CHL最常累及颈部淋巴结（75%），其次是纵隔、腋下和主动脉旁淋巴结，非中轴淋巴结（如肠系膜，滑车上淋巴结）很少受累，55%的患者表现为局限性病变（Ⅰ或Ⅱ期），约60%的患者有纵隔淋巴结受累，其中多数是NSHL。脾受累并不少见（20%），这与肿瘤结外扩散危险性增高有关。骨髓很少受累（5%）。由于骨髓缺乏淋巴管，一旦骨髓出现浸润，提示是经血管扩散（即Ⅳ期）。根据Ann Arbor分类系统，结外霍奇金淋巴瘤为Ⅰ期，系统性霍奇金淋巴瘤伴继发性骨的累及为Ⅳ期。北京积水潭医院诊断的骨原发性经典型霍奇金淋巴瘤满足下列条件：①诊断时无浅表淋巴结累及；②胸、颈、腹腔影像学显示无纵隔及胸腹腔淋巴结累及；③全血细胞计数及分类在正常范围内；④病变局限于骨，伴或不伴软组织累及；⑤肝脾及骨髓未见累及。大多数患者发生于中轴及附肢骨的近端。

（三）症状

HL的全身症状有发热、盗汗、体重明显下降（称为B症状），见于40%的患者。骨原发性霍奇金淋巴瘤多表现为局部受累骨的症状，如骨痛、病理性骨折等，部分患者也有B症状。

（四）影像学特点

影像学表现不特异，病灶常见于中轴骨及股骨干骺端，可累及关节面下骨，多为混合性骨破坏，典型者因弥漫性硬化会出现“象牙质椎体”，皮质呈渗透样骨破坏，可伴有较大的软组织肿块（图 1-5-7-4），MRI 显示其周边可有窄的水肿带，并且常可观察到病灶周围肿大的淋巴结。

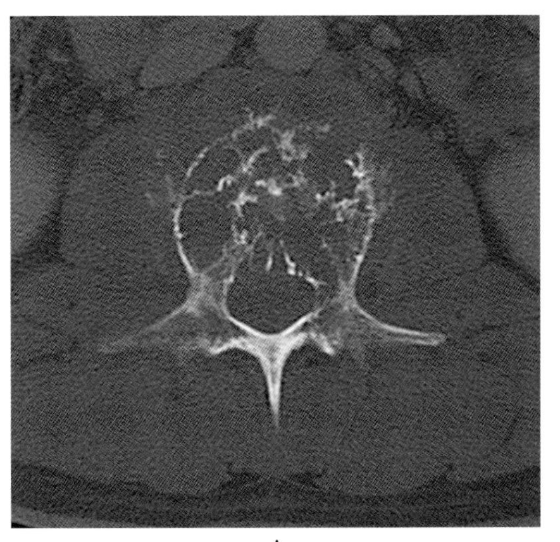

A

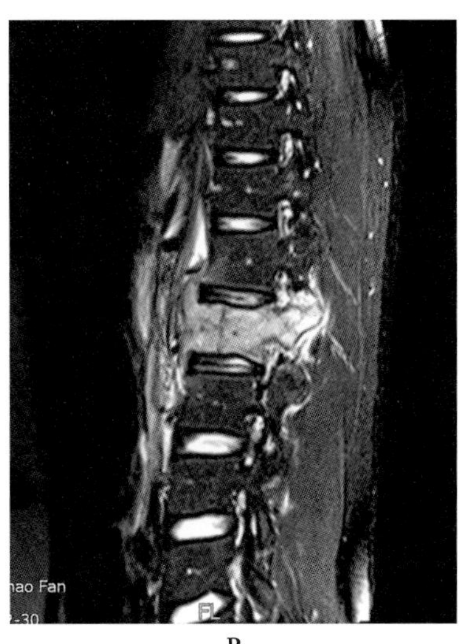

B

图 1-5-7-4　骨霍奇金淋巴瘤的影像学

A. CT 横断面骨窗图显示椎体混合性骨破坏（溶骨为主），穿透皮质于椎体周围形成较大的软组织肿块。B. MRI 矢状面脂肪抑制 T2WI 图像显示骨破坏前方伴有明显肿块，信号相对偏低，肿块范围超越了骨破坏范围

（五）治疗及预后

现代的放疗和化疗方法使大多数 HL 获得较好的预后。综合病理和临床分期来决定治疗方案。分期和全身症状成了比组织学亚型重要得多的预后指标。临床和实验室的参数也与预后有关。霍奇金淋巴瘤存在原发或复发后骨病变的预后并不比不伴多骨累及的预后差。

【病理变化】

（一）大体特征

淋巴瘤多经穿刺活检诊断（图 1-5-7-5A），一经诊断即采用放化疗等治疗方案，大体标本少见（图 1-5-7-5B）。

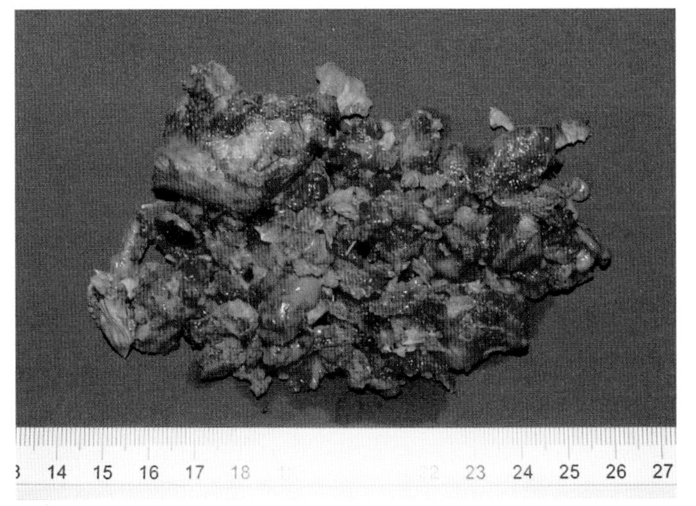

A

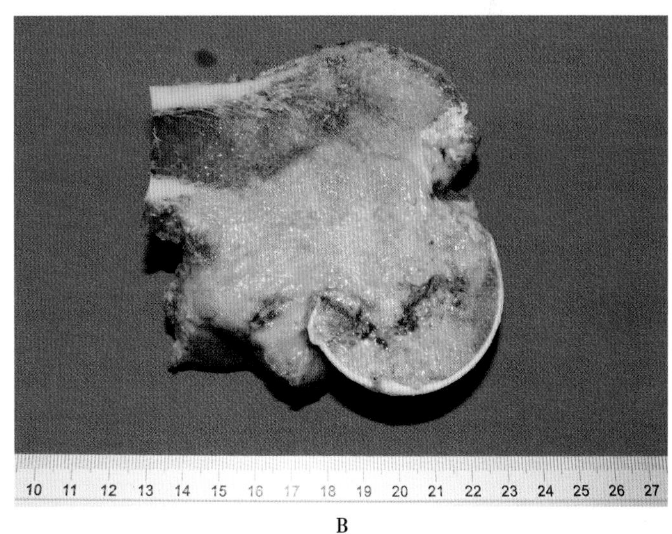

B

图 1-5-7-5　骨霍奇金淋巴瘤的大体

A. 刮除的破碎灰红色质软组织。B. 股骨近端髓腔内见灰白、灰黄色鱼肉样组织，侵破皮质导致股骨颈骨折

（二）镜下特征

1. 组织学特征　经典型霍奇金淋巴瘤为单克隆性淋巴细胞肿瘤，病变由单核的霍奇金细胞和多核的 Reed-Sternberg 细胞（HRS）组成，背景中有数量不等的非肿瘤性小淋巴细胞、嗜酸性粒细胞、中性粒细胞、组织细胞、浆细胞、成纤维细胞和胶原纤维。根据背景的成分和 HRS 细胞

的形态，CHL 可分为 4 个亚型：淋巴细胞丰富型 CHL（lymphocyte-rich Hodgkin lymphoma，LRCHL），结节硬化型 CHL（NSHL）、混合细胞型 HL（MCHL）和淋巴细胞消减型 HL（lymphocyte-depleted Hodgkin lymphoma，LDHL）。这 4 种不同组织亚型的 HRS 细胞具有相同的免疫表型和遗传学特征，但它们的临床表现与 EBV 的关系是不同的。经典的诊断性 RS 细胞是一种胞质丰富微嗜碱性的大细胞，至少有 2 个核或分叶状核，核大圆形，核膜清楚，染色质淡，单个嗜酸性核仁（图 1-5-7-6A、B）。诊断性 RS 细胞必须是每个核叶至少有一个核仁。单核的大细胞为肿瘤细胞变异型称为霍奇金细胞。有的 HRS 细胞胞质致密，核固缩，这种变异型细胞称为"干尸"细胞。陷窝细胞是 NSHL 的特征。肿瘤细胞仅占整个病变的很少一部分，为 0.1%~10%。病变中反应性的成分根据组织学亚型有所不同。

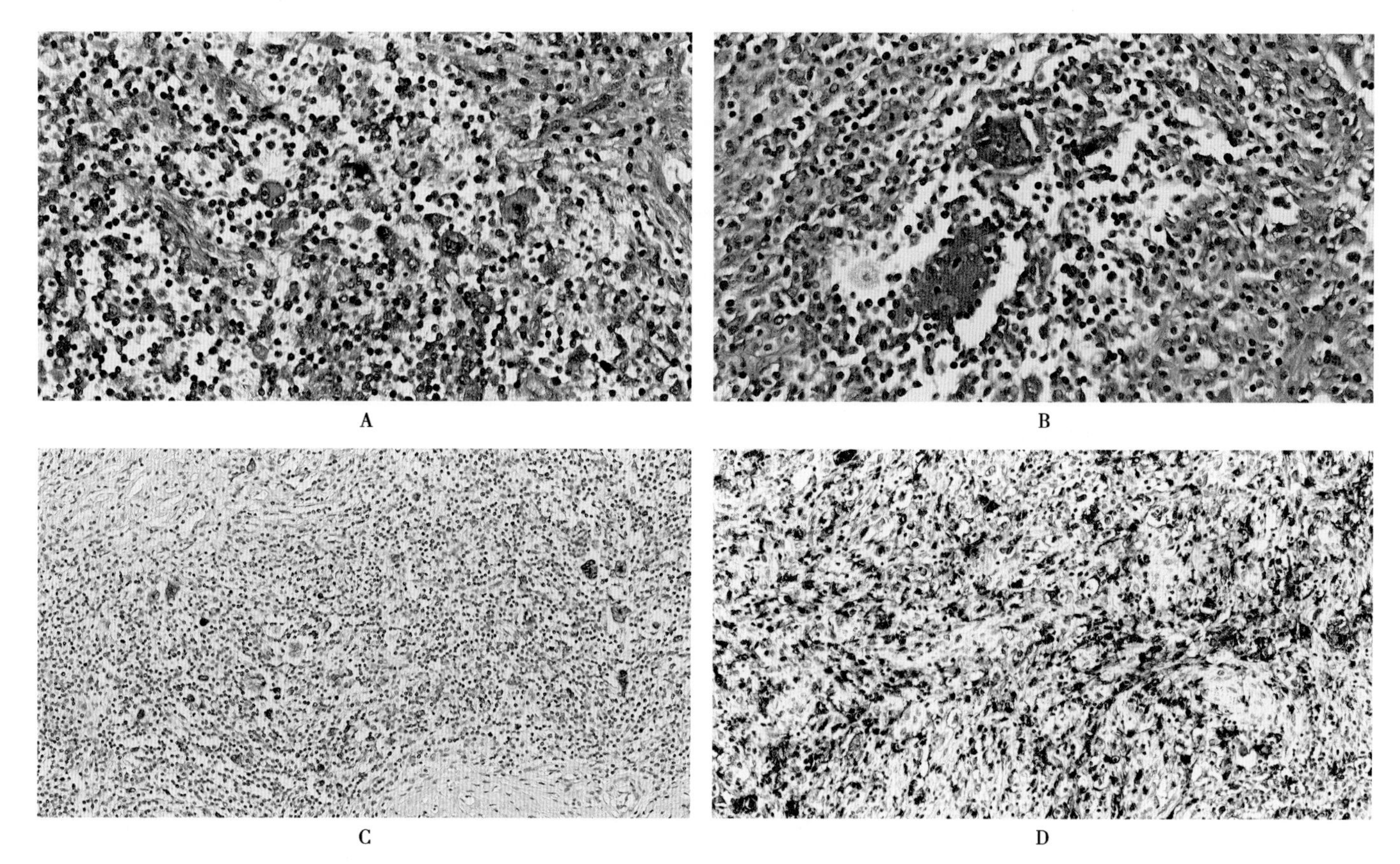

图 1-5-7-6 骨原发性经典型霍奇金淋巴瘤的组织学及免疫组化

A. RS 细胞胞质丰富微嗜碱性，2 个核或分叶状核，核大圆形，可见嗜酸性核仁。B. 多核 RS 细胞。C. CD30。D. CD15

2. 免疫组化 几乎所有的 HRS 细胞呈 CD30（+）（图 1-5-7-6C），75%~85%的呈 CD15（+）（图 1-5-7-6D），通常 CD45（-），J 链、CD75、CD68 总是（-）。有的病例可能仅有很少数肿瘤细胞呈 CD15（+）。约 40%的病例可有 CD20 表达，但强度变化很大，并且阳性细胞数量很少。CD79a 很少阳性。约 90%的病例表达 B 细胞特异活化因子蛋白（BSAP），这进一步证明 HRS 细胞是 B 细胞来源。5%病例可有 EMA（+）。肿瘤细胞较多的 CHL 看上去与间变性大细胞淋巴瘤相似，但 CHL 的 HRS 细胞呈 BSAP（+），而 ALCL 总是（-）。EMA 和 ALK（-）也有一定帮助。LMPl 也有利于 CHL 的诊断。

（三）分子病理

98%以上的病例 HRS 细胞有 *Ig* 基因克隆性重排，很少的病例有 TCR 重排。常规细胞遗传学和 FISH 研究显示多核瘤细胞常呈非整倍体和多倍体核型。

【诊断及鉴别诊断】

（一）诊断

组织学是霍奇金淋巴瘤确诊的必要依据，通常要具有典型的 RS 细胞，并需结合淋巴细胞、浆细胞、嗜酸性粒细胞等多种反应性细胞成分背景的总体组织表现，结合 CD15、CD30 等免疫标志作出诊断。

（二）鉴别诊断

1. 间变性大细胞淋巴瘤 形态上难以区分，需借助于免疫组化染色。严格意义上的间变性大细胞淋巴瘤是 T 细胞或裸细胞性淋巴瘤，所以应该表达 T 细胞的表面标记物或非 T 非 B 表达。间变性大细胞淋巴瘤多表达 ALK，EMA，CD45。如果表达 B 细胞标记物，可能是 DLBCL 的变异型。

2. 转移癌　癌细胞体积较大,多边形,胞质丰富,细胞间具有黏附性。免疫组化 CK+。

3. 恶性黑色素瘤　肿瘤细胞组织形态多样,胞质内可见色素颗粒,核仁大而明显。免疫组化表达 MelanA、S-100、HMB45。

4. 骨髓炎　炎性背景内可见多形核白细胞、组织细胞增生,成纤维细胞及血管网增生,可见成熟的浆细胞。临床可有发热症状,抗生素治疗有效。

5. 朗格汉斯细胞组织细胞增多症　相比骨原发 HL,其具有更明显的炎性影像学改变,组织形态显著的炎性背景,嗜酸性粒细胞弥漫分布,核形不规则、可见核沟的朗格汉斯细胞散在其中。免疫组化 S-100、CD207、CD1a 阳性。

6. 炎性肌纤维母细胞瘤　结节硬化型霍奇金淋巴瘤有时非常酷似炎性肌纤维母细胞瘤,必要的免疫组化检测及 ALK 基因及免疫组化检测是主要鉴别手段。

五、弥漫大 B 细胞淋巴瘤

【定义】

弥漫大 B 细胞淋巴瘤(diffuse large B cell lymphoma,DLBCL)为弥漫性增生的大 B 细胞恶性肿瘤,瘤细胞核的大小相当于正常吞噬细胞核或正常淋巴细胞的 2 倍。骨原发性弥漫大 B 细胞淋巴瘤(primary bone diffuse large B cell lymphoma,PB-DLBCL)是骨内最常见的原发性淋巴瘤。

ICD-O 编码 9680/3

【临床特征】

(一)流行病学

1. 发病率　DLBCL 在西方国家占成人非霍奇金淋巴瘤的 30%~40%,在发展中国家还要高些。PB-DLBCL 占淋巴瘤的 1.16%,DLBCL 的 2.65%。

2. 发病年龄　DLBCL 发病年龄的范围比较宽,中位年龄 60~70 岁,但也可见于儿童;男性比女性稍多,在最近的几十年间发病率逐渐增加。并且不把 HIV 作为危险因素考虑在内。PB-DLBCL 年龄 4~92 岁,平均 42 岁,男性∶女性约7∶3。

(二)发病部位

原发结外的可高达 40%,结外最常见的部位是胃肠道(胃和回盲部),其实可发生在结外任何部位:如皮肤、中枢神经、骨、睾丸、软组织、腮腺、肺、女性生殖道、肝、肾、脾和 Waldeyer 环。原发于骨髓和/或累及血液的情况罕见。某些形态学的变异型多见于特定的部位,如原发于骨的 DLBCL 常呈多叶核细胞。PB-DLBCL 最常见长骨肢端,其中股骨(27%),骨盆(15%),胫腓骨(13%)是最常累及的部位。其他部位可见于颌面骨,扁骨、颅骨及脊柱等。

(三)临床表现

典型的表现是患者出现结内或结外迅速长大的肿块,可伴有症状,随着病情的发展常发生扩散。骨原发性弥漫大 B 细胞淋巴瘤多表现为局部受累骨的症状,如骨痛、病理性骨折等;系统性症状如发热、盗汗、体重减轻较少见。

(四)影像学表现

影像学表现无特殊,多发生于股骨下段,骨破坏形式多样,典型者内可见“死骨”样结构,为渗透样骨破坏,边缘常不清晰(图 1-5-7-7A),可伴有骨膜反应、较大的软组织肿块,偶可见病灶跨越关节生长。

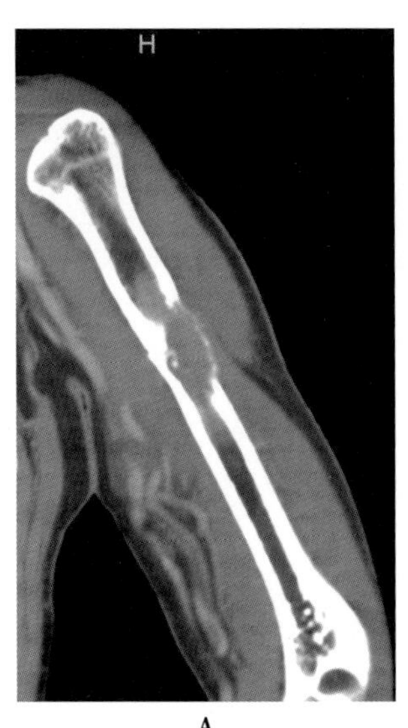

A

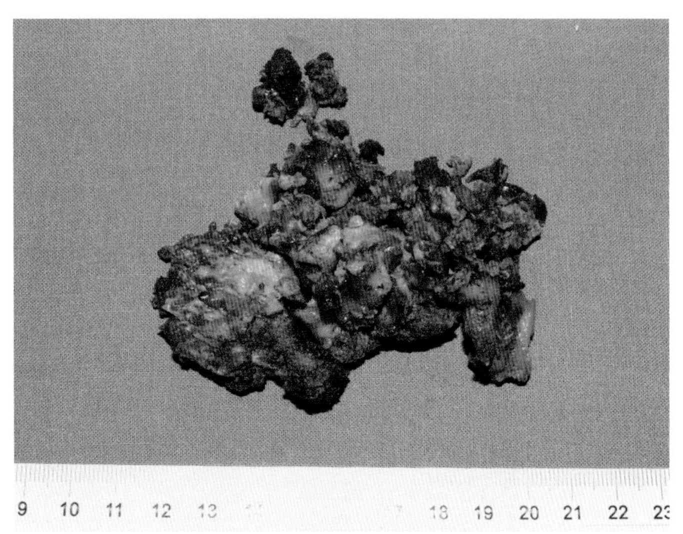

B

图 1-5-7-7　弥漫大 B 细胞淋巴瘤的影像学及大体

A. 弥漫大 B 细胞淋巴瘤的影像学:CT 增强后冠状面软组织窗图显示肱骨中段髓腔内溶骨性破坏,皮质渗透性破坏。B. 弥漫大 B 细胞淋巴瘤的大体:刮除的破碎肿瘤组织

（五）诊断标准

①病理能确认的骨内 DLBCL；②免疫组化或流式细胞分析显示表达 B 细胞标记物；③通过影像学检查未见淋巴结、肝脾的累及。

（六）治疗和预后

DLBCL 为侵袭性淋巴瘤，但采用联合化疗有治愈的可能性。根据临床参数制定的国际预后指数对于结果的预测具有重要价值。骨原发性 DLBCL 预后较原发淋巴结或结外其他部位的 DLBCL 好。不同的研究也提出不同的预后因子如年龄，性别，分期，LDH 水平，病变范围及国际预后因子评分（IPI 评分）。有研究表明唯一的预后因子是化疗后完全缓解率。一旦完全缓解，即使老年患者也能获得长期的生存。表达 CD10，存在 BCL-6 突变或异位，可能与其较好的预后相关。

【病理变化】

（一）大体特征

淋巴瘤多经穿刺活检诊断，一经诊断即采用放化疗等治疗方案，大体标本少见（图 1-5-7-7B）。

（二）镜下表现

1. 组织学特征 形态学变异型包括：①中心母细胞 DLBCL：由中到大的淋巴样细胞组成。细胞圆形、椭圆形，泡状核，染色质较细，2~4 个核仁，靠近核膜。胞质较少，嗜双色性或嗜碱性。②免疫母细胞 DLBCL：绝大多数细胞（>90%）是免疫母细胞，其特点是单个中位核仁，细胞大，胞质较丰富，嗜碱性。有时伴有浆细胞分化（图 1-5-7-8A）。中心母细胞的含量<10%。③富于 T 细胞/组织细胞的淋巴瘤：病变中绝大多数细胞是非瘤性的 T 细胞，伴或不伴有组织细胞，仅有<10%的肿瘤性大 B 细胞。组织细胞可有/无上皮样细胞表现。大细胞类似于 L&H 细胞（即霍奇金淋巴瘤中爆米花样细胞）、中心母细胞、免疫母细胞、RS 细胞。有时间质出现反应性纤维化，位于细胞之间，使肿瘤形成梭形细胞形态，似肉瘤细胞。④间变性弥漫大 B 细胞淋巴瘤：细胞大，圆形，椭圆形或多边形，异型多核，有的类似于 RS 细胞（图 1-5-7-9A）。细胞呈铺路石样排列，貌似癌。这些病例的生物学特征和临床特点与间变性大细胞淋巴瘤不同。

2. 免疫组化 DLBCL 可表达多种 B 细胞抗原，如 CD19、CD20、CD22、CD79a、PAX（图 1-5-7-8B、C），但也可缺少其中的一项或几项。50%~70%的病例表达表面或（和）胞质 Ig（IgM>IgG>IgA）。胞质型 Ig 常见于有浆样分化的病例。除 CD20 外（图 1-5-7-9B），虽然绝大多数间变大 B 细胞淋巴瘤表达 CD30（图 1-5-7-9C），但是非间变大细胞淋巴瘤偶尔也表达 CD30。还有些病例表达 CD5（10%）或 CD10（25%~50%）。CD5（+）的 DLBCL 可以是原发的，不一定是由小淋巴细胞淋巴瘤/慢性淋巴细胞性白血病（SLL/CLL）发展而来。30%~50%的病例 Bcl-2（+），也有很多病例表达 Bcl-6，少数病例 P53（+），很少的病例可有浆细胞相关抗原（CD138）表达。核增殖指数（Ki-67）>40%，有的甚至>90%（图 1-5-7-9D）。

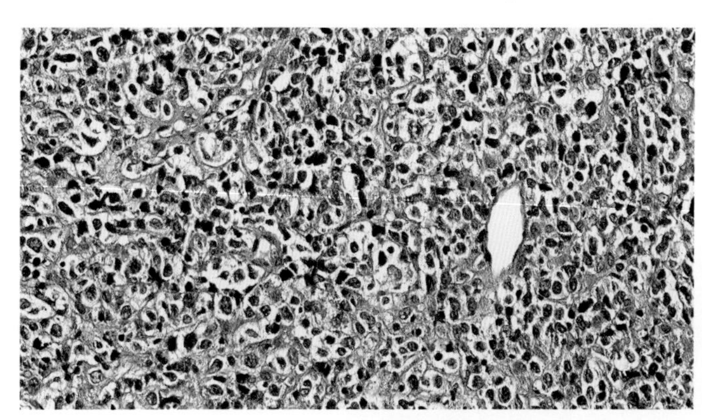

A

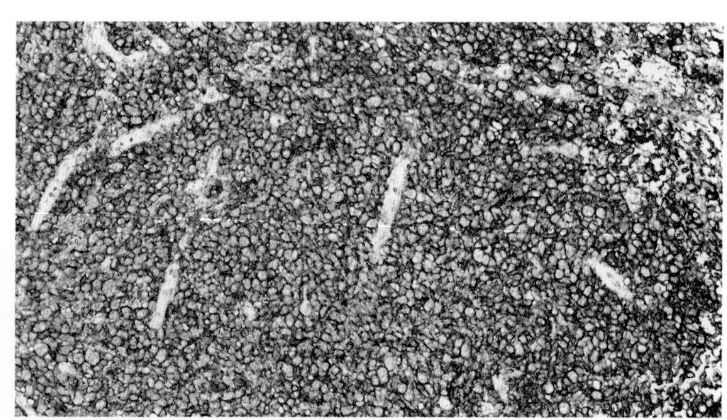

B

C

图 1-5-7-8 弥漫大 B 细胞淋巴瘤的组织学及免疫组化

A. 细胞大，单个中位核仁，胞质较丰富，嗜碱性。B. CD20 阳性。C. PAX5 阳性

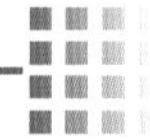

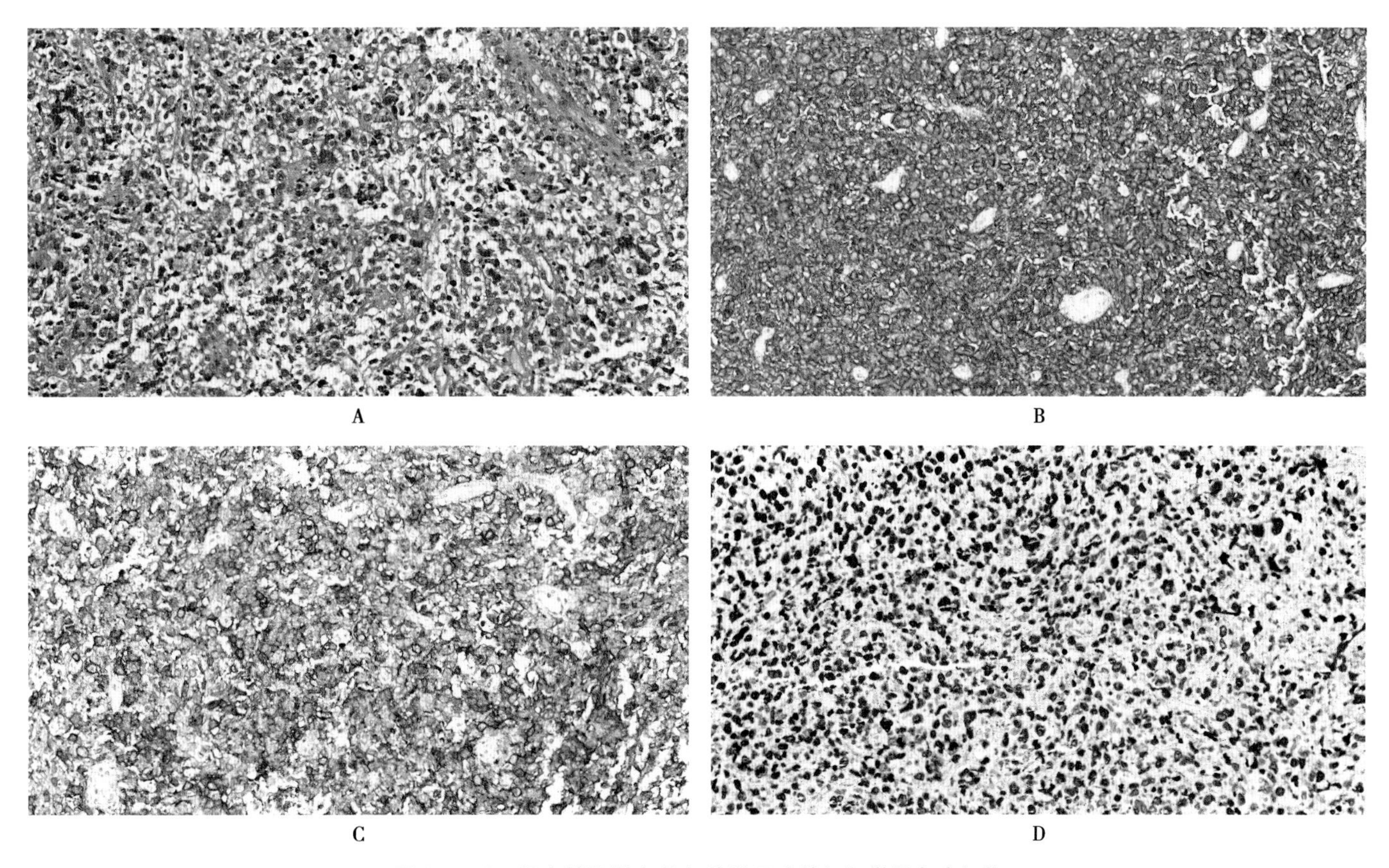

图 1-5-7-9　间变性弥漫大 B 细胞淋巴瘤的组织学及免疫组化
A. 细胞大，圆形，椭圆形或多边形，呈铺路石样排列。B. CD20 阳性。C. CD30 阳性。D. Ki-67 80%

3. 免疫学分型　在临床实践中，根据生发中心 B 细胞与活化的 B 细胞的基因表达情况通过免疫组化抗体对 DLBCL 进行了进一步分型，分为生发中心型与非生发中心型。Hans 模型应用 CD10，Bcl-6 和 MUM1 对生发中心型与非生发中心型进行区分。CD10+或 CD10-，Bcl-6+，MUM1-，提示生发中心来源（图 1-5-7-10）；CD10-，Bcl-6-或 CD10-，Bcl-6+，MUM1+，提示非生发中心来源（图 1-5-7-11）；Choi 模型增加了 GCET1 和 FOXP1。

（三）分子病理

多数病例有 *IgH* 和 *IgL* 基因重排及可变区体细胞突变。*Bcl-2* 基因移位，即 t（14；18）为滤泡性淋巴瘤的标志，也可见于 20%～30%的 DLBCL 病例。不多于 30%的病例有 3q27 区异常（Bcl-6 与此有关）。MYC 重排不明显。DLBCL 中存在 2 种不同的分子类型及基因表达，提示肿瘤性 B 细胞处在不同的分化阶段。一种具有生发中心 B 细胞的特征，另一种则类似于活化的外周血中的 B 细胞。

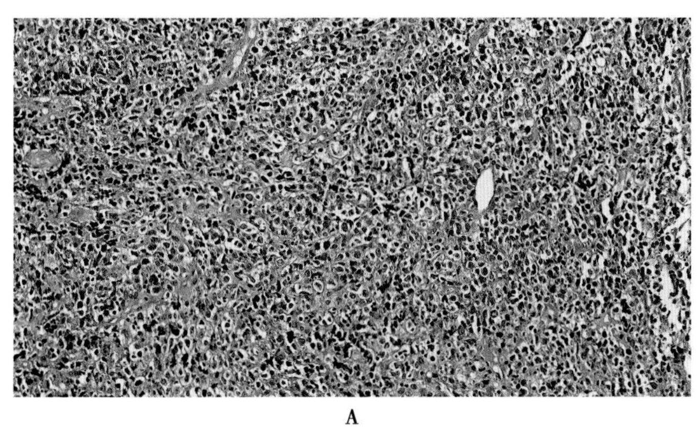

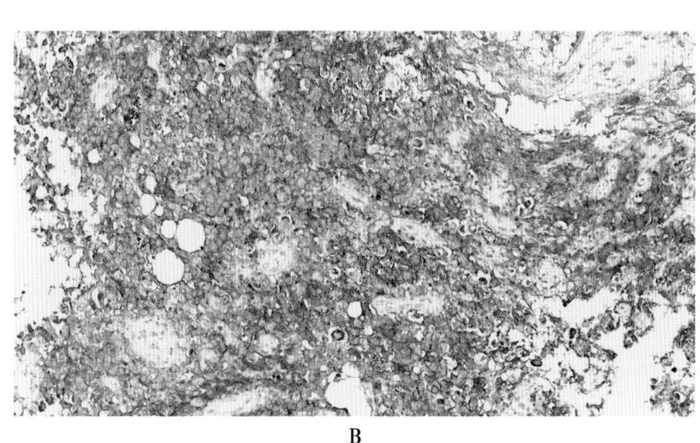

图 1-5-7-10　弥漫大 B 细胞淋巴瘤生发中心型的组织学及免疫组化
A. 大细胞间可见纤维性分隔。B. CD10 阳性

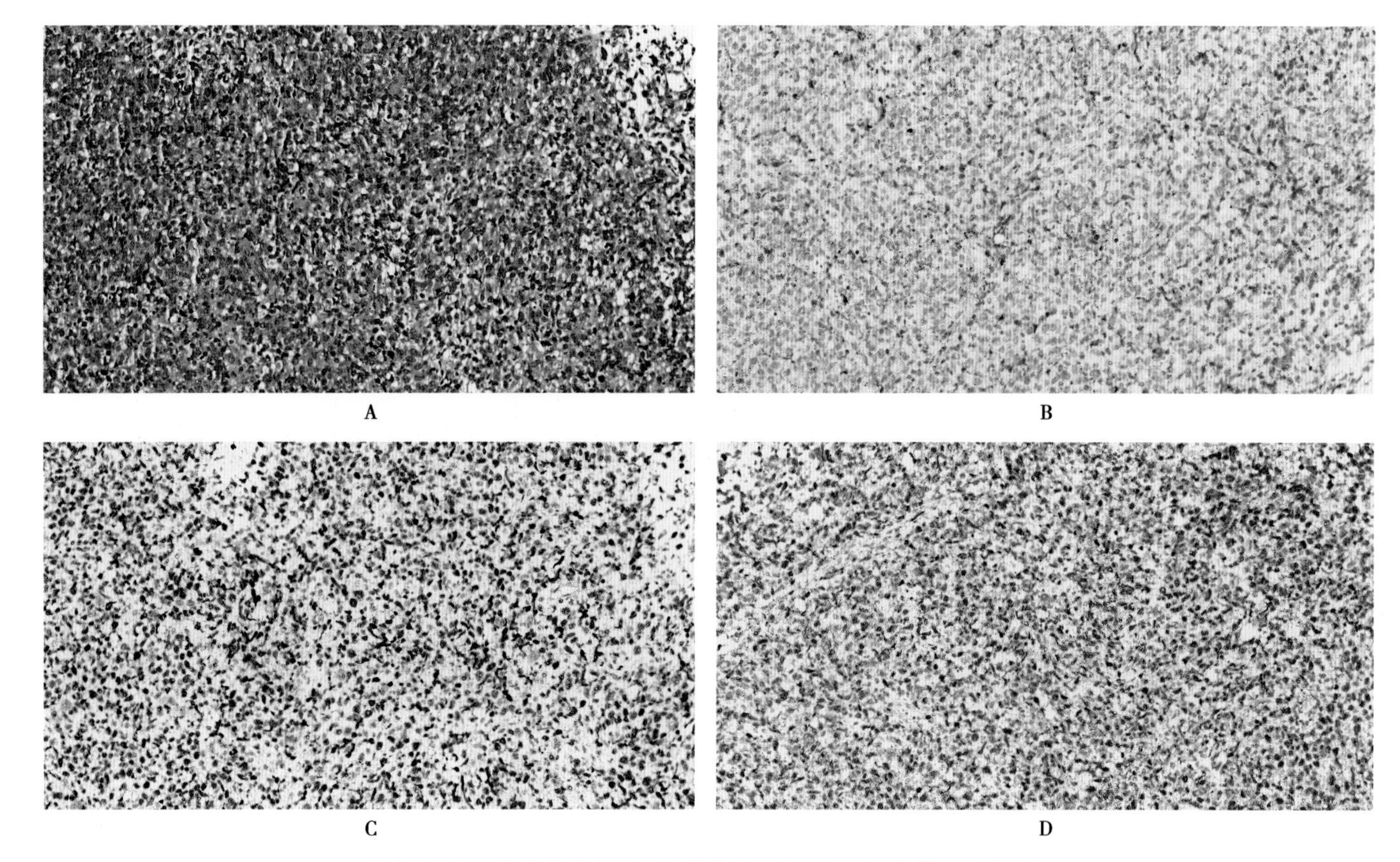

图 1-5-7-11 弥漫大 B 细胞淋巴瘤非生发中心型的组织学及免疫组化
A. 大细胞弥漫分布。B. CD10 阴性。C. Bcl-6 阳性。D. MUM-1 阳性

【鉴别诊断】

1. 转移癌或恶性黑色素瘤 鉴别大细胞淋巴瘤与转移癌或恶性黑色素瘤形态上有一定困难,免疫标记是解决这一问题的最好方法,但适当选择抗体进行标记非常重要(详见骨原发性霍奇金淋巴瘤)。如 ALCL 型的 DLBCL,30%的病例可以不表达 LCA,60%的病例表达 EMA。

2. 髓外白血病 急性粒细胞白血病组织学细胞体积大、胞质少、核大、类圆形,极易诊为淋巴瘤,但免疫标记不支持。除 LCA 阳性以外,无 T/B 细胞标记物表达。进一步标记溶菌酶(Lys)、髓过氧化物酶(MPO)、α1 抗胰蛋白酶等均可表达。

3. 间变大细胞淋巴瘤 形态上难以区分,必须借助于免疫组化染色。严格意义上的间变大细胞淋巴瘤是 T 细胞或裸细胞性淋巴瘤,所以应该表达 T 细胞的表面标记物或非 T 非 B 表达。如果表达 B 细胞标记物,可能是 DLBCL 的变异型。

4. 霍奇金淋巴瘤 DLBCL 中的富于 T 细胞的 B 细胞淋巴瘤在形态上酷似结节性淋巴细胞为主型的 HD,但是大细胞通常没有 R-S 细胞中的大核仁,核极度不规则。大细胞表达 LCA 和 B 细胞标记支持 B 细胞淋巴瘤的诊断,尤其当出现单克隆性 Ig 时,可证实这一诊断。对于 CD20 染色结果判定时需慎重,因为 R-S 细胞在具有异质性的 HD 类型中也可呈阳性。

六、间变大细胞淋巴瘤

【定义】

间变大细胞淋巴瘤(anaplastic large cell lymphoma, ALCL)是一种 T 细胞淋巴瘤,主要由淋巴样细胞组成,细胞较大,胞质丰富,多形性(经常是马蹄铁样核)。细胞 CD30(+),大多数病例表达细胞毒性相关蛋白,大多数病例 ALK 蛋白(+),但 ALK(-)的病例也包括在其中。

ICD-O 编码 9714/3

【临床特征】

(一)流行病学

1. 发病率 ALCL 约占成人非霍奇金淋巴瘤的 3%,占儿童淋巴瘤的 10%~30%。骨原发 ALCL 十分罕见,在所有淋巴瘤中所占比例小于 1%。

2. 发病年龄及性别 在 30 岁以前 ALK(+)的 ALCL 是最常见的,男性多见,主要发生在 20~30 岁之间(男女之比为 6.5∶1)。ALK(-)的 ALCL 主要发生在老年人。男女发病之比为 0.9∶1。骨原发 ALCL 发病年龄较广,但以儿童及青少年男性多见,中位年龄 17.5 岁。

（二）发病部位

ALK蛋白(+)的原发性系统性ALCL常累及淋巴结和结外部位。结外部位通常包括皮肤(21%)、骨(17%)、软组织(17%)、肺(11%)和肝(8%)。肠道和中枢神经系统(CNS)累及罕见。肿瘤可累及全身各部位骨，以椎骨最为多见，其次为髂骨。

（三）临床表现

大多数(70%)表现为进展期Ⅲ至Ⅳ期伴有外周和(或)腹腔淋巴结累及，经常与结外浸润和骨髓累及有关。患者经常有B症状(75%)，特别是高热。骨原发ALCL以发热及骨痛为首要症状。

（四）影像学表现

影像学表现为溶骨性破坏(图1-5-7-12)。

（五）治疗和预后

国际预后指标(IPI)在预测结果上有一定的价值，尽管与其他淋巴瘤相比价值较小。最重要的预后指标是ALK(+)，在美国、欧洲、日本一系列研究中ALK(+)与预后良好有关。ALK(+)的ALCL5年生存率为80%，而ALK(-)的病例仅40%。复发是常见的(占30%)，但仍保持着对化疗敏感。年龄和临床分期可能为骨原发ALCL的预后因素。因临床病例数量少，无法经统计学分析证实，有待于今后进一步积累病例进行研究。

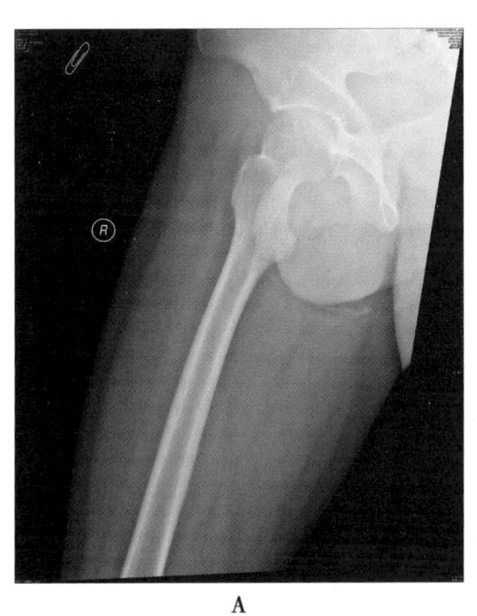
A

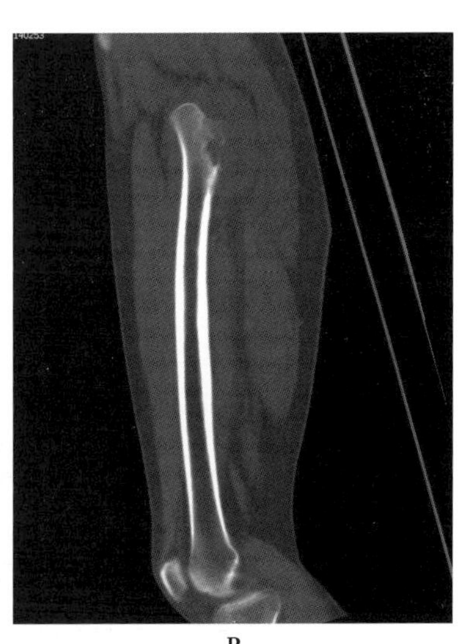
B

图1-5-7-12　间变性大细胞淋巴瘤的影像学
A. X线侧位片显示股骨大转子旁软组织密度不均。B. CT矢状面骨窗图(与A图为同一患者)显示股骨大转子溶骨破坏，伴有较大软组织肿块

【病理变化】

（一）大体特征

淋巴瘤多经穿刺活检诊断，一经诊断即采用放化疗等治疗方案，大体标本少见。

（二）镜下表现

1. 组织学特征　ALK(+)的ALCL病例表现广阔的细胞形态谱，所有病例可包括不等量的怪异核、马蹄铁或肾形核伴有核旁的嗜酸性区域的细胞(图1-5-7-13A)。一些细胞可能出现胞质假包涵体，即细胞核膜的凹陷。具有这些特征的细胞被称为"面包圈"细胞。在ALCL普通型中比大多数其他淋巴瘤具有更丰富的胞质。细胞质可表现为空的、嗜碱性或嗜酸性。多核的细胞可呈现为花环状形式，可产生类似于R-S细胞。细胞核染色通常呈粗块状或弥散，有多个小的、嗜碱性核仁。由大细胞组成的病例，核仁更明显，但嗜酸性的包涵体样核仁很少见。

现在认识到有几种细胞形态变异型，包括普通型、淋巴组织细胞型和小细胞型。①普通变异型(70%)：主要是由具有标志性的多形性大细胞组成。肿瘤细胞更加单一、圆形核，也可是组成的主要部分或夹杂更加多形性的细胞。恶性细胞的噬红细胞现象罕见。②淋巴组织细胞变异型(10%)：特征是肿瘤细胞夹杂大量组织细胞。组织细胞可以掩盖通常比普通变异型小的肿瘤细胞。肿瘤细胞经常围绕血管周围，通过免疫组化CD30、ALK和(或)细胞毒性分子抗体可清楚地显示。偶尔，组织细胞呈现噬红细胞现象。③小细胞变型(5%~10%)：主要由不规则核的小至中等的肿瘤细胞组成。一般可见标志性细胞，常聚集在血管周围。在常规检查中ALCL这种形态学变型常被误诊为非特殊型的外周T细胞淋巴瘤。

2. 免疫组化　肿瘤细胞CD30阳性部位在胞膜和高尔基体区。弥漫性胞质CD30(+)的意义未明(图1-5-7-13B)。在大细胞中所见的染色最强。较小的肿瘤细胞可能 CD30 弱(+)甚至(-)。在淋巴组织和小细胞变型中,也是其中的大细胞 CD30 阳性最强(+),常围绕着血管成簇分布。在 60%~85%的病例中可检测到 ALK 表达。ALK 染色可以胞质或胞核(+)(图 1-5-7-13C)。大部分 ALCL 病例 EMA(+)(图 1-5-7-13D)。大于 75%的病例中 CD3(最常用的全 T 细胞标记物)(-),CD5 和 CD7 也经常(-),CD2 和 CD4 更有用,在许多病例中为阳性。而且大多数病例表达细胞毒性相关抗原 TIA1、粒酶 B 和/或穿孔素(+)。

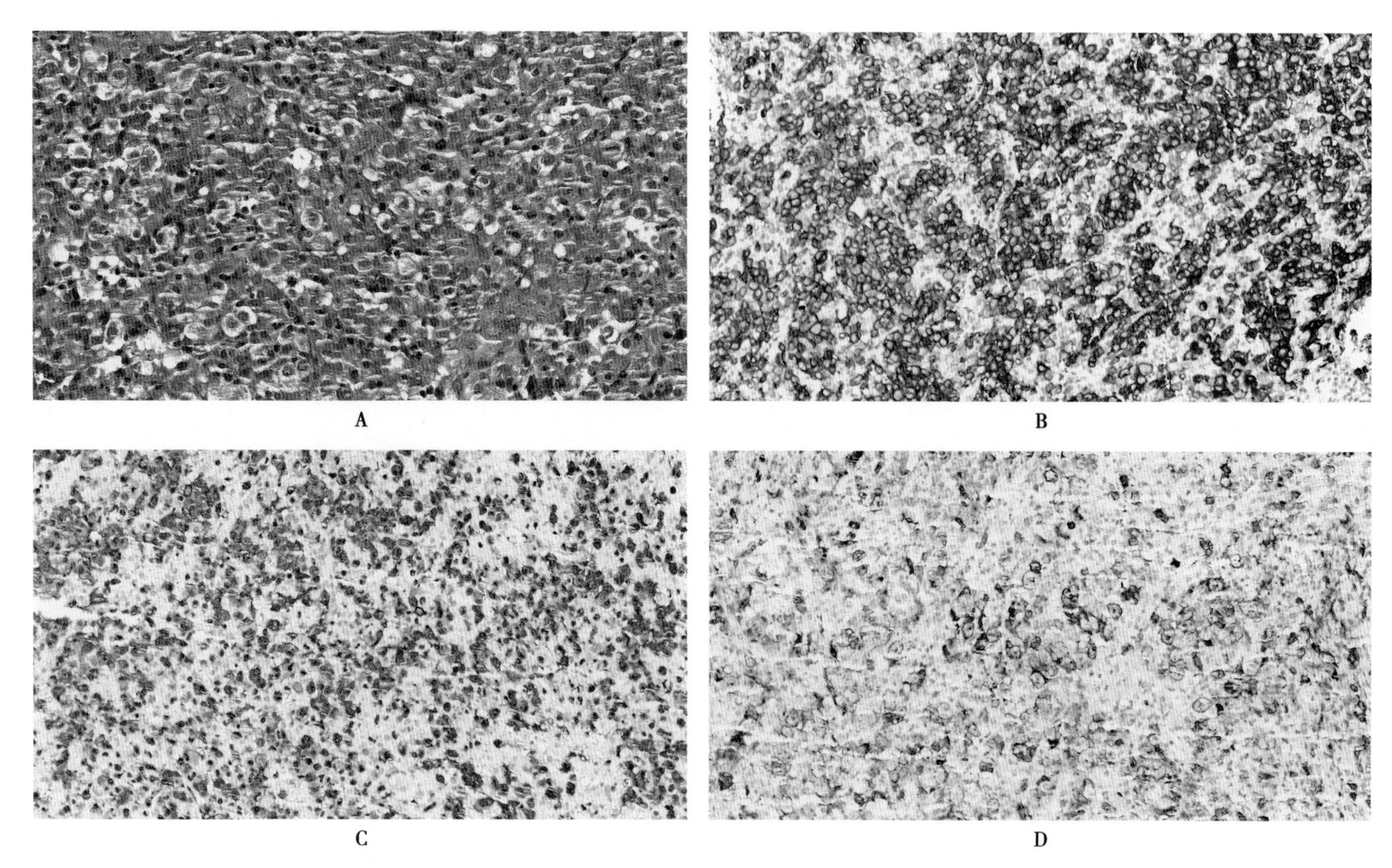

图 1-5-7-13 间变性大细胞淋巴瘤的组织学及免疫组化

A. 细胞大,胞质丰富,细胞核染色粗块状或弥散,有多个小的、嗜碱性核仁。B. CD30 阳性。C. ALK 阳性。D. EMA

(三)分子病理

不管是否表达 T 细胞抗原,大约 90%的 ALCL 病例呈克隆性的 T 细胞受体基因重排,其他则无 TCR 或免疫球蛋白基因的重排。无 EBV 序列。在 ALCL 中,ALK 的表达是由于 2 号染色体上的 ALK 位点基因改变。最常见的改变是 t(2;5)(p23;25)移位。发生在 2 号染色体的 *ALK* 基因和 5 号染色体的 *NPM* 基因。也可见到 *ALK* 基因异位的变异型以及相关的 1、2、3、17 号染色体的基因移位。

【鉴别诊断】

1. 经典霍奇金淋巴瘤 ALCL 和霍奇金淋巴瘤在形态上可能有部分重叠。霍奇金淋巴瘤,特别是结节硬化型,病变中含有成片的 R-S 细胞,类似于 ALCL。然而,因为大多数霍奇金淋巴瘤是一种 B 细胞肿瘤,而 ALCL 是一种 T 细胞肿瘤。对于这样的病例,依靠免疫表型(CD15、pan-B、pan-T 抗原、EMA 和 ALK 蛋白)甚至抗原受体基因重排的分子遗传学分析有助于鉴别。

2. 组织细胞肉瘤 肿瘤细胞弥漫浸润生长,瘤细胞体积大,胞质嗜酸性,胞核圆形、卵圆形。免疫组化 CD68+,ALK、CD30、EMA-。

3. 骨 Ewing 肉瘤 好发于 10~20 岁,长骨骨干、干骺端及骨盆常见。组织学通常为小圆细胞弥漫生长,但也可呈现大细胞形态。免疫组化 LCA,T 细胞标记物阴性,CD99,NKX2.2,FLI-1 阳性,FISH 检测存在 EWS 基因易位。

4. 转移癌及恶性黑色素瘤 详见霍奇金淋巴瘤。

七、淋巴母细胞淋巴瘤

【定义】

淋巴母细胞淋巴瘤(B lymphoblastic lymphoma, B-LBL)是一种定向于 B 细胞系的淋巴母细胞肿瘤,典型表现是由小至中等大的母细胞组成。细胞质稀少,染色质中等致密至稀疏,核仁不明显,累及骨髓和外周血(B 淋

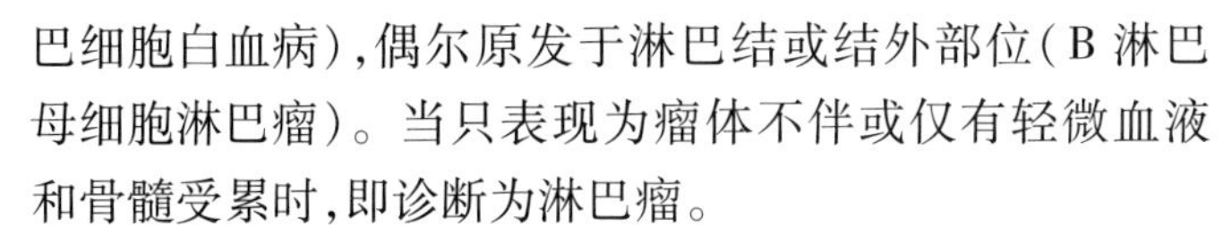

巴细胞白血病），偶尔原发于淋巴结或结外部位（B 淋巴母细胞淋巴瘤）。当只表现为瘤体不伴或仅有轻微血液和骨髓受累时，即诊断为淋巴瘤。

ICD-O 编码 9727/3

【临床特征】

（一）流行病学

1. 发病率 B-LBL 不常见，约占淋巴母细胞淋巴瘤的 10%。

2. 发病年龄 64%的患者<18 岁，男性略多见。

（二）发病部位

B-LBL 最常受累及的部位是皮肤、骨、软组织、淋巴结。纵隔肿物少见。

（三）临床表现

B-LBL 不伴血液病时常无症状。骨原发性淋巴母细胞淋巴瘤多表现为局部骨痛。

（四）影像学表现

为溶骨性破坏，常伴有较大的软组织肿块，肿块很少发生坏死（图 1-5-7-14）。

（五）治疗和预后

一般来讲，预后较好。在儿童组，完全缓解率近 95%，在成人组达 60%～85%，儿童无病存活率 70%。B-LBL 缓解率很高，中位生存时间约 60 个月。

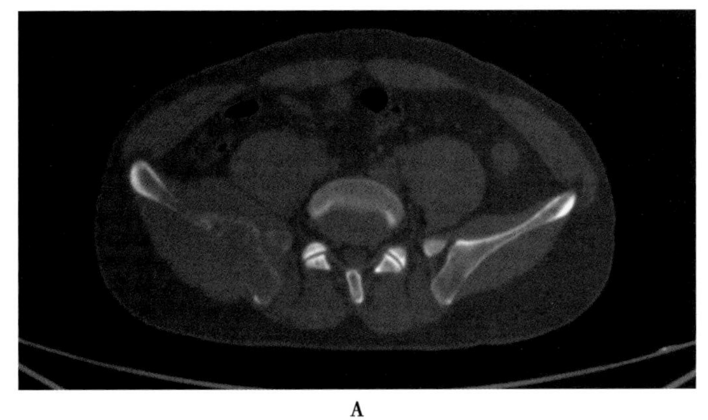

A

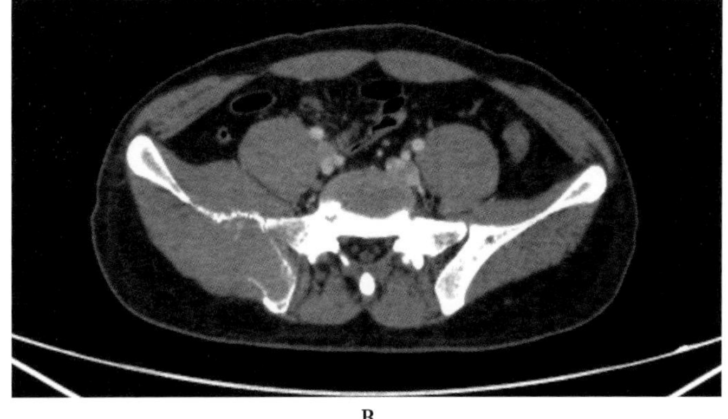

B

图 1-5-7-14 淋巴母细胞淋巴瘤的影像学

A. CT 横断面骨窗图示右侧髂骨恶性溶骨破坏。B. CT 增强后横断面软组织窗图示骨外软组织肿块，强化不明显

【病理变化】

（一）大体特征

淋巴瘤多经穿刺活检诊断，一经诊断即采用放化疗等治疗方案，大体标本少见。

（二）镜下表现

1. 组织学特征 骨内呈弥漫分布。原始细胞形态较一致，圆形至椭圆形核，核膜不同程度卷曲。染色质细点状，核仁不明显（图 1-5-7-15A）。大部分病例核分裂象多，部分病例可见灶性“星空”现象。

2. 免疫组化 淋巴母细胞表达 B 细胞标志物呈 CD19（图 1-5-7-15B）和 CD79a+。大多数病例也可以表达 CD10、CD24、PAX5 及 TdT（图 1-5-7-15C、D），不表达 CD45。B 系淋巴母细胞的分化程度具有临床和基因学相关性。在最早期阶段，即所谓的早前驱 B-ALL，原始细胞表达 CD19，胞质表达 CD79a、CD22，核表达 TdT。在中期，即所谓的普通 ALL，原始细胞表达 CD10。在最成熟的前驱 B 分化阶段，即所谓的前 B-ALL，原始细胞表达胞质μ 链。表面 Ig（-）是其重要的特征，但当出现阳性时不能完全排除 B-ALL/LBL。

（三）分子病理

大多数的 B-ALL/LBL 可见细胞遗传学异常，如亚二倍体，超二倍体等。有些独特的遗传学实体具有特征性的免疫表型，如 t（9；12）；t（4；11）；t（1；19）等。其他的基因学改变包括（6q、9p、12p 缺失），与预后无重要关联。

【鉴别诊断】

1. 神经母细胞瘤 包括三种亚型：未分化型、分化差型和分化型。分化差型在肿瘤组织内易辨识神经毡样结构，大部分细胞为未分化细胞，仅不多于 5%的细胞表现分化现象。分化型有丰富的神经毡样背景，不少于 5%的细胞向节细胞样分化，表现核大、染色质泡状，单个明显的核仁偏心性位于核内，胞质嗜酸性/双嗜性。瘤细胞表达 NSE、Syn、CgA。

2. 骨 Ewing 肉瘤 好发于 10～20 岁，长骨骨干及骨盆常见。组织学通常为小圆细胞弥漫生长，但也可呈现大细胞形态。免疫组化 LCA，T 细胞标记物阴性，CD99，FLI-1 阳性，FISH 检测存在 *EWS* 基因易位。

3. 套细胞淋巴瘤的母细胞变异型 肿瘤细胞核染色质细，核分裂象数目高（>10/10HPF，常至少 20～30/HPF），似淋巴母细胞。免疫组化 CD5+，CyclinD1+。

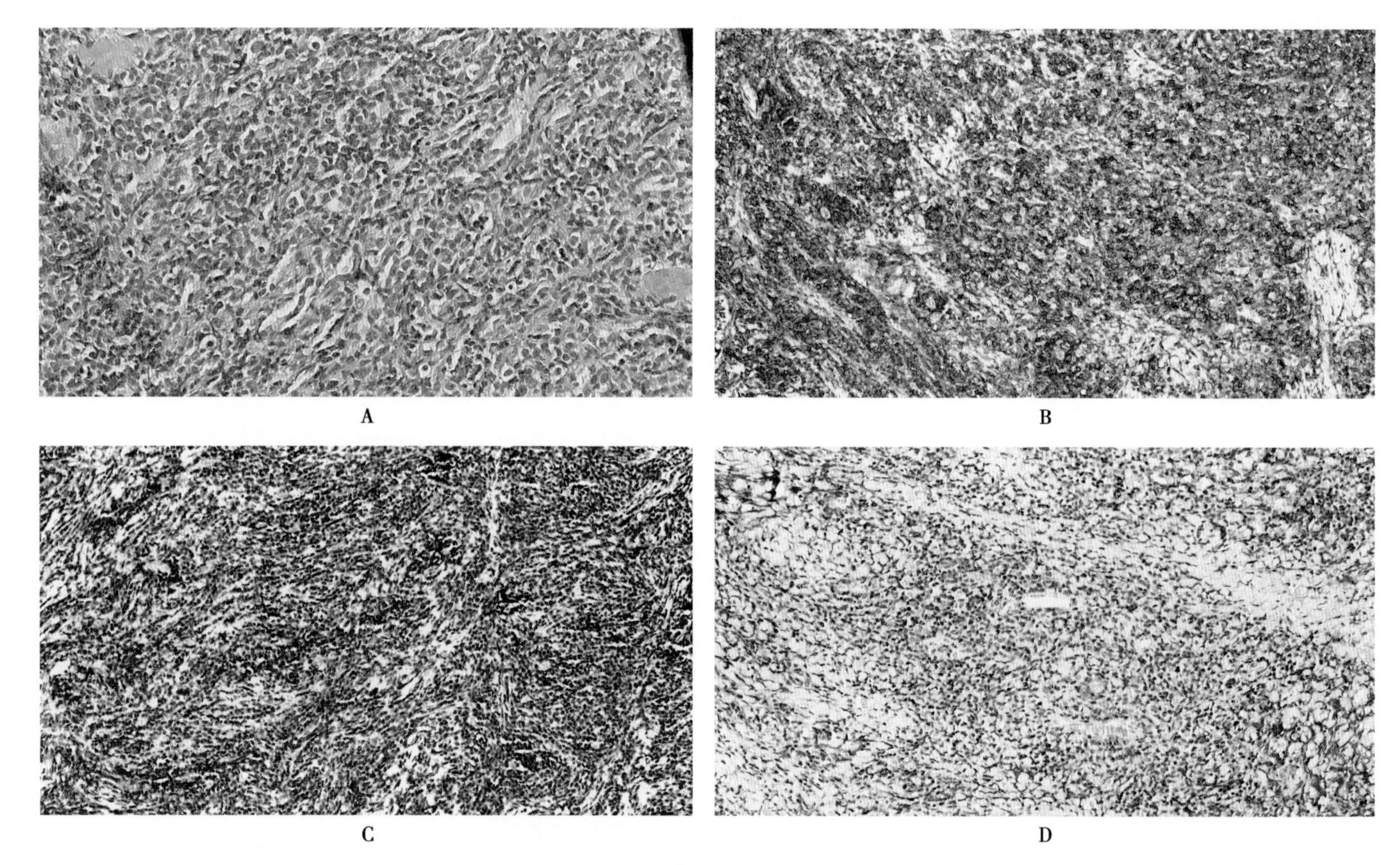

图 1-5-7-15　淋巴母细胞淋巴瘤的组织学及免疫组化
A. 细胞形态较一致，圆形至椭圆形核，染色质细点状，核仁不明显。B. CD19 阳性。C. PAX5 阳性。D. TdT 阳性

（宫丽华）

第八节　富破骨细胞样巨细胞肿瘤

2020 版 WHO 已经重新将动脉瘤样骨囊肿，非骨化性纤维瘤和骨巨细胞瘤划归为一类肿瘤，即富破骨细胞样巨细胞肿瘤。

一、小骨的巨细胞病变

【定义】

小骨的巨细胞病变（giant cell lesion of the small bones，GCLSB）是一种少见的、非肿瘤性的、特殊的反应性病变，由增生的纤维组织伴出血、含铁血黄素沉积，巨细胞散在不规则分布，可见反应性新生骨。组织形态与巨细胞瘤有相似之处。最新观点认为由于其存在 USP6 基因重排，不存在骨巨细胞瘤特征性的 H3F3A 基因突变，所以建议归属于动脉瘤样骨囊肿实性型。

ICD-O 编码 9260/0

【临床特征】

（一）流行病学

1. 发病年龄　最常发生于 20 岁以前，也可见于年龄更大的患者。50% 的患者诊断时年龄小于 30 岁。

2. 性别　男女间无明显差异。

（二）发病部位

发生于手足的小骨，指（趾）骨，掌骨，跖骨比腕骨及跗骨更常见。长管状骨与脊柱骨少见。

（三）症状

疼痛、肿胀是最常见的症状。偶有外伤史，通常无治疗史。可伴有病理性骨折。

（四）影像学特点

发生于手足小骨的干骺端，常累及骨干的溶骨性、膨胀性病变，MRI 可见 T2 低信号，骨壳相对较厚，边缘常可见硬化，很少越过生长板累及骨骺（图 1-5-8-1）。

（五）治疗及预后

刮除为治疗的首选。小骨的巨细胞病变复发率较高（15%～50%），但二次手术后几乎均能治愈。

【病理变化】

（一）大体特征

表现为灰白、灰褐色，沙砾样质脆外观（图 1-5-8-2）。可见出血。

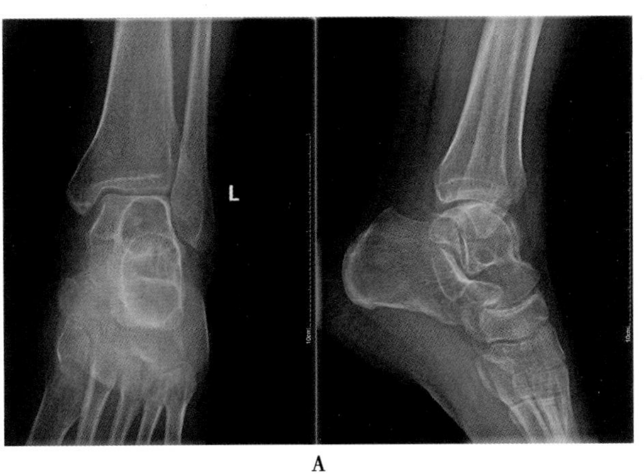

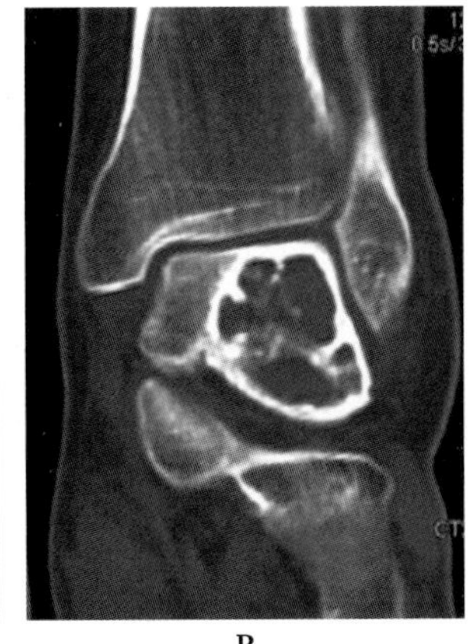
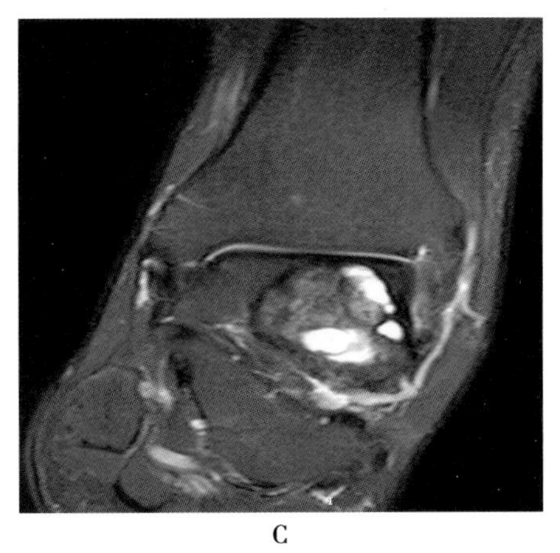

A　　B　　C

图 1-5-8-1　小骨的巨细胞病变的影像学

A. X 线正侧位片显示距骨局部溶骨破坏、边缘硬化。B. CT 冠状面骨窗图显示距骨溶骨病灶，边缘明显硬化、存在骨性分隔。C. MRI 脂肪抑制 T2WI 图像显示距骨病灶实性区域信号较低

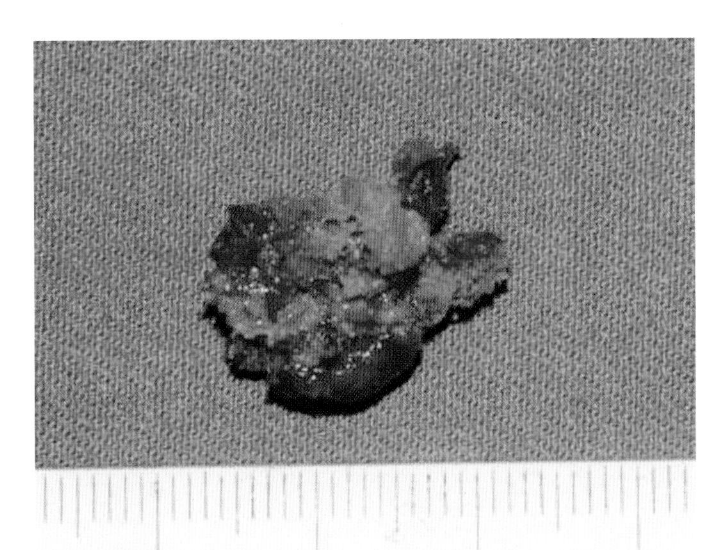

图 1-5-8-2　小骨的巨细胞病变大体

呈现灰白、灰褐色，沙砾样质脆外观

（二）镜下特征

1. 组织学特征　由数量不等的纤维组织构成，主要为无异型性的梭形（肌）成纤维细胞，可形成漩涡状或丛状结构。间质内含有数量不等的血管，并可伴有微囊变（图 1-5-8-3A）。组织学诊断的关键在于出血周围聚集的破骨细胞样的巨细胞，并由束状瘢痕样的纤维组织分隔，其核的数量较骨巨细胞瘤的巨细胞少（图 1-5-8-3B），局灶间质疏松水肿（图 1-5-8-3C）。可见反应性新生骨，可以是不成熟的编织骨，也可以是较成熟的小梁骨，骨周见骨母细胞围绕。核分裂象易见，但无病理性核分裂象。可见出血、含铁血黄素灶状沉积（图 1-5-8-3D）。局灶细胞略密集，似骨巨细胞瘤结构（图 1-5-8-3E）。可见炎细胞及偶尔存在的泡沫细胞及动脉瘤样骨囊肿样结构。

2. 免疫组化　没有太大的诊断提示意义，H3G34W 阴性。

（三）分子病理

大部分病例存在与原发性动脉瘤样骨囊肿相同的 *USP6* 基因重排，故不在认为其为独特的病变，归入动脉瘤样骨囊肿实性型。

【鉴别诊断】

参照动脉瘤样骨囊肿鉴别诊断。

二、骨巨细胞瘤

【定义】

骨巨细胞瘤（giant cell tumor of bone）是一种具有局部侵袭性和很少转移的中间性肿瘤。肿瘤主体由成片的肿瘤性卵圆形细胞和其间散在均匀分布的破骨细胞样多核巨细胞构成。

ICD-O 编码 9250/1

【临床特征】

（一）流行病学

1. 发病率　世界范围内，巨细胞瘤约占原发性骨肿瘤的 4%～5%，但在中国人群，骨巨细胞瘤发病率较高，约占骨原发肿瘤的 13.7%～17.3%。

2. 发病年龄　发病高峰年龄为 20～45 岁，每百万人群发病率为 1.2～1.7。虽然 10% 的巨细胞瘤发生于 20 岁之前，但很少发生在骨骼未成熟的个体。

3. 性别　女性稍多见，中国人群中男性略多。

（二）发病部位

巨细胞瘤好发于长骨骨端，特别是股骨远端、胫骨近端、桡骨远端和肱骨近端。青少年病例常发生在干骺端。脊柱也是其好发部位，骶骨最常受累，其次为腰椎，胸椎和颈椎。扁骨相对不常受累，其中，髂骨是最常受累部位。不足 5% 的病例累及手足部的短管状骨。颌骨少见。同时或异时发生的多中心巨细胞瘤很罕见，常累及肢端小骨。

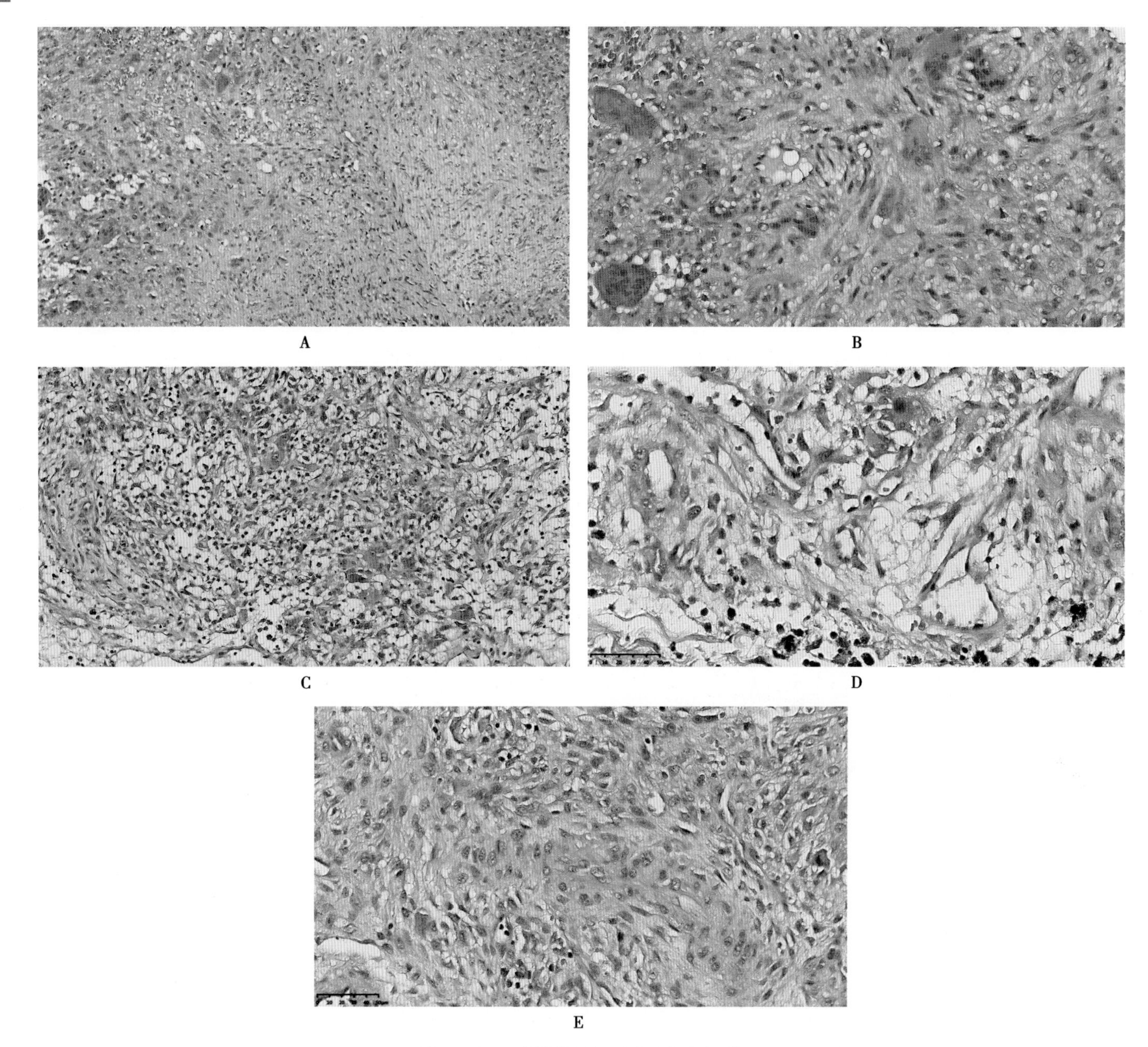

图 1-5-8-3 小骨的巨细胞病变的组织学

A. 纤维组织增生伴出血、多核巨细胞散在分布。B. 纤维母细胞间见体积较小的巨细胞。C. 间质疏松水肿。D. 出血、微囊变伴含铁血黄素灶状沉积。E. 细胞密集区

（三）临床表现

巨细胞瘤患者典型的症状是疼痛，可持续数周至数月，伴肿胀和关节活动受限，病理性骨折见于 5%～12%的患者。有些椎体和骶骨区域病变患者还会出现不明隐痛和神经功能缺损。

（四）影像学表现

骨巨细胞瘤 X 线片影像征象概括为骨端髓腔内偏心膨胀性溶骨破坏，部分呈皂泡征，易横向发展，可伴有菲薄骨壳，但无骨膜反应，部分病例可见软组织肿块，整体边界清晰（图 1-5-8-4A～C）。部分病例可发生病理性骨折（图 1-5-8-4D）。CT 显示其边缘可有局部硬化，内部基本无钙化或成骨，具有明显强化的特点；多数病例可出现局部区域的 MRI T2WI 信号减低。另于 CT 增强图像与 MRI 图像中，常可发现动脉瘤样骨囊肿样区域。脊柱受累时，多表现为单一椎体及部分附件膨胀性发展，骨轮廓外的成分甚至可多于骨内部分。骨盆的病灶跨越耻骨联合、骶髂关节的情况亦不少见。骨巨细胞瘤 Campanacci 分级系统目前还在使用，该系统依据单纯影像学改变而设计，与 Enneking 分期一起指导临床治疗。

骨巨细胞瘤术后常会复发，表现为溶骨区重现、CT、

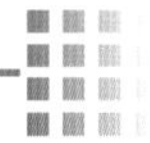

MRI 明显强化(图 1-5-8-5A、B),少数情况可见术区软组织内多发结节、多伴有边缘钙化。地诺单抗治疗后,>50%病例自边缘始出现明显硬化。骨巨细胞瘤发生肺转移(图 1-5-8-5C),表现为双肺多发大小不等、类圆形结节,部分伴有边缘钙化,多分布于胸膜下。

（五）治疗和预后

手术治疗是骨巨细胞瘤主要治疗手段。巨细胞瘤有局部侵袭的生物学行为,偶尔发生远处转移。组织学不能预测局部侵袭的程度。经刮除术、骨移植、骨水泥充填、冷冻治疗或石炭酸滴注等治疗措施后,仍有 15%~50%的患者局部复发。复发常在 2 年内。小骨的大块切除可降低复发率。3%~7%的患者可发生肺转移,多发生于原发灶诊断后的 3~4 年,转移灶为孤立性或多灶性,组织学形态与原发灶一致,部分转移灶生长极为缓慢(良性肺种植),还有部分可自发消退,5 年生存率可达 94.4%,有小部分为进展性病变,可导致患者肺容积减少而死亡。局部复发、外科手术操作不当以及病变位置(如骨盆、骶骨和脊柱)均可增加转移的危险。

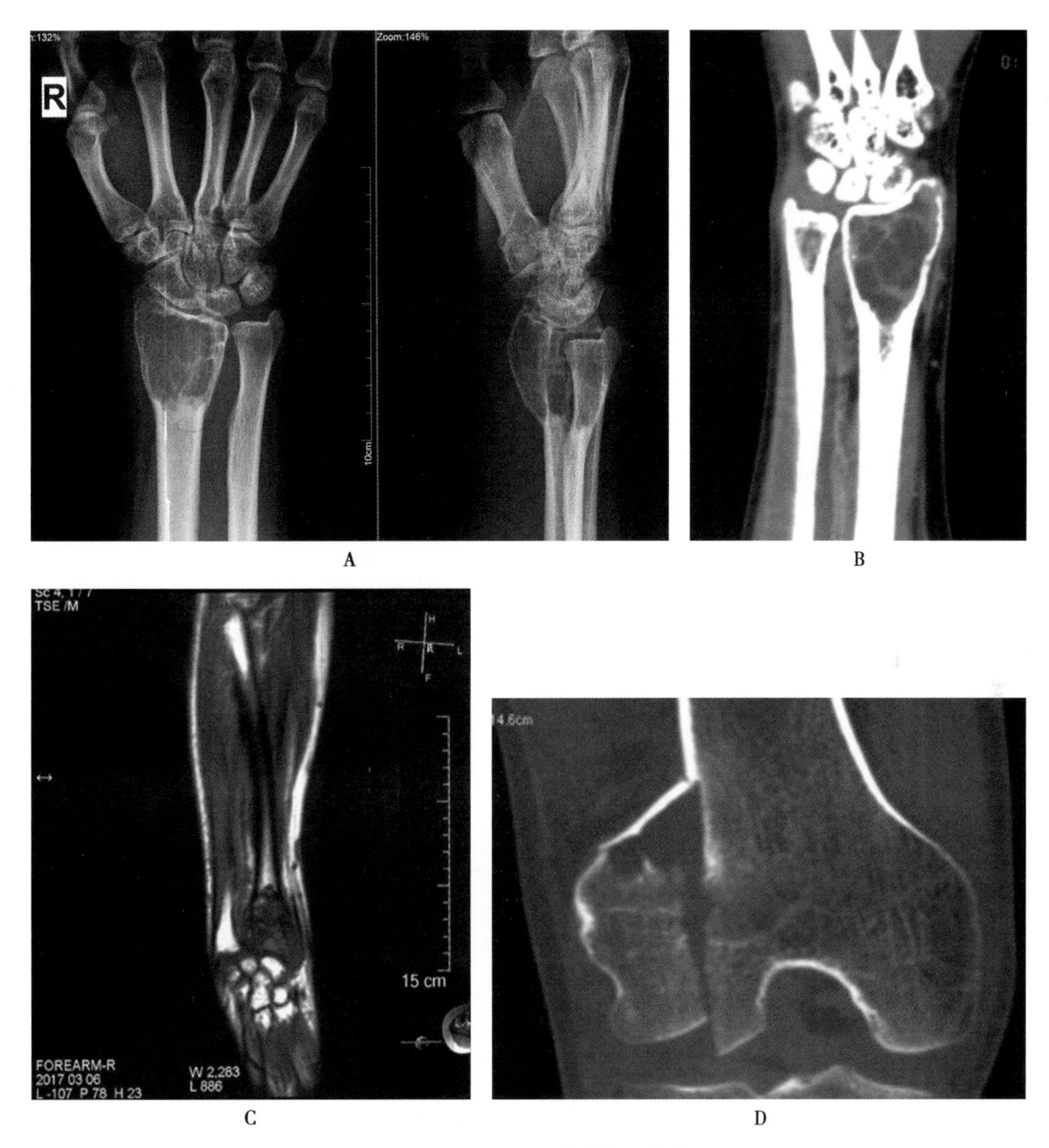

图 1-5-8-4 骨巨细胞瘤的影像学

A. X 线片示右侧桡骨远端膨胀性溶骨破坏,边界清晰。B. CT 增强图示病灶内实性区域及分隔明显强化,伴发有动脉瘤样骨囊肿。C. MRI T1 图示病灶内局部低信号、并有小灶出血。D. CT 冠状位图显示股骨远端病理性骨折

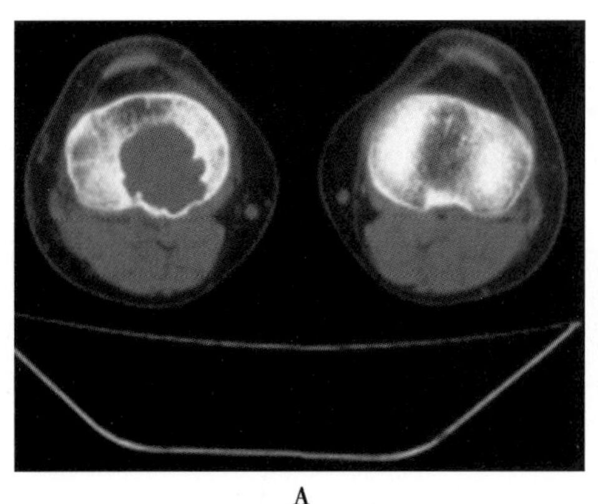

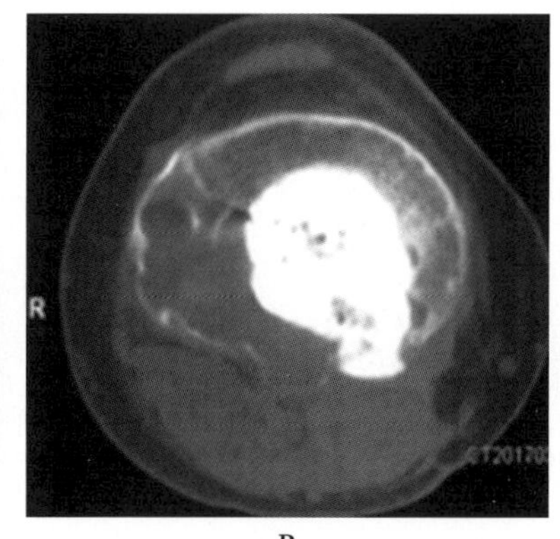

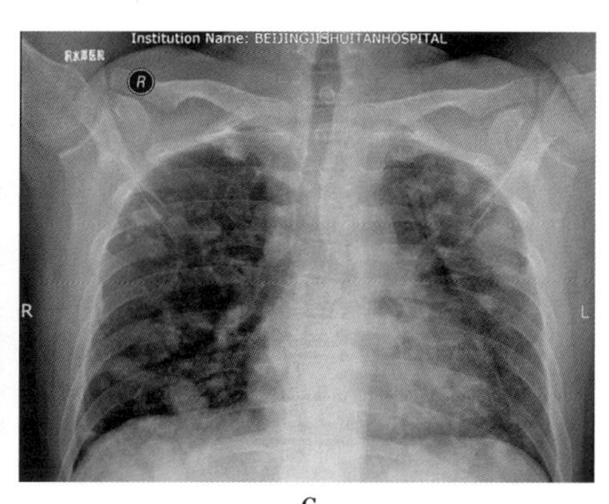

A　　B　　C

图 1-5-8-5　骨巨细胞瘤复发及肺转移的影像学

A. CT 显示原发病变。B. CT 显示病灶术区溶骨改变，肿瘤复发。C. 双肺多发转移灶

【组织来源】

组织形态上，肿瘤的主体成分主要包括破骨细胞样多核巨细胞和单核细胞。免疫学上可将单核细胞又分为 2 种类型即单核巨噬细胞和单核基质细胞。单核基质细胞才是巨细胞瘤的真正瘤细胞。研究显示，OPG/RANK/RANKL 通路异常是影响骨巨细胞瘤发生的重要原因。单核基质细胞携带核因子 κB 受体活化因子配体（RANKL），而单核巨噬细胞和多核巨细胞携带核因子 κB 受体活化因子（RANK）。单核基质细胞可以分泌多种影响破骨细胞分化的细胞因子及组织因子，其中 RANKL 编码两种形式的Ⅱ型跨膜蛋白和一种分泌蛋白以膜结合蛋白的形式存在，主要通过成骨细胞和成骨基质干细胞分泌，有促进破骨细胞前体（单核巨噬细胞）分化成熟和迁徙的作用，并且通过与单核巨噬细胞表面的受体结合来招募这些单核巨噬细胞融合为破骨细胞，发挥溶骨作用。镜下仅观察形态学无法区别这两种类型的单核细胞，需要做免疫组化标记才可以鉴别。正是通过对该通路的研究和认识，相应的拮抗药物 Denosumab 单克隆抗体已经开始在临床上正式使用了。

【病理变化】

（一）大体特征

显示境界颇为清楚的偏心性骨破坏区，呈膨胀性破坏伴皮质变薄（图 1-5-8-6A）。尽管病变常侵破皮质，但常有推挤性边缘，被覆薄的有时不完整的反应性骨壳。因皮质变薄可导致病理性骨折（图 1-5-8-6B）。肿瘤常侵蚀关节生长板的软骨下，局灶侵及关节表面软骨的深层，但很少穿透关节表面。病变组织质地常柔软，棕红色，但也可有淡黄色区域，这是由于泡沫细胞增生所致。质韧的白色区域是纤维化。有时可见到血液充盈的囊性区域，当这种改变比较广泛时，容易与动脉瘤样骨囊肿混淆。复发后病例显示原病灶刮除，骨水泥填充后病灶周围见灰褐色肿瘤组织（图 1-5-8-6C）。

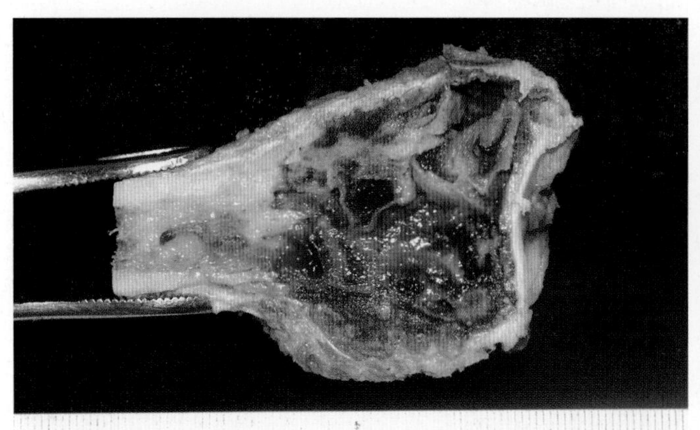

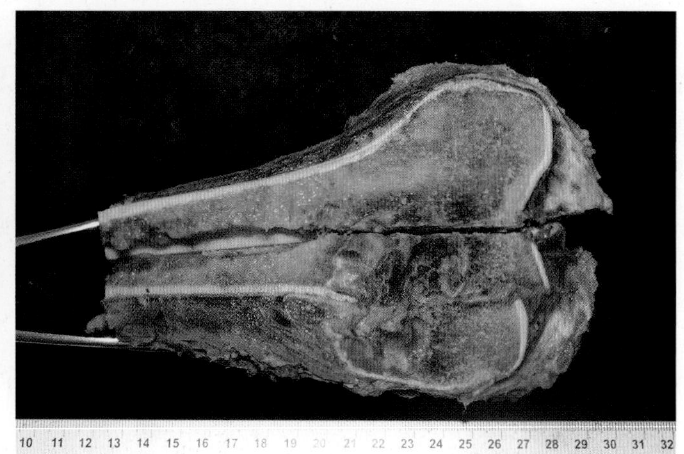

A　　B

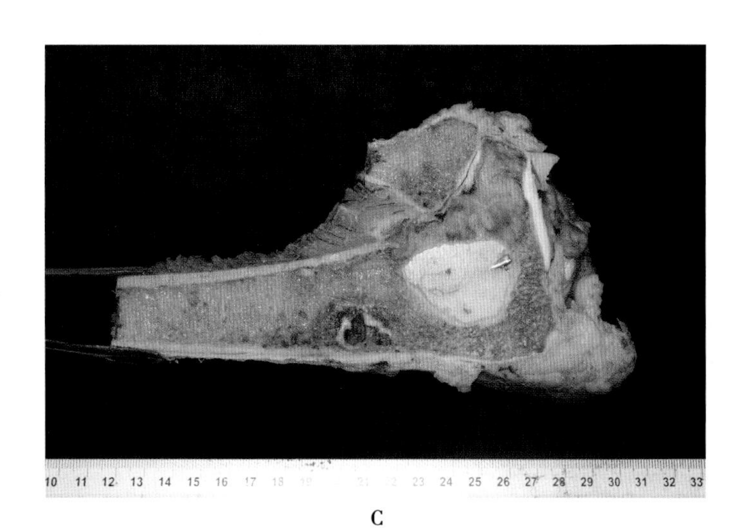

C

图 1-5-8-6　骨巨细胞瘤的大体
A. 灰黄灰褐色肿瘤组织伴囊腔结构。B. 可见肿瘤一侧皮质骨骨折。C. 复发后骨水泥周围见灰褐色肿瘤组织

（二）镜下特征

1. 组织学特征　圆形、卵圆形、多角形或梭形的单核细胞以及均匀分布其间的破骨细胞样巨细胞（图 1-5-8-7A、B）构成骨巨细胞瘤主体。这种巨细胞体积可以很大，核的数量可以达到 50～100 个，单核细胞的核与巨细胞的核形态相似，染色质疏松，有 1～2 个小核仁（图 1-5-8-7C）。单核基质细胞胞质界限不清，核梭形或卵圆形，可以看到核分裂象，甚至可高达 20/10HPF，但几乎见不到病理性核分裂（图 1-5-8-7D）。部分区域多核巨细胞数量减少，卵圆形或梭形核的单核细胞增生显著，并可伴有显著的血管周排列（图 1-5-8-7E）。肿瘤间质内富于血管，可见显著出血、含铁血黄素沉积（图 1-5-8-7F）。坏死常见，特别是在较大的病变中，显示为缺血性梗死，梗死灶中可见多核巨细胞影（图 1-5-8-7G）。近病变周边，可见反应性的梭形细胞排列成 storiform 结构，形似纤维组织细胞瘤（图 1-5-8-7H），并可伴有泡沫细胞聚集（图 1-5-8-7I）。大约 10% 的病例有动脉瘤样骨囊肿样结构（图 1-5-8-7J），囊壁内纤维性细胞增生伴多核巨细胞散在分布，并可见化生骨（图 1-5-8-7K）。肿瘤中可有小灶性的新生骨形成，特别是在发生病理性骨折或取过骨活检的病例中。某些病例中，可见大片新生骨，并可见与之相移行的片状软骨化生（图 1-5-8-8A），部分病例显示为结节状似关节软骨的透明软骨（图 1-5-8-8B），这种现象在肿瘤侵破皮质，侵及软组织时尤为显著。肿瘤细胞间可见增生的宽大的胶原纤维组织及幼稚的编织骨（图 1-5-8-8C），可伴有钙化（图 1-5-8-8D）。当病变扩展至软组织中经常可以见到外周反应性的骨壳形成（图 1-5-8-8E）。在 1/3 的病例中，一个显著的特征是存在血管内的瘤栓（图 1-5-8-9A），特别是在瘤体的周边部（图 1-5-8-9B），但对于预后没有意义，常见于肺转移的病例。骨巨细胞瘤“肺转移”目前被认为不是一种恶性过程，多数并不影响预后。肺转移的病例很少见于初诊病例，发生率在 3%～7%，可见肺组织内典型巨细胞瘤结节形成（图 1-5-8-9C），亦可有成骨现象（图 1-5-8-9D），Albergini 等提示肺转移更易发生在呈侵袭性生长或者复发患者，特别是伴有大片出血或瘤栓时。肺转移病灶组织形态常与原发灶一致，据统计，在肺转移病灶中只有不到 5% 病例是恶性骨巨细胞瘤。20 世纪 40 年代出现的骨巨细胞瘤 Jaff 分级对于预后并没有实际的预测意义，现已不再推荐使用。

2. 免疫组化　骨巨细胞瘤中的巨细胞具有正常破骨细胞典型的免疫表型，表达 PGM1（图 1-5-8-10A）、p63（图 1-5-8-10B）、CD51 及巨噬细胞系列的某些抗原如 CD45，CD33，CD68 呈散在阳性表达，但不表达 CD14、CD163 及 HLA-DR。存在 H3F3A 基因突变的单核肿瘤细胞，通过免疫组化 H3.3G34W，H3.3G34R 和 H3.3G34L 等抗体协助可检测到这种突变蛋白的表达（图 1-5-8-10C）。

（三）分子病理

最常见的染色体变异是端粒联合，大约 50% 的巨细胞瘤显示克隆性的染色体融合。巨细胞瘤中也可以见到肿瘤细胞端粒长度减少（平均缺失 100～500 个碱基）。这种端粒的改变最常影响 1q、11p、12p、13p、14p、15p、19q、20q、21p 和 22p。至少 95% 的骨巨细胞瘤存在 *H3F3A* 基因突变累及 Gly34（图 1-5-8-10D），其中 90% 表现为 p.Gly34Leu（p.G34W），少部分表现为 p.Gly34Met，p.Gly34Arg 和 p.Gly34Val）。但 H3.3 基因突变是如何驱动肿瘤发生机制，目前还不清楚。

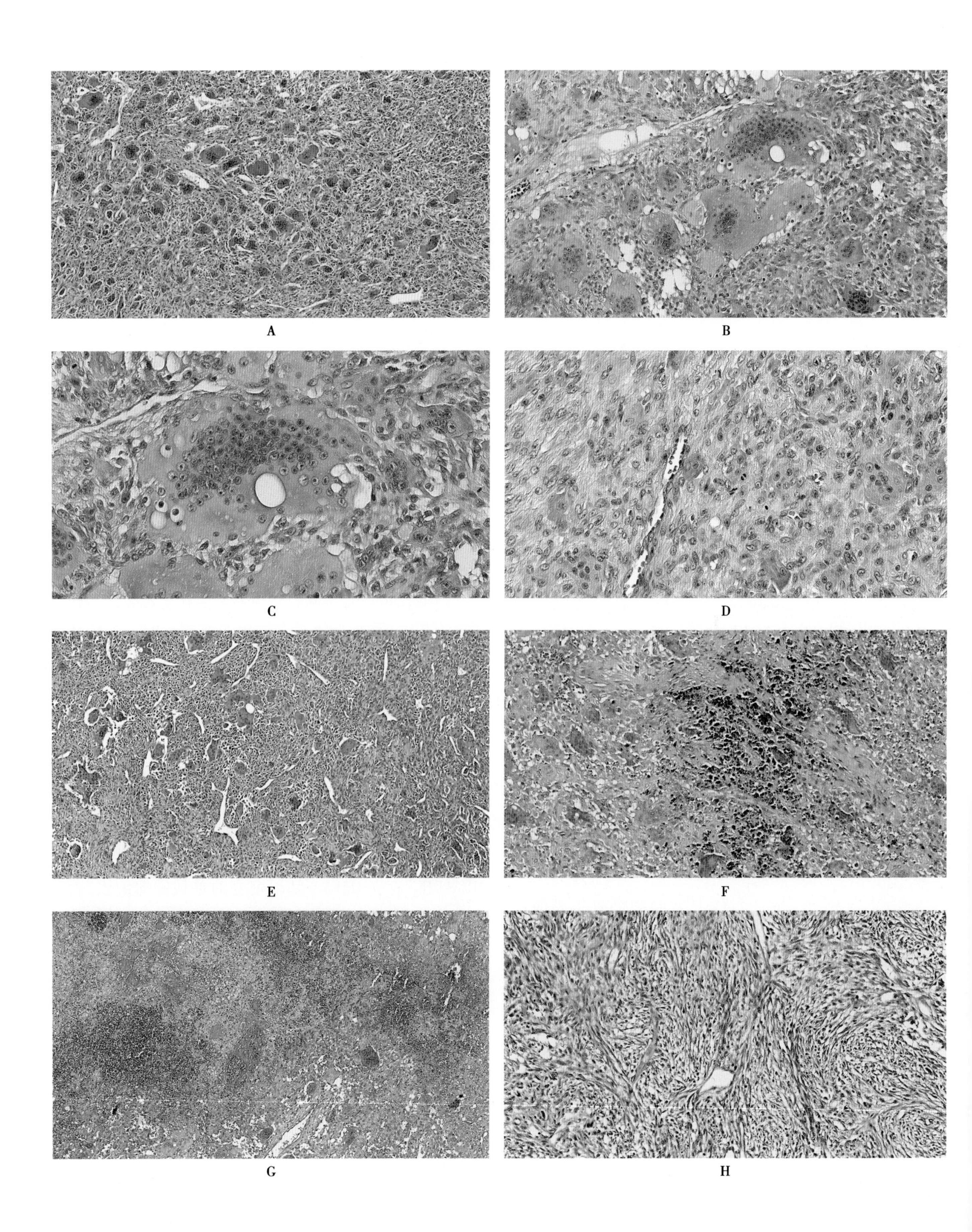
A
B
C
D
E
F
G
H

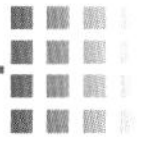

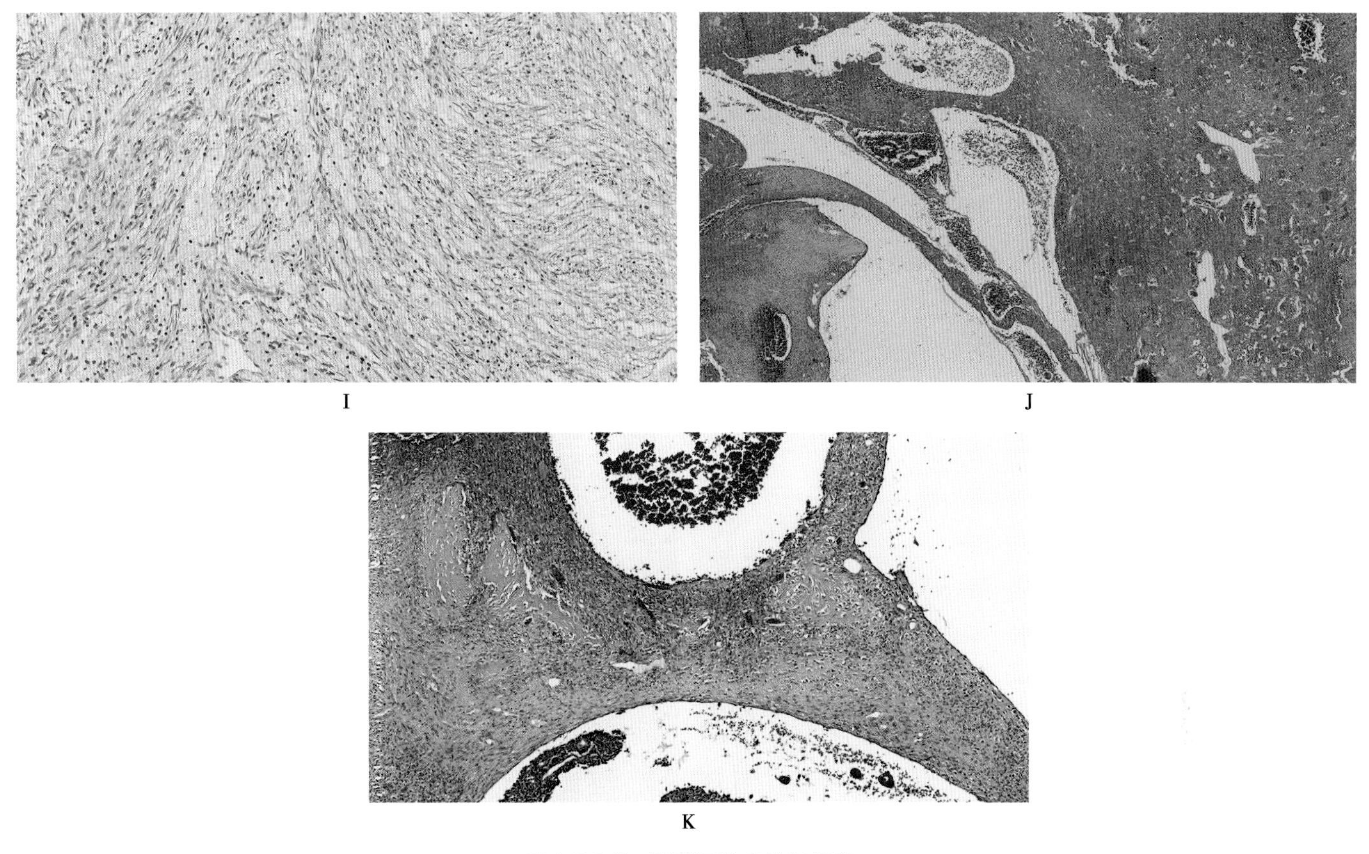

图 1-5-8-7 骨巨细胞瘤的组织学

A、B. 单核细胞增生伴多核巨细胞散在分布。C. 多核巨细胞。D. 瘤细胞可见核分裂象。E. 骨巨细胞瘤形成血管周排列。F. 骨巨细胞瘤内出血、含铁血黄素沉积。G. 骨巨细胞瘤内缺血性梗死。H. 梭形的单核细胞排列成 storiform 结构，形似纤维组织细胞瘤。I. 泡沫细胞散在分布。J. 继发动脉瘤样骨囊肿。K. 囊壁内可见新生骨

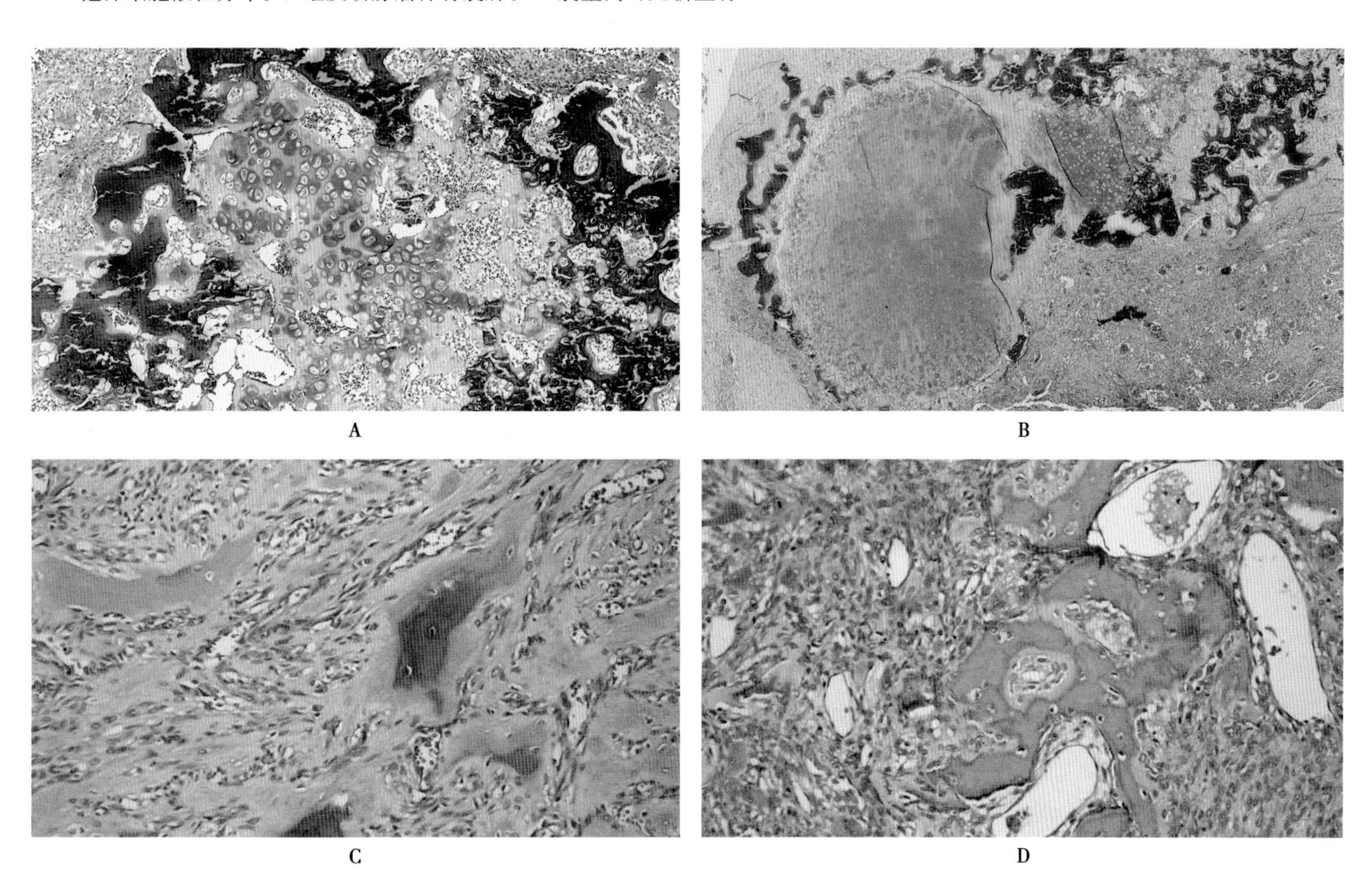

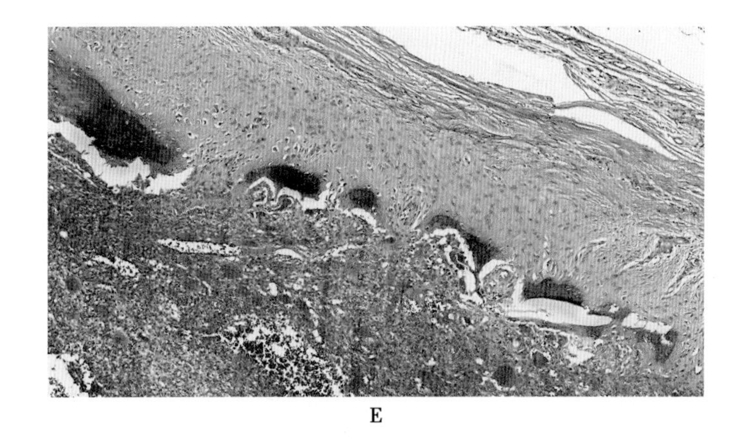

E

图 1-5-8-8　骨巨细胞瘤的组织学
A. 软骨及骨化生。B. 结节状软骨化生。C. 宽大的胶原纤维组织及幼稚的编织骨。D. 幼稚的编织骨伴有钙化。E. 反应性骨壳形成

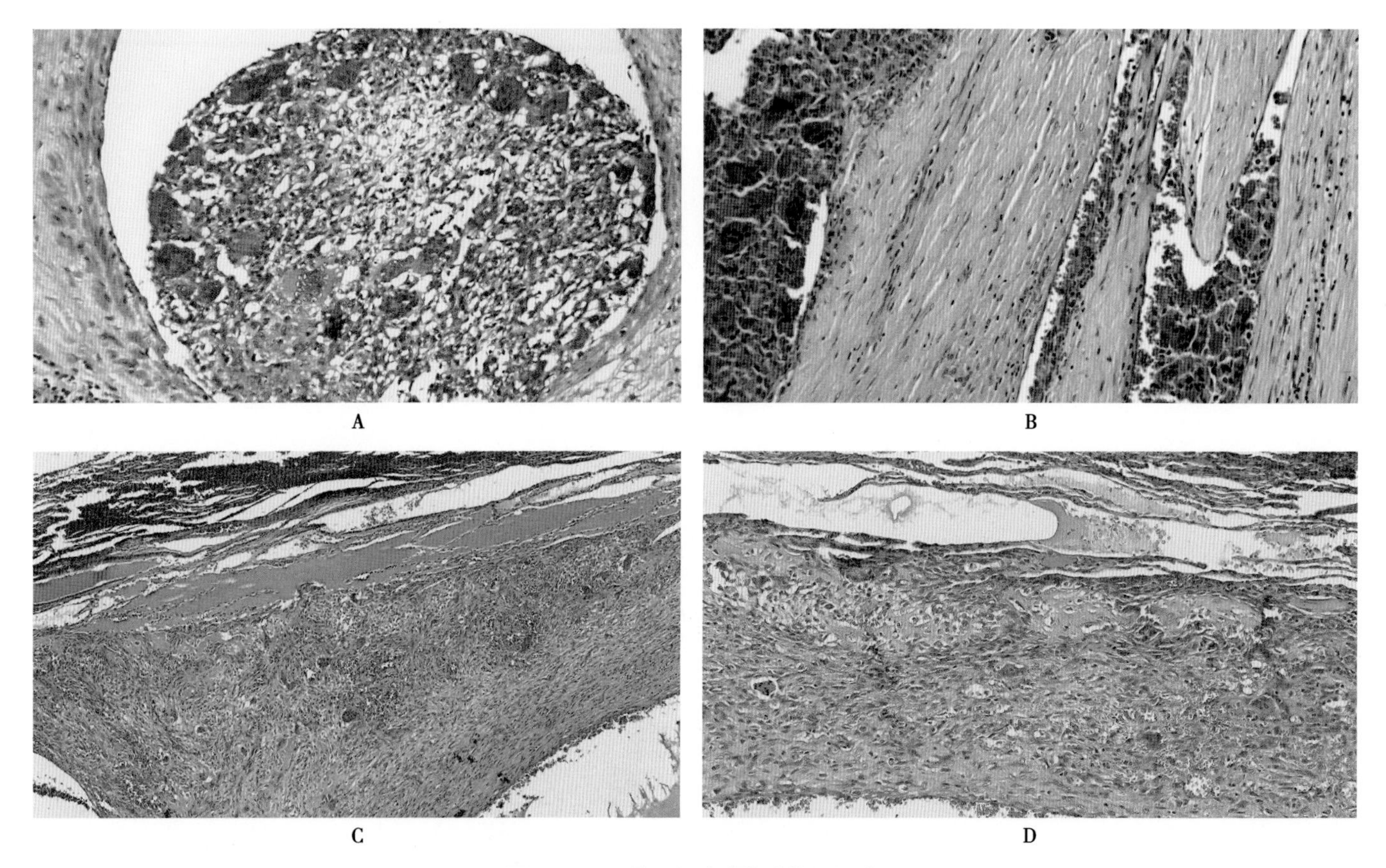

A　B　C　D

图 1-5-8-9　骨巨细胞瘤转移的组织学
A、B. 血管内瘤栓。C、D. 肺转移结节可见肿瘤性新生骨

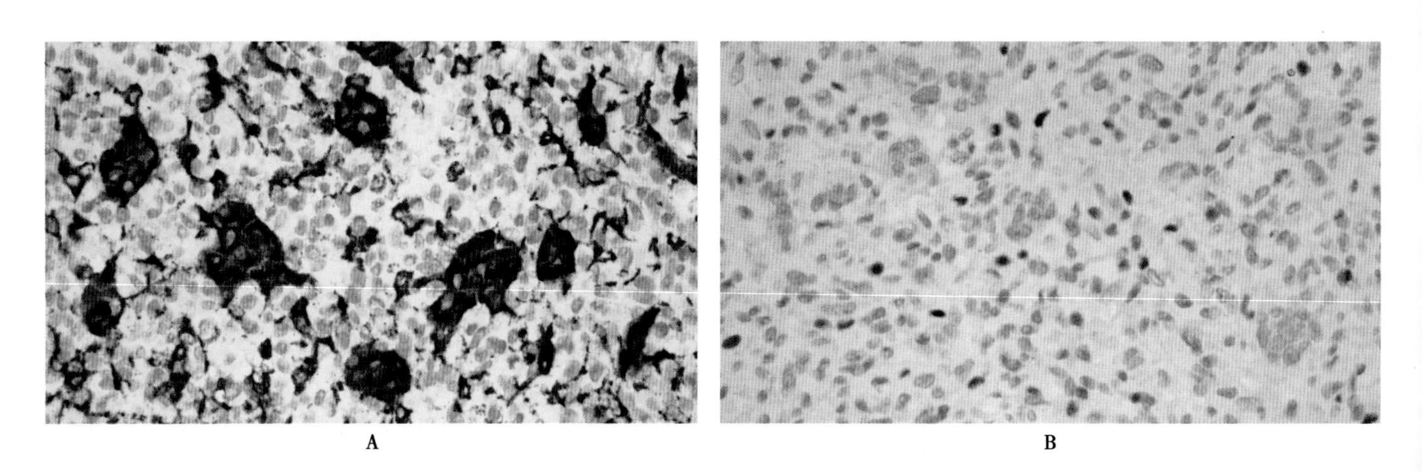

A　B

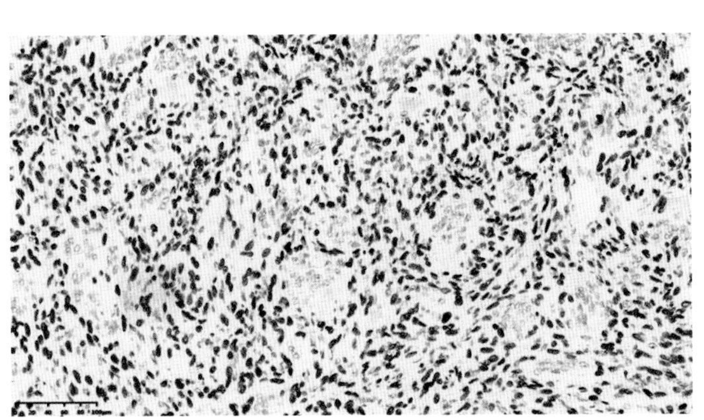

C

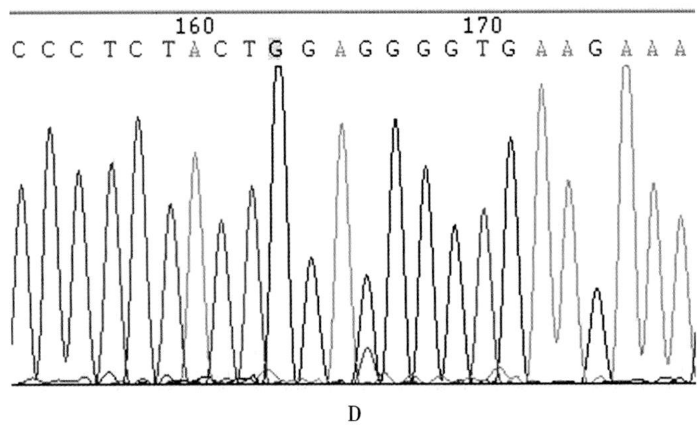

D

图 1-5-8-10 骨巨细胞瘤的免疫组化及 DNA 测序
A. 免疫组化 PGM1。B. 免疫组化 P63。C. 免疫组化 H3F3A(G34W)。D. H3F3A 测序显示 G34W 突变

【骨巨细胞瘤的假间变改变】

骨巨细胞瘤内出血、梗死常见,在出血梗死灶周围区域细胞显示核增大,深染、核膜不规则,核膜不清晰,染色质呈团块状,胞质相应宽大,嗜酸性,使细胞呈现胖梭形或巨细胞样,细胞轮廓不规则或界限不清(图 1-5-8-11)。偶尔,多核巨细胞也会显示出类似的核改变。两者皆无核分裂象的出现。这种现象与古老型神经鞘瘤中的细胞改变原理相似。这种现象也可见于其他的骨肿瘤如骨母细胞瘤,软骨黏液样纤维瘤,非骨化性纤维瘤,动脉瘤样骨囊肿及滑膜软骨瘤病等。由于这种现象多伴随出血、坏死,提示可能由于缺血而导致的退行性变。这种改变对于肿瘤的预后并无影响,不要过诊断为高恶性肿瘤。

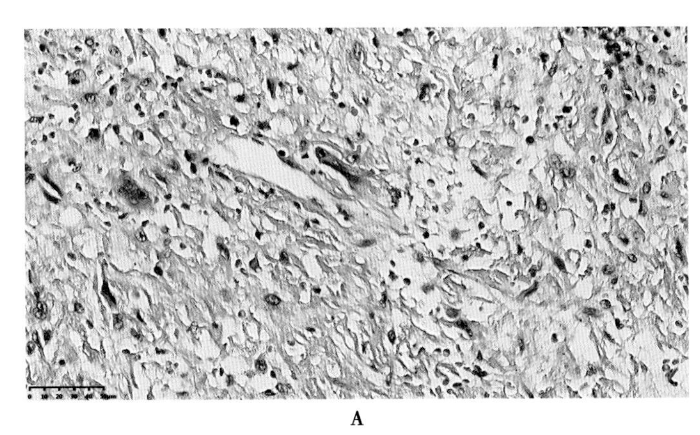

A

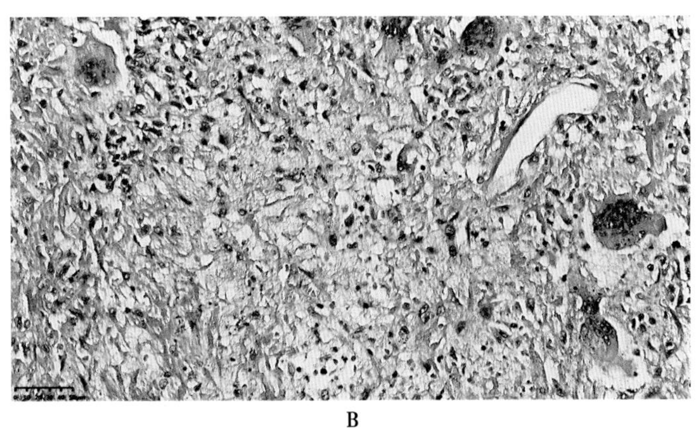

B

图 1-5-8-11 骨巨细胞瘤假间变性改变
A、B. 在出血梗死灶周围区域细胞显示核增大,深染、染色质呈团块状,细胞轮廓不清

【鉴别诊断】

由于多核的破骨细胞样巨细胞并非是巨细胞瘤的特征性细胞,多种病变可以含有多核巨细胞,因此,在诊断巨细胞瘤时应考虑与以下疾病进行鉴别。

1. 甲状旁腺功能亢进症 是一种代谢性疾病,常为多发,常具有骨质疏松背景,实验室检查血钙及血碱性磷酸酶增高。镜下见骨小梁呈隧道样或切割样吸收,骨表面可见大量破骨细胞,附近髓腔纤维化及新生编织骨形成。破骨细胞重吸收产生多个相互交通的囊性区域,加上大量含铁血黄素沉积而呈棕色,故又称棕色瘤。

2. 动脉瘤样骨囊肿 好发于儿童及青年,病变常位于干骺端,向纵径发展为著,其内多可见骨性分隔、实性部分相对少或无。原发动脉瘤样骨囊肿由充满血液的囊腔构成,纤维间隔由成纤维细胞,散在的多核巨细胞,毛细血管以及围绕骨母细胞的不成熟编织骨构成。骨巨细胞瘤可以合并动脉瘤样骨囊肿样区域,穿刺标本时容易误诊。影像学特点和 USP-6 基因重排,以及骨巨细胞瘤特征性的 H3.3G34W 阳性也有助于鉴别。

3. 小骨的巨细胞病变（小骨实性型动脉瘤样骨囊肿）是动脉瘤样骨囊肿的少见亚型，主要影响手足的小骨，其组织学特征也与巨细胞瘤十分相似。多核巨细胞常常数目很多，且常伴有密集增生的梭形细胞成分，但其巨细胞体积小，多呈簇状排列，而且纤维化区域更多，出血和含铁血黄素沉积更明显，USP-6 基因重排和骨巨细胞瘤特征性的 H3. 3G34W 阳性也有助于鉴别。

4. **软骨母细胞瘤**　多发生于长骨的骺端，为溶骨性破坏。由均一的、密集排列的圆形或多角形细胞组成，边界清晰，胞质丰富，嗜酸性，核圆形或卵圆形，常有纵形的核沟。细胞形成的软骨样基质可在细胞周围发生钙化，呈鸡笼样，常见多核巨细胞。

5. **非骨化性纤维瘤**　多发生于长骨，X 线表现为境界清楚的膨胀性病变。由梭形成纤维细胞样细胞伴 storiform 结构形成，散在分布多核巨细胞，可见含铁血黄素沉积及泡沫细胞聚集。

6. **巨细胞修复性肉芽肿**　颅面骨常见，影像学和特异性基因突变，以及免疫组化结果有助于诊断。

7. **富巨细胞骨肉瘤**　青少年干骺端发病，尽管可以富于巨细胞，但异型性明显的肿瘤细胞和明确的肿瘤性成骨是诊断的关键，H3F3A 分子和蛋白水平检测也是有效鉴别手段。

三、骨巨细胞瘤地诺单抗治疗后改变

【影像学特征】

地诺单抗（Denosumad）治疗前发生于长骨的骨巨细胞瘤治疗前 X 线呈现偏心性溶骨破坏，其中基质均匀，病变边界清楚，可伴有皮质破坏或形成软组织包块。经地诺单抗治疗后，CT 显示病灶边界清楚，其中基质不均匀，散在成骨性改变，病灶周缘形成明显硬化缘，软组织包块周围可见完整骨壳（图 1-5-8-12）。发生于骶骨的病例可见骶骨区域溶骨破坏，可累及整个骶骨，基质均匀，边界清楚，骨壳变薄，呈膨胀性改变，可伴软组织包块形成。经地诺单抗治疗后见骶骨大片混合型成骨，基质不均匀，其间密布低密度区域，软组织包块周缘形成完整硬化骨壳，在肿瘤内形成多个骨性硬化分隔（图 1-5-8-13）。

【大体特征】

地诺单抗治疗前诊断性穿刺活检肉眼观察为灰红、灰黄或灰褐色，质软碎组织，其中灰红色部分多为出血（图 1-5-8-14A）。治疗后局部切除组织显示境界颇为清楚的偏心性骨破坏区，呈膨胀性破坏伴皮质变薄，可见侵破皮质，被覆薄的有时不完整的反应性骨壳。病变组织视纤维及骨含量不同而显示出韧或硬的质地，切面也因而显示灰白色（图 1-5-8-14B）。

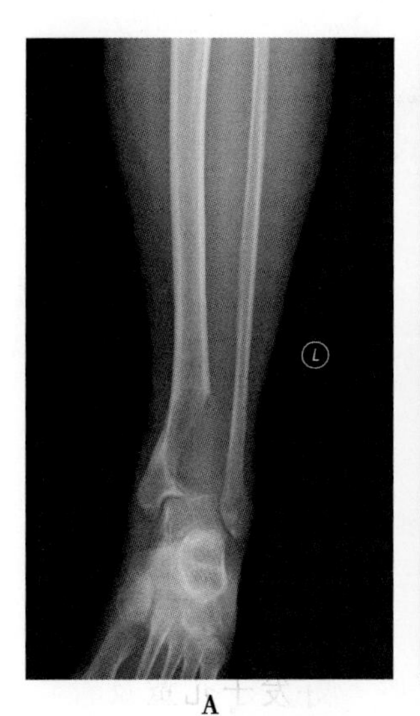

A

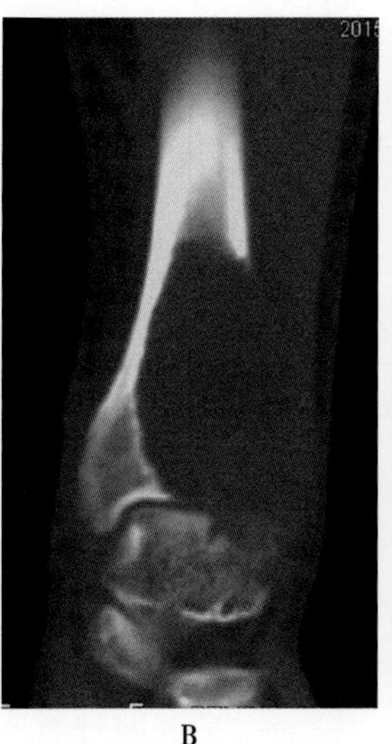

B

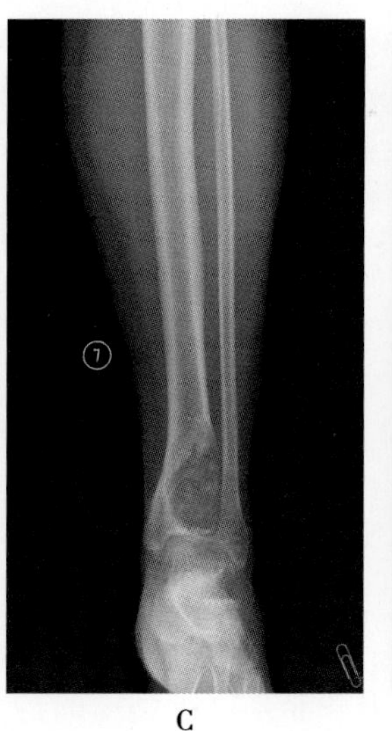

C

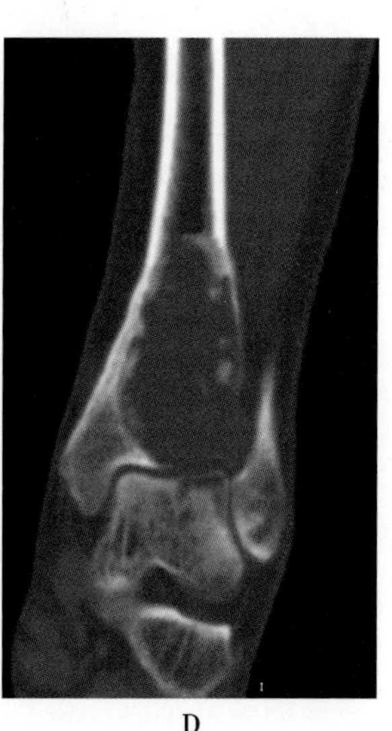

D

图 1-5-8-12　骨巨细胞瘤蒂诺单抗治疗前、后的影像学

A. Denosumad 治疗前胫骨远端正侧位片，可见胫骨下段偏心性溶骨破坏，基质均匀，边界清楚，胫骨侧方皮质破坏，胫骨下端关节面骨壳明显变薄，向外侧形成软组织包块。B. Denosumad 治疗前胫骨下端 CT 骨窗重建片可见胫骨远端溶骨破坏，基质均匀，边界清楚，皮质不完整，形成软组织包块，胫距关节面软骨下骨不完整。C. Denosumad 治疗后胫骨远端正侧位片，可见胫骨下端偏心溶骨破坏，病灶内基质不均匀，内可见散在成骨性改变，病灶内边界清楚，周缘形成明显硬化缘，胫距关节面软骨下骨壳完整。D. Denosumad 治疗后胫骨下端 CT 骨窗重建片可见胫骨远端溶骨破坏，病灶内基质不均，可见散在成骨区域，边界清楚，病灶周缘形成完成骨壳，胫距关节面较用药前边界清楚，骨壳增厚

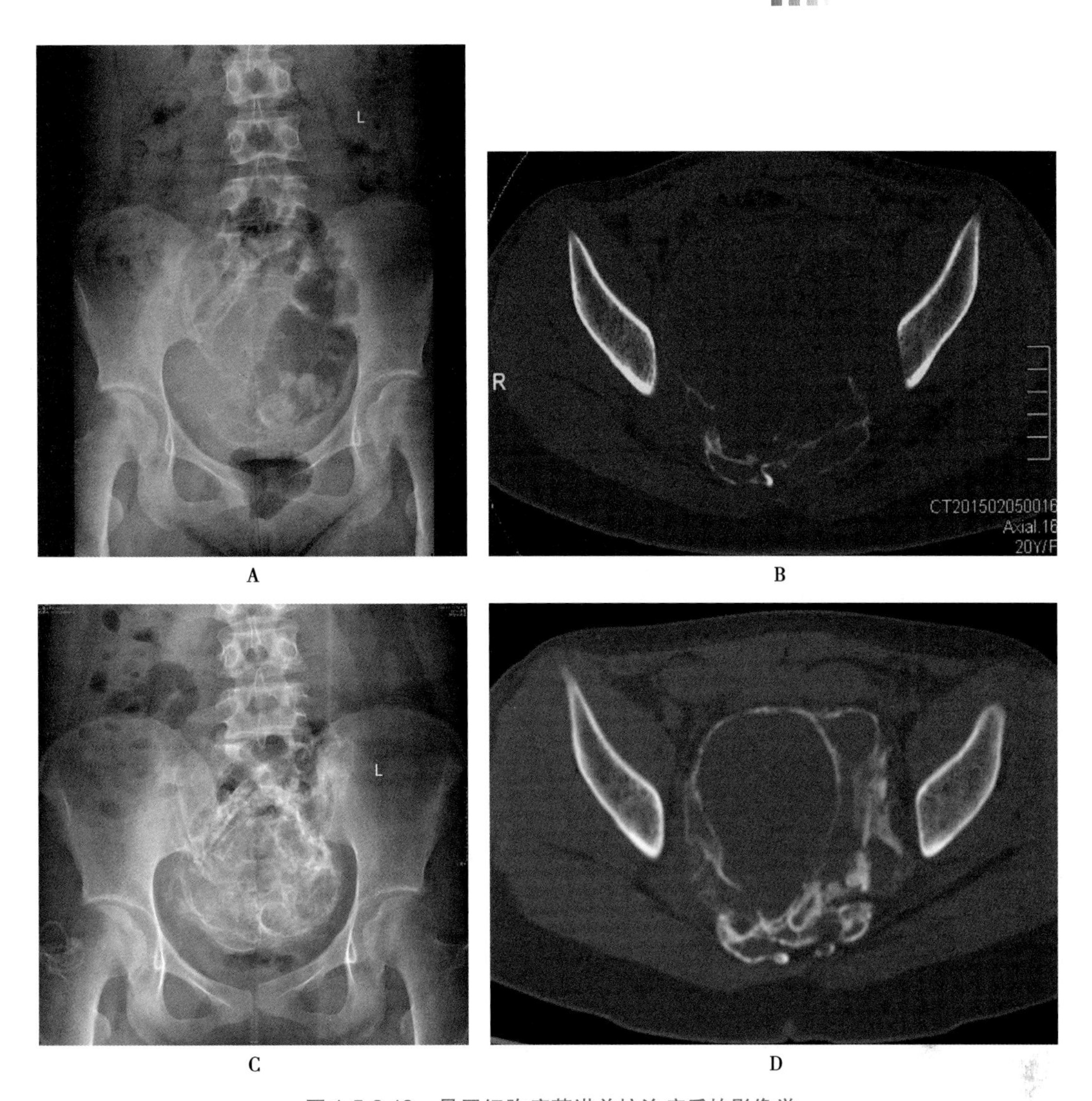

图 1-5-8-13　骨巨细胞瘤蒂诺单抗治疗后的影像学

A. Denosumad 治疗前骶骨正位片，可见骶骨区域巨大溶骨破坏，累及双侧骶髂关节。B. Denosumad 治疗前骶骨 CT 骨窗横断面可见骶骨大片溶骨破坏，基质均匀，边界清楚，皮质骨壳变薄不完整，肿瘤向骶骨前方突出形成巨大软组织包块。C. Denosumad 治疗后骶骨正位片，可见骶骨大片混合型成骨，基质不均匀，其间密布低密度区域。D. Denosumad 治疗后骶骨 CT 骨窗横断面可见骶骨溶骨破坏，基质不均匀，边界清楚，骶骨及前方的巨大包块周缘形成完整的骨壳包绕

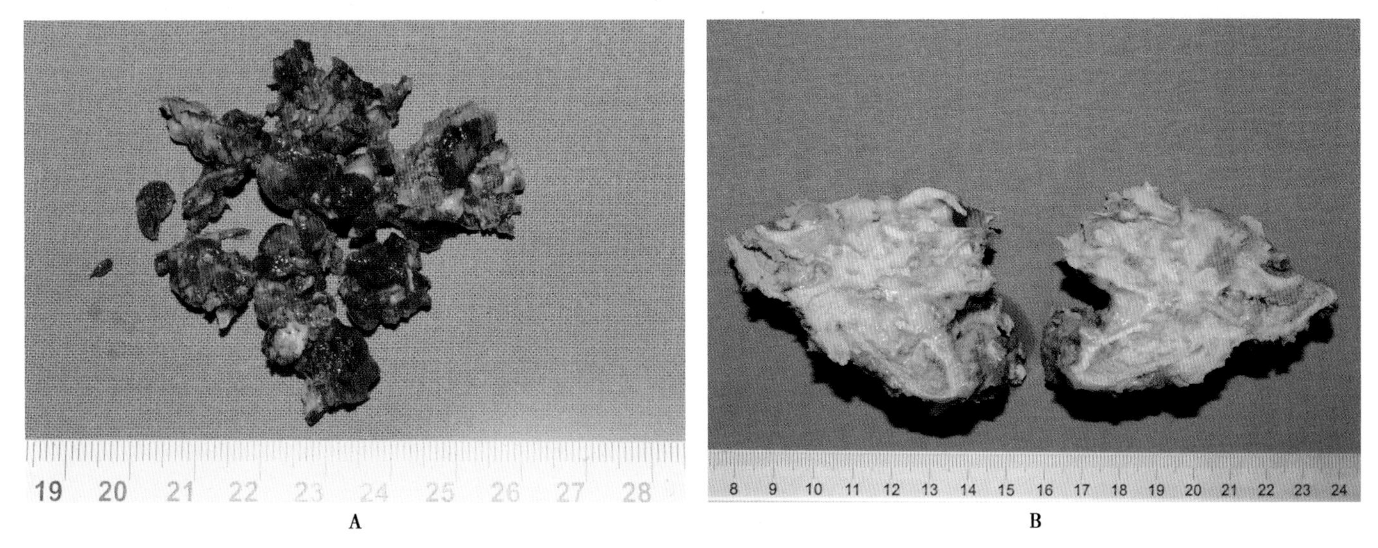

图 1-5-8-14　骨巨细胞瘤蒂诺单抗治疗后的大体

A. 穿刺组织为灰红、灰黄、灰褐色、质软碎组织。B. Denosumad 治疗后局部切除组织显示皮质变薄伴侵破，局灶被覆不完整的骨壳，切面显示灰白色纤维化、骨化

【镜下特征】

与治疗前相比，地诺单抗治疗后的骨巨细胞瘤组织形态差异较大。总体来说，其共同特征为多核巨细胞减少以至消失，可见成片纤维化及多少不一的骨样基质形成。如果有残存巨细胞，巨细胞体积较治疗前（图 1-5-8-15A）变得更小，包含的细胞核仅 3~4 个，且形态不规则，部分贴附于新生骨（图 1-5-8-15B）。随着多核巨细胞的减少，部分病例显示显著的梭形的单核细胞增生，呈实性片状排列，或 storiform 结构（图 1-5-8-15C）。局灶见泡沫样组织细胞增生，可弥漫分布，也可表现为灶状聚集（图 1-5-8-15D）。细胞间见纤维化、骨样基质形成，骨的成熟程度及形成的范围与治疗时间长短似乎无关。部分病例主要以纤维化成分为主（图 1-5-8-15E）。骨的形成呈现多种形态，但所有成骨周围均未见骨母细胞围绕：可为团块状较幼稚的粉染骨样基质，基质周围见梭形、卵圆形间质细胞（图 1-5-8-15F）；可呈条索状的、束状或相互交接融合的粗团块状排列，基质间见梭形细胞及疏松的纤维结缔组织（图 1-5-8-15G）；部分区域可见成熟度增加的编织状骨形成，骨间见丰富的纤维血管间质（图 1-5-8-15H）；部分区域见较成熟的板层状骨形成，位于肿瘤周边处更加显著，呈片状或骨壳样排列，部分病例骨间可见成熟脂肪组织形成（图 1-5-8-15I）。新形成的骨会伴有不同程度的钙化。骨的形成越趋向成熟，骨间的梭形间质细胞数量越少，由束状、片状排列进展为单个存在，直至消失。可见软骨化骨形成（图 1-5-8-15J）。也可表现为细胞周围红染胶原形成，并见血管周排列（图 1-5-8-15K）。也可见残存的经典巨细胞瘤的区域，该区域与成骨性区域缓慢移行过渡（图 1-5-8-15L）。地诺单抗治疗后术后复发，除见经典的具有诊断意义的骨巨细胞瘤区域外，仍可见地诺单抗治疗后的形态学表现，散在灶状分布的较幼稚的团块状新生骨，骨周见梭形细胞及少量多核巨细胞围绕，但这种改变较初次地诺单抗治疗后手术标本中的骨成熟度明显下降，所占比例明显减少，且单核细胞及多核巨细胞数量明显增加（图 1-5-8-15M）。具有动脉瘤样骨囊肿结构（图 1-5-8-15N）的巨细胞瘤经治疗后，这种结构变为单纯的纤维性囊壁结构（图 1-5-8-15O、P）。

四、骨的恶性巨细胞瘤

【定义】

恶性巨细胞瘤可分为原发性与继发性两类。原发性是指在原发的巨细胞瘤中同时存在高级别肉瘤成分，继发性是指原发巨细胞瘤进行治疗后（如放、化疗、手术等），在原发部位又发生的高级别肉瘤，可以存在或不存在经典骨巨细胞瘤结构。

ICD-O 编码 9250/3

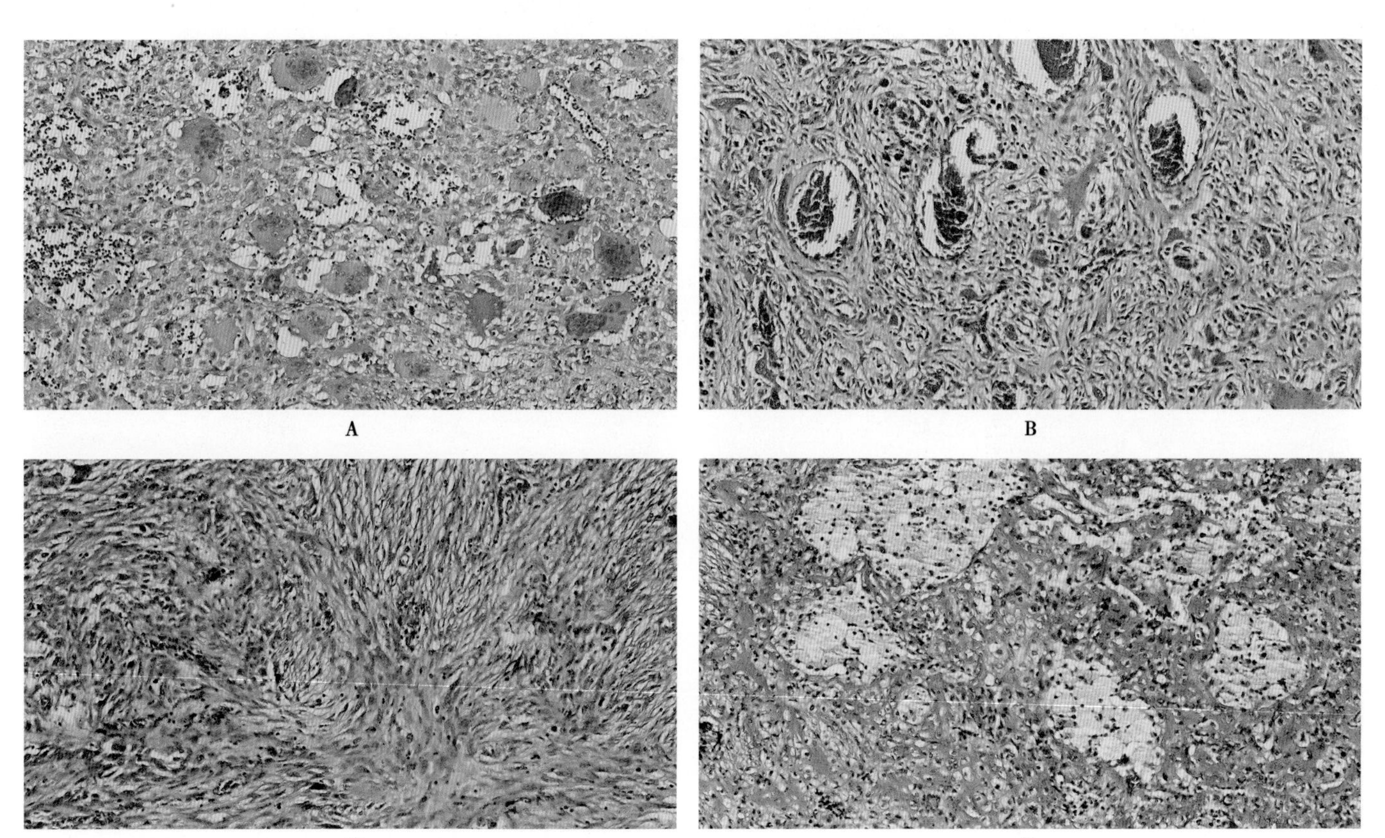

A　B　C　D

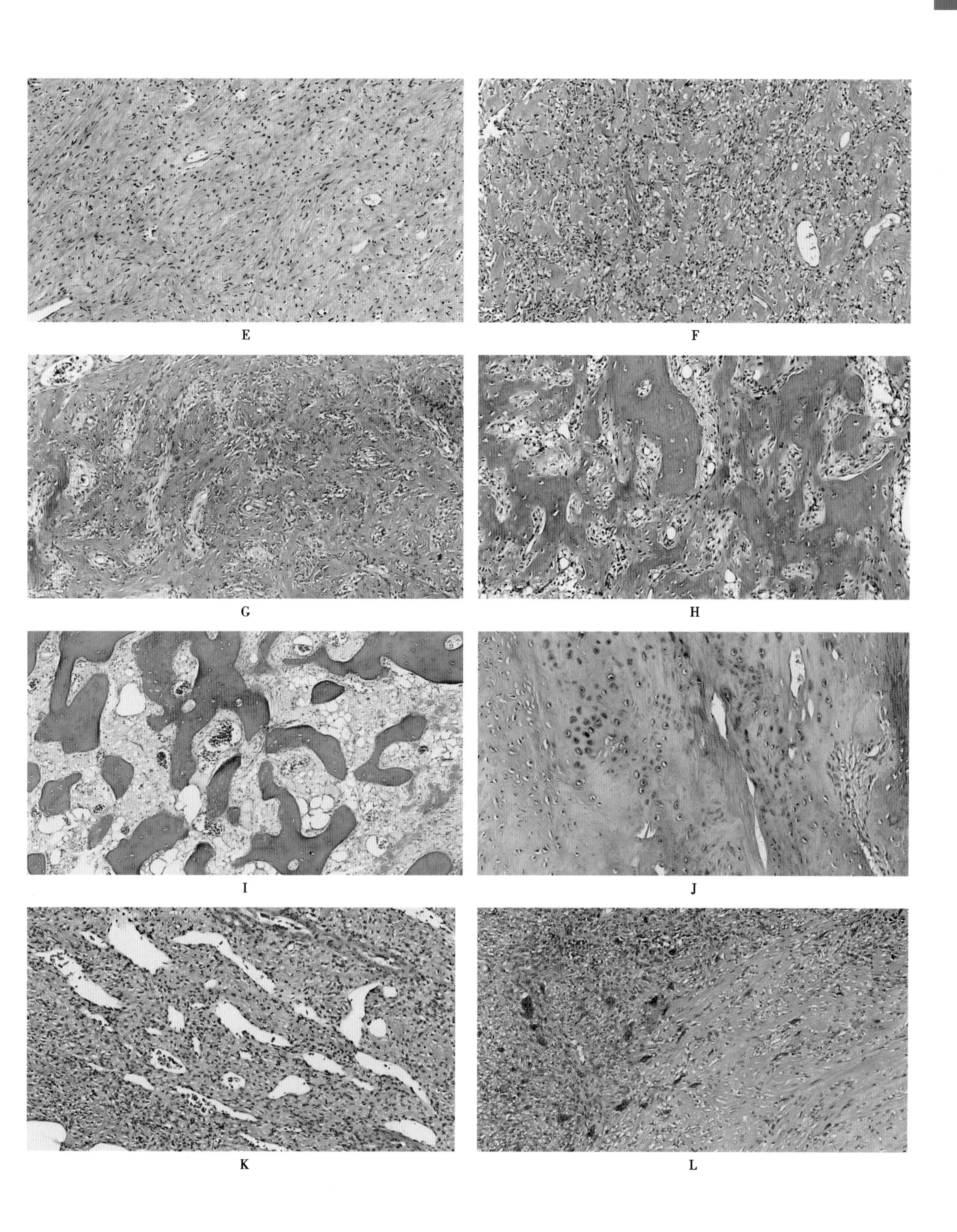
E
F
G
H
I
J
K
L

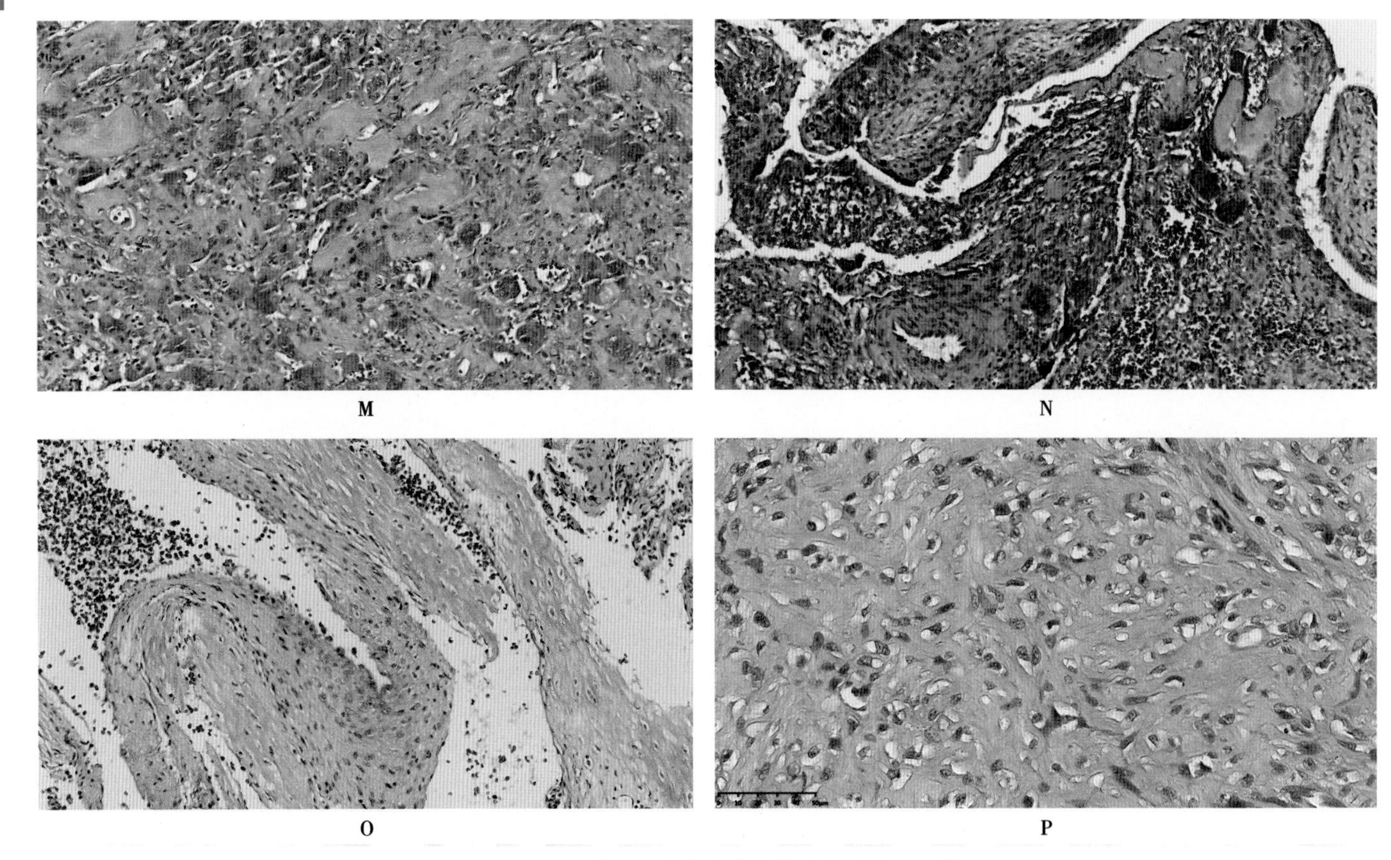

图 1-5-8-15 骨巨细胞瘤地诺单抗治疗后的组织学

A. 骨巨细胞瘤治疗前形态。B. 治疗后残存巨细胞，体积较小，形态不规则，包含的细胞核仅 3~8 个。显著的片状纤维化。C. 梭形的单核细胞增生，呈 storiform 结构。D. 泡沫样组织细胞增生灶状聚集。E. 显著的片状纤维化。F. 团块状、丝状较幼稚的粉染骨样基质，基质周围见梭形、卵圆形间质细胞。G. 条索状的、束状排列的骨样基质，基质间见梭形细胞及疏松的纤维结缔组织。H. 较规则排列的编织状骨伴钙化骨。I. 较成熟的板层状骨形成，骨间可见成熟脂肪组织形成。J. 软骨化骨。K. 细胞周围红染胶原形成伴血管周排列。L. 残存的经典巨细胞瘤的区域，该区域与成骨性区域缓慢移行过渡。M. Denosumad 治疗后复发，单核细胞及多核巨细胞中见幼稚的团状骨样基质。N. 治疗前骨巨细胞瘤伴有动脉瘤样骨囊肿结构。O. Denosumad 治疗后动脉瘤样骨囊肿结构变为纤维囊壁结构。P. 囊壁中的单核细胞异型性不明显，破骨细胞样多核巨细胞消失

【临床特征】

（一）流行病学

1. 发病率 恶性巨细胞瘤约占所有巨细胞瘤的不足 10%。

2. 发病年龄 发病年龄与经典巨细胞瘤相仿，但也有报道统计平均比经典型骨巨细胞瘤患者大 10 岁左右。

3. 性别 女性略多见。

（二）临床表现

巨细胞瘤治疗后复发出现肿胀和疼痛提示恶性转化的可能。对于原发性恶性巨细胞瘤，其临床症状不特异。

（三）发病部位

发病部位同经典的骨巨细胞瘤，尚未有发生于手足或颅骨的报道。

（四）影像学表现

原发性恶性骨巨细胞瘤在骨巨细胞瘤影像基础上，局部存在明显的软组织肿块，或边缘不清晰的破坏区，或病灶边缘厚的“硬化缘”（图 1-5-8-16）。继发性恶性巨细胞瘤表现为原发巨细胞瘤术区出现边缘不清的骨破坏、大的软组织肿块，内部可出现成骨（图 1-5-8-17）。

（五）临床治疗和预后

继发性恶性巨细胞瘤的预后与其他的高级别肉瘤相似，原发性恶性巨细胞瘤的预后较继发性恶性巨细胞瘤好。发生恶变的骨巨细胞瘤 5 年总生存率约 50%。

【病理变化】

（一）大体特征

原发性恶性巨细胞瘤的大体部分为灰黄色灰褐色，为巨细胞瘤的特征，部分灰白色、鱼肉样，为肉瘤结构（图 1-5-8-18A）。继发性恶性巨细胞瘤显示高级别肉瘤外观：大的鱼肉样或质硬肿瘤伴软组织侵犯（图 1-5-8-18B）。

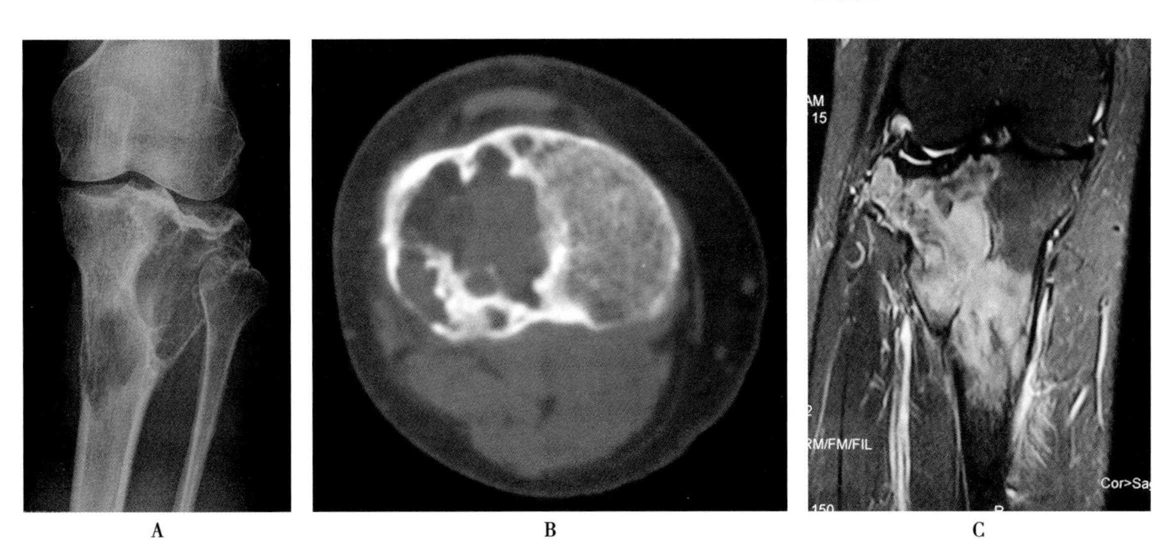

图 1-5-8-16　原发性恶性骨巨细胞瘤的影像学

A. X 线正位片示胫骨上端骨巨细胞瘤样骨破坏，但其内缘为厚的“硬化缘”，并内下部分为恶性溶骨破坏。B. CT 横断面软组织窗图（与 A 图为同一患者）显示病灶边缘为厚的“硬化缘”、内部有成骨改变。C. MRI 脂肪抑制 T2WI 图（与 A 图为同一患者）显示病灶内下边缘破出、恶性骨破坏：侵犯皮质、薄层软组织肿块并明显瘤周水肿

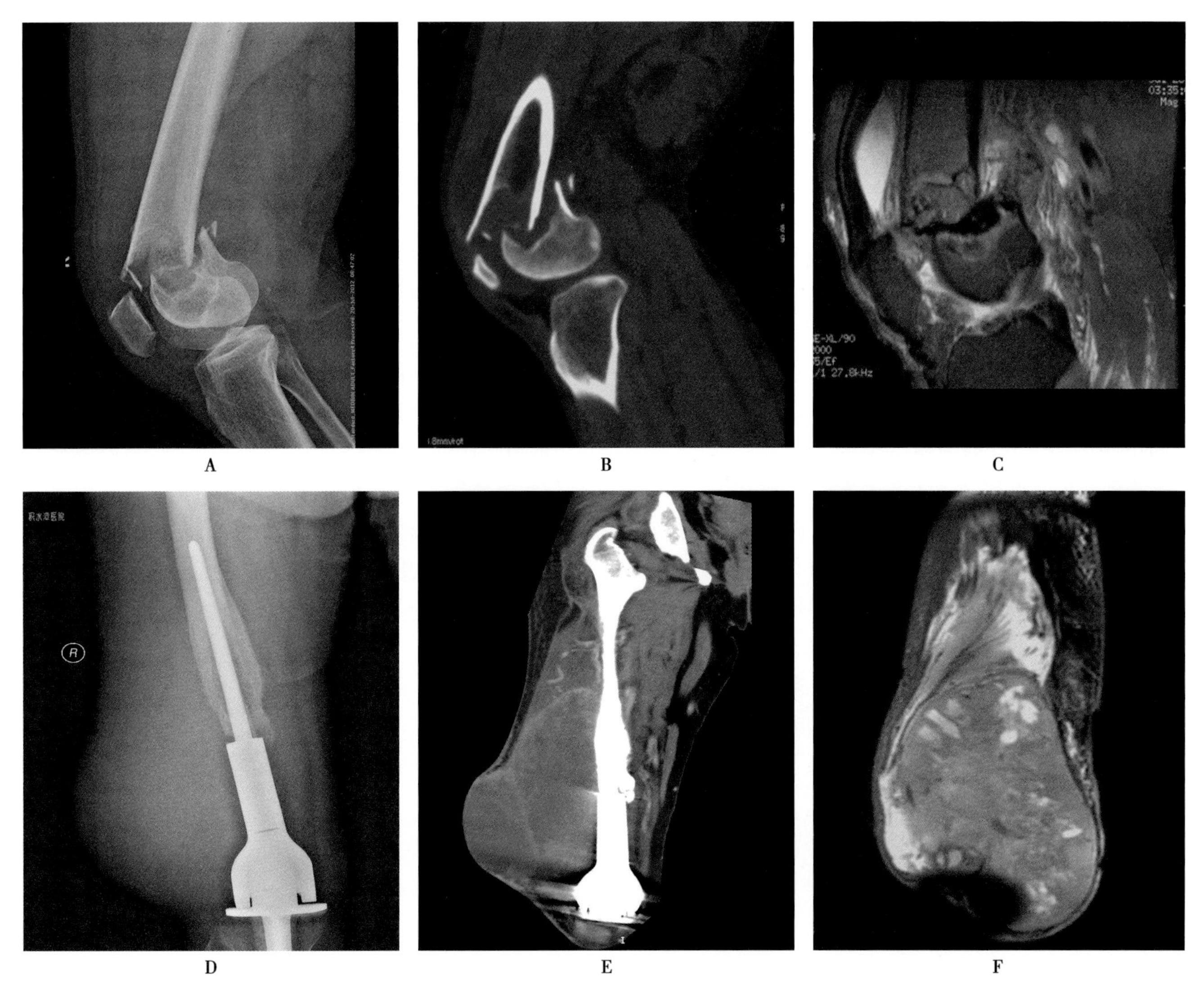

图 1-5-8-17　继发性恶性骨巨细胞瘤

A、B. 术前的 X 线侧位片、CT 矢状面骨窗图示股骨远端骨巨细胞瘤伴病理骨折。C. 术前的 MRI 矢状面脂肪抑制 T2WI 图示骨巨细胞瘤病理骨折后，部分肿瘤成分污染周围正常组织。D. 术后的 X 线正位片示原术区巨大肿块形成。E. 术后的 CT 增强后冠状面软组织窗图示原术区巨大软组织肿块、边缘明显强化、中央大片坏死。F. 术后的 MRI 脂肪抑制 T2WI 图示原术区巨大软组织肿块，内多发坏死，周围组织大片水肿

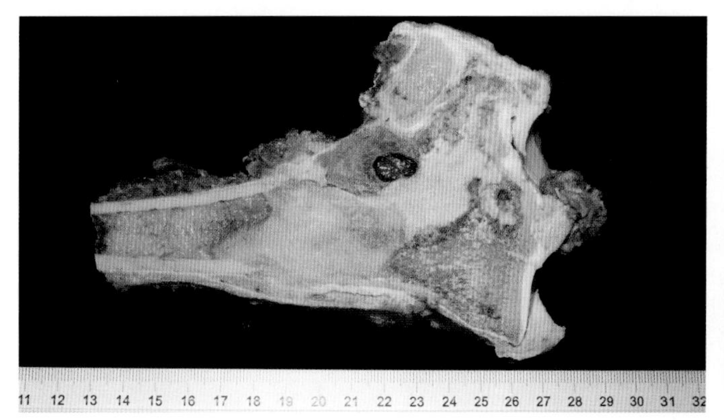

A

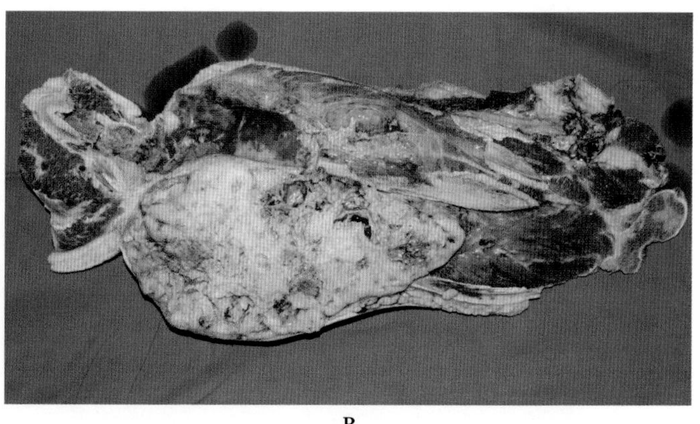

B

图 1-5-8-18　原发性恶性骨巨细胞瘤的大体
A. 原发性恶性骨巨细胞瘤：髓腔内灰黄色灰褐色区域为巨细胞瘤的特征，部分灰白色、鱼肉样为肉瘤结构，并见囊变。B. 继发性恶性骨巨细胞瘤：骨巨细胞瘤术后复发并产生巨大软组织包块

（二）镜下表现

原发性恶性巨细胞瘤组织学上同时存在典型的巨细胞瘤区域与高级别肉瘤区域。恶性巨细胞瘤中其巨细胞瘤区域与肉瘤区域之间可以是突然转变（图 1-5-8-19A），也可以存在一个渐进性的过渡区域（图 1-5-8-19B），“去分化”的概念仍然可以使用。即其中可以见到典型的巨细胞瘤结构：巨细胞丰富，单核细胞圆形或卵圆形，无异型性；在向恶性区域过渡中，巨细胞数量减少，以单核细胞为主，单核细胞变梭形，出现一定的异型性，但此区域不足以诊断为恶性；最终出现恶性区域：巨细胞消失，全部由肉瘤样细胞构成，细胞核大深染，异型性明显，部分具有多形性，并可以见到病理性核分裂象的存在。其高级别肉瘤部分可以是骨肉瘤或恶性纤维组织细胞瘤。恶性巨细胞瘤组织学可以表现为骨肉瘤（图 1-5-8-20A），纤维肉瘤（图 1-5-8-20B）或未分化多形性肉瘤（图 1-5-8-20C）。继发性恶性巨细胞瘤为治疗或复发后病变，特别是放疗后，可以伴有或不伴有巨细胞瘤区域（图 1-5-8-20D）。另外，不少文献总结，发现恶性骨巨细胞瘤中的恶性成分也可以呈低级别肉瘤特点。

（三）分子病理

骨巨细胞瘤发生恶变的机制目前还不清楚。骨巨细胞瘤放疗是否与 TP53 突变和 HRAS 突变有关也不清楚，但继发性骨巨细胞瘤 P53 可以为强阳性表达。H3. 3G34W 可以阳性，也可呈阴性。

【鉴别诊断】

原发性恶性巨细胞瘤需要与其他富巨细胞的肉瘤相鉴别，特别是穿刺或切开活检标本取材不完善时。如富巨细胞型骨肉瘤，富巨细胞的未分化多形性肉瘤等。骨肉瘤与骨的未分化多形性肉瘤在患者发病年龄、发病位置、影像学特点和肿瘤细胞组织学特点方面都有各自特点，再加之仔细寻找经典骨巨细胞瘤区域，与原发恶性骨巨细胞瘤鉴别并不困难。

对于继发性恶性巨细胞瘤，因其为复发病例，结合其原发巨细胞瘤病史，也不难诊断。故诊断时需密切结合病史，防范误诊为其他恶性间叶性肿瘤。

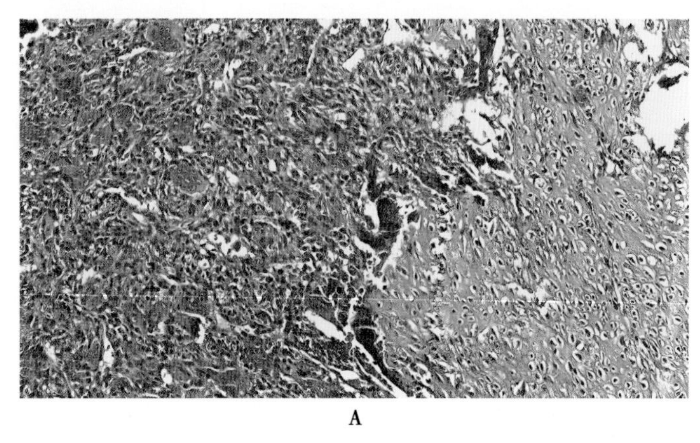

A

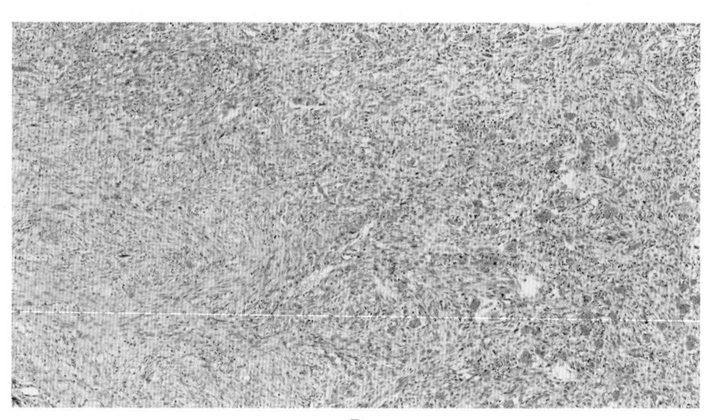

B

图 1-5-8-19　原发性恶性骨巨细胞瘤的组织学
A. 巨细胞瘤区域与肉瘤区域之间突然转变。B. 巨细胞瘤区域与肉瘤区域之间渐进过渡

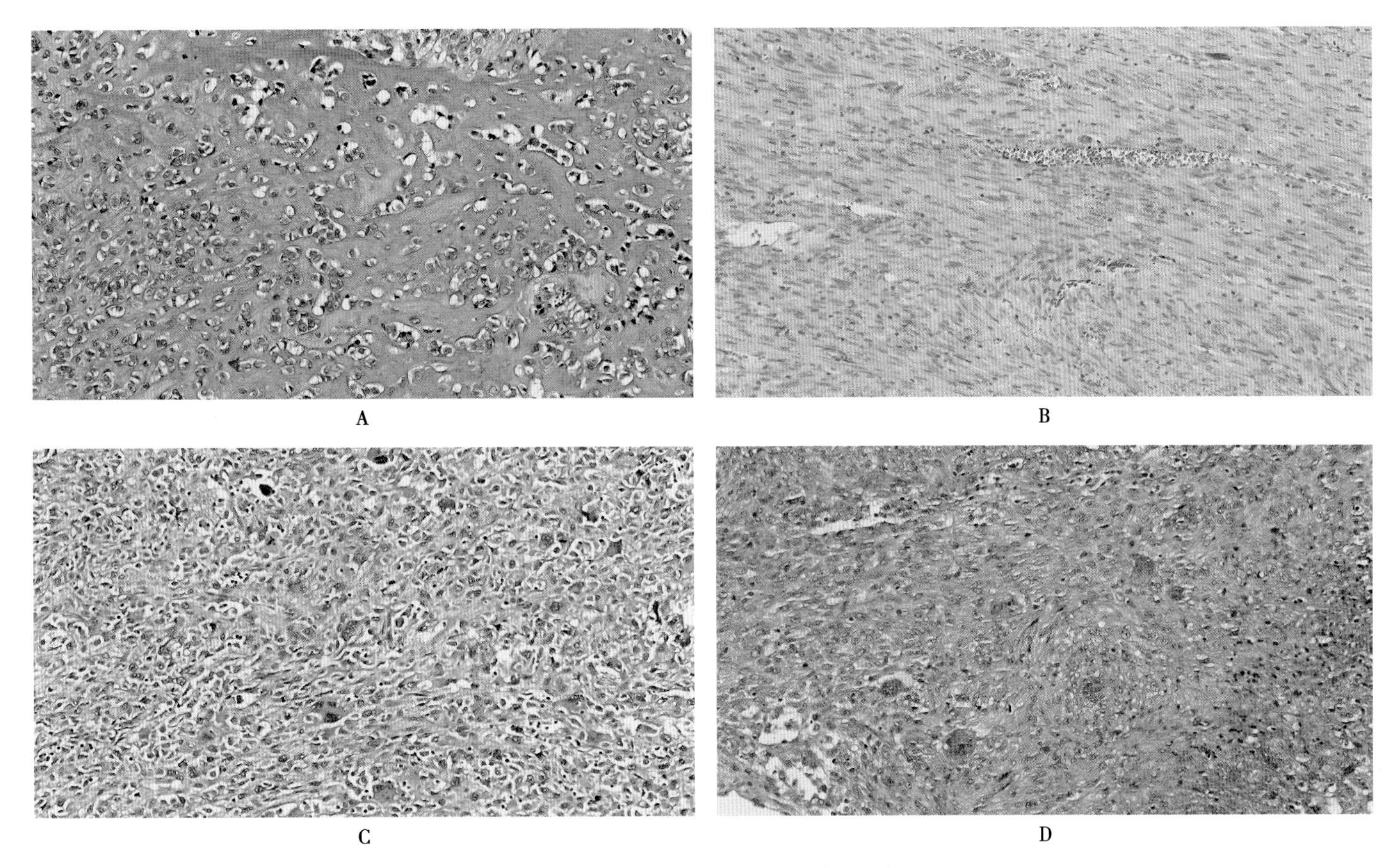

图 1-5-8-20　恶性骨巨细胞瘤的组织学

A. 恶性成分为骨肉瘤。B. 恶性成分为纤维肉瘤。C. 恶性成分为未分化多形性肉瘤。D. 继发性恶性骨巨细胞瘤：可见残存巨细胞瘤

（宫丽华）

第九节　脊索肿瘤

一、良性脊索细胞瘤

【定义】

良性脊索细胞瘤（benign notochordal cell tumor，BNCT）是一种具有脊索样分化的良性肿瘤。

ICD-O 编码 9270/0

【临床特征】

（一）流行病学

1. 发病率　良性脊索细胞瘤的发病率目前仍未确定，因此瘤可无症状，很多患者是在放射学检查或椎间盘手术过程中偶然发现，少量研究报道至少在 20% 的尸检中发现此病。

2. 发病年龄　发病年龄广泛，7～82 岁均可发病。

3. 发病部位　良性脊索瘤多见于颅底、椎体或骶尾骨。有个别多发病灶报告。还有小部分发生在骨骼系统外，例如位于斜坡区域硬膜内胚胎残留脊索组织。

（二）症状

大多数良性脊索细胞瘤可无症状，都是偶然发现的，但当病变充满椎体或颅内脊索瘤足够大的时候可以出现症状。

（三）影像学特点

典型良性脊索瘤的影像表现为骨内硬化灶，硬化程度可轻微至极为致密，轻者影像学经常无法判断，硬化明显者类似象牙样，多无软组织肿块，在 MR T1 加权像呈低信号，T2 加权像呈高信号。

（四）治疗

良性脊索细胞瘤因症状不明显，多为偶然发现，一般不需要手术治疗。

（五）预后

预后好，良性脊索细胞瘤转变为脊索瘤的可能性极小。

【病理变化】

（一）大体特征

良性脊索细胞瘤均局限于骨内，通常为缺乏分叶状特点，边界清晰的灰白色质韧组织。通过活检获得的骨

内病变平均大小为 2mm×4mm,大的病变也被报道为巨大脊索残余,能够侵占整个椎体。颅内良性脊索细胞瘤由胶冻样物质构成,体积通常达到 1~2cm。

(二) 镜下特征

1. 组织学特征 良性脊索细胞瘤分化较好,位于骨内,不仅缺乏分叶状结构、纤维带及细胞外黏液,还缺乏脊索瘤特征性的丰富血管及坏死(图 1-5-9-1A)。肿瘤细胞呈空泡状,具有居中或偏位的圆形或卵圆形细胞核,可见小核仁,异型性不明显,类似于成熟的脂肪细胞(图 1-5-9-1B)。一些肿瘤细胞缺乏空泡状结构,可具有嗜酸性胞质并含有嗜酸性玻璃样小球(图 1-5-9-1C)。没有核分裂象。受累骨小梁常常硬化。骨髓岛常常陷入肿瘤内部。此瘤可以与脊索瘤并存,进一步证明了其是脊索瘤的良性同源性肿瘤。

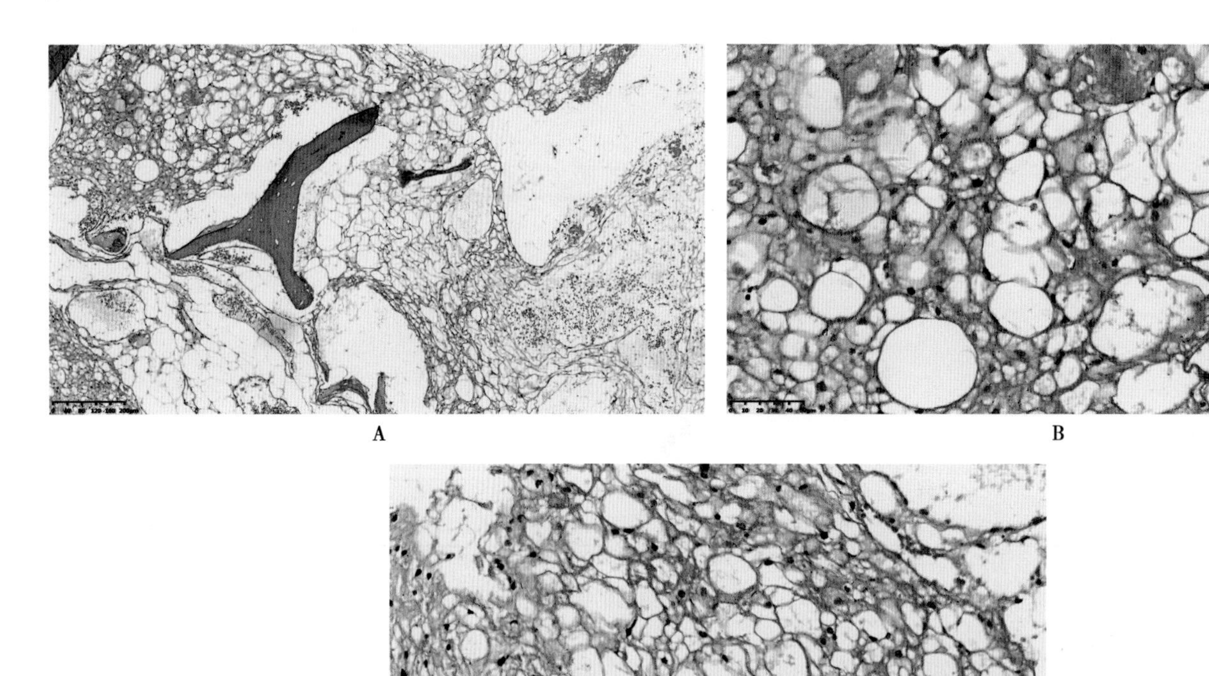

图 1-5-9-1 良性脊索细胞瘤的组织学

A. 良性脊索细胞瘤缺乏分叶状结构、纤维带及细胞外黏液,还缺乏特征性的丰富血管及坏死。B. 肿瘤细胞呈空泡状,细胞核居中或偏位,异型性不明显,类似于成熟的脂肪细胞。C. 部分肿瘤细胞具有嗜酸性胞浆(致谢:感谢陆军军医大学西南医院病理科提供良性脊索细胞瘤切片)

2. 免疫组织化学 良性脊索细胞瘤免疫组化特征与脊索瘤相同:S-100 蛋白、EMA、AE1/AE3、CAM5. 2、brachyury 阳性。

【鉴别诊断】

1. 脊索瘤 同源性肿瘤,呈分叶状结构,其间为纤维性间隔,细胞具有异型性,可见丰富的血管,细胞外黏液及坏死常见。影像学呈侵袭性破坏,可见软组织肿块。

2. 软骨肉瘤 呈分叶状结构,细胞具有软骨样分化,免疫组化 S-100 蛋白阳性,EMA、AE1/AE3、CAM5. 2、brachyury 阴性。

3. 骨脂肪瘤和脂肪肉瘤 可呈分叶状结构,细胞核位于细胞边缘,免疫组化 S-100 蛋白阳性,但上皮性抗体和 brachyury 阴性。

4. 转移癌如透明细胞癌易混淆。一般为多发骨病变,有相关肿瘤史,完善免疫组化检查可协助鉴别。

二、脊索瘤

【定义】

脊索瘤(chordoma)是与脊索结构相似的低到中度恶性的肿瘤,起源于胚胎的脊索残余,几乎全部位于脊柱中线。

ICD-O 编码 9370/3

【临床特征】

(一) 流行病学

1. 发病率 脊索瘤约占全部骨原发性恶性肿瘤的 1%~4%,原发脊柱肿瘤的 20%~22%。每百万人群中发病率为0.8人。黑色人种患病率低。

2. 发病年龄　最多见于40~70岁，很少见于30岁以下人群。但大约5%脊索瘤病例可以发生在20岁以前，多数位于颅内。

3. 性别　脊索瘤更多见于男性，男女比例约为1.8∶1。

4. 发病部位　脊索瘤几乎全部位于脊柱中线，约60%患者发生于骶骨，其次为蝶-枕骨、鼻部占25%，颈椎占10%，胸-腰椎占5%。近年来，发生于中轴骨外的脊索瘤不断出现个案报道，应引起临床病理医师的重视。

（二）症状

脊索瘤的临床症状与肿瘤的部位和侵犯程度有关，由于生长较缓慢，脊索瘤在被诊断之前常常数月甚至数年没有特异性症状。骶骨的脊索瘤常见症状为骶尾部的疼痛，常牵涉至下背部及脊柱末端，可因肿瘤压迫而引起便秘。几乎所有的肿瘤均可扩展至骶前区，肛诊可触及包块。麻木、感觉异常等神经功能障碍是不常见的晚期表现。蝶枕区的脊索瘤多伴发慢性头痛及脑神经压迫症状，最常累及视神经。垂体压迫和破坏可导致内分泌失调。肿瘤向两侧扩展会出现明显的小脑脑桥角肿瘤综合征。肿瘤向下扩展会引起鼻塞、出血甚至鼻腔包块。颈椎、胸椎和腰椎的脊索瘤常出现压迫神经根和脊髓的症状，有时可触及包块。典型的颈椎脊索瘤在临床上多表现为咽旁肿物，大部分患者可有渐进性疼痛、肿胀和/或神经根损害，最终可导致功能障碍。

（三）影像学特点

典型的脊索瘤影像学表现为位于中轴骨的孤立性、溶骨性、侵袭性病变，几乎总伴有软组织肿块与薄层骨壳。其边缘常不规则，呈贝壳样改变，瘤体内可以出现钙化，尤其是骶骨的脊索瘤。在骶骨区域，肿瘤常侵及多个椎体节段、但椎间隙常保留，并常合并前方较大的软组织肿块，可伴局部软组织浸润（图1-5-9-2A）。MRI可以很好地帮助显示肿瘤的侵犯程度及与周围解剖结构的关系。肿瘤于MRI的T1加权像为低信号或等信号（图1-5-9-2B），T2加权像为高信号（图1-5-9-2C），如黏液成分多，则于T2加权像为极高信号。

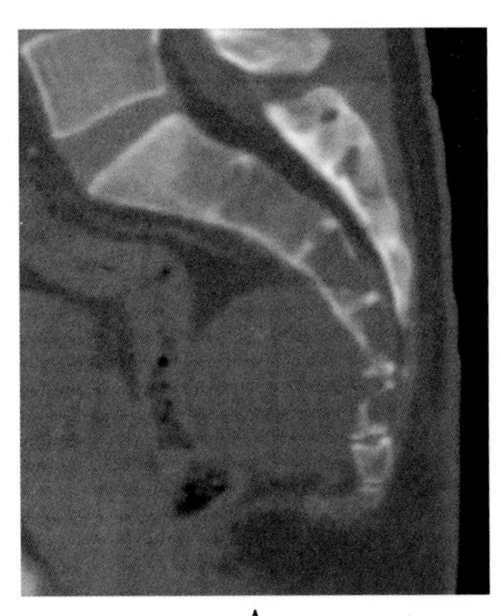

A

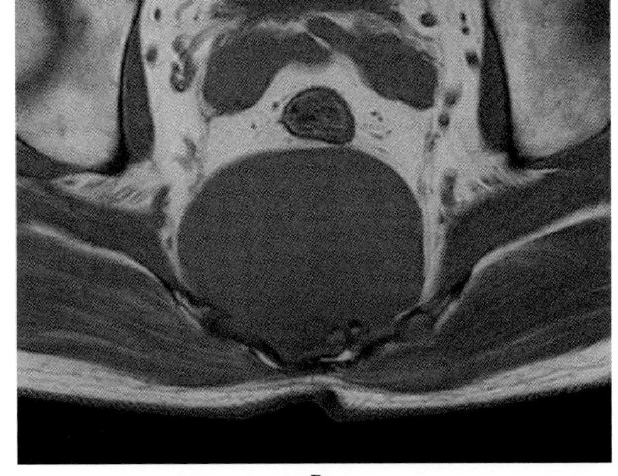

B

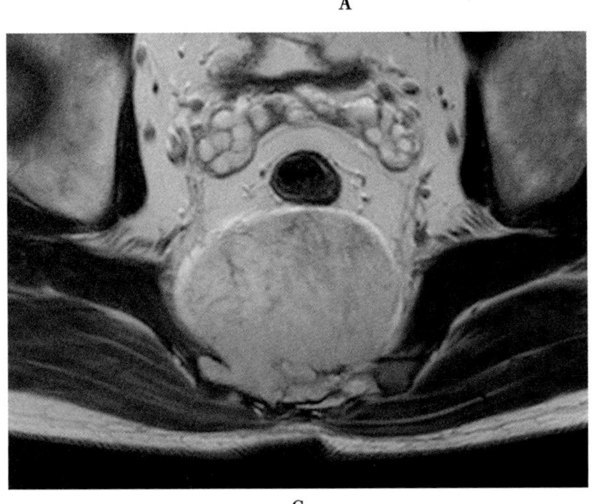

C

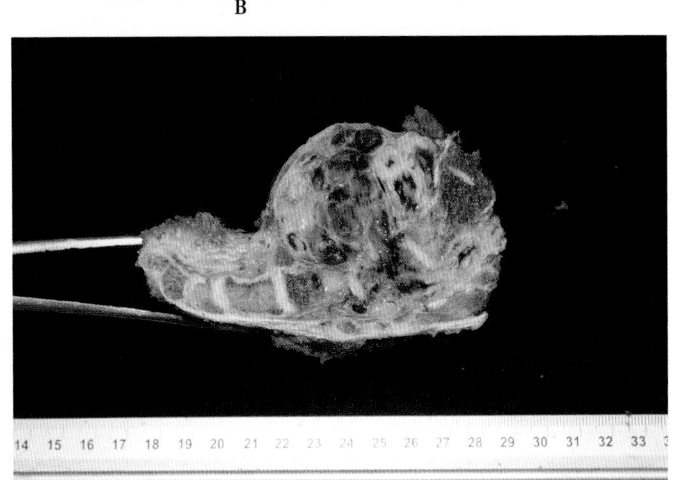

D

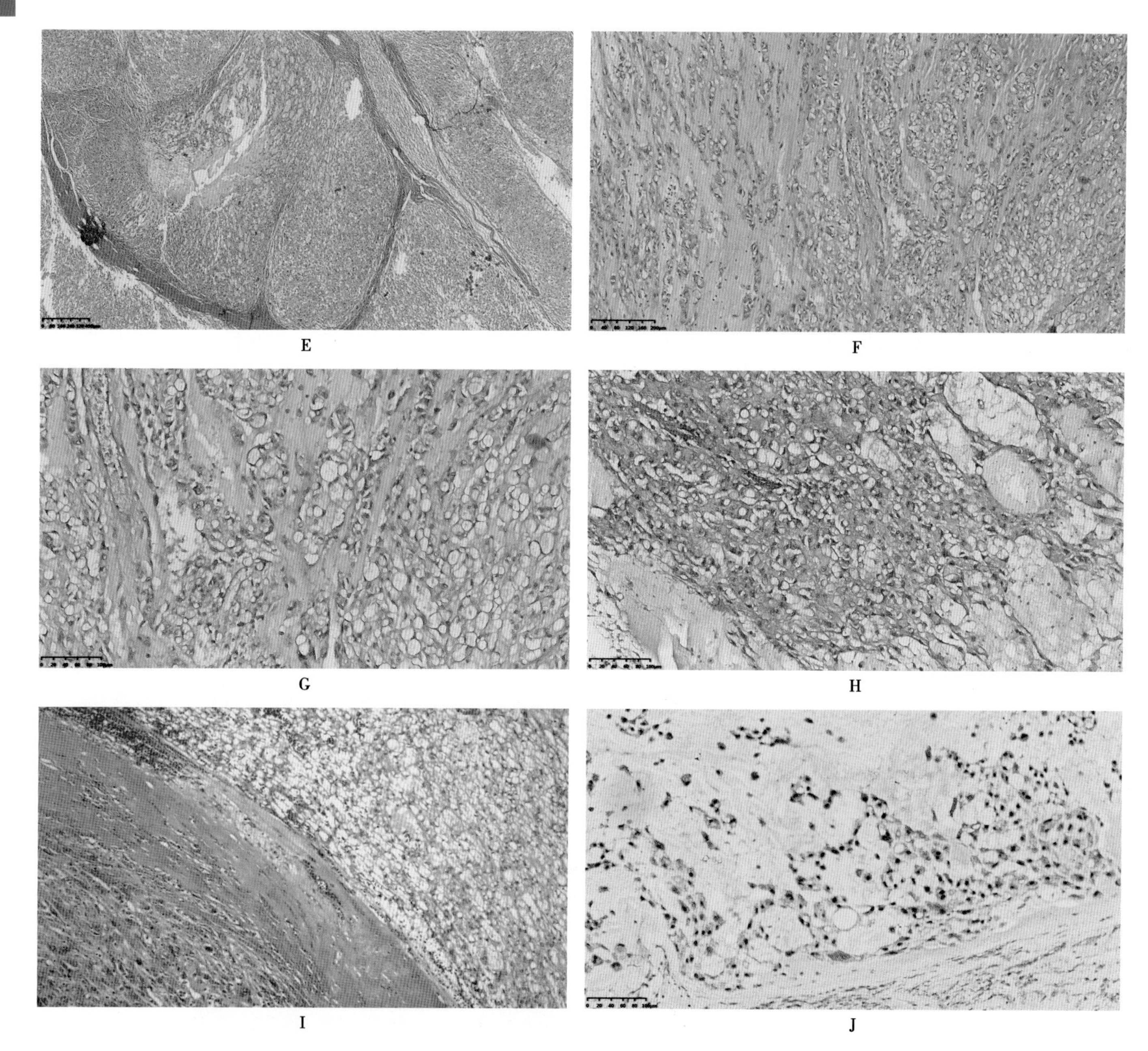

图 1-5-9-2　脊索瘤

A～C. 脊索瘤的影像学。A. CT 矢状面骨窗图示 S3～5 椎体溶骨性骨质破坏，前方软组织肿块呈半球形膨出，内有短条状钙化。B. MRI 横断面 T1WI 图像示病变呈等信号。C. MRI 横断面 T2WI 图像示病变为高信号，软组织肿块与盆腔内结构关系显示清晰。D. 脊索瘤的大体：分叶状外观，棕灰色到蓝白色，部分呈胶冻样，有光泽，肿瘤突破骨皮质侵袭至软组织。E～J. 脊索瘤的组织学及免疫组化。E. 脊索瘤典型的分叶状结构，其间被纤维性条带分隔。F. 肿瘤细胞呈片状、条索状或散在分布于黏液样间质中。G. 脊索瘤的“泪滴样”细胞，因胞浆内含有多少不一的黏液而类似于印戒细胞或呈空泡状或气球样，细胞核圆形，轻度异型性，核分裂不常见。H. 脊索瘤红染的，非空泡样的胞浆，类似于上皮样细胞。I. 去分化脊索瘤，经典脊索瘤区域与高级别肉瘤区域界限分明，无明显移行和过度性表现。J. 免疫组化染色 Brachury 表达细胞核阳性

（四）治疗

手术切除是脊索瘤的主要治疗方法。如发生转移则应联合化疗。

（五）预后

脊索瘤中位存活期为 7 年，与肿瘤位置和大小有关，由于其所处部位和浸润性边缘使得完全切除有一定困难。高达 40%的非颅内脊索瘤会发生转移，转移部位为肺，骨，淋巴结和皮下软组织。去分化脊索瘤则预后更差。

【病理变化】

（一）大体特征

脊索瘤呈分叶状外观，有光泽，色泽从棕灰色到蓝白

色，质脆呈胶冻样，大小为5～15cm，大部分病例伴有突破骨组织的软组织侵袭，切面囊实性或实性，灰白/灰黄，可以伴有出血（图1-5-9-2D）。

（二）镜下特征

1. 组织学特征　脊索瘤镜下表现为典型的分叶状结构，其间被纤维性条带分隔（图1-5-9-2E），肿瘤细胞呈片状、条索状或散在分布于黏液样间质中（图1-5-9-2F），脊索瘤的细胞俗称为"泪滴样"细胞，因胞质内含有多少不一的黏液而类似于印戒细胞或呈空泡状或气球样，细胞核圆形，轻度异型性，核分裂不常见（图1-5-9-2G）。部分脊索瘤还可存在红染的、非空泡样的胞质，类似于上皮样细胞，但这些细胞并不代表去分化表现（图1-5-9-2H）。脊索瘤的一些区域与透明软骨或黏液样软骨极其相似，称为"软骨样脊索瘤"，这类脊索瘤其与普通型脊索瘤在组织学，发病部位及预后等方面并无明显差别。当脊索瘤伴有高级别肉瘤成分时称为"去分化脊索瘤"（图1-5-9-2I），占所有脊索瘤的不足5%。经典脊索瘤区域与高级别肉瘤区域界限分明，转化突然，无明显移行和过渡性表现。

新近报告的一类特殊类型脊索瘤由于含有特异分子事件而被与去分化脊索瘤区分开，这类肿瘤被命名为差分化的脊索瘤（poorly differentiated chordoma）。差分化脊索瘤位于中轴骨，含有SMARCB1基因缺失（hSNF5/INI1），镜下几乎看不见脊索瘤细胞特征和黏液样间质，而是有上皮样、梭形或者横纹肌样分化特点的高级别肉瘤样形态。该类肿瘤多见于儿童，少数情况下见于年轻的成人，女性发病是男性的两倍，全世界文献报道的病例数仅50余例，预后相对于普通脊索瘤差。但基于特征性的INI1基因缺失却是组蛋白甲基化转移酶2（Enhancer of zeste homolog 2，EZH2）的抑制剂Tazemetostat这类药物的治疗靶点，区分开此类肿瘤的的意义更在于此。

2. 免疫组织化学　肿瘤细胞表达S-100蛋白，pan-keratin，EMA及Brachyury（图1-5-9-2J）。Brachyury是近年来发现的认为对脊索瘤有较高特异性的抗体，对于鉴别组织学近似的富含黏液的软骨肉瘤、骨外黏液样软骨肉瘤，肌上皮瘤，黏液腺癌、脊索样脑膜瘤等有很大帮助，然而值得注意的是，使用甲酸或硝酸脱钙的标本有可能导致brachyury阴性。在相当一部分脊索瘤中可出现PTEN表达缺失。而对于去分化脊索瘤，Brachyury、CK-pan、EMA和S-100在去分化的肿瘤部分表达常为阴性。差分化脊索瘤常常表现为CK和brachyury阳性，而INI-1丢失，S-100表达程度不一。

（三）分子病理

近年来，*Brachyury*基因作为脊索瘤的新型标记物越来越引起人们的广泛兴趣。*Brachyury*基因是T-box家族成员之一，它定位于6q27区域，编码转录因子有助于促进细胞黏附和移动，是胚胎发生过程中调节脊索形成的关键基因之一。该基因被证明是复杂的致瘤转录网络的主要调节者，对多种信号通路包括细胞周期和细胞外基质调控方面都起到关键作用。其他少见的分子事件还包括PI3K信号突变（16%），LYST（10%）失活突变等。另外，磷酸化和EGFR的表达也很重要，检测阳性率分别达到47%和67%，使用EGFR抑制剂则会取得一定的预期效果。

【鉴别诊断】

1. 良性脊索细胞瘤　是脊索瘤的同源性肿瘤，缺乏明显的分叶状结构、纤维带和细胞外黏液，不具有脊索瘤常见的丰富血管和坏死，肿瘤细胞多形性和异型性均不明显，更类似于成熟的脂肪组织。影像学亦呈良性表现。

2. 软骨肉瘤　亦呈分叶状结构，肿瘤细胞具有软骨样分化，位于软骨小囊内，细胞核呈星芒状，尽管级别较高的软骨肉瘤可发生间质的黏液变性和坏死，但罕见细胞内黏液。免疫组化S100蛋白阳性而EMA，AE1/AE3，CAM5.2，brachyury阴性。

3. 转移癌　最容易混淆的是透明细胞癌和黏液腺癌、印戒细胞癌等。转移癌一般为多发性，癌巢间具有丰富的纤维性间质反应，免疫组化S100、brachyury阴性。

4. 脊索瘤样脑膜瘤　此型脑膜瘤一般为脊索样区域和经典脑膜瘤区域混合存在，间质有大量的慢性炎细胞浸润。部分脑膜瘤S100阳性但一般阳性不强，而brachyury阴性。

5. 骨外黏液样软骨肉瘤　很少发生于骨内，也可有分叶状结构，黏液背景中见"花环状"或"网状"排列的胞浆嗜酸性小梭/圆细胞，免疫组化仅20%的病例中出现S-100阳性，其他CK和Vimentin等均不表达，再加之分子检测出现EWSR基因重排，鉴别诊断并不困难。

6. 中轴部位骨的高级别肉瘤　由于差分化的脊索瘤常常呈现没有脊索细胞分化特点的高级别肉瘤形态，可以是纤维肉瘤样，未分化肉瘤样，横纹肌肉瘤样等，此时一定要结合brachyury，S-100，CK，INI-1，必要时完善分子检测SMARCB1缺失检测来验证诊断。

三、去分化脊索瘤

【定义】

去分化脊索瘤（dedifferentiated chordoma）是一种呈双向分化特点的恶性肿瘤，表现为经典的脊索瘤区域与高级别肉瘤区域共存。

ICD-O 编码 9372/3

【临床特征】

（一）流行病学

去分化脊索瘤是脊索瘤中最为少见的亚型，世界范围内仅有个案或小宗病例报告。去分化脊索瘤在发病部位、发病年龄、分布人群与脊索瘤无明显差别。

（二）症状

与经典型脊索瘤类似，可以迅速进展。疼痛和发病位置神经症状常见。可以发生在脊索瘤原发位置，也可以发生在原手术部位周围。

（三）影像学特征

平片和 CT 对去分化脊索瘤评估意义有限（图 1-5-9-3A）。MRI 对于软组织成分的评估更具价值，往往显示 T2 高信号、T1 低信号（图 1-5-9-3B）。单从影像学上难以鉴别脊索瘤与去分化脊索瘤。

（四）治疗

手术治疗为首选。放化疗效果不佳。

（五）预后

预后差，转移率和死亡率均很高。

【病理改变】

（一）大体特征

可以呈现双向性特点，一部分为脊索瘤样大体特征，一部分为实性鱼肉样改变，可以伴坏死和出血（图 1-5-9-3C）。

（二）镜下特征

1. 组织学特征 去分化脊索瘤由两种成分组成，一种为经典脊索瘤区域，一种为肉瘤区域。肉瘤成分可以是未分化肉瘤、纤维肉瘤、软骨肉瘤、骨肉瘤及少见的横纹肌肉瘤。二者分界清晰，也可以混杂存在（图 1-5-9-3D～G）。

2. 免疫组化 去分化部分可以局灶表达 CK 或不表达，不表达 brachyury，S-100。如果伴有横纹肌分化，可以出现 Desmin 和 Myogenin 阳性（图 1-5-9-3 F～H）。

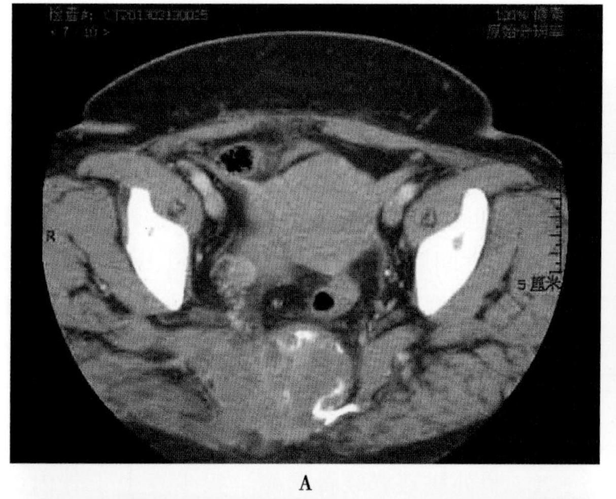

A

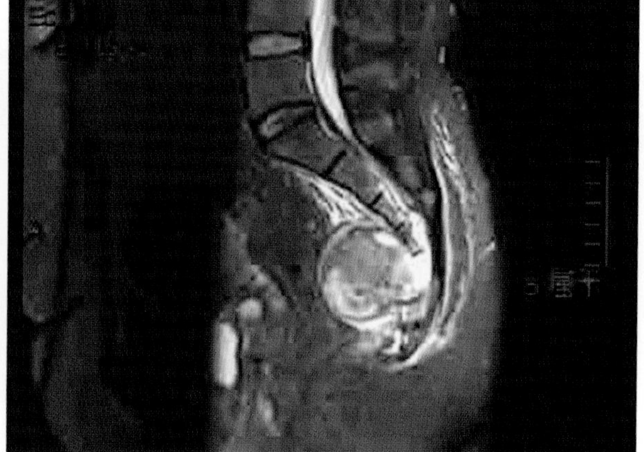

B

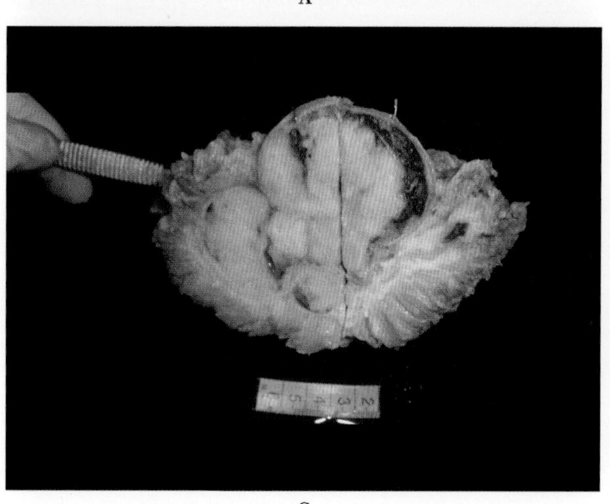

C

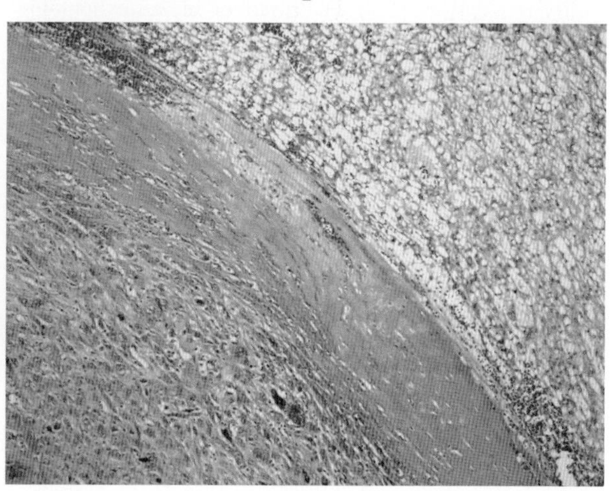

D

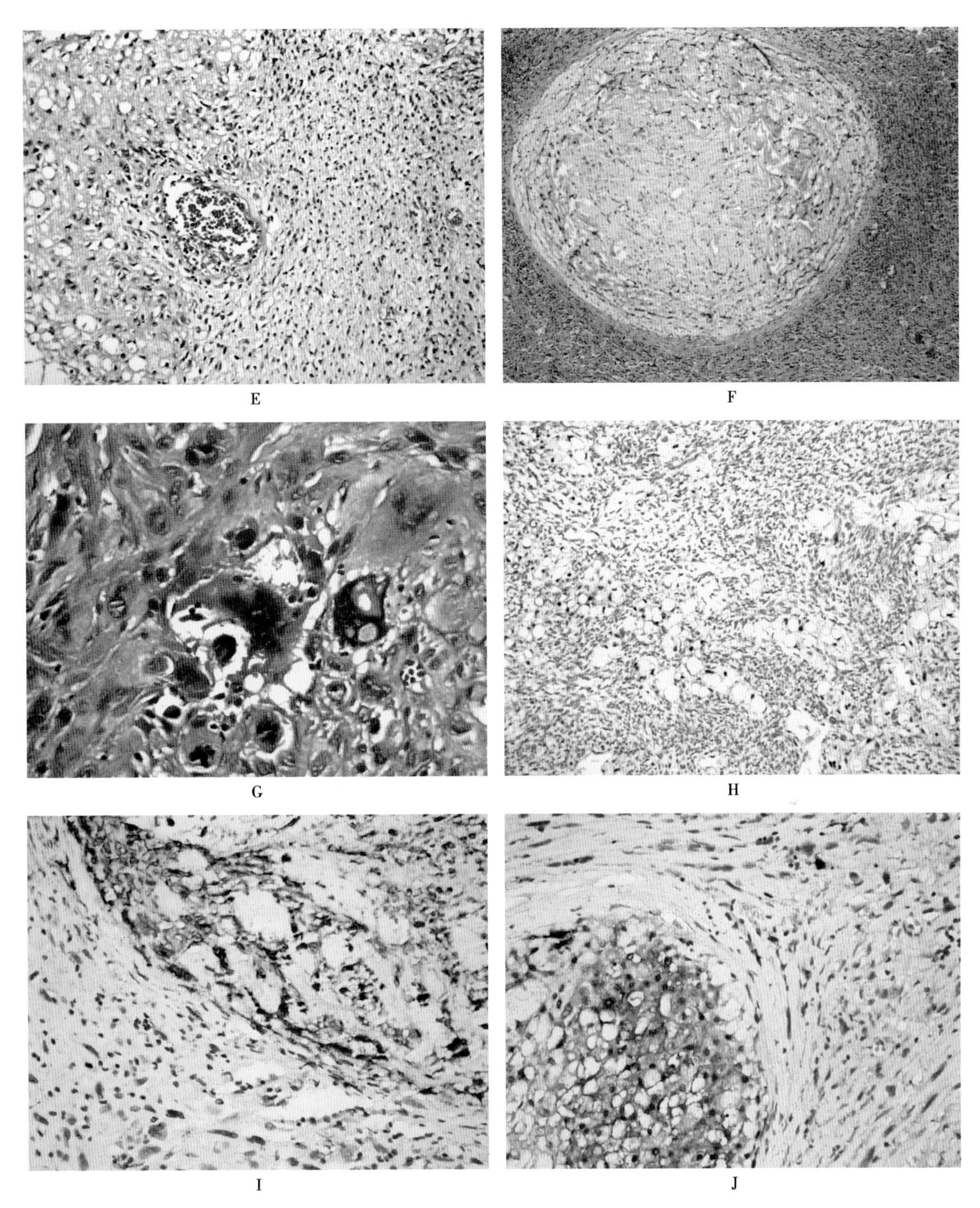

图 1-5-9-3　去分化脊索瘤

A. CT 软组织增强窗可见骶骨破坏形成巨大软组织包块，增强扫描可见病灶内不均匀强化。B. MRI T2 抑脂可见骶 3 前方巨大包块质地不均匀，向前方形成包块紧邻盆腔脏器。C. 灰白色结构表现为肉瘤成分，可见岛状黏液样成分陷于肉瘤成分中伴出血、坏死。D. 经典的脊索瘤与肉瘤成分间界限清楚，二者间可见纤维性分隔，一侧为经典的脊索瘤成分，一侧为肉瘤成分。E. 经典的脊索瘤与肉瘤成分间界限清楚，二者间无纤维性分隔，左侧为经典的脊索瘤成分，右侧为肉瘤成分。F. 未分化肉瘤成分片状分布，经典脊索瘤成分呈结节状分布其中。G. 肉瘤成分中细胞异型性及多形性明显，可见瘤巨细胞，核分裂象及病理性核分裂象易见。H. 脊索瘤与肉瘤成分的 Brachyury 表达对比（脊索瘤阳性，肉瘤阴性）。I. 脊索瘤与肉瘤成分的 CK 表达对比（脊索瘤阳性，肉瘤阴性）。J. 脊索瘤与肉瘤成分的 S-100 表达对比（脊索瘤阳性，肉瘤阴性）

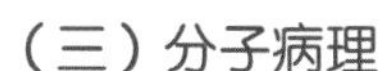

（三）分子病理

同经典型脊索瘤。

【鉴别诊断】

1. “肉瘤样”脊索瘤　“肉瘤样”脊索瘤也称为多形性、假肉瘤样、伴有恶性梭形细胞的脊索瘤。指经典脊索瘤伴有梭形细胞或多形性细胞成分。这种梭形细胞或多形性细胞成分往往与典型脊索瘤区域相移行或环绕其周围或出现 storiform 排列，细胞较一致、核小圆形，与液滴状细胞核相似，胞质宽，红染，异型性及多形性皆不明显，且核分裂象不常见。这种梭形细胞及多形性细胞易被误认为是去分化成分。免疫组化 CK，S-100，Brachyury 皆阳性，与真正的去分化成分不同。大多数此类病例显示预后不良，提示这种形态可能比经典脊索瘤具有更高的侵袭性。

2. 骨未分化多形性肉瘤等骨原发高级别肉瘤　骨原发未分化多形性肉瘤，纤维肉瘤，骨肉瘤等，不会出现经典脊索瘤结构与高级别肉瘤区二者共存的情况，结合病史及影像学，以及仔细取材是诊断关键。

3. 差分化的脊索瘤　新近发现的亚型，表现为上皮样分化特点的细胞呈片状增生，细胞核呈圆形或椭圆形，部分细胞浆内散在空泡似印戒样，轻-中度多形性，核分裂象活跃，缺乏脊索瘤细胞和间质的特点，但免疫组化 CK 和 brachyury 阳性，SMARCB1（INI-1）缺失是最重要的鉴别点。

4. 恶性肾外横纹肌样瘤　好发于婴幼儿腹膜后，椎旁和盆腔等深部组织，横纹肌样分化特点的细胞可以表达 CK，EMA 和 Vim，CD99，Syn 等标记，部分病例还表达 S-100 和 MSA，SALL4，存在 INI-1 缺失，但其发病位置和发病年龄可以帮助鉴别。

5. 去分化软骨肉瘤　有分化较好的软骨成分，同时伴有肉瘤成分，以高级别肉瘤为主。免疫组化不表达 EMA 和 Brachyury。

（宫丽华　刘宝岳　丁宜）

第十节　血管性肿瘤

骨原发性血管性肿瘤较软组织原发血管性肿瘤发病率低，相同类型的肿瘤组织病理学并无明显差别，两个范畴中最大的分歧在于对交界性肿瘤的认识。尽管 2020 版 WHO 骨与软组织肿瘤病理学分类一书仍未单独列出骨的交界性血管性肿瘤，仅将上皮样血管瘤这个良性肿瘤标注为生物学行为属于交界性肿瘤。但多种交界性血管肿瘤确实可以原发于骨，国内已经累计报告几十例原发于骨的 Kaposi 样血管内皮细胞瘤和骨的假肌源性血管内皮细胞瘤等中间性肿瘤。

一、血管瘤

【定义】

血管瘤（haemangioma）是由大小不等的血管组成的良性肿瘤，累及多个部位时，称之为血管瘤病。

ICD-O 编码 9120/0

【临床特征】

（一）流行病学

1. 发病率　血管瘤很常见，尸检研究发现其在成年人椎骨的发生率接近 10%。然而，临床上症状明显的血管瘤并不常见，在骨的原发性肿瘤中所占比例<1%。

2. 发病年龄　血管瘤可以发生在任何年龄，但大多数患者在中年或中年后期得到诊断，50 岁以后发病率很低。

3. 性别　男女比例约为 0.7∶1。

4. 发病部位　椎体是最常见的发病部位，其次为颅面骨，再次为长骨的干骺端或骨干。多发性病变常见。

（二）症状

大多数血管瘤，尤其是发生在脊柱者，都是在拍摄 X 光片时偶然发现的。但是，较大的椎体血管瘤可以产生脊髓压迫、疼痛和神经症状。发生在其他部位的血管瘤可以产生疼痛或导致病理性骨折。Gorham 综合征可以表现为弥漫血管瘤病样改变，伴有骨溶解。

（三）影像学特点

血管瘤的影像学表现常为界限清楚的透亮区。在颅骨等扁平骨，肿瘤表现为膨胀性溶骨性破坏并伴有日光样反应骨形成。在椎体中，肿瘤常表现为伴有粗大小梁骨的局灶性溶骨病变，粗大的小梁骨呈“栅栏样”改变，又称“灯芯绒样”改变（图 1-5-10-1A），于 CT/MR 横断面图像上呈“圆点样”或“蜂窝样”表现（图 1-5-10-1B）。无明显临床症状的血管瘤在 CT 图像和 MRI 常表现为粗大小梁骨间填充以脂肪成分（CT 测量值为负值，T1WI、T2WI 均为高信号）。而有症状的血管瘤常常缺乏脂肪成分，于 MRI T1WI 表现为低信号，T2WI 表现为高信号，部分病灶可破坏皮质、形成肿块。发生于长骨者，既可为溶骨性病灶，也可为硬化性病灶，溶骨病灶的影像学无特异性改变，仅能提示肿瘤富含血供。

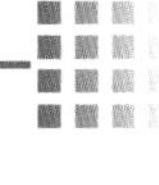

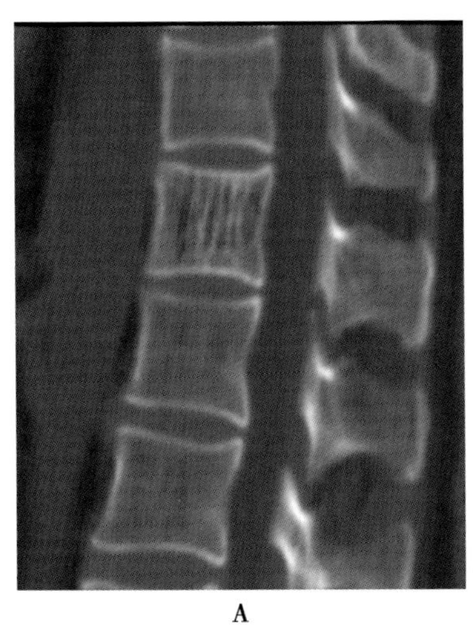

A

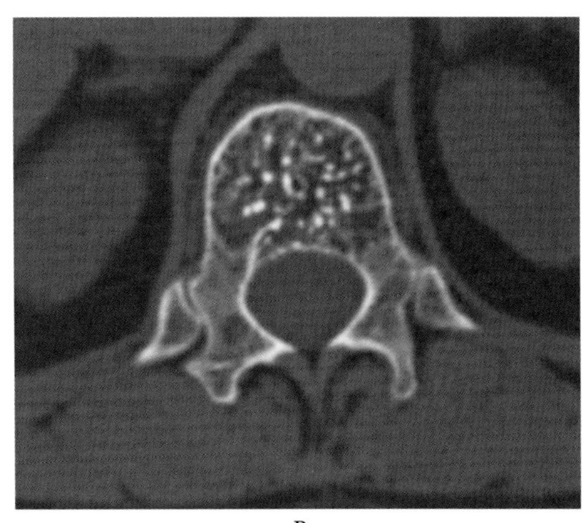

B

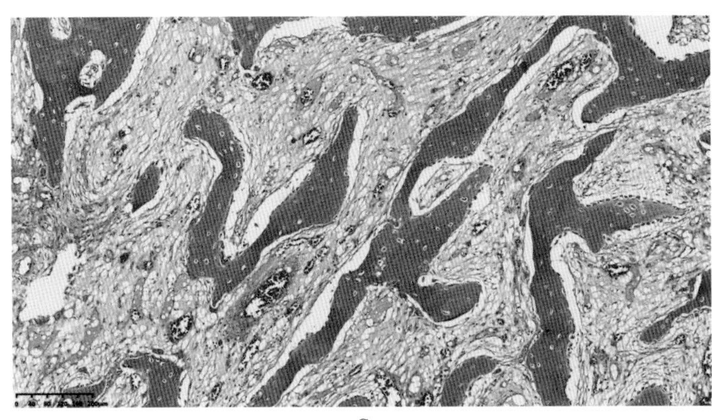

C

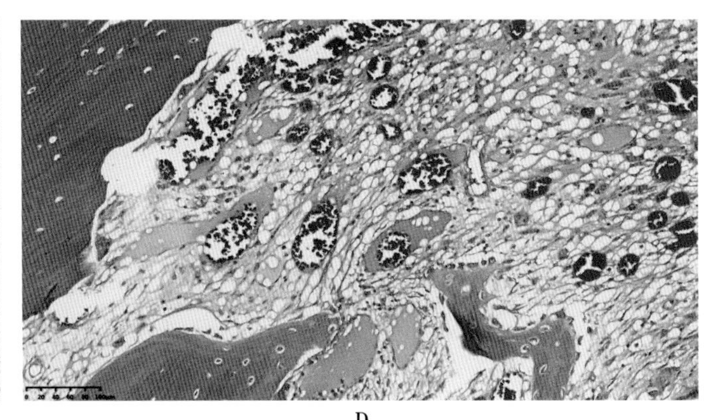

D

图 1-5-10-1 血管瘤

A、B. 血管瘤的影像学。A. CT 矢状面骨窗示 T12 椎体密度减低区，内有多发粗糙的梁状或条纹状结构，为典型的"栅栏样"或"灯芯绒样"改变。B. CT 横断面骨窗图（与 A 为同一患者）示椎体内粗大的小梁骨呈"圆点样"或"蜂窝样"表现。C、D. 血管瘤的组织学。C. 血管瘤由充满红细胞的薄壁血管构成。D. 血管腔被覆单层的、扁平的内皮细胞。肿瘤侵犯宿主骨

（四）治疗

多数患者为偶然发现，症状并不明显，如不影响骨骼强度且无其他并发症可不予处理。而一旦发生病理性骨折则需手术干预，对于多发性或复发性病变或患者有疼痛者，则可考虑放疗或栓塞治疗。

（五）预后

血管瘤为良性肿瘤，预后良好，局部复发率低。

【病理变化】

（一）大体特征

血管瘤大体上呈质软的、界限清楚的暗红色肿块或呈蜂窝状外观，伴有病灶内的硬化骨小梁形成及弥漫性血腔结构。

（二）镜下特征

1. 组织学特征 血管瘤的组织学表现多样。毛细血管瘤和海绵状血管瘤由充满红细胞的薄壁血管构成（图 1-5-10-1C），血管腔被覆单层的、扁平的内皮细胞。肿瘤可以侵入骨髓并包绕宿主骨小梁（图 1-5-10-1D）。当毛细血管瘤或海绵状血管瘤累及大范围区域或蔓延至整个骨时称作血管瘤病。

值得注意的是 Gorham 病，又称大块骨溶解症，尽管其影像学具有一定的特点，但病理组织学与骨血管瘤几乎无法区分，因此多数人认为此病就是一种血管瘤或血管畸形。详见"代谢性骨病"章节。

2. 免疫组织化学 血管内皮细胞第八因子、CD31、CD34、FLI1 蛋白和 ERG 染色阳性。

【鉴别诊断】

1. 上皮样血管内皮瘤 尽管这种肿瘤也可以有分化好的血管腔，但并不占优势，大多数肿瘤呈幼稚的血管腔，甚至可见单个细胞形成管腔，部分区域肿瘤细胞呈条索状、巢片状或实性结构，体积较大，细胞核圆形或卵圆形，胞质透亮，空泡状。FOS 和 FOSB 基因重排在大多数病例中可以检测到。

2. 血管肉瘤 血管肉瘤是恶性肿瘤，尽管可见明显的血管腔分化，但管腔结构较复杂，相互连通融合呈"迷路样"，中低分化者细胞呈现明显的多形性及异型性。

3. 炎症及创伤 骨髓炎或骨折后期，病变区域呈修复性改变，如形成肉芽组织，其间质扩张的薄壁血管容易误诊为血管瘤，但肉芽组织的血管为垂直的方向一致的

类圆形血管，大小一致，分布均匀，间质疏松水肿，可有少量炎细胞浸润，而血管瘤的血管则大小、形状与方向非常不规则，影像学表现亦可协助鉴别。

4. **Paget 病**　骨的 Paget 病早期，骨小梁间可出现较多扩张的血管，容易误诊为血管瘤，但骨小梁的不规则增粗，黏合线结构紊乱以及小梁边缘可见破骨细胞样多核巨细胞等 Paget 病的特征不应被忽视，影像学特异性改变可帮助明确诊断。

二、上皮样血管瘤

【定义】

上皮样血管瘤（epithelioid haemangioma）是一种由形态学上具有上皮样分化的血管内皮细胞构成的局部侵袭性肿瘤。

ICD-O 编码 9125/0

【临床特征】

（一）流行病学

1. **发病率**　上皮样血管瘤并不常见，但实际发病率目前仍不明确。

2. **发病年龄**　患者的发病年龄范围从出生到九十多岁，大多数是成年人，已有文献报道平均年龄 35 岁。

3. **性别**　男女比例为 1.4∶1。

4. **发病部位**　肿瘤最常累及长管状骨（40%），下肢远端小骨（18%），扁平骨（18%），脊柱（16%）和手部小骨（8%）。18%～25%的肿瘤为多中心性。儿童患者发生在骨端常见。

（二）症状

患者常常具有病变部位的疼痛，但通过这种偶然发现而确诊的病例非常罕见。

（三）影像学特点

上皮样血管瘤的影像学表现多能提示病灶是血管类肿瘤，部分文献认为偏近于血管瘤，常为界限清楚的溶骨性破坏，部分病灶可膨胀性生长，甚至破坏骨皮质形成软组织包块。CT 增强图像表现为明显强化，于 MR T2WI 图像多为高信号，伴有局部低信号（图 1-5-10-2A～C）。

（四）治疗

上皮样血管瘤是一种局部侵袭性病变，治疗方法主要是肿瘤的刮除以及完整切除。对于一些难以切除部位的肿瘤可以进行放疗。

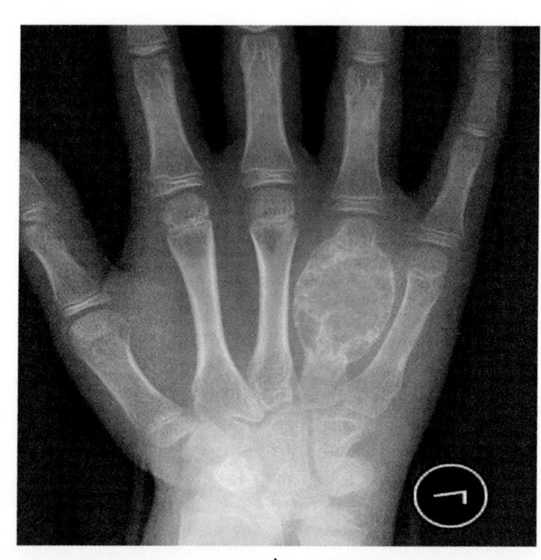

A

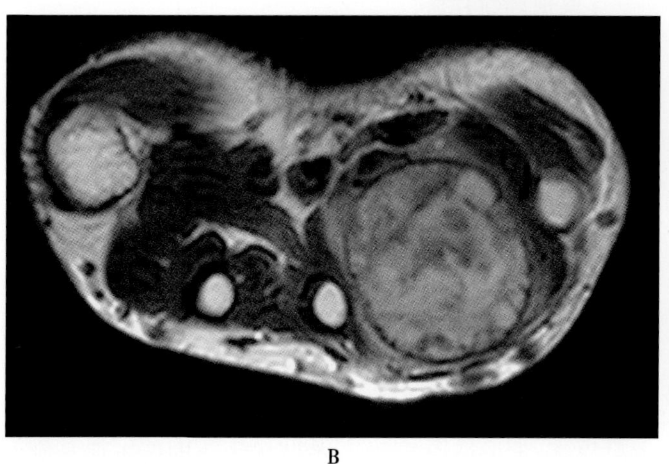

B

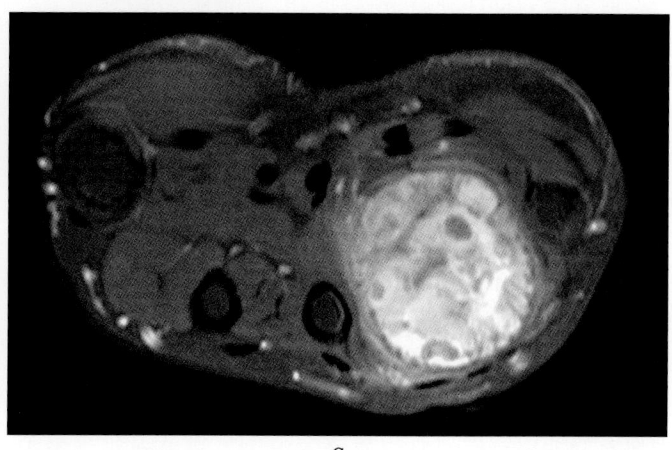

C

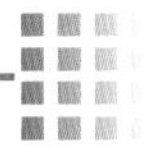

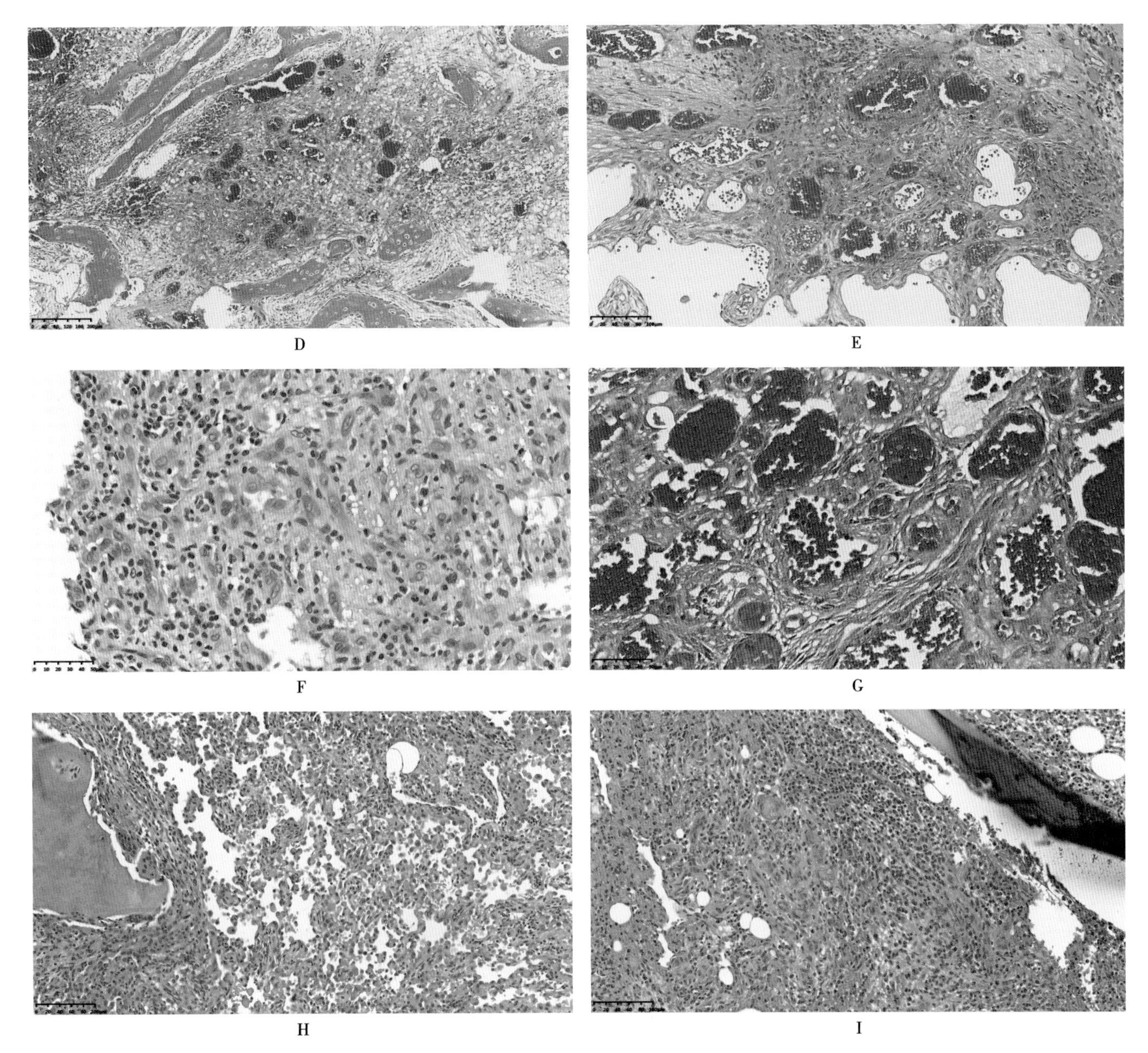

图 1-5-10-2　上皮样血管瘤

A～C. 上皮样血管瘤的影像学。A. X 线正位片示第 4 掌骨干骺端、骨干膨胀性溶骨破坏，外缘骨壳菲薄、内有钙化，整体边界清晰。B. MRI 横断面 T2WI 图示第 4 掌骨囊性膨胀性破坏，边缘菲薄，其内大部分为液体样高信号。C. MRI 增强后横断面脂肪抑制 T1WI 图示第 4 掌骨破坏区内部明显强化，外周血管断面增多。D～I. 上皮样血管瘤的组织学。D. 上皮样血管瘤的分叶状结构。E. 肿瘤小叶周边小的动脉性血管，管壁被覆扁平的内皮细胞。F. 上皮样细胞体积较大，细胞核呈卵圆形或肾形，胞浆较丰富，嗜酸性染色，偶尔可见一个或多个类圆形空泡。G. 上皮样细胞形成的血管腔结构。H. 内皮细胞突入管腔形成"墓碑样"结构。I. 间质可见大量的嗜酸性粒细胞为主的炎细胞浸润

（五）预后

上皮样血管瘤预后很好，大量随访报道肿瘤的局部复发率为 10%；区域淋巴结受累罕见，这种局部复发究竟代表病变为多中心性还是转移目前还不清楚。临床病理特征对肿瘤局部复发或淋巴结侵犯的预见性报道目前仍未发现。

【病理变化】

（一）大体特征

肿瘤大小从数厘米到 15cm 不等，大多数肿瘤直径< 7cm，呈界限清楚的结节状实性肿块，色红伴有出血，质地柔软。肿瘤可以使受累骨膨胀，侵犯骨小梁并蔓延到软组织。

（二）镜下特征

1. 组织学特征　肿瘤具有分叶状结构（图 1-5-10-2D），填充骨髓腔，常常浸润宿主骨小梁。小叶周边常常含有小的动脉性血管，管壁被覆扁平的内皮细胞（图 1-5-10-2E）。小叶中心区域富于细胞，可见上皮样细胞形成血管样结构或呈片状生长。上皮样细胞体积较大，

多角形，细胞核呈卵圆形或肾形，有裂片状倾向并含有细腻的染色质。细胞质较丰富，嗜酸性染色，偶尔可见一个或多个类圆形空泡，有时候可含有整个的红细胞或红细胞碎片（图 1-5-10-2F）。肿瘤细胞聚集形成血管腔结构（图 1-5-10-2G）。大多数肿瘤含有结构正常的血管，内皮细胞有时突入管腔形成“墓碑样”结构（图 1-5-10-2H）。有些肿瘤以实性片状分布的细胞为主，而在有些肿瘤，这种结构只占小部分。细胞异型性不明显，核分裂相对少见（<1/10HPF）。可以有小灶性的坏死。间质为疏松结缔组织，有时有明显的以嗜酸性粒细胞为主的炎细胞浸润（图 1-5-10-2I）。有些肿瘤，尤其是累及肢体短管状骨者会出现小灶性的病灶内出血。肿瘤中有时可见增生的呈束状排列的形态良好的梭形细胞及含铁血黄素沉着。肿瘤中偶尔可见以下表现，散在的破骨细胞样多核巨细胞，反应骨形成并将肿瘤分隔成多个小结节，肿瘤中央还可见被覆上皮样内皮细胞的扩张的血管。

2. 免疫组织化学 表达血管内皮细胞抗体，第Ⅷ因子、CD31、CD34、FLI1 蛋白和 ERG 染色阳性。一些病例也可表达 keratin 和 EMA。

（三）分子病理

FOS 家族转录因子的失调与上皮样血管瘤密切相关。FOS 家族包括 FOS、FOSB，FOSL1 和 FOSL2，编码亮氨酸拉链蛋白，与 JUN 家族形成聚合物，从而形成转录因子复合体 AP-1。通过这条通路，FOS 蛋白可以调控细胞增殖、分化和存活。59%～71% 的骨上皮样血管瘤含有 FOS/FOSB 基因重排，FOS 基因位于 14q24，该基因重要的重排伙伴包括 MBNL1，Vimentin，lincRNA（RP11-326N17.1），和 LMNA。而位于 19q13.32 的 FOSB 基因重排伙伴包括 ZFP36 或 WWTR1。

【鉴别诊断】

1. 血管瘤 尽管上皮样血管瘤部分区域也可具有普通血管瘤的结构，但普通血管瘤均由分化成熟的扩张的血管腔构成，内皮细胞扁平，其长轴与血管壁平行且贴附于管壁，缺乏上皮样结构，间质也不具有大量的嗜酸性粒细胞及炎细胞的浸润。

2. 上皮样血管内皮瘤 二者的肿瘤细胞均可以出现上皮样形态特点，但特征性的软骨样基质背景，细胞可呈巢状或条索状排列而未见明确血管腔分化，胞浆内空泡，不伴有嗜酸性粒细胞浸润，具有特征性 WWTR1-CAMTA1 或 YAP1-TFE3 融合基因有助于鉴别。

3. 血管肉瘤 特别是上皮样血管肉瘤，与上皮样血管瘤容易混淆。上皮样血管肉瘤血管腔结构较血管瘤复杂，紊乱，肿瘤细胞呈现明显的恶性特征，可见较多核分裂象，免疫组化方面区别不大。分子检测 FOS 和 FOSB 基因重排或融合可以协助诊断。

三、上皮样血管内皮瘤

【定义】

上皮样血管内皮瘤（epithelioid haemangioendothelioma）是具有上皮样特点的血管内皮细胞构成的低到中度恶性肿瘤，具有特征性的黏液透明间质。分为两种亚型，分别是 WWTR1-CAMTA1 融合的上皮样血管内皮瘤和 YAP1-TFE3 融合的上皮样血管内皮瘤。

ICD-O 编码 9133/3

【临床特征】

（一）流行病学

1. 发病率 上皮样血管内皮胞瘤罕见，实际发病率目前尚不明确，所有器官的发病率<1/100 万。

2. 发病年龄 发病年龄广泛，从几岁到八十几岁，多数患者确诊年龄在 10～30 岁。

3. 性别 患者无性别差异，也有些研究报道男性患者居多。

4. 发病部位 骨可以是多器官病变（包括肝，肺，软组织）的受累部位之一，也可以单独受累。全身各骨均可累及，50%～60% 的病变出现在长管状骨，尤其是下肢，其次为骨盆，肋骨和脊柱。50%～64% 的病变为多发性，病变趋向于集中在某一解剖区域的单个骨或多个骨。

（二）症状

上皮样血管内皮瘤最常见的症状是病变部位的疼痛及肿胀，也有一些患者没有明显症状。不同分子亚型的上皮样血管内皮瘤临床症状没有差异。

（三）影像学特点

影像学表现较多样，典型者为多灶性破坏，病灶多表现为界限清楚的溶骨性破坏，于 CT 增强图像表现为明显强化，于 MR T2WI 图像多为高信号，但也可因含铁血黄素沉着或血管流空现象等而伴有低信号区。病灶局限者可类似血管瘤，但部分病灶也可以破坏皮质、侵犯周围软组织，类似血管肉瘤等。

（四）治疗

肿瘤的广泛切除是首选的治疗方法。

（五）预后

上皮样血管内皮瘤预后可以差异很大，据统计，10 年总生存率约为 92%。一旦发现骨的多发性上皮样血管内皮瘤则预示预后不佳，此时肿瘤是否累及多个器官已不重要。死亡率可以接近 20%。组织病理形态与预后关系不大。软组织上皮样血管内皮瘤组织学风险分层系统不适用与骨。

【病理变化】

（一）大体特征

肿瘤呈棕褐色伴有出血，实性质地韧，肿瘤直径可以 <1cm，最大也可达 10cm。

（二）镜下特征

1. 组织学特征　两种分子亚型的组织学特点不同。WWTR1-CAMTA1 融合的上皮样血管内皮瘤缺乏分叶状结构，由较大的上皮样细胞和梭形血管内皮细胞构成（图 1-5-10-3A），细胞核圆形或卵圆形，空泡状，可见明显核仁（图 1-5-10-3B），胞质丰富，嗜酸性（图 1-5-10-3C）。在大多数肿瘤中，分化良好的血管腔结构并不占优势，肿瘤细胞排列成条索状或巢状，镶嵌于黏液样到透亮的类似于软骨的间质成分中（图 1-5-10-3D）。细胞的异型性和核分裂活性并不明显。小部分病例会出现肿瘤细胞实性片状生长，核深染有明显的多形性，以及核分裂数和坏死增多。这些病例中，黏液样间质成分（图 1-5-10-3E）及特定基因重排检测可帮助与高级别的血管肉瘤相鉴别。YAP1-TFE3 融合的上皮样血管内皮瘤细胞为体积较大的细胞伴有嗜酸性胞浆呈羽毛状特点，细胞核呈现轻-中度异型性，可见分化好的血管腔或呈实性片状生长，缺乏黏液透明间质。

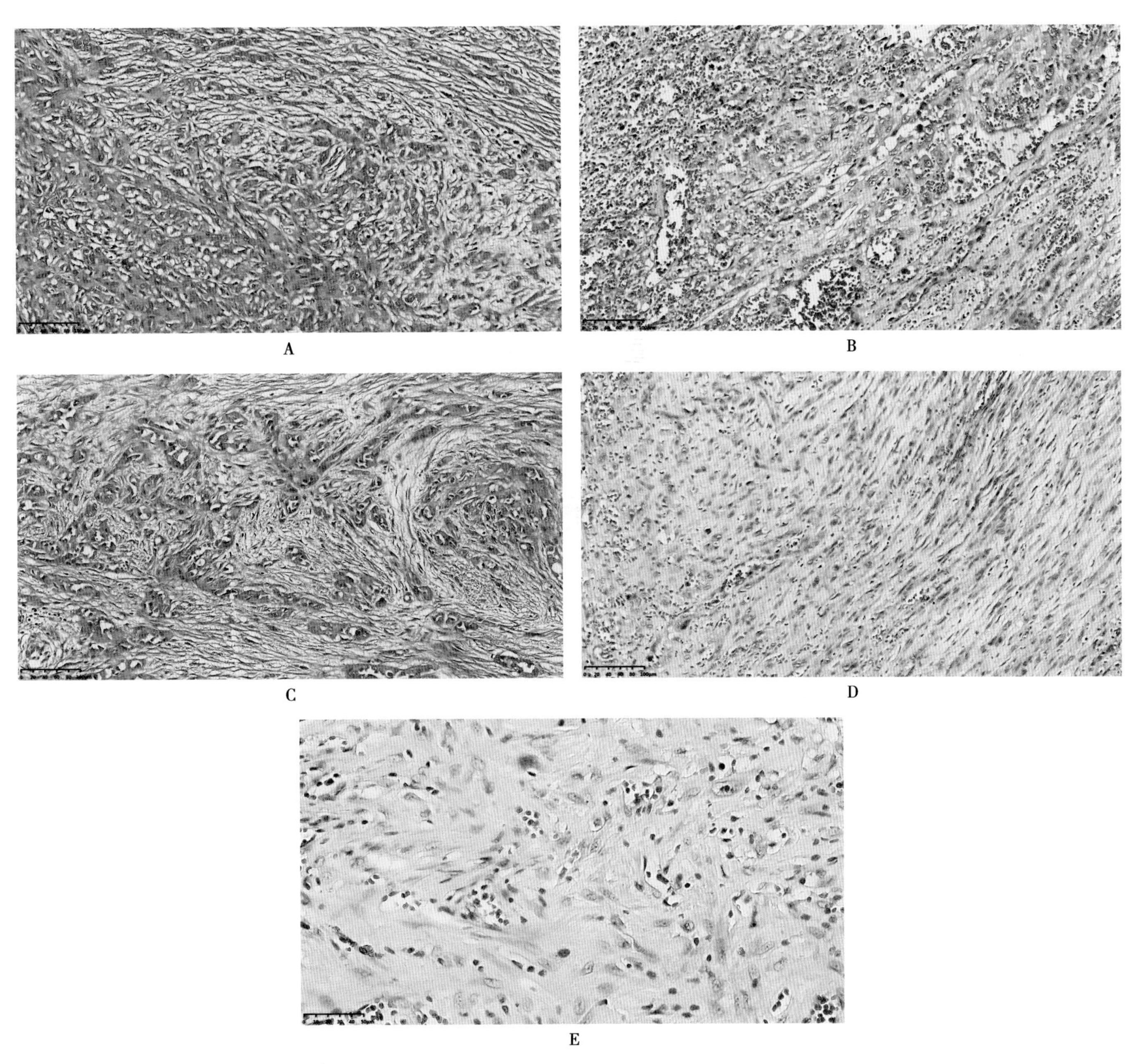

图 1-5-10-3　上皮样血管内皮细胞瘤的组织学

A. 肿瘤由较大的上皮样细胞和梭形血管内皮细胞构成。B. 细胞核圆形或卵圆形，空泡状，可见明显核仁。C. 肿瘤细胞胞浆丰富，嗜酸性。D. 肿瘤细胞排列成条索状或巢状。镶嵌于黏液样到透亮的类似于软骨的间质成分中。E. 肿瘤的黏液样间质

2. **免疫组织化学** 肿瘤细胞表达血管内皮细胞标记物第Ⅷ因子、CD31、CD34、Fli1 蛋白、RROX1、D2-40 和 ERG。Keratin 和 EMA 也可强阳性。86%～88%病例 CAMTA1 核阳性。TFE3 可以用于具有 YAP1-TFE3 融合的上皮样血管内皮瘤，但很多肿瘤都会出现 TFE3 抗体阳性改变，意义有限。

（三）分子病理

WWTR1 基因位于 3q25，而 CAMTA1 基因位于 1p36，染色体基因易位 t(1;3)(p36;q25)形成 WWTR1-CAMTA1 融合，这种融合会出现在 89%～100%的上皮样血管内皮瘤中。TAZ 是一种 Hippo 通路转录辅助活化因子和效应因子，由 WWTR1 编码形成。TAZ 与 CAMTA1 的融合导致其细胞质定位和泛素依赖性降解引起 Hippo 通路的失调，从而使 TAZ-CAMTA1 在细胞核中作为一种新的转录因子激活 TAZ 样的转录程序。另外，研究还发现，通过 WWTR1-CAMTA1 断点分析，确定了“多灶性”上皮样血管内皮瘤的单克隆起源，这表明上皮样血管内皮瘤多灶病变是由单个原发灶的局部或远处转移引起的，而不是多个独立的原发灶。一小部分肿瘤(<5%)发生 YAP1-TFE3 融合，导致 TFE3 致癌激活。这两种融合基因可以依赖于 FISH 检测、RT-PCR 及 NGS 等检测形式。免疫组化准确性略差。

【鉴别诊断】

1. **血管瘤** 血管瘤的血管腔分化良好，内皮细胞扁平，异型性不明显。

2. **上皮样血管瘤** 参见上皮样血管瘤章节。

3. **上皮样血管肉瘤** 两者有时很难鉴别，上皮样血管内皮瘤血管腔分化常常不明显，而血管肉瘤常常呈现成熟程度不一的不规则血管腔，肿瘤细胞表现为明显的恶性特征，细胞核常常呈空泡状，含有一个或多个小核仁，有时也可见明显的大核仁。细胞质明显嗜酸性，常常含有一个或多个空泡，间质可见炎细胞浸润和红细胞外溢。黏液样间质不常见。缺乏特征性的 CAMTA1 基因和 TFE3 基因重排。

4. **转移癌** 当骨的上皮样血管内皮瘤病灶多发且免疫组化 CK 呈阳性表达时，容易被误诊为转移癌。明确的肿瘤病史，明显不同于转移癌的影像学提示，以及相关免疫组化抗体的使用，再结合上皮样血管内皮瘤特征性的分子检测，可以帮助鉴别。

四、血管肉瘤

【定义】

血管肉瘤(angiosarcoma)是一种由具有血管内皮细胞分化特点的高级别恶性肿瘤。

ICD-O 编码 9120/3

【临床特征】

（一）流行病学

1. **发病率** 骨的血管肉瘤较罕见，占骨的恶性肿瘤不到 1%。

2. **发病年龄** 骨的血管肉瘤发病年龄范围广，从十几岁到八十几岁均有报道。

3. **性别** 患者无明显性别差异，男性略多于女性。

4. **发病部位** 血管肉瘤可以广泛累及全身各骨，但最容易侵犯长骨和短管状骨(74%)，尤其是股骨，其次为骨盆(15%)，中轴骨(7%)和躯干骨(4%)。约 1/3 的肿瘤为多发性，并可以蔓延到邻近骨(64%)或远端骨(36%)。

（二）症状

骨的血管肉瘤最常见的症状是病变局部的疼痛和明显可触及的肿块。

（三）影像学特点

影像学表现多样，无特异性，常为单个或局部多灶性溶骨性病变，可伴有硬化性改变，骨破坏的边界多较清楚(图 1-5-10-4A)，常见肿瘤侵犯骨皮质或周围软组织，但通常缺乏骨膜反应。CT 更易显示肿瘤对皮质的破坏(图 1-5-10-4B)。其 MRI 表现不同于血管瘤，一般内部不含有脂肪成分，常可见多发出血区(新发出血表现为 T1WI 高信号，陈旧出血表现为 T1WI、T2WI 低信号)(图 1-5-10-4C)，可伴有瘤周水肿。但部分病灶的影像学表现可类似于血管瘤。另外，部分病例于骨内病灶周围还可有软组织血管类肿瘤。

（四）治疗

病变的广泛切除是首选的治疗方法，也可以采用放疗和/或化疗。

（五）预后

尽管血管肉瘤被认为是具有明显临床侵袭性的高级别恶性肿瘤，但仍有个别肿瘤的生物学行为却难以预测。在一项包含 31 例患者的研究中，1 年、2 年和 5 年生存率分别是 55%、43%和 33%。巨大核仁、核分裂象≥3 个/$2mm^2$ 和嗜酸性粒细胞<5 个/10HPF 的肿瘤被认为存活率更低。D2-40 阳性证明肿瘤有淋巴管分化者提示侵袭性更明显。p16 缺失也提示预后差。

【病理变化】

（一）大体特征

血管肉瘤最大径通常大于 5cm，质地脆，红褐色，易出血。肿瘤呈渗透性破坏骨皮质并侵犯至软组织，可见坏死和出血灶。

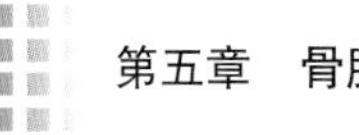

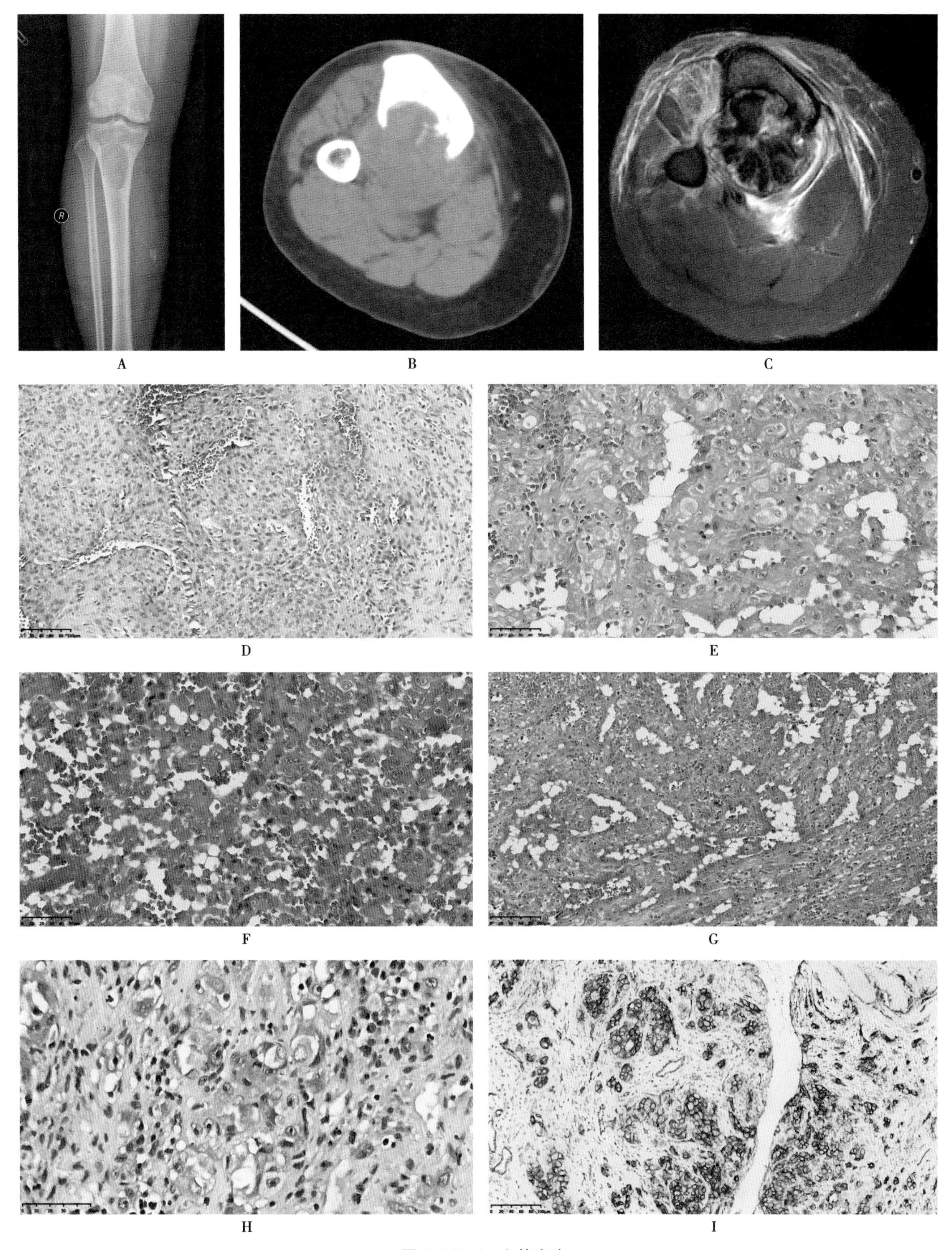

图 1-5-10-4　血管肉瘤

A～C. 血管肉瘤的影像学。A. X 线正位片示胫骨近端溶骨性破坏，边界尚清，内缘硬化，并且小腿中部皮下软组织病变，伴有中央钙化斑。B. CT 横断面软组织窗图示病变破坏皮质、软组织肿块形成。C. MRI 横断面脂肪抑制 T2WI 图示肿瘤内多发出血后含铁血黄素沉着，瘤周水肿。D～I. 血管肉瘤的组织学。D. 血管肉瘤肿瘤细胞大多数呈上皮样分化，表现为明显的恶性特征。E. 细胞核常常呈空泡状，含有一个或多个小核仁，有时也可见明显的大核仁，细胞浆明显嗜酸性，常常含有一个或多个空泡。F. 肿瘤细胞的核分裂象。G. 病变可见不规则的血管腔结构。H. 肿瘤间质中的炎细胞浸润。I. 肿瘤细胞免疫组化染色 CD31 阳性

（二）镜下特征

1. 组织学特征 肿瘤细胞常常呈实性片状生长。肿瘤细胞表现为明显的恶性特征，>90%病例呈上皮样分化特点（图 1-5-10-4D），梭形细胞特点的血管肉瘤很少见。细胞核常常呈空泡状，含有一个或多个小核仁，有时也可见明显的大核仁。细胞质明显嗜酸性，常常含有一个或多个空泡（图 1-5-10-4E），空泡内可见完整的红细胞或红细胞碎片。核分裂象很常见（图 1-5-10-4F）。近一半的病变可见不规则的血管腔结构（图 1-5-10-4G），幼稚的单细胞管腔并不少见。由于有较多的红细胞渗出，常见弥漫性的含铁血黄素沉着。肿瘤中还可见不同程度的炎细胞浸润，主要是淋巴细胞，中性粒细胞和嗜酸性粒细胞（图 1-5-10-4H）。有时可见到反应骨形成。由于缺乏明显的血管分化，肿瘤内部丰富的出血和中性粒细胞浸润对确诊很有帮助。

2. 免疫组织化学 肿瘤细胞表达血管内皮细胞标记物第Ⅷ因子、CD31（95%）（图 1-5-10-4I）、CD34（39%）、vWF（60%）、FLI1 蛋白和 ERG。一部分肿瘤细胞也可表达 SMA（61%）和 D2-40（31%）。一些形态上呈现上皮样分化的肿瘤细胞也可表达 keratin 和 EMA。

（三）分子病理

骨和软组织发生的血管肉瘤常见 2q 和 17q 的扩增。放疗后继发性血管肉瘤会出现 MYC 基因扩增。在约55%的骨血管肉瘤中，pRb 通路参与肿瘤发生（p16 缺失和/或 cyclinD1 过度表达），而 TP53 或 MDM2 的过度表达则不存在。此外，TGF-β 信号转导通路和（PI3K）/Akt 通路，在骨血管肉瘤中呈高度活跃状态。大约 41%的骨血管肉瘤显示 PTEN 的表达降低。

【鉴别诊断】

1. 上皮样血管内皮瘤 细胞异型性和核分裂活性不明显，但有些病例异型性较明显与血管肉瘤很难区分，常常见到黏液样间质成分，炎细胞浸润不明显。

2. 转移癌 那些多中心性的血管肉瘤同时又具有上皮样分化并表达上皮性标记物，极易与转移癌相混淆。免疫组化对两者的鉴别非常重要，转移癌一般 CK、EMA 阳性而 Vimentin 阴性，血管内皮细胞标记物 CD31、CD34、FLI-1、ERG 等均为阴性。

3. 多形性未分化肉瘤 高级别的血管肉瘤，特别是缺乏明显的血管分化者易误诊为多形性未分化肉瘤，但后者 CD68 等阳性而血管内皮细胞标记物阴性。

（刘宝岳）

第十一节　骨的转移瘤

一、概述

【定义】

一种发生于其他部位（远隔处）的肿瘤（常是恶性）累及骨。

【临床特征】

（一）流行病学

骨的转移瘤（metastatic tumor of bone）在骨肿瘤中最常见。骨骼系统仅次于肺和肝，是第三最常见的肿瘤转移部位。超过 2/3 的骨转移肿瘤患者介于 40～60 岁之间，大部分转移瘤来自乳腺、肺、前列腺、肾脏和甲状腺。通过完全的影像学和临床搜索 85%的病例可确定原发部位。虽然转移瘤在儿童少见，一旦发生，最常见的是神经母细胞瘤、横纹肌肉瘤和肾透明细胞肉瘤。

（二）发病部位

转移癌常累及那些持续含有红髓的骨骼，例如椎骨、股骨近端、肋骨、胸骨、骨盆、颅骨和肩胛带。在一组 114 例有组织学评估的病变中，44. 3%累及中轴骨骼，28. 8%累及肢带骨骼，26. 9%为多处骨累及。腰椎和股骨近端为好发部位。手足部的骨很少被累及。

（三）症状

最常见的症状是疼痛、肿胀，可有病理性骨折。累及脊柱时可有神经性症状。还可出现溶骨所致的高钙血症。

（四）影像学特点

转移瘤最主要影像学特点为多发病灶，根据骨破坏类型可分为溶骨为主破坏（常见原发肿瘤为肺癌、乳腺癌、肾癌、甲状腺癌等）、成骨为主破坏（常见原发肿瘤为前列腺癌、乳腺癌等）及混合性骨破坏（常见原发肿瘤为肺癌、结直肠癌、肝癌等），75%为溶骨性病灶，多无硬化缘或骨膜反应，常伴有软组织肿块、内部常发生坏死，增强较有特点，表现为明显不均强化，在外周区域多明显强化并可伴有较多血运，周围可见水肿带。其中，30 岁以上女性发生中轴骨恶性骨破坏需除外乳腺癌可能，严重的乳腺癌骨转移可表现为弥漫骨质疏松样改变；而当发现末端指骨的溶骨破坏，或长骨皮质内边界清晰的骨破坏灶，或上中胸椎多骨破坏时，需高度怀疑肺癌可能；当发现骨破坏类似骨巨细胞瘤时，需考虑肾癌、甲状腺癌可能；广泛成骨或多发成骨结节则多见于前列腺癌、乳腺癌、肺腺癌。常规影像技术中，以 MRI 检测病灶能力最佳，并有助于同骨质疏松病变的鉴别。骨扫描检查可覆盖全部骨骼，有利于检出多发病灶。

（五）治疗及预后

骨转移常预示疾病晚期，预后较差。治疗往往是姑息性的。治疗分为两大类：一类主要针对改善当前的生活质量；一类针对原发肿瘤的局部或系统性治疗，但对于孤立性骨转移灶，很少应用这类治疗。结局取决于原发肿瘤和疾病的范围。

【病理变化】

（一）大体特征

骨转移瘤的大体特征变化多样，无特异性，取决于肿瘤所致的反应骨及增生的纤维组织的多少。来自乳腺的成骨性转移灶为灰白色，质韧实。而肾细胞癌为质软出血性病变。

（二）镜下特征

1. 组织学特征　从绝大多数部位转移来的癌形态保持与原发灶的特征性相似的结构，可伴发成纤维、血管、成骨和破骨的反应。

2. 免疫组化　免疫组化有助于判断是否上皮性分化，对于鉴别肉瘤、癌和黑色素瘤有帮助，亦可帮助判断其原发部位。

【诊断及鉴别诊断】

大多数的骨转移癌患者有明确的原发肿瘤，通过活检可进一步证实为转移瘤。当表现为单发病变或原发病灶未知（Cancer of Unknown Primary，CUP）时，诊断较为困难，临床也需要病理尽可能提示原发灶。当来源于肝、肾、甲状腺等组织形态具有显著特征的转移瘤时，较易于诊断。对于未分化癌及其他罕见类型的癌时，特别是转移瘤细胞呈梭形肉瘤样结构时，要与一些骨原发性恶性间叶性肿瘤鉴别如纤维肉瘤，未分化肉瘤等，免疫组化有一定的帮助。有些瘤细胞可产生大量新生骨，细胞隐匿于骨间，难以辨别是成骨性转移的反应性新生骨，还是成骨性肉瘤，特别是某些骨肉瘤细胞也可表现为上皮样形态，结合免疫组化及病史会有助于诊断。

【儿童肿瘤骨转移】

转移至骨的儿童的肿瘤大多数为小圆细胞肿瘤。神经母细胞瘤是最常见的转移至骨的儿童肿瘤，需要与骨原发的 Ewing 肉瘤相鉴别。免疫组化 S-100，GFAP，以及神经母细胞瘤标志物 NB84 阳性。其他的儿童期转移至骨的肿瘤包括腺泡状横纹肌肉瘤和肾透明细胞肉瘤。腺泡状横纹肌肉瘤肿瘤呈腺泡状或实性结构，免疫组化肌源性标志物如 Desmin、Myogenin、MyoD1 阳性。肾透明细胞肉瘤瘤细胞呈多边形，核染色质细腻，巢索状排列，肿瘤间质可见网状毛细血管。

二、骨的转移癌

（一）前列腺癌（prostate cancer）

前列腺癌是男性转移癌中较常见的类型。椎体是最常见的转移部位，其次是肋骨、骨盆、股骨、胸骨和颅骨。约 84% 的转移灶为成骨性（图 1-5-11-1A、B），12% 为混合性，溶骨性约占 4%。低 Gleason 评分（<6 分）发生骨转移的风险较低，高级别前列腺癌的骨转移率可达 90%。大体标本可以显著的成骨为主，形成似骨肉瘤样的外观（图 1-5-11-1C）。组织学上，在骨转移灶中可见广泛的成骨现象（图 1-5-11-2A），骨周见骨母细胞围绕。免疫组化 PSA，P504S 瘤细胞阳性（图 1-5-11-2B）。

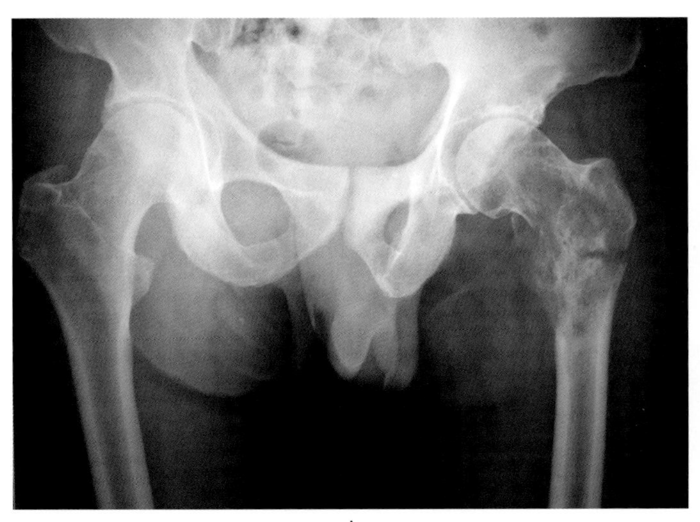

A

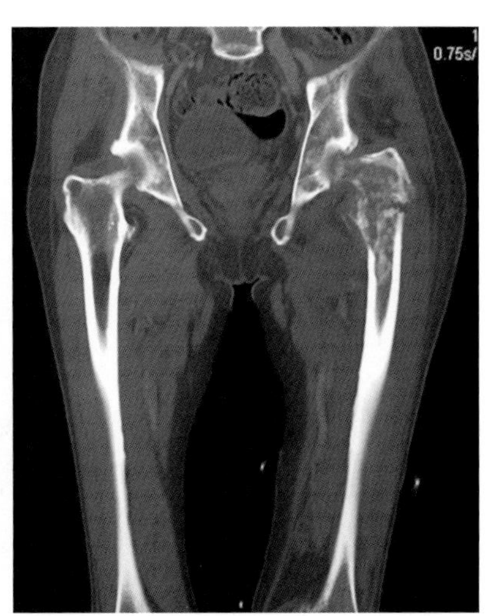

B

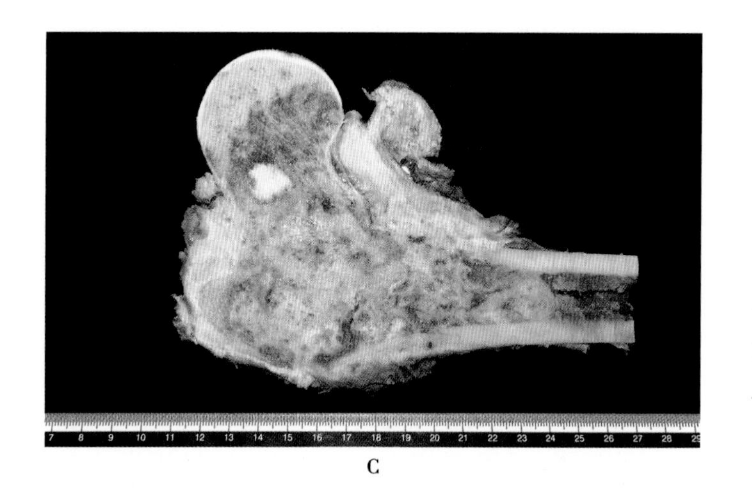

图 1-5-11-1 前列腺癌骨转移的影像学及大体
A、B. 前列腺癌骨转移的影像学。A. X 线正位片示左侧股骨近端恶性混合性骨破坏伴病理骨折。B. CT 冠状面骨窗显示病灶内较多成骨。C. 前列腺癌骨转移的大体：显示髓腔内灰白色质硬成骨性病变

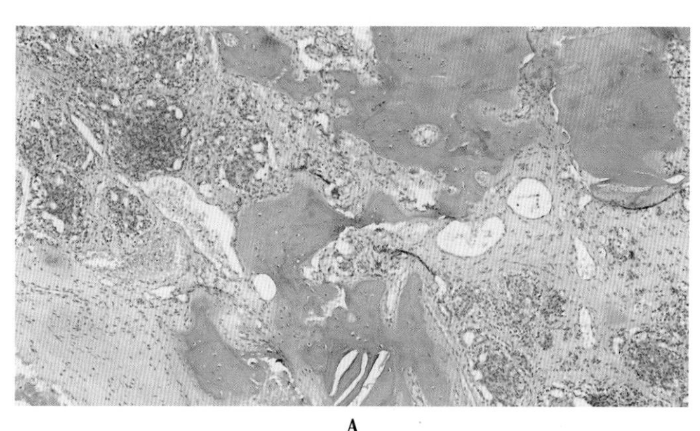

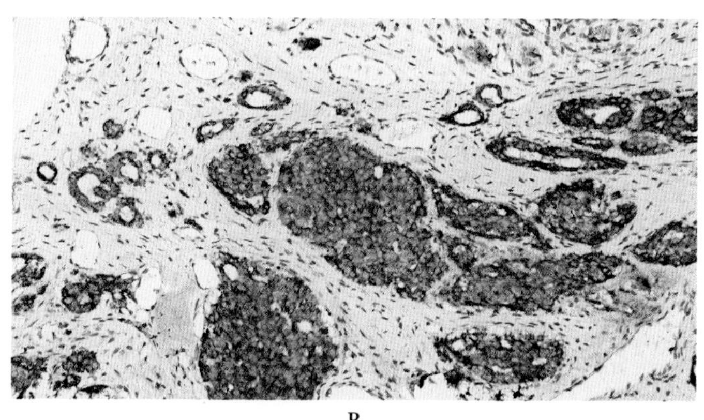

图 1-5-11-2 前列腺癌骨转移的组织学及免疫组化
A. 转移的前列腺癌周围见大量新骨形成。B. 免疫组化 P504S 瘤细胞阳性

（二）乳腺癌（breast cancer）

乳腺癌是女性转移癌中较常见的类型。最常发生转移的部位依次是肺（77%）、骨（73%）、纵隔淋巴结、内脏、肝和肾上腺。骨转移最常见于骨盆、椎体、股骨、肋骨、颅骨以及肱骨（图 1-5-11-3）。浸润性小叶癌显示索状或单个细胞陷于纤维性间质内，细胞中等大小，上皮样形态，偶尔可见高级别多形性浸润性小叶癌存在。浸润性导管癌呈现管状、片状或巢状结构（图 1-5-11-4A）。免疫组化

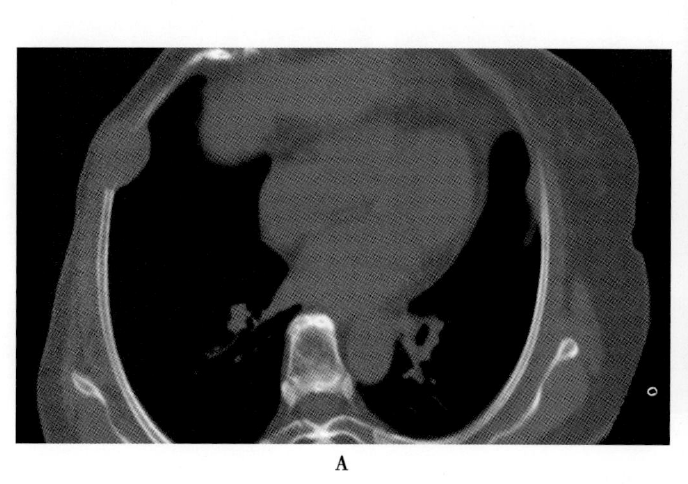

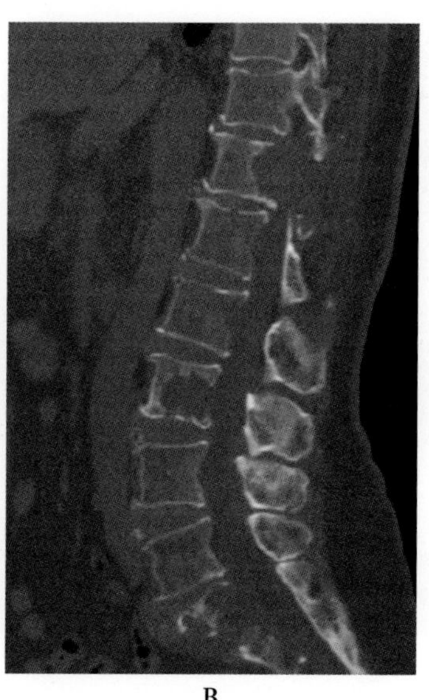

图 1-5-11-3 乳腺癌骨转移的影像学
A. CT 斜轴位骨窗图清晰显示第 6 肋膨胀性溶骨破坏、右侧乳房术后改变。B. CT 矢状面骨窗示腰骶椎多发溶骨破坏

小叶癌常 E-cadherin 阴性，而导管癌阳性。乳腺癌 CK7 阳性（图 1-5-11-4B），CK20 阴性，Mammaglobin 可阳性表达，GCDFP15 在大汗腺型乳腺癌中表达较好。ER、PR、HER2 的表达在原发与转移灶中的表达可不相同。

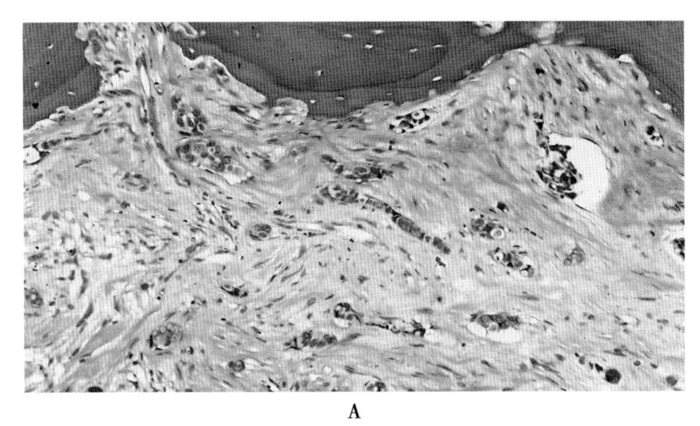

A

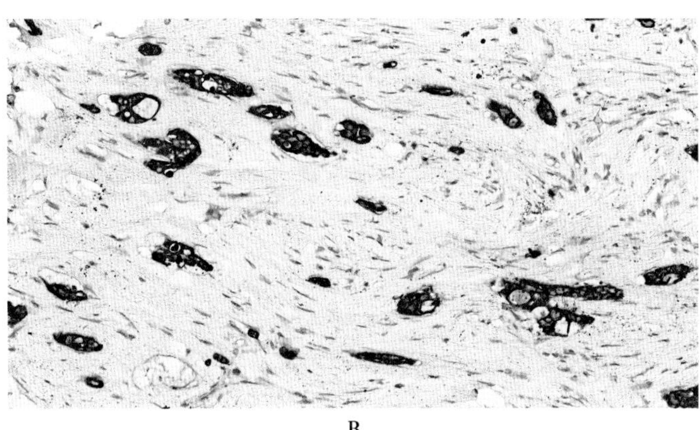

B

图 1-5-11-4 乳腺癌骨转移的组织学及免疫组化
A. 宿主骨破坏，纤维性间质内见索状排列的瘤细胞。B. 免疫组化显示 CK7 阳性

（三）肺癌（lung cancer）

肺癌经常在未知原发病灶的情况下首先以骨转移的形式出现（图 1-5-11-5）。最常见的骨转移类型是腺癌（图 1-5-11-6A），其次为鳞状细胞癌（图 1-5-11-7A）、小细胞癌（图 1-5-11-8A）、大细胞癌及腺鳞癌。大多数肺癌骨转移是溶骨性的，当表现为成骨性转移时，可类似于骨肉瘤形态（图 1-5-11-6G），免疫组化有助于鉴别（图 1-5-11-6H～J）。小细胞癌更多表现为成骨性，细胞中等大小，胞质空亮，常表达神经内分泌标志物。腺癌与鳞状细胞癌常难以区分，两者经常混合存在。肺的肉瘤样（梭形细胞）癌可类似骨的原发肉瘤。免疫组化肺腺癌 CK7，CEA，TTF-1，NapsinA 阳性（图 1-5-11-6B～F；H～J），鳞癌 p63、p40 阳性（图 1-5-11-7B～D），小细胞癌表达 Syn，CgA，NSE，TTF-1（图 1-5-11-8B～E）。

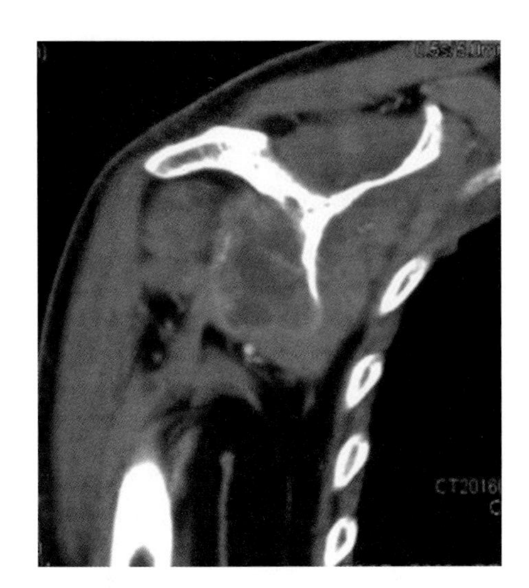

图 1-5-11-5 肺癌骨转移的影像学
CT 增强后横断面软组织窗显示肩胛骨的溶骨性破坏伴软组织包块形成、瘤体血运丰富

（四）肾癌（renal cell carcinoma）

肾细胞癌转移到骨常表现为单发病灶，常是溶骨性的破坏并常伴病理性骨折。瘤细胞透明、呈巢状结构，乳头状、嗜酸性形态也很常见（图 1-5-11-9A）。免疫组化低分子量 CK、Vimentin、CD10、EMA 阳性（图 1-5-11-9B～D）。

（五）甲状腺癌（thyroid cancer）

甲状腺癌骨转移最常累及的部位是肋骨、椎体（胸骨和腰椎）、骨盆、颅骨和股骨。病灶为溶骨性。甲状腺滤泡癌较乳头状癌及髓样癌更易发生转移。组织学上滤泡癌见滤泡样结构伴类胶质形成（图 1-5-11-10A），乳头状癌可见典型的毛玻璃样细胞核改变。免疫组化 TG、TTF-1、CK19、Galectin-3 阳性（图 1-5-11-10B、C）。

（六）肝癌（liver cancer）

骨转移是继肺和淋巴结之后肝癌常见的转移部位，临床发病率接近 7%。肋骨和脊柱是常见的转移部位（图 1-5-11-11），其次是颅骨、肩胛骨、骨盆、长骨、胸骨和锁骨。肝细胞癌转移到骨显示肝细胞形态伴胆汁形成（图 1-5-11-12A）。免疫组化 HerPar-1、Arginase-1、Glypican-3 阳性（图 1-5-11-12B～E）。

（七）胃肠道肿瘤（gastroenteric tumor）

胃肠道肿瘤转移到骨往往是晚期表现，出现于其他器官转移之后。40% 的结肠癌会发生远处转移，最常累及肝、腹腔淋巴结，肺和腹膜。骨转移较少见（图 1-5-11-13A、B）。转移的组织学类型多为腺癌。与原发癌形态相似，呈筛状或片状腺癌结构（图 1-5-11-14A、图 1-5-11-15A）。免疫组化 CK7，CDX2，CK20，villin 阳性（图 1-5-11-14B，图 1-5-11-15B～D）。类癌较少转移至骨，其组织形态及免疫组化具有神经内分泌特征。

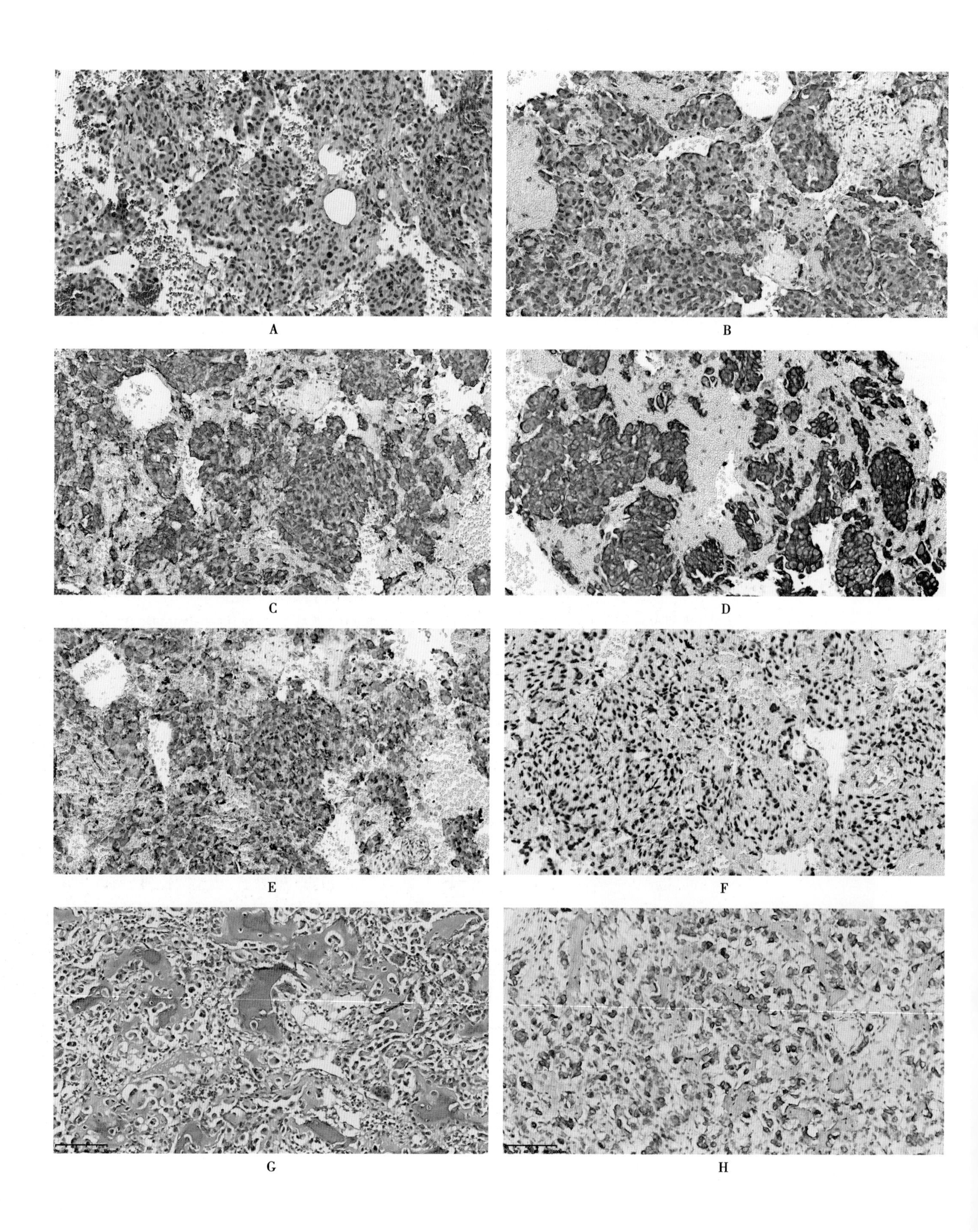
A
B
C
D
E
F
G
H

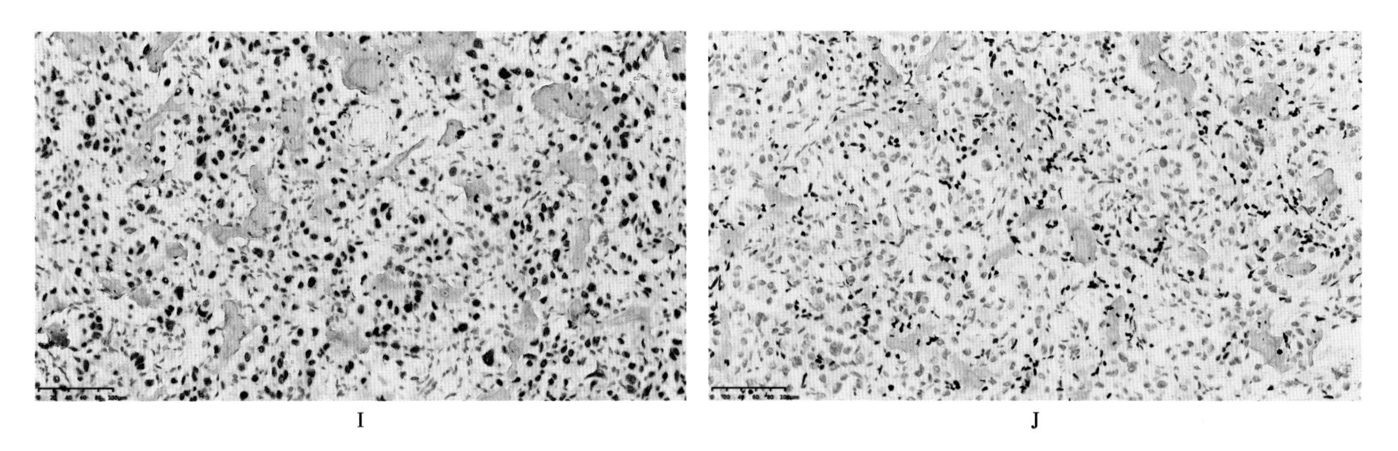

图 1-5-11-6　肺腺癌骨转移的组织学及免疫组化

A. 腺癌溶骨性转移:实性片状结构,局灶腺样结构。B. panCK 阳性。C. CK7 阳性。D. CK19 阳性。E. NapsinA 阳性。F. TTF-1 阳性。G. 腺癌成骨性转移呈骨肉瘤样形态。H. panCK 阳性。I. TTF-1 阳性。J. 骨母细胞 SATB2 阳性

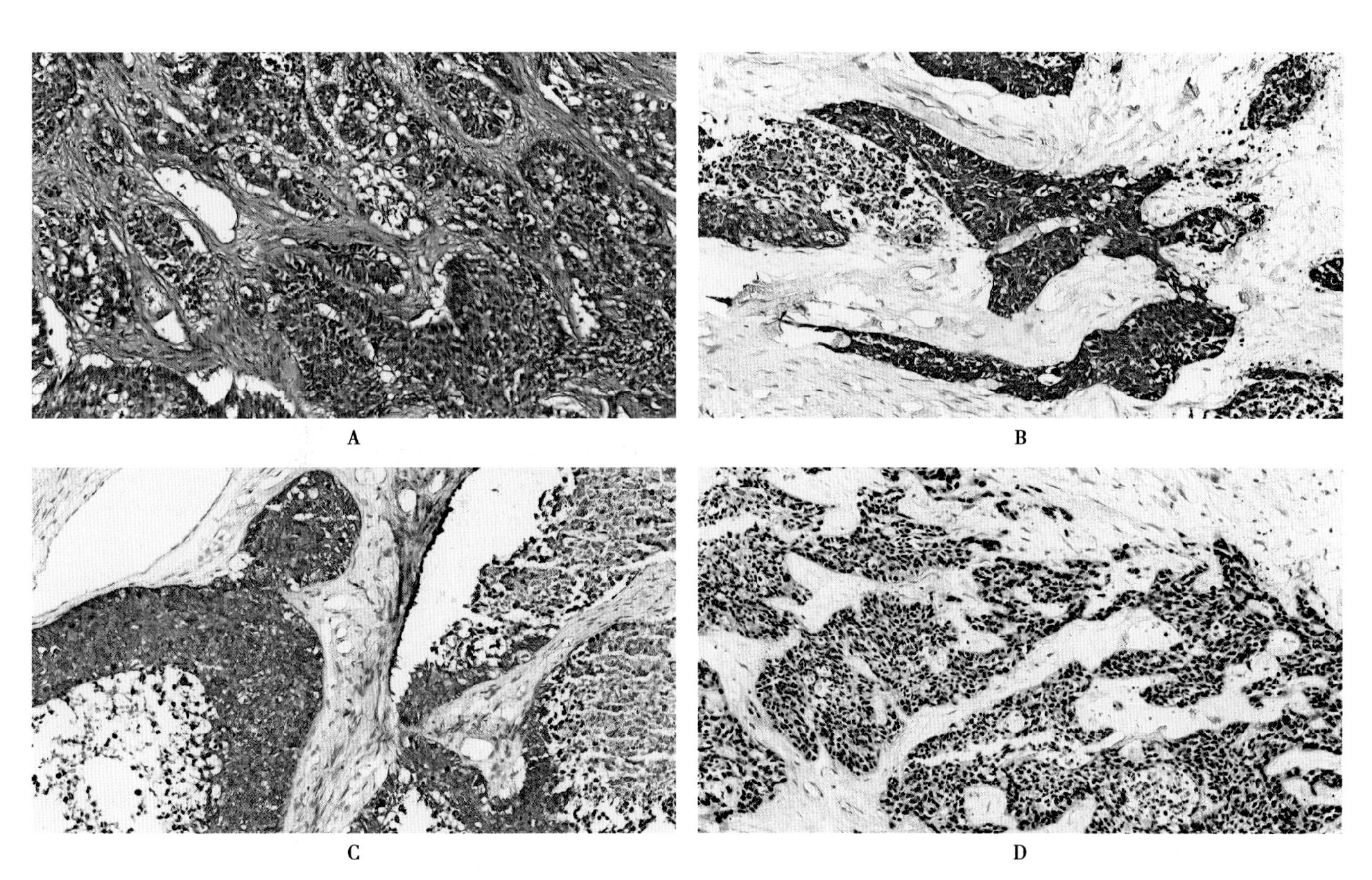

图 1-5-11-7　肺鳞癌骨转移的组织学及免疫组化

A. 显示鳞状分化的细胞巢结构。B. CK 阳性。C. CK5/6 阳性。D. P63 阳性

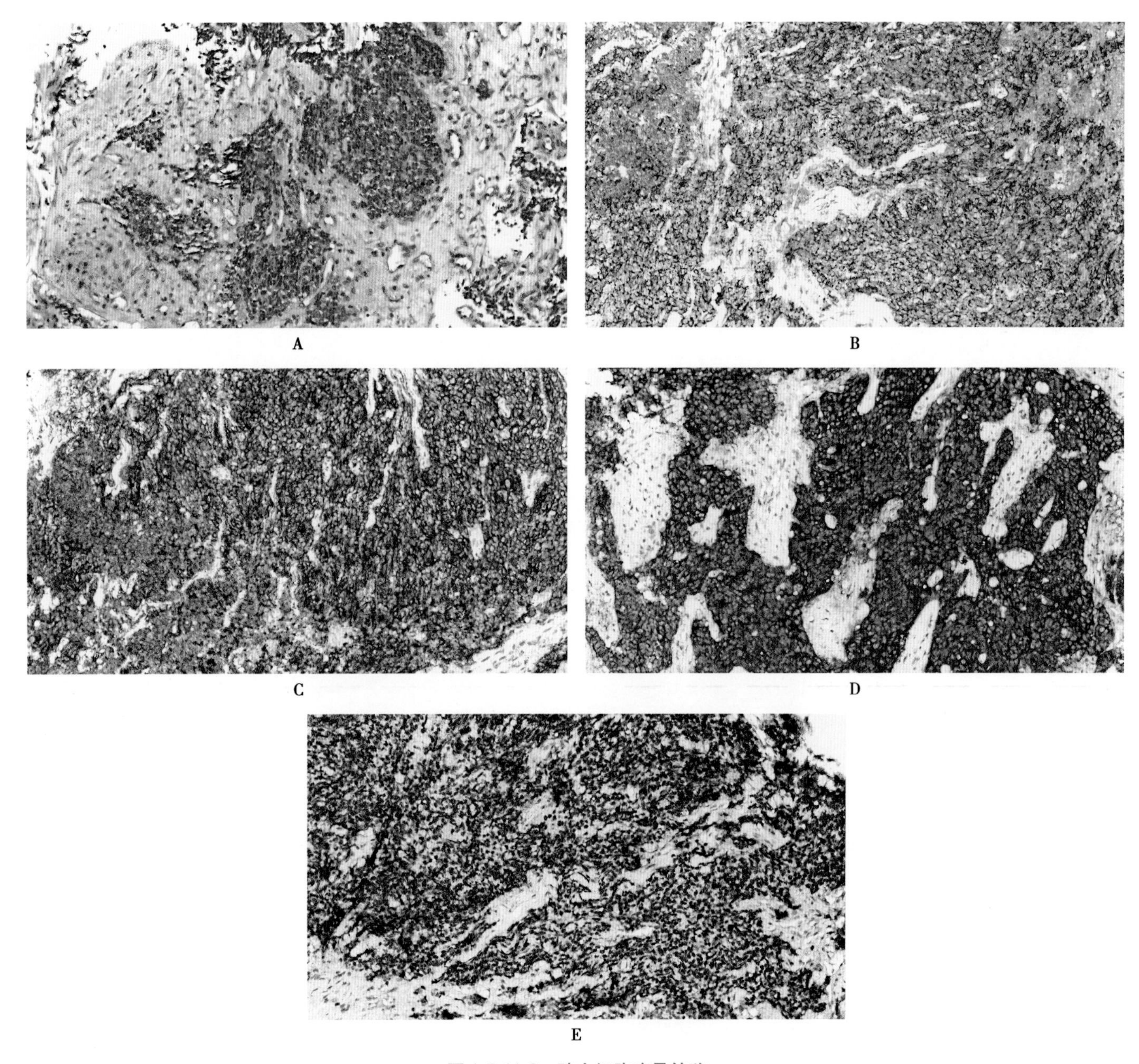

图 1-5-11-8 肺小细胞癌骨转移

A. 纤维性间质内小圆形细胞巢团状生长。B. CK 阳性。C. CD56 阳性。D. Syn 阳性。E. TTF-1 阳性

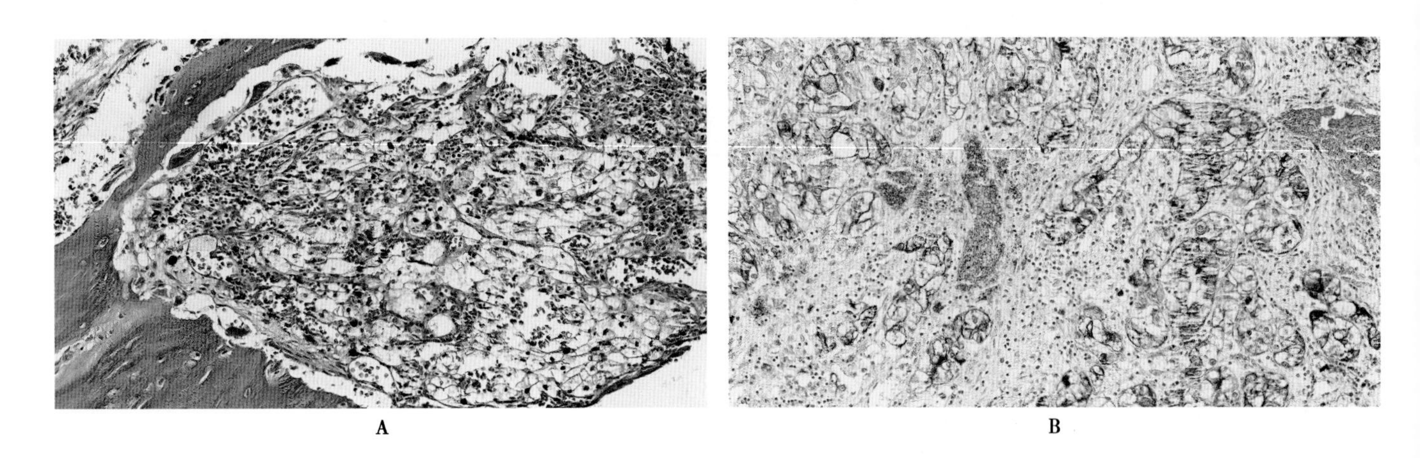

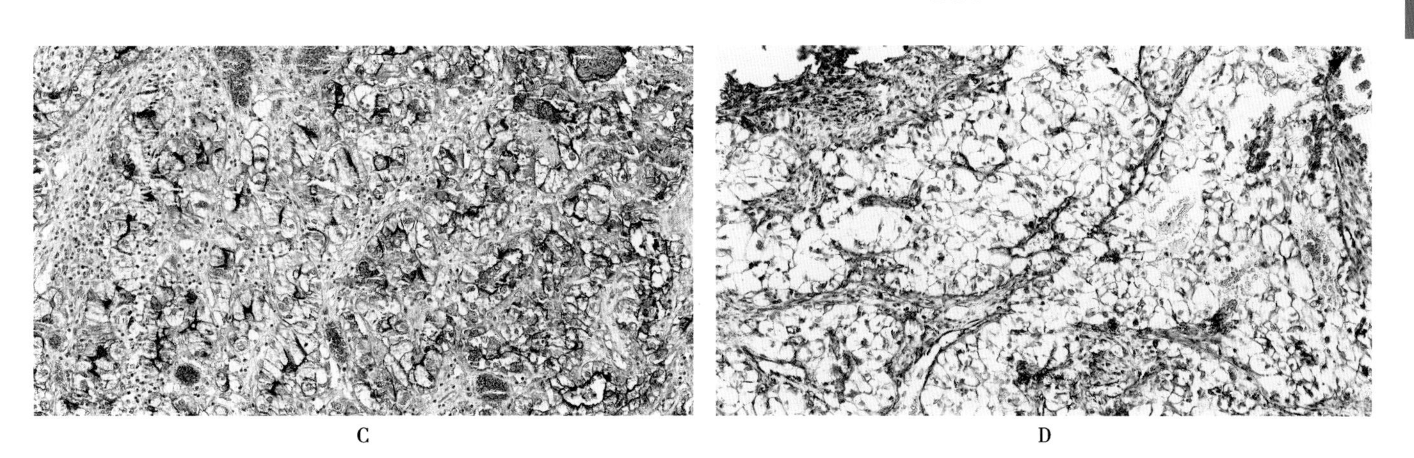

C　　　　D

图 1-5-11-9　肾透明细胞癌骨转移的组织学及免疫组化
A. 骨小梁间见肾透明细胞癌结构。B. CK 阳性。C. EMA 阳性。D. Vimentin 阳性

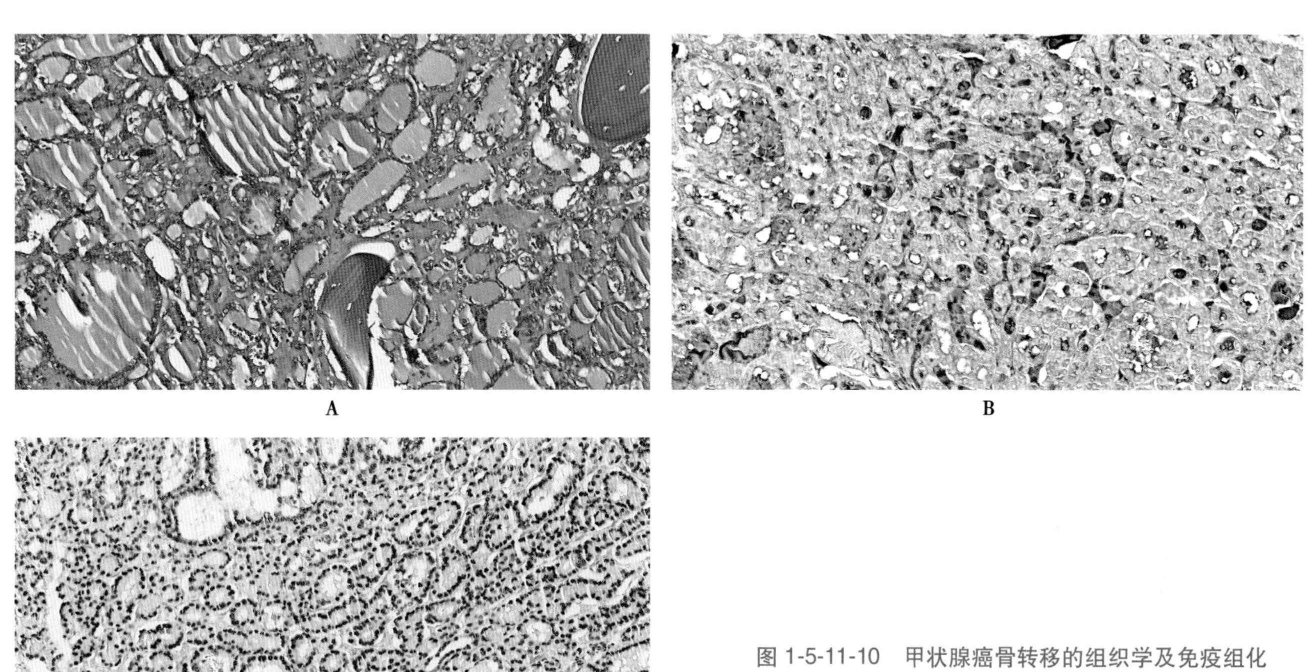

A　　　　B

C

图 1-5-11-10　甲状腺癌骨转移的组织学及免疫组化
A. 甲状腺癌浸润骨小梁呈滤泡癌结构。B. TG 阳性。C. TTF-1 阳性

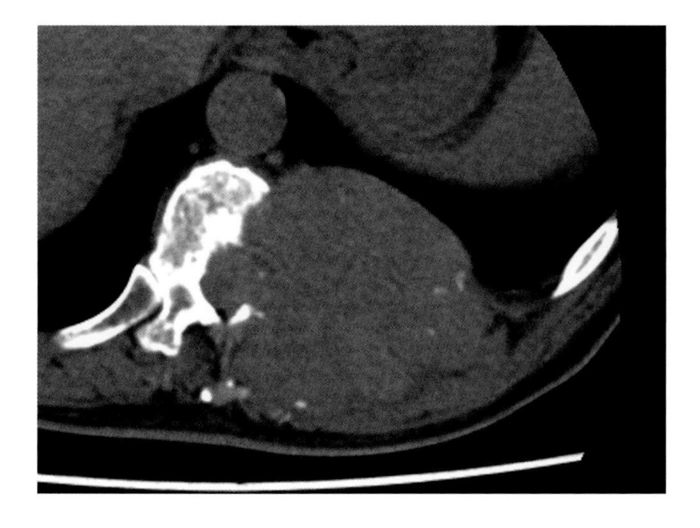

图 1-5-11-11　肝癌骨转移的影像学
CT 横断面软组织窗图显示胸 11 椎体左部及同侧肋骨溶骨性破坏伴巨大软组织包块,内有矿化点

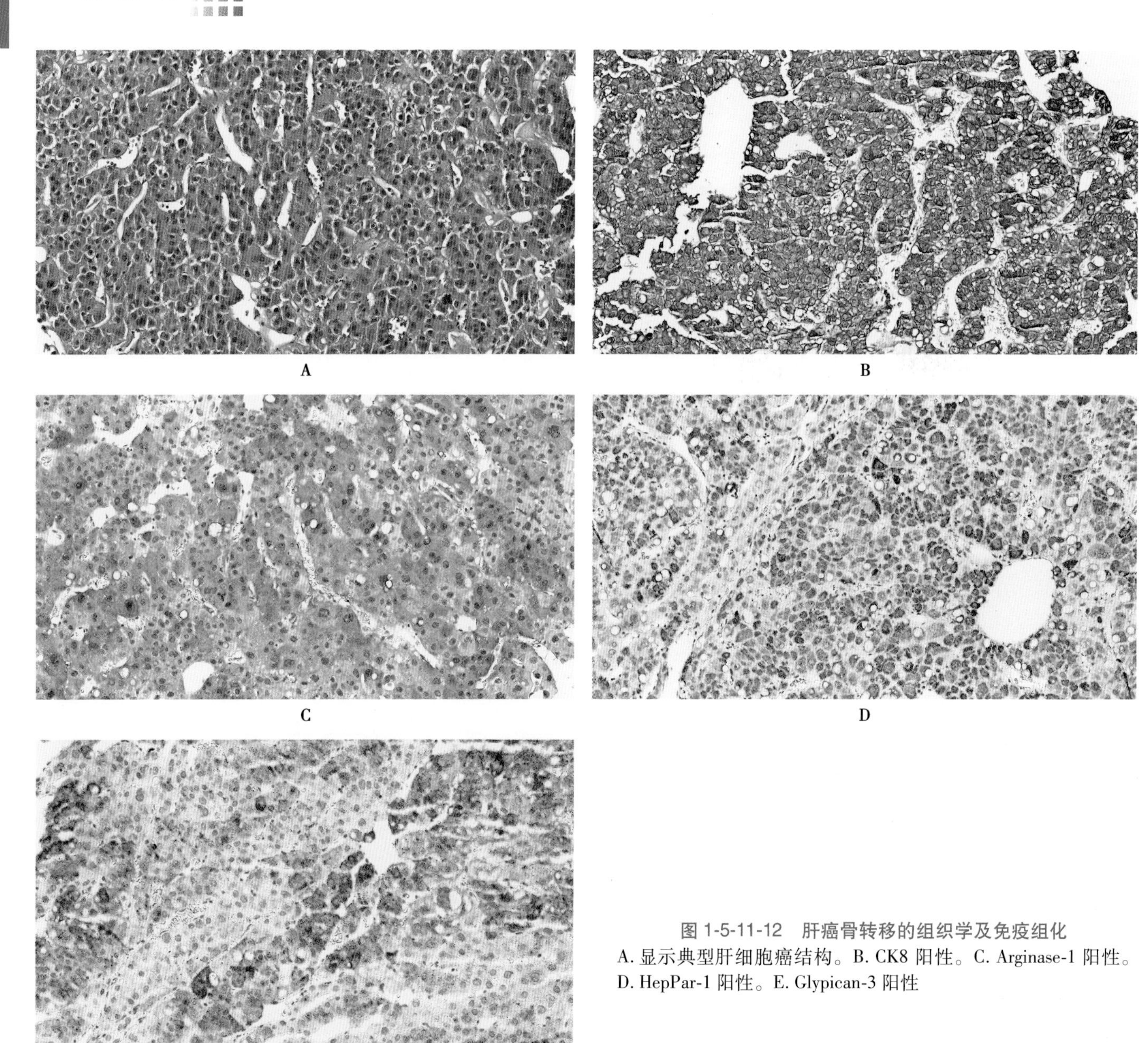

图 1-5-11-12 肝癌骨转移的组织学及免疫组化
A. 显示典型肝细胞癌结构。B. CK8 阳性。C. Arginase-1 阳性。D. HepPar-1 阳性。E. Glypican-3 阳性

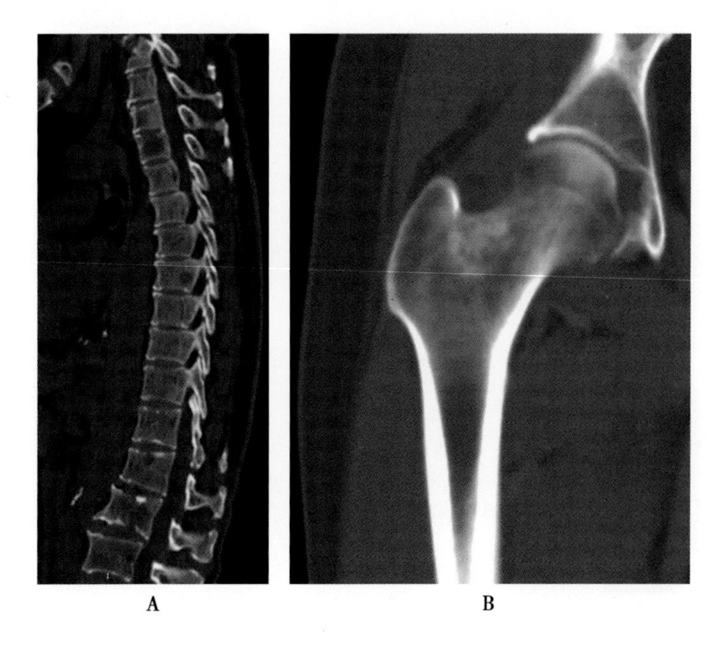

图 1-5-11-13 胃肠道肿瘤骨转移的影像学
A. CT 矢状面骨窗图示胃癌骨转移:胸椎多发溶骨性破坏灶。B. CT 冠状面骨窗示肠癌骨转移:右侧股骨颈成骨性为主骨质破坏

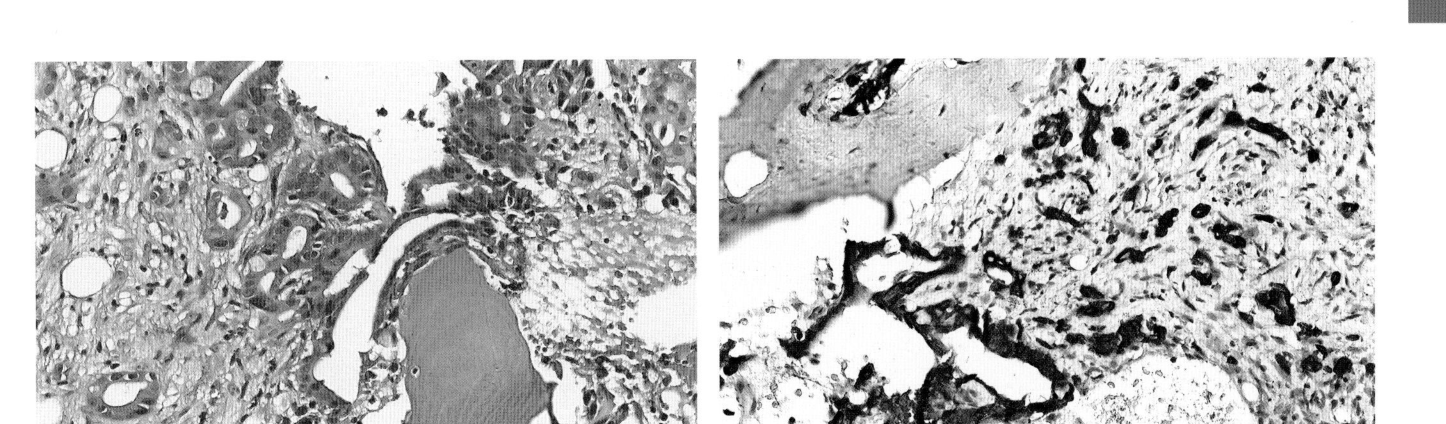

图 1-5-11-14　胃癌骨转移的组织学及免疫组化
A. 腺癌结构破坏骨小梁。B. CK7 阳性

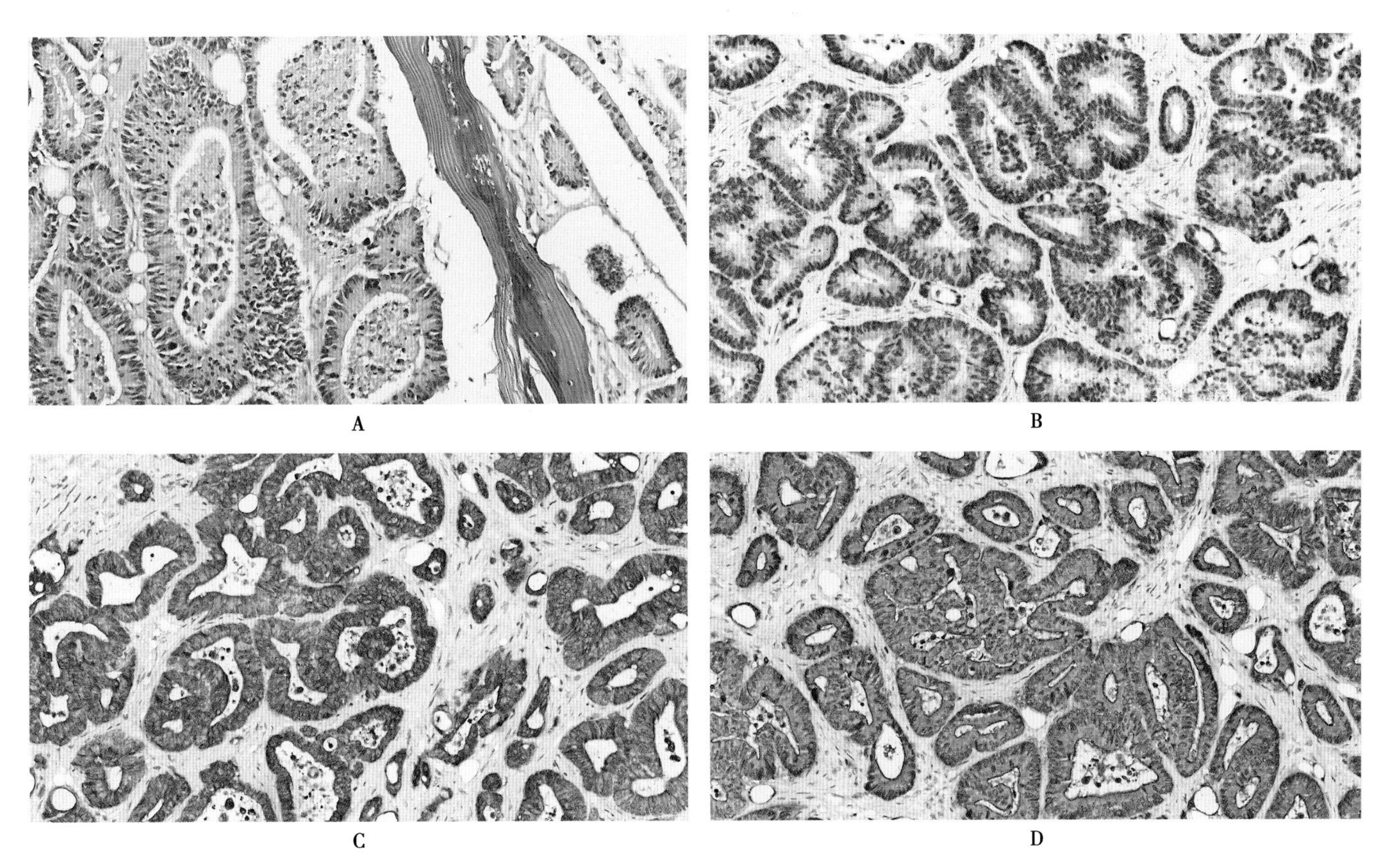

图 1-5-11-15　肠癌骨转移的组织学及免疫组化
A. 腺癌结构破坏骨小梁。B. CDX2 阳性。C. CK20 阳性。D. Villin 阳性

（八）鳞状细胞癌（squamous cell carcinoma）

皮肤的鳞状细胞癌（图 1-5-11-16）转移至骨可见不同分化程度的癌组织，高分化的鳞状细胞癌可见角化珠形成，细胞间桥显著（图 1-5-11-17）。需要与邻近皮肤的鳞状细胞癌直接侵犯骨组织鉴别。

（九）鼻咽癌（nasopharyngeal carcinoma NPC）

骨是鼻咽癌最常见的远处转移部位。Wei Yi 等报道的 449 例鼻咽癌，55 例（12.2%）发生了远处转移，其中 26 例发生了骨转移。组织学上可以表现为角化型鳞癌：鳞状分化显著，可见细胞间桥及角化；非角化型分化性癌：癌细胞缺乏鳞状分化，呈条索状、相互交错，细胞境界清楚；非角化型未分化癌：即淋巴上皮癌，癌细胞核空泡状，有单个大的核仁，呈片状排列，间质中见明显的淋巴细胞浸润（图 1-5-11-18A）。免疫组化癌组织 CK、Vimentin、CK5/6、CK8 阳性，CD3 可显示其中的淋巴细胞（图 1-5-11-18B、D）。原位杂交 EBER1 阳性。

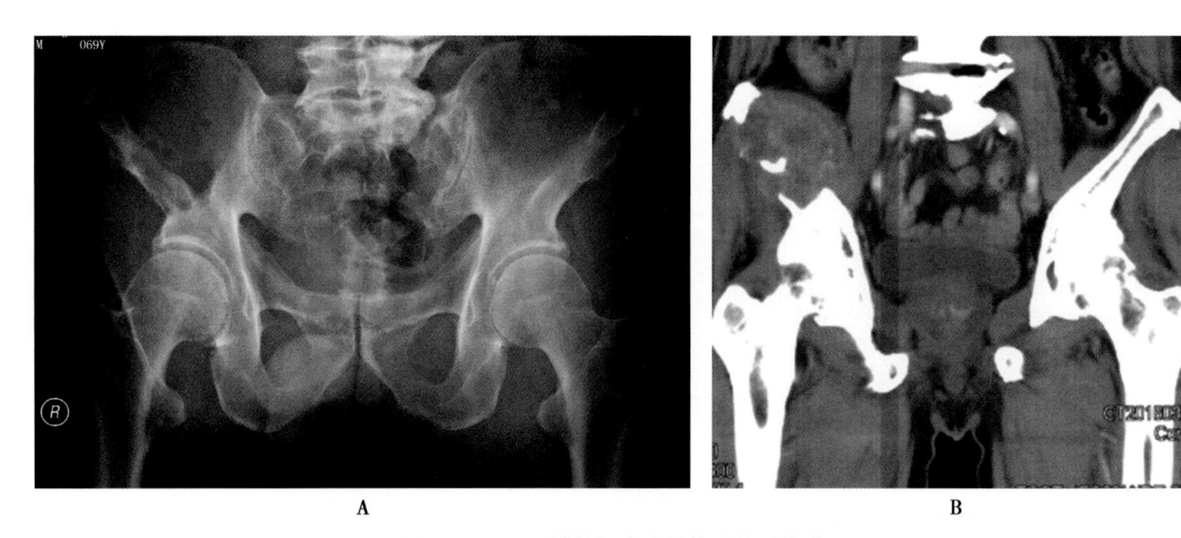

图 1-5-11-16 鳞状细胞癌骨转移的影像学

A. X 线正位片示右侧髂骨翼溶骨破坏。B. CT 增强后冠状面软组织窗图示右侧髂骨翼溶骨性破坏伴软组织肿块，不均强化，内部有坏死区

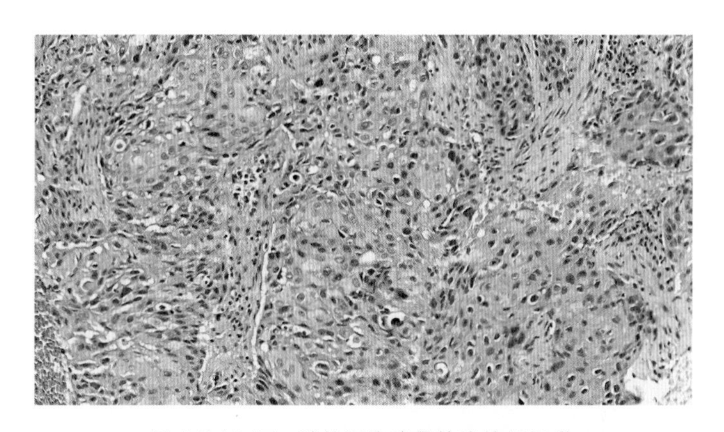

图 1-5-11-17 鳞状细胞癌骨转移的组织学

显示鳞状细胞癌分化，可见角化珠形成

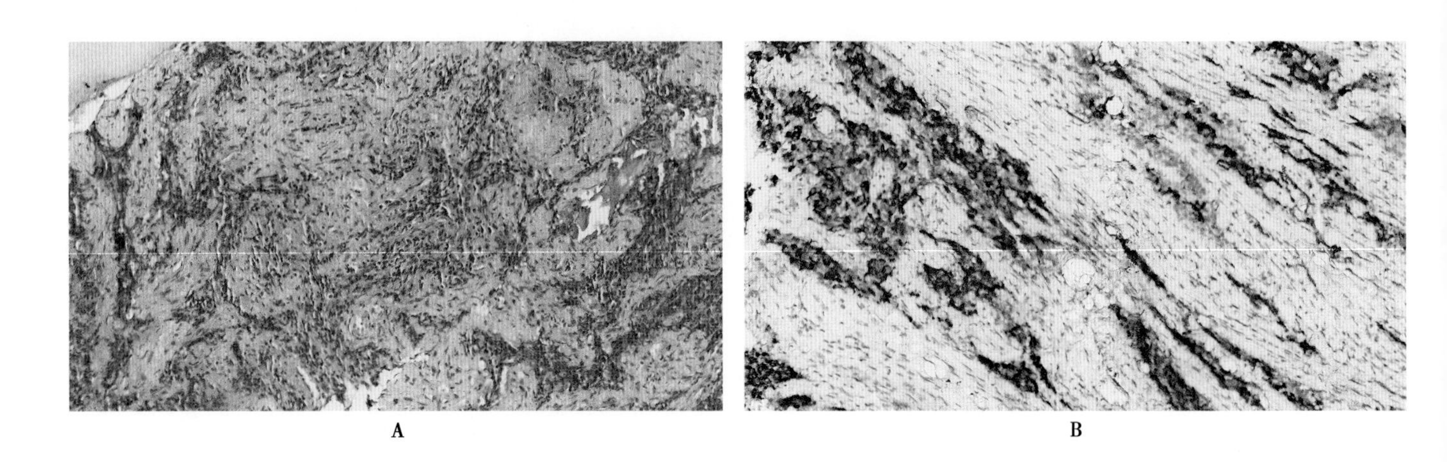

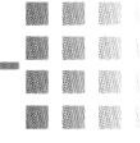

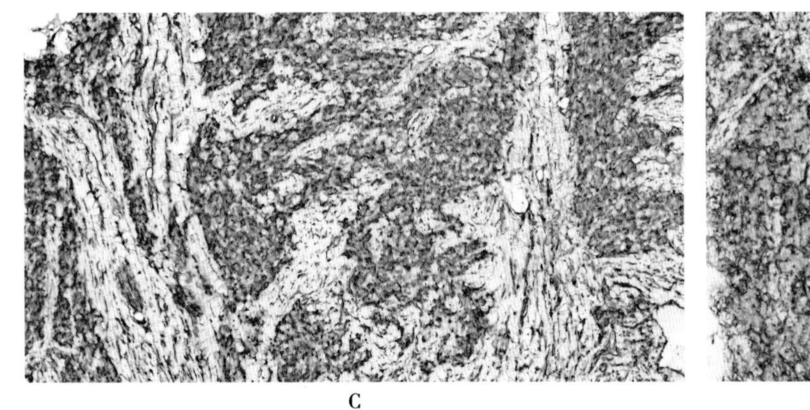

C

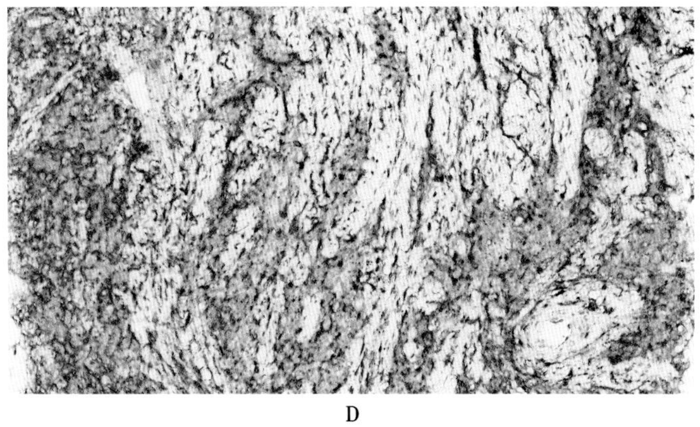

D

图 1-5-11-18　鼻咽癌骨转移的组织学及免疫组化

A. 鼻咽癌显示淋巴上皮癌特征。B. CK 阳性。C. Vimentin 阳性。D. CD3 显示明显的淋巴细胞浸润

（十）子宫内膜癌（endometrial cancer）

子宫内膜癌转移多累及肺、肝，转移至骨少见，仅占 2%~14%。中轴骨如脊柱和骨盆是最常见的部位，也可转移至肢体，如跟骨、腓骨、胫骨及股骨等（图 1-5-11-19）。多见单骨转移。组织学类型大部分为子宫内膜样腺癌（图 1-5-11-20A），56. 5%的为中至低分化，17. 4%的为高分化，4. 3%的为透明细胞腺癌，26. 1%的难以分类。免疫组化 CK，CEA，Vimentin，ER，PR，p53 有助于分型（图 1-5-11-20B、C）。

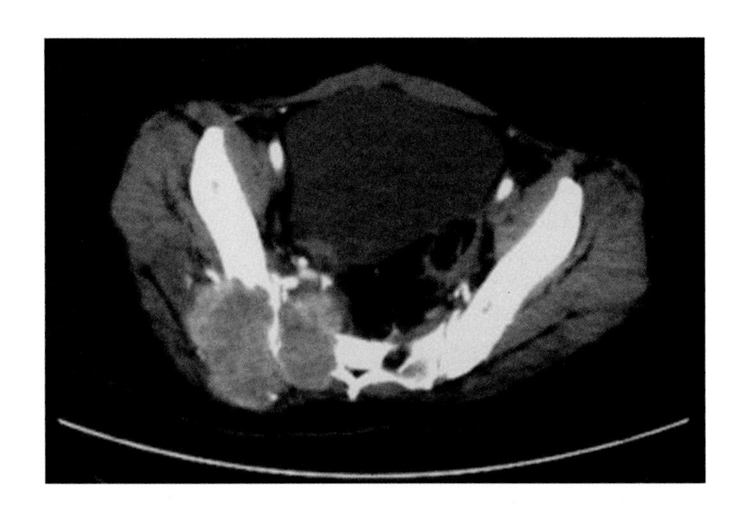

图 1-5-11-19　子宫内膜癌骨转移的影像学

CT 增强后横断面软组织窗图显示右侧骶骨、髂骨跨关节溶骨破坏伴软组织肿块，不均强化，多强化明显

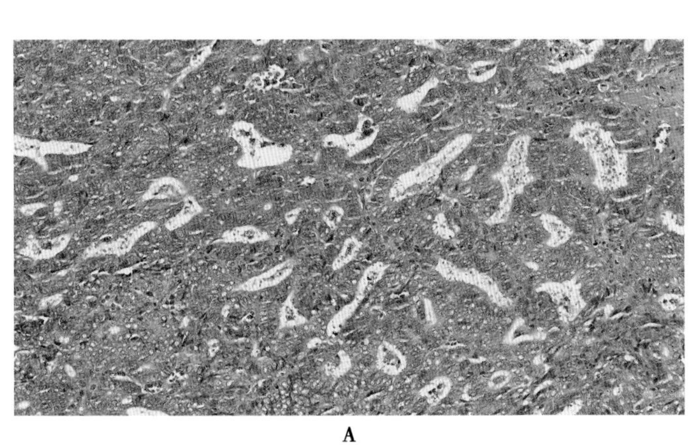

A

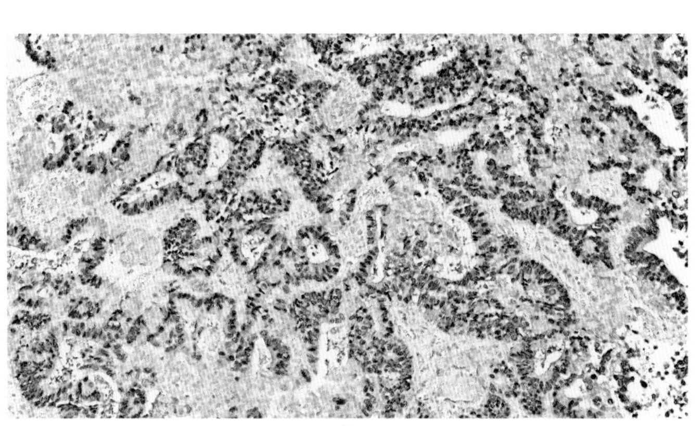

B

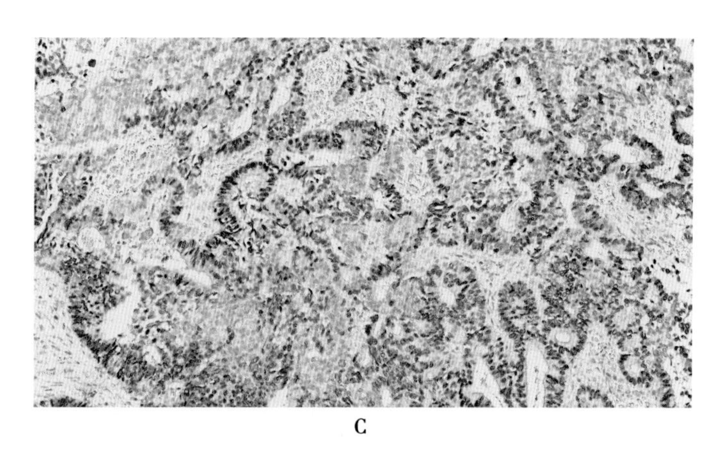

图 1-5-11-20　子宫内膜癌骨转移组织学及免疫组化
A. 高分化子宫内膜样腺癌。B. PR 阳性。C. ER 阳性

（十一）胸腺癌（thymic carcinoma）

胸腺癌是胸腺的上皮源性肿瘤，组织形态显示恶性特征，临床行为较胸腺瘤更具侵袭性。胸腺癌常转移至胸膜腔、区域淋巴结、肝、肺。骨转移罕见，晚期胸腺癌椎体转移最常见。组织学与原发肿瘤相似，可以呈现鳞状细胞癌、淋巴上皮瘤样癌、肉瘤样癌等形态（图 1-5-11-21A）。免疫组化 CD5+（图 1-5-11-21B、C）。

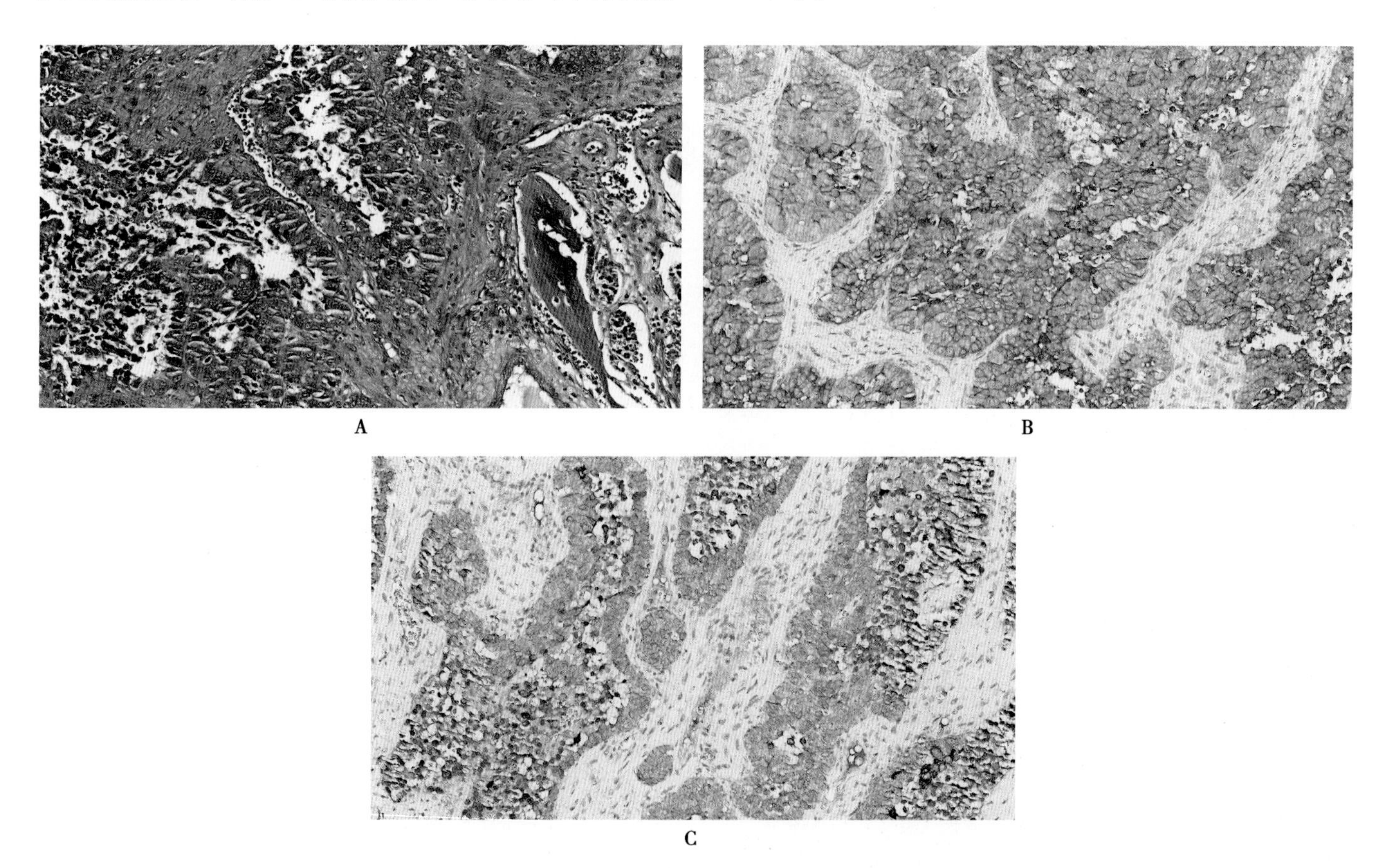

图 1-5-11-21　胸腺癌骨转移的组织学及免疫组化
A. 显示鳞状细胞癌特征。B. CD5 阳性。C. CK 阳性

（十二）卵巢癌（ovarian carcinoma）

卵巢癌远处转移较少见，依次可发生于胸膜，肝，肺，中枢神经系统，脾，皮肤，骨（图 1-5-11-22）及乳腺。组织学上，浆液性腺癌占 41%，黏液腺癌占 38%（图 1-5-11-23A）。免疫组化可以表达多种上皮性标记物，包括 CK（CAM5.2，AE1/AE3）、EMA、WT-1、PAX8（图 1-5-11-23B）。

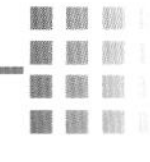

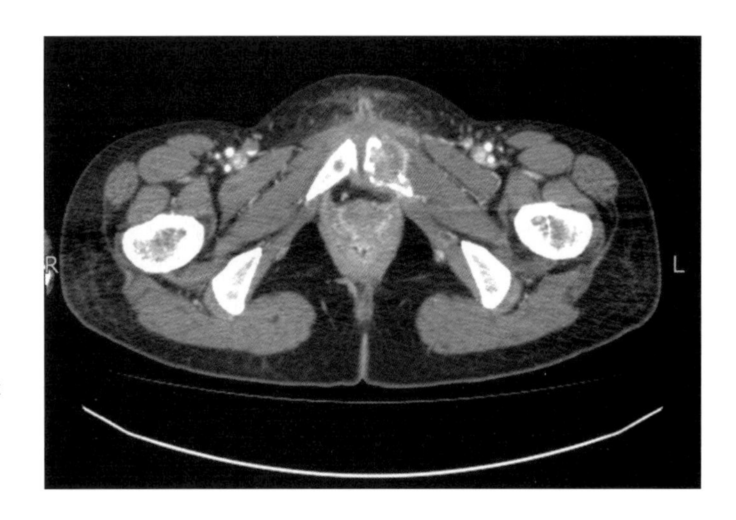

图 1-5-11-22　卵巢癌骨转移的影像学
CT 增强后横断面软组织窗示左侧耻骨联合下区局灶溶骨破坏，伴软组织肿块，强化不均，局部明显强化

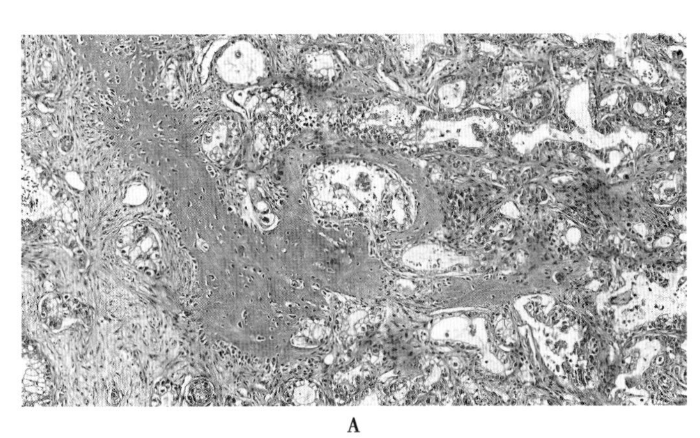

A

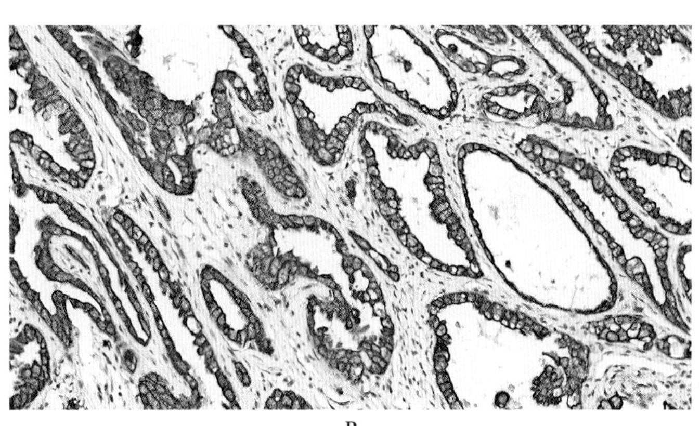

B

图 1-5-11-23　卵巢癌骨转移的组织学及免疫组化
A. 腺癌结构伴少量新骨形成。B. CK 阳性

（十三）尿路上皮癌（urothelium carcinoma）

尿路上皮癌的骨转移常发生于邻近的骨，如脊柱、骨盆、坐骨（图 1-5-11-24）。转移至手足骨很罕见。组织形态显示浸润性生长的细胞巢，细胞核形态多样，常成角、不规则，可有单个或多个小核仁。浸润的瘤细胞巢间，可发生促结缔组织增生的间质反应（图 1-5-11-25A）。免疫组化显示 CK 阳性，恒定表达 CK20，原发灶和转移灶常同时表达 CK7，CK20（图 1-5-11-25B、C）。

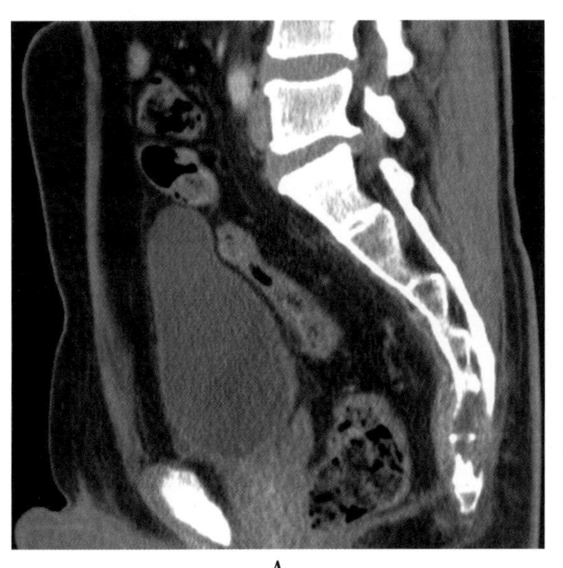

A

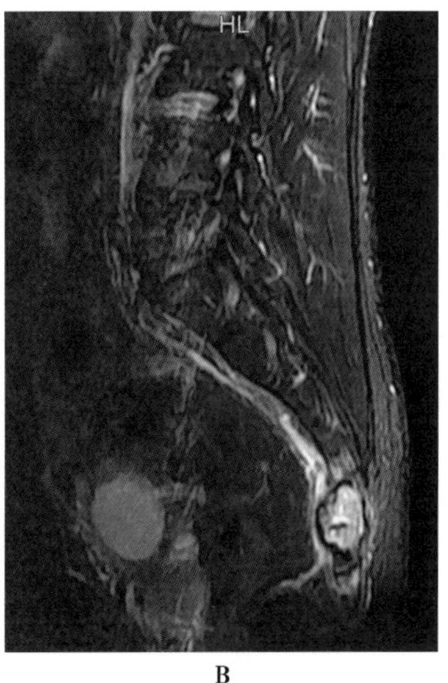

B

图 1-5-11-24　尿路上皮癌骨转移的影像学
A. CT 增强后矢状面软组织窗图示骶尾骨溶骨破坏伴周围薄层软组织增厚，强化不明显。B. MRI 矢状面脂肪抑制 T2WI 图示骶尾骨破坏，呈混杂高信号，伴周围水肿

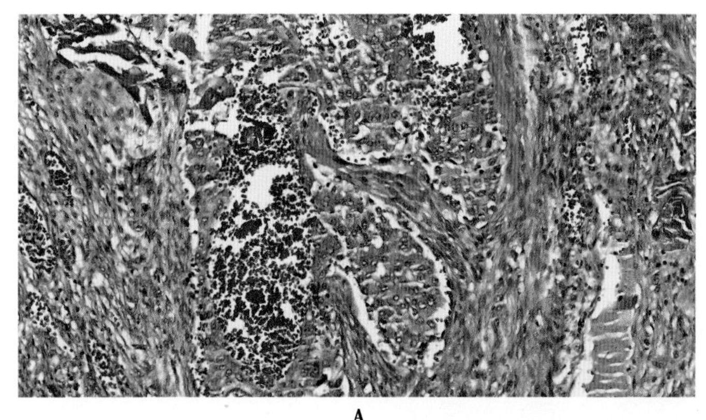
A

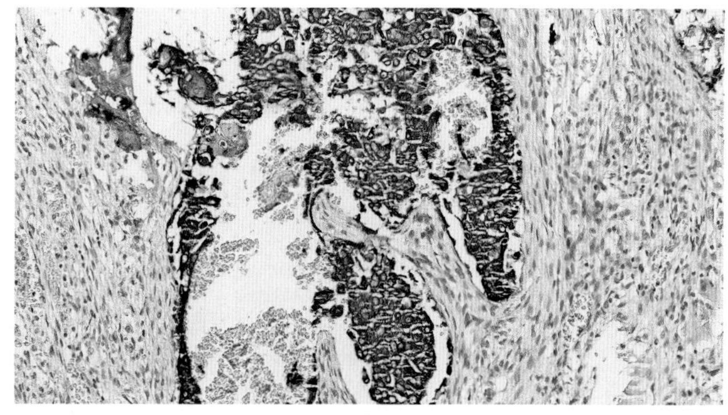
B

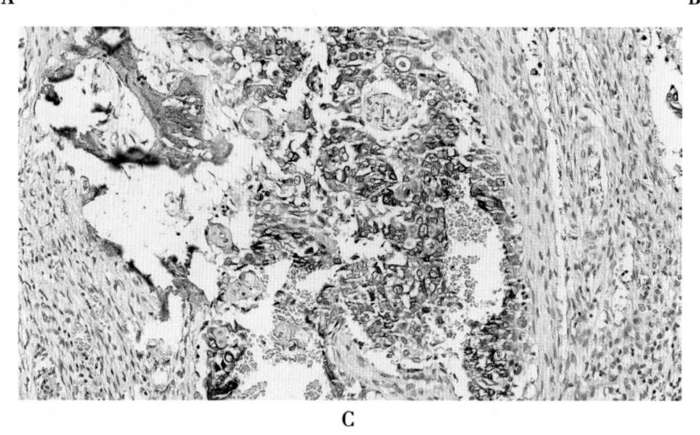
C

图 1-5-11-25 尿路上皮癌骨转移的组织学及免疫组化
A. 瘤细胞巢内细胞核大、可见核仁。B. CK7 阳性。C. CK20 阳性

三、骨的转移性肉瘤

较上皮性肿瘤，肉瘤的骨转移发生较少。

（一）恶性副神经节瘤（paraganglioma）

副神经节瘤也称为肾上腺外的嗜铬细胞瘤，是一种少见的神经内分泌肿瘤，发病率为 3/100 万。大多数是良性的，当发生远处转移时则认为是恶性的。恶性副神经节瘤转移至骨少见（图 1-5-11-26），显示上皮样细胞呈巢状排列，形成细胞球结构（图 1-5-11-27A）。免疫组化 S-100 卵圆形细胞巢的周围细胞阳性，瘤细胞表达 neurone-specific enolase（NSE），synaptophys（Syn）和 chromogranin A（CgA）（图 1-5-11-27B、C）。

（二）子宫平滑肌肉瘤（leiomyosarcoma of uterus）

子宫平滑肌肉瘤可发生局部复发及远处转移。转移常发生于腹腔（58.9%）、肺（52.1 %）和肝（34.2%），骨转移少见（23.3%）（图 1-5-11-28）。组织形态与原发肿瘤相似，大部分为梭形细胞密集排列呈束状（图 1-5-11-29A），可见核分裂象。少部分病例显示细胞异型性及多形性明显，可见瘤巨细胞，核分裂象易见。免疫组化 SMA，caldesmon，desmin 弥漫强阳性（图 1-5-11-29B～D）。

（三）腺泡状软组织肉瘤（alveolar soft part sarcoma，ASPS）

腺泡状软组织肉瘤是一种少见软组织肿瘤。占所有软组织肉瘤的 0.5%～1%。转移可同时也可异时发生，同时发生的占 20%～25%。转移常累及肺、骨（图 1-5-11-30）

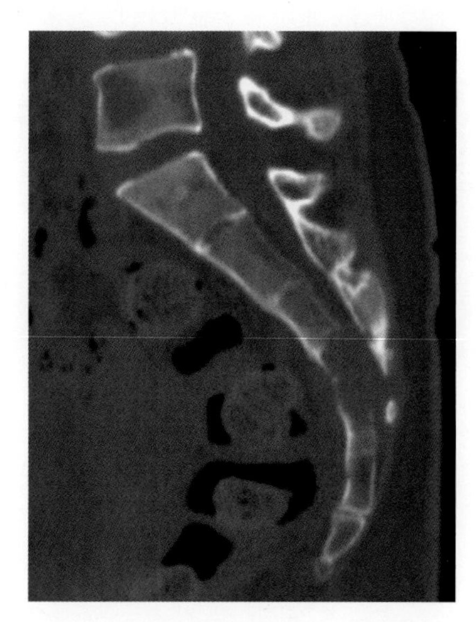

图 1-5-11-26 副节瘤骨转移的影像学
CT 矢状面骨窗图显示腰 5、骶 4～5 椎体多发溶骨性破坏灶

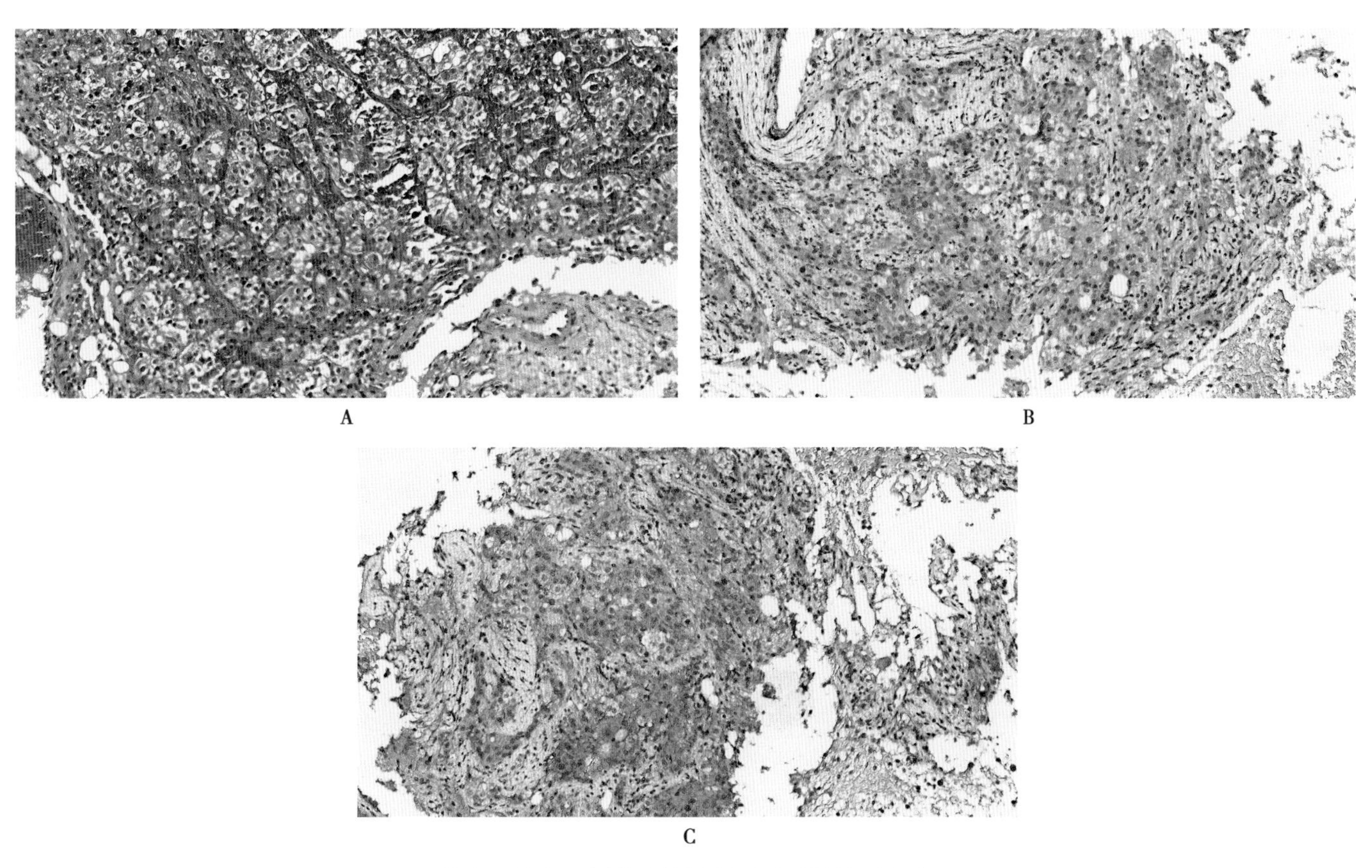

图 1-5-11-27　副节瘤骨转移的组织学及免疫组化

A. 显示细胞球结构。B. CgA 阳性。C. NSE 阳性

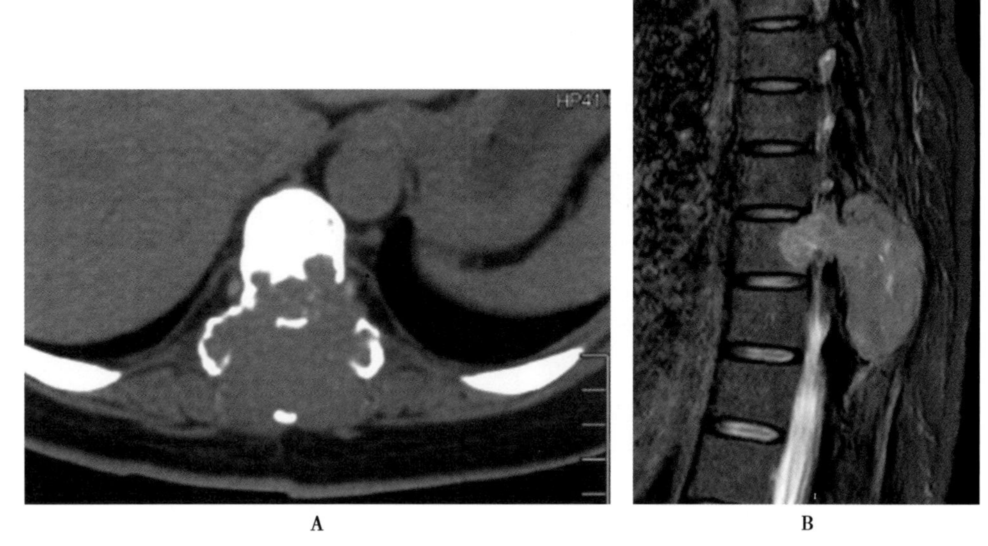

图 1-5-11-28　子宫平滑肌肉瘤骨转移的影像学

A. CT 显示胸椎体后部及附件溶骨性破坏伴软组织肿块，内见散在钙化。B. MRI 脂肪抑制 T2WI 像显示胸腰段椎体及附加骨破坏，肿块向下蔓延

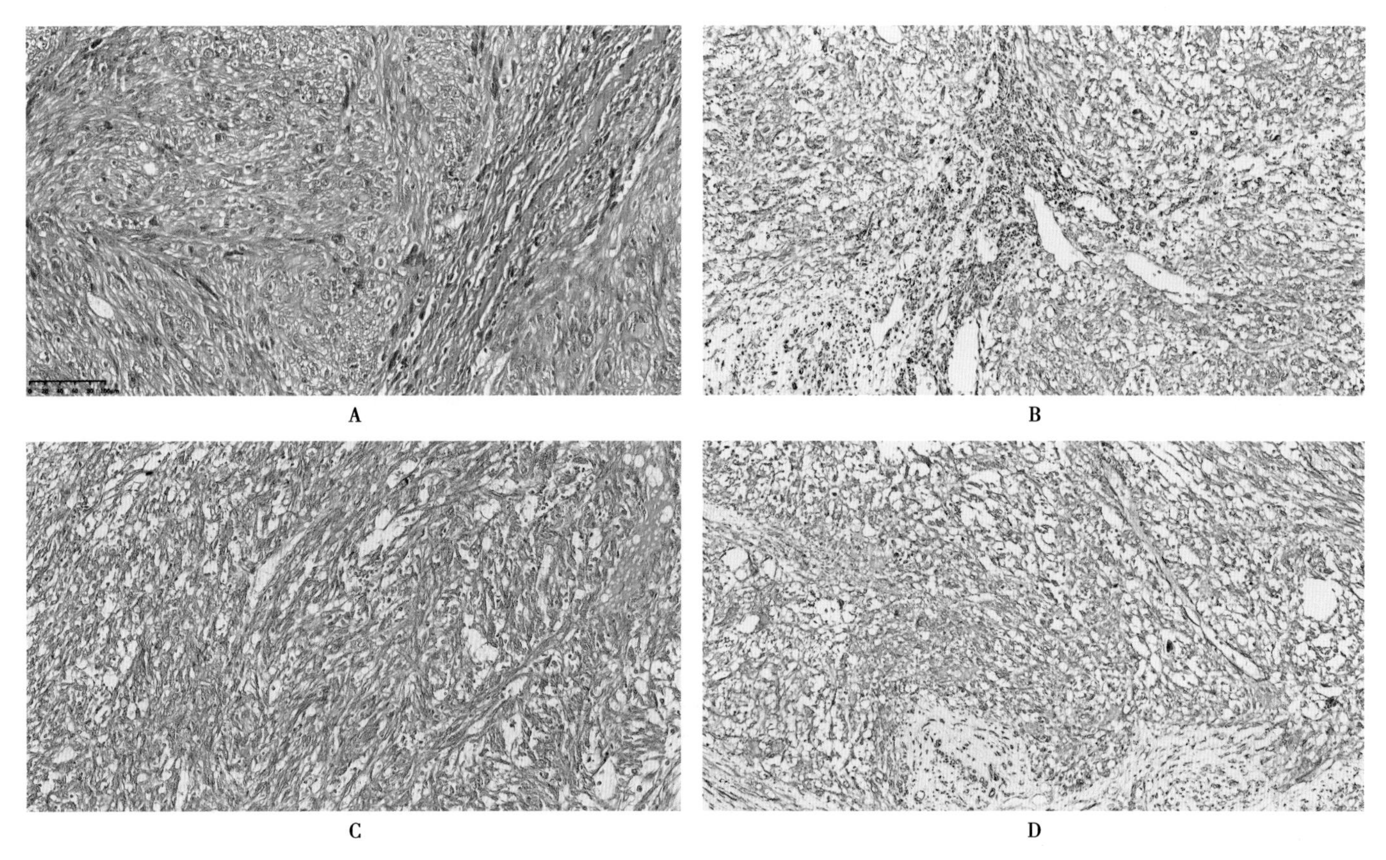

图 1-5-11-29 子宫平滑肌肉瘤骨转移的组织学及免疫组化
A. 多形性平滑肌肉瘤。B. SMA。C. H-caldesmon。D. Desmi

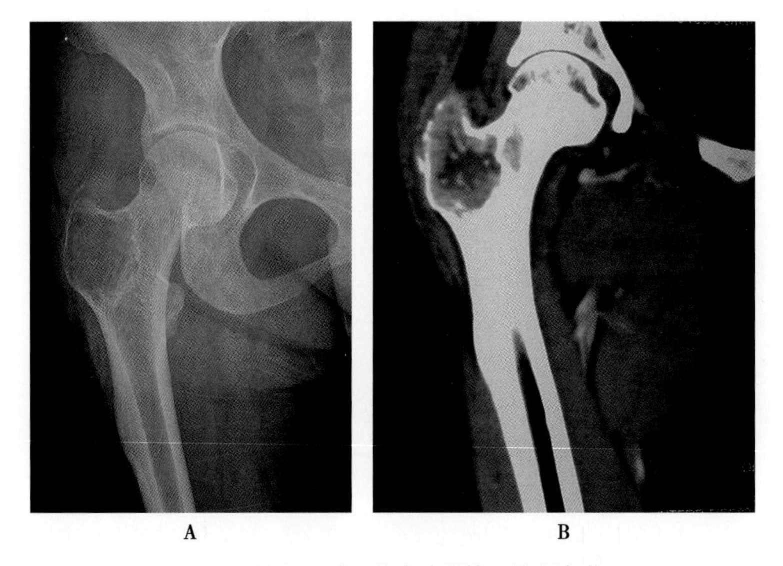

图 1-5-11-30 腺泡状肉瘤骨转移的影像学
A. X 线正位片示股骨大转子膨胀性溶骨破坏，皮质菲薄。B. CT 增强后冠状面软组织窗图示右侧股骨大转子溶骨性破坏，强化明显、中央区坏死，伴有特征性的多发血管影

和脑。肿瘤细胞排列成器官样或腺泡样结构，细胞巢之间为宽窄不等的纤维性间隔（图 1-5-11-31A）。免疫组化TFE3 阳性可有助于诊断（图 1-5-11-31B）。

（四）脊索瘤（chordoma）

脊索瘤是一种生长缓慢的局部侵袭性肿瘤，好发于骶尾部（50%），斜坡（35%）和椎体（15%）。报道的转移率为3%~48%，肺、肝、骨及淋巴结是最常累及的部位。组织学上可见由纤维性分隔构成的小叶结构，肿瘤细胞泪滴样，细胞间基质黏液样（图 1-5-11-32A）。免疫组化 CK，S-100，EMA，Vimentin，brachury 阳性（图 1-5-11-32B~F）。

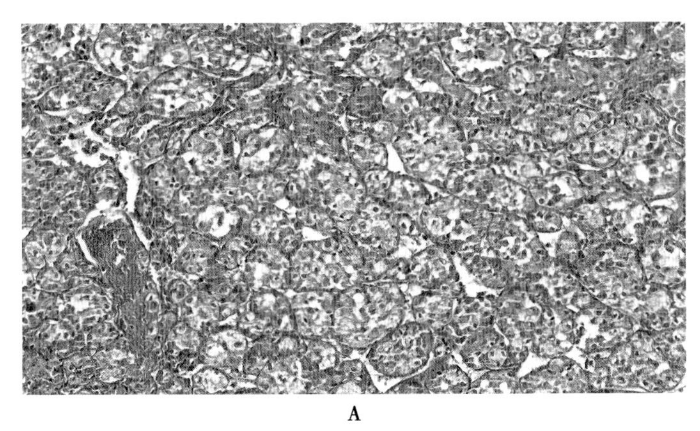

A

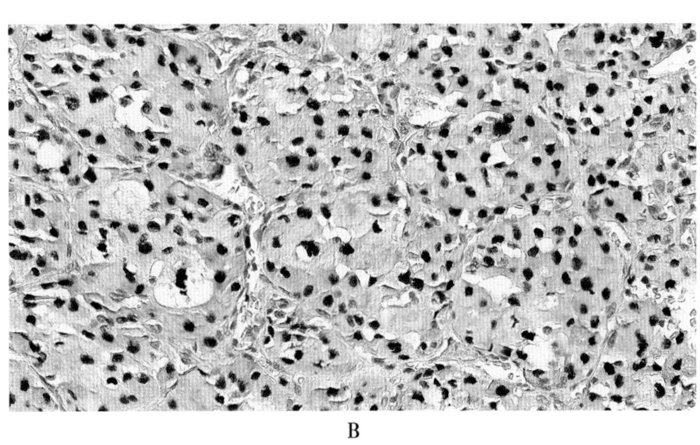

B

图 1-5-11-31　腺泡状肉瘤骨转移的组织学及免疫组化
A. 典型的腺泡状结构。B. TFE3 阳性

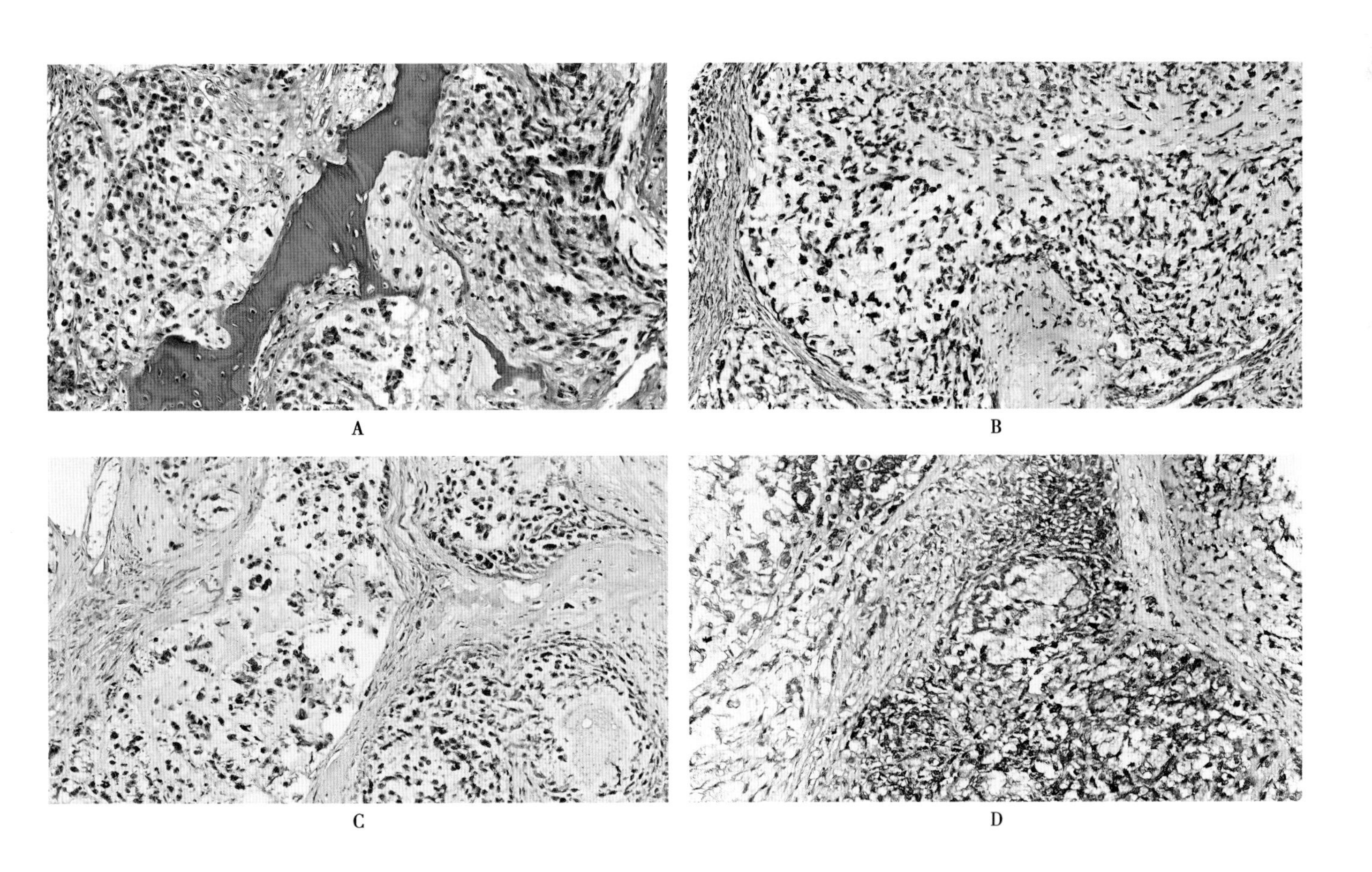

A　B　C　D

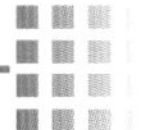

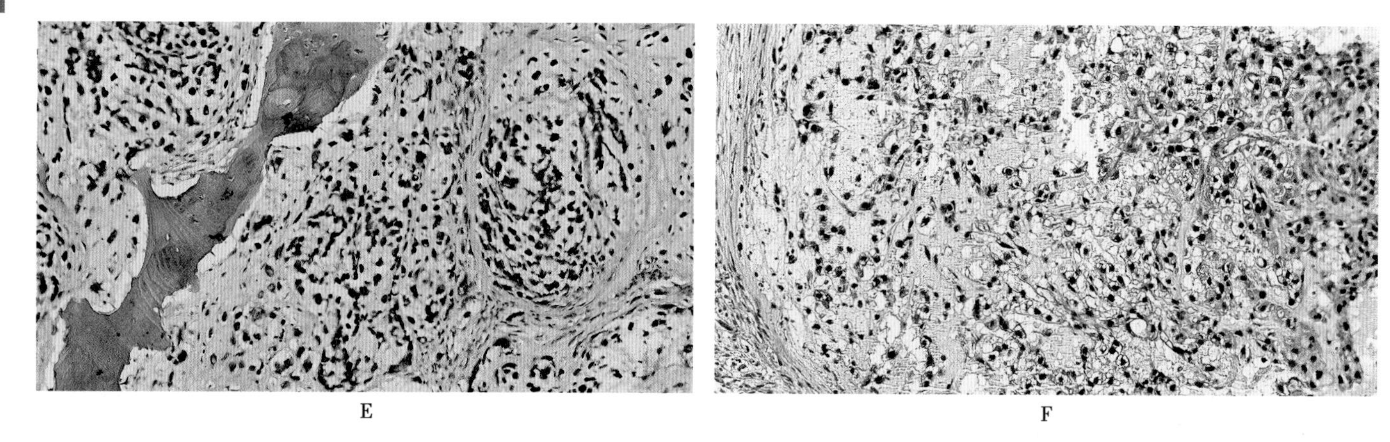

E F

图 1-5-11-32 脊索瘤骨转移的组织学及免疫组化

A. 分叶状结构，瘤细胞位于黏液样基质内。B. Vimentin 阳性。C. S-100 阳性。D. EMA 阳性。E. CK 阳性。F. brachury 阳性

（五）肾外横纹肌样瘤（extra-renal rhabdoid tumor）

82%的肾外横纹肌样瘤转移至肺、淋巴结和肝，转移至骨少见。转移灶与原发软组织内组织形态相似，呈未分化小细胞，边界较清，胞质红染，核居中或偏位（图 1-5-11-33A）。需要与骨内原发的小细胞肿瘤如 Ewing 肉瘤等鉴别。免疫组化 CK、EMA、Vimentin 阳性（图 1-5-11-33B～D）。

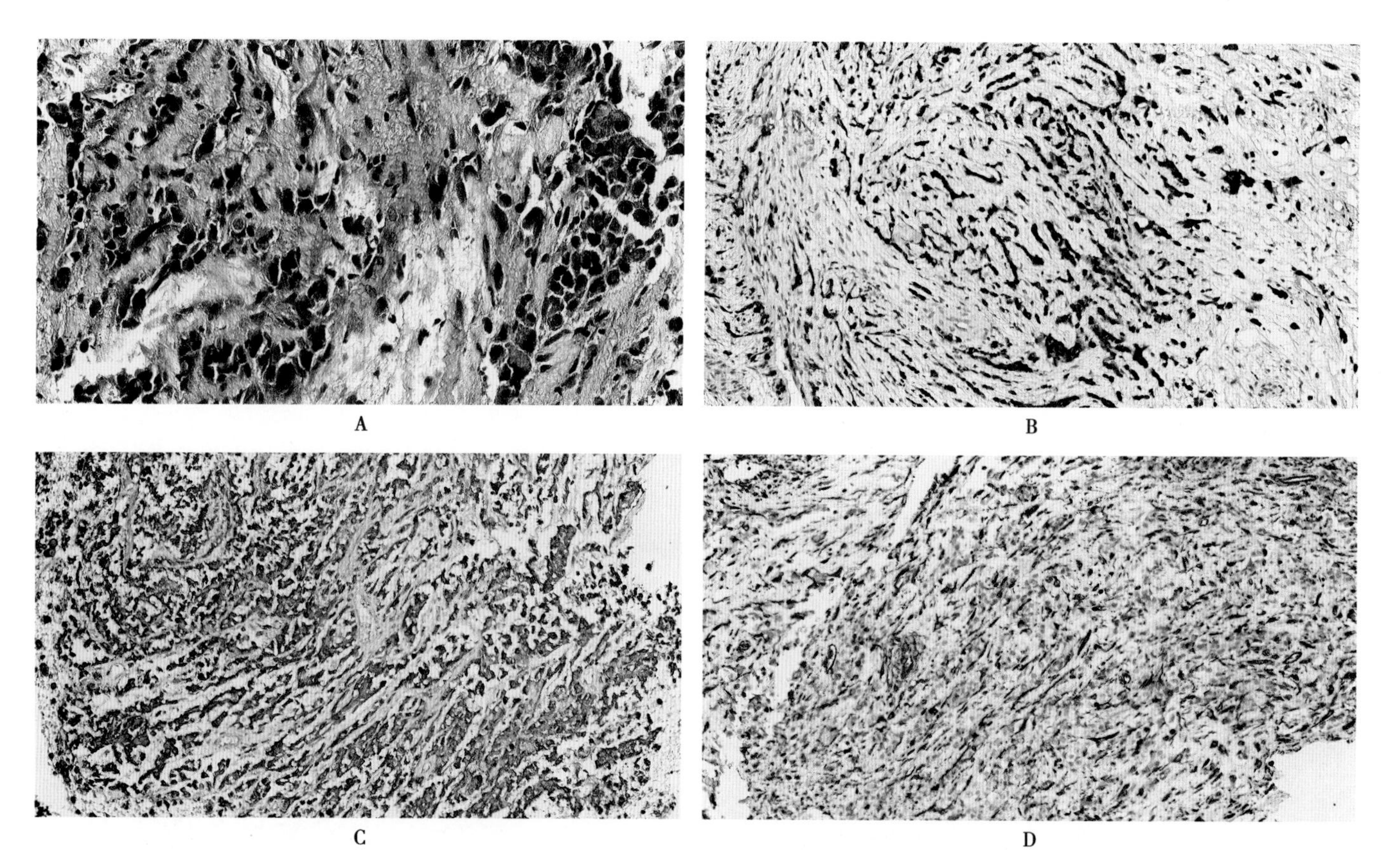

A B C D

图 1-5-11-33 肾外横纹肌样瘤骨转移的组织学及免疫组化

A. 核深染的小圆形细胞浸润性生长。B. CK 阳性。C. EMA 阳性。D. Vimentin 阳性

（六）恶性黑色素瘤（malignant melanoma）

恶性黑色素瘤可以转移到任何组织，临床上骨转移的发生率为 11%～17%。肿瘤细胞类型常为上皮样，但也可以为其他类型如梭形细胞、似痣细胞的小上皮样细胞、单核或多核巨细胞为主要成分或各种类型相互混合，细胞形态常较一致，细胞体积增大，核增大、染色深，有显著的核仁，可含有不同大小的黑色素颗粒（图 1-5-11-34A）。免疫组化：S-100+、HMB45+、Melan-A+（图 1-5-11-34B～D）。

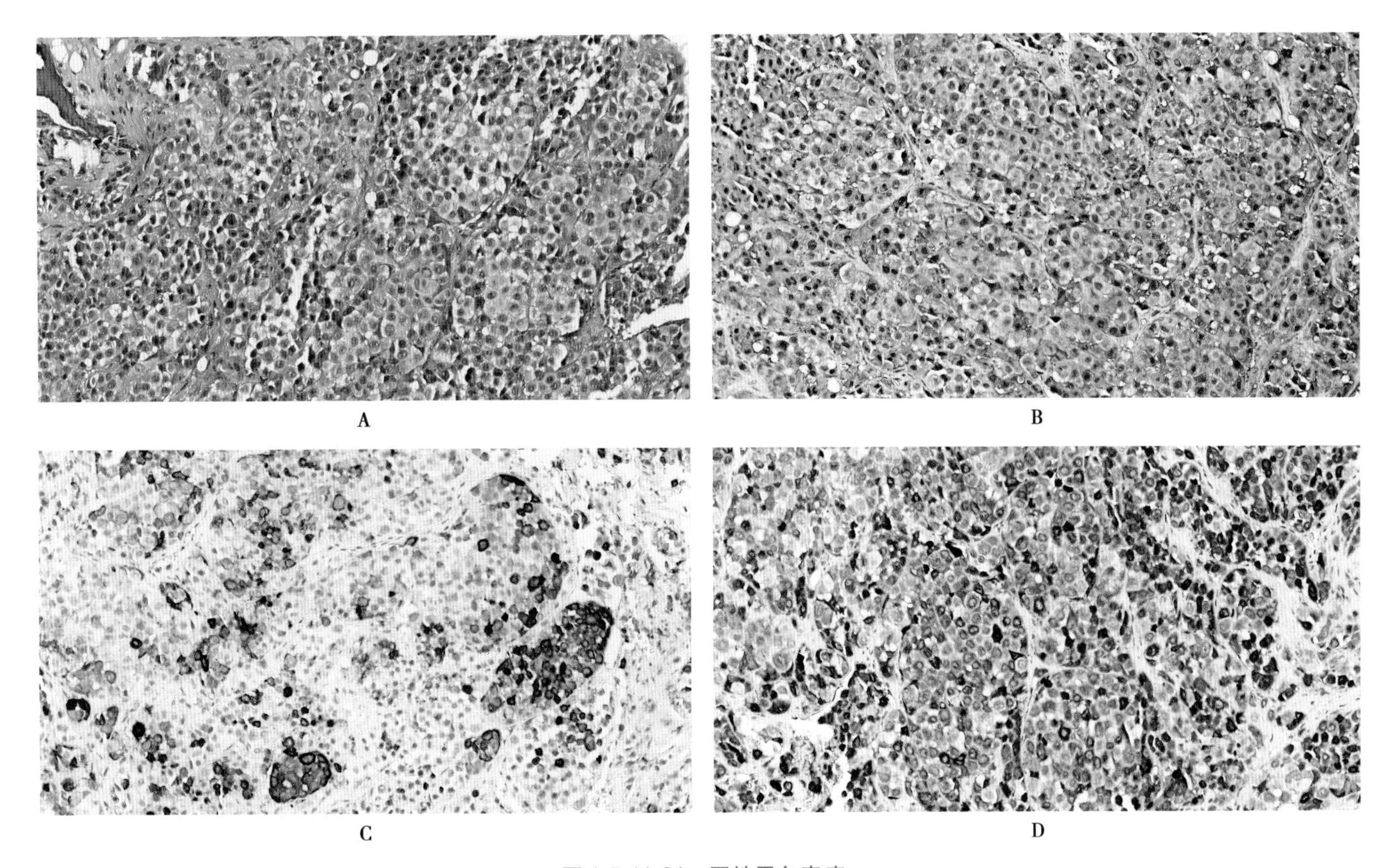

图 1-5-11-34　恶性黑色素瘤
A. 肿瘤组织破坏骨；B. S-100 阳性；C. HMB45 阳性；D. MelanA 阳性

（宫丽华）

第十二节　杂类肿瘤和瘤样病变

一、动脉瘤样骨囊肿

【定义】

动脉瘤样骨囊肿（aneurysmal bone cyst，ABC）是一种具有破坏性的、膨胀性生长的良性骨肿瘤，由充满血液的多房囊腔构成。囊壁有较丰富的成纤维细胞和多核巨细胞构成，可见反应骨。ABC 可为骨内原发，也可出现在其他良性或恶性骨肿瘤中，不建议使用继发性 ABC 这个称谓，而应使用 ABC 样结构称谓。这种 ABC 样结构可能影响原肿瘤占比甚至完全替代原肿瘤，此时临床及影像学表现对原发肿瘤的提示作用尤为重要。

ICD-O 编码 9260/0

【临床特征】

（一）流行病学

动脉瘤样骨囊肿可在所有年龄组发生，但最常发生在 20 岁以前（80%），高峰发病年龄是 10～20 岁，男女比例大致相同，有报道称男性略多发。年发病率约为 0.15/100 万。ABC 可累及所有骨，最常发生于长骨干骺端，特别是股骨远端和胫骨近端，其次是肱骨和椎体后侧附件。软组织也可以发生。

（二）症状

ABC 最常见的症状为疼痛和肿胀，部分可以伴骨折。发生在椎体的肿瘤可压迫神经和脊髓，导致神经症状。

（三）影像学特点

1. ABC 在平片上显示为偏心溶骨性、膨胀性病变，边界清（图 1-5-12-1A），肿瘤多数起源于髓腔，极少数起源于骨旁，大部分肿瘤具有薄层骨壳。早期，病变为小的溶骨性病灶，骨膨胀不明显，甚至出现渗透性边界，类似侵袭性病变，进展期肿瘤生长迅速，膨胀明显，皮质可被破坏。病变往往边界清楚，提示良性。稳定期肿瘤表现为膨胀性病变伴边缘硬化，部分区域呈扇贝样。愈合期可表现为进行性骨化，形成粗糙松质骨样肿块。

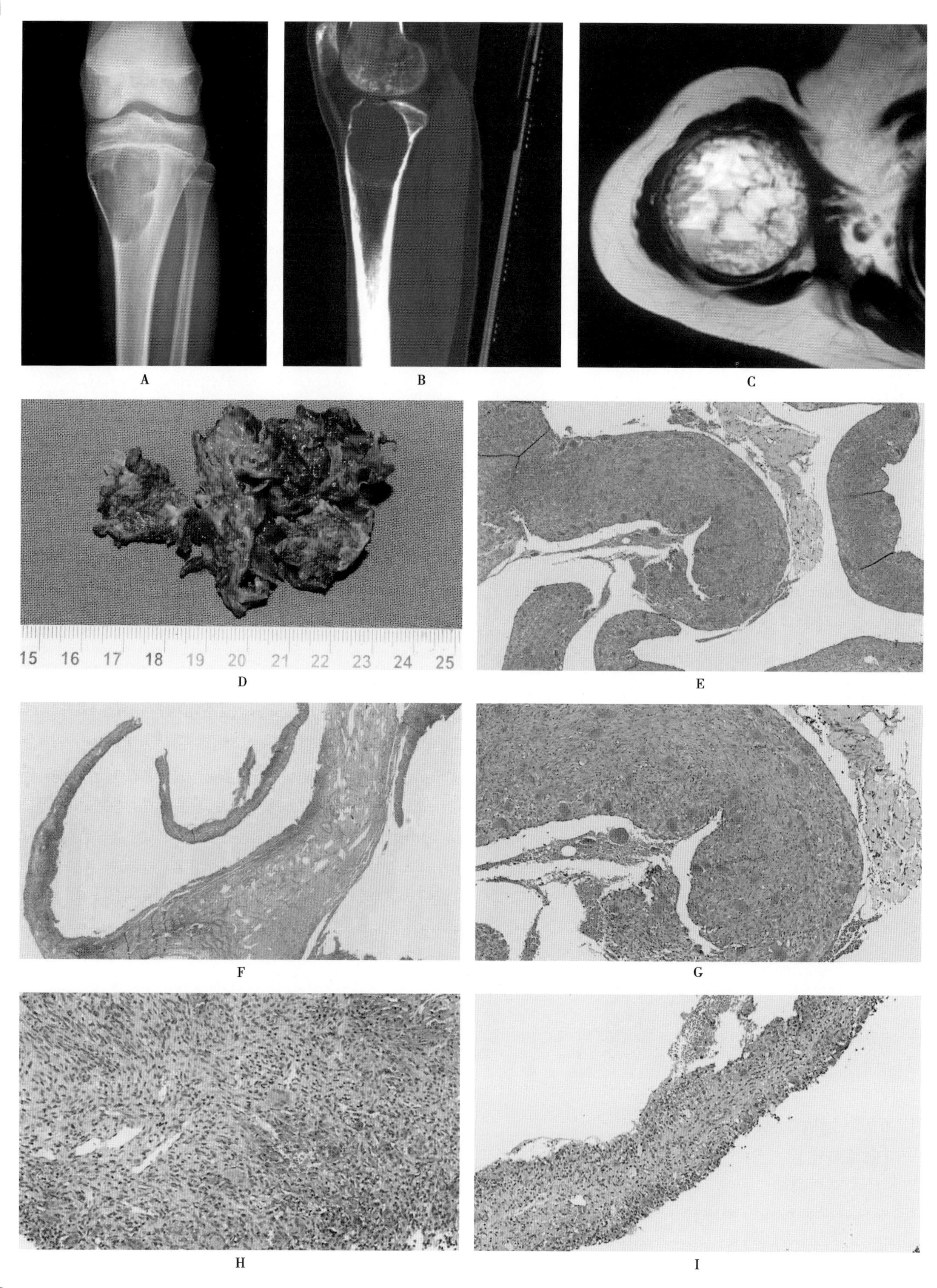

A B C D E F G H I

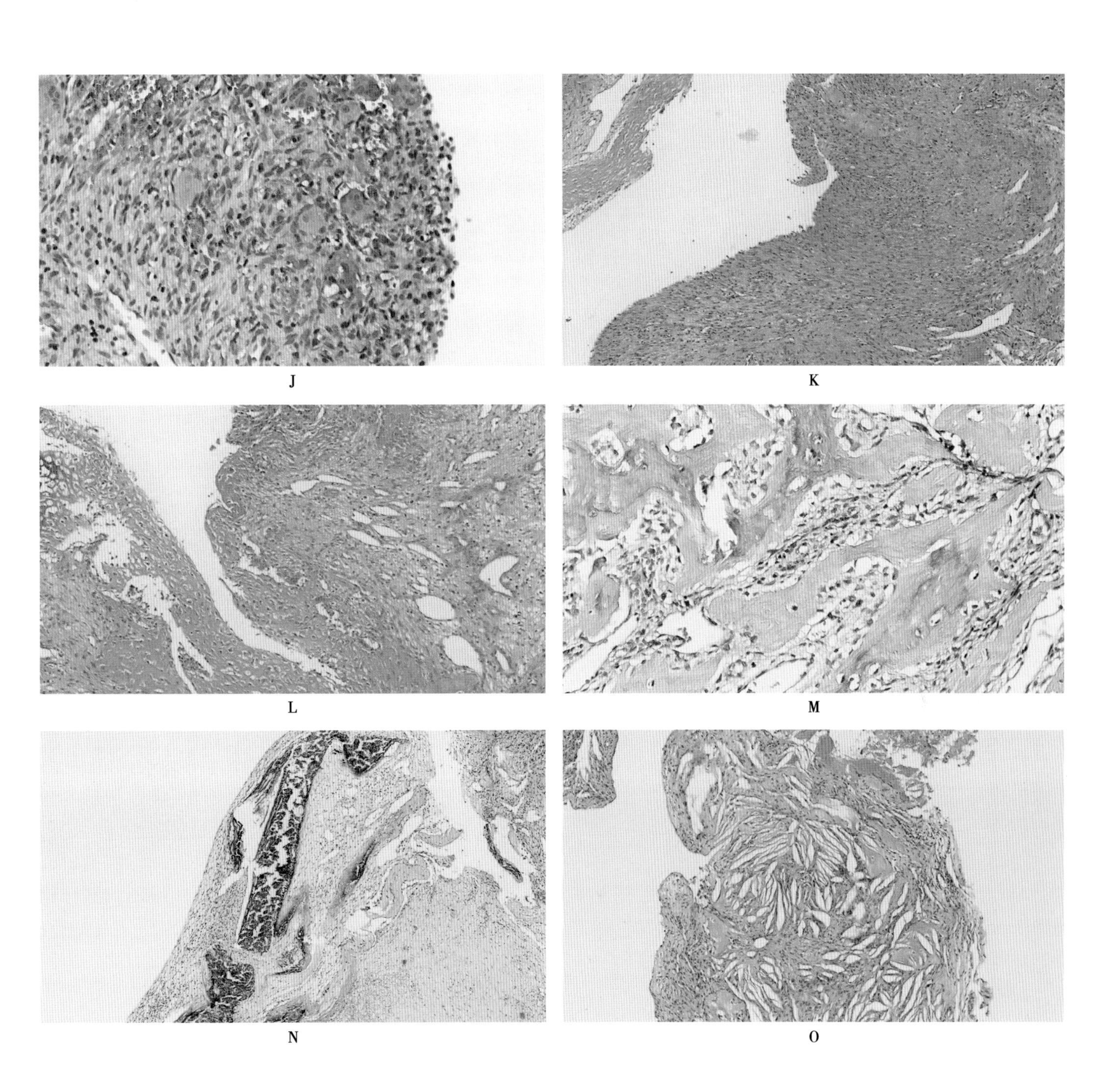
J
K
L
M
N
O

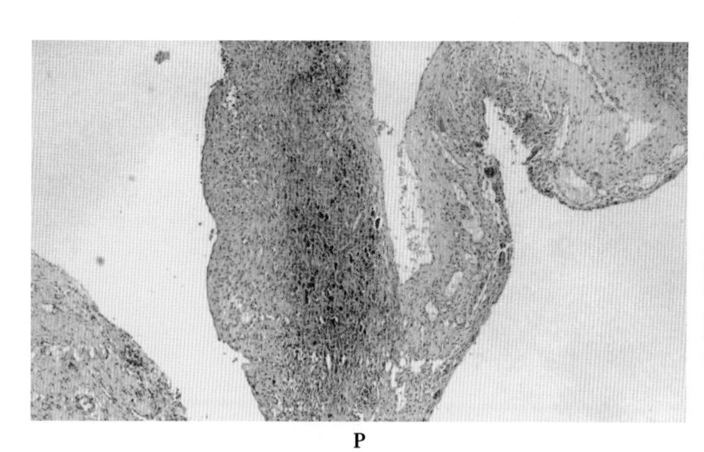

P

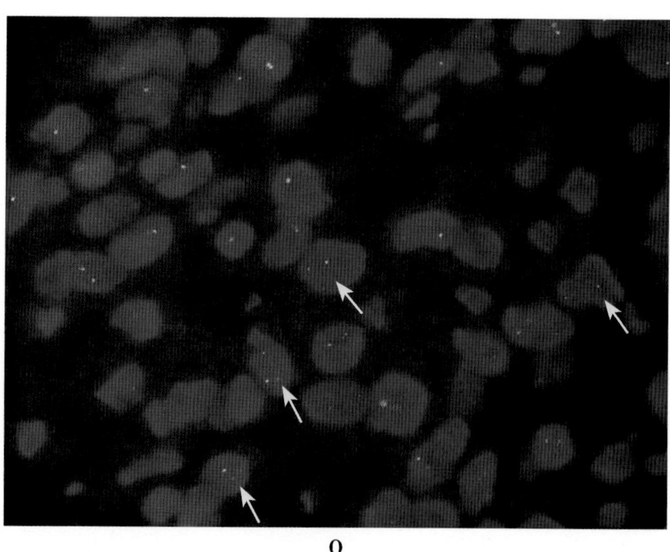

Q

图 1-5-12-1 动脉瘤样骨囊肿

A~C. 动脉瘤样骨囊肿的影像学。A. X 线显示 ABC 为偏心囊性膨胀性病变，边缘分叶状，内见分隔结构。B. CT 显示溶骨性破坏，边界清，可见硬化缘。C. MRI 显示囊内“液液平”。D. 动脉瘤样骨囊肿的大体刮除标本显示灰红囊壁样组织，可见多房结构及灰白分隔。E~P. 动脉瘤样骨囊肿的组织学。E、F. 低倍镜下典型的彩带样结构。G. 囊内纤维分隔由中等密度的成纤维细胞构成，伴散在破骨细胞样多核巨细胞。H、I. 囊壁表面细胞丰富伴多核巨细胞散在分布。J. 高倍显示囊壁表面的短梭形纤维母细胞及多核巨细胞。K. 部分区域囊壁表面无丰富被覆细胞，类似单纯性骨囊肿囊壁。L、M. 囊壁内可见丰富的反应骨，反应骨被覆骨母细胞。N. 囊壁内钙化反应骨“蓝骨”。O. 囊壁内可出现胆固醇结晶区域。P. 囊壁内含铁血黄素沉积区域。Q. 荧光原位杂交（FISH）USP6 基因分离断裂探针检测显示 USP6 基因断裂

2. CT 显示 ABC 为多囊性、扩张性溶骨病变，可见钙化的分隔（图 1-5-12-1B）。MRI 可显示肿瘤内的分隔和相对特异的液-液平面（因囊腔内液体密度不同形成，图 1-5-12-1C），增强后，主要为边缘及分隔强化。CT 和 MRI 还可显示继发性 ABC 的原发病变，常为囊性病变中的实性区域。

（四）治疗

现有手术治疗包括病灶刮除、骨水泥填充或植骨，除手术治疗外，还可采用囊内注射激素的硬化疗法及放疗等。

（五）预后

ABC 是一种有局部复发倾向的肿瘤，刮除后复发率为 20%~70%，不完整切除后极少能够自愈。放疗可能诱导恶性转化。USP6 融合基因与预后无明显关系。

【病理变化】

（一）大体特征

ABC 为边界清楚的多房囊性病变，可类似海绵结构，包绕薄层骨壳。囊内充满血液，陈旧病变可为血性浆液，囊壁间为灰白、有沙砾感的纤维分隔（图 1-5-12-1D）。大体检查时应仔细查找 ABC 中的实性区，可能为实性型 ABC 或伴随 ABC 样结构的原发肿瘤区域。

（二）镜下特征

ABC 由充满血液的囊腔构成，边界清楚，低倍镜下呈“彩带样”结构（图 1-5-12-1E、F）。囊内纤维分隔由中等密度的成纤维细胞构成，伴散在破骨细胞样多核巨细胞及被覆骨母细胞的新生编织状骨。巨细胞倾向分布于囊壁表面，常簇状聚集（图 1-5-12-1G~K）。纤维细胞形态温和，不具有异型性或间变性，否则需考虑血管扩张性骨肉瘤。核分裂象可多见，尤其是新生骨周围，但没有病理核分裂。除非伴有病理性骨折，否则坏死罕见。

新生骨组织呈反应骨形态，常沿囊壁长轴走行（图 1-5-12-1L、M）。ABC 中也可出现软骨样基质，多为纤维性软骨或黏液样软骨，软骨可伴有钙化，可位于新生骨周围。约 1/3 的病例中，新生编织骨呈嗜碱性，称为“蓝骨”（图 1-5-12-1N），蓝骨并非动脉瘤样骨囊肿的特征，在其他肿瘤中也可出现。ABC 囊壁内还可见到泡沫样组织细胞及胆固醇结晶等继发改变（图 1-5-12-1O、P）。实性型 ABC 与巨细胞修复性肉芽肿相似，实性区为疏松排列的增生梭形细胞，巨细胞呈簇状分布，多位于出血周围。丰富的反应性新生骨为其特征，类似异位骨化形态。

某些原发骨肿瘤出现 ABC 样结构常见，这些肿瘤绝大多数为良性肿瘤，也可为恶性肿瘤，主要包括骨巨细胞瘤、骨母细胞瘤、软骨母细胞瘤和纤维结构不良等。恶性肿瘤者最常见为骨肉瘤等。

（三）分子病理

1. ABC 具有位于染色体 17p13 的 USP6 基因重排，最常见易位为 t（16；17）（q22；p13），导致 CDH11 与

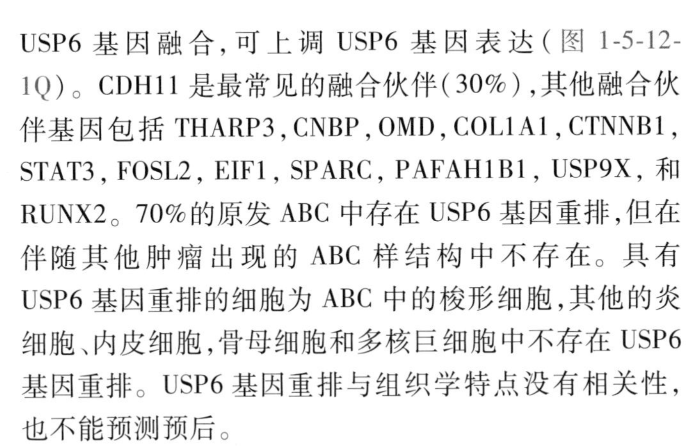

USP6 基因融合，可上调 USP6 基因表达（图 1-5-12-1Q）。CDH11 是最常见的融合伙伴（30%），其他融合伙伴基因包括 THARP3，CNBP，OMD，COL1A1，CTNNB1，STAT3，FOSL2，EIF1，SPARC，PAFAH1B1，USP9X，和 RUNX2。70%的原发 ABC 中存在 USP6 基因重排，但在伴随其他肿瘤出现的 ABC 样结构中不存在。具有 USP6 基因重排的细胞为 ABC 中的梭形细胞，其他的炎细胞、内皮细胞，骨母细胞和多核巨细胞中不存在 USP6 基因重排。USP6 基因重排与组织学特点没有相关性，也不能预测预后。

2. 小骨巨细胞病变几乎都存在 USP6 基因重排，故 2020 版 WHO 分类一书已将该名称取消，归纳入实性型动脉瘤样骨囊肿类别。

3. 发生在颌骨的巨细胞修复性肉芽肿不存在 USP6 基因重排。

【鉴别诊断】

1. 毛细血管扩张型骨肉瘤　肿瘤体积通常较大，呈浸润性生长，影像学提示恶性生物学行为，镜下显示囊性为主结构，囊壁内含有异型性明显的肿瘤细胞，可见病理性核分裂象，骨样组织稀少，纤细，与骨肉瘤的骨样组织相同。ABC 中的纤维性细胞发生退变时与异型性细胞较难鉴别，可行 Ki-67 染色辅助鉴别，退变细胞 Ki-67 阴性，而异型性肿瘤细胞 Ki-67 阳性率高。

2. 单纯性骨囊肿　影像学多为单房性囊肿，病变体积较小，囊内含浆液而非血液，囊内少见真性纤维分隔，纤维性囊壁细胞成分较少，多核巨细胞少见。

3. 骨化性血肿　血肿性病变位于骨膜下，影像学类似 ABC。镜下较多的含铁血黄素、分带状机化血肿结构及新生骨排列均匀可与 ABC 鉴别。

4. 骨巨细胞瘤　请参考骨巨细胞瘤章节。

5. 棕色瘤　请参考代谢性骨病变章节。

6. 良性或恶性骨肿瘤伴 ABC 样结构　必须要依靠全面取材，发现原发肿瘤才可以诊断。如果仅仅是穿刺标本呈现 ABC 样结构，原发 ABC 和伴有 ABC 样结构二种情况都需要考虑。由于 USP6 基因重排也仅仅在 70%左右的骨原发 ABC 中出现，所以 USP6 没有重排的病例亦不能完全除外骨原发动脉瘤样骨囊肿，此时一定要结合临床影像学并警惕是否存在其他原发骨肿瘤。

二、单纯性骨囊肿

【定义】

单纯性骨囊肿（simple bone cyst，SBC）是一种通常为单房性的髓内囊性病变，纤维性囊壁包绕内容物为淡黄色或红色血清样液体。也可称为单房性骨囊肿（unicameral bone cyst，UBC）。

【临床特征】

（一）流行病学

发生在儿童的 SBC 是骺板成骨的暂时性障碍造成的，所以 SBC 最常见于儿童期或青春期，80%～85%的病例在 20 岁以前诊断。男性多见，男：女＝2：1。任何骨均可发生，最常见部位为肱骨近端（50%）和股骨近端（25%），其次为胫骨近端，干骺端靠近生长板的部位多发。其他少见部位包括椎体和手足小骨。发生在颌骨则称之为创伤性骨囊肿。发生在扁骨的患者年龄较大（12～72 岁，平均年龄 32 岁），可能与病变较深且缺乏症状导致发现较晚有关。

（二）症状

大多数患者无症状，多在影像学检查时偶然发现，多于 50%病例首发症状为病理性骨折。有些患者可出现轻微疼痛，肿胀或活动受限。

（三）影像学特点

SBC 多由平片诊断，表现为干骺端或骨干的囊性溶骨性病变（图 1-5-12-2A）。典型病变位于髓腔中心，沿长骨纵轴发展，可紧邻骺板但不会穿过骺板，处于生长活跃期的囊肿紧邻骺板，稳定后的囊肿逐渐下移，与骺板之间被正常松质骨所分隔。病灶边缘常有硬化，边界清，常有透光性，皮质变薄、向外膨胀，但不会被完全突破，无骨膜反应，无骨外软组织肿块。SBC 可伴发病理性骨折，少数 SBC 会出现皮质碎片落入囊底，形成“落叶征”，骨折后，常有修复性骨痂形成。CT 主要用于诊断骨盆等复杂解剖部位的病变、评价病理性骨折的情况，其显示 SBC 内部为较均匀的液体密度（CT 值常为 15～20HU），边缘可有骨嵴，但内部罕见真性分隔。MRI 显示其为单房病变、内部主要为液体信号（图 1-5-12-2B），可有液-液平面，伴有骨折时可出现出血信号。

（四）治疗

部分病例可以自愈。传统治疗以刮除为主，但目前外科手术已不是首选治疗，可采用囊内注射激素或硬化性药物治疗，由于类固醇药物具有抑制渗出和抗炎等作用，能够有效地减少骨囊肿的漏出液，对愈合有很大帮助。

（五）预后

SBC 术后复发率为 10%～20%，稳定型囊肿治疗效果较好。年轻患者（<5 岁）或囊肿较大、伴有骨折者更易复发。较大囊肿可能导致截肢、生长停滞或骨折后出现缺血性股骨头坏死。有报道称个别病例骨折后自愈（10%）。

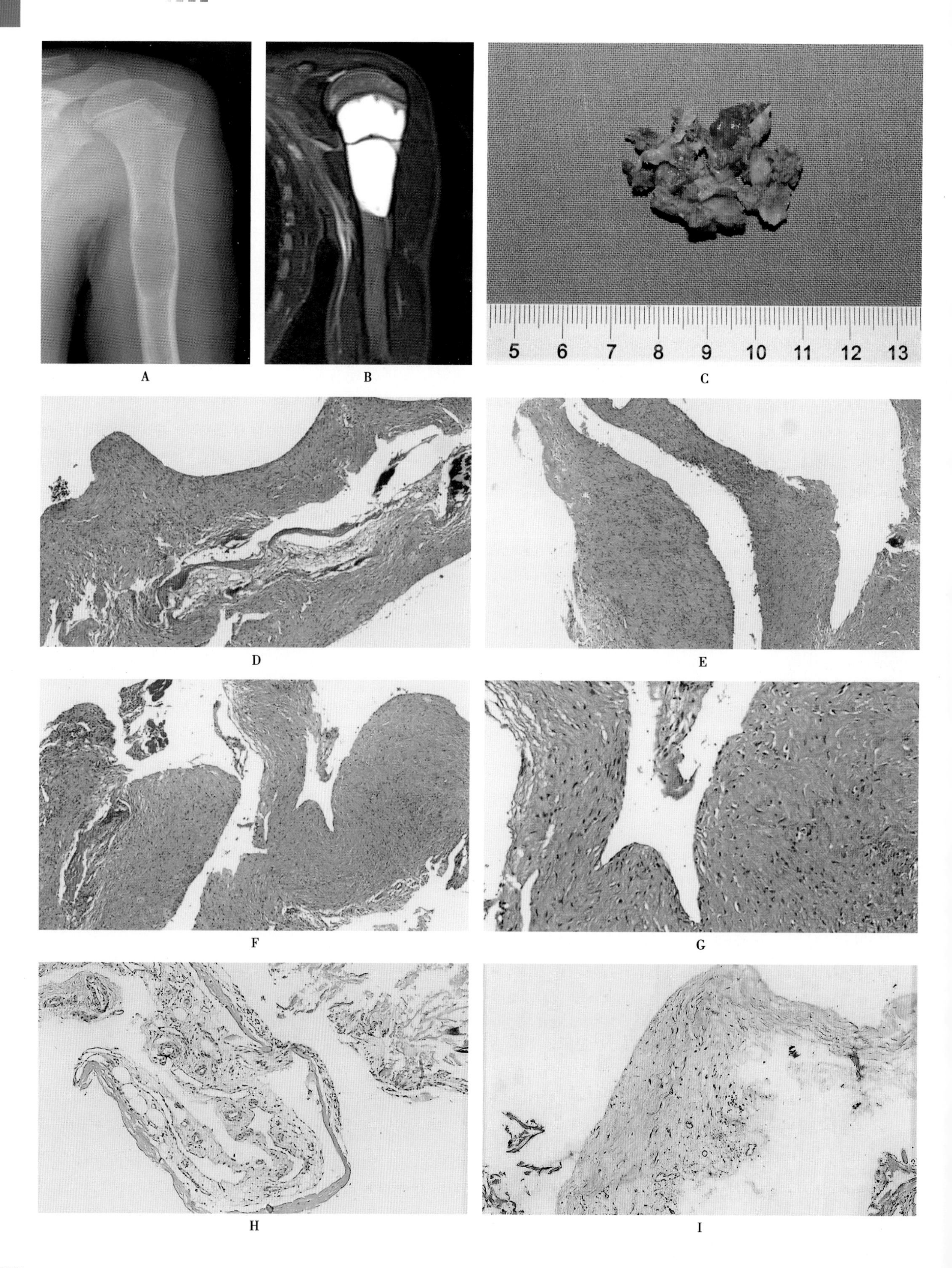
5
6
7
8
9
10
11
12
13
A
B
C
D
E
F
G
H
I

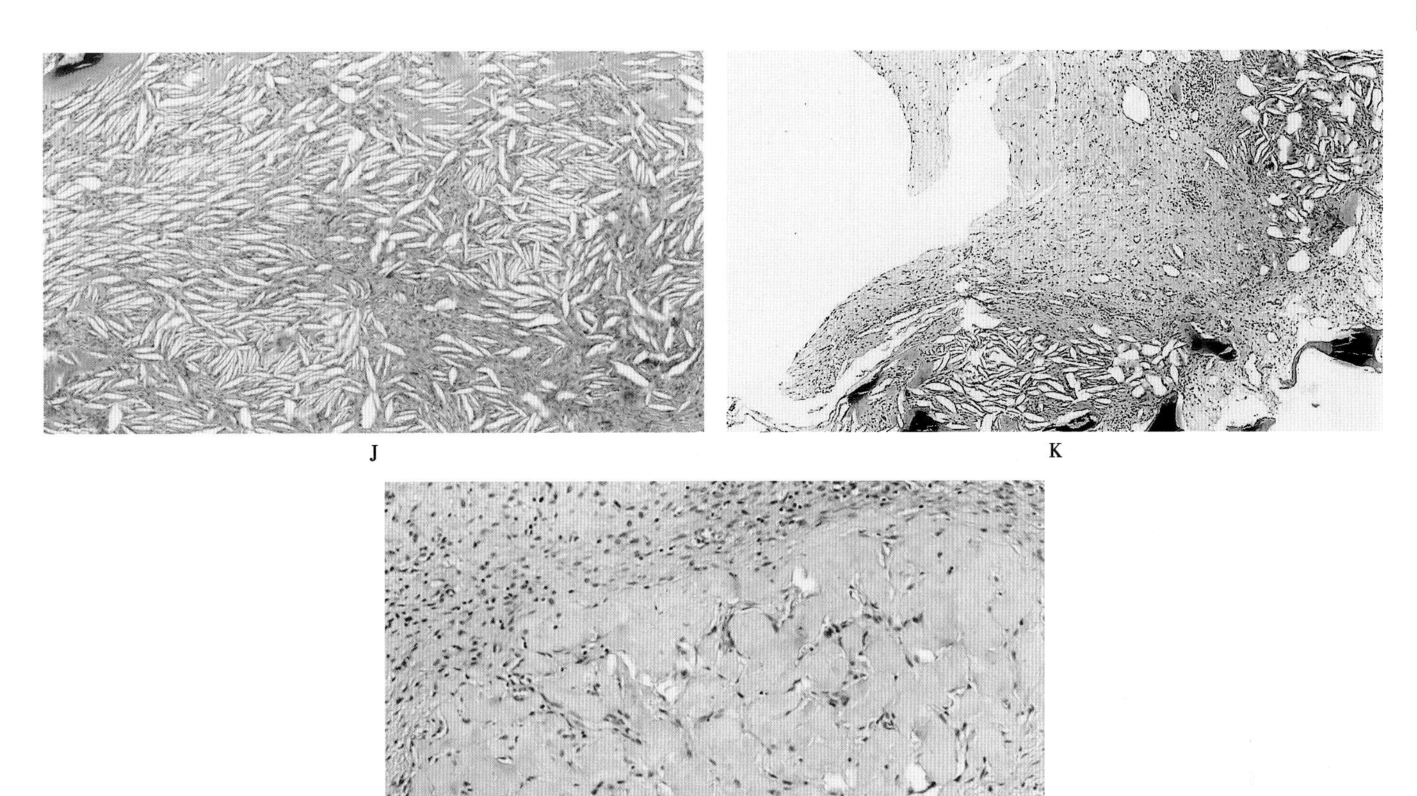

图 1-5-12-2　单纯性骨囊肿

A、B. 单纯性骨囊肿的影像学。A. 骨囊肿 X 线呈囊状膨胀性改变，边缘硬化，长轴与长骨纵轴一致。B. 位于肱骨骨干的骨囊肿，CT 显示囊性病变，边界清楚，伴有骨折。C. 单纯性骨囊肿的大体：SBC 刮出标本为灰白囊壁样组织。D～L. 单纯性骨囊肿的组织学。D～F. 低倍镜示纤维性囊壁，细胞成分稀少，为温和的纤维性细胞，可见小灶性反应性新生骨。G. 高倍镜显示 SBC 囊壁内温和的纤维性细胞。H. 单纯性骨囊肿中的胆固醇结晶。I. 囊壁可黏液变性。J、K. 胆固醇结晶区域。L. SBC 囊壁内可见牙骨质样基质，也可见于 ABC 中

【病理变化】

（一）大体特征

SBC 多为充满浆液的单房囊腔，也可为分隔不完整的多房囊腔。囊内可见骨嵴和不完整的分隔，被覆灰白或棕红色囊壁。临床实际工作中很难看到完整切除标本，多数为刮除标本。多为破碎组织，可见囊壁样结构（图 1-5-12-2C）。如果伴有骨折，囊肿壁可以增厚伴有局灶棕褐色出血酷似动脉瘤样骨囊肿。

（二）镜下特征

SBC 的囊壁由纤维结缔组织构成，囊壁较薄，细胞成分稀少，为温和的纤维性细胞（图 1-5-12-2D～G）。壁内可见小灶性反应性新生骨、含铁血黄素沉着及个别多核巨细胞。还可见到胆固醇裂隙、泡沫样组织细胞及扩张的血管（图 1-5-12-2H～K）。10%的病例囊壁内还可见到类似纤维蛋白的胶原沉积，这些胶原可发生矿化而类似牙骨质（图 1-5-12-2L）。SBC 合并骨折时可出现反应性骨痂，此时需仔细寻找纤维性囊壁结构，以免漏诊。

（三）分子病理

有报道称在个别病例中存在 t(16;20)(p11.2;q13) 易位、核型异常或 *TP53* 基因突变。

【鉴别诊断】

1. 动脉瘤样骨囊肿（ABC）　ABC 影像学显示为多房性病变，呈偏心性膨胀，病变常较大，可见“液-液平”改变。ABC 大体为含血液的囊腔而非浆液，但 10 岁以下儿童的单纯性骨囊肿穿刺标本往往也含有血液。ABC 囊内分隔丰富，镜下见囊壁细胞成分较丰富，常见反应性成骨及较多的多核巨细胞。SBC 为单房病变，沿长骨纵轴发展，虽可有膨胀，但通常膨胀程度较轻。USP6 基因检测有助于鉴别。

2. 骨内腱鞘囊肿（邻关节囊肿）　发生于长骨的骨端，通常紧邻关节面，可与关节腔相通，大体及镜下病变类似软组织的腱鞘囊肿，为纤维性囊壁结构，细胞稀少。SBC 位于干骺端可与之鉴别。

3. 软骨下囊肿　为骨性关节炎伴发的囊肿性改变，

伴有关节面的退行性改变,包括软骨剥蚀(X线表现为关节间隙变窄)和骨赘等改变,镜下为被覆纤维性囊壁的囊腔。软骨下囊肿紧邻关节,与SBC发病部位不同。

4. 纤维结构不良伴囊变 纤维结构不良伴有广泛囊变时,需要和SBC鉴别,纤维结构不良特殊的影像学改变,增生的梭形细胞和不规则无骨母细胞衬附的小梁骨再加之GNAS基因突变检测,鉴别并不困难。

5. 跟骨脂肪瘤伴囊变 骨内脂肪瘤少见,镜下常见增生的较成熟脂肪组织,当囊变明显时,有时不易与SBC鉴别,建议结合临床影像学并全面取材综合分析。

三、纤维结构不良

【定义】

纤维结构不良(fibrous dysplasia,FD)是一种良性髓内纤维成骨性病变,特点在纤维性间质中出现扭曲的无序生长的矿化不良骨。该肿瘤生长缓慢,可累及多骨。纤维结构不良同时伴有内分泌疾病和皮肤色素沉着称为McCune-Albright综合征,纤维结构不良合并肌内黏液瘤称为Mazabraud综合征。

ICD-O编码 8818/0

【临床特征】

(一)流行病学

FD可发生于全世界各人种的儿童及成年人,男女比例相似。单骨病变比多骨病变更常见,为后者的6~10倍。无论是单骨或多骨病变,颅面骨和股骨都是最常受累部位,但所有骨均可发生。单骨病变中,大部分病例发生于股骨、颅骨、胫骨,20%的发生于肋骨,少见于手、足、脊柱和锁骨。多骨病变中,颅面骨、股骨、骨盆、胫骨受累最多见。多发者可累及同一肢体、同一侧身体或全身弥漫受累。

(二)症状

纤维结构不良发生在儿童或青春期,病变可携带终生而没有显著进展。单发者常无症状,或可隐匿到成年再发病。疼痛和骨折是相对较常见的临床表现。多发者常发病较早。发生于颅面骨的FD可导致显著的面部不对称畸形(骨性狮面畸形),累及长骨的病变可因反复的微小骨折导致畸形。纤维结构不良少数可产生FGF-23导致骨软化症,类似肿瘤源性骨软化症。

(三)影像学特点

X线片显示为髓腔内地图样病变,常累及皮质,边缘硬化,内部可伴有骨性条索、钙化,典型者常呈毛玻璃样或丝瓜瓤样高密度(图1-5-12-3A)。随着病变进展或继发改变(如囊变、骨折等)可呈多种表现,其中,股骨近端的“牧羊拐”改变较为特异(图1-5-12-3B)。通常不伴有骨膜反应或软组织包块,除非合并有病理性骨折。发生于长骨的的病灶更易沿长骨长轴发展;发生于颅骨的病灶主要表现为板障间隙增宽,外板隆凸及眶骨、蝶鞍、鼻窦等畸形改变。CT能更好地显示颅骨、骨盆和脊柱病变、能更好地评价病灶内部的高密度组织。MRI显示病灶边缘清晰,内部信号多较混杂。核素扫描有助于多骨病灶的诊断,表现为摄取正常或明显浓聚。FD恶变后,常表现为边界不清,皮质侵蚀破坏、软组织肿块形成。

(四)治疗

临床症状不明显者可定期随访或药物治疗,药物多采用双磷酸盐化合物,通过抑制骨吸收缓解疼痛症状,疗效尚需进一步观察。手术刮除植骨治疗用于缓解局部症状及预防病理性骨折,畸形患者可行截骨矫形术。

(五)预后

多数患者预后很好,但单发性病变可能导致骨骼畸形,腿长不一致或压迫脑神经。多发性病变可能导致残疾。FD极少发生恶变(0.4%~1%),多骨FD恶变率较单骨FD高,文献报道可达4%。FD恶变者常见恶变为高级别骨肉瘤、软骨肉瘤及纤维肉瘤等。

【病理变化】

(一)大体特征

FD受累骨可局部膨胀,病变组织切面灰白质硬有沙砾感。可有囊变,囊内含淡黄色液体。当病变含有软骨成分时(较少见),软骨通常边界清晰、呈透明淡蓝色(图1-5-12-3C)。

(二)镜下特征

FD由增生的纤维性细胞及不成熟的编织状新生骨构成,纤维及成骨的比例多少不等(图1-5-12-3D、E)。纤维性成分主要由温和的成纤维细胞构成,核分裂少见但骨折时常见。FD的成骨为不规则的,弯曲的编织状骨小梁(罕见板层骨),典型者新生骨呈“C”“J”等英文字母形,新生骨表面有时缺乏骨母细胞衬覆,有时骨母细胞可存在但不明显,也可呈梭形。偶尔可见圆形沙砾体或牙骨质样骨。少数病例可见良性的透明软骨结节,有时可伴有骨化(图1-5-12-3F~J)。继发性改变包括囊变或出现动脉瘤样骨囊肿样结构、泡沫细胞或破骨细胞样多核巨细胞,偶见广泛黏液变(图1-5-12-3K、L)。

FD恶变病例为既往诊断过FD的病例继发恶变或在恶性病变周边见到FD组织结构。恶变成分最常见为高级别骨肉瘤(图1-5-12-3M~U),肉瘤区域细胞异型性明显,伴有肿瘤性成骨。在一组Mayo诊所统计的1 122例纤维结构不良病例中,28例出现了肉瘤变,其中有13例是接受过放疗的患者。

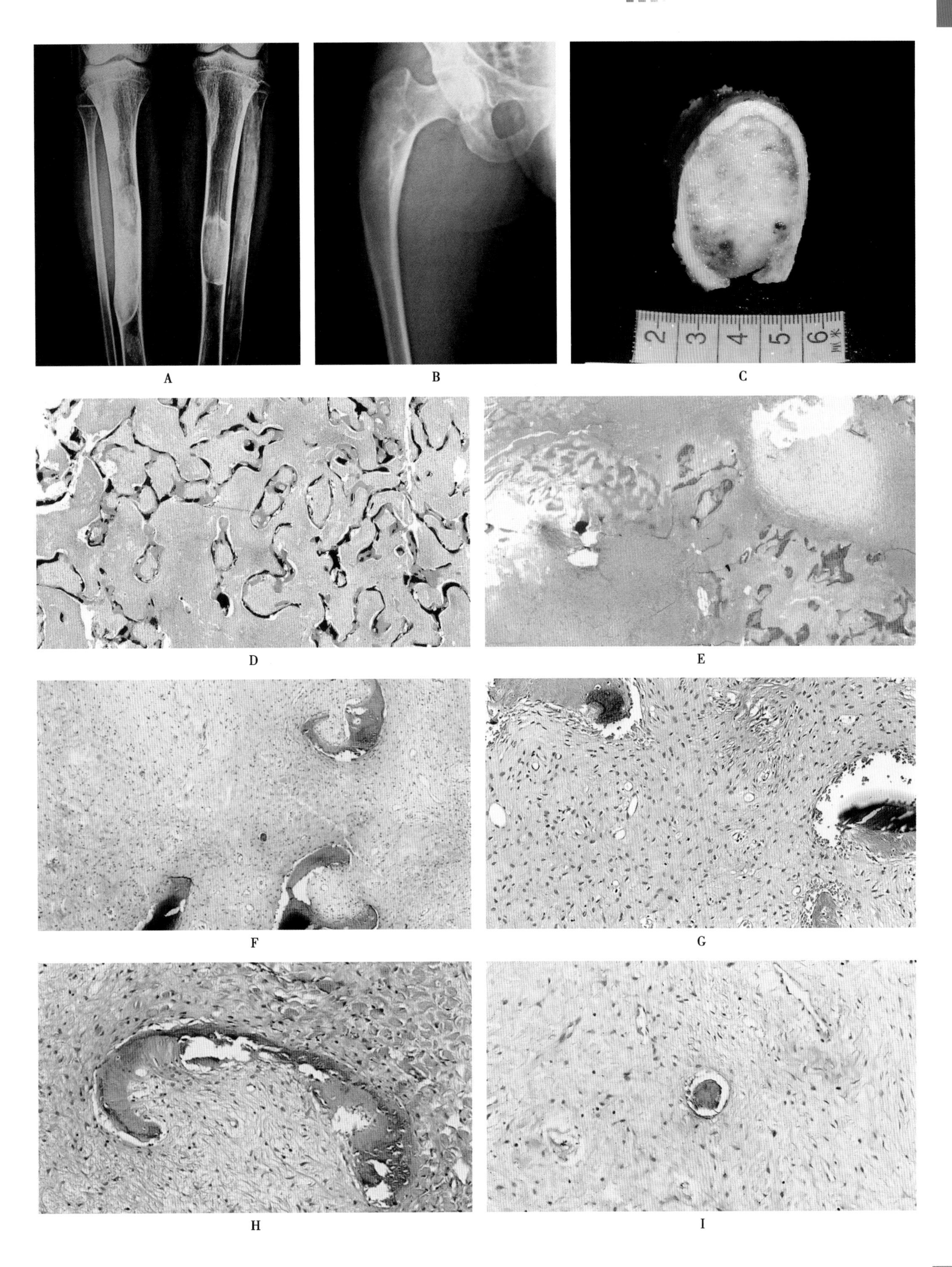
2
3
4
5
6

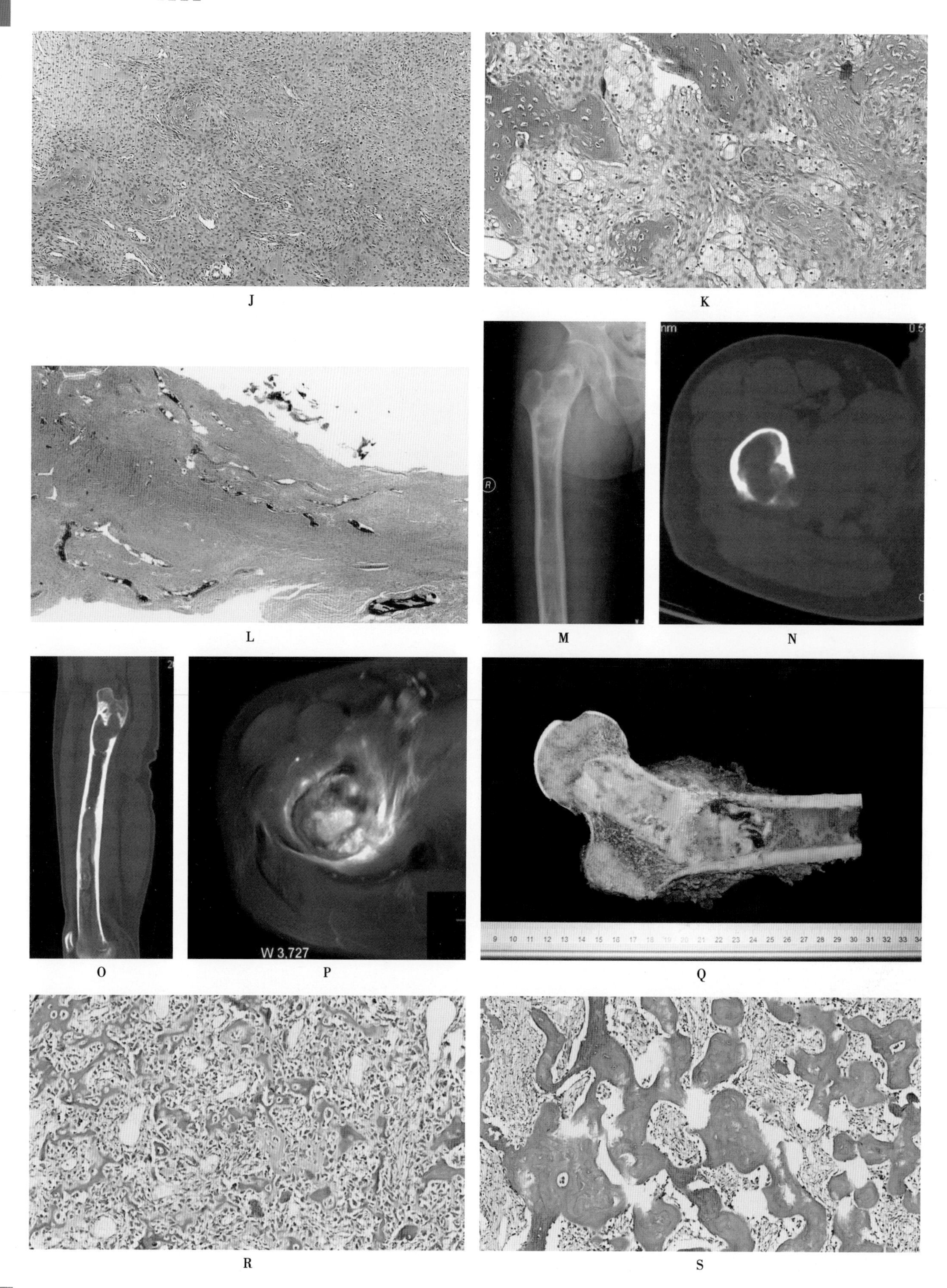
R
W 3,727
9 10 11 12 13 14 15 16 17 18 19 20 21 22 23 24 25 26 27 28 29 30 31 32 33 34

J K L M N O P Q R S

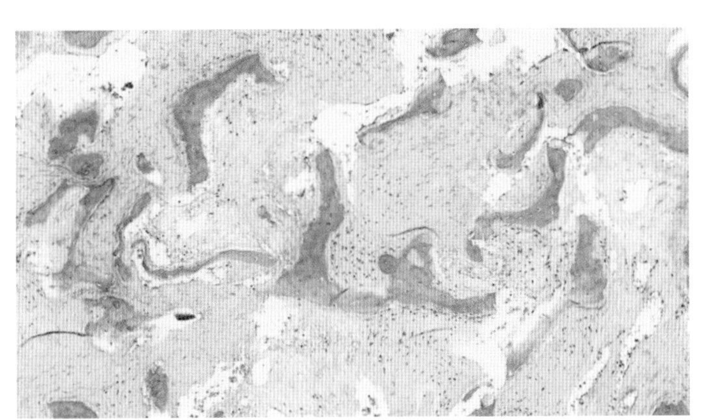
T

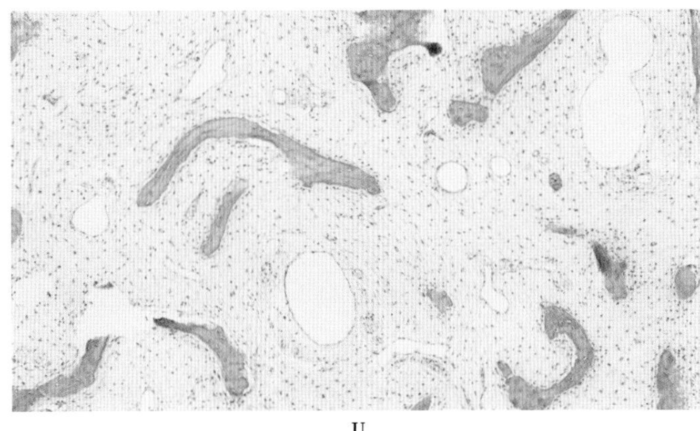
U

图 1-5-12-3　纤维结构不良

A、B. 纤维结构不良的影像学。A. 双侧胫腓骨多发 FD 病例，X 线显示 FD 病变主体位于髓腔、累及皮质，内呈毛玻璃样高密度。B. 股骨近端的“牧羊拐”改变为 FD 的典型影像学表现。C. FD 的大体：位于股骨骨干，切面灰白、实性，切之有砂粒感。D、L. FD 的组织学。D、E. 低倍镜下纤维成骨性病变，成骨区分布不均匀。F. 由温和的短梭形细胞及不规则新生骨组成。G. FD 的短梭形细胞间可出现粉染均质的基质样物。H. FD 中圆形沙砾体样骨。I. FD 中典型的字母“C”形新生骨，被覆骨母细胞不明显。J. FD 中细胞较密集成骨较幼稚的区域。K. FD 中的泡沫样组织细胞。L. FD 伴囊变。M~P. 纤维结构不良恶变的影像学。M. X 线片示股骨中上段多发骨病变，中段病变呈磨玻璃密度，骨皮质轻度变薄。近端病变呈溶骨性，边缘可见硬化，小粗隆区骨皮质破坏。N、O. CT 横断位及矢状位骨窗显示小粗隆处骨皮质明显受侵。P. MRI 横断位脂肪抑制 T1W1(K)可见骨旁软组织肿块影。Q. 纤维结构不良恶变的大体：股骨上段段截标本示大粗隆及股骨头可见周界较清晰灰白质硬区域，部分区域灰黄质软伴皮质破坏。R~U. 纤维结构不良恶变的组织学。R. 股骨上段质软区域镜下呈肉瘤结构，细胞异型性显著伴大量肿瘤性成骨，符合骨肉瘤形态。S. 股骨上段质硬区部分区域可见丰富成骨，细胞较密集，中度异型性，符合骨肉瘤形态。T. 股骨上段质硬区部分区域呈纤维结构不良形态。U. 股骨中段髓腔活检呈纤维结构不良形态

免疫组化：没有有效抗体可以协助诊断。

（三）分子病理

50%~70%的纤维结构不良存在 *GNAS* 基因(20q13)激活性突变，该基因编码 G 蛋白的 α 亚单位。R201H(66%)和 R201C(31%)是最常见的突变形式，Q227L 突变较少见。Gsα 蛋白促进 Wnt/β-catenin 信号传导，抑制末端骨祖细胞的成熟/分化导致肿瘤发生。*GNAS* 基因异常还与 McCune-Albright 综合征和非骨相关的内分泌疾病有关，提示这类疾病源于相同的基因表达谱。目前使用 RCR 联合一代测序或直接进行二代测序可以明确诊断。

【鉴别诊断】

1. 骨性纤维结构不良　患者年龄偏小，多为儿童，绝大多数发生于胫、腓骨，病变位于皮质内，较大者可累及髓腔，常有硬化缘，影像学对两者鉴别较明确。镜下骨性纤维结构不良的新生骨周围骨母细胞较明显，新生骨短而不规则，字母样新生骨少见，绝大多数骨性纤维结构不良病例免疫组化角蛋白染色可见散在阳性梭形细胞，可与 FD 鉴别(详见下一小节)。

2. 髓内高分化骨肉瘤　是一种低级别骨肉瘤，影像学提示为侵袭性病变，内有瘤骨，镜下为梭形肿瘤细胞伴肿瘤骨形成，其梭形细胞具有轻度异型性，类似低级别纤维肉瘤的形态，肿瘤浸润宿主骨生长，部分病例新生骨平行排列，具有方向性。分子检测 MDM2 有助于鉴别。

3. 脂肪硬化性黏液纤维性肿瘤　是一种好发于股骨粗隆间的良性纤维病变，其影像学表现较独特，X 线表现为类卵圆形病灶、边缘明显硬化、内密度不均，有时 MRI 可显示其内部含有脂肪、黏液、纤维条索这三种成分。脂肪硬化性黏液纤维性肿瘤包含多种组织学改变，最常见的是类似纤维结构不良的结构，此外还可出现脂肪瘤样区域、黏液样间质、泡沫状细胞以及 Paget 病样的骨化组织。

4. 单纯性骨囊肿或动脉瘤样骨囊肿　需与纤维结构不良继发囊变鉴别，两者均无实性纤维成骨性区域。

5. 骨化性纤维瘤　发生于颌骨，骨小梁周围有活跃的骨母细胞，成骨较丰富，分布较均匀，多为单发病变，继发改变少见。

6. 非骨化性纤维瘤　好发于长骨干骺端，偏心生长，累及皮质，边缘硬化、呈分叶状，典型者如“葡萄串”样。镜下为梭形细胞肿瘤，类似纤维组织细胞瘤，不伴有成骨。肿瘤周围可以出现反应骨，不应与肿瘤性成骨混淆。

7. 纤维软骨性间叶瘤　该肿瘤好发于青少年，主要见于长骨干骺端、骨盆及椎体。影像学和纤维结构不良完全不相似。镜下三种成分纤维组织增生，分化好的软骨和新生小梁骨与纤维结构不良伴软骨分化时非常相似，但该肿瘤梭形细胞较纤维结构不良中的纤维细胞活跃，有轻度异型性，出现的软骨为骺软骨样软骨，成骨也不会出现扭曲和无序情况，再加之缺乏 GNAS 基因突变，二者不难鉴别。

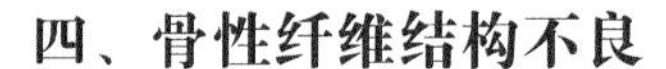

四、骨性纤维结构不良

【定义】

骨性纤维结构不良（osteofibrous dysplasia OFD）是一种儿童期位于长骨皮质的良性纤维骨性病变，特征性的几乎仅累及胫骨和腓骨的前侧，常自限，但有报道个别病例进展为经典釉质瘤。最早该病变被定义为长骨的骨化性纤维瘤，但其与颌骨的骨化性纤维瘤为不同的病变，所以目前不建议使用此名称以免混淆。有研究证实OFD与经典釉质瘤具有相似的基因学改变和免疫组化表达，提示OFD可能是经典釉质瘤的前期病变。

【临床特征】

（一）流行病学

仅占骨原发肿瘤的0.2%，好发于20岁以下的患者，特别是<5岁的儿童，新生儿也可发生，很少见于15岁以上人群。最常表现为单骨受累（绝大多数为胫骨），胫骨皮质的中上1/3是最常受累部位。病变可双侧发生，也可累及同侧或对侧腓骨，同侧腓骨受累为20%，非常少见的受累部位包括尺骨、桡骨和肱骨。沿皮质长轴发展的多灶或较大范围受累并不少见。病变范围较大时可累及髓腔，骨骼成熟后极少发生。病因不清，已有家族性发病报道。

（二）症状

骨性纤维结构不良通常无症状，故其实际发生率可能高于文献报道，常见临床症状为骨弯曲畸形、胫骨前侧的肿胀或疼痛、病理骨折、胫骨假关节等。虽然OFD通常生长缓慢，但少数病例可呈周期性进展，进而累及整个长骨造成弯曲畸形。

（三）影像学特点

X线显示病变可单发或多发，常位于胫骨前侧皮质，沿胫骨长轴方向发展，呈卵圆形、蚓状或串珠样，皮质常变薄，略膨胀，CT、MRI可观察到较大的病变累及髓腔，内部密度/信号不均匀，边缘多硬化，无骨膜反应或软组织肿块，整体边界清晰，可存在骨骼畸形（图1-5-12-4A）。骨扫描显示为浓聚灶。

（四）治疗

以往推荐的外科手术治疗方式现在受到质疑，原因是OFD病例少见、缺少随机性研究、与年龄相关的进展差异以及缺少长期随访研究。有些学者认为手术治疗可减少发生畸形、假关节及残疾的风险，或在出现病理性骨折、希望获得明确诊断以及缓解较严重的症状时需要手术干预。

（五）预后

大部分OFD病例的自然病程是在10岁之前逐步生长，在15岁左右稳定，继而愈合或自限。胫骨的弯曲可能存在数年。手术主要用于畸形或病理骨折的病例，15岁前手术易复发。OFD恶变罕见，目前仅有个别OFD进展为经典釉质瘤的病例报道。

【病理变化】

（一）大体特征

刮除标本为灰黄实性组织，质软或有沙砾感。大块切除标本可见骨膜通常完整，但皮质可变薄或缺损。髓腔病变通常被硬化缘包绕。

（二）镜下特征

1. 组织学特征 OFD镜下为纤维成骨性病变，主要为不规则的编织骨小梁表面衬覆明显的骨母细胞，成骨周围可见温和的梭形细胞和较丰富胶原，间质可稀疏呈黏液样。部分OFD病变可见分带状结构，显示中心区呈纤维为主含有纤细针状或编织状骨，外周多为吻合状骨或层状骨与宿主骨相连。核分裂极少见（图1-5-12-4B～I）。继发改变包括玻璃样变性，出血，出现黄色瘤样结构，囊变和灶状巨细胞聚集。没有软骨或巢状上皮细胞。

2. 免疫组化 OFD中可检出部分散在梭形细胞呈CK阳性表达，但不会出现OFD样釉质瘤中巢/簇状分布的CK阳性细胞的情况，文献报道OFD中CK阳性率达30%～100%不等。单凭HE切片观察组织学，这种散在个别梭形细胞与周围间质纤维细胞难以鉴别。这些CK阳性的梭形细胞还表达CK14，CK19，少部分也表达CK5和CK17。CK阳性率可能与取材是否充分有关，北京积水潭医院总结38例OFD病例中CK阳性率为100%，且高分子量CK表达更强（图1-5-12-4J）。另外，OFD还表达Vimentin，P63，S-100阳性偶见。

（三）分子病理

OFD中存在7、8、12染色体三体畸形，与釉质瘤相似。已检出原癌基因*FOS*和*JUN*表达。OFD中无*GNAS*基因突变，可与纤维结构不良鉴别。部分OFD患者有MET基因胚系突变。

【鉴别诊断】

1. 纤维结构不良 可发生于全身各部位骨，不仅局限于胫腓骨，多发者较为常见，发生于长骨的病变中心位于髓腔，镜下组织形态与OFD非常相似，但FD骨小梁更细长，形态不规则，字母样，周围骨母细胞不明显。无分带结构，免疫组化染色FD的梭形细胞无散在角蛋白阳性细胞。FD患者存在GNAS基因突变。

2. 釉质瘤 好发部位与OFD相同，患者年龄较OFD偏大，年龄大于15岁的患者诊断OFD应谨慎，需考虑釉质瘤可能。多数釉质瘤在影像学上呈侵袭性表现（如虫蚀样边缘、骨外肿块等），可与OFD区别。镜下经典釉质瘤由纤维性间质和明显的上皮细胞巢构成，可同时伴有

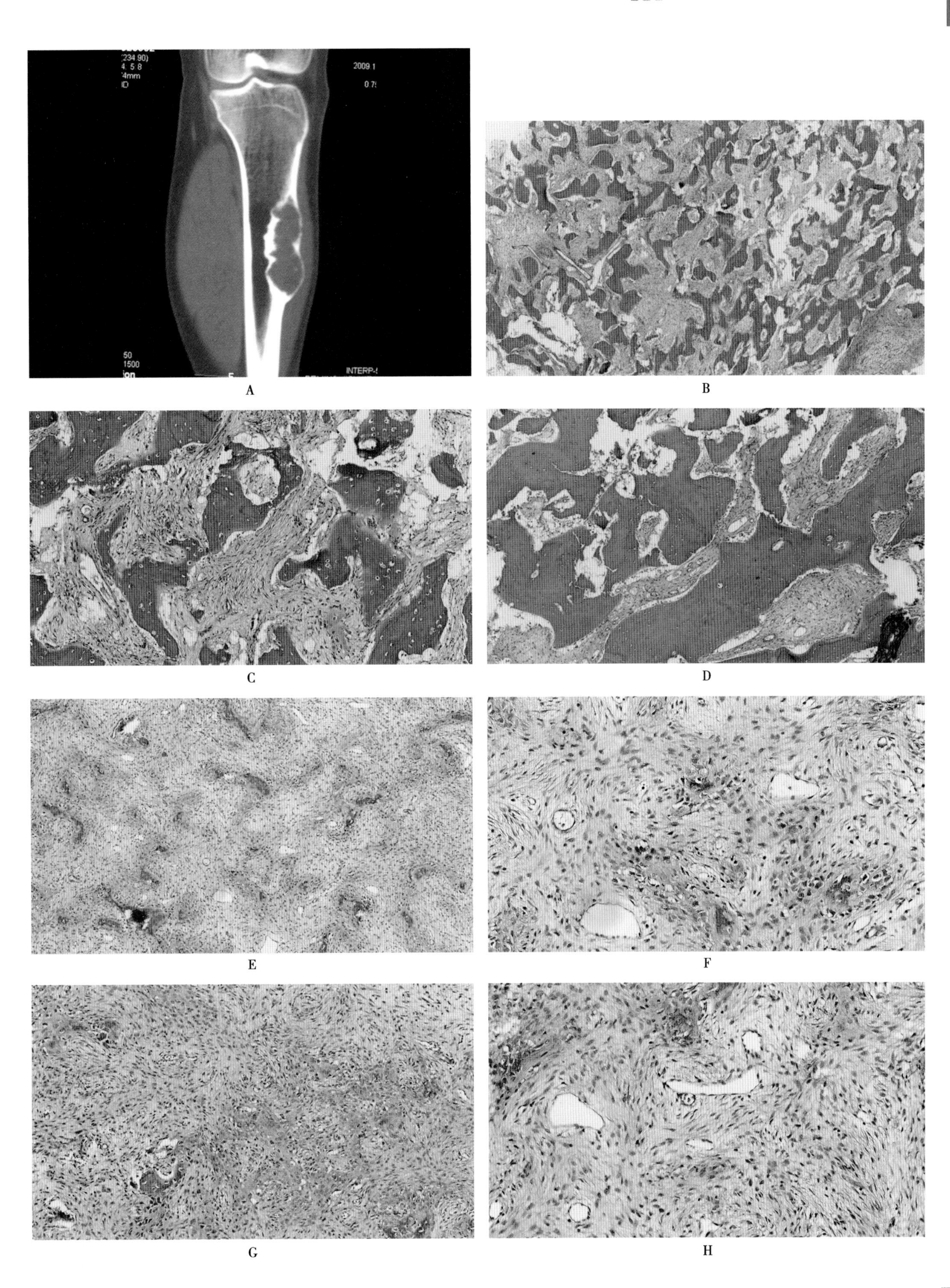

A B C D E F G H

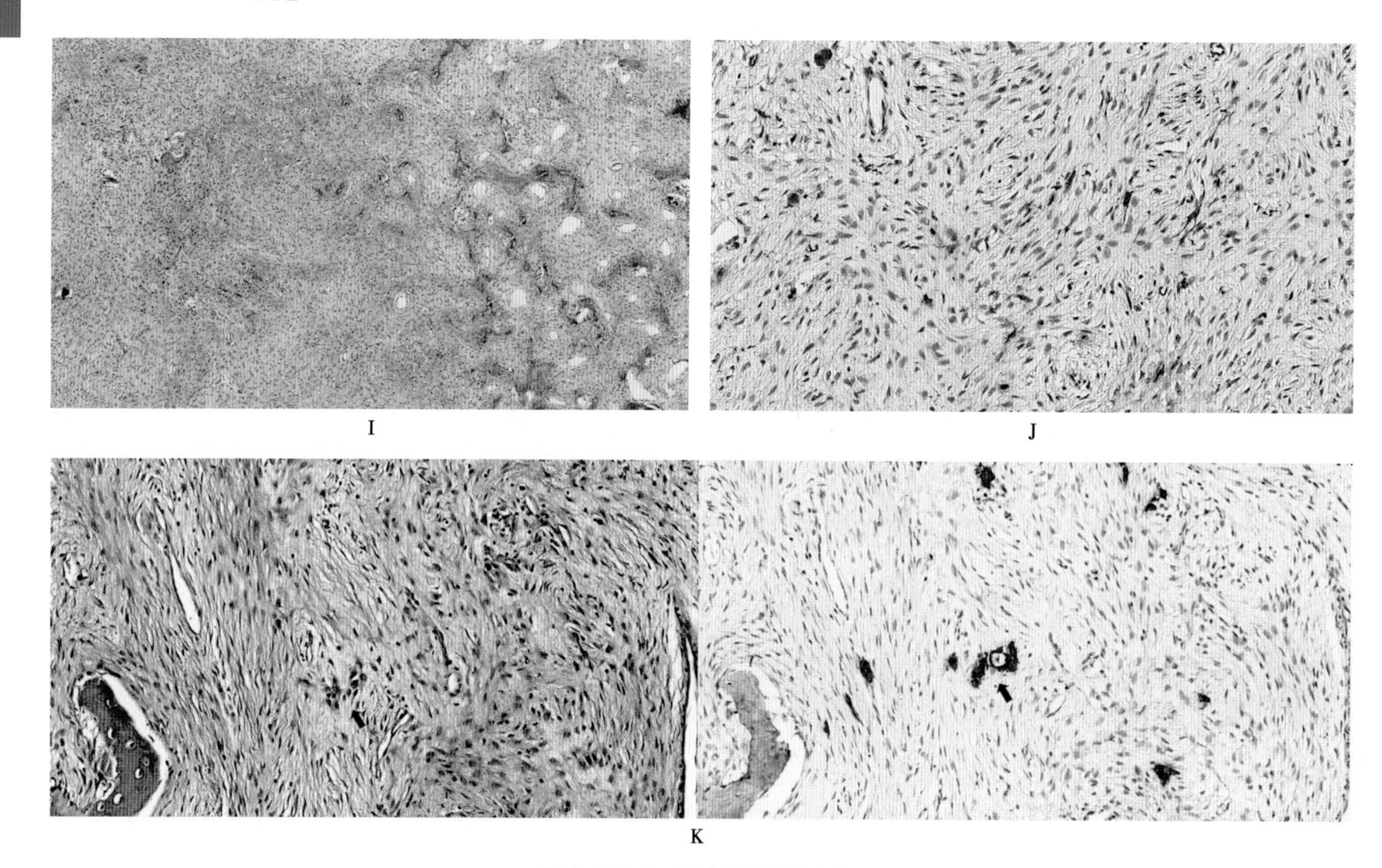

图 1-5-12-4 骨性纤维结构不良

A. 骨性纤维结构不良的影像学:OFD 特征性的发生于胫骨前侧皮质,呈膨胀性改变,可见硬化缘。B~K. 骨性纤维结构不良的组织学及免疫组化。B. OFD 低倍镜下示丰富新生骨,骨小梁形态不规则,黏合线紊乱。C. 高倍镜示新生骨小梁间细胞呈长梭形,较稀疏,可见丰富小血管。D. 有时新生骨小梁分布较规则,或具有排列方向,需于修复性增生鉴别。E. 镜下由温和的梭形细胞及编织状新生骨构成。F、G. OFD 的新生骨表面被覆骨母细胞较明显,呈立方形。G. OFD 的新生骨表面被覆骨母细胞较明显,呈立方形。H. OFD 中梭形细胞形态温和,间质稀疏,且富含薄壁血管。I. 短梭形细胞伴不规则新生骨,本例 OFD 与 FD 形态非常相似。J. OFD 中角蛋白阳性的细胞,细胞呈梭形,散在分布,HE 染色中无法识别,CK5/6 阳性。K. OFD 中出现小巢状 CK 阳性细胞,在 HE 染色切片上可识别,此时应诊断 OFD 样釉质瘤(左图),CK5/6(右图)

OFD 样区域。OFD 行免疫组化染色显示 CK 阳性的细胞呈小巢状或腺样排列时,应诊断为 OFD 样釉质瘤(图 1-5-12-4K)。如上皮巢状结构较大,在 HE 切片上极易识别时,应诊断为经典釉质瘤。

3. 非骨化性纤维瘤 青少年好发,长骨皮质发病,通常无症状,但也可以有疼痛和肿胀,甚至病理骨折。影像学有独特的分叶样结构伴硬化缘特征。镜下见梭形细胞呈车辐状增生伴散在多核巨细胞和泡沫细胞等。

五、釉质瘤

【定义】

釉质瘤(adamantinoma)是一种双相性的低度恶性肿瘤,常呈侵袭性生长,形态多样,最常见的是巢团状的上皮细胞呈基底细胞样排列,间质成分包括相对温和的梭形细胞和纤维骨性成分,后者形成似骨性纤维结构不良样形态。由于组织学类似于颌骨的造釉细胞瘤而命名。釉质瘤内的上皮岛来源不清,有假说认为其可能来源于创伤时上皮细胞的植入,因为几乎所有的釉质瘤都发生于邻近皮肤的骨表面,也有认为其为上皮的胚胎残余。三种亚型分别是纤维结构不良样釉质瘤,经典型釉质瘤,去分化型釉质瘤。

ICD-O 编码 9261/3

【临床特征】

(一)流行病学

1. 发病率 釉质瘤占原发骨肿瘤的 0.4%。

2. 发病年龄 年龄分布 3~86 岁,75% 的发生于 20~30 岁,中位年龄 25~35 岁。最小的年龄组主要发生骨性纤维结构不良样釉质瘤。经典型釉质瘤多发生于 20 岁以上的人群,影像显示软组织或髓腔内侵犯,而 OFD 样型釉质瘤多小于 20 岁,发生于皮质内常见。

3. 性别 男性略多见,男女比例 1.25∶1。偶尔,中年及更高年龄的患者,可进展为去分化釉质瘤。

(二)发病部位

长骨占所有病例的 95%,最好发于胫骨的干骺及骨干的前方，占 85%～90%，胫骨多灶性病变不少见。近 10%的病例常伴有同侧腓骨的单个或多个病变。其他部位偶有报道，如尺骨、桡骨、股骨、肋骨等。

（三）症状

主要症状为无痛性肿胀或有明显疼痛。2/3 的病例有外伤史，1/4 的患者可有病理性骨折。其临床经过漫长，肿胀及影像学异常在诊断前可存在 30 年以上。复发和转移也可以发生在手术很多年后。

（四）影像学特点

典型的釉质瘤表现为胫骨骨干前侧皮质边界清晰，溶骨性分叶状病变（皂泡样），可以从皮质累及髓腔，常纵向发展并出现多灶性溶骨破坏伴硬化，但相比骨性纤维结构不良，其纵向连续性差、横向局灶性发展相对明显。病灶内部密度多较为杂乱，边缘呈小圆形或分叶状（图 1-5-12-5A～C），皮质呈“锯齿状”破坏，可伴有软组织肿块，但是整体常边界仍较清晰。部分病例同骨性纤维结构不良难以鉴别。

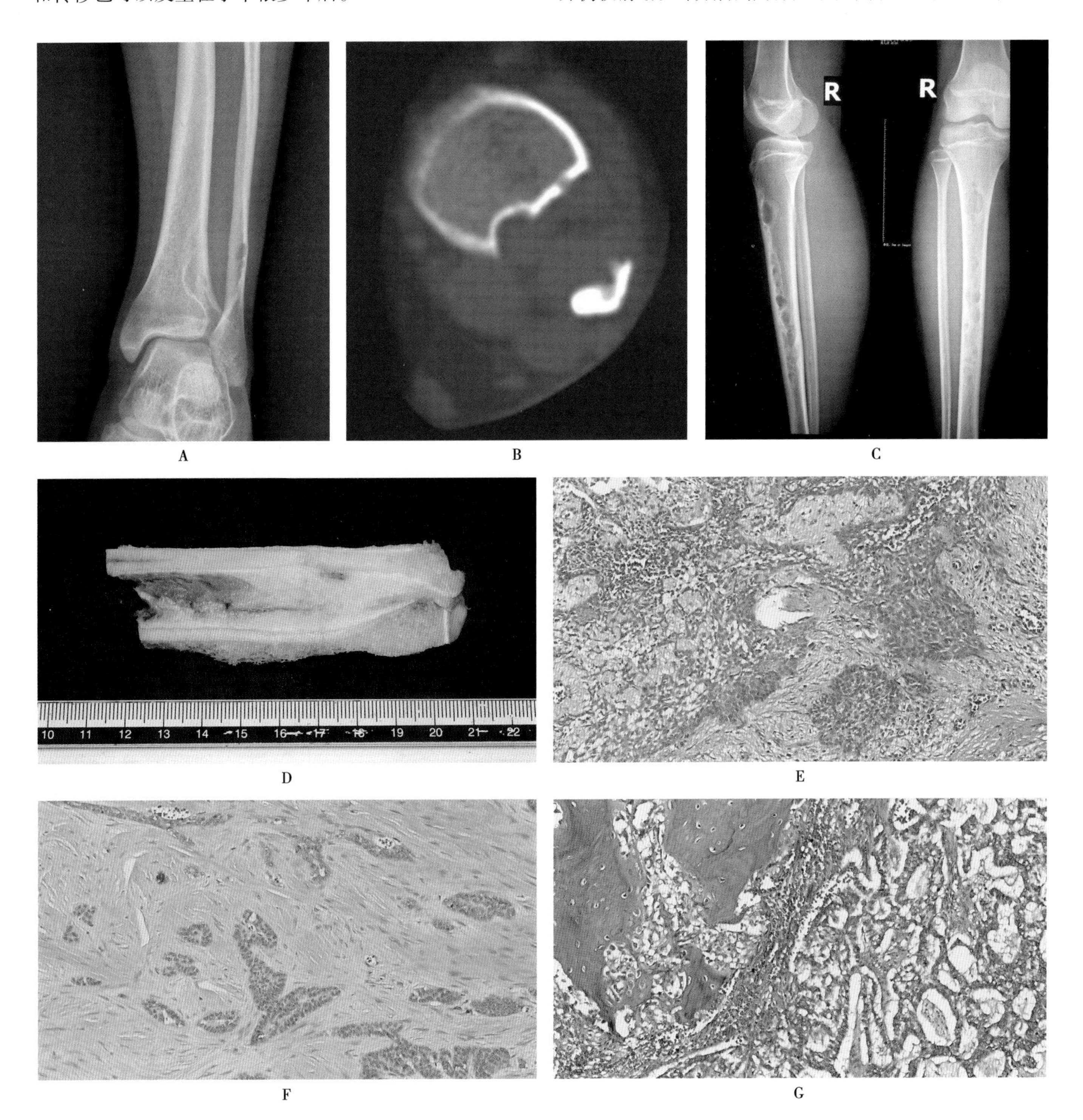

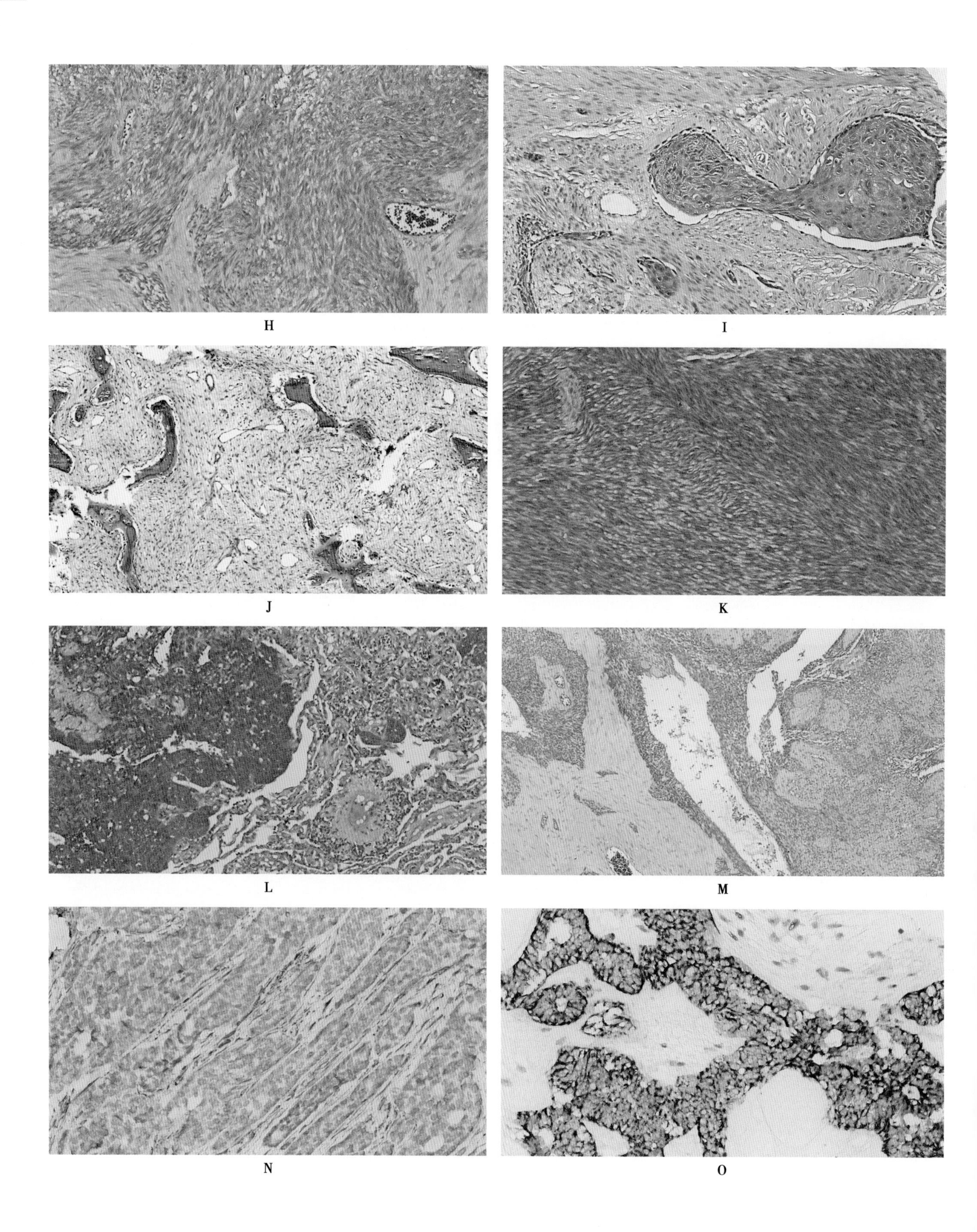
H
I
J
K
L
M
N
O

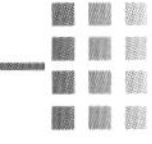

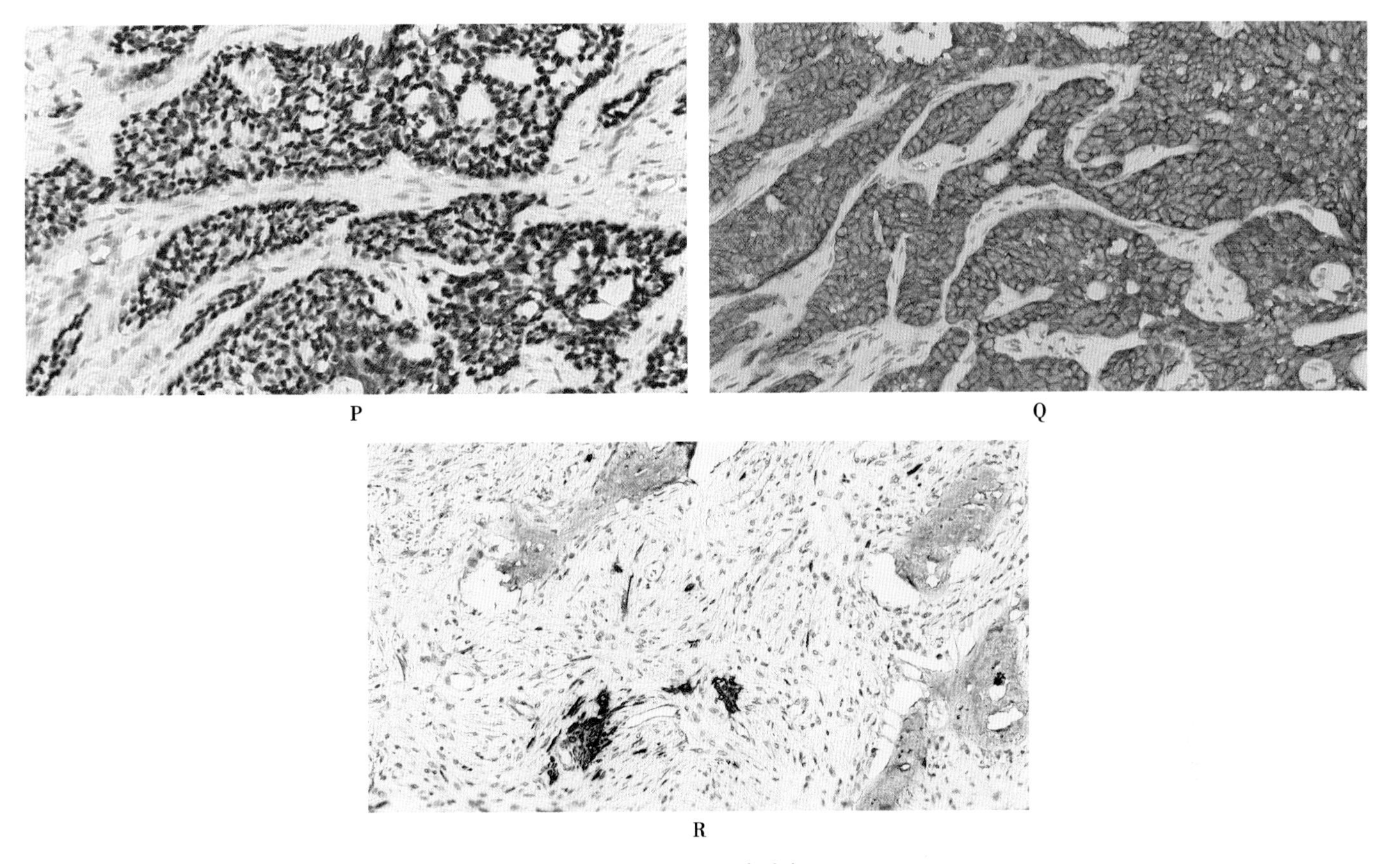

图 1-5-12-5 釉质瘤

A~C. 釉质瘤的影像学。A、B. 经典型釉质瘤。X 线(A)、CT(B)显示胫骨下端外缘皮质局灶性溶骨破坏,边缘硬化。C. 骨性纤维结构不良样釉质瘤。X 线片显示胫骨前侧皮质纵向多灶混合性破坏。D. 经典型釉质瘤的大体:位于皮质内,境界清楚、灰黄色肿物。E~R. 釉质瘤的组织学。E. 釉质瘤,基底细胞样型。F、G. 釉质瘤,管状型,腺样型。H. 釉质瘤,梭形细胞型。I. 釉质瘤,鳞状细胞型,可见角化现象。J. 骨性纤维结构不良样型釉质瘤。纤维-骨性间质内见小的上皮簇。K. 釉质瘤,复发病例中呈单一的梭形细胞型,似滑膜肉瘤。L. 釉质瘤,肺转移的病例中形成的结节。M. 釉质瘤,大的囊腔结构形成。N~Q. 经典型釉质瘤。R. 骨性纤维结构不良样型釉质瘤,纤维骨性间质内小簇状的上皮细胞表达 CK

(五)治疗及预后

经典型更具侵袭性。复发的危险因素为病灶内切除、边缘切除和间室外生长。非根治性手术术后复发率高达 90%。复发与上皮-间质比例升高及更为侵袭性的行为有关。目前认为,男性、年轻女性、疼痛、出现症状时间短和年龄小于 20 岁以及缺乏鳞状上皮细胞分化等因素与复发相关。经典型釉质瘤转移发生率在 12%~29%,通过血道或淋巴道转移至身体其他部位,如肺或邻近的淋巴结,骨及内脏器官少见。转移瘤多是经典型釉质瘤,少数骨性纤维结构不良样型釉质瘤复发后可发生转移,并可演变为经典型釉质瘤。去分化型釉质瘤预后更差。

【病理变化】

(一)大体特征

经典釉质瘤常表现为皮质内,境界清楚、灰黄色、分叶状肿物,切面质韧。可为单个,偶尔多灶性。较小的病变局限于皮质内,灰白色沙砾样(图 1-5-12-5D)。较大的病变显示髓腔内扩展和皮质突破,少数病例可见软组织侵犯。囊性变常见,囊内充满淡黄色或血样液体。

(二)镜下特征

1. 组织学特征 釉质瘤分为三种亚型:经典型、纤维结构不良样型与去分化型。经典型釉质瘤由很容易识别的上皮性结构及骨纤维性成分以不同的比例及排列方式组成。经典型主要包括 4 种形态:①基底细胞样(图 1-5-12-5E):为最常见的形态。由梭形细胞组成,周围由栅栏状排列的基底细胞样细胞围绕;②管状:上皮样细胞形成狭长的索状结构,中央部的细胞缺乏黏附性从而形成管状或腺样结构(图 1-5-12-5F、G);③梭形细胞型:排列成交错的束状结构,形似纤维肉瘤(图 1-5-12-5H);④鳞状细胞型:形似高分化的鳞状上皮癌结构伴或不伴角化现象(图 1-5-12-5I)。最常见前两种形态混合存在,但所有类型皆可同时出现于一个病例中。这四种形态中,骨纤维性成分不明显,由 storiform 排列的梭形细胞构成。编织骨小梁常存在于病变中央或邻近中央,由骨母细胞衬覆,肿瘤周边可见数量不等的编织骨小梁向板层骨的转化。可见泡沫细胞或黏液样变性,偶见肥大细胞或多核巨细胞。核分裂象很少。

骨性纤维结构不良样型(图 1-5-12-5J)酷似骨性纤维结构不良的整体组织学改变,主要为骨纤维性成分,上皮巢不明显,且梭形细胞并没有明显的上皮样分化特点,仅依靠光镜观察有困难。需要免疫组化检测才能发现小群或成簇状分布的上皮细胞。

去分化型釉质瘤常常还可以见到经典釉质瘤区域,而这些区域正逐渐过渡到明显异型增生的高级别恶性肿瘤,这些肿瘤细胞缺乏上皮样细胞分化特点而呈现肉瘤样细胞特点,核分裂象非常活跃,这些高级别恶性区域的肿瘤细胞可以伴有软骨分化、骨形成和透明细胞变性。

复发及转移的病例中更常见梭形细胞成分,形成似滑膜肉瘤或纤维肉瘤样结构(图 1-5-12-5K)。肺转移的病例中形成由梭形细胞及上皮样细胞构成的结节(图 1-5-12-5L)。囊腔结构形成在原发及转移性病灶内均可见到(图 1-5-12-5M)。

2. 免疫组化 经典型釉质瘤中纤维组织 Vimentin 阳性(图 1-5-12-5N),上皮细胞表达角蛋白(图 1-5-12-5O)、Vimentin、CK5/6、EMA、p63(图 1-5-12-5P)及平足蛋白。复发后的梭形细胞成分表达 Vimentin、角蛋白。链特异性角蛋白表达提示基底上皮细胞分化,基底上皮细胞广泛表达 CK5、CK14 和 CK19,同时 CK1、CK13 和 CK17 有不同程度的表达,而 CK8 和 CK18 则不表达。EGF/EGFR 仅表达于上皮性成分(图 1-5-12-5Q),而 FGF2/FGFR1 在两种成分中均有表达。E-、P-、N-cadherin 仅表达于经典型釉质瘤,在骨性纤维结构不良样型釉质瘤中不表达。在骨性纤维结构不良样釉质瘤,纤维骨性间质内小簇状的上皮细胞表达角蛋白(图 1-5-12-5R)。在去分化釉质瘤的去分化区域,上皮样细胞特点可能不明显,但部分肉瘤样改变的肿瘤细胞仍可表达 CK。

(三)分子病理

极少的 OFD 样釉质瘤真正来源于 OFD,且该亚型也很少进展到经典型釉质瘤。而去分化型釉质瘤确实来源于之前存在的釉质瘤。随着分子病理学进展,研究发现在经典型及骨性纤维结构不良样型釉质瘤中均存在染色体数目的异常,主要涉及染色体 7、8、19 和 21 的多倍体,同样的改变在部分 OFD 病变当中也可以存在,证实二者之间有一定联系。而 19 号染色体结构异常仅出现在釉质瘤中,而 OFD 中并未发现。OFD、OFD 样釉质瘤和经典型釉质瘤三者之间的关系曾经被认为是一种肿瘤不同时间段的连续性谱系改变。2019 年,Naser 等人通过对大宗 OFD 样釉质瘤和经典型釉质瘤的全外显子和 RNA 测序,发现二者存在很多不一致的分子特征,包括 BRAF、JAK2、KRAS、TP53 及 EGFR 等基因的突变谱,提出不应把二者视为一种肿瘤的两个亚型,而应当视为完全不同的两种肿瘤。

【鉴别诊断】

1. 良性病变 应与纤维结构不良、骨性纤维结构不良相鉴别,其中的上皮性成分分布方式是鉴别的关键点(详见骨性纤维结构不良)。恶性病变应与转移癌,尤其是伴有成骨性转移的转移灶相鉴别,形态学结合免疫组化有助于鉴别。

2. 滑膜肉瘤 经典型釉质瘤以梭形上皮样细胞增生为主时,镜下可见密集增生的梭形细胞交叉排列,需要与骨内原发的滑膜肉瘤相鉴别。除了影像学有帮助外,免疫组化上皮间叶双向表达不能区分二者,需要完善 TLE1、CD99、Bcl-2、SSYX 等免疫组化检测及 FISH 检测 SS18 基因重排协助鉴别。

3. Ewing 肉瘤 小部分釉质瘤可以表现为酷似 Ewing 肉瘤样改变,细胞小而圆,形态较一致,此时一定要完善免疫组化及 FISH 或 NGS 检测 EWSR1 或 FUS 基因重排协助诊断。

六、朗格汉斯细胞组织细胞增多症

【定义】

朗格汉斯细胞组织细胞增多症(Langerhans cell histiocytosis,LCH)是一种表达朗格汉斯细胞表型的骨髓树突状细胞(MDCs)的克隆性肿瘤增殖。Hand-Schüller-Christian 病是一种慢性的弥散性的 Langerhans 组织细胞增生症,最常见的三联症是尿崩症、突眼和颅骨病变;Letterer-Siwe 病是一种暴发性的全身性 Langerhans 组织细胞增生症,发生于 3 岁以下的儿童,常因肝衰竭而很快致命。

ICD-O 编码 9751/1

【临床特征】

(一)流行病学

LCH 发病率约为 5/100 万,占全部骨肿瘤的比率不足 1%。发病年龄广泛,出生至 80 岁均可发生,但 80%的病例发生于 30 岁以下患者。男性多发,男∶女=1.2∶1,白种人更多见。所有骨均可受累,但最常见于颅骨,特别是颅盖骨。其他常见部位包括股骨、椎体、骨盆及下颌骨。成年人中最常受累的部位是肋骨。LCH 还可累及骨外器官,包括淋巴结、皮肤和肺。单发病例是多发病例的 3~4 倍。LCH 还可以和 Erdheim-Chester 病同时发生。

(二)症状

骨骼系统受累最常见症状是疼痛和肿胀,极少数发生骨折。其他症状因发生部位不同而异,颞骨病变者症状可类似外耳炎或乳突炎。发生在下颌骨的病例可出现牙齿松动和脱落。椎体病变可出现压缩骨折或神经症状。多系统病变的婴幼儿可出现发热、血细胞减少、肝脾肿大和皮肤、骨骼异常。

（三）影像学特点

1. **早期病变**　于 X 线片可表现为侵袭性病变，呈渗透样骨破坏；典型病变表现为骨干或干骺端单发或多发的地图样骨破坏，边缘硬化，局部皮质可被破坏、甚或消失、进而形成骨外软组织肿块，但病变边界清晰、局限，（残存的）骨膜反应呈致密层状（图 1-5-12-6A、B）。MRI 显示病变周围组织明显水肿，增强后，实性成分可明显强化。病灶整体既具有肿瘤特征、又具有炎性病变的特点。随着发展，病变硬化增多、骨膜新生骨增多。成人的 LCH 病灶多位于肋骨、锁骨、骶骨等，呈卵圆形骨质缺损，边缘光滑、可伴有硬化，整体边界清晰。

2. **颅骨病变**　通常为 1~4cm 大小溶骨性病变，边界清晰，因两层骨板破坏不一致，于平片可呈"洞中洞"改变。

3. **脊柱病变**　典型病变表现为受累椎体压缩呈扁平状，常称为"铜钱征"，较特异。

（四）治疗

临床对单发病例可采取手术刮除治疗，对放疗也较敏感。

（五）预后

预后与临床分期密切相关。单发病例或局限性多发病例预后良好，据统计，单发病变存活率>99%，多发危险器官受累的 LCH 死亡率<20%，部分病例可自愈。也有部分病例可以从最初的病灶进展为多发病灶，最常见于下丘脑-垂体受累的婴儿。复发者见于 10%的单发病例和 25%的多发病例。致死病例见于病变弥漫累及内脏者，且诊断时多小于 2 岁。患者年龄是影响预后的主要因素。BRAF600E 突变也与复发密切相关并且提示对一线治疗效果差，对中枢神经系统受累的 LCH 会出现神经退行性改变。

【病理变化】

（一）大体特征

刮除标本常为灰黄或灰红质软组织。

（二）镜下表现

1. **组织学特征**　发生在骨内的朗格汉斯细胞组织细胞增多症，朗格汉斯细胞呈巢状或簇状分布（图 1-5-12-6C~F），弥漫的片状分布少见，如果存在，应怀疑淋巴造血系统恶性肿瘤（图 1-5-12-6G）。诊断重点在于识别朗格汉斯细胞，这种细胞中等大小，细胞边界不清，胞质嗜酸性或透明，核卵圆形，核膜不规则或凹陷，常有核沟，染色质弥漫或在核膜下聚集，朗格汉斯细胞可具有较活跃的核分裂象，每 10 个高倍视野最多达 5~6 个（图 1-5-12-6H）。朗格汉斯细胞常与炎细胞混合存在，包括大量的嗜酸性粒细胞，以及淋巴细胞、中性粒细胞和浆细胞。坏死常见但并不与临床侵袭性病程相关。有时可见破骨细胞样多核巨细胞和充满脂质的组织细胞（图 1-5-12-6I~L）。需要警惕的是，朗格汉斯细胞在早期病变中占主导地位，但在晚期病变中数量会明显减少，而代之以大量泡沫状巨噬细胞和纤维组织。

2. **免疫组化**　朗格汉斯细胞具有特征性的免疫表型：CD1a 和 CD207/Langerin 细胞膜阳性（图 1-5-12-6M、N），S100、CD68 和 HLA-DR 阳性。一般不表达 CD45。BRAF600p. Val600Glu 突变对应的抗体可以呈阳性表达。Ki67 增殖指数可以差异很大，有时不到 10%。少部分病例与滤泡性淋巴瘤、B 或 T 细胞淋巴母细胞白血病相关，是一种转分化现象，往往代表更具侵袭性。

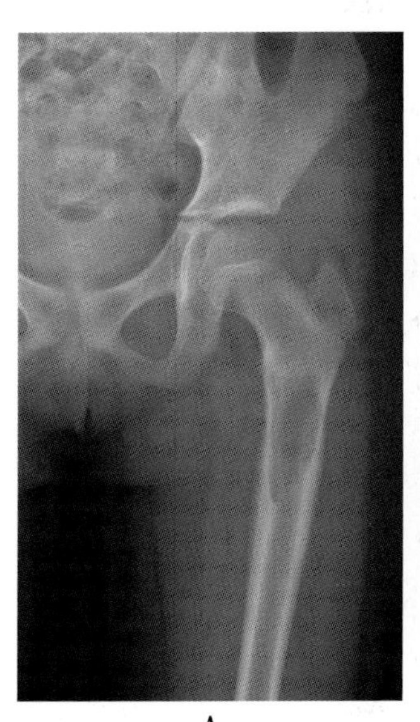

A

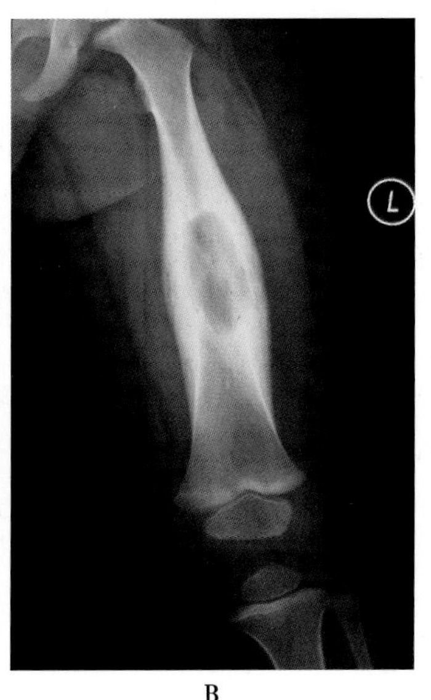

B

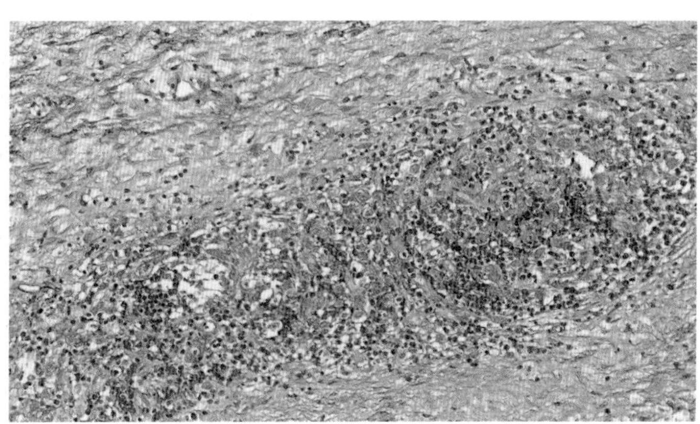

C

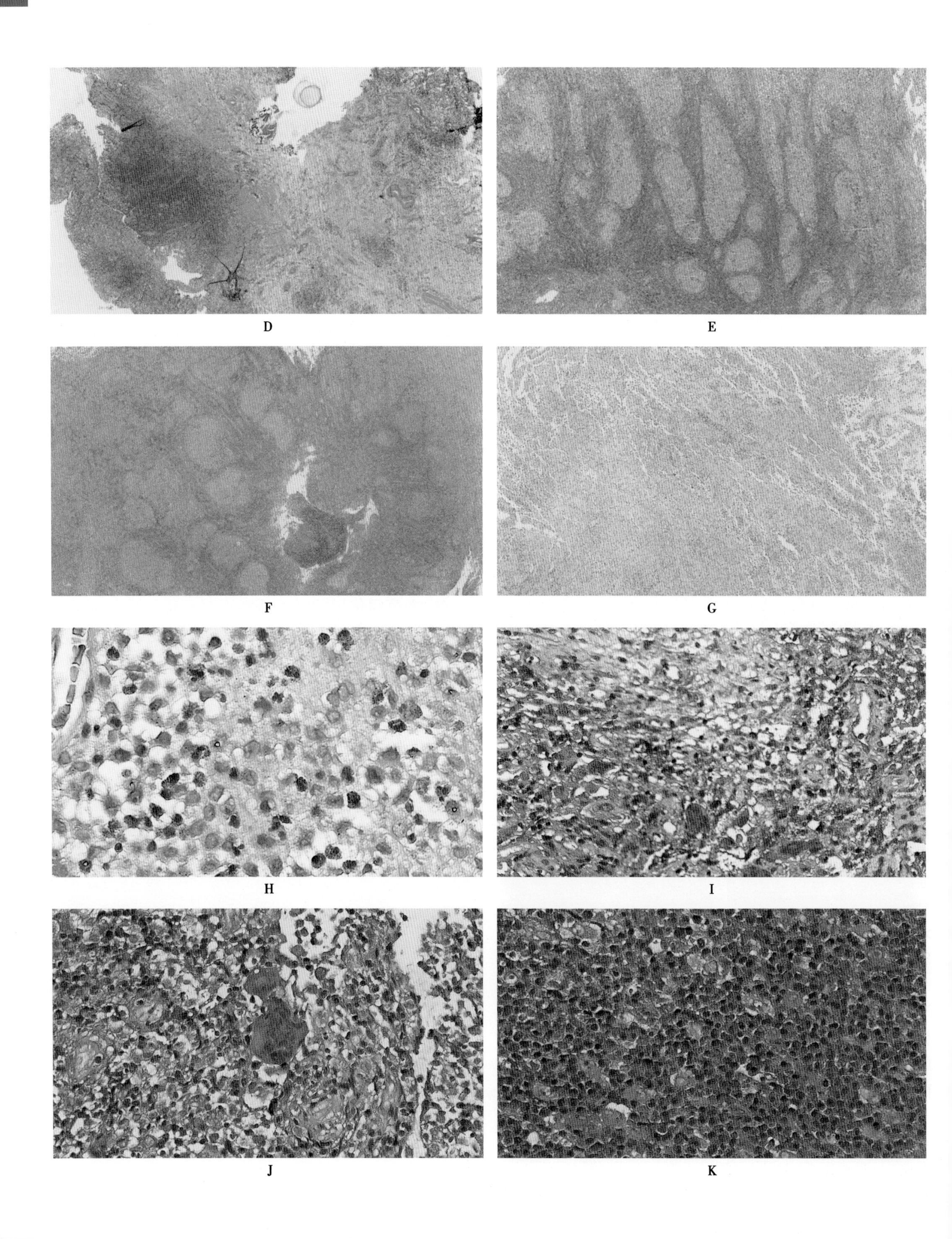
D
E
F
G
H
I
J
K

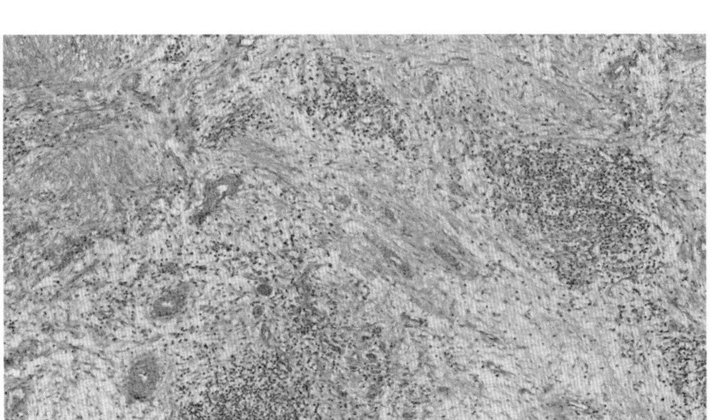

L

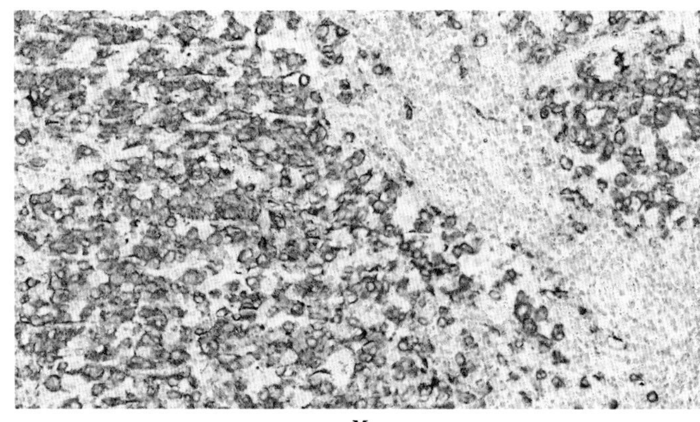

M

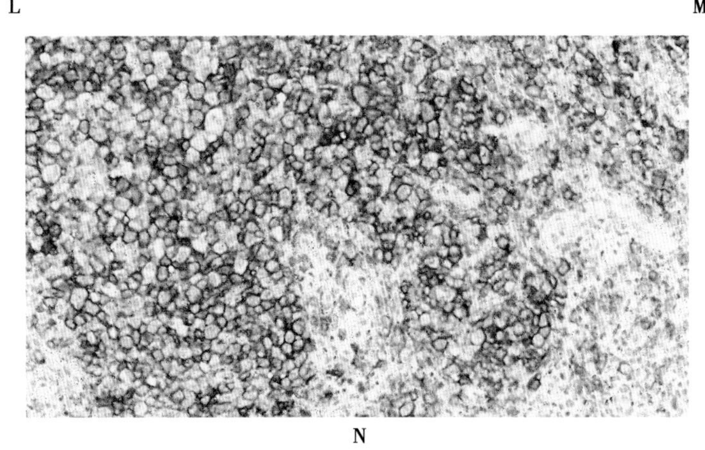

N

图 1-5-12-6　朗格汉斯细胞组织细胞增多症

A、B. 朗格汉斯细胞组织细胞增多症的影像学。A. 发生在股骨近端髓腔内的 LCH 病变呈溶骨性改变，边界清晰，伴有实性骨膜反应。B. 发生在儿童股骨干中段的 LCH，髓腔内密度减低，伴有显著的实性骨膜反应。C～N. 朗格汉斯细胞组织细胞增多症的组织学及免疫组化。C、D. 低倍镜显示增生的朗格汉斯细胞呈巢团状分布伴有显著的嗜酸性粒细胞浸润。E、F. 低倍镜下典型的肉芽肿样结构，浅染区为朗格汉斯肿瘤细胞巢。G. 朗格汉斯肿瘤细胞弥漫增生时，低倍镜下肉芽肿结构不明显。H. 肿瘤性增生的朗格汉斯细胞胞界不清，细胞核中等大小，形态不规则，染色质细腻，可见小核仁，可空泡状核，部分细胞可见核沟。I、J. 肿瘤组织内多核巨细胞常见。K. 嗜酸细胞聚集区。L. 肿瘤组织常见大片反应区伴灶状炎细胞浸润。M. 朗格汉斯细胞具有特征性的免疫表型：CD1a 细胞膜阳性。N. 朗格汉斯细胞具有特征性的免疫表型：CD207/Langerin 细胞膜阳性

（三）分子病理

MAPK 通路活化在 LCH 发病机制中起着重要作用。BRAF 基因是 RAS 原癌基因、RET 原癌基因下游信号分子，其所编码的 B 型有丝分裂原激活蛋白依赖性激酶是促分裂原活化的蛋白激酶信号通路主要成分，这一信号通路对细胞的生长、繁殖与凋亡均有调节作用，一旦该信号通路发生改变可能会促进肿瘤的形成。研究发现，>85%的朗格汉斯细胞组织细胞增多症可见原癌基因 BRAF 体细胞突变，少见的 MAP2K1 基因突变或更罕见的 ARAF、ERBB3、NRAS 和 KRAS 基因突变。基因突变主要通过分子检测手段来验证，针对 BRAF600E 的免疫组化检测虽然阳性率不高，但也是一种补充。另外，大约 30% 的病例会出现克隆性 IGH、IGK 和/或 TR 基因重排。目前还未发现这些基因突变与临床病程相关。

【鉴别诊断】

1. 淋巴造血系统肿瘤　影像学显示其周围组织水肿不明显；肿瘤细胞常弥漫增生，异型性较明显，免疫组化表达相应肿瘤细胞的标记物，不表达 CD1a 和 CD207/Langerin，有些淋巴瘤可能出现 CD1a 灶状阳性，但 CD207 通常为阴性。

2. 骨髓炎　含大量炎细胞及纤维组织反应性增生，常可见死骨，无灶状 CD1a 和 CD207/Langerin 阳性的朗格汉斯细胞。

3. 软骨母细胞瘤　青少年长骨的骺端是好发位置，特征性的软骨母细胞样细胞伴/不伴“格子样”钙化，软骨样基质都是鉴别点。再加之影像学特征和 H3F3B 基因突变检测，鉴别并不困难。

4. 朗格汉斯细胞肉瘤　非常罕见，这是一种高级别恶性肿瘤，临床及影像学常有明确提示，镜下坏死、病理性核分裂象及细胞异型性是主要鉴别点，免疫组化无法鉴别二者。

七、Erdheim-Chester 病

【定义】

Erdheim-Chester 病（ECD 病）一种克隆性系统性组织细胞增生症，常伴炎症和纤维化。可累及骨、软组织、内脏及中枢神经系统。可导致骨硬化及纤维化，重者导致器官衰竭。

ICD-O 编码 9749/3

【临床特征】

（一）流行病学

Erdheim-Chester 病好发于男性（男：女=3：1），发病年龄广泛，18~84 岁均可发生，平均年龄 55 岁。儿童病例少见，与青春期系统性黄色肉芽肿有重叠。远端肢体的长骨最常发生（>90%），其次为腹膜后（58%）或主动脉旁（46%），常为特征性的双侧对称性病变。眼眶、颜面骨、骨盆、肌肉、肺、中枢神经系统、后垂体、脑膜、心脏、皮肤、乳腺、睾丸等部位均可受累。一般不发生于脾、淋巴结及肝脏。

（二）症状

根据病变部位及范围不同，临床表现也不相同，全身表现包括发热、虚弱和体重减轻。发生于下肢者常有骨痛，眼眶病变可致眼球突出，皮肤病变常见眼睑黄色瘤和皮肤丘疹，后腹膜病变可见腹痛和肾盂积水，肺脏病变可致呼吸困难。发生在心血管和中枢神经系统的病变引起相应的心血管改变及神经症状。

（三）实验室检查

患者血脂检查通常正常。

（四）影像学特点

1. X 线 表现较特异，骨 ECD 病呈双侧股骨、胫腓骨（或包括肱骨、尺桡骨等）对称性髓腔硬化改变，常累及骨干、原干骺端区域，后期可累及关节面下区，其硬化表现为内骨膜增生、髓腔广泛条片状硬化（图 1-5-12-7A、B）。除此外，部分患者在硬化基础上，可混合有溶骨性改变。MRI 显示低信号硬化周围伴有水肿信号。骨扫描显示病变部位摄取增多，呈特异性下肢骨或全身骨双侧对称改变。

2. CT 可显示眼眶、硬脑膜，动脉壁及周围、纵隔和后腹膜病变。后腹膜病变沿肾周生长者呈“毛肾”改变。胸部 CT 显示肺内病变呈间质性改变。

（五）治疗

因常伴全身其他症状，治疗方式多样，包括激素治疗，化疗、放疗和局部手术切除。

（六）预后

全身多发病变，特别是累及中枢神经系统和心血管系统的病例预后较差。BRAF 突变不具预后意义，但有指导用药的意义。

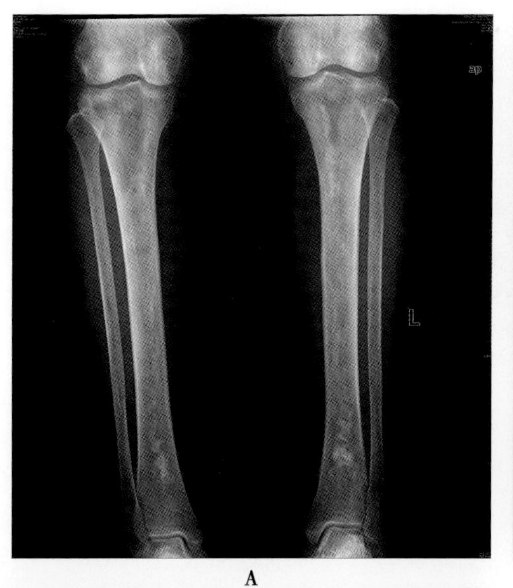

A

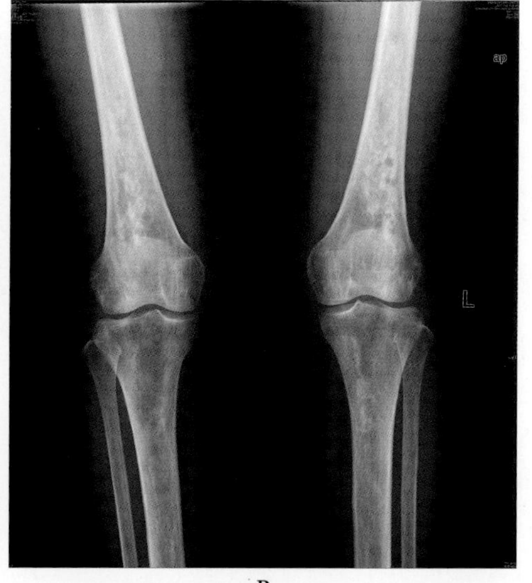

B

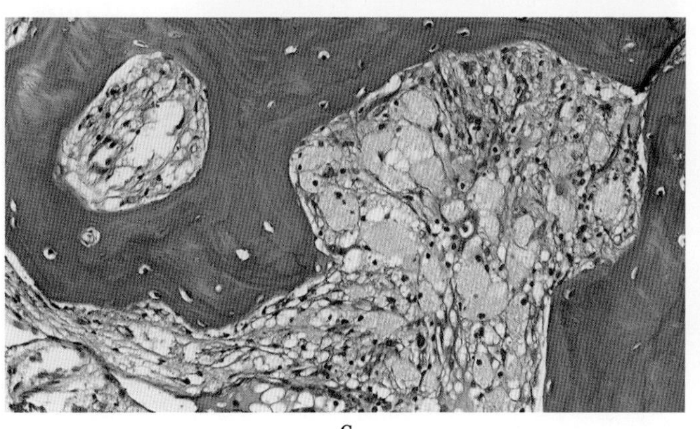

C

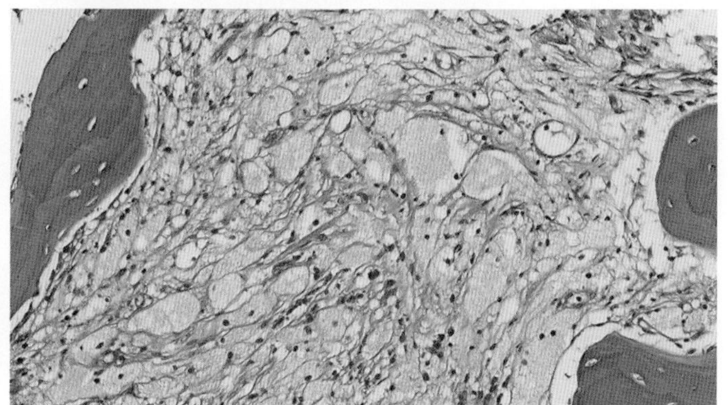

D

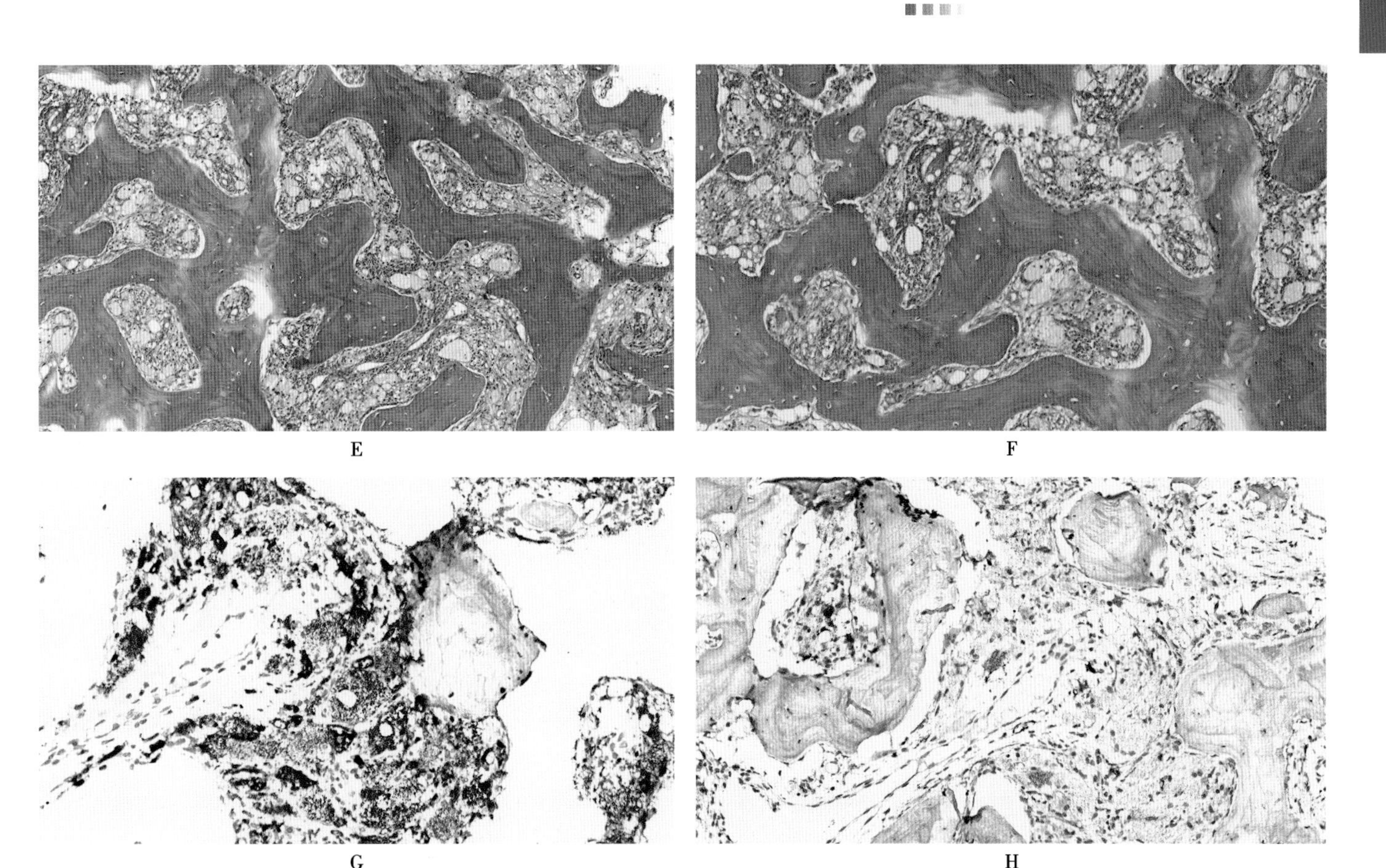

图 1-5-12-7　Erdheim-Chester 病

A、B. Erdheim-Chester 病的影像学：X 线显示双侧股骨、胫腓骨髓腔内广泛硬化，关节面下区（原骺端）受累不明显。C～F. Erdheim-Chester 病的组织学及免疫组化。C、D. 镜下见骨小梁间造血成分消失，充满泡沫样细胞，细胞大小形态较一致，伴少量淋巴细胞。E、F. 骨小梁弥漫增粗，黏合线紊乱，符合影像学的硬化性表现。G、H. Erdheim-Chester 病的免疫组化。G. 泡沫样细胞强表达 CD163。H. 泡沫样细胞可弱表达 S-100

【病理变化】

（一）大体特征

骨内病变常呈致密硬化状，软组织病变质硬，呈金黄色。

（二）镜下特征

1. 组织学特征　病变以泡沫样组织细胞为主，填充骨小梁之间空隙，可伴有反应性纤维组织及散在 Touton 巨细胞、淋巴细胞、浆细胞浸润，有时可见嗜酸性粒细胞（图 1-5-12-7C、D），与黄色肉芽肿形态学类似。纤维化常非常明显，容易误诊为继发反应性改变。宿主骨常见骨硬化改变，表现为骨小梁增粗，黏合线紊乱（图 1-5-12-7E、F）。与朗格汉斯细胞组织细胞增生症可以同时发生。

2. 免疫组织化学　组织细胞表达 CD14，CD68，CD163（图 1-5-12-7G），FⅫa 因子和 fascin，后两者在晚期病变可丢失。S-100 多数阴性，偶尔弱阳性（图 1-5-12-7H），朗格汉斯细胞标记物 CD1a 和 Langerin 阴性。最新研究发现，磷酸化 ERK 和 VE1 可以呈阳性。

（三）分子病理

50%～60%病例会出现 BRAFV600E 突变，此突变可能存在于骨髓前体细胞中，一些患者可能与骨髓增生或骨髓增生异常性肿瘤相关。没有 BRAFV600E 的患者经常有其他突变，包括 ARAF、NRAS、KRAS 或 MAP2K1。另外，PIK3CA 也可能发生突变。

【鉴别诊断】

1. 朗格汉斯细胞组织细胞增多症　发病年龄小，影像学无双侧对称性骨硬化改变；朗格汉斯细胞胞质多嗜酸，而非泡沫样，间质炎细胞丰富，常伴嗜酸性粒细胞，无骨硬化表现，朗格汉斯细胞表达 CD1a 和 Langerin。

2. Rosai-Dorfman 病　影像学无双侧对称性骨硬化改变；灶片状增生的组织细胞体积较大，可见吞噬淋巴细胞、浆细胞或中性粒细胞，体积大的组织细胞 S100 强阳性。

3. 继发反应性增生　一些炎性病变引起的反应性增生中可出现灶状组织细胞，其背景以炎性病变为主，灶状组织细胞常位于炎性纤维化背景中，病变区域的骨小梁没有增生硬化及黏合线紊乱的表现，需结合患者病史综合分析。

4. 黄色瘤　成人黄色瘤常继发于脂质代谢异常疾

病，如家族性高脂血症、糖尿病、甲状腺功能减退、肾病综合征等代谢性疾病，病变常位于皮肤及内脏出现，可累及骨，临床病史及实验室检查有助于鉴别诊断。

八、软骨间叶性错构瘤

【定义】

软骨间叶性错构瘤（chondromesenchymal hamartoma of chest wall）是发生在婴儿胸壁的一种罕见的良性病变，由不同比例的温和梭形细胞、透明软骨、编织骨和出血囊腔构成。

【临床特征】

（一）流行病学

目前本病报道全世界约100例，占原发骨肿瘤的1/3 000。大多数发生于婴儿，也可先天发生，几乎全部在1岁前确诊。少数病例成年后发现，最大者26岁。男∶女=2∶1。最常发生于肋骨的髓腔或骨表面。双侧或多中心病例并不少见。其他少见部位包括脊柱、胸骨和鼻窦。

（二）症状

患者胸壁可以出现一个缓慢生长的包块伴/不伴临床症状，常可触及或偶然发现。病变大者可以引起呼吸窘迫、脊柱侧凸和胸廓畸形。

（三）影像学特点

X线、CT片显示为肋骨膨胀明显，边缘硬化，向胸膜外突起，内部常可见多发钙化或骨化基质伴囊变，囊壁常有钙化或骨化（图1-5-12-8A），还可见液-液平。MRIT1像和T2像显示肿瘤为囊实性、信号混杂。

（四）治疗

无症状者可选择保守治疗并严密随访，2岁以后一般会体积缩小，已有该肿瘤可自愈的报道，要谨慎选择手术治疗。有症状者可手术切除。

（五）预后

外科切除常可治愈。术后并发症包括脊柱侧弯和胸廓畸形，严重者伴发呼吸窘迫可致死。

【病理变化】

（一）大体特征

肿物边界清晰，呈多结节状，体积5～10cm不等，偶有>15cm病例。切面囊实性，囊性区域可见血腔，实性区呈棕红色或由于软骨成分呈灰白色。

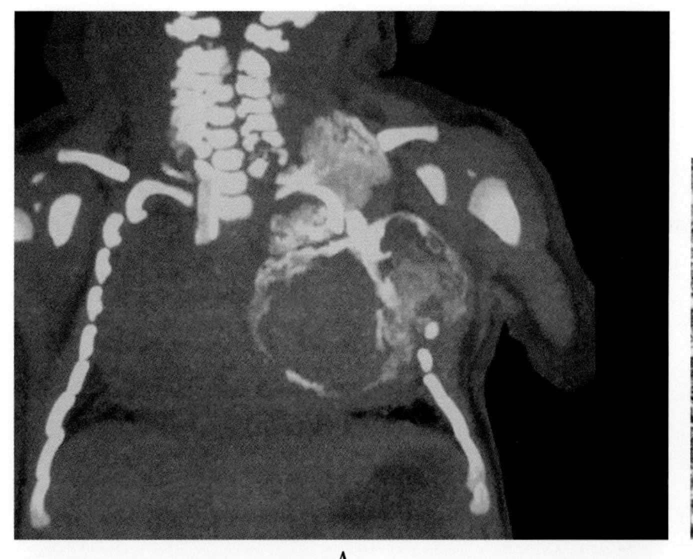

A

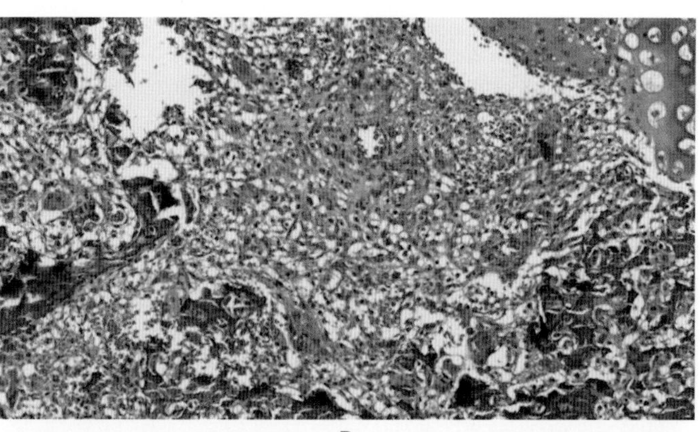

B

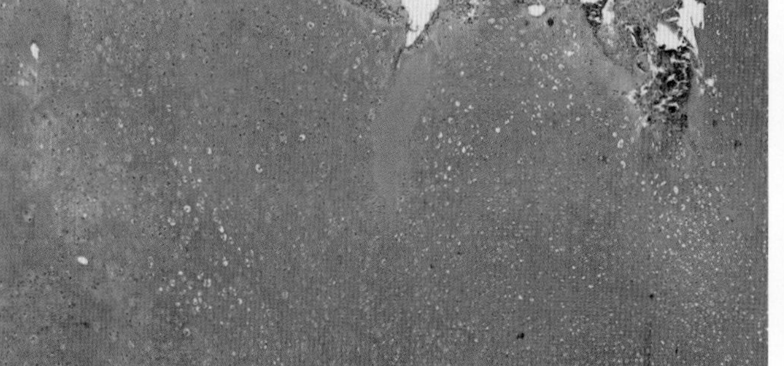

C

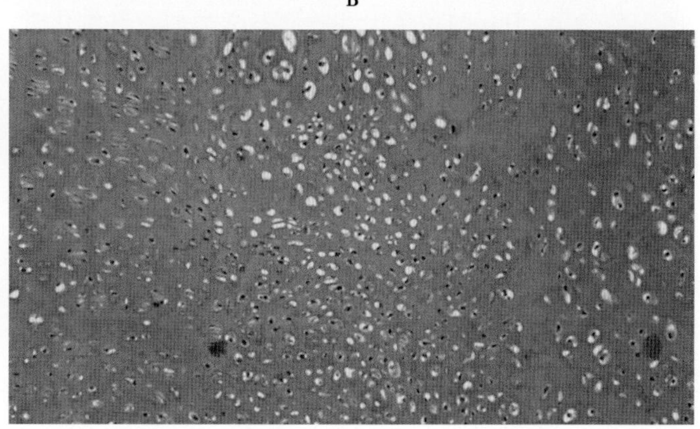

D

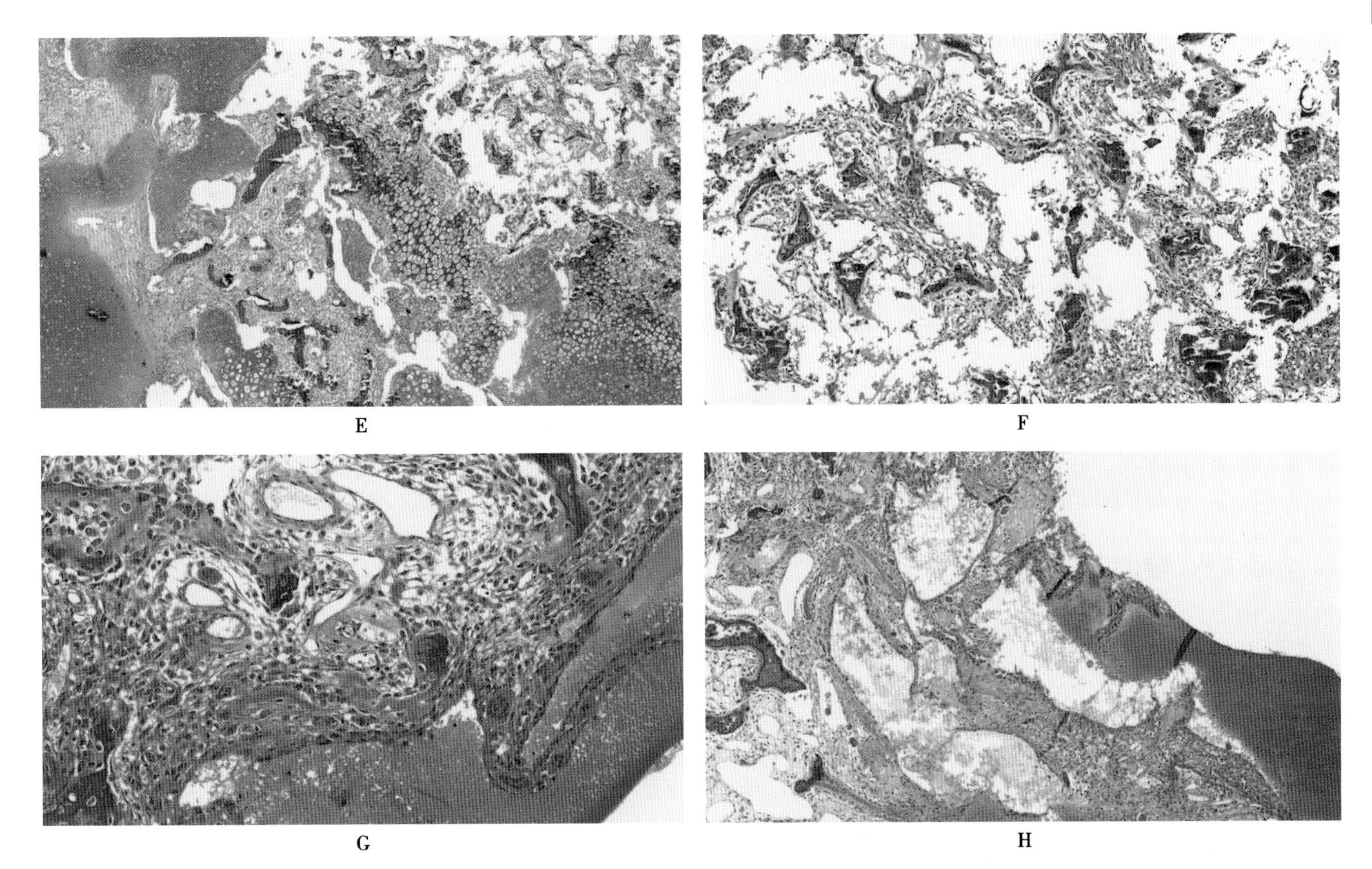

图 1-5-12-8　软骨间叶性错构瘤

A. 软骨间叶性错构瘤的影像学（本病例由北京儿童医院提供），CT 显示患儿左侧肋骨多灶性膨胀性破坏，边缘硬化，内部富含矿化基质。B~F. 软骨间叶性错构瘤的组织学（本病例由北京儿童医院提供）。B. 实性区中的纤维成分。C、D. 软骨成分分化成熟。E、F. 软骨及纤维成分间可见小梁状骨组织。G、H. 囊性区可见类似于动脉瘤样骨囊肿的囊壁样结构

（二）镜下特征

肿瘤实性区由成纤维细胞样细胞及不等量的胶原成分构成，可见编织骨及结节状透明软骨伴/不伴骨化（图 1-5-12-8B~F），这种软骨骨化使人联想到骺板结构。出血囊腔与动脉瘤样骨囊肿相似（图 1-5-12-8G、H），囊壁和间隔中可见增生的纤维组织和反应骨、破骨细胞样多核巨细胞常见，但纤维细胞无明显异型性。

（三）分子病理

目前仅有一例发生于鼻中隔的病例报道存在 t(12;17)(q24.1;q21) 易位。

【鉴别诊断】

1. 内生软骨瘤　好发于手足骨及四肢长骨，影像学无囊性区域；主要成分为分化成熟的结节状软骨，纤维细胞及囊变罕见。

2. 动脉瘤样骨囊肿　累及肋骨者罕见，同时除囊壁分隔外无矿化成分；由充满血液的多房囊腔构成，实性型中可见增生的纤维细胞，无大片软骨成分。

3. 纤维软骨性间叶瘤　好发于青少年，长骨和骨盆是好发位置，镜下有轻度异型性的梭形细胞、骺板样软骨和新生小梁骨需要和胸壁软骨性错构瘤鉴别。发病年龄、位置、影像学和梭形细胞是否有异型性是鉴别重点。免疫组化和分子检测无明显意义。

九、Rosai-Dorfman 病

【定义】

Rosai-Dorfman 病（RDD 病）是一种以组织细胞增生为特征的疾病，特征是有大量 S100 阳性的组织细胞，并且伴有伸入现象。

【临床特征】

（一）流行病学

Rosai-Dorfman 病是好发于淋巴结内的少见病变，>40%的病例累及结外。2%~10%的病例累及骨，原发于骨者很少见。男女发病比例相似，患者年龄 3~56 岁，平均 31 岁。骨原发 RDD 最易累及尺桡骨的干骺端和颅面骨。大部分病例为骨的单发病灶（71%），小部分患者常累及 2 个及以上不同部位的骨。

（二）症状

患者通常出现病变部位疼痛，伴发骨折少见。

（三）影像学特点

影像学常显示为边界清楚的溶骨性改变，内部可有分隔，边缘多无明显硬化，部分病灶呈膨胀性发展或累及皮质，少数病例可出现皮质增厚与骨膜反应，MRI 显示病变周围可伴有组织水肿（图 1-5-12-9A、B）。

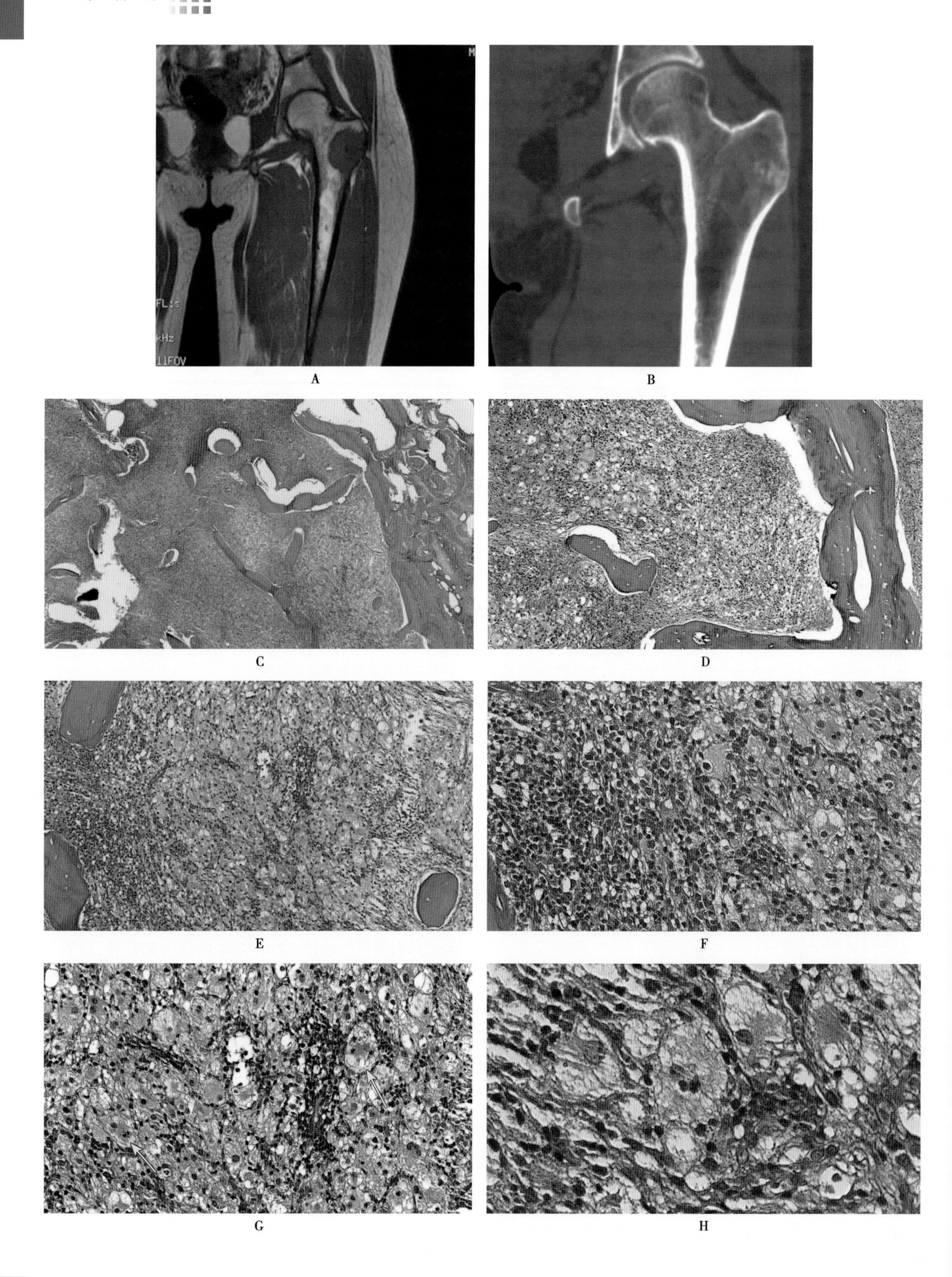

A B C D E F G H

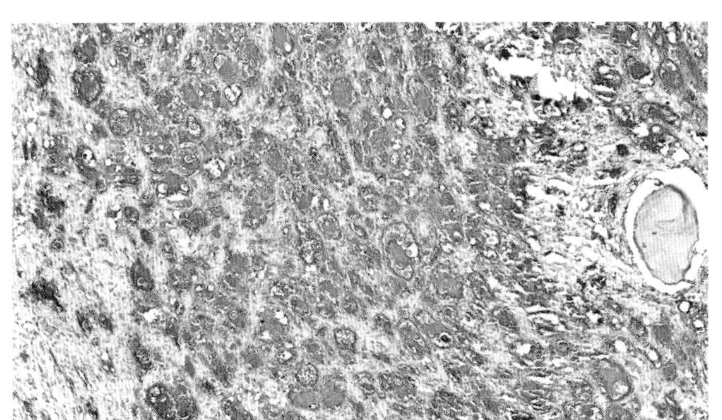
I

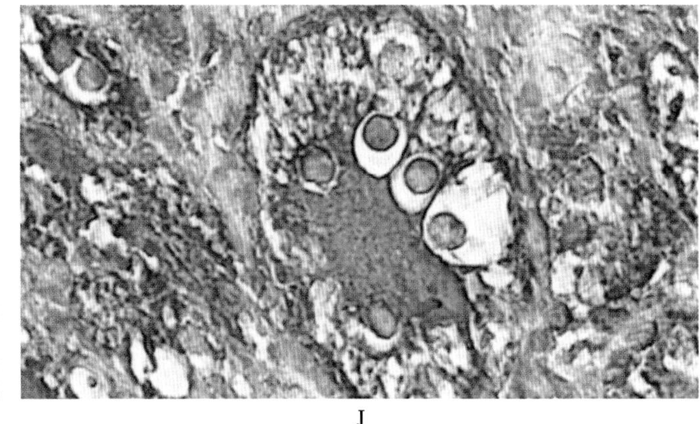
J

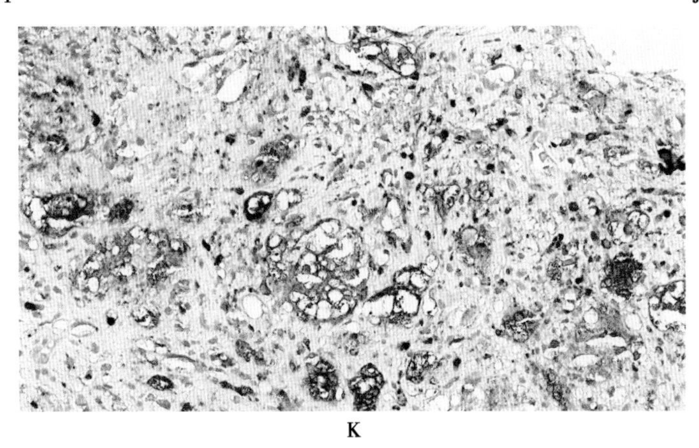
K

图 1-5-12-9 Rosai-Dorfman 病

A、B. Rosai-Dorfman 病的影像学。A. MRI：左侧股骨大转子骨破坏，累及皮质，内部信号较均匀。B. CT：左侧股骨大转子混合性骨破坏，边界清晰，无骨膜反应或骨外软组织肿块。C～K. Rosai-Dorfman 病的组织学及免疫组化。C. 骨小梁间正常造血组织消失，代之以增生纤维组织伴炎细胞浸润，灶片状淡然区为组织细胞聚集区。D、E. 骨小梁间纤维组织增生伴淋巴细胞、浆细胞等炎细胞浸润，灶状增生的泡沫样组织细胞。F. 大量淋巴细胞、浆细胞浸润的区域。G、H. 泡沫样组织细胞，细胞体积较大，可见吞噬现象（→）。I. 泡沫样组织细胞 S-100 强阳性。J. S100 染色显示组织细胞内的吞噬现象。K. 泡沫样组织细胞 CD68 强阳性

（四）治疗

骨内病变可通过手术切除达到局部治愈。

（五）预后

本病预后较好，近 40%的患者伴发骨外病变。

【病理变化】

（一）大体特征

肿瘤直径 1～7cm，大部分<5cm，边界清楚，灰白色，质软或有沙砾感。

（二）镜下特征

1. 组织学特征 病变边界不清呈浸润宿主骨髓腔生长，有时还破坏骨的哈弗斯系统，可能和局部骨吸收有关。由大量特征性的体积较大的组织细胞构成，伴有纤维组织及数量不等的混合性炎症细胞，包括浆细胞（通常含有 Russell 小体）、淋巴细胞、中性粒细胞、泡沫样巨噬细胞和少量嗜酸性粒细胞（图 1-5-12-9C～F），病变内可出现脓肿。体积较大的组织细胞含有丰富的嗜酸性胞质并有明显的吞噬现象（淋巴细胞吞噬现象，图 1-5-12-9G、H），胞质内可吞噬淋巴细胞、浆细胞或嗜酸性粒细胞。这些组织细胞核呈圆形、卵圆形或肾形，染色质细腻或空泡状，核仁明显，可见大核仁。组织细胞数量及分布不均，可能被纤维组织分隔开。

2. 免疫组化特征 体积大的组织细胞表达 S-100（图 1-5-12-9I、J），CD68（图 1-5-12-9K），CD163；不表达 CD1a 和 CD207。

【鉴别诊断】

1. 朗格汉斯细胞组织细胞增多症 青少年好发，以朗格汉斯细胞增生为特征，细胞中等大小，胞质嗜酸或透明，免疫组化表达 CD1a 和 CD207（Langerin）。

2. Erdheim-Chester 病 影像学表现为双侧对称性髓腔硬化，与 Rosai-Dorfman 病截然不同。镜下以体积较一致泡沫样组织细胞增生为特征，可有炎细胞浸润但不显著，无吞噬现象。免疫组化 S-100 阴性或弱阳性。

3. 骨髓炎 临床病史有提示意义，复杂的炎症背景，常有肉芽组织和死骨，未见有明确"伸入"现象的组织细胞，免疫组化结果 S-100 阴性。

4. IgG4 相关硬化性疾病 二者可以并存，应完善免疫组化并仔细寻找 IgG4 阳性的浆细胞，并严格参照 IgG4 相关硬化性疾病临床病理标准进行诊断。

十、脂肪硬化性黏液纤维性肿瘤

【定义】

脂肪硬化性黏液纤维性肿瘤（liposclerosing myxofibrous tumour,LSMFT)是一种良性纤维骨性病变,最早在1986年有Ragsdale和Sweet等提出,定义为一种良性纤维成骨性病变,主要发生在股骨近端,具有特征性的影像学改变或多种组织学形态,此类病变的诊断尚存争议。有学者认为这是纤维结构不良的一种特殊亚型,但缺乏分子方面的证据支持。

【临床特征】

（一）流行病学

LSMFT少见,目前报道的病例年龄范围为15~80岁,好发于30~40岁人群,无性别差异。LSMFT发生的特征性部位为股骨近端,80%~90%为股骨粗隆间区,其他少见部位包括胫骨,肱骨和肋骨。

（二）症状

多为影像学检查偶然发现,少数病例可伴疼痛或发生病理骨折。

（三）影像学特征

LSMFT的X线/CT表现为卵圆形骨破坏,常累及皮质,边缘明显硬化(硬化缘厚)、内部密度不均匀(图1-5-12-10A、B)。MRI显示病变硬化缘厚,内部信号混杂,可含有脂肪、黏液、纤维条索等成分信号。

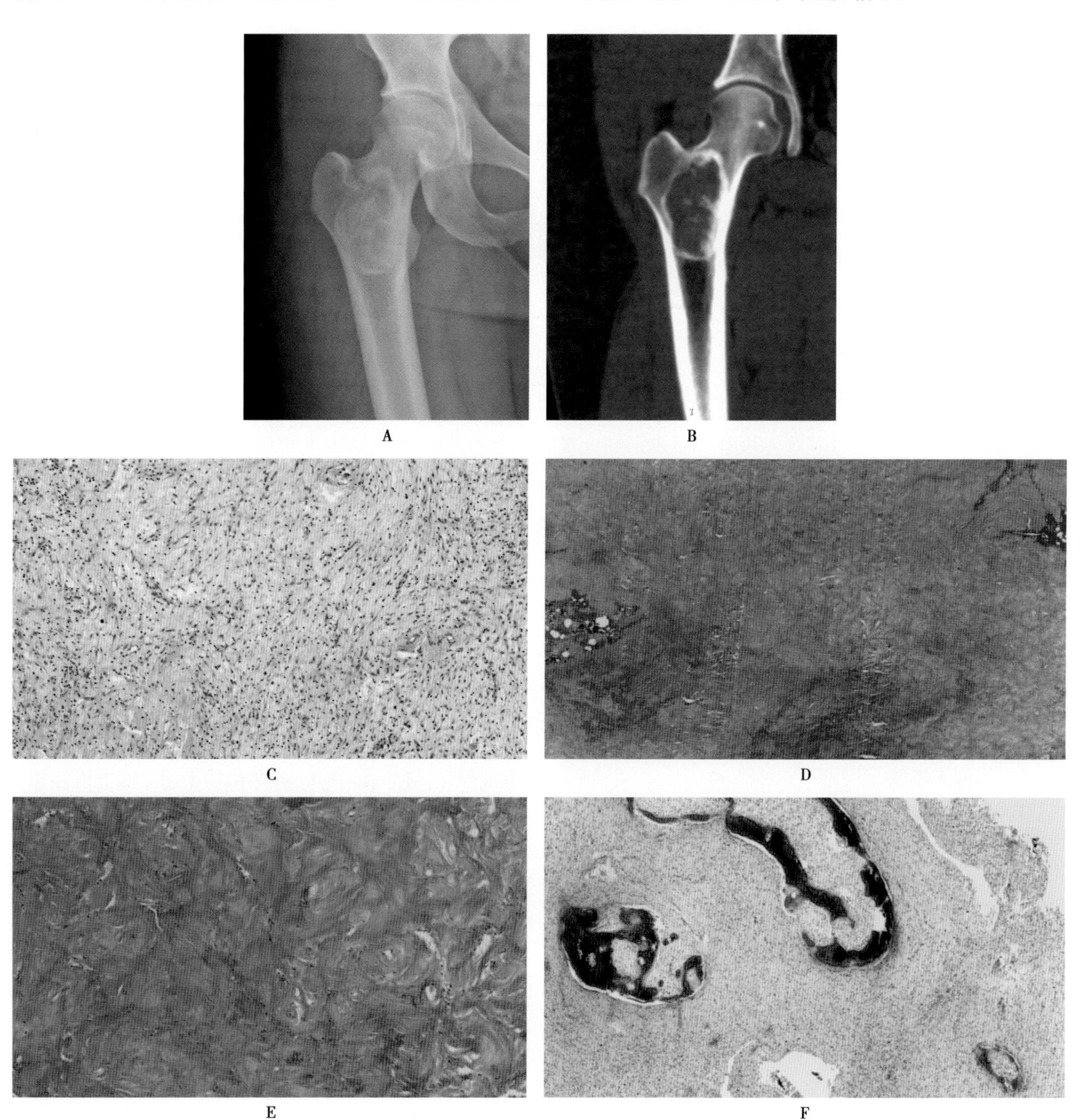

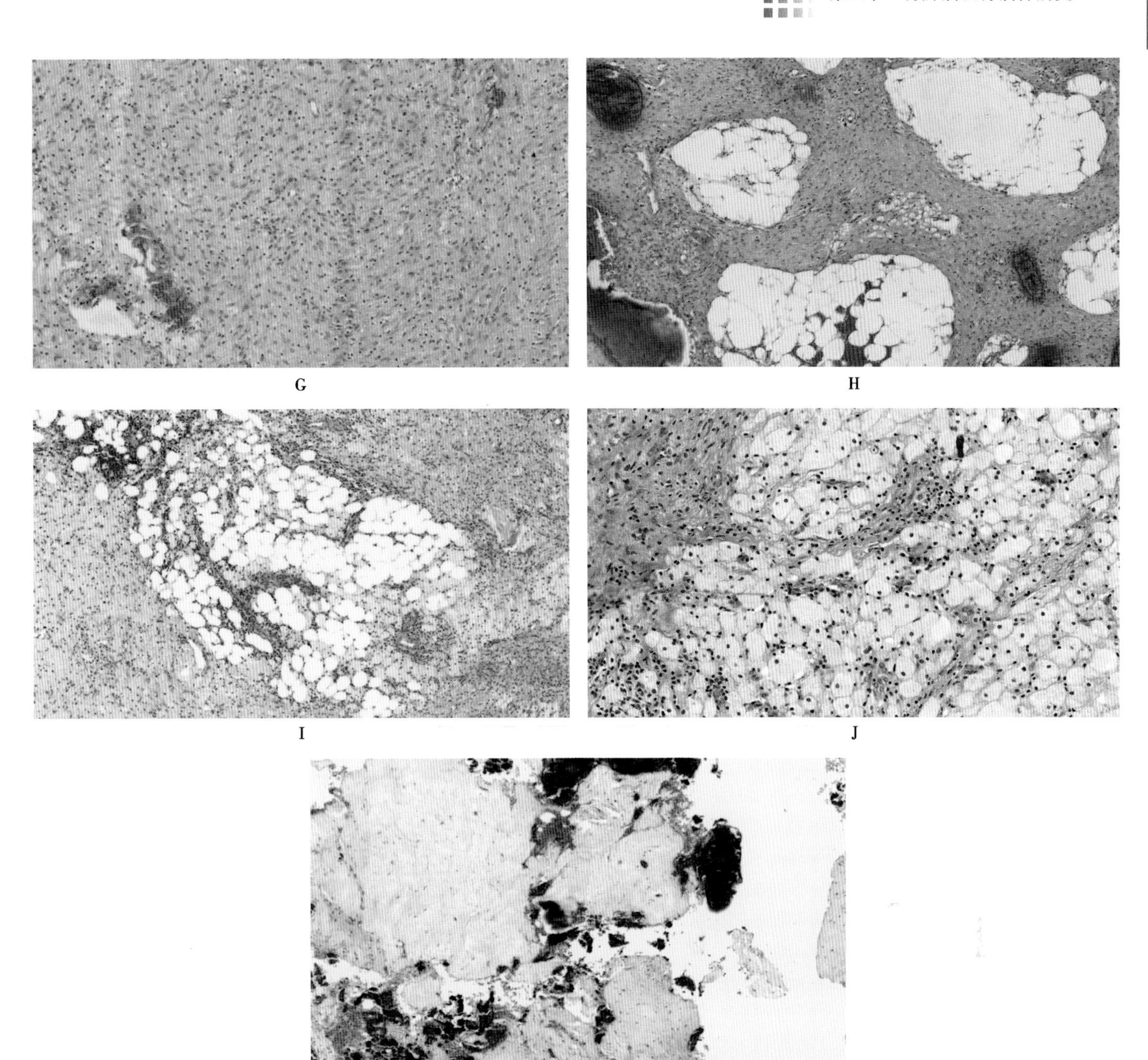

图 1-5-12-10　脂肪硬化性黏液纤维性肿瘤（LSMFT）

A、B. 脂肪硬化性黏液纤维性肿瘤（LSMFT）的影像学。A. 病变位于股骨粗隆间，呈卵圆形，硬化缘厚，内部呈不均匀略高密度。B. CT 显示病变主体位于髓腔，累及下缘皮质，伴有明显增厚的硬化缘。C～K. 脂肪硬化性黏液纤维性肿瘤（LSMFT）的组织学。C. 肿瘤组织中的黏液纤维组织。D、E. 硬化性黏液样间质，散在纤维性细胞。F. 可见类似纤维结构不良样区域。G. 细胞丰富区域，短梭形细胞类似 FD 的梭形细胞。H～I. 增生脂肪组织。J. 灶状泡沫样组织细胞。K. 缺血性钙化

（四）治疗

根据临床症状选择治疗方案，无症状者可暂不治疗，有症状者多采用刮除植骨手术。出现病理骨折的患者需行关节成形术。

（五）预后

LSMFT 患者治疗后预后良好。有报道认为少数 LSMFT 病例（10%）可发生恶性转化，但另外一些学者认为这些病例可能是形态类似 LSMFT 的其他恶性肿瘤。

【病理改变】

（一）大体特征

送检标本多为刮除碎骨组织。

（二）镜下特征

LSMFT 可表现为多种组织形态，这令很多学者认为其是一些良性病变发生外伤或缺血后的改变。常见形态包括细胞稀疏的黏液纤维组织（图 1-5-12-10C～E），缺血性骨化，弯曲的编织状新生骨，某些区域可以酷似纤维结构不良（图 1-5-12-10F、G），还可见不规则的黏合线紊乱

的骨小梁结构(类似 Paget 骨病改变),脂肪瘤样结构(图 1-5-12-10H、I),少数可见软骨。此外还可见到纤维组织骨化、钙化及灶状泡沫样组织细胞(图 1-5-12-10J、K)。以上细胞均无明显异型性。

【鉴别诊断】

1. **纤维结构不良** 为纤维成骨性病变,新生骨呈编织状,被覆骨母细胞不明显,特征性的骨小梁为字母样形状,可单骨或多骨发生。如同时伴有皮肤色素沉着及内分泌症状称为 McCune-Albright 综合征。患者通常为偶然发现,但也可出现疼痛或病理骨折症状。FD 在股骨近端也较为常见,影像学为髓内边界清楚的膨胀性病变,可为溶骨性表现,也可为硬化性表现,典型者呈毛玻璃样改变,可有"牧羊拐"样改变。有些学者认为 LSMFT 是 FD 的特殊形态亚型,可能与外伤有关,还有学者发现 LSMFT 也可伴有 GNAS-α 突变,类似 FD,提示 LSMFT 与 FD 为同类病变。

2. **骨内脂肪瘤** 骨内脂肪瘤少见,可伴有疼痛症状或偶然发现。下肢多发,跟骨最常见。股骨也可受累。影像学显示其主体为脂肪密度或信号,部分可伴有钙化或囊变。镜下以脂肪瘤形态为主,早期主要为成熟脂肪细胞,晚期可能出现灶状脂肪坏死、囊腔及营养不良性钙化。LSMFT 与脂肪瘤晚期改变相似,但除脂肪瘤成分外,还伴有纤维黏液组织等其他多种组织形态。

3. **非骨化纤维瘤** 非骨化纤维瘤是青少年较常见的良性纤维性病变,最常见部位为股骨远端和胫骨近端,影像学显示为纵向分布、偏向皮质的、分叶状骨破坏,硬化缘相对略薄。镜下主要为纤维组织呈席纹样排列,常可见多核巨细胞。LSMFT 具有发病年龄较大,好发部位为股骨近端等特点,可与非骨化纤维瘤鉴别。

4. **纤维软骨性间叶瘤** 好发于青少年,主要见于长骨干骺端、骨盆及椎体。影像学有一定提示意义。镜下三种成分,纤维组织增生,分化好的软骨和新生小梁骨与纤维结构不良伴软骨分化时非常相似,但该肿瘤梭形细胞有轻度异型性通常较活跃,软骨为骺软骨样软骨,成骨也可以酷似纤维结构不良样新生骨。

十一、纤维软骨性间叶瘤

【定义】

纤维软骨性间叶瘤(fibrocartilaginous mesenchymoma, FM)是一种局部侵袭性肿瘤,由有轻度异型性的梭形细胞、酷似骺软骨的结节状透明软骨和小梁骨构成。

ICD-O 编码 8990/1

【临床特征】

(一)流行病学

FM 非常少见,迄今国外文献共报道 FM 34 例,患者发病年龄 3 个月~27 岁,平均年龄 13.1 岁,男性多于女性(男:女=1.75:1)。该瘤在 1984 年,由 Dahlin 和 Bertoni 率先报道,最初被认为是一种低度恶性肿瘤,后发现其预后良好,目前认为是一种交界性肿瘤。肿瘤好发于长骨干骺端,其次为髂骨和趾骨、椎体、肋骨、跖骨。

(二)症状

多为影像学检查偶然发现,少数病例可伴疼痛或发生病理骨折(图 1-5-12-11A)。

(三)影像学特征

FM 表现为良性侵袭性或低度恶性影像学表现,平片和 CT 主要显示溶骨性膨胀性改变伴有钙化,皮质骨变薄甚至破坏,出现软组织包块(图 1-5-12-11B,C)。MR 显示 T1 低信号,T2 高信号(图 1-5-12-11D)。

(四)治疗

手术治疗为首选。

(五)预后

预后好,没有转移致命的报道。切除不净,可以复发。即使切除不清,患者也可以长期存活。

【病理改变】

(一)大体特征

灰白质中或质韧的纤维组织,其间有半透明淡蓝色质脆的软骨结节散在分布(图 1-5-12-11E)。

(二)镜下特征

1. **组织学特征** 肿瘤边界欠清,无包膜,肿瘤与周围脂肪纤维结缔组织呈穿插性生长。镜下主要包含三种成分:①长梭形的细胞呈束状或交织状排列,部分区域细胞密集,细胞核有轻度非典型性,但增殖活性低下,核分裂象罕见,部分区域细胞可以较稀疏,胶原化明显(图 1-5-12-11F,G)。②分化趋向成熟的软骨结节散在分布,与梭形细胞紧密相连,关系密切,并常有骨化,其中部分结节内软骨细胞呈柱状平行排列,类似骺板或骨软骨瘤的软骨帽结构(图 1-5-12-11H,I,J,K)。③FM 中新生骨呈小梁状或片状,周围可见骨母细胞被覆(图 1-5-12-11L)。

2. **免疫组化** 免疫组化没有帮助。

(三)分子病理

没有发现 IDH1 和 IDH2 突变。没有 MDM2 扩增,也不存在 GNAS 突变。

【鉴别诊断】

1. **纤维软骨性结构不良** 又名纤维结构不良伴软骨分化,是在典型的纤维结构不良中出现数量多少不等的成熟软骨岛,并伴有软骨化骨与周围典型的 FD 结构相移行,青少年好发,常位于长骨干骺端,约占 FD 总数的 8%。FM 和 FCD 的临床症状、影像学和病理特征极其相似,鉴别困难,目前文献中争论的焦点在于 FM 和 FCD 是否来源相同,均为 FD 的一种亚型。二者存在诸多不同之处。FCD 中纤维细胞分布稀疏,形态温和,无异型性,细胞核呈短梭形。而 FM 中梭形细胞纤细并呈波浪状排列密集,有轻度非典型性。50%~70%的 FD 有 GNAS 第 8 或第 9 外显子点突变,FM 没有该突变。

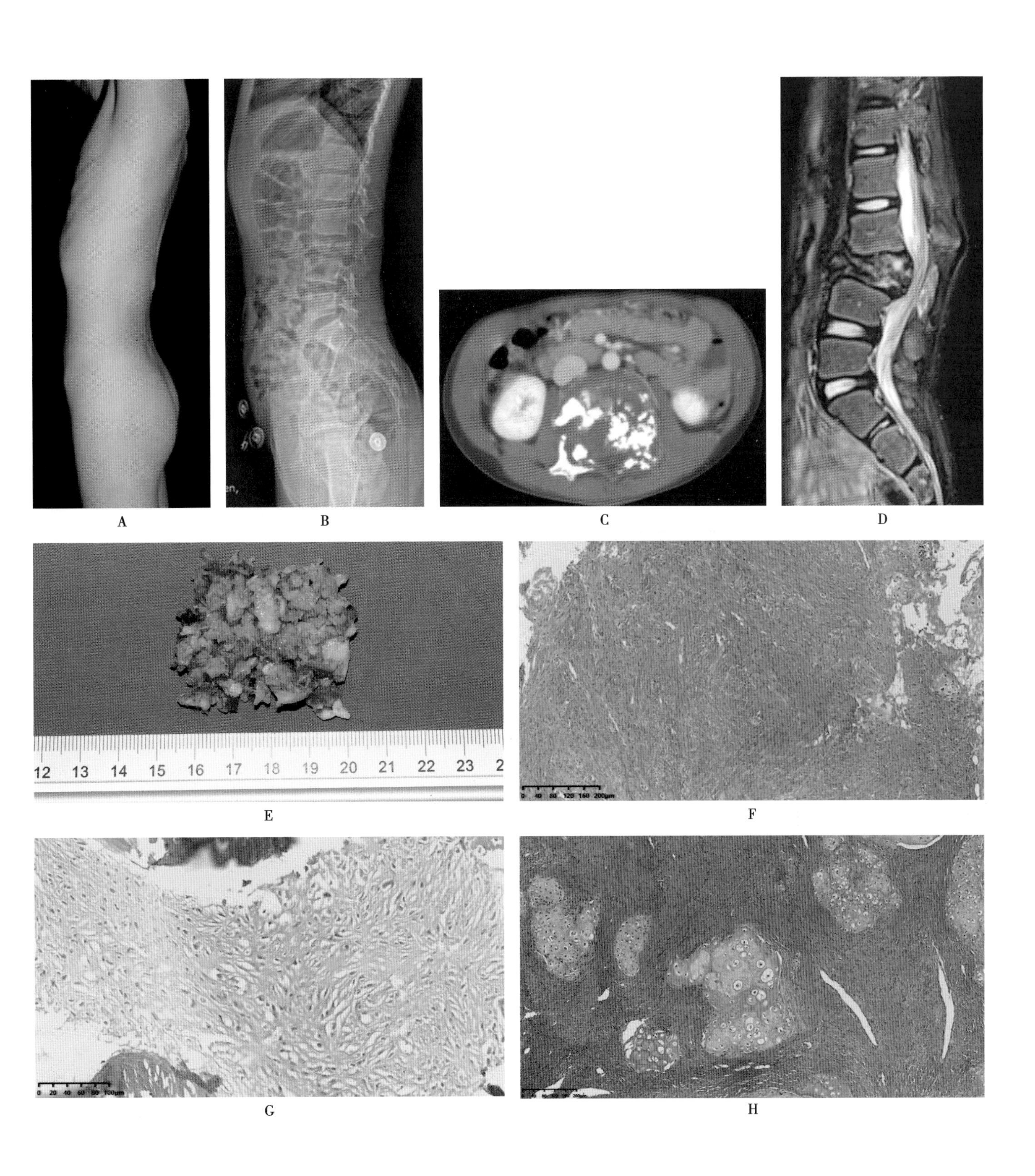

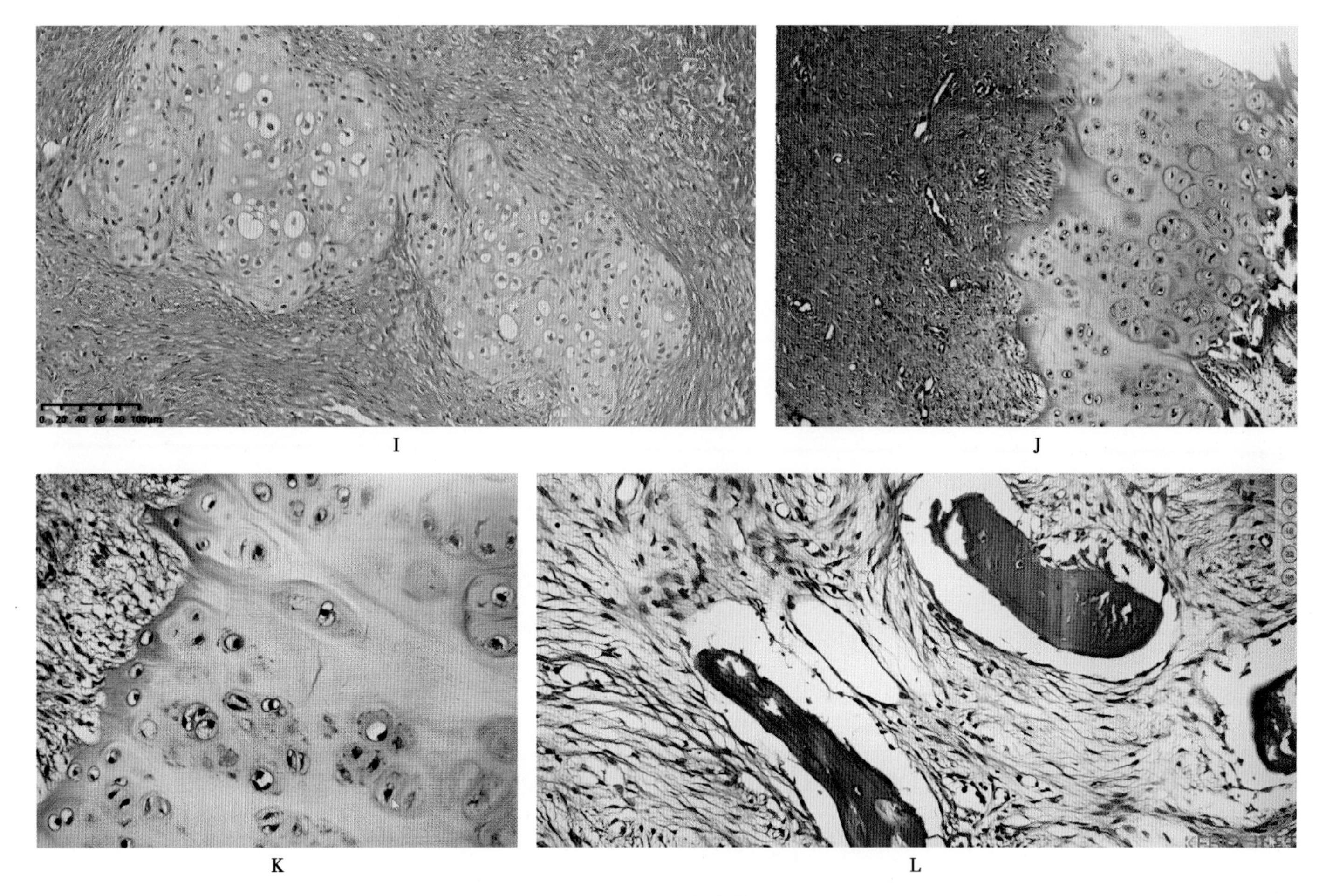

图 1-5-12-11 纤维软骨性间叶瘤

A. 体位像显示腰部骨性突起怀疑骨折。B. X 线侧位片示 L3 椎体呈薄片样、膨胀性改变，内有多发高密度。C. CT 增强后软组织窗横断面图示病灶累及椎体及附件、边界尚清晰，内有多发钙化，增强后强化不明显。D. MR 增强后 T1 矢状面图示 L3 椎体呈薄片样、前后存在低信号软组织成分，增强后，强化不均，局部明显强化；后方附件为膨胀性破坏，呈混杂性脂肪抑制后 T2 高信号，增强后，强化较明显。E. 灰白质中的纤维样碎组织，其内可见似软骨样结节。F. 梭形细胞增生伴丰富胶原组织。G. 梭形细胞有轻度异型性。H. 分化好较成熟的软骨结节。I. 软骨细胞无明显异型性。J. 软骨细胞柱状排列呈骺软骨样特点。K. 高倍镜下观察，软骨细胞分化成熟，骺软骨样。L. 新生小梁骨较成熟，骨母细胞不明显

2. 去分化软骨肉瘤 发病年龄较 FM 大，多为中老年，部位以肩三角、骨三角和胸肋部多见，肿瘤由分化好的软骨与高度间变的肉瘤两种成分构成，肉瘤多为纤维肉瘤、骨肉瘤和未分化肉瘤等高级别恶性肿瘤，两种成分界限清晰，转化突然。约 87% 的去分化软骨肉瘤有 IDH1 或 IDH2 基因第 4 外显子 R132H 点突变[8]。FM 组织形态中不存在高级别肉瘤成分且未检测到 IDH1 或 IDH2 突变，可以鉴别；

3. 低级别中心性骨肉瘤 多为 20~30 岁的成年人，80% 位于长骨干骺端，镜下梭形细胞增生活跃并伴大量胶原生成，浸润宿主骨及骨髓，类似纤维瘤病，细胞仅有轻度异型性，核分裂象可达 1~2 个/10HPF。肿瘤性骨样基质为另一重要成分，14% 的病例可呈字母状结构，类似 FD，极少数病例有软骨灶，但无骺板样软骨形成。90% 以上的低级别中心性骨肉瘤存在 MDM2 基因扩增，FD 和 FM 均不能检测到。

4. 婴儿胸壁错构瘤 病变发生于胎儿期，一般在出生后一年内被发现，仅 1 例在诊断时已 26 岁，为起自肋骨的非肿瘤性间叶组织增生性病变，大体呈囊实性，镜下实性区主要成分为分化成熟的透明软骨，部分区域可类似软骨母细胞瘤，囊性区呈典型的动脉瘤样骨囊肿特征。

（田萌萌　宫丽华　丁宜）

第十三节　未分化多形性肉瘤

【定义】

未分化多形性肉瘤(undefferentiated pleomorphic sarcoma,UPS)是一种高级别的恶性肿瘤,肿瘤细胞呈弥漫的多形性,缺乏分化特点,属于一种排除性诊断。

ICD-O 编码 8802/3

【临床特征】

(一)流行病学

骨内的 UPS 是一种少见肿瘤,占骨原发恶性肿瘤的 2%。男性略多见。诊断年龄广泛,从 10 岁到 80 岁均可发生,年龄大于 40 岁较多见,只有 10%~15%的病例发生于小于 20 岁。未分化高级别多形性肉瘤可为原发肿瘤也可继发于其他骨病变,诸如继发于 Paget 病、骨梗死或放疗后。继发性 UPS 占全部 UPS 的 28%。骨干髓腔狭窄伴发 UPS 已被证实是一种常染色体显性遗传疾病。一组病例回顾发现 35%的骨干髓腔狭窄患者可伴发 UPS,该病表现为弥漫的髓腔狭窄、内侧骨皮质增厚、干骺端条纹状影及遍布长骨的散在梗死及硬化。

原发 UPS 常累及下肢长骨,膝关节周围是其最常见发病部位。在长骨中,最常累及股骨(30%~45%),其次是胫骨和肱骨。90%长骨干骺端中心起病,常可侵及骨端。在躯干骨中,骨盆最常受累。几乎所有的 UPS 均为孤立性病变,偶可同时累及股骨远端和胫骨近端。

(二)症状

大部分患者表现为疼痛和肿胀,病程为 1 周~3 年(平均 7~9 个月)。少数情况下,以病理性骨折为首发症状,尤其是负重骨。

(三)影像学特征

影像学表现缺乏特异性。主要表现为侵袭性溶骨病变,呈虫蚀样、渗透样和/或部分地图样破坏,内部密度/信号不均匀,常可见液化坏死区,边缘可有部分硬化缘,局部皮质破坏、消失,有时可见骨膜反应,常可见骨外软组织肿块,整体边界不清(图 1-5-13-1A、B)。继发于 Paget 病、骨梗死等疾病的 UPS 在影像学检查中常可发现原发灶的影像特征。

(四)治疗

通常采用化疗协同完整大块切除手术。

(五)预后

UPS 是一种高度恶性肿瘤,常见转移,特别是肺转移(35%~50%),淋巴结转移率为 4%。化疗后肿瘤的坏死程度是重要的预后指标。目前,病变局限且接受正规治疗的患者 5 年总生存率为 50%~67%。继发性 UPS 预后整体较差。切除不完整和肿瘤细胞是否部分表达肌源性标记物与预后无关。

【病理变化】

(一)大体特征

大体表现没有明显特征,棕黄或灰白,质地可软可硬。灰黄区常见出血、坏死。肿瘤边界不规则,常见皮质破坏和软组织浸润(图 1-5-13-1C)。

(二)镜下特征

1. 组织学特征　UPS 具有显著的异质性,肿瘤细胞可以为有明显异型性的梭形细胞,多角形细胞或胞质丰富的上皮样细胞,多核巨细胞呈车辐状,束状交错排列伴炎细胞浸润。肿瘤细胞核分裂及病理核分裂多见,坏死常见。其中,梭形细胞区域类似高级别纤维肉瘤(图 1-5-13-1D~M)。骨的 UPS 是一种排除性诊断,需充分取材除外骨肉瘤(后者局部出现肿瘤性成骨)和其他组织来源肿瘤如平滑肌肉瘤、横纹肌肉瘤等。UPS 肿瘤浸润软组织的周边区域可见灶性软骨、骨样基质或新生骨应视为骨膜反应性成骨,而非肿瘤性成骨和软骨。

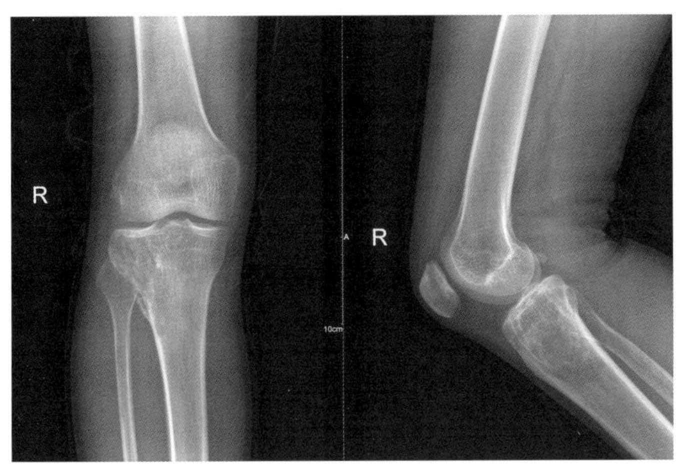

A

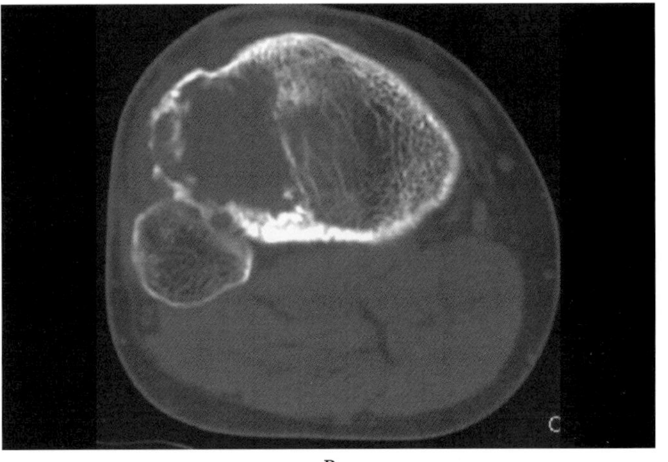

B

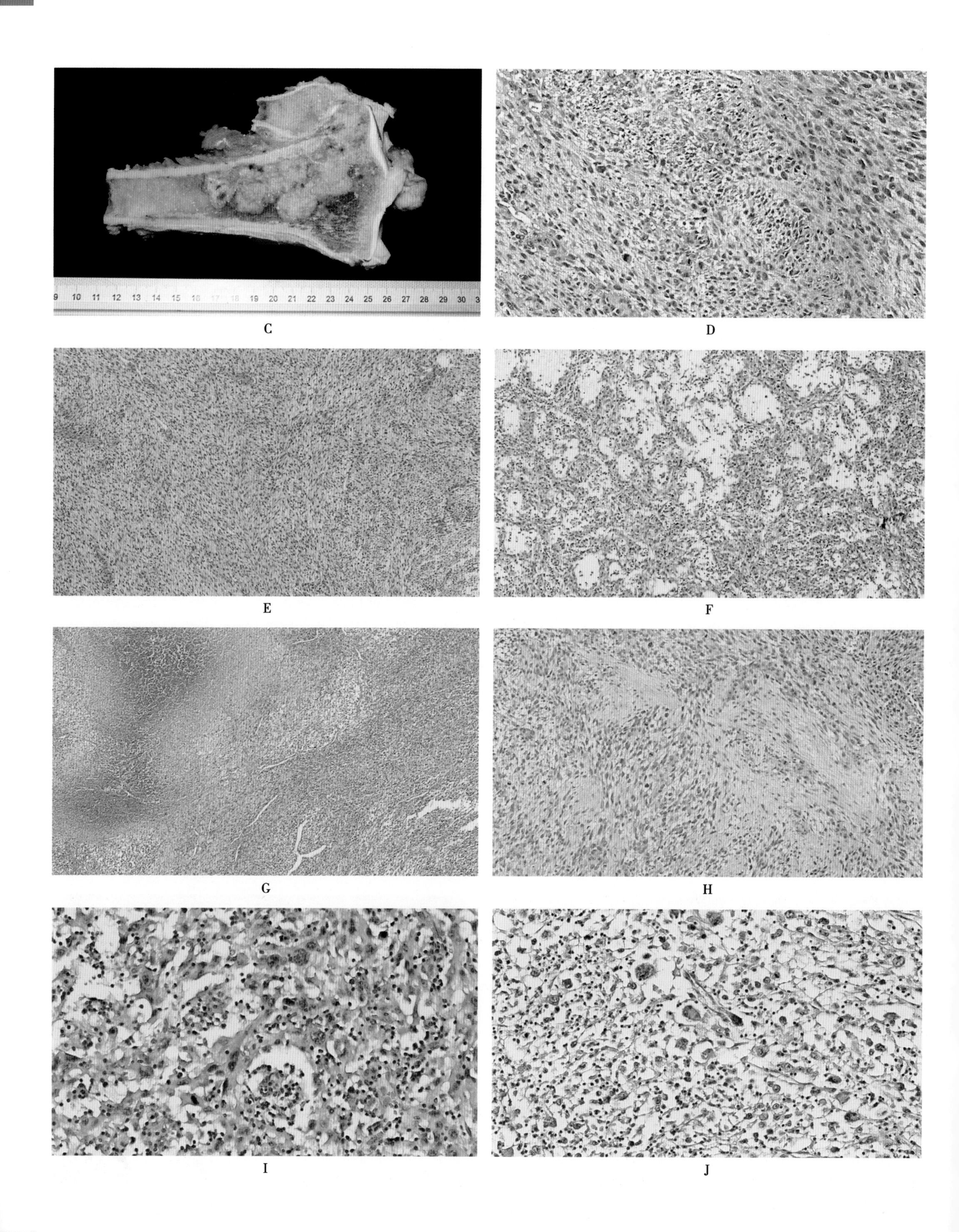

C D E F G H I J

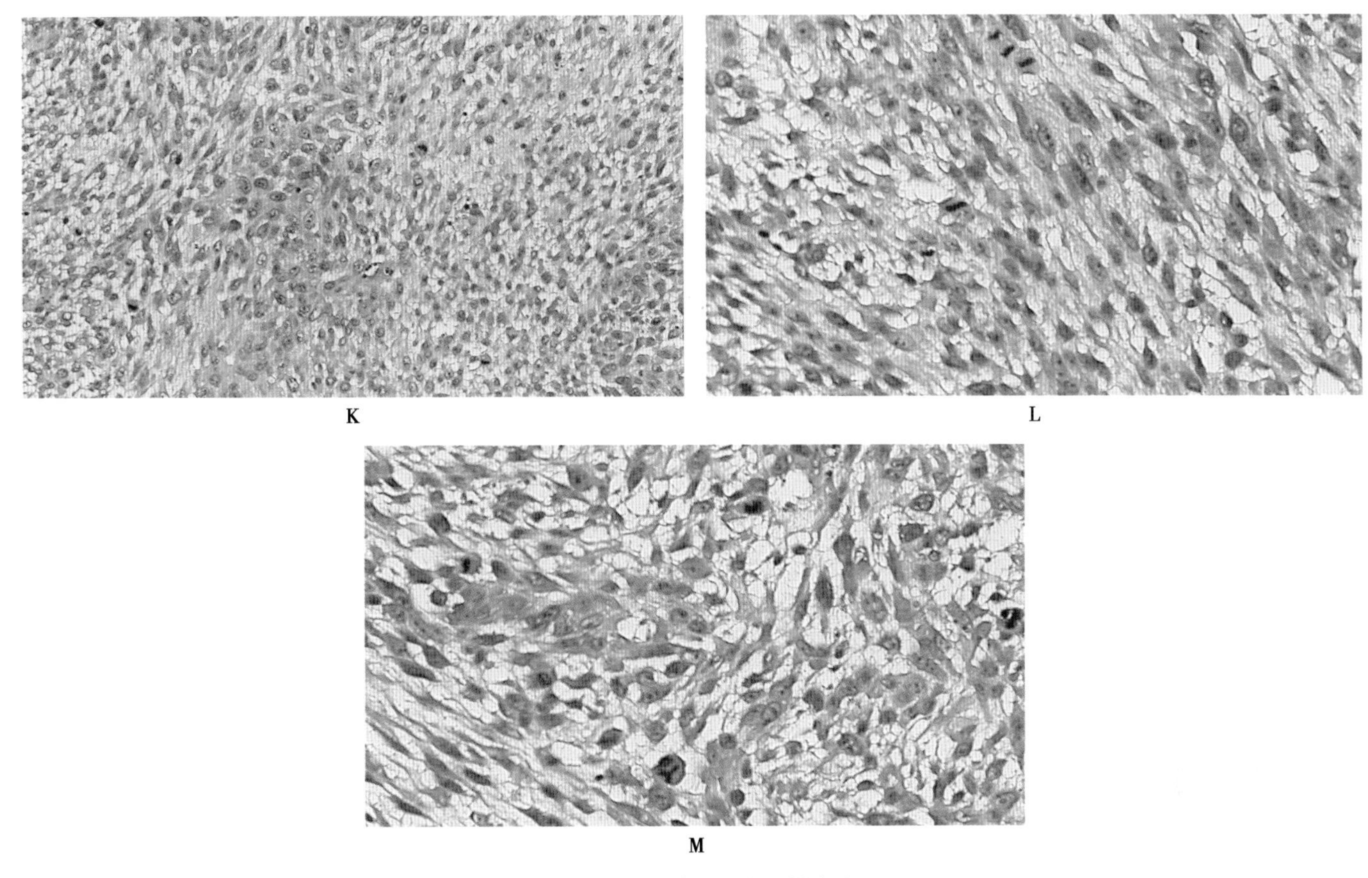

图 1-5-13-1　未分化多形性肉瘤

A、B. 未分化多形性肉瘤的影像学。A. 未分化多形性肉瘤影像学显示胫骨近端髓腔、皮质骨破坏，伴有不完整的骨膜反应。B. CT 显示皮质破坏、边界欠清晰。C. 未分化多形性肉瘤的手术切除大体标本：肿瘤灰白，破坏皮质。D～M. 未分化多形性肉瘤。D. 镜下显示显著异型性及多形性的细胞，梭形细胞为主，核分裂象多见。E. 密集梭形细胞流水样排列，类似纤维肉瘤区域。F. 富含血管腔区域。G. 可出现血管外皮瘤样排列，还可见大片坏死区域。H. 富含胶原区域。I、J. 未分化多形性肉瘤高倍镜显示显著的核异型性，可见瘤巨细胞，伴炎细胞浸润。K. 胞浆丰富，核仁明显，类似上皮样形态。L. 核分裂多见，并可见病理核分裂。M. 核分裂多见，并可见病理核分裂

2. 免疫组化　主要用于排除其他恶性肿瘤，如平滑肌肉瘤、滑膜肉瘤、恶性外周神经鞘瘤、转移癌和恶性黑色素瘤等。约一半的 UPS 可局灶 SMA 阳性。角蛋白在 UPS 中可阳性，在鉴别转移性肉瘤样癌时易混淆。

（三）分子病理

UPS 具有复杂的核型。少数可存在 TP53 突变（11%～22%）、MDM2 扩增（17%）和 CDNK1A 表达（33%）。虽然散发病例和骨干髓腔狭窄伴发的 UPS 中都发现了 9p21-22 的丢失，但研究证明 *CDNK2A* 并不是关键基因。此外，一部分 UPS 中还存在 8q24 拷贝增加和 *MYC* 基因过表达。

【鉴别诊断】

1. 骨肉瘤　青少年发病率高，肿瘤细胞具有显著的异型性，与 UPS 非常相似，鉴别诊断的关键在于寻找明确的肿瘤性成骨，骨样组织由肿瘤细胞直接产生，形态不规则，需与胶原及肿瘤周边的反应骨仔细鉴别。

2. 转移性肉瘤样癌　转移性癌常为多发病变，或有原发肿瘤病史，免疫组化上皮、间叶双表达。

3. 恶性黑色素瘤　肿瘤细胞可呈多形性或梭形，常有明显的核仁，免疫组化 S-100、Melan-A，HMB45 阳性。

4. 平滑肌肉瘤　肿瘤细胞可异型性明显，常有平滑肌分化区域，免疫组化肌源性标志物 SMA、Desmin、h-Caldesmon 阳性。

5. 纤维肉瘤　肿瘤细胞呈梭形，鱼骨刺样排列，多形性没有 UPS 明显。

6. 恶性外周神经鞘瘤　肿瘤组织常有神经源性分化区域，具有细胞疏密不等、间质黏液样、地图样坏死等特点，可伴有异源性分化，免疫组化 S-100 少数细胞阳性。

7. 去分化软骨肉瘤　当骨的高级别纤维性或纤维组织细胞性肉瘤伴有少量分化好的软骨时，需警惕去分化软骨肉瘤。去分化软骨肉瘤中的分化好的软骨常出现在肿瘤中心部位，常常呈孤立性岛屿特点。而骨 UPS 出现软骨常常在外周为一种化生或反应性改变，往往还伴有软骨骨化或反应骨，纤维组织等背景。

8. **黏液纤维肉瘤**　有学者认为如果骨的 UPS 伴有广泛黏液变性时，也可以称其为骨的黏液纤维肉瘤，二者通常无法通过组织学和免疫组化进行鉴别。

（田萌萌）

第十四节　肿瘤综合征

一、内生软骨瘤病（Enchondromatosis，Ollier 病和 Maffucci 综合征）

【定义】

内生软骨瘤病是一种异质性骨骼疾病，常表现为骨髓腔出现多发软骨瘤导致骨骼膨胀。其中最常见的亚型是 Ollier 病和 Maffucci 综合征，前者主要表现为多发内生软骨瘤，累及肢体的短骨和长管状骨。如多发内生软骨瘤同时伴有皮肤、软组织或内脏的血管瘤则称为 Maffucci 综合征。少见的亚型为混合型软骨瘤病。

【临床特征】

（一）流行病学

内生软骨瘤病少见，确切的发病率仍未知，Ollier 发病率为 1/100 万。75% 的 Ollier 病和 Maffucci 综合征在 20 岁前诊断。可发生于各个种族，男女比例相当。

（二）症状

1. Ollier 病与遗传无关，主要在童年发病，主要累及肢体的短骨和长管状骨，少数累及骨盆和肋骨，颅面骨和椎骨很少受累。病变较常发生于一侧躯体或同一肢体。长骨干骺端的内生软骨瘤可导致骨骼畸形或肢体不对称，可发生病理骨折。Ollier 病患者发生胶质瘤和幼年型颗粒细胞瘤的概率较高。

2. Maffucci 综合征也是非遗传性疾病，患者可在出生时即患有真皮、皮下组织或内脏的海绵状血管瘤，也可发生于幼儿时期。梭形细胞血管瘤在 Maffucci 综合征患者中也较常见。骨折病例类似于 Ollier 病患者。此外，有报道称 Maffucci 综合征患者可伴发血管肉瘤、星形细胞瘤、垂体腺瘤、幼年型颗粒细胞瘤、胰腺癌等。

（三）影像学特征

Ollier 病和 Maffucci 综合征患者的 X 线表现相似，后者常可见多发软组织血管瘤内的静脉石。软骨瘤病表现为干骺端、骨干髓腔内或骨膜多发浅分叶状、卵圆状、长条形或不规则形破坏，内见不同程度的斑点钙化，CT/MRI 可显示其边缘裂隙为脂肪填充，另外，MRI 可显示其内软骨成分，病灶多边界清楚，但位于手部掌骨、指骨常可见病变膨胀、皮质变薄，甚或突破皮质（图 1-5-14-1）。软骨瘤破坏皮质达软组织提示可能已恶变为软骨肉瘤。

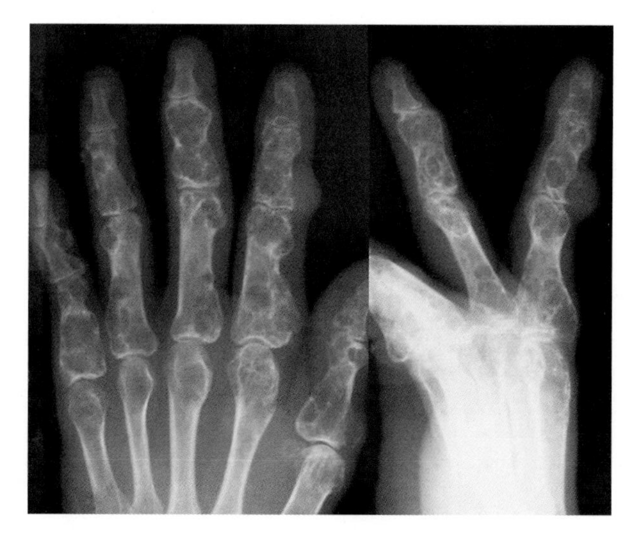

图 1-5-14-1　Ollier 病，手部多发内生软骨瘤

（四）治疗

伴有骨骼畸形或肢体不对称的患者可手术治疗。

（五）预后

Ollier 病患软骨肉瘤的风险增高，5%～50% 可继发软骨肉瘤，风险还与病变位置密切相关，发生在手足的 Ollier 病恶变风险小于 15%，但长骨的 Ollier 病恶变风险为 43%～46%。26% 的患者继发多发软骨肉瘤，成年后肿瘤持续或突然生长要警惕恶变可能。Maffucci 综合征患者恶变率更高，据统计可达 53%。混合性软骨瘤病恶变率很低。

【病理变化】

（一）大体表现

同软骨瘤大体特点，表现为灰蓝色半透明结节。

（二）镜下表现

境界清楚的软骨结节，软骨细胞较丰富，核大、不规则，结合临床影像学特点，一般仅仅出现上述表现，不足以诊断低级别软骨肉瘤。

（三）分子病理

Ollier 病和 Maffucci 综合征患者均不是遗传性疾病。两种综合征的软骨瘤、软骨肉瘤和梭形细胞血管瘤中可检测到 *IDH1* 和 *IDH2* 基因突变（87%）。这些突变可能发生在原肠形成时期的中胚层致体细胞镶嵌样突变。5% 的 Ollier 病具有 *PTHLH* 基因（编码甲状旁腺激素受体和甲状旁腺激素样激素）突变。

二、McCune-Albright 综合征

【定义】

McCune-Albright 综合征（MAS）是一种散发的综合征，包括多骨纤维结构不良、皮肤牛奶咖啡斑、性早熟和内分泌亢进等。

【临床特征】

（一）流行病学

MAS 少见，发病率为 1/100 万～1/10 万。各种族发病率相似，男女发病比例相似。

（二）诊断标准

MAS 包括多骨的纤维结构不良、皮肤牛奶咖啡斑、自发性内分泌亢进（包括性早熟和内分泌疾病），患者携带 *GNAS* 基因体细胞突变可用于诊断。*GNAS* 基因突变也可见于只患有纤维结构不良的患者。

（三）临床表现

纤维结构不良可为单骨性或多骨性，典型的内分泌症状包括性早熟（女性常见）、甲状腺功能亢进，生长激素增多、高泌乳素血症和皮质醇增多症。这些症状常在婴儿期或儿童期出现。还可伴发的其他骨和软组织病变包括单纯性骨囊肿，动脉瘤样骨囊肿和肌肉内黏液瘤。

MAS 还可出现非内分泌相关表现，例如，纤维结构不良病变产生的 FGF23 可导致尿磷酸盐增多；MAS 男性患者 80%的存在睾丸异常，30%～80%的男性患者伴发小结石病，Leydig 细胞增生常见，恶性肿瘤者非常少见。此外，MAS 患者还可伴有肝脏和心脏功能异常。

（四）影像学特点

影像学显示为多骨的纤维结构不良改变，常较典型（例如内部可见毛玻璃样高密度等），任何骨均可受累，病变范围常较大（图 1-5-14-2）。

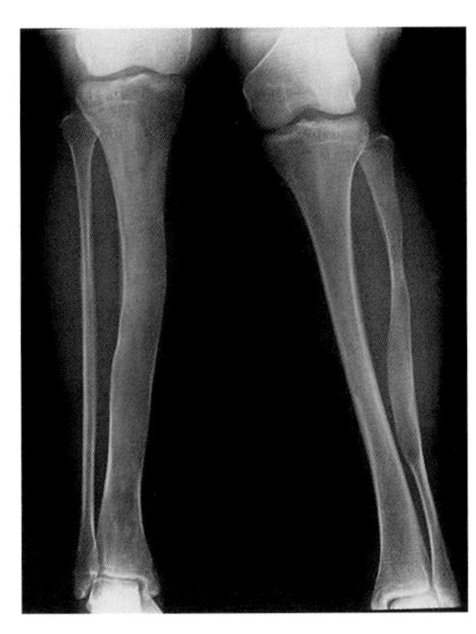

图 1-5-14-2 McCune-Albright 综合征患者的多骨性纤维结构不良

（五）预后

MAS 预后个体差异较大，病变位置和病变严重程度常常影响预后，治疗方面如果进行放疗或生长激素失控过多也会影响预后。MAS 罕见恶变，可恶变为骨肉瘤、软骨肉瘤、纤维肉瘤或未分化多形性肉瘤等。MAS 伴有 Mazabraud 综合征（纤维结构不良伴肌间黏液瘤）的患者恶变率更高。患有 MAS 的女性患者罹患乳腺癌机会增加。

【病理改变】

（一）镜下特征

纤维结构不良镜下为纤维成骨性病变，新生骨小梁不规则，纤维细胞形态温和，可见软骨成分及囊变。

（二）分子病理

患者携带 *GNAS* 基因体细胞突变，突变碱基位于编码 G 蛋白 α 亚基的 201 位氨基酸，通常为精氨酸被丝氨酸、甘氨酸或亮氨酸取代。异常 G 蛋白可激活腺苷酸环化酶，引起 cAMP 升高与纤维结构不良发生有关。详见纤维结构不良章节。

三、多发骨软骨瘤

【定义】

多发骨软骨瘤（multiple osteochondromas，MO）又称骨软骨瘤病，是一种常染色体显性遗传疾病，为 *EXT* 基因（*EXT1* 或 *EXT2*）突变造成，可以单独发生或作为先天性综合征的一部分发生，包括 Tricho-rhino-phalangeal 综合征Ⅱ型（Langer-Giedion 综合征）和 Potocki-Shaffer 综合征。

【临床特征】

（一）流行病学

MO 发病率近 1/50 000，单发骨软骨瘤发病率为 MO 的 6 倍。男：女＝1.5：1，近 80%的病例有家族史。

（二）诊断标准（满足任一条）

1. 具有两处以上长骨骺端周围的骨软骨瘤。
2. 有 MO 家族史。
3. 具有 *EXT* 基因突变。

（三）症状

骨软骨瘤病多发生于 20 岁前，肿瘤体积逐渐增大，常于青春期结束骺板闭合后停止生长。肿瘤有蒂或广基与宿主骨相连，大小和数量差异较大。大部分肿瘤分布不对称，多位于长骨骨端，膝周最常受累。常见骨骼畸形，如前臂畸形，下肢不等长，脚踝畸形以及不成比例的矮小。骨软骨瘤还可继发囊变，引起关节炎，压迫邻近肌腱、神经、血管或脊柱；约 84%的 MO 患者疼痛频繁；MO 患者还可伴有瘢痕形成异常，牙釉质形成异常；运动后可能导致骨软骨瘤蒂部骨折。

（四）影像学特征

X 线表现为多个骨软骨瘤突起、常背向关节生长（图 1-5-14-3）。其软骨帽厚度超过 1.5cm 常提示恶变可能，可利用 MRI（或 CT）进行软骨帽厚度测量，除此之外，MRI

并可观察软骨帽的形态、信号改变,软骨帽的不规则、破坏、出现黏液成分等亦常提示恶变可能。

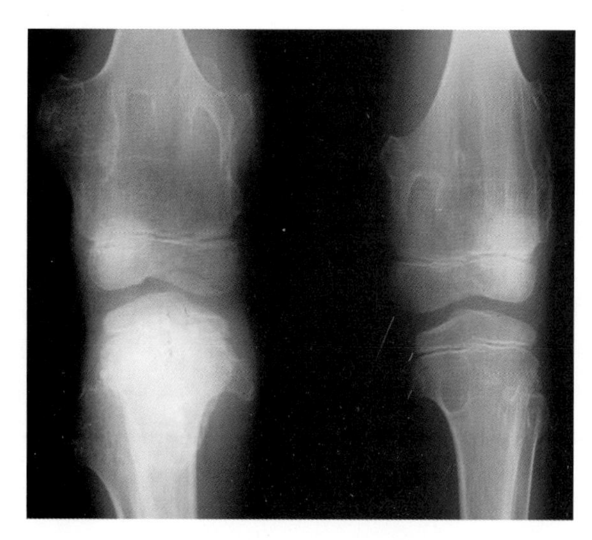

图 1-5-14-3 多发骨软骨瘤,可见双侧股骨远侧、胫腓骨近侧干骺端多发骨性突起,与皮质相连续、背向关节生长

（五）预后

MO 最主要的并发症是恶变为外周继发性软骨肉瘤,通常为软骨肉瘤 1 级,有时也可以恶变为高级别软骨肉瘤。恶变率为 0.5%~5%。75.2%的患者在 20~40 岁发生恶变,主要发生在骨盆和股骨近端(56.2%)。青春期后肿瘤继续生长、疼痛明显或软骨帽厚度超过 2cm 提示恶变。偶尔,MO 患者的家长也会出现软骨肉瘤。MO 患者应每年或每两年行影像学检查以发现早期转化病例。发生恶性转化时,最常见为周围型软骨肉瘤(94%)。偶尔可由蒂部恶变为骨肉瘤或梭形细胞肉瘤,这些恶性肿瘤只发生在骨软骨瘤部位,而不累及正常骨的区域。尚没有 MO 继发软组织恶性肿瘤的报道。

【病理改变】

（一）大体特征

与单发骨软骨瘤形态类似,骨软骨瘤病标本形态学可分为两种:一种为广基的无蒂病变表面软骨不规则分布;另一种可见界限清晰隆起性病变上覆软骨帽结构。

（二）镜下表现

镜下表现类似于骨软骨瘤结构。继发的周围型软骨肉瘤可以为软骨肉瘤 1 级,2 级或 3 级,也可以继发骨肉瘤、去分化软骨肉瘤及梭形细胞肉瘤。对于骨软骨瘤与外周性软骨肉瘤 1 级的鉴别,单凭光镜诊断时,有时非常困难,需要结合临床病史和影像学证据,包括软骨帽的厚度及浸润情况综合分析。

（三）分子病理

MO 是一种基因异质性异常,目前发现与 *EXT1*(8q24)或 *EXT2*(11p11-12)有关。*EXT* 基因点突变或缺失见于 90%的 MO 患者,其他患者可能存在其他方式异常,包括内含子或启动子突变。2 个 *EXT* 基因异常都可能与连续性基因缺陷综合征有关,例如伴有 8q24 缺失的患者可同时影响 *EXT1* 和 *TRPS1* 基因,导致毛发-鼻-指(趾)综合征Ⅱ型,患者可出现颅面部畸形、智力发育迟缓和多发骨软骨瘤。伴有 11p11-12 缺失的患者可同时影响 *EXT2* 和 *ALX4* 基因,导致 Potocki-Shaffer 综合征,表现为顶裂过宽,多发骨软骨瘤,颅面骨发育不全及智力发育障碍。

EXT1 基因由 11 个外显子组成,长 350kb,cDNA 复制长度 2 238bp。*EXT2* 基因由 16 个外显子组成,长 108kb,编码 718 个氨基酸的蛋白,与 *EXT1* 编码的蛋白非常相似。*EXT1* 和 *EXT2* mRNA 在人体中广泛表达,基因产物 exostosin-1 和 exostosin-2 蛋白位于内质网,是Ⅱ型跨膜糖蛋白,可形成异低聚复合物催化硫酸乙酰肝素(HS)聚合。*EXT* 基因缺失造成 HS 缺乏,干扰成纤维细胞生长因子及 IHH 信号通路,使软骨细胞增生异常形成骨软骨瘤。

EXT 基因杂合突变在 70%~95%的患者中存在,其中 *EXT1* 突变约 65%,*EXT2* 突变约 35%。75%~80%为失活性突变。*EXT1* 突变患者往往临床表现重于 *EXT2* 突变者,但临床症状也可能受其他基因异常影响。

【鉴别诊断】

1. 参见骨软骨瘤鉴别诊断部分。

2. **混合性软骨瘤** 混合性软骨瘤是一种同时具有骨软骨瘤特点和内生软骨瘤病特点的疾病。该疾病不具有 EXT1/EXT2 基因突变,该病变恶变率低且常发生退变。

四、Ⅰ型神经纤维瘤病

【定义】

Ⅰ型神经纤维瘤病(neurofibromatosis type1,NF1)是一种常染色体显性遗传疾病,特征包括牛奶咖啡斑、腋窝/腹股沟雀斑、虹膜利舍结节(Lisch node)及多发神经纤维瘤。恶变可发生在任何年龄,最常见为恶性外周神经鞘瘤。

【临床特征】

（一）流行病学

Ⅰ型神经纤维瘤病是一种常见的遗传病,年发病率为 1/4 000,新生儿发病率为 1/3 500~1/2 000。

（二）诊断标准

患者具有以下 7 条主要标准中的 2 条以上即可诊断:①多于 6 个牛奶咖啡斑(儿童直径>5mm,成人直径>15mm);②两个以上皮肤或皮下神经纤维瘤或一个丛状神经纤维瘤;③腋窝/腹股沟雀斑;④视神经通路胶质瘤(OPGs);⑤两个以上虹膜利舍结节;⑥骨骼发育异常;

⑦为 NF1 患者的一级亲属。

成人患者出现以上特征易于诊断，儿童患者往往只具有牛奶咖啡斑。*SPRED1* 突变导致的 Legius 综合征患者也可出现相似的牛奶咖啡斑和雀斑，临床与 NF1 患者难以鉴别，特别是儿童，可通过基因学检测甄别。

（三）症状

多发皮肤神经纤维瘤为良性周围神经肿瘤，可见于>90%的 NF1 患者，典型者发生于青春期。丛状神经纤维瘤多为先天发生，见于 30%～50%的患者，丛状神经纤维瘤具有恶变风险。其他典型临床表现包括多发牛奶咖啡斑、腋窝/腹股沟雀斑、虹膜利舍结节和视神经通路胶质瘤（OPGs）。牛奶咖啡斑是 NF1 患者的标志性表现，可出现在出生时或几岁之内。利舍结节为不对称型的虹膜错构瘤，可通过裂隙灯检查，在大部分 NF1 患者中阳性。85%的 NF1 患者可出现腋窝/腹股沟雀斑，常在 3 岁后发现。15%～20%的 NF1 儿童发生 OPGs，平均诊断年龄为 4.5 岁，只有 1/3 的 OPGs 患者出现视觉障碍。骨骼发育异常可导致 NF1 患者的严重并发症，如营养不良性脊柱侧弯、蝶骨翼发育异常、长骨及面骨的非骨化性纤维瘤、先天性胫骨弯曲畸形等。先天性胫骨弯曲畸形可见于 5%的 NF1 儿童，进行性胫骨弯曲畸形可导致病理性骨折形成胫骨假关节。其他少见临床表现还包括身材矮小，巨头畸形，注意力和认知障碍，6%～7%的 NF1 患者伴有智力缺陷，还可见癫痫及心血管疾病。

（四）影像学特点

平片可显示骨骼异常，如脊柱侧弯、非骨化纤维瘤、胫骨弯曲畸形等（图 1-5-14-4A），CT 和 MRI 可显示 NF1 相关肿瘤（OPGs、脑及脊髓肿瘤、皮下神经纤维瘤/丛状神经纤维瘤、恶性外周神经鞘瘤、嗜铬细胞瘤、肢端血管球瘤等）及肿瘤所致的骨骼改变，例如椎间孔的扩大等。FDG-PET 检查对鉴别良性神经纤维瘤与非典型神经纤维瘤或恶性外周神经鞘瘤非常有用。脑 MRI 中不明原因的斑点状 T2 高信号（UBOs）常见于 NF1 儿童，可能与认知障碍有关。

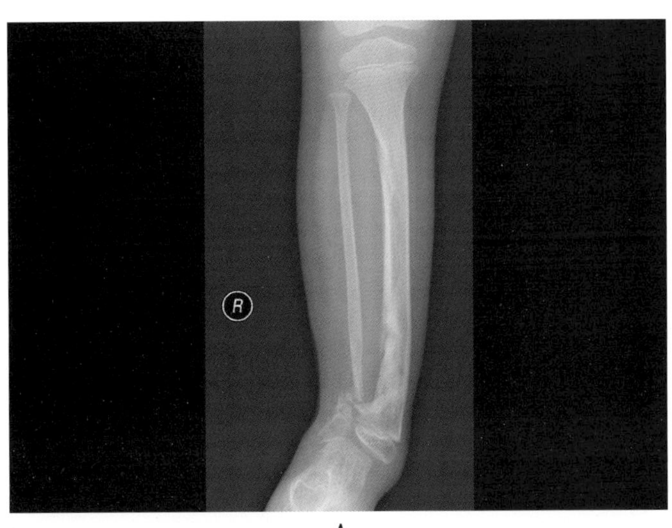

A

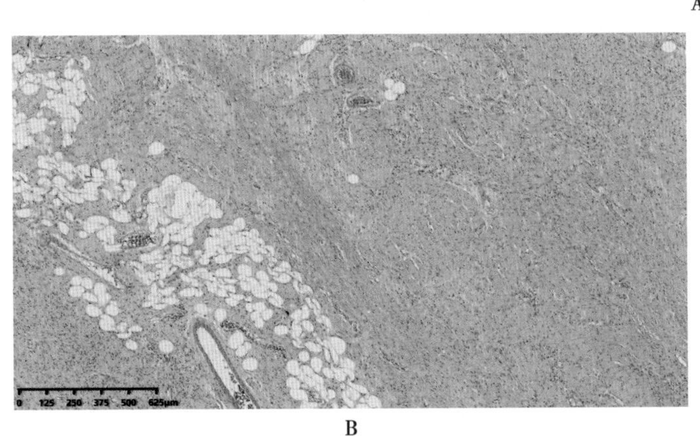

B

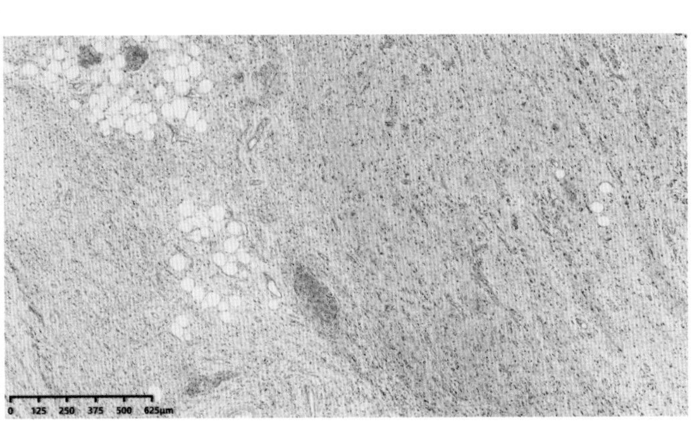

C

图 1-5-14-4　Ⅰ型神经纤维瘤病

A. 胫腓骨正位-男，5 岁，胫腓骨假关节形成，为神经纤维瘤病的典型影像表现：胫腓骨下 1/3 骨折，骨折端变尖、无骨痂形成，胫骨皮质内非骨化性纤维瘤。B. NF1 患者的皮下肿物，为神经纤维瘤组织形态，肿瘤细胞形态温和，浸润皮下脂肪组织。C. 免疫组化 S100 阳性

（五）预后

1. NF1 患者发生神经系统或非神经系统的良性或恶性实体性肿瘤的风险均较高。

2. **周围神经系统肿瘤** 神经纤维瘤最为常见，可表现为局部皮肤、皮下或弥漫性病变。皮肤神经纤维瘤多为良性，但丛状神经纤维瘤具有恶变风险，NF1 患者终生发生恶性外周神经鞘瘤的概率为 8%～13%，胚系 *NF1* 基因微缺失的患者为 16%～26%。恶性外周神经鞘瘤早期诊断困难，易于转移，预后较差，非典型神经纤维瘤可能是恶性转化中的病变。神经母细胞瘤与 NF1 相关的报道较少。

3. **非神经系统肿瘤** NF1 儿童（<5 岁）发生幼儿粒单核细胞白血病风险较高，年发病率为 1/5 000～1/2 000。生长抑素瘤（十二指肠类癌）在 NF1 患者中不常见但发现时多已发生转移。约 1%的 NF1 患者可发生嗜铬细胞瘤，多在转移后发现。视神经通路肿瘤发生于 15%～20%的 NF1 儿童，最常见为纤维性星形细胞瘤（WHO Ⅰ级）。成人 NF1 患者的脑肿瘤相对少见，Ⅳ级星形细胞瘤（多形性胶质母细胞瘤）是侵袭性强且预后较差的肿瘤。肢端血管球瘤与 NF1 患者密切相关，NF1 儿童可发生长骨的非骨化纤维瘤，有时表现为 Jaffe-Campanacci 综合征。NF1 患者终生易发生胃肠道间质瘤（约 6%），NF1 相关的 GISTs 主要发生在小肠且为多发。横纹肌肉瘤见于 0.5%的 NF1 儿童，好发于膀胱、前列腺、头颈部、躯干及四肢。

【病理改变】

（一）镜下表现

周围神经源性肿瘤镜下表现类似神经纤维瘤或丛状神经纤维瘤，免疫组化 S100 常阳性（图 1-5-14-4B、C）。

（二）分子病理

1. **基因结构与表达** NF1 是由编码神经纤维瘤蛋白（neurofibromin）的 *NF1* 基因发生失活突变导致的。*NF1* 基因位于 17q11.2，长度 285kb，含有 57 个基本外显子和 4 个可变剪接的外显子。神经纤维瘤蛋白在胚胎发育过程中广泛表达，在中枢神经系统表达最丰富，可在施万细胞、神经元、少突细胞、白细胞、肾上腺髓质及其他细胞中表达。

2. **基因功能** 神经纤维瘤蛋白是一种肿瘤抑制蛋白，含有两个主要的功能域。神经纤维瘤蛋白是 RAS-MARK 通路的负调控蛋白，激活内源性 RAS 的 GTP 酶活性，使 RAS-GTP 转化为失活性 RAS-GDP。

3. **基因突变** NF1 患者中 95%存在 *NF1* 基因突变。无义突变、框移突变、剪接突变、插入突变、缺失突变、重复性突变均可发生。5%患者中存在 *NF1* 的微缺失。NF1 相关的肿瘤为体细胞突变，*NF1* 基因的"二次打击"见于恶性外周神经鞘瘤、神经纤维瘤、神经母细胞瘤、星形细胞瘤、胃肠道间质瘤、嗜铬细胞瘤、血管球瘤、幼年型粒单核细胞白血病和假关节组织。

五、视网膜母细胞瘤综合征

【定义】

视网膜母细胞瘤综合征为一组由抑癌基因 *RB1* 胚系突变导致的视网膜母细胞瘤（retinoblastoma，RB）及其他伴发肿瘤的综合征，常见伴发的骨肿瘤包括骨肉瘤、纤维肉瘤、软骨肉瘤、Ewing 肉瘤等，骨外肿瘤包括上皮性肿瘤、白血病、淋巴瘤、黑色素瘤及脑肿瘤等。

【临床特征】

（一）流行病学

视网膜母细胞瘤是儿童最常见的眼内肿瘤，全世界发病率为 1/25 000～1/3 500，性别及种族之间差异不明显。

（二）症状

1. "白瞳"和斜视是最常见的症状。"白瞳"是由于肿瘤组织破坏玻璃体及黄斑形成白色、淡粉色或淡黄色瞳孔。斜视可为内斜或外斜，可独立存在或与"白瞳"同时存在。此外还可出现眼部红肿、疼痛、继发性青光眼、异色症等。

2. 视网膜母细胞瘤伴发的骨与软组织肿瘤包括骨肉瘤、纤维肉瘤、软骨肉瘤、Ewing 肉瘤等，其中骨肉瘤最为常见。

（三）预后

视网膜母细胞瘤的主要预后相关因素为肿瘤对脉络膜、视神经、巩膜及眼眶的浸润程度，肿瘤分化程度和核分裂活性与预后弱相关。发生第二部位肿瘤的患者预后差，约 50%的患者死于第二部位肿瘤。

【病理改变】

（一）大体特征

视网膜母细胞瘤位于脉络膜和视网膜之间，呈外生型生长，肿瘤由视网膜突入玻璃体者为内生型。

（二）镜下特征

特征性菊形团排列的小细胞围绕纤维间质轴心。伴发骨内肉瘤者与骨原发肉瘤病理形态一致。

六、Rothmund-Thomson 综合征

【定义】

Rothmund-Thomson 综合征（RTS）是一种少见的常染色体隐性遗传性皮肤病和肿瘤易感性疾病，约 2/3 患者存在 RECQL4 基因突变。主要特征为皮肤异色病、身材矮小、幼年性白内障、骨骼畸形和肿瘤易感性。

【临床特征】

（一）流行病学

RTS 为少见的疾病，目前报道全世界范围内近 300 例，患病的各种族和性别人群差异不大。

（二）症状

RTS 的主要症状是皮肤异色病，表现为日光敏感性

红疹、红斑、水疱或水肿。最早在婴儿期出现，最先出现在面颊部，逐渐蔓延至肢端及臀部，躯干和腹部通常不受累。皮疹随时间进展逐渐消退，形成网状色素沉着或着色不足、毛细血管扩张及萎缩改变，皮肤异常可伴随终生。患者还可伴有的症状包括头发、睫毛及眉毛稀疏，身材矮小，胃肠道症状，光敏感，白内障，晶状体浑浊，角膜变性，性腺形成不良或功能低下，骨发育障碍，如桡骨及拇指缺失或畸形。伴发的恶性肿瘤中最常见的为骨肉瘤和皮肤鳞状细胞癌。

（三）治疗

患者应避免日晒，使用防晒剂，定期随访排查伴发肿瘤。

【分子病理】

RTS 患者具有 *RECQL4* 基因突变，RECQL4 是高度保守的 RECQ DNA 解旋酶家族成员，与该解旋酶有同源区域，负责解开 DNA 双链构建单链模板，RECQL4 的突变会影响细胞复制、修复、重组和转录等各方面，从而导致肿瘤发生。该基因的突变还见于 RAPADILINO 综合征和 Baller-Gerold 综合征。

（田萌萌）

第十五节　罕见的发生于骨的软组织肿瘤

一、骨的平滑肌肉瘤

【定义】

骨的平滑肌肉瘤（leiomyosarcoma）是罕见的骨内原发的显示平滑肌分化的恶性肿瘤。

ICD-O 编码 8890/3

【临床特征】

（一）流行病学

1. 发病年龄　范围广泛（9～87 岁），高峰年龄 40～50 岁。一部分骨的平滑肌肉瘤与先前的放疗或 EBV 感染有关。

2. 性别　男性略多于女性。

（二）发病部位

多累及围绕膝关节的肢端，如股骨远端或胫骨近端，典型的病变累及干骺端，可向骨骺及骨干蔓延。其次为颅面骨，其他少见部位包括肱骨、骨盆、肋骨及锁骨等。

（三）症状

疼痛为典型症状，偶有病理骨折。常见的骨外平滑肌肉瘤转移到骨需要结合临床鉴别。

（四）影像学特点

影像学没有特征性。平片显示长骨干骺端髓腔内边界不清的溶骨性破坏，呈浸润性生长，常伴有皮质破坏和软组织肿块，肿瘤延纵轴发展较明显。MRI 显示其内部多存在 T2WI 低信号（图 1-5-15-1）。

（五）治疗及预后

组织学分级与预后相关。高级别的病变呈高侵袭性，远处转移率高，常转移至肺，5 年总生存率小于 50%。由于肿瘤的侵袭性，通过早期的放疗或广泛的手术切除等干预能提供较好的治疗机会。

【病理变化】

（一）大体特征

病变大小不一，平均直径 6cm。切面灰褐色，肉状及乳脂状伴明显坏死，质韧（图 1-5-15-2）。部分切面也可呈胶冻样。

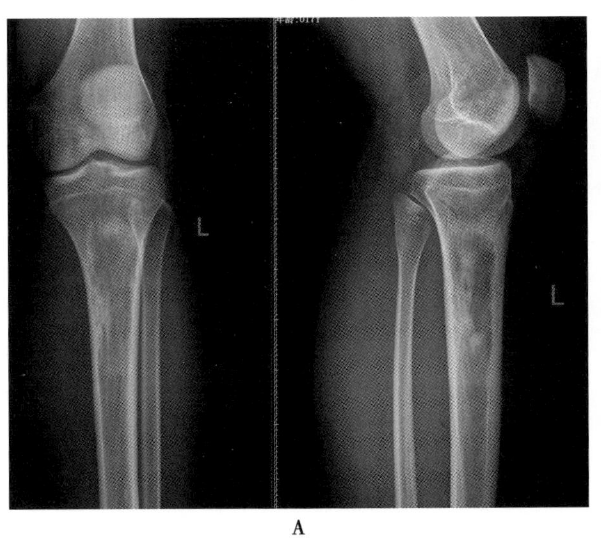

A

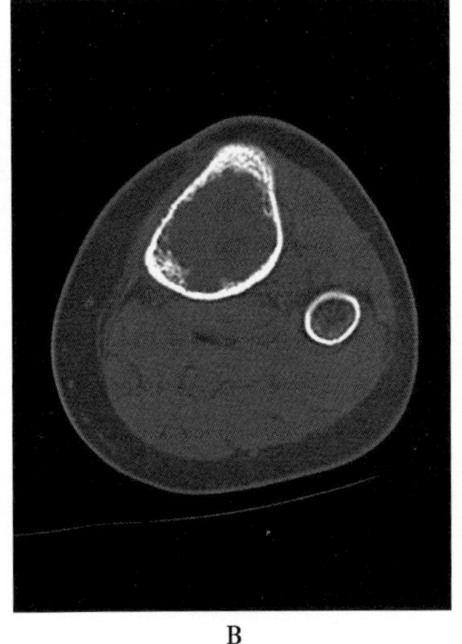
B

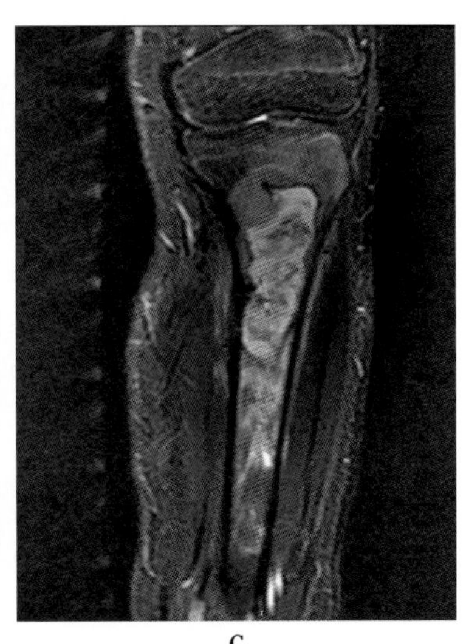
C

图 1-5-15-1　平滑肌肉瘤的影像学

A. X 线正侧位片示胫骨近侧干骺端髓腔内恶性骨破坏。B. CT 横断面骨窗示病变侵蚀皮质。C. MRI 冠状面脂肪抑制 T2WI 图显示胫骨干髓腔内纵向发展的广范围骨质破坏，内部有多发条索低信号，伴有瘤周水肿

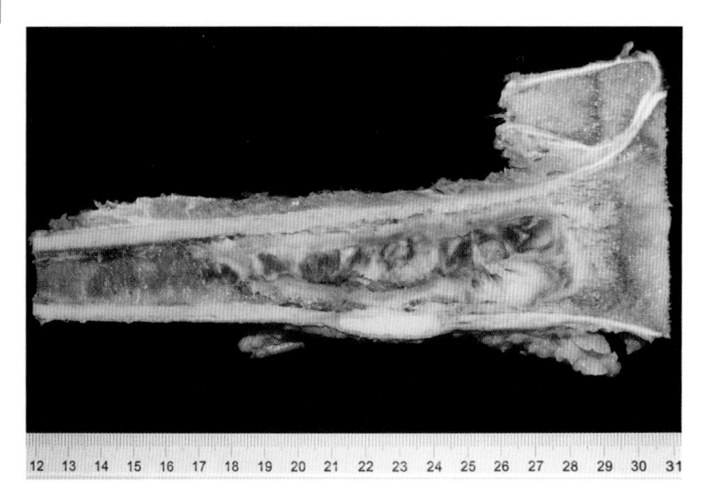

图 1-5-15-2 平滑肌肉瘤的大体
髓腔内见灰白色灰褐色鱼肉样肿瘤组织

（二）镜下特征

1. 组织学特征 细胞排列成束状交叉分布呈浸润性生长，与其他部位的平滑肌肉瘤相同。肿瘤细胞梭形或多角形，核呈细长雪茄样两端钝圆（图 1-5-15-3A），胞质嗜酸，可见核周空泡及肿瘤性巨细胞（图 1-5-15-3B）。肿瘤可以出现不同程度的坏死，细胞多形性和核分裂象。可见破坏宿主骨组织（图 1-5-15-3C）。

2. 免疫组化 平滑肌标记物 SMA、Desmin 和/或 H-caldesmon 弥漫阳性（图 1-5-15-3D～G）。LMP1 可以用于标记 EBV 蛋白。如果女性患者 ER 和 PR 强阳性时，高度提示子宫平滑肌来源。

（三）分子病理

与深部软组织平滑肌肉瘤相似，存在磷酸化 *Rb1* 基因的缺失。

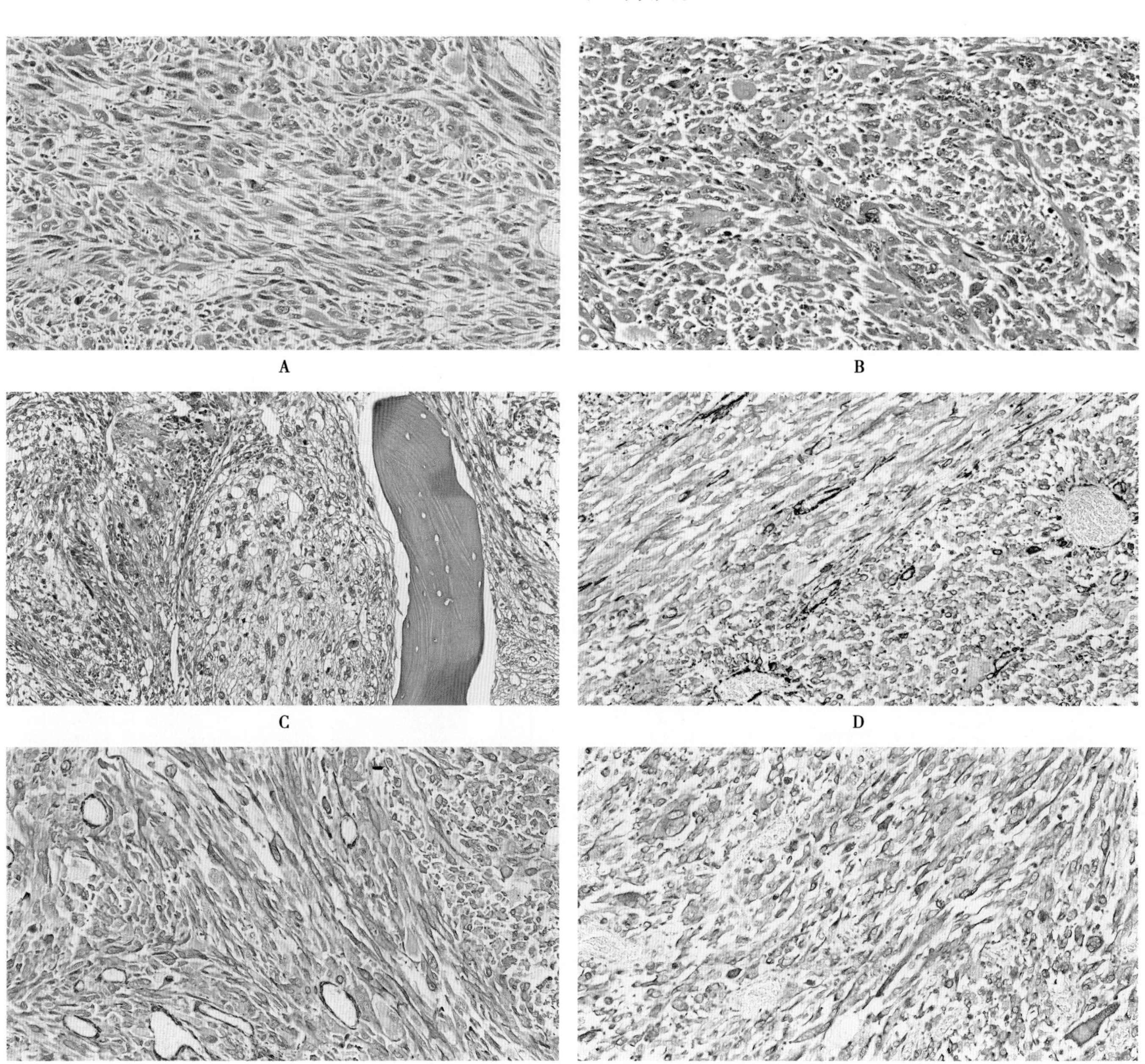

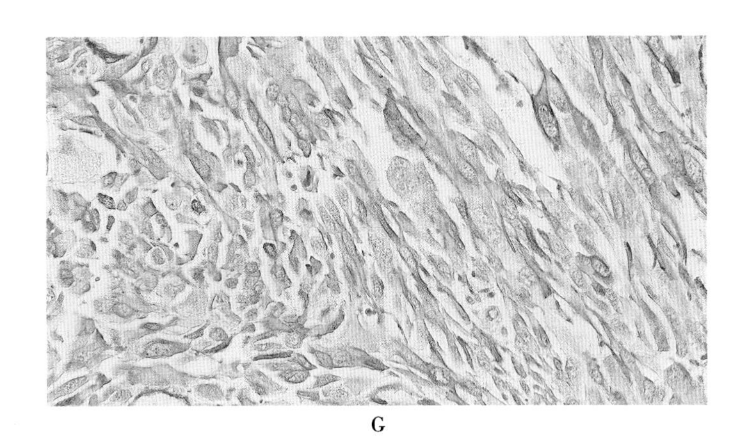

G

图 1-5-15-3 平滑肌肉瘤的组织学及免疫组化

A. 肿瘤细胞胞质丰富、粉染。B. 可见多核瘤细胞及瘤巨细胞。C. 侵蚀宿主骨组织。D. SMA 胞质阳性。E. Desmin 胞质阳性。F. H-caldesmon 胞质阳性。G. Actin 胞质阳性

【鉴别诊断】

需要除外转移性病变,关注患者病史并查找有无其他部位的平滑肌肉瘤如子宫及软组织等,完善免疫组化检测 ER 和 PR 等,有助于鉴别。其他的鉴别诊断包括:其他的梭形细胞肉瘤如纤维肉瘤、滑膜肉瘤、恶性外周神经鞘瘤、肉瘤样癌、肌成纤维细胞肉瘤以及促结缔组织增生性纤维瘤等,主要依靠细胞学形态和平滑肌标记物的检测鉴别。

二、骨的脂肪瘤和冬眠瘤

【定义】

脂肪瘤(lipoma of bone, ICD-O 编码 8850/0)系脂肪细胞发生的良性肿瘤,发生于髓腔内、皮质内或骨表面(骨旁),骨旁脂肪瘤紧密贴附于骨膜。冬眠瘤(ICD-O 编码 8880/0)是一种含有棕色脂肪和成熟脂肪的良性肿瘤,发病位置同脂肪瘤。

【临床特征】

(一)流行病学

1. 发病率 骨的脂肪瘤少见,占所有原发骨肿瘤不到 0.1%。骨旁脂肪瘤占骨脂肪瘤的 15%。

2. 发病年龄 发病范围较广,10~80 岁,大多数患者诊断时年龄在 50 岁左右。骨旁脂肪瘤诊断时年龄在 40~60 岁。

3. 性别 男∶女比例约为1.3∶1。骨旁脂肪瘤男性略多见。

(二)发病部位

大约 70%的病例位于下肢骨,常累及跟骨和长管状骨的干骺端,特别是股骨,胫骨和肱骨,其他不常见的部位包括骨盆、椎骨、骶骨、颅骨、下颌骨、上颌骨及肋骨。骨旁脂肪瘤常发生于长管状骨的骨干,尤其股骨、桡骨、肱骨和胫骨。冬眠瘤可累及中轴骨。脂肪瘤也可累及关节,称作树枝状脂肪瘤(详见第二篇关节疾病第四节滑膜脂肪瘤病)。

(三)症状

30%的脂肪瘤没有症状。常孤立存在,髓内脂肪瘤可无症状或有轻度疼痛,偶尔有病理骨折。骨旁脂肪瘤疼痛较明显,且可触及包块。冬眠瘤一般无症状,常被偶然发现。

(四)影像学特点

影像学表现依赖于脂肪瘤的成分。平片常显示为低密度区域。经典的髓内脂肪瘤为境界清楚的溶骨性改变,外周有薄的硬化缘,病变内富含脂肪成分(脂肪成分在 CT 图像中表现为与皮下脂肪相近的低密度、在 MRI T1WI 像为高信号而脂肪抑制序列像为低信号),可伴有小梁或骨嵴、大多数存在中心性或环状钙化(图 1-5-15-4A)。脂肪可发生液化或囊变,亦可继发条索状纤维增生、编织骨等。骨旁脂肪瘤表现亦较特异,为长骨皮质旁脂肪包块,其下伴有骨膜增生、皮质增厚(图 1-5-15-4B~D)。冬眠瘤常表现为 FDG 或 PET-CT 高摄取,硬化性不清晰的边界,MR T1 低信号。

(五)治疗及预后

骨的髓内脂肪瘤单纯刮除即可。骨旁脂肪瘤由于黏附于骨膜,手术时做骨膜下局部切除。预后良好,很少复发。

【病理变化】

(一)大体特征

髓内脂肪瘤直径通常为 3~5cm,也有大于 10cm 的报道。境界清楚,质软,黄色,周边骨常有硬化。骨旁脂肪瘤的长径一般为 4~10cm,境界清楚,质软色黄。一些病例可含有沙砾样的骨组织或硬实的软骨结节,位于肿瘤基底部或散在分布于瘤体内(图 1-5-15-5)。

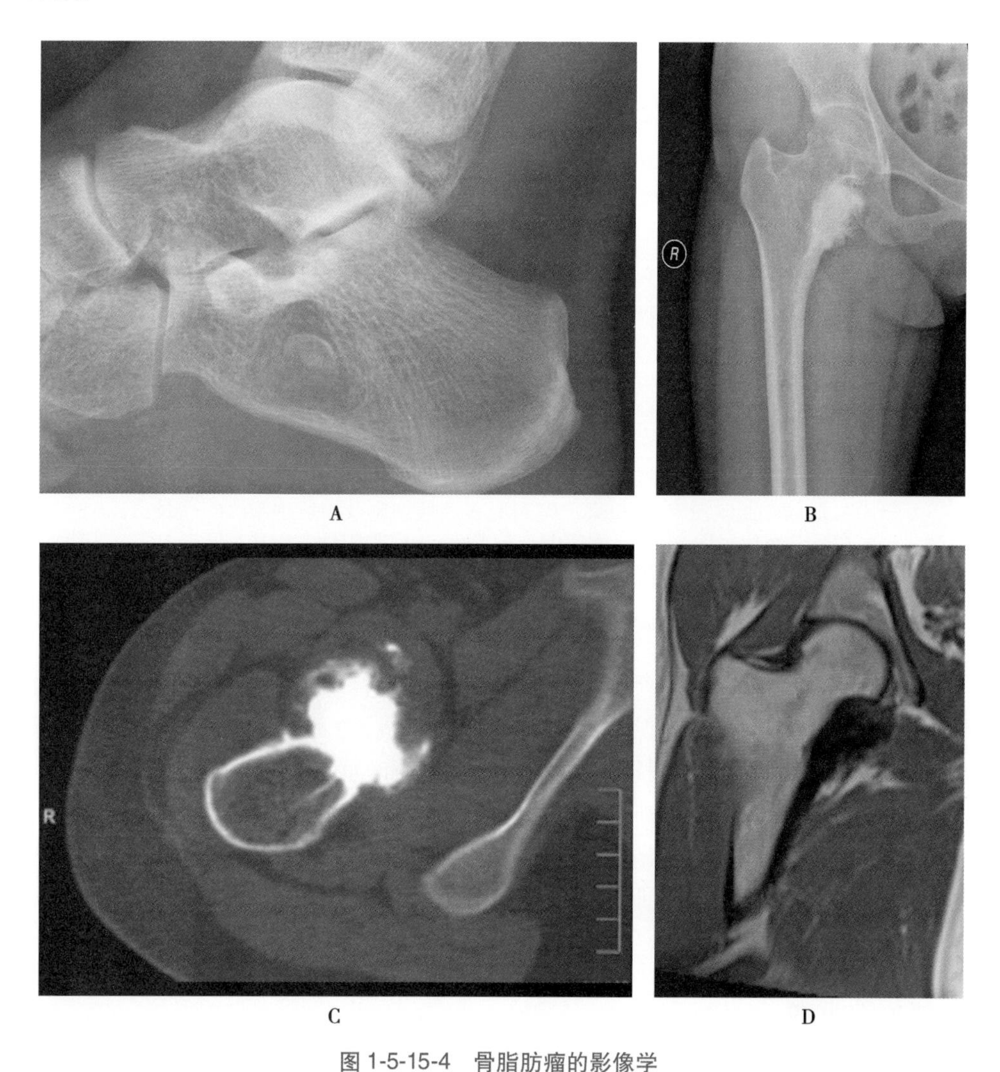

图 1-5-15-4 骨脂肪瘤的影像学

A. 跟骨脂肪瘤，X 线侧位片显示为界限清楚的低密度病变，中央钙化斑，为"徽帽征"。B. 骨旁脂肪瘤，X 线正位片显示股骨颈下缘明显骨增生。C. CT 横断面软组织窗图显示骨旁骨增生、外缘局灶性脂肪密度。D. MRI 冠状面 T1WI 图明确此为骨旁病灶，并未侵犯髓腔

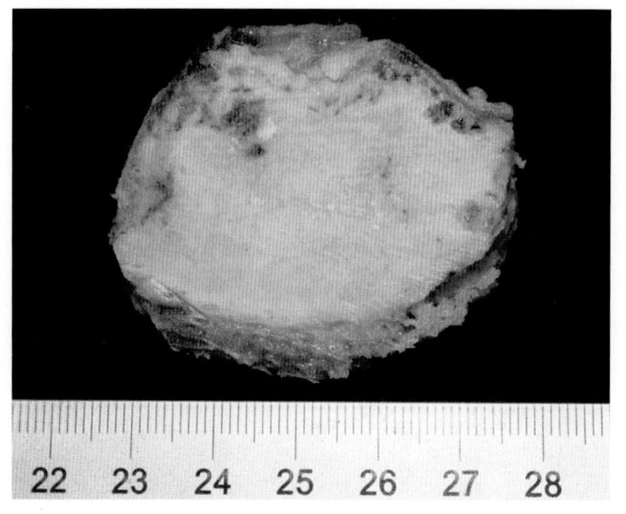

图 1-5-15-5 骨旁脂肪瘤的大体

灰白色质硬骨组织间见灰黄色脂肪组织

（二）镜下特征

1. 组织学特征 髓内脂肪瘤境界清楚，呈分叶状结构，排列的成熟表现的脂肪细胞，瘤组织可替代骨髓组织，包绕先前存在的骨小梁。脂肪细胞含有一个大的透亮胞质空泡（图 1-5-15-6A），核呈半月形，位于胞质一侧，在一些肿瘤可出现脂肪坏死、钙化和纤维化。骨化生、软骨化生及囊变均可见到。脂肪瘤的骨化生中，编织骨（图 1-5-15-6B）和板层骨（图 1-5-15-6C）的纤细骨小梁可不规则分布于肿瘤内。骨旁脂肪瘤亦为境界清楚的由具有成熟外观的脂肪细胞构成的分叶状结构，病变基底邻近皮质存在透明软骨，并可见软骨化骨及骨膜反应。冬眠瘤中的棕色脂肪细胞体积较大，核位于中央，多泡状，可能与造血组织混杂。

2. 免疫组化 肿瘤性脂肪组织表达 Vimentin 和 S-100 蛋白，不表达 CD68。冬眠瘤的棕色脂肪细胞表达 UCP1。

（三）分子病理

软组织脂肪瘤特征性的 t(3;12)(q28;q14)易位和其相关的 HMGA2-LPP 融合转录在 1 例骨旁脂肪瘤中被检测到。

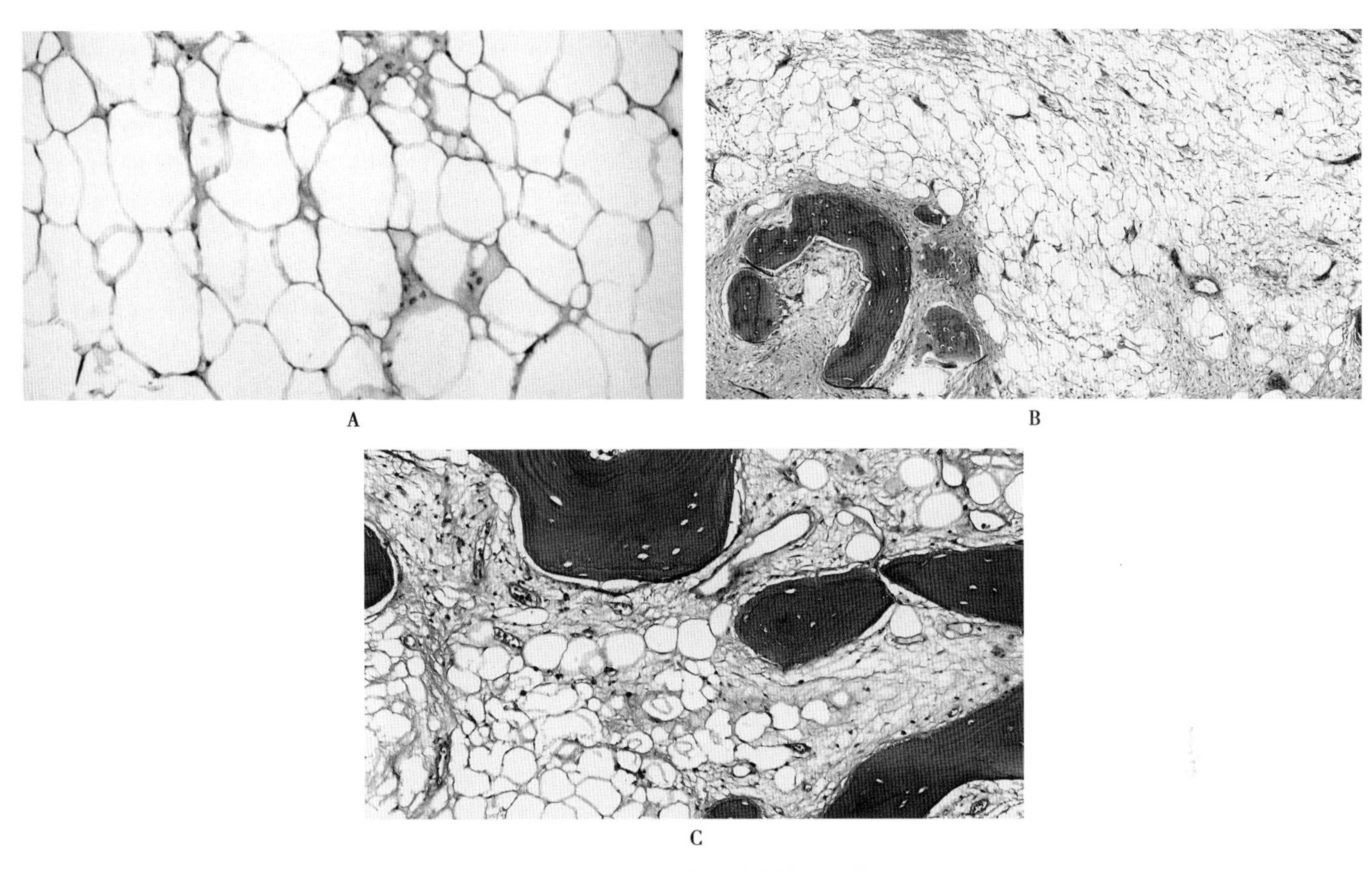

图 1-5-15-6 骨内脂肪瘤的组织学

A. 肿瘤由成熟的脂肪细胞构成。B. 显著的编织骨化生。C. 显著的板层骨化生

【鉴别诊断】

单凭影像学观察脂肪瘤，有时会与一些骨的良性病变相混淆，如骨梗死，非骨化性纤维瘤，骨囊肿等，但 CT 及 MRI 可有助于鉴别其脂肪的性质，其中需要注意的是骨梗死伴营养不良性钙化，通常也会出现骨坏死，没有明确的瘤体结构。组织学上，脂肪瘤应与正常的骨髓脂肪相鉴别，脂肪瘤形成明显的结节，且有正常骨的吸收。当伴随骨化及软骨化生出现时，注意不要诊断为骨及软骨性肿瘤伴脂肪成分。尤其发生于骨旁时，不要诊断为骨膜软骨瘤、骨旁骨肉瘤（增生的梭形细胞有异型性，平行排列的瘤骨一般无正常骨母细胞围绕，常有 MDM2 扩增）、皮质旁骨脂肪肉瘤（同时具有高分化脂肪肉瘤和骨旁骨肉瘤的组织学和分子特征，可以协助鉴别）等。

三、骨的脂肪肉瘤

【定义】

骨的脂肪肉瘤（liposarcoma of bone）是一种表型与脂肪相同的恶性肿瘤。组织学上可以是高分化脂肪肉瘤（ICD-O 编码 8851/3），黏液样脂肪肉瘤（ICD-O 编码 8852/3）及去分化脂肪肉瘤（ICD-O 编码 8858/3）。

【临床特征】

（一）流行病学

1. 发病率 原发性骨的脂肪肉瘤极罕见，占所有骨肿瘤的 0.03%。常见的为脂肪肉瘤骨转移灶。

2. 发病年龄 在所有年龄段都出现，但多见于成人，发病年龄较软组织脂肪肉瘤较轻，平均年龄 37 岁。

3. 性别 男性较女性稍多见。

（二）发病部位

骨脂肪肉瘤多发生在长管状骨，特别是胫骨和股骨。其他累及的部位包括肱骨、腓骨、颌骨及脊柱。

（三）症状

骨脂肪肉瘤常表现为疼痛和肿胀，活动受限。

（四）影像学特点

影像学表现不特异，并因类型不同而表现各异。病灶多发生于长骨，其内部常有不同程度的脂肪密度/信号，或富含较多密度介于脂肪与正常软组织间的物质。有时与含脂肪的良性病灶鉴别较困难，当发现髓腔内富含脂肪的病灶伴有皮质破坏、CT/MRI 团块状强化区时，需警惕软骨肉瘤的可能（图 1-5-15-7）。

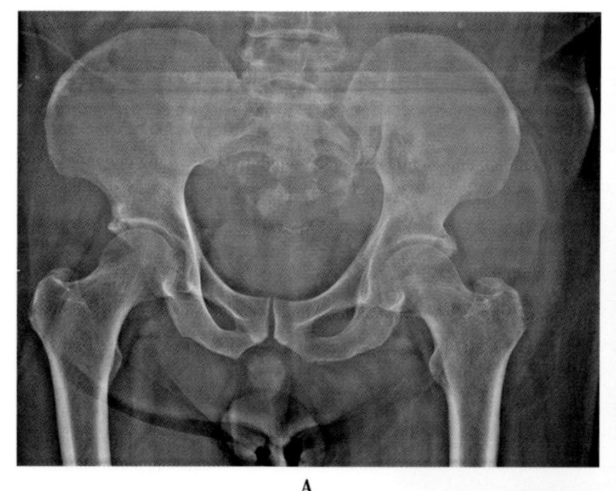

A

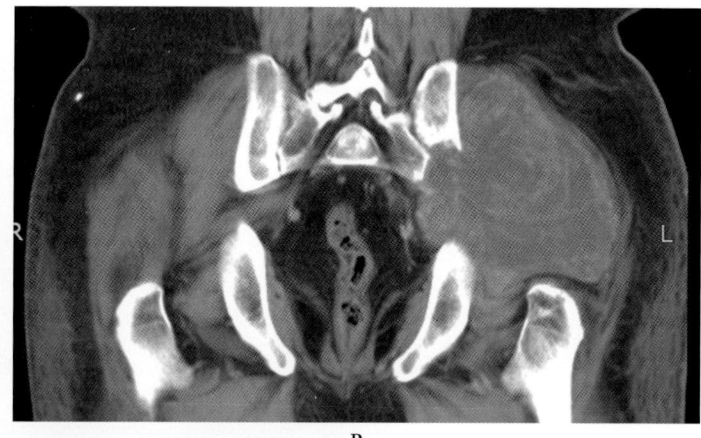

B

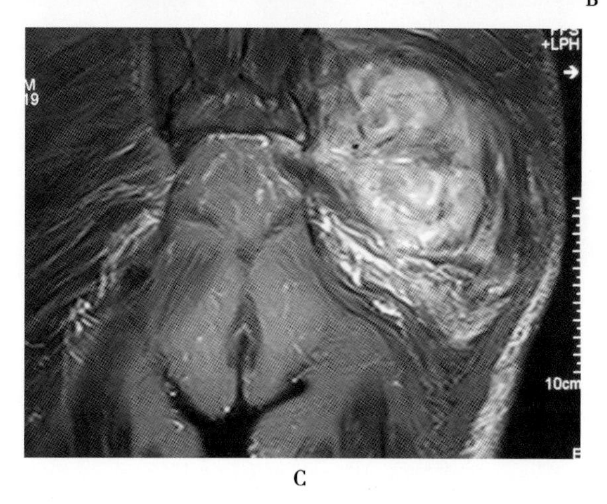

C

图 1-5-15-7 骨的脂肪肉瘤的影像学

A. X 线正位片显示左侧髂骨溶骨性破坏伴有较大肿块。B. CT 冠状面软组织窗图显示髂骨溶骨性破坏伴软组织包块形成，肿块富含大量密度略高于脂肪、但明显低于肌肉的物质。C. MRI 显示软组织包块内富含黏液

（五）治疗及预后

广泛切除为首选治疗方式。传统的放化疗价值有限。平均生存期为 2 年。多形性脂肪肉瘤预后更差。

【病理变化】

（一）大体特征

大部分骨脂肪肉瘤为大的分叶状肿瘤，质地软或韧，黄色或棕白色。黏液型脂肪肉瘤可表现为有光泽的黏液样外观（图 1-5-15-8）。

（二）镜下特征

1. 组织学特征 组织学特点同软组织脂肪肉瘤。高分化脂肪肉瘤由大小不等的脂肪细胞组成，由纤维性间隔分隔成小叶结构，可见散在细胞核大、深染的异型细胞。如果伴有去分化成分，则显示异型性明显的肉瘤结构。黏液脂肪肉瘤由片状卵圆形瘤细胞分布于黏液样基质内，并显示纤细的毛细血管网。多形性脂肪肉瘤内见异型性和多形性明显的脂肪母细胞（图 1-5-15-9）。报道的骨内脂肪肉瘤以富含脂肪母细胞的多形性脂肪肉瘤多见。

2. 免疫组化 肿瘤性脂肪组织表达 Vimentin 和 S-100 蛋白。

（三）分子病理

骨旁脂肪肉瘤中可检测到较多环状染色体，*HMGA2* 及 *MDM2* 基因扩增。

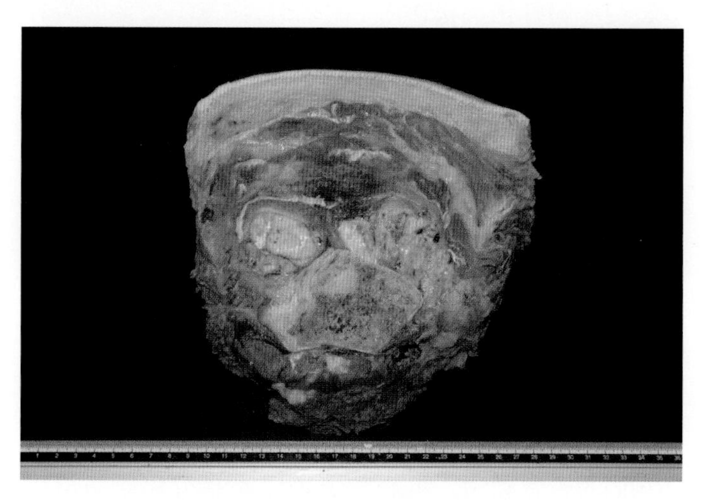

图 1-5-15-8 骨的脂肪肉瘤的大体

髓腔内灰黄色肿瘤组织伴皮质外软组织包块形成

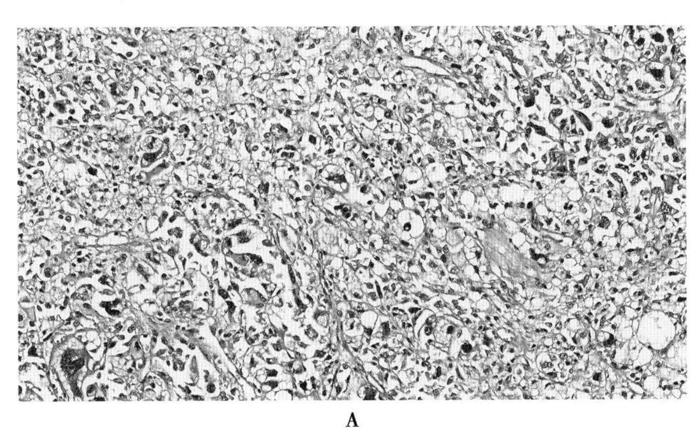
A

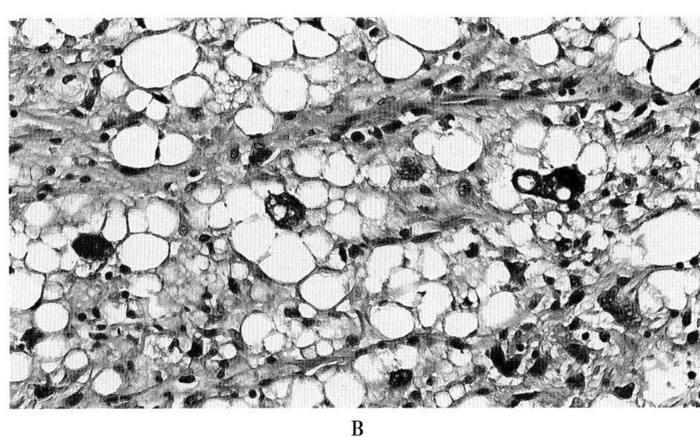
B

图 1-5-15-9　骨的脂肪肉瘤的组织学

A、B. 多形性脂肪肉瘤：高度非典型性的脂肪母细胞

【鉴别诊断】

首先应除外转移性脂肪肉瘤。如果为去分化脂肪肉瘤及多形性脂肪肉瘤，不要忽视脂肪成分而将其诊断为其他高级别恶性肿瘤如未分化肉瘤，黏液纤维肉瘤等。

四、低血磷性骨软化症相关的骨磷酸盐尿性间叶组织肿瘤

【定义】

低血磷性骨软化症（hypophosphatemic osteomalacia，HO）是由于肾脏排磷增加、低磷血症和活性维生素 D 产生不足造成的，以骨矿化不良、骨软化或佝偻病为主要特征的一组疾病。分为以下三种类型：X 连锁显性低磷性骨软化症（XLH），常染色体显性遗传低磷性骨软化症（ADHR）和肿瘤诱发的低磷性骨软化症（tumor-induced osteomalacia，TIO）。TIO 是由肿瘤引起肾脏排磷增加所致的获得性低磷性骨软化症。磷酸盐尿性间叶组织肿瘤（phosphaturic mesenchymal tumor，PMT）是相当少见的与低血磷性骨软化症相关的肿瘤（hypophosphate micosteomalacia associated phosphaturic mesenchymal tumor of bone）。Weidner 和 Santa cruz 于 1987 年首先描述了肿瘤相关的间叶性肿瘤的组织学形态，并将其分为四种组织学类型：①磷酸盐尿性间叶性肿瘤，结缔组织亚型（PMT-MCT）；②骨母细胞样型；③非骨化纤维瘤样型；④骨化纤维瘤样型。现在认为后三种亚型实际上代表了 PMT-MCT 中的一系列骨特异性的反应形式。

ICD-O 编码 8990/3

【临床特征】

（一）流行病学

多发于中年人，年龄 3~73 岁，无性别优势。

（二）发病部位

约 53%的发生于骨，45%的发生于软组织，3%的发生于皮肤。发生于骨内时，肢端或附肢骨多于躯干或中轴骨。

（三）症状

自发病至明确诊断往往需要数月至数年，最长可达 19 年。临床表现为广泛骨痛和肌无力，严重者出现骨折、假骨折、骨骼畸形和活动受限等。实验室检查发现低血磷、高尿磷，血碱性磷酸酶升高。也可有<10%的病例无典型的临床症状及实验室检查。

（四）影像学特点

其影像学表现为诸骨密度减低、小梁结构模糊，伴有多发骨折或“假骨折”，骨折多发生于股骨近端、骶骨、耻骨、脊柱、肋骨等；肿瘤灶的影像学表现各异，典型者为长骨溶骨破坏、边界清晰、其内可有矿化灶，溶骨区于 CT 增强图像常表现为明显强化（图 1-5-15-10、图 1-5-15-11）。

（五）发病机制

研究表明低磷血症与肿瘤分泌 FGF23（成纤维细胞生长因子）有关。FGF23 由 251 个氨基酸组成，与肾小管上皮细胞基底缘的受体结合后，抑制肾小管刷状缘钠磷共转运蛋白 IIa（NaPiIIa）的作用，抑制了肾脏对磷的吸收及 1,25-$(OH)_2$ 维生素 D_3 的生成。TIO 患者血清中的 FGF23 显著升高，肿瘤切除后血清 FGF23 水平迅速下降，同时血磷水平也逐步上升至正常范围。因此检测血 FGF23 水平，有助于低磷性骨软化症的病因诊断，但其鉴别病因的价值及临床应用仍有待于进一步证实。

（六）治疗和预后

目前的治疗手段为肿瘤完整切除，切除病灶后患者可获痊愈。术后数日或数周内生化指标将恢复正常，但其骨软化症的恢复将需时数月。

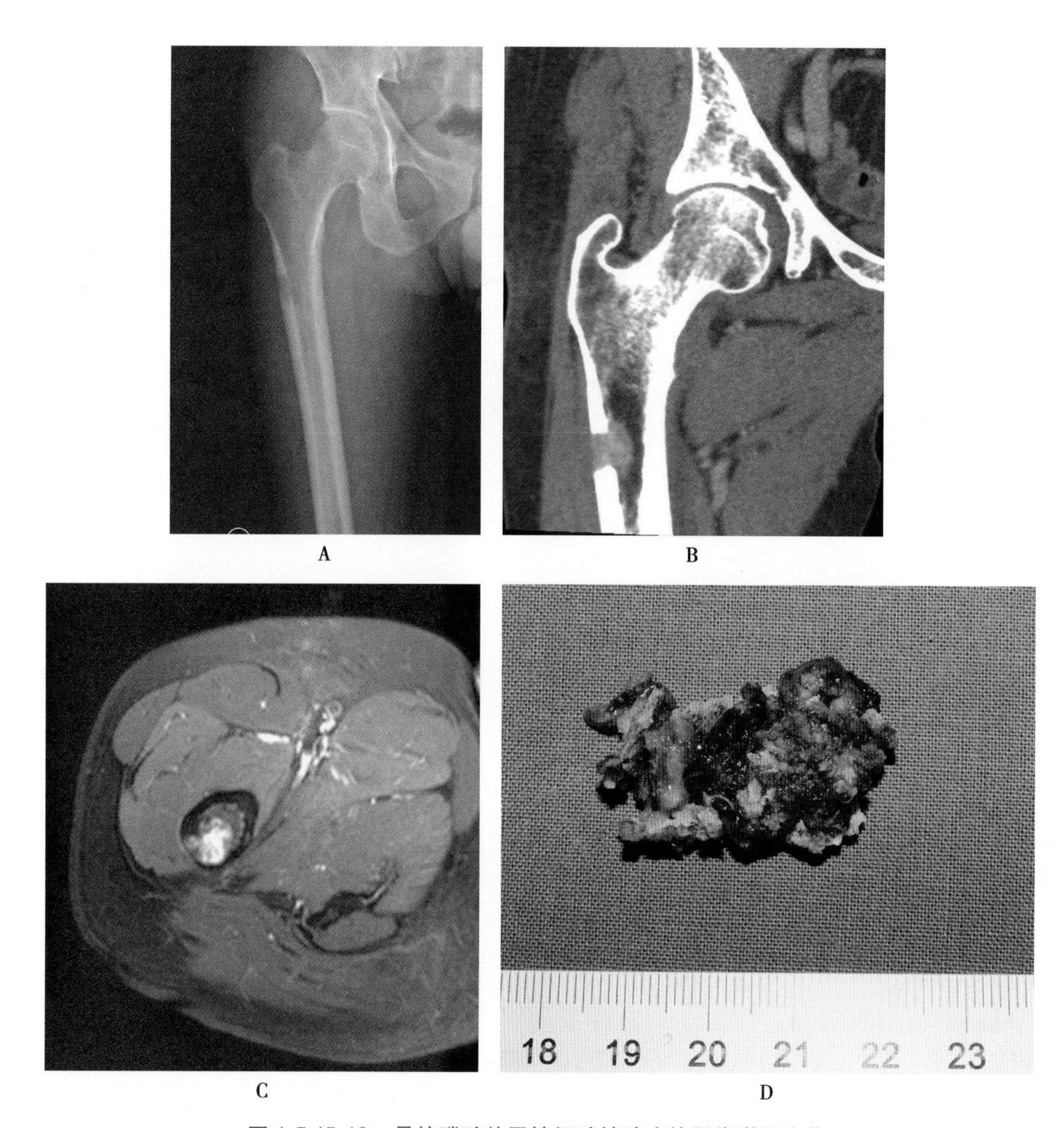

A B C D

图 1-5-15-10 骨的磷酸盐尿性间叶性肿瘤的影像学及大体

A. X 线正位片显示此青年患者的骨质密度减低，股骨上段皮质内溶骨性破坏，边界清晰。B. CT 增强后冠状面软组织窗图显示股骨皮质内的溶骨性破坏，病灶明显强化。C. MRI 增强后横断面脂肪抑制 T1WI 图显示病灶累及皮质、髓腔，未形成骨外软组织肿块。D. 刮除组织显示灰红灰白色质软组织

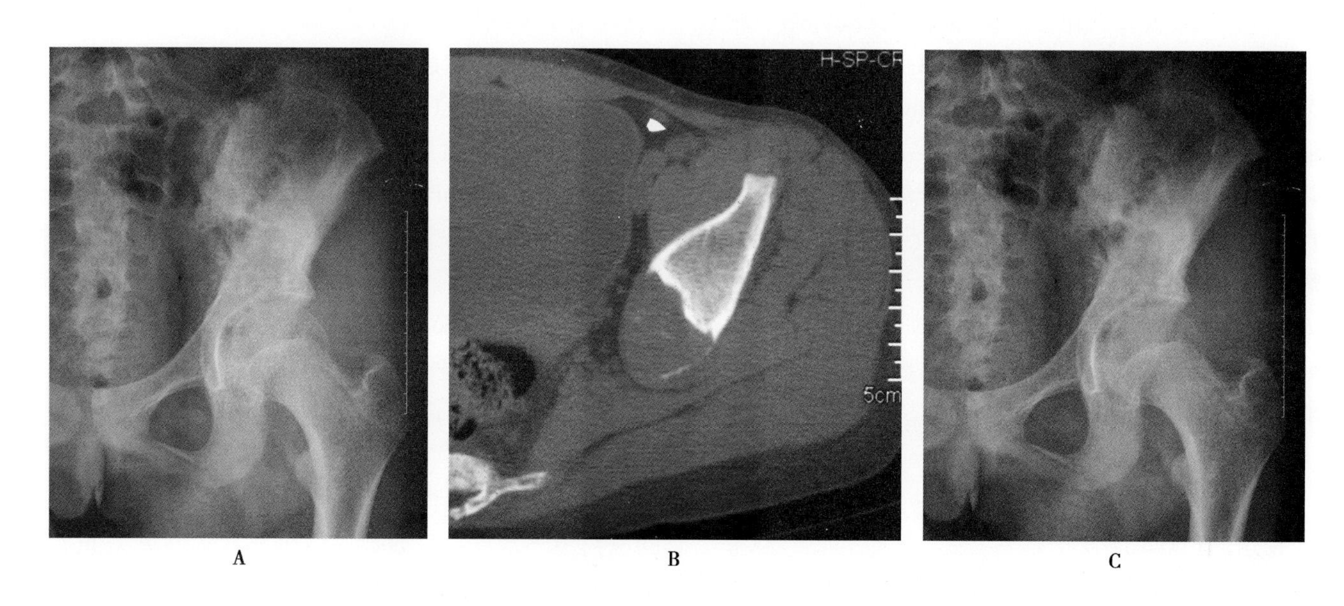

A B C

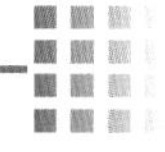

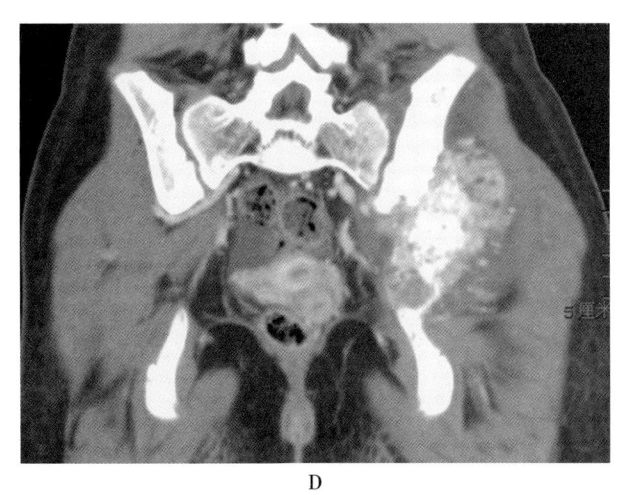

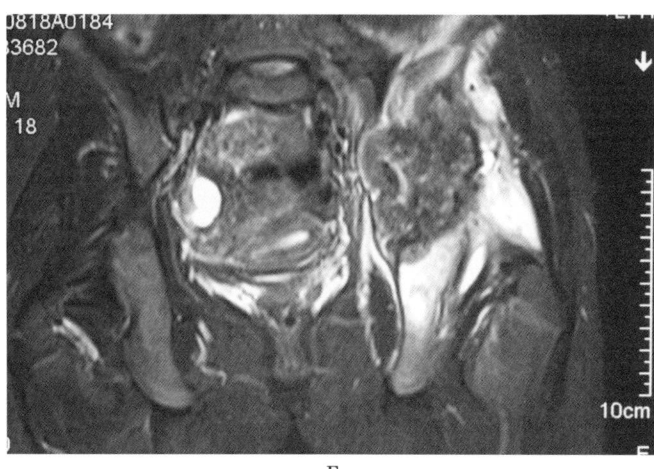

D　　E

图 1-5-15-11　骨的磷酸盐尿性间叶性肿瘤恶变的影像学

A. 原发病变，X 线显示左侧髂骨内缘区域的溶骨性破坏，边界较清，下缘硬化。B. 原发病变，CT 横断面骨窗图显示髂骨的溶骨性破坏，边界清晰，前缘硬化，内有斑点钙化。C. 复发后恶变，X 线正位片显示髂骨体不规则形高密度病灶、内缘伴有软组织肿块。D. 复发后恶变，CT 增强后横断面软组织窗图显示髂骨内混合性骨破坏伴软组织肿块，血供丰富，边界不清。E. 复发后恶变，MRI 冠状面脂肪抑制 T2WI 图显示髂骨内病变信号较低，伴有明显周围组织水肿

【病理变化】

（一）大体特征

发生于髓腔内，为灰黄灰褐色质软肿物（图 1-5-15-10D），与周围皮质分界清，可见骨皮质变薄，发生于扁骨如髂骨时，可有局灶皮质消失，肿瘤周围形成软组织假包膜，肿物切面灰黄质软，易与骨皮质分离。

（二）镜下特征

1. 组织学特征　PMT-MCT 的典型组织学特征为丰富的血管、温和的梭形细胞或星形细胞，细胞无异型性，核小，核仁不明显。核分裂象少见。偶尔，细胞也可呈圆形或球细胞样形态。大部分病例，核级别较低，仅少部分显示中等级别的核增大，核分裂象少见，<1/10HPF。这些细胞陷于黏液样或黏液软骨样基质内，可伴有钙化。破骨细胞样多核巨细胞加上形成 Storiform 结构的梭形细胞，会形成骨巨细胞瘤伴有显著纤维组织反应的形态。50%的肿瘤内可见编织骨骨壳形成。部分肿瘤形成软骨样基质，其中的瘤细胞胞质嗜伊红，细胞核偏心、可见核沟，从而形成软骨母细胞瘤样形态。肿瘤内存在多少不等的脂肪组织，可能提示肿瘤细胞具有脂肪源性分化。肿瘤内精细的微血管成分是其重要特征。血管可以是毛细血管样也可以是厚壁、玻璃样变性的血管，往往是混合存在。

我们观察到骨原发 PMT-MCT 病例中组织形态可分为以下几类：

（1）血管平滑肌脂肪瘤样形态。肿瘤由短梭形瘤细胞、增生的血管及成熟脂肪组织构成（图 1-5-15-12A）。肿瘤细胞呈短梭形，核小、卵圆形或短梭形，胞界不清，呈弥漫片状生长（图 1-5-15-12B）。瘤细胞温和，未见明显异型性及多形性，未见核分裂象。脂肪组织成熟，岛状增生，与梭形肿瘤组织混杂存在，呈现脂肪瘤样血管外周细胞瘤形态。血管增生显著，呈簇状聚集，为中等大小的厚壁血管，管壁黏液变，可见部分较大的畸形血管（图 1-5-15-12C），部分区域管腔扩张淤血，形成海绵状血管瘤结构（图 1-5-15-12D）。围绕血管周及脂肪组织内可见梭形平滑肌样细胞，形成血管平滑肌脂肪瘤样结构。肿瘤细胞间可见细小弯曲的枝芽状血管，肿瘤细胞呈血管周排列（图 1-5-15-12E）。肿瘤组织呈膨胀性生长，可见推挤性侵犯髓腔、松质骨及骨皮质，局部皮质消失，纤维性假包膜形成。微囊性变常见，可形成筛状或网状形态（图 1-5-15-12F）。

（2）异型性不明显的短梭形细胞增生，伴散在多核巨细胞分布，形成骨巨细胞瘤样结构（图 1-5-15-13A），局灶（图 1-5-15-13B）或广泛存在钙化（图 1-5-15-13C）。

（3）大片蓝染的絮状钙化，钙化间为少量疏松纤维血管组织，伴短梭形细胞增生，细胞无异型性。形成类似肿瘤性钙盐沉着症的表现（图 1-5-15-14）。

（4）软骨母细胞样细胞弥漫增生，伴软骨样基质形成，呈现软骨母细胞瘤样结构（图 1-5-15-15）。免疫组化 S-100 阴性。

绝大多数 PMT-MCT 为良性，恶性表现为梭形细胞异型性增加，核分裂象增加（>5/10HPF），呈肉瘤样形态。临床表现为局部复发或远处转移。我们所见的两例恶性

PMTMCT,一例为复发后恶变,原发病理表现为骨母细胞瘤样形态,复发后表现为骨肉瘤(图 1-5-15-16)。一例为全身多发转移后细胞异性明显,形成肉瘤结构(图 1-5-15-17)。

2. 免疫组化 无特异性的免疫组化标记及基因学异常,可以表达 Vimentin+,SMA+(图 1-5-15-18A),Bcl-2+(图 1-5-15-18B),CD56+(图 1-5-15-18C),CD31 血管+,CD34 血管+,CD99-,CD117-,CK-,EMA-,Actin-,HMB45-,MelanA-,MPO-,calponin-,caldesmon-,S-100-,Ki-67 index<1%。FGF23 可以在某些肿瘤表达。

【诊断及鉴别诊断】

病理与临床病史的紧密结合有助于作出正确的诊断。对于无典型的临床症状及实验室检查的病例诊断较困难,需排除其他肿瘤后诊断。因其罕见及其多种形态的组织形态,因此文献报道中的病理诊断多种多样。主要需与下列肿瘤进行鉴别:血管周细胞瘤,巨细胞修复性肉芽肿,梭形细胞脂肪瘤,硬化性血管瘤,软骨瘤,软骨母细胞瘤,软骨黏液样纤维瘤,软骨母细胞瘤,间叶性软骨肉瘤,骨肉瘤,血管脂肪瘤,促结缔组织增生性纤维瘤,肌纤维瘤病等。

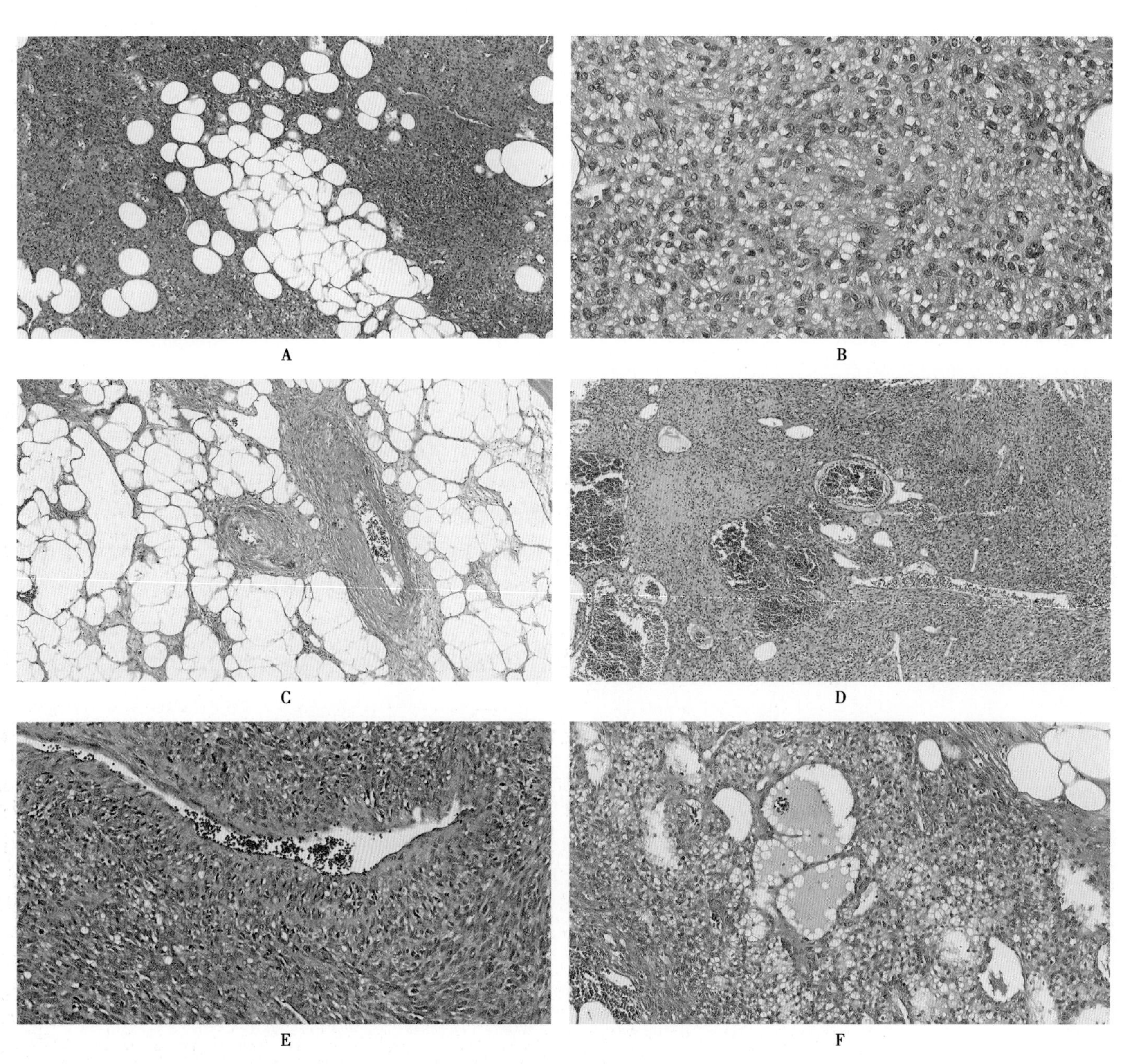

图 1-5-15-12 磷酸盐尿性间叶性肿瘤的组织学

A. 脂肪瘤样血管周细胞瘤样形态。B. 肿瘤细胞呈一致的短梭。C. 增生的脂肪组织内见畸形的血管。D. 海绵状血管瘤结构。E. 血管周细胞瘤结构。F. 微囊变

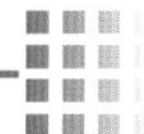

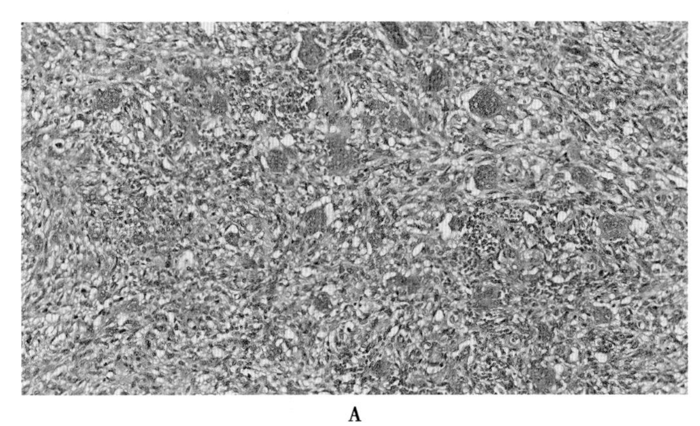

A

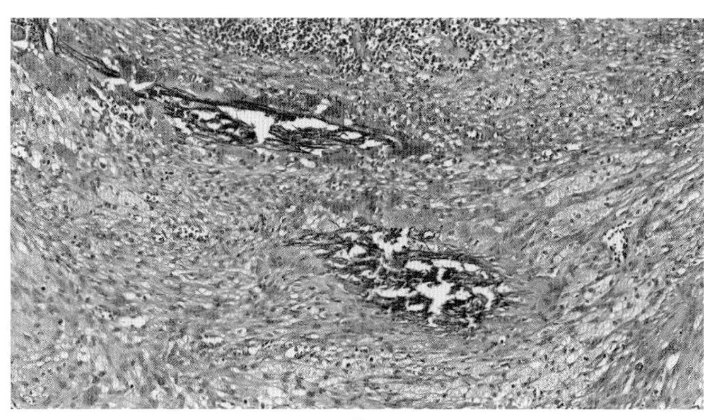

B

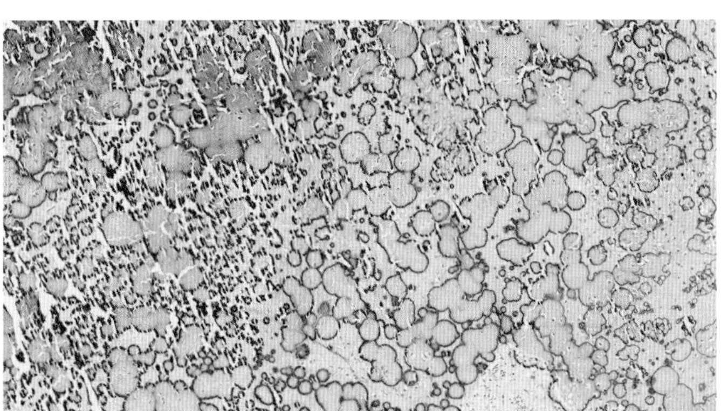

C

图 1-5-15-13　磷酸盐尿性间叶性肿瘤的组织学
A. 骨巨细胞瘤样结构。B. 伴小灶丝状钙化。C. 广泛钙化

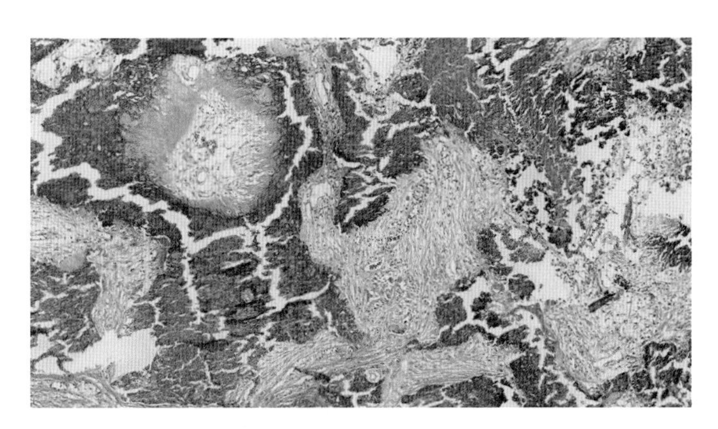

图 1-5-15-14　磷酸盐尿性间叶性肿瘤的组织学
絮状钙化广泛呈现肿瘤性钙盐沉着症的表现

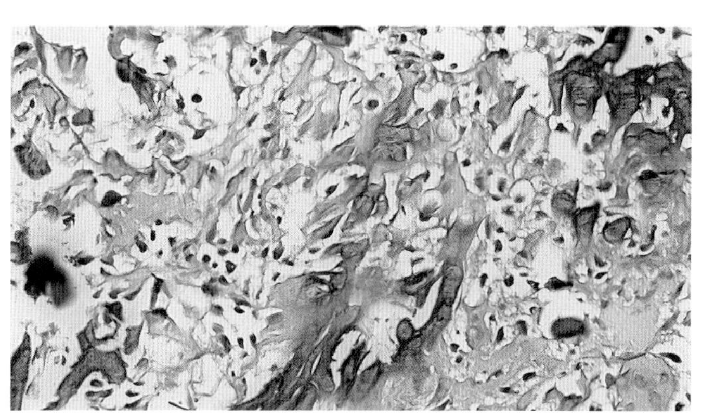

图 1-5-15-16　恶性磷酸盐尿性间叶性肿瘤组织学
磷酸盐尿性间叶性肿瘤复发后表现为骨肉瘤

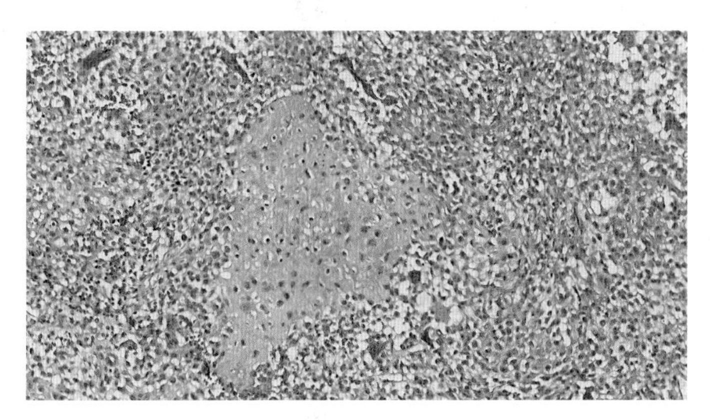

图 1-5-15-15　磷酸盐尿性间叶性肿瘤的组织学
软骨母细胞瘤样结构

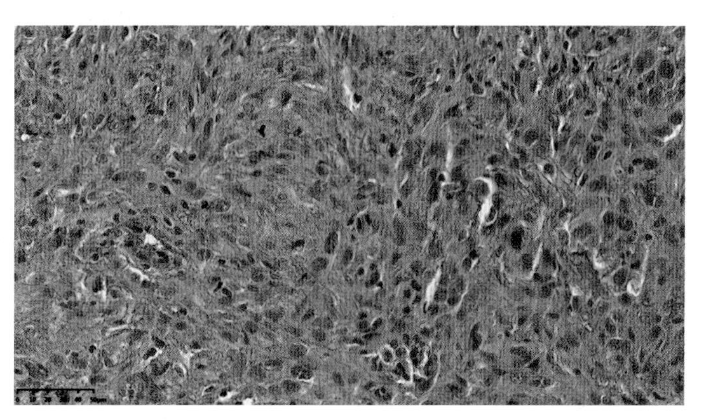

图 1-5-15-17　恶性磷酸盐尿性间叶性肿瘤（多次复发并转移）的组织学
散在钙化中见异型性明显的肿瘤细胞

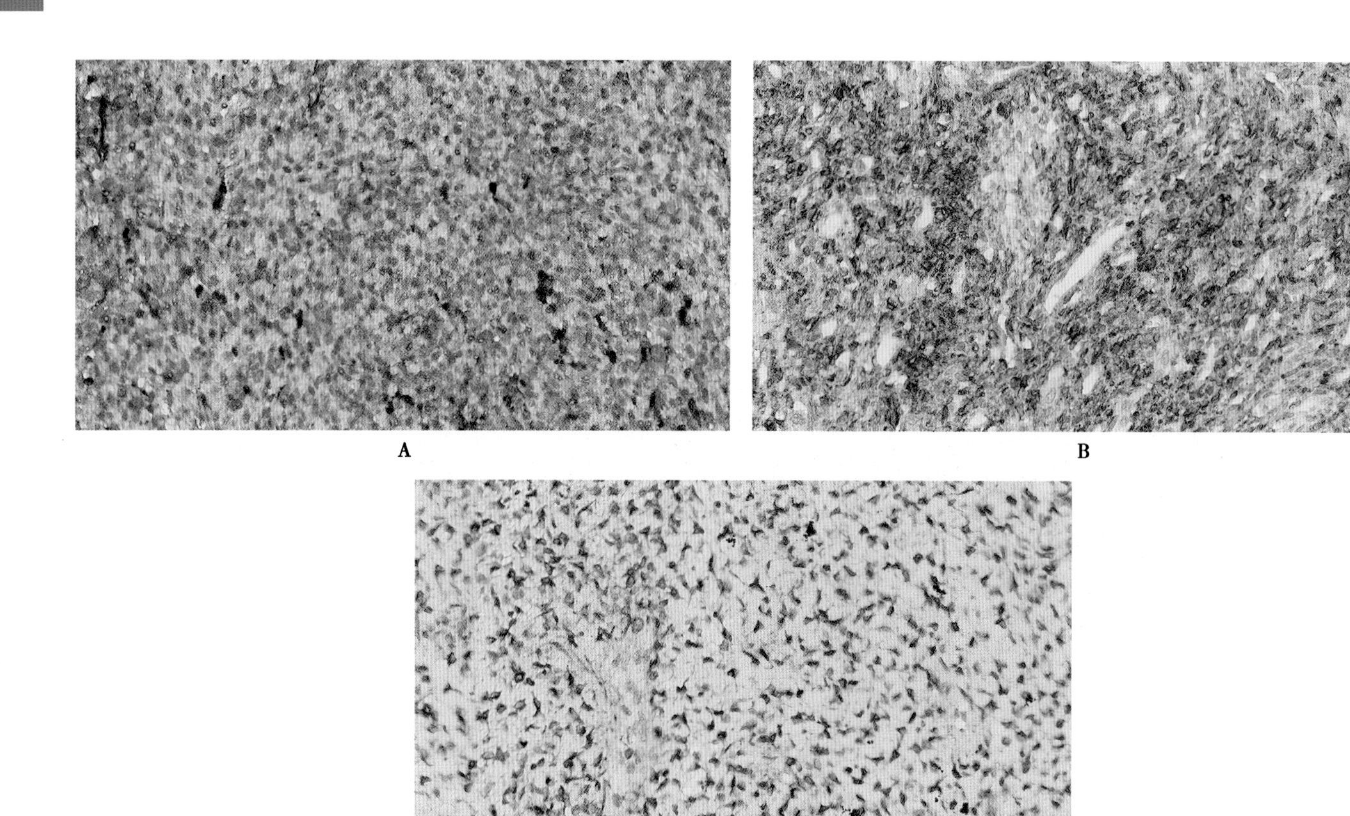

图 1-5-15-18　磷酸盐尿性间叶性肿瘤的免疫组化
A. SMA+。B. CD56+。C. Bcl-2+

五、骨的炎症性肌成纤维细胞性肿瘤

【定义】

炎症性肌成纤维细胞性肿瘤(inflammatory myofibroblastic tumor,IMT)是一种少见的良性但具有局部侵袭性的肿瘤,组织学上由肌成纤维细胞样和成纤维细胞样的梭形细胞组成,伴有浆细胞、淋巴细胞、中性粒细胞浸润。WHO(2013)骨及软组织肿瘤将其定义为由肌成纤维细胞样及成纤维细胞样梭形细胞构成,伴有炎细胞:浆细胞、淋巴细胞及中性粒细胞浸润,并归类为交界性肿瘤。其同义词包括:浆细胞肉芽肿、炎性假瘤、炎性肌纤维细胞增生和炎性纤维肉瘤等。

ICD-O 编码 8825/1

【临床特征】

（一）流行病学

1. 发病年龄　肺外 IMT 常发生于儿童及年轻人,平均年龄 10 岁,但也可能发生于 80 岁。

2. 性别　男女发病比例 1∶1.4。

（二）发病部位

肺为最常见的受累部位,肺外器官包括胃、肠系膜、网膜、肾、肝、脾、食管及淋巴结,头颈、躯干及肢端为少见部位。发生于骨内时主要见于颞骨,下颌骨,累及长骨罕见。

（三）症状

最常见的临床表现为无意发现的胸腹部包块,少部分病例(15%～30%)可伴随难以解释的发热、体重减轻、贫血、血沉加快、高丙球蛋白血症,症状可持续几周甚至几个月。

（四）影像学特点

影像学表现并无特异性,皮质常被累及,部分病灶可向外形成软组织包块,多伴有骨膜反应,MRI 示病灶内部存在 T2WI 低信号,多数病灶周围可有水肿(图 1-5-15-19)。

（五）治疗及预后

IMT 有局部侵袭性,主要外科广泛切除。化疗有时适用于多灶或复发的病变。放疗效果不肯定。血管侵犯以及肉瘤样转化有报道。发生于肺的复发率可能<2%,肺外器官可达 25%,而且复发与孤立性病灶的不完整切除有关,多在术后 1 年复发。远处转移少见(<5%)。

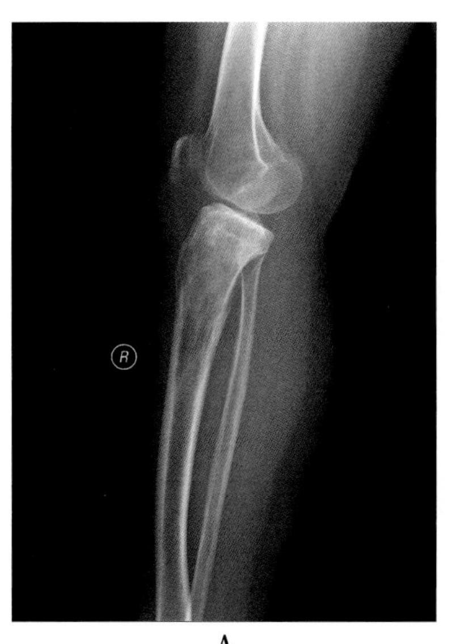

A

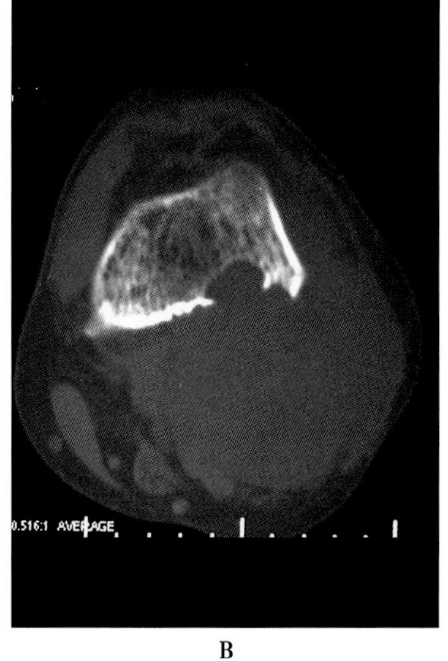

B

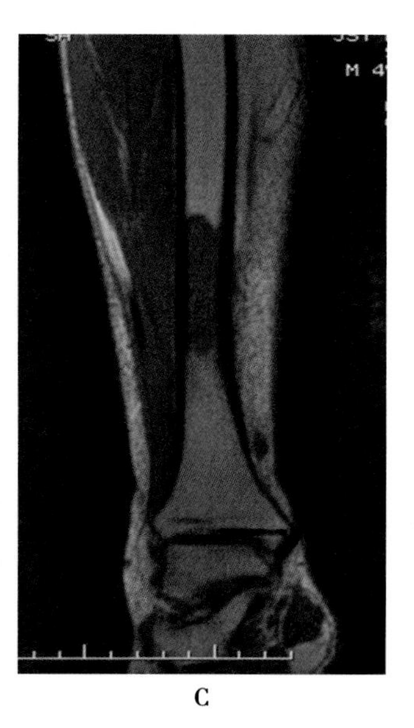

C

图 1-5-15-19　炎症性肌纤维母细胞性肿瘤的影像学

A. X 线侧位片显示胫骨干上段骨破坏，密度不均匀，边界模糊，伴有轻微骨膜反应。B. CT 横断面骨窗图示股骨远端后部溶骨破坏、局部皮质消失，形成软组织包块。C. MRI 冠状面 T1WI 图显示胫骨干中下段髓腔内局部低信号灶

【病理变化】

（一）大体特征

普通 IMT 大体肿瘤大小可自 2～20cm，平均 6cm。常是实性、切面灰白色或褐色，质较韧或橡胶样，偶尔质软胶冻样。少数出血、坏死或钙化。发生于骨内的 IMT，髓腔内见灰黄色组织，局灶见骨皮质破坏，骨皮质外见灰黄色肿瘤组织，切面灰白灰黄质软，鱼肉状，伴囊变。

（二）镜下特征

1. 组织学特征　IMT 镜下可有三种形态成分，第一种形态：疏松排列的星形、胖梭形细胞分布于水肿、黏液样间质内，小血管形成不规则的网，伴有炎细胞浸润，形成肉芽组织样或结节性筋膜炎样结构。肌成纤维细胞细胞核梭形，空泡状，胞质丰富、嗜酸性，散在浸润的炎细胞包括淋巴细胞，中性粒细胞及嗜酸性粒细胞（图 1-5-15-20A）。可见核分裂象，但无病理性核分裂。在结节性筋膜炎样结构中，嗜酸性粒细胞而非浆细胞占主要地位（图 1-5-15-20B）。第二种形态显示致密的梭形细胞增生，呈束状排列或 storiform 排列（图 1-5-15-20C），可见细胞密集区及稀疏区。梭形细胞核伸长，两端钝圆（图 1-5-15-20D）。浆细胞常占主导地位，可聚集呈灶状或散在分布。可伴有淋巴细胞增生并形成反应性滤泡中心（图 1-5-15-20E）。如缺少炎细胞的浸润，梭形细胞区域可能与肌源性或纤维组织源性肿瘤相似。如果胶原丰富，则类似于纤维瘤病或肌纤维瘤病。第三种形态形成瘢痕样或韧带样型纤维瘤病样形态（图 1-5-15-20F），细胞增生不活跃，浆细胞或淋巴细胞陷于致密的嗜伊红的基质内。镜下常三种成分混合，在同一例中，一种或两种占优势。发生于骨内时，局灶见散在钙化及宿主骨的破坏。炎细胞小簇状聚集，分布于瘤组织间。近肿瘤边缘区可见反应性新骨形成（图 1-5-15-20G）。

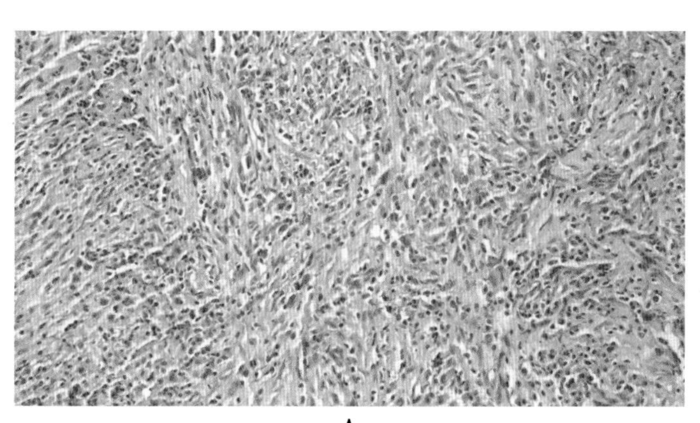

A

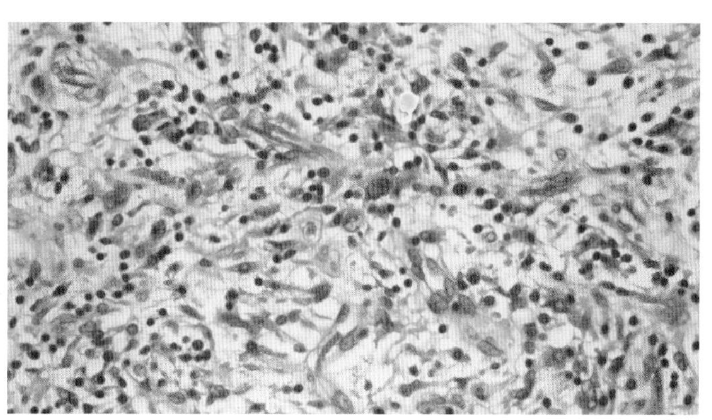

B

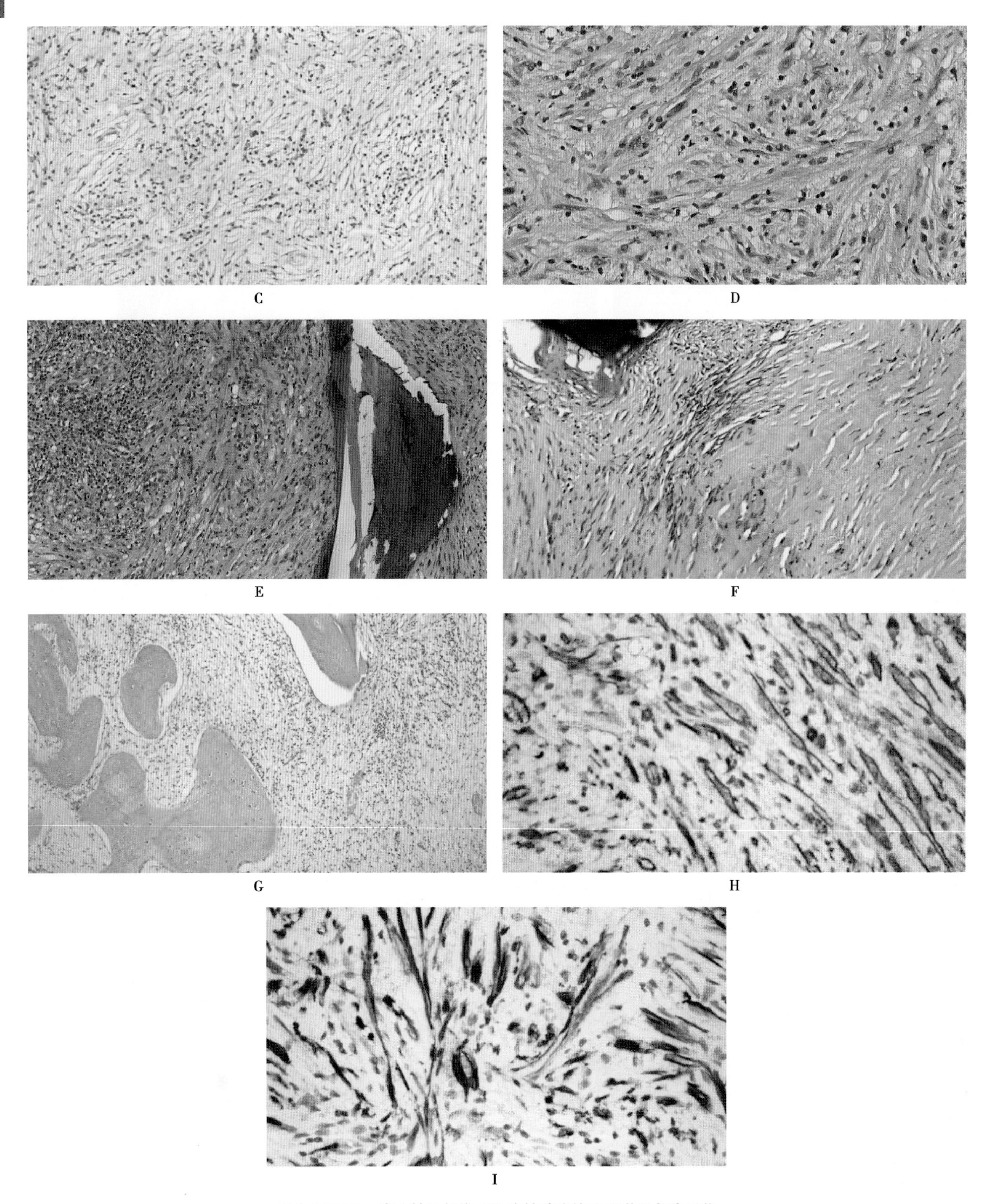

图 1-5-15-20　炎症性肌纤维母细胞性肿瘤的组织学及免疫组化

A. 梭形瘤细胞散在分布于炎细胞间。B. 呈以嗜酸性粒细胞浸润为主。C. 梭形的肿瘤细胞呈显著的 storiform 排列。D. 瘤细胞胖梭形，胞质嗜酸性，核圆形、卵圆形，可见小核仁。E. 可伴有淋巴细胞增生并形成反应性滤泡中心。F. 形成瘢痕样或韧带样型纤维瘤病样形态。G. 可见反应性新骨形成。H. 梭形细胞表达 SMA。I. 梭形细胞表达 h-caldesmon

2. 免疫组化　肿瘤细胞弥漫性表达 vimentin、SMA(图 1-5-15-20H)、actin、h-caldesmon(图 1-5-15-20I)、CD34阳性,部分细胞表达 CD68 和 ALK。36%的表达 CK。不表达 myoglobin。

（三）分子病理

细胞遗传学显示大约 50%的软组织 IMT 存在 2 号染色体短臂 ALK 受体酪氨酸酶的基因重排,因此,ALK 是 IMT 的一个好的免疫组化标记物,但 ALK 阴性的 IMT 形态上与 ALK 阳性的无法鉴别。40%～60%的病例可显示 ALK 阳性。

【鉴别诊断】

主要与骨内的肿瘤相鉴别。

1. 平滑肌肉瘤　绝大部分发生在软组织,瘤细胞丰富,核雪茄状,异型性明显,可见病理性核分裂象。少见浆细胞和淋巴细胞浸润。

2. 炎症性恶性纤维组织细胞瘤　或称未分化多型性肉瘤,多见于成年人。细胞高度异型性及多形性明显,核分裂象多见,并见病理性核分裂象。炎细胞浸润明显,局灶可以显示相似的炎性肌成纤维细胞肿瘤样形态。

3. 骨的促结缔组织增生性纤维瘤病　由增生的梭形成纤维细胞和胶原纤维组成,缺乏异型性,少见核分裂象,呈浸润性生长。免疫组化 β-catenin 胞质常阳性。

4. 继发反应性改变　由于各种原因导致的骨破坏,可以出现纤维母细胞/肌纤维母细胞的增生伴炎细胞浸润,此时一定要结合临床病史和影像学,再完善相关分子检测来鉴别诊断。

（宫丽华）

六、恶性外周神经鞘瘤

【定义】

骨的恶性外周神经鞘瘤(malignant peripheral nerve sheath tumor,MPNST)是一种起源于骨的神经或者继发于良性神经肿瘤及神经纤维瘤病Ⅰ型的的恶性肿瘤。发生于骨的恶性外周神经鞘瘤要排除软组织肿瘤侵犯至骨可能后才能下定论。

ICD-O 编码 9540/3

【临床特征】

（一）流行病学

非常罕见,仅见少数病例报道。可累及全身各处骨,目前的报道主要集中在颌骨、脊柱、胸骨、肩胛骨、手足短骨和四肢长骨。在一项 Mayo 诊所对 3 987 例骨原发肿瘤的回顾中,神经源性肿瘤仅占 6 例,而 MPNST 被认为是骨内神经鞘瘤恶变的结果。

（二）症状

发病位置出现疼痛、肿胀。

（三）影像学特点

影像学无特殊表现,X 线片可表现为骨的溶骨性破坏;CT、MRI 可显示病灶破坏皮质,或突破皮质形成软组织肿块(图 1-5-15-21)。

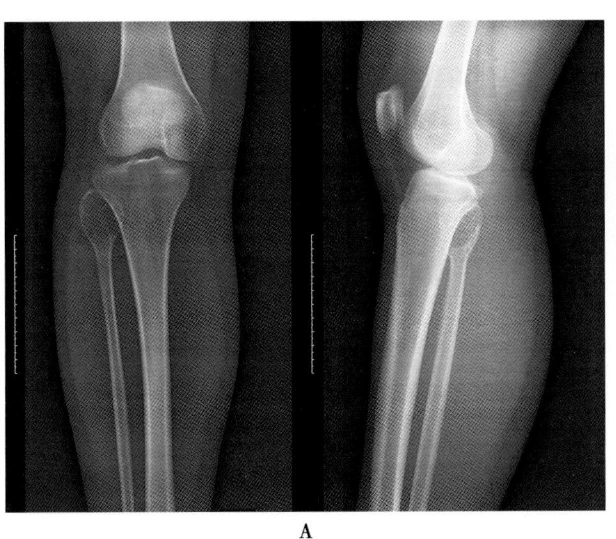
A

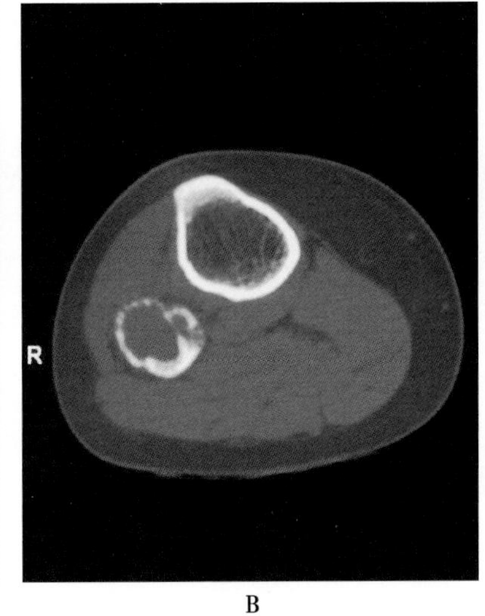

B

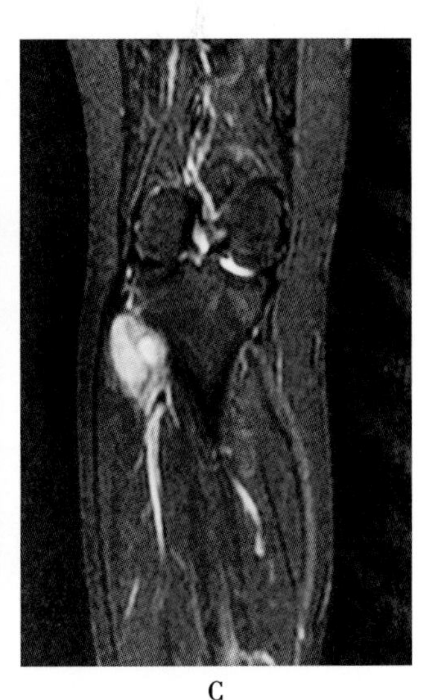
C

图 1-5-15-21　原发于骨的恶性外周神经鞘瘤影像学

A. X 线正侧位片示右腓骨头囊性膨胀性骨破坏。B. CT 冠状面骨窗图示病灶膨胀性发展、侵犯皮质,内无矿化基质。C. MRI 冠状面脂肪抑制 T2WI 图示病灶为高信号,内有分隔

（四）治疗

手术治疗并辅以放疗和化疗。

（五）预后

高度恶性的肿瘤,极易局部复发和远处转移。提示

不良预后的因素有肿瘤大于 5cm。高度恶性组织学证据或手术边界可见肿瘤,以及有 NF1 病病史等。

【病理变化】

（一）大体特征

肿瘤呈灰红、灰白色,质地硬或如鱼肉状,伴有不同程度的出血、坏死及囊性变(图 1-5-15-22A)。

（二）镜下特征

1. 组织学特征 肿瘤大部分区域表现为细胞高度丰富的梭形细胞肿瘤,排列成栅栏状或旋涡状(图 1-5-15-22B～D);可见大的裂隙样血管腔隙,形成血管周细胞瘤样结构(图 1-5-15-22E);可见地图样坏死区(图 1-5-15-22F～G),坏死区周围瘤细胞呈栅栏状排列(图 1-5-15-22H～K)。肿瘤细胞异型性明显,核梭形或卵圆形,核分裂象多见,一般>4 个/10HPF。可出现原始神经上皮、平滑肌、骨、横纹肌母细胞等异源性分化。伴有异源性成分横纹肌母细胞分化者称为恶性蝾螈瘤。

2. 免疫组织化学 肿瘤细胞呈 S-100 散在阳性(图 1-5-15-22L),阳性率 50%～90%。部分病例可表达 SOX10, desmin、Actin、CD34,GFAP 等,还可出现 H3K27Me3 失表达。上皮样 MPNST 可以弥漫强阳性表达 S-100。

【鉴别诊断】

1. 骨肉瘤 好发于青少年,部位多见于长骨干骺端。影像学多有明确提示且伴有骨膜反应及软组织肿块。肿瘤细胞的异型性明显,有肿瘤细胞直接形成肿瘤性骨样组织的证据。免疫组化 S-100 阴性。

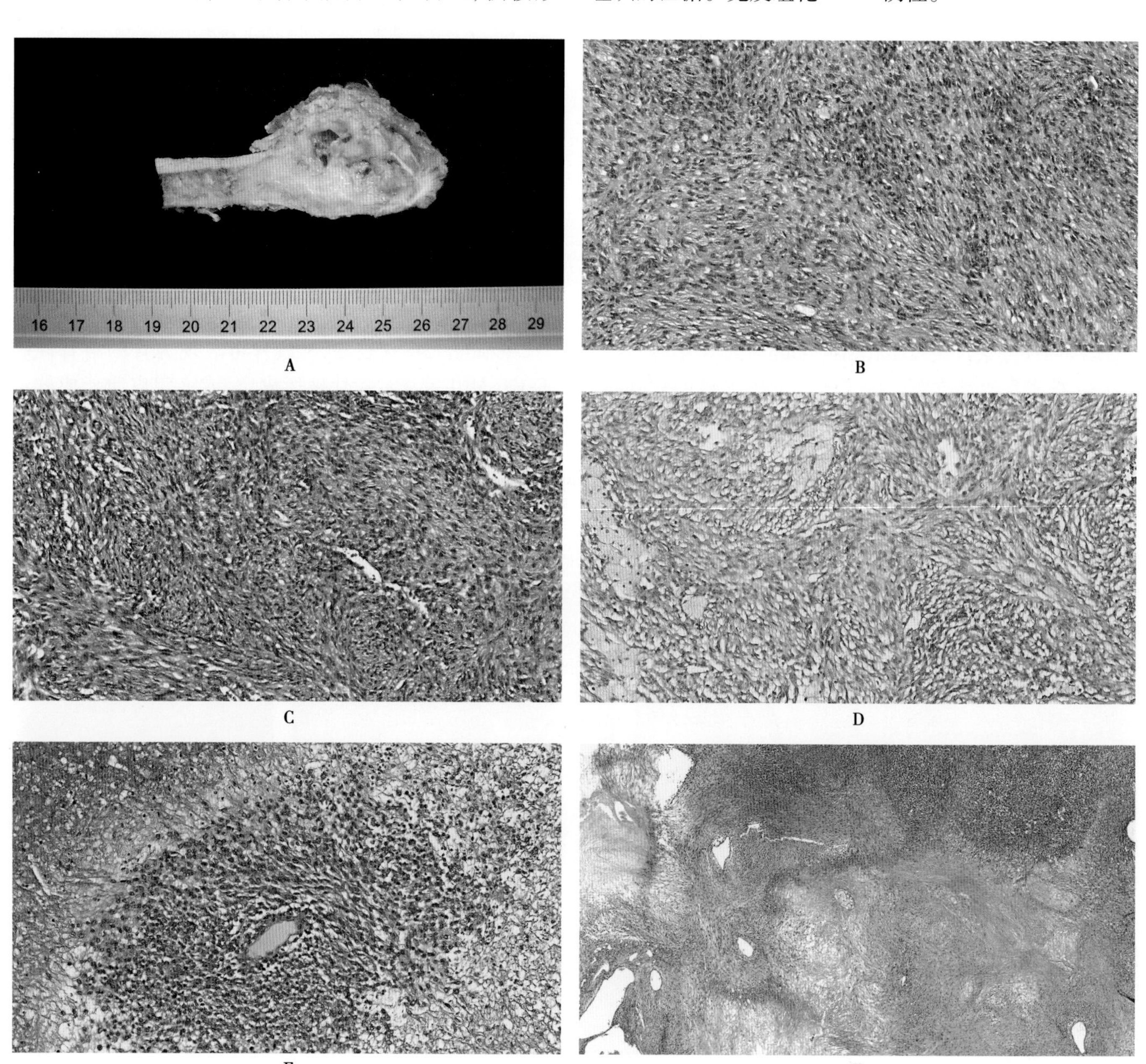

A B C D E F

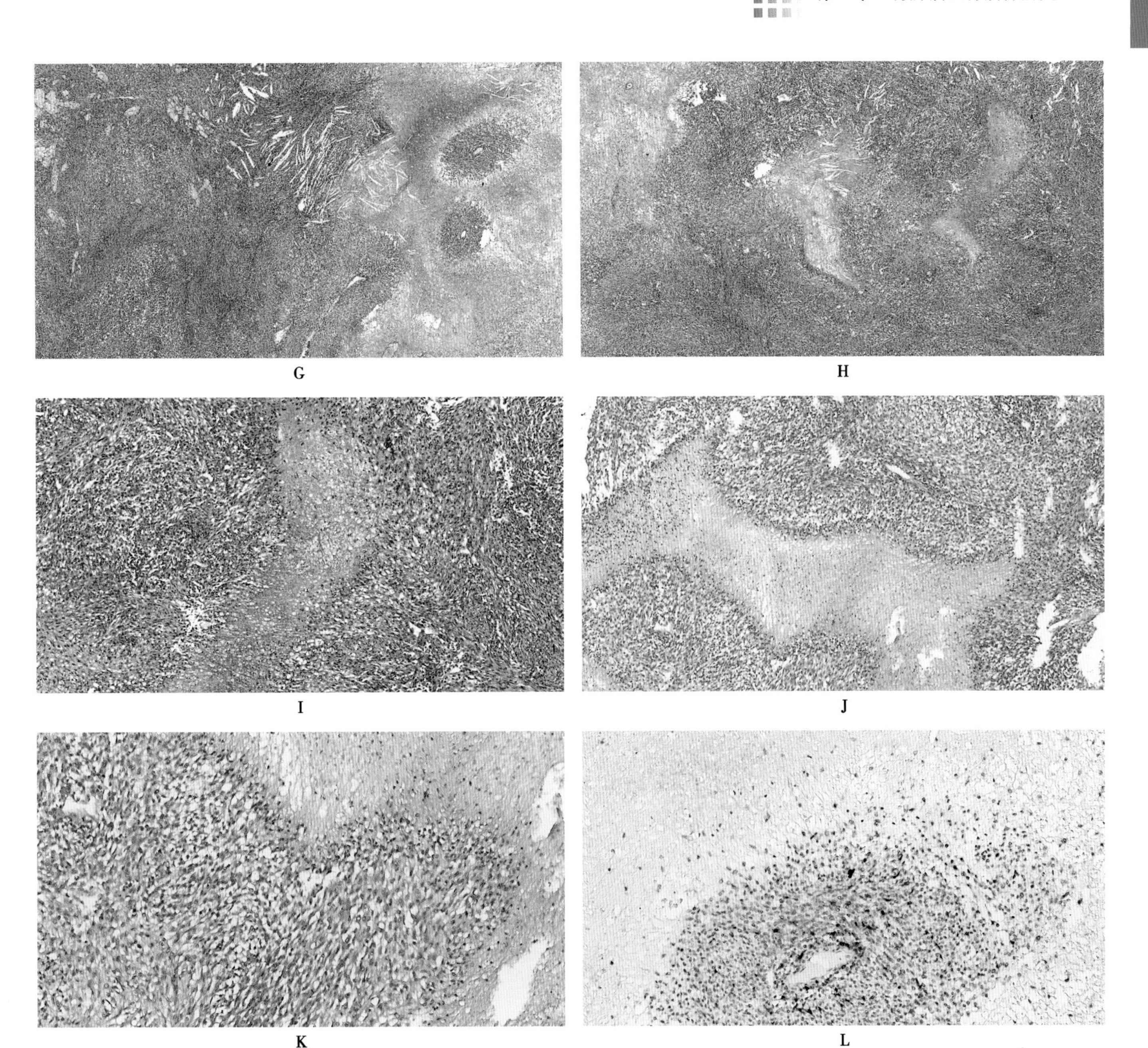

图 1-5-15-22　原发于骨的恶性外周神经鞘瘤

A. 原发于骨的恶性外周神经鞘瘤大体肿瘤呈灰白色，鱼肉状，可见出血、坏死及囊性变。B～L. 原发于骨的恶性外周神经鞘瘤组织学及免疫组化。B. 肿瘤由高度丰富的梭形细胞构成，排列成栅栏状。C. 肿瘤呈旋涡状。D. 肿瘤中少许组织细胞。E. 肿瘤呈血管周细胞瘤样排列。F. 肿瘤中可见地图样坏死区。G. 肿瘤中可见地图样坏死区，有少量胆固醇结晶。H～K. 肿瘤细胞在坏死区周围呈栅栏状排列。L. 肿瘤细胞呈 S-100 散在阳性

2. 纤维肉瘤　影像学表现为较宽过渡带的溶骨性、虫蚀性或渗透性骨质破坏。组织学缺乏神经分化特点，也少见地图样坏死区。免疫组化 S-100 阴性。

3. 平滑肌肉瘤　坏死较常见，瘤细胞较 MPNST 更嗜伊红色，核两端平钝或呈雪茄样，核一端可见空泡，形成凹陷性压迹。最具鉴别意义的是免疫组化表型，平滑肌肉瘤一般同时表达 h-caldesmon、SMA 和 desmin，而 MPNST 不表达，且可见 S-100 散在阳性。

4. 骨内滑膜肉瘤　单相型梭形细胞滑膜肉瘤有时与 MPNST 高度相似，免疫组化和分子检测（SSY18）是必要的鉴别手段。

5. 骨的神经鞘瘤　骨内发生原发神经鞘瘤少见，应与 MPNST 鉴别。影像学和良性组织学特点有助于鉴别，但富细胞神经鞘瘤或其他少见亚型的神经鞘瘤缺乏经典排列排列特点时，S-100 等免疫组化结果非常重要，分子检测（如 NF1，CDKN2A/CDKN 2B）也有一定的辅助鉴别意义。

6. 梭形细胞釉质瘤　发生在胫骨和腓骨的梭形细胞

釉质常表现为密集梭形细胞交叉束状排列，此时一定要完善上皮和间叶双方向免疫组化检测除外该肿瘤。

七、神经鞘瘤

【定义】

原发于骨的神经鞘瘤（schwannoma）是发生于骨内的施万细胞起源的良性肿瘤。

ICD-O 编码 9560/0

【临床特征】

（一）流行病学

原发于骨的神经鞘瘤非常罕见。有报道称约占骨原发肿瘤的 0.05%。下颌骨和骶骨为神经鞘瘤最多发的部位，在下颌骨，病变几乎总是累及颏孔。椎骨和骶骨的神经鞘瘤常难以判定它确实起源于骨。

（二）症状

通常无症状，多数为影像学检查偶尔发现。少数有疼痛和/或肿胀。

（三）影像学特点

常为髓腔内溶骨破坏，边缘略硬化，可存在骨嵴，发生于髓腔范围窄小的骨的病灶常为膨胀性发展，整体边界清晰，无软组织肿块（图 1-5-15-23），但无特异性影像学表现，同骨囊肿、骨巨细胞瘤、软骨母细胞瘤等难以区别。MRI 可显示病灶与周围神经的关系。

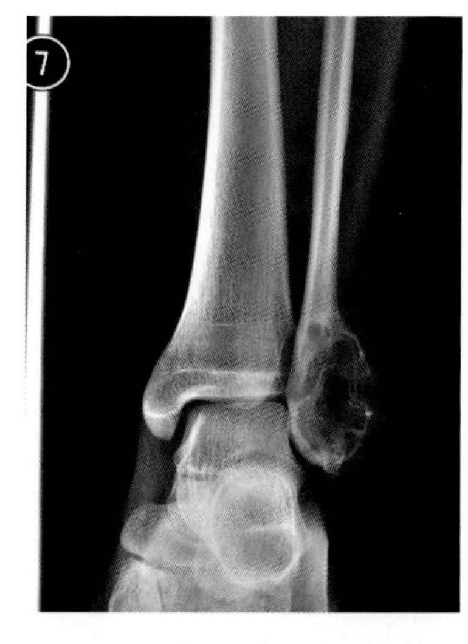

图 1-5-15-23 原发于骨的神经鞘瘤影像学

X 线正位片示腓骨远端膨胀性骨破坏，残有骨嵴，边界相对清晰，类骨巨细胞瘤

（四）治疗

手术切除，刮除植骨即可。

（五）预后

局部完整切除即可治愈。

【病理变化】

（一）大体特征

原发于骨的神经鞘瘤境界较清楚。棕黄色到白色，有光泽。可见灶性褐色区域（图 1-5-15-24A）。

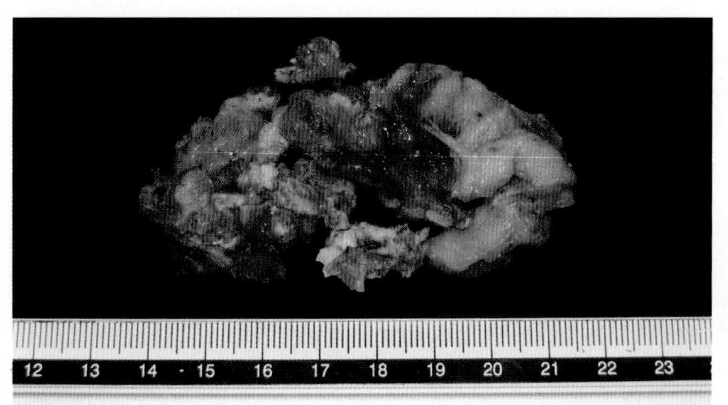

A

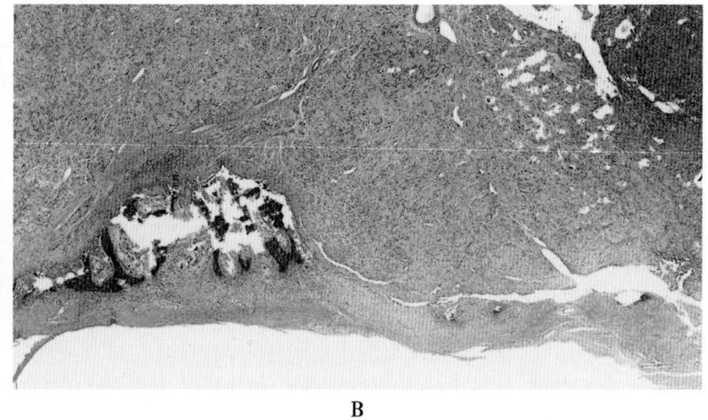

B

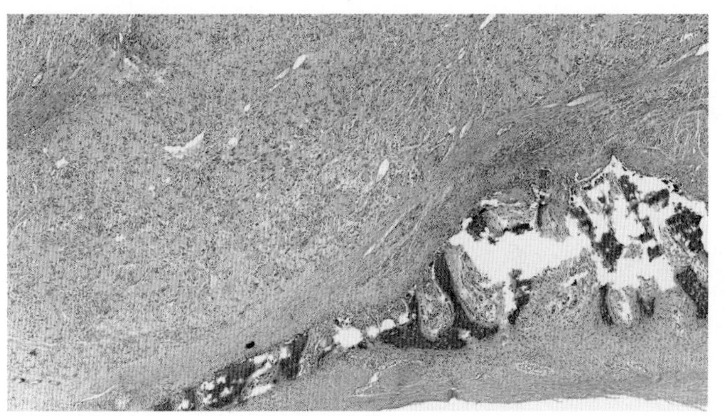

C

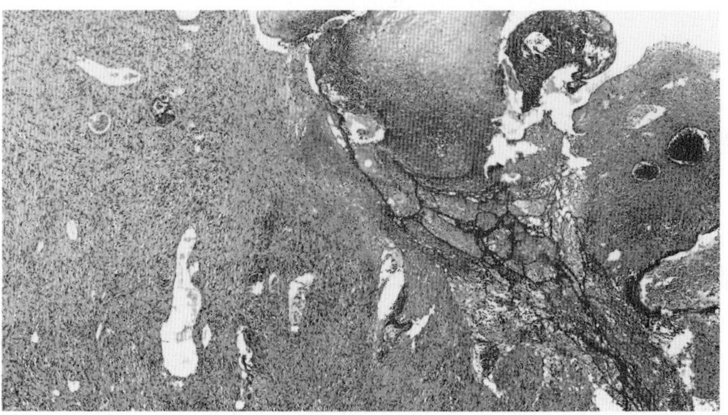

D

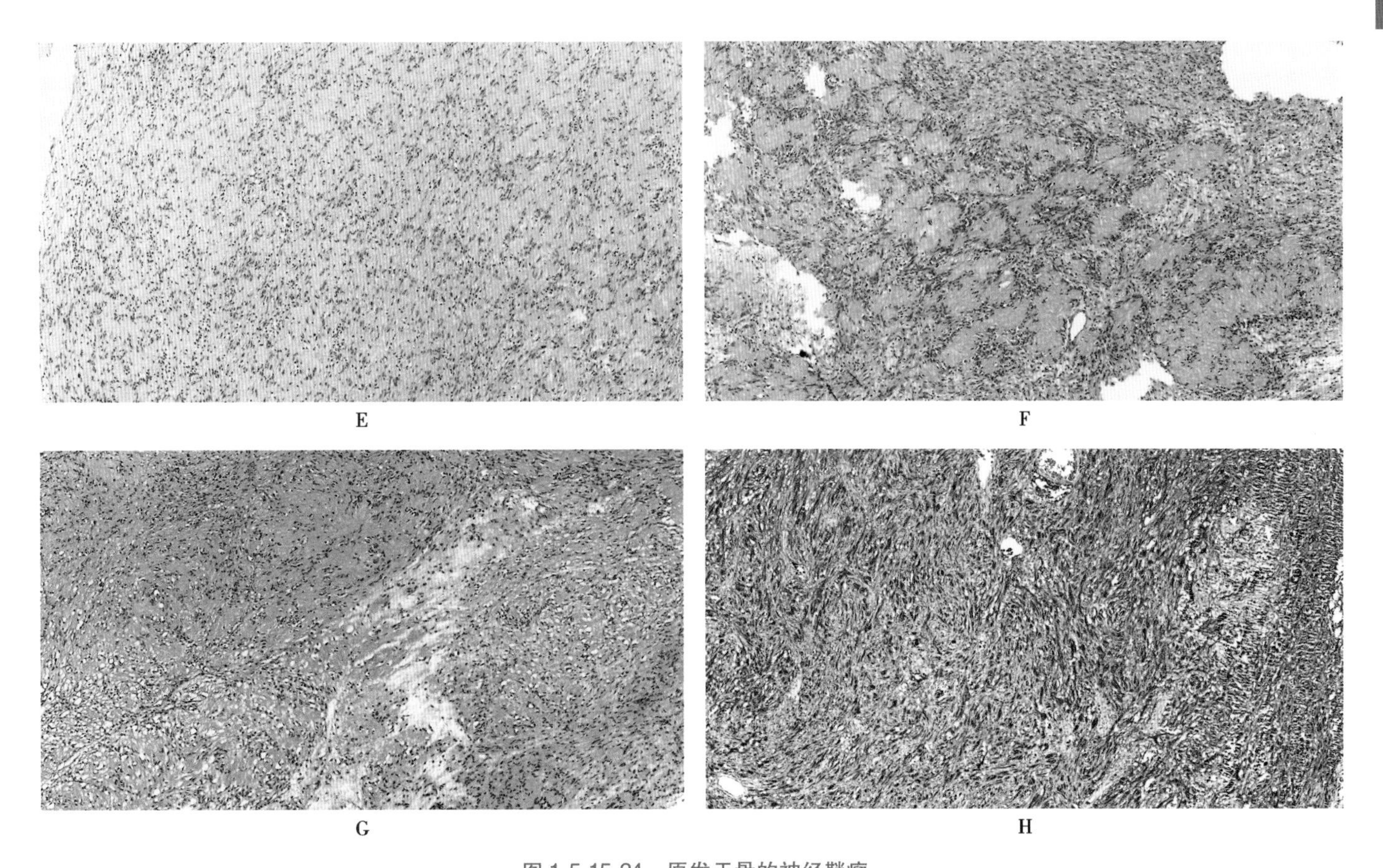

图 1-5-15-24 原发于骨的神经鞘瘤
A. 原发于骨的神经鞘瘤大体:肿瘤境界较清楚,棕黄色到白色,有光泽。可见灶性褐色出血样区域。B~H. 原发于骨的神经鞘瘤组织学及免疫组化。B、C. 肿瘤边界清楚,局部见硬化缘。D. 肿瘤中见血管壁增厚并玻璃样变性以及血管周围出血。E~G. 肿瘤常以 Antoni A 区成分为主。H. 肿瘤细胞 S-100 蛋白呈弥漫强阳性

(二)镜下特征

1. 组织学特征 原发于骨的神经鞘瘤由梭形细胞构成,波纹状核,常呈栅栏样排列。细胞低密度区域与高密度区域交替排列。核分裂象少见。以上特点是骨的神经鞘瘤与发生于其他部位的神经鞘瘤共有的特点,但有以下几点差异:①原发于骨的神经鞘瘤虽然在影像学上肿瘤呈膨胀性生长,边界清楚,甚至有硬化缘(图 1-5-15-24B、C),但在镜下肿瘤周围并无纤维性包膜;肿瘤可局部破坏骨皮质,累及骨外软组织,但只要没有明显的细胞异型性和大量核分裂象,这种生长方式并非是恶性的表现。②原发于骨的神经鞘瘤以实性为主,常缺乏囊性变,但亦可见血管壁增厚并玻璃样变性以及血管周围出血(图 1-5-15-24D)。③肿瘤常以 Antoni A 区成分为主(1-5-15-24E~G),部分区域瘤细胞丰富,类似于富于细胞性神经鞘瘤。④部分病例间质和血管周围常有淋巴细胞浸润。

2. 免疫组织化学 S-100,SOX10 呈弥漫强阳性(图 1-5-15-24H)。GFAP 可不同程度表达,少数病例 CD34 可阳性。

【鉴别诊断】

1. 恶性外周神经鞘瘤 原发于骨的神经鞘瘤常以 Antoni A 区成分为主,部分区域瘤细胞丰富,需要与恶性外周神经鞘瘤鉴别。恶性外周神经鞘瘤细胞密度增加,常见坏死,细胞异型性明显,核分裂象>4 个/10HPF。

2. 原发于骨的平滑肌瘤 原发于骨的神经鞘瘤要与原发于骨的平滑肌瘤鉴别。因为它们在影像学均表现为膨胀性生长,伴有硬化缘,且以梭形细胞增生为主。免疫组织化学染色可作为鉴别点,原发于骨的神经鞘瘤 S-100 蛋白呈弥漫强阳性,而 desmin、SMA 和 h-caldesmon 阴性,而平滑肌瘤正相反。

3. 骨促结缔组织增生性纤维性肿瘤 骨促结缔组织增生性纤维性肿瘤是梭形细胞构成,但其间质有丰富的胶原纤维伴玻璃样变,缺乏神经鞘瘤中的栅栏样结构,且 S-100 蛋白阴性。

4. 骨的纤维肉瘤 骨纤维肉瘤由单一的梭形细胞构成,分化较好者细胞异型性较轻,需与神经鞘瘤鉴别。骨纤维肉瘤瘤细胞缺乏神经鞘瘤中的栅栏样结构,而排列成簇状或"鲱鱼骨"状。骨纤维肉瘤瘤 S-100 蛋白阴性。

八、肌上皮瘤/肌上皮癌/恶性混合瘤

【定义】

原发于骨的肌上皮瘤(myoepithelioma,ICD-O 编码 8982/0)是一种形态学及免疫表型与涎腺肌上皮瘤非常类似的肿瘤。肌上皮瘤主要由肌上皮细胞组成。恶性肌上皮瘤定义为肌上皮癌(ICD-O 编码 8982/3)。有管腔样

分化的肌上皮瘤称为混合瘤。

【临床特征】

（一）流行病学

非常罕见，少数位于骨的混合瘤的病例报道发病位置均位于四肢。

（二）症状

局部疼痛，可有病理性骨折。

（三）影像学特点

影像学主要表现为侵袭性骨破坏（图 1-5-15-25）。

（四）治疗

主要以手术为主，需要广泛切除。

（五）预后

大部分肌上皮瘤为良性行为，软组织肿瘤中组织学良性的肌上皮瘤复发率为 20%，罕见转移。软组织肌上皮癌复发及转移率达 40%～50%，常见的转移部位包括肺、淋巴结、骨及软组织。骨原发肌上皮瘤/肌上皮癌/恶性混合瘤发病率很低，具体复发及转移率还有待于数据积累。

【病理变化】

（一）大体特征

大体上表现为境界清楚的肿块，呈分叶状或多结节状，切面灰白，半透明，有黏液，质脆（图 1-5-15-26）。

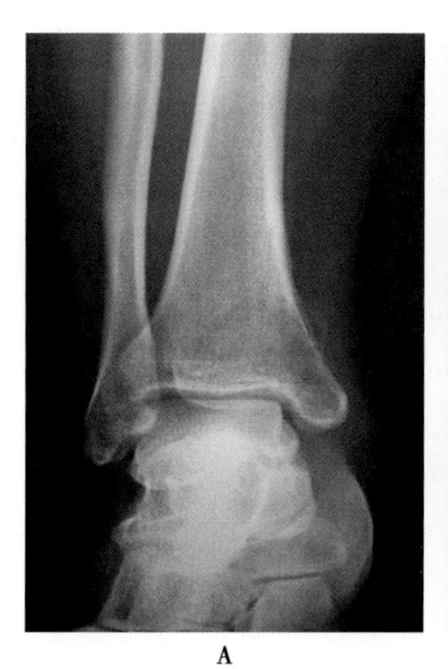

A

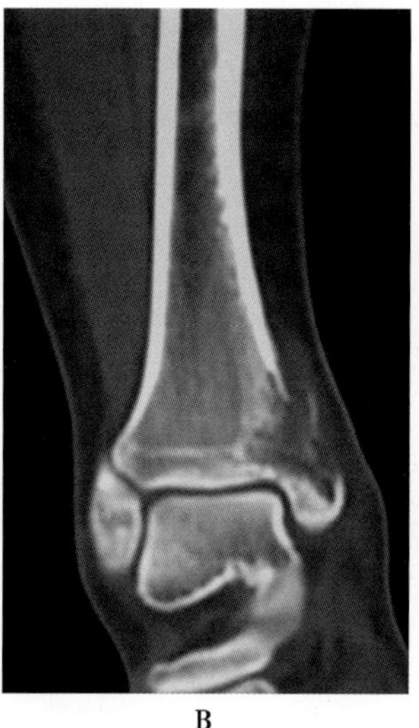

B

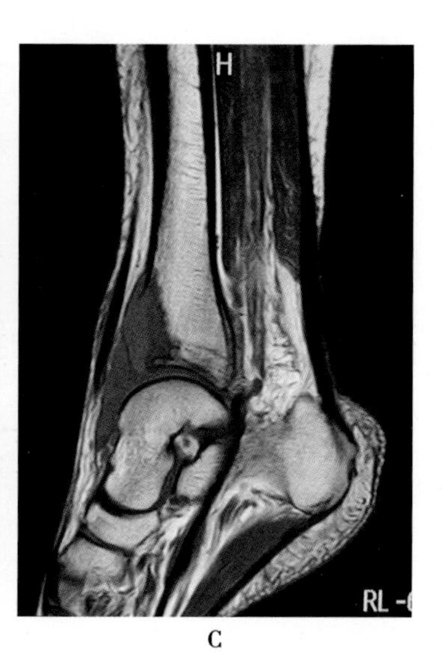

C

图 1-5-15-25 骨的肌上皮瘤影像学

A. X 线正位片示胫骨下端内侧区域溶骨破坏。B. CT 冠状面骨窗图示胫骨下端内侧区域恶性溶骨破坏、突破皮质，形成软组织肿块。C. MRI 矢状面 T1WI 图示病灶前下区域明显的软组织肿块，侵犯了踝关节

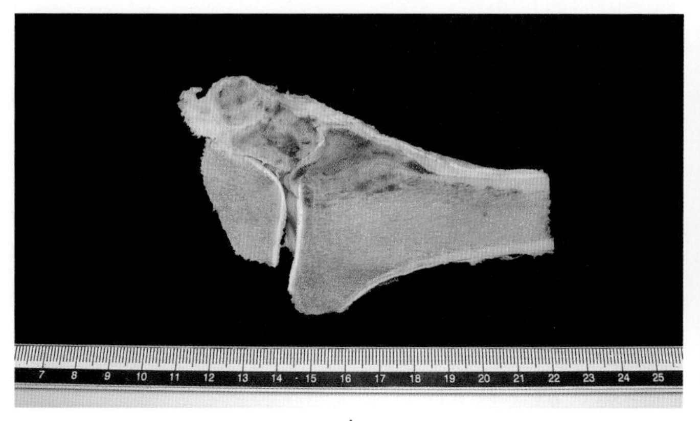

A

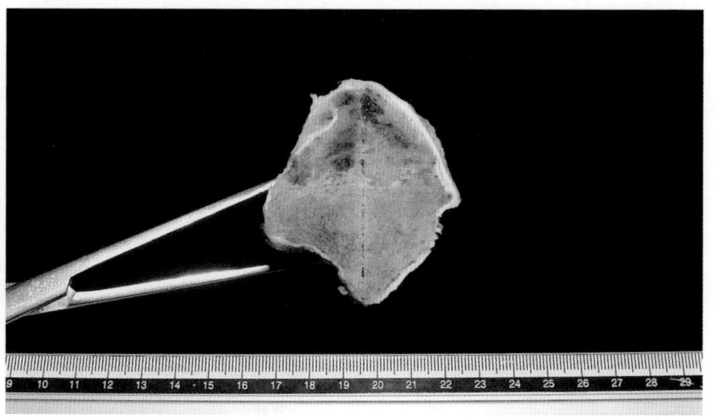

B

图 1-5-15-26 骨的肌上皮瘤大体

A. 肿瘤位于胫骨下端，穿透皮质并形成软组织包块。肿瘤呈结节状，切面灰白灰红，半透明，有黏液。B. 与 A 为同一肿瘤的另一切面，显示肿瘤局部有囊变

（二）镜下特征

1. 组织学特征　骨内肌上皮瘤特点可以完全与软组织肌上皮瘤类似，呈分叶状，小叶内肿瘤细胞呈条索状、假腺泡状或巢状排列，间质富含黏液。局灶呈实性生长，间质玻璃样变常见。肿瘤细胞上皮样或梭形，胞核较一致，胞质较嗜酸或透亮（图 1-5-15-27），可见含有玻璃样胞质内

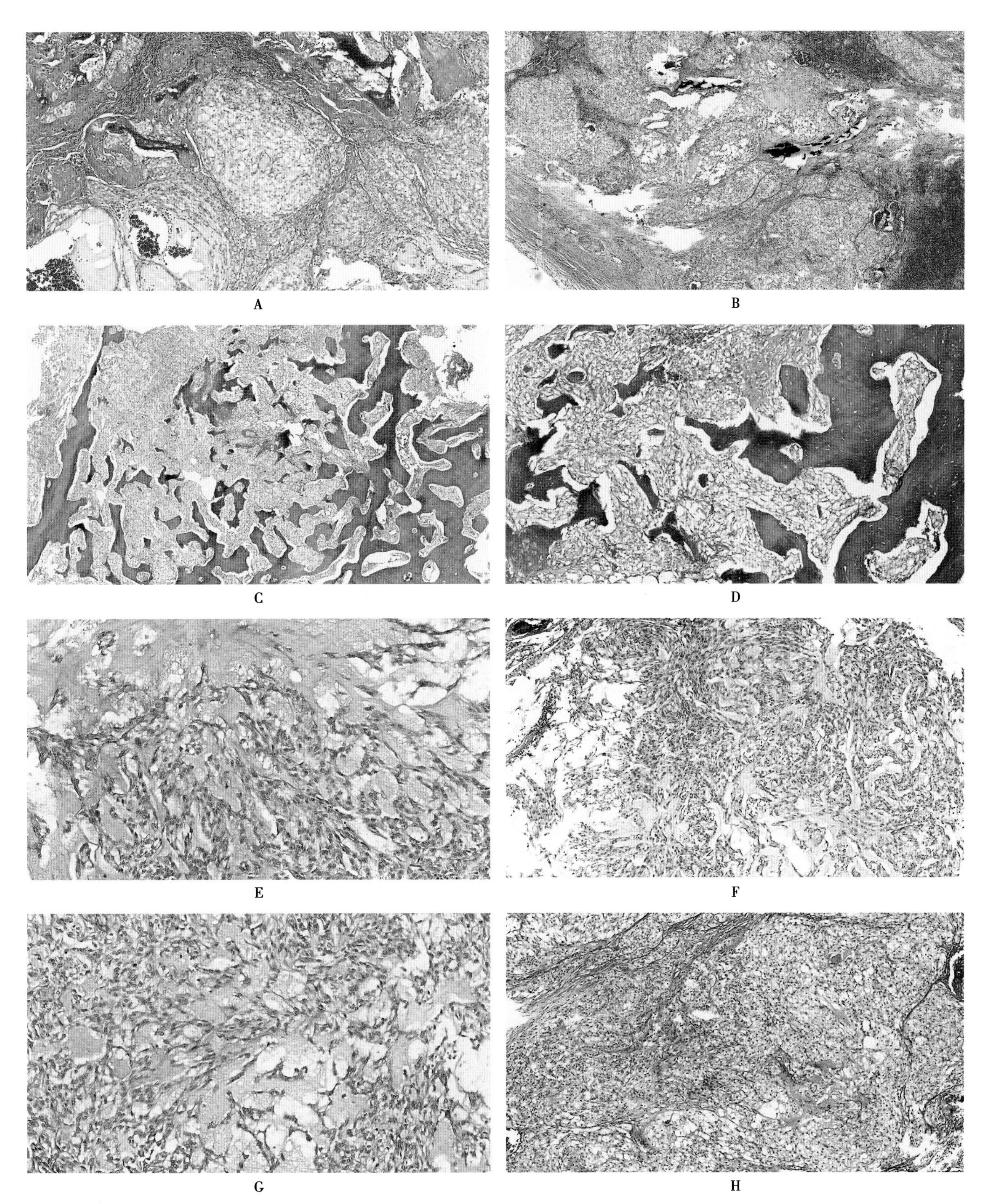

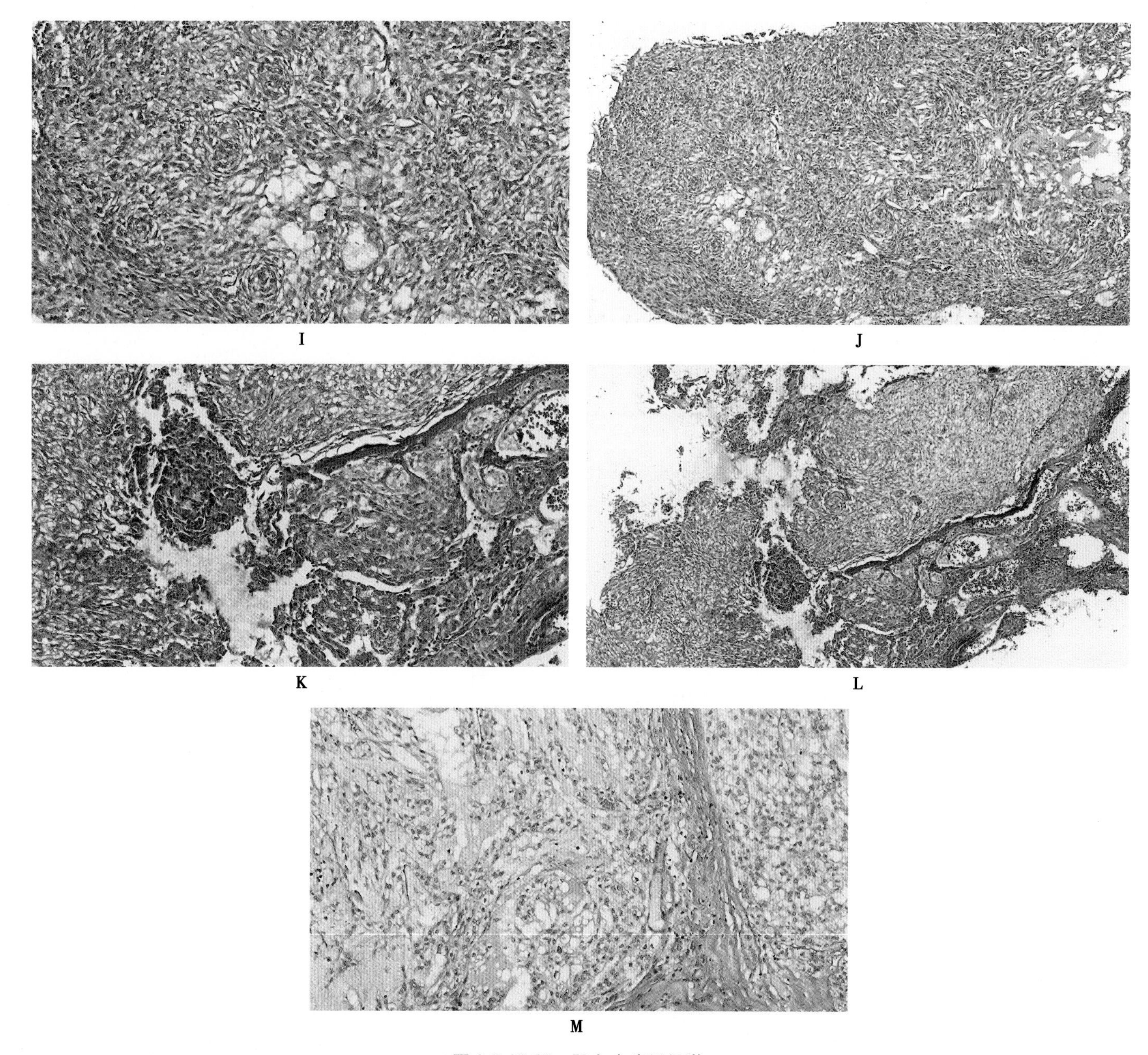

图 1-5-15-27 肌上皮瘤组织学

A～D. 肿瘤在骨小梁间穿插生长，呈分叶状结构，部分区黏液背景非常明显。E～H. 肿瘤呈条索状、假腺泡状排列。I～L. 肿瘤呈巢状排。M. 肿瘤细胞上皮样或梭形，胞核较一致，胞浆较嗜酸或透亮

包涵体的浆细胞样细胞。细胞异型性不明显，核分裂少见。10%～15%的肿瘤有骨或软骨分化，鳞状化生或脂肪化生非常罕见。大约有10%的肌上皮瘤含有少量导管成分，此时诊断"混合瘤"比较合适。有些肿瘤由胞质内含有明显空泡的上皮样细胞构成，过去称为"副脊索瘤"。肌上皮癌与肌上皮瘤形态类似，但细胞异型性明显，核分裂象增加，并可见坏死，部分病例（尤其发生于儿童的病例）可有未分化小细胞区域。

2. 免疫组织化学 90%以上的病例瘤细胞表达多种细胞角蛋白、S-100蛋白和calponin（图1-5-15-28）。2/3的病例表达EMA。一半病例表达GFAP。少部分病例表达SMA和P63。desmin、CD34、brachyury阴性。

（三）分子病理

可有*EWSR1*基因重排。

【鉴别诊断】

1. 骨外黏液样软骨肉瘤 骨外黏液样软骨肉瘤也可发生于骨内，两者形态非常相似，主要通过免疫组化鉴别。骨外黏液样软骨肉瘤免疫组化不表达上皮标记物，EMA、calponin、GFAP、SMA和P63为阴性。

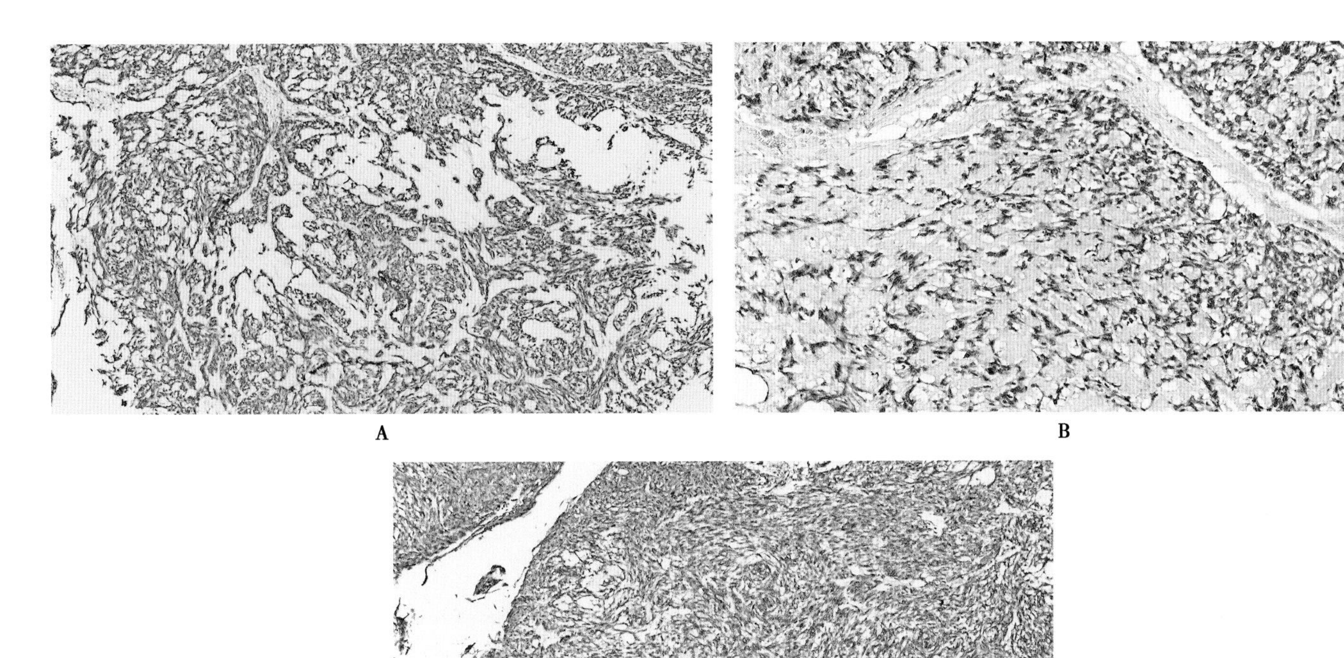

图 1-5-15-28　肌上皮瘤免疫组织化学
A. 肿瘤细胞 CKpan 阳性。B. 肿瘤细胞 S-100 阳性。C. 肿瘤细胞 calponin 阳性

2. 脊索瘤　脊索瘤通常发生在中轴骨内，brachyury 阳性，不表达 calponin、P63 等肌上皮标记物。

3. 转移癌　肌上皮癌的肿瘤细胞呈上皮样且表达上皮样标记物时，需与转移癌鉴别。转移癌常见于老年人，多数具有原发肿瘤的病史。病变往往是多灶性的。转移癌免疫组化还表达提示肿瘤来源的标记物。

4. 骨肉瘤　骨的肌上皮瘤若伴有软骨和骨化生，骨和软骨的存在有可能会误诊为骨肉瘤。此时需要仔细观察肿瘤的结构及细胞的特点并结合临床影像学特点综合分析。肌上皮瘤有分叶状结构，肿瘤细胞上皮样或梭形，异型性不明显。而骨肉瘤一般不呈分叶状，且肿瘤细胞异型性非常明显。肌上皮瘤表达上皮标记物、S-100 蛋白和 calponin 可用于鉴别诊断。

九、腺泡状软组织肉瘤

【定义】

骨原发腺泡状软组织肉瘤（alveolar soft part sarcoma，ASPS）是一种非常罕见的肿瘤，由含有丰富嗜酸性颗粒状胞质的大的一致性上皮样细胞构成，肿瘤细胞排列成实性巢和/或腺泡状结构，细胞巢之间有薄的窦状血管分隔。

ICD-O 编码 9581/3

【临床特征】

（一）流行病学

骨原发腺泡状软组织肉瘤非常罕见。男性比女性多见。发病年龄主要集中于中青年，50 岁以上发病率显著下降。38 例中发生于长骨者 27 例，髌骨、髂骨、下颌骨各 2 例，肩胛骨、肋骨、胸骨、腰椎、胸椎各 1 例。

（二）症状

病变部位疼痛和/或肿胀。

（三）影像学特点

X 线、CT 表现呈恶性溶骨性破坏（图 1-5-15-29A），渗透性皮质破坏尤为明显，伴有软组织肿块，CT 强化显著、血管丰富；MRI 表现相对特异，即高侵袭性的肿瘤内外可有粗大、迂曲的血管流空信号（图 1-5-15-29B）。

（四）治疗

目前治疗主要采用病灶切除加化疗。对于肿瘤范围较大的患者可手术前先行化疗再实施手术。肿瘤广泛切除术可延长患者的生存期。

（五）预后

原发于骨的腺泡状软组织肉瘤预后明显较差。转移早,播散快是其特征之一,多数患者初次就诊时即存在转移。血行转移是常见的转移方式,常见的转移部位分别为肺、骨及脑。很多学者认为骨的腺泡状软组织肉瘤是一种恶性程度较高的致死性疾病。

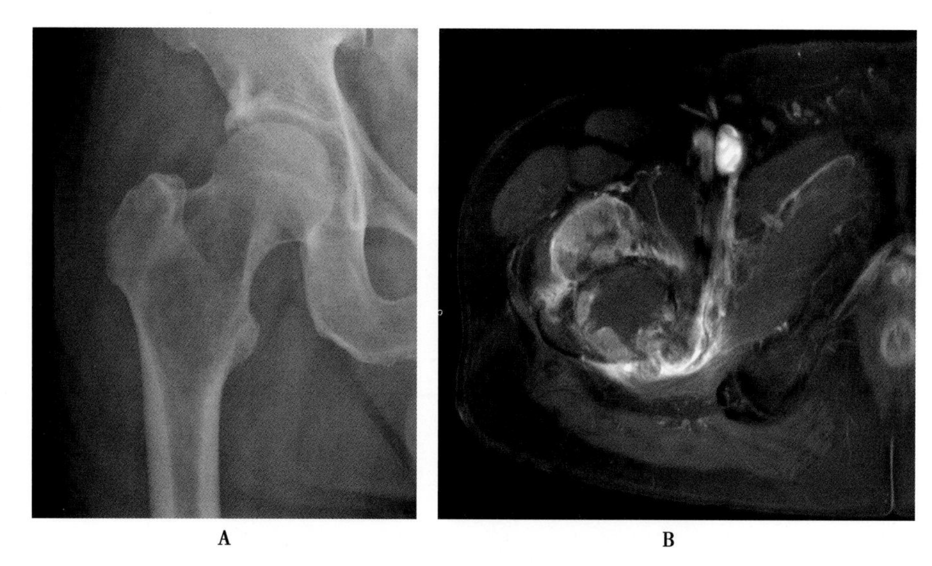

图 1-5-15-29 原发于骨的腺泡状软组织肉瘤影像学

A. X 线正位片示右股骨近端溶骨性破坏,边界不清晰。B. MRI 增强后横断面软组织窗图示右股骨近端骨破坏,伴有多发肿块,血供丰富,内部大片坏死,周围有粗大的引流血管

【病理变化】

(一)大体特征

骨原发腺泡状软组织肉瘤在大体上表现为髓腔内界限不清的灰白、灰黄色质软肿物,可破坏骨皮质形成软组织包块(图 1-5-15-30A)。

(二)镜下特征

1. **组织学特征** 骨原发腺泡状软组织肉瘤的镜下形态较典型。低倍镜下肿瘤呈明显的器官样或腺泡状结构

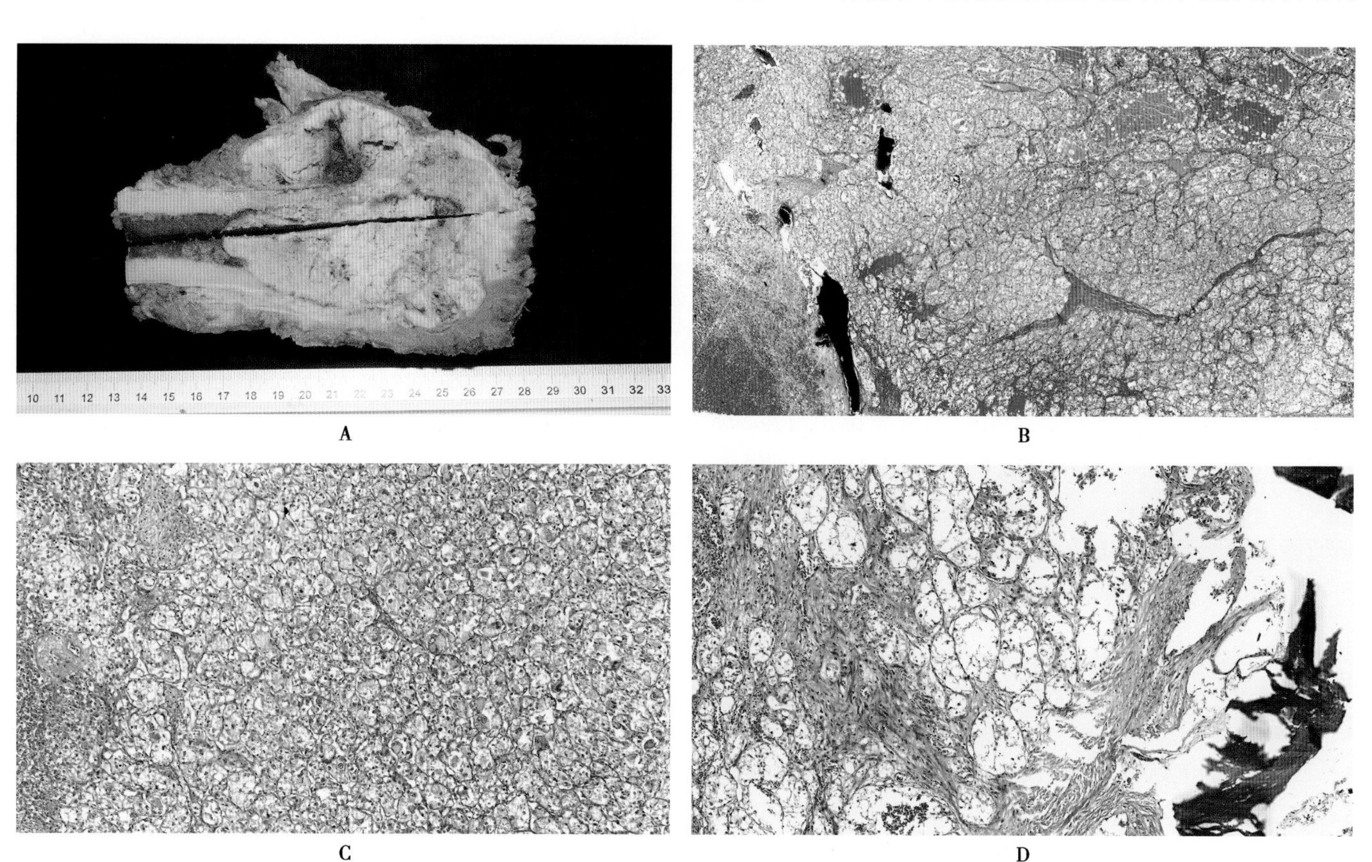

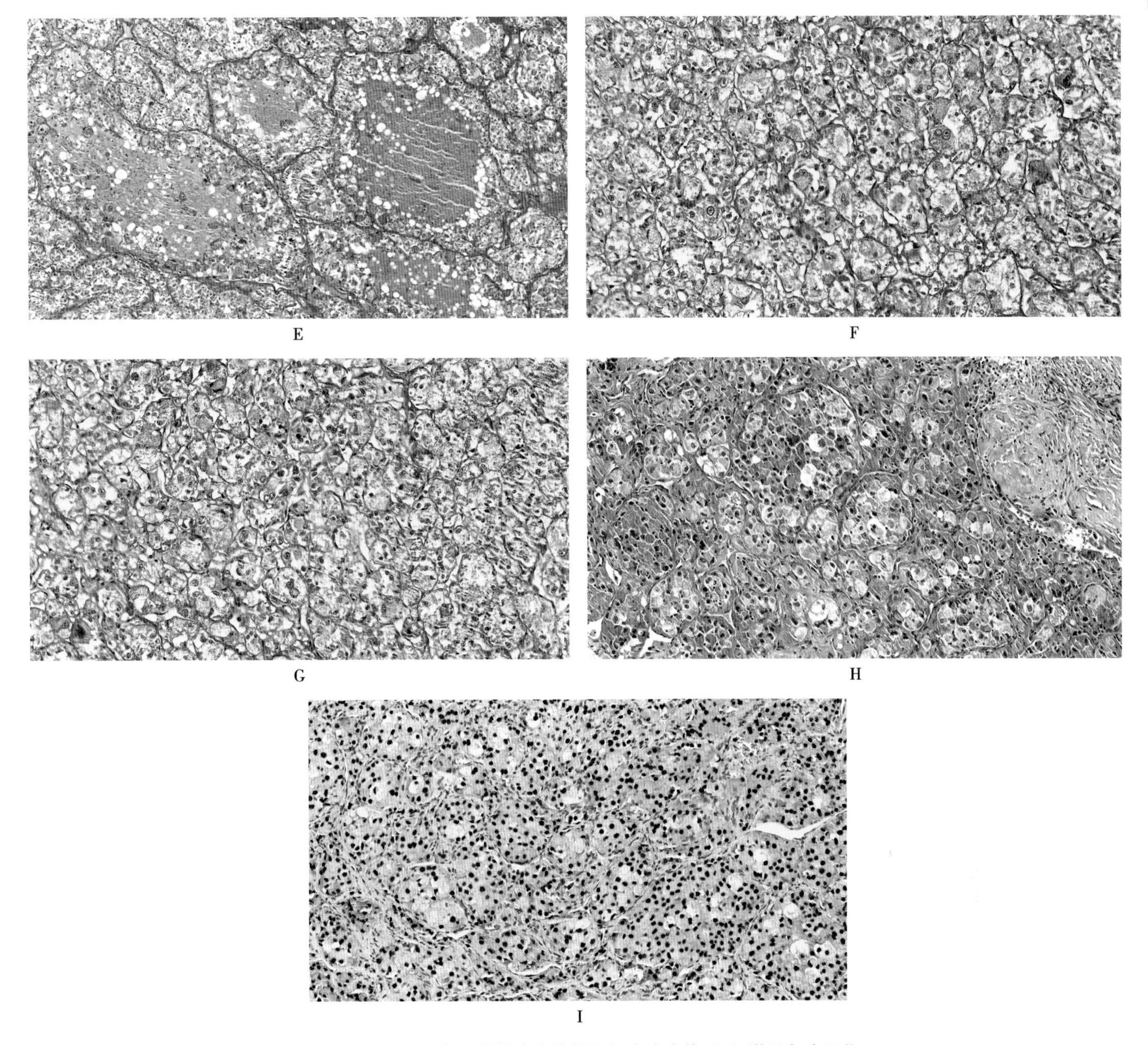

图 1-5-15-30　原发于骨的腺泡状软组织肉瘤大体、组织学及免疫组化

A. 原发于骨的腺泡状软组织肉瘤的大体：髓腔内界限不清的灰白、灰黄色质软肿物，可破坏骨皮质形成软组织包块，肿瘤内可见坏死、出血。B～H. 原发于骨的腺泡状软组织肉瘤的组织学。B～D. 肿瘤呈明显的器官样或腺泡状结构，肿瘤内有少许残留骨组织伴钙化。E. 肿瘤细胞间黏附性较差，并有坏死，形成常见的假腺泡样结构。瘤细胞巢由纤维组织条索分隔，纤维间隔粗细不等，纤维间隔内含有扁平内皮细胞衬覆的窦状血道。F～H. 肿瘤细胞体积较大，呈圆形或多边形，界限清，细胞质丰富，内含细颗粒状物质，偶尔胞质可透明或空泡状。细胞核形状多样，核仁明显。I. 免疫组化 TFE3 在大部分细胞胞核中度阳性至强阳性

（图 1-5-15-30B～D），细胞间黏附性较差，并有坏死，形成常见的假腺泡样结构。瘤细胞巢由纤维组织条索分隔，纤维间隔粗细不等，纤维间隔内含有扁平内皮细胞衬覆的窦状血道（图 1-5-15-30E）。瘤细胞体积较大，呈圆形或多边形，界限清，细胞质丰富，内含细颗粒状物质，偶尔胞质可透明或空泡状。细胞核形状多样，核仁明显，细胞核可有异型性，但不常见（图 1-5-15-30F～H）。细胞内经常含有菱形或棒状晶体样包涵体，在 HE 染色的组织上可能不明显，但淀粉酶消化后 PAS 染色可较清楚显示，不同病例包涵体数量差异很大。

2. 免疫组织化学　TFE3 在大部分细胞胞核中度阳性至强阳性（图 1-5-15-30I）。结蛋白有时阳性，MyoD1 经常胞质阳性（而不是核阳性），myogenic 阴性。约 1/4 病例 S-100 阳性或 NSE 阳性。肿瘤细胞不表达 Syn、CgA、NF、CK 和 EMA。

（三）分子病理

腺泡状软组织肉瘤的细胞遗传学研究发现特异性 der(17)t(X;17)(p11;q25)改变。此种染色体易位使

TFE3 转录因子和 17q25 上的 *ASPL* 基因形成融合基因。ASPL/TFE3 融合蛋白定位于细胞核，有异常转录因子的功能。在肉瘤中，*ASPL/TFE3* 对 ASPS 具有高度特异性和敏感性，但此融合基因同样见于少数发生于儿童和青年人的独特类型的肾腺癌。

【鉴别诊断】

1. 原发于软组织的腺泡状软组织肉瘤 原发于软组织的腺泡状软组织肉瘤与原发于骨者无论是在组织形态还是免疫表型及生物学行为上都极为相似。但前者一般先出现软组织肿胀，较少侵犯骨，或后发生骨质的破坏。而后者总是先出现骨质的破坏，而后累及软组织。早期的影像学检查可资鉴别。

2. 副神经节瘤 副神经节瘤也呈典型的器官样结构，但瘤细胞对嗜铬素免疫反应强阳性，胞质内无颗粒状物质，PAS 染色不可见菱形或棒状晶体样包涵体。

3. 转移性肾透明细胞癌 转移性肾透明细胞癌常见于老年人，有原发肿瘤的病史。其肿瘤组织学也有器官样排列，但肿瘤细胞胞质一般较空淡透亮，缺乏腺泡状软组织肉瘤细胞质中常见的颗粒样物质及菱形或棒状晶体样包涵体。肿瘤细胞表达细胞角蛋白、CD10 和 Vimentin。

十、低度恶性肌成纤维细胞肉瘤

【定义】

原发于骨的低度恶性肌成纤维细胞肉瘤（low-grade myofibroblastic sarcoma）是一种特殊的非典型性肌成纤维细胞性肿瘤，可以具有纤维瘤病样特点。

ICD-O 编码 8825/3

【临床特征】

（一）流行病学

罕见。文献报道原累及部位有股骨、胫骨、下颌骨、胸骨及鼻骨。

（二）症状

局部疼痛不适伴有活动受限。

（三）影像学特点

X 线、CT 表现为溶骨破坏，边缘可有硬化，部分边界清晰，局部可突破皮质形成软组织肿块（图 1-5-15-31A、B）。MRI 显示病灶周围可有明显水肿（图 1-5-15-31C），增强后，为厚壁花环状或不均匀灶状强化，血供丰富。

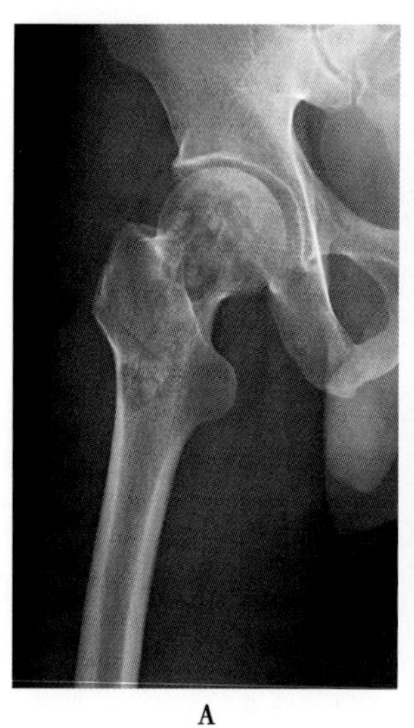

A

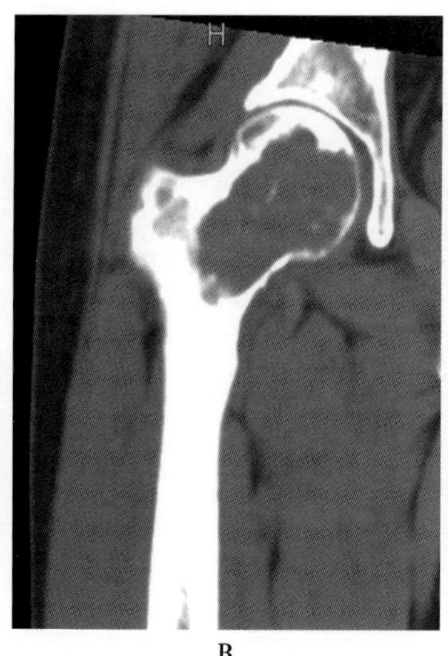

B

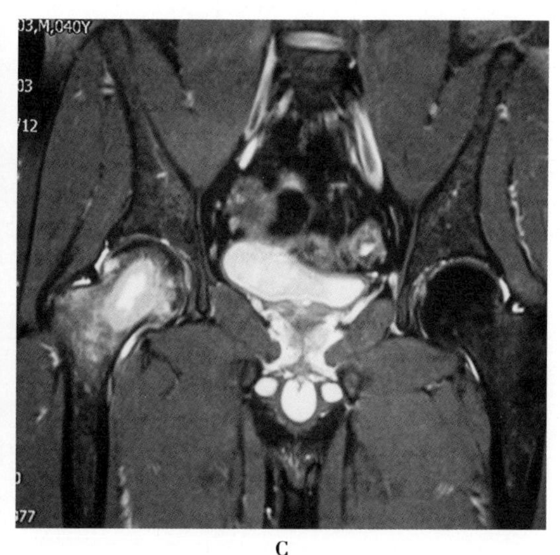

C

图 1-5-15-31 骨原发低度恶性肌纤维母细胞肉瘤影像学

A. X 线正位片显示肿瘤位于股骨近端，内部密度不均。B. CT 冠状面软组织窗图显示肿瘤位于股骨头颈区域，边缘硬化，内部散在点状高密度。C. MRI 冠状面脂肪抑制 T2WI 图示病灶信号混杂，周围组织水肿，关节少量积液，股骨头关节面保持完整

（四）治疗

首选广泛切除。

（五）预后

生物学行为趋向于低度恶性，表现为局部侵袭性生长，可复发，甚至转移。

【病理变化】

（一）大体特征

肿物位于髓腔内，切面灰白灰褐，质韧到硬，可见囊性变。局部骨皮质不同程度受压变薄且厚薄不均匀，但未见明显破坏，无软组织包块（图 1-5-15-32）。

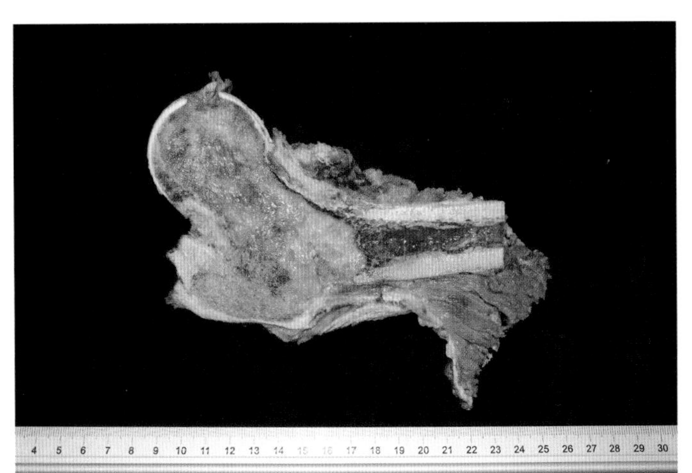

A

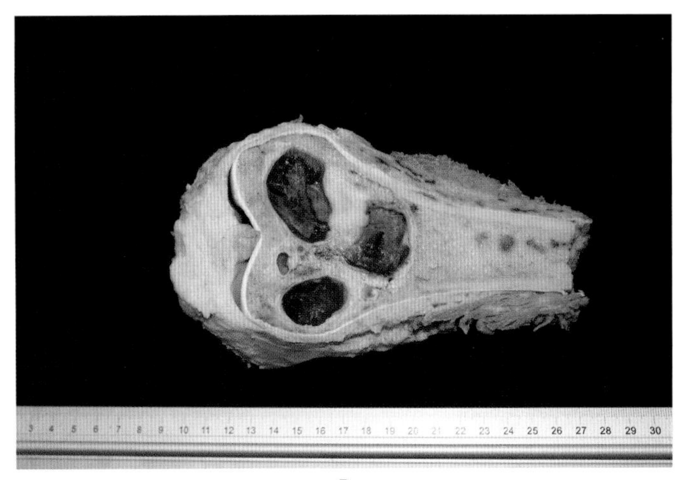

B

图 1-5-15-32　骨原发低度恶性肌纤维母细胞肉瘤大体

A. 股骨近端低度恶性肌纤维母细胞肉瘤，示肿物位于髓腔，压迫皮质使皮质厚薄不均，切面灰白灰褐色。B. 股骨远端低度恶性肌纤维母细胞肉瘤，示肿物位于髓腔，压迫皮质使皮质厚薄不均，切面灰白灰黄色，似可见坏死，可见多个囊腔

（二）镜下特征

1. 组织学特征　原发于骨的低度恶性肌成纤维细胞肉瘤与发生在软组织者相似，肿瘤细胞主要由梭形细胞构成，大部分呈束状排列，少部分区排列成编席状（图 1-5-15-33A～J）。肿瘤不同区域可见细胞稀疏区和细胞密集区。细胞稀疏区间质有明显的胶原成分，并见局灶玻璃样变。可见肿瘤细胞侵袭宿主骨小梁的表现，而且在肿瘤的边缘可见反应性骨壳（图 1-5-15-33K～L）。间质可见黏液变性，慢性淋巴细胞浸润及坏死。高倍镜下肿瘤细胞边界不清，胞质丰富，淡嗜伊红染色，胞核呈纤细的长梭形、胖梭形、椭圆形或呈纤细波浪状，两端尖，染色质匀细或泡状，核仁不明显（图 1-5-15-33M）。肿瘤细胞轻到中度异型性，核分裂象 2～9 个/10HPF。

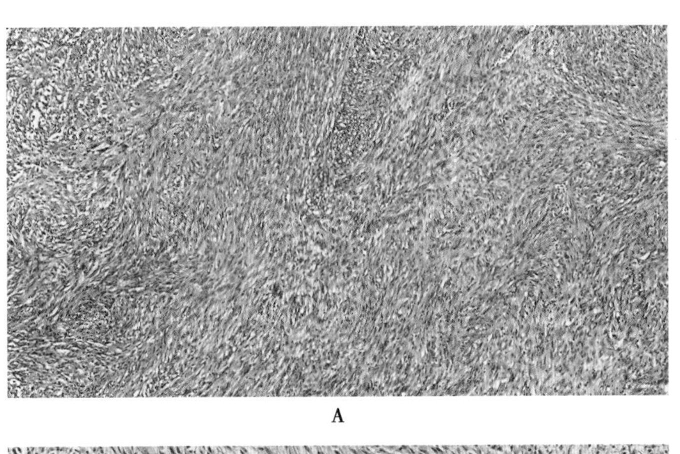

A

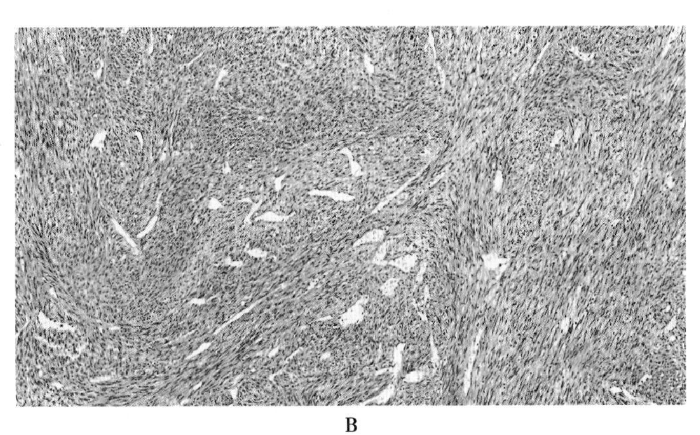

B

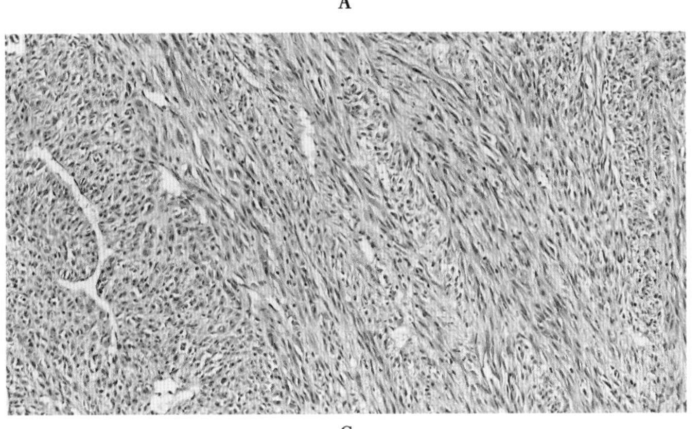

C

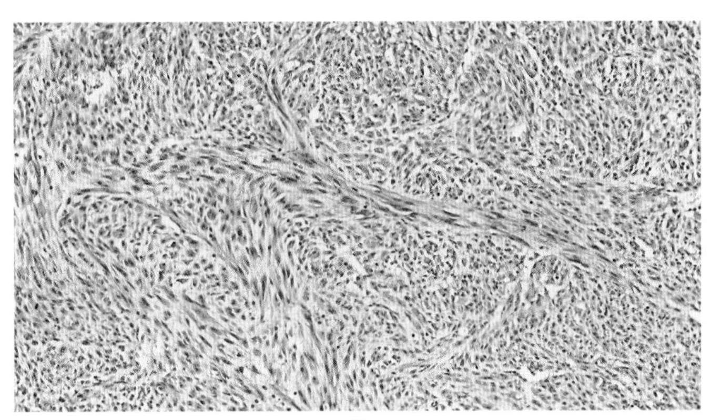

D

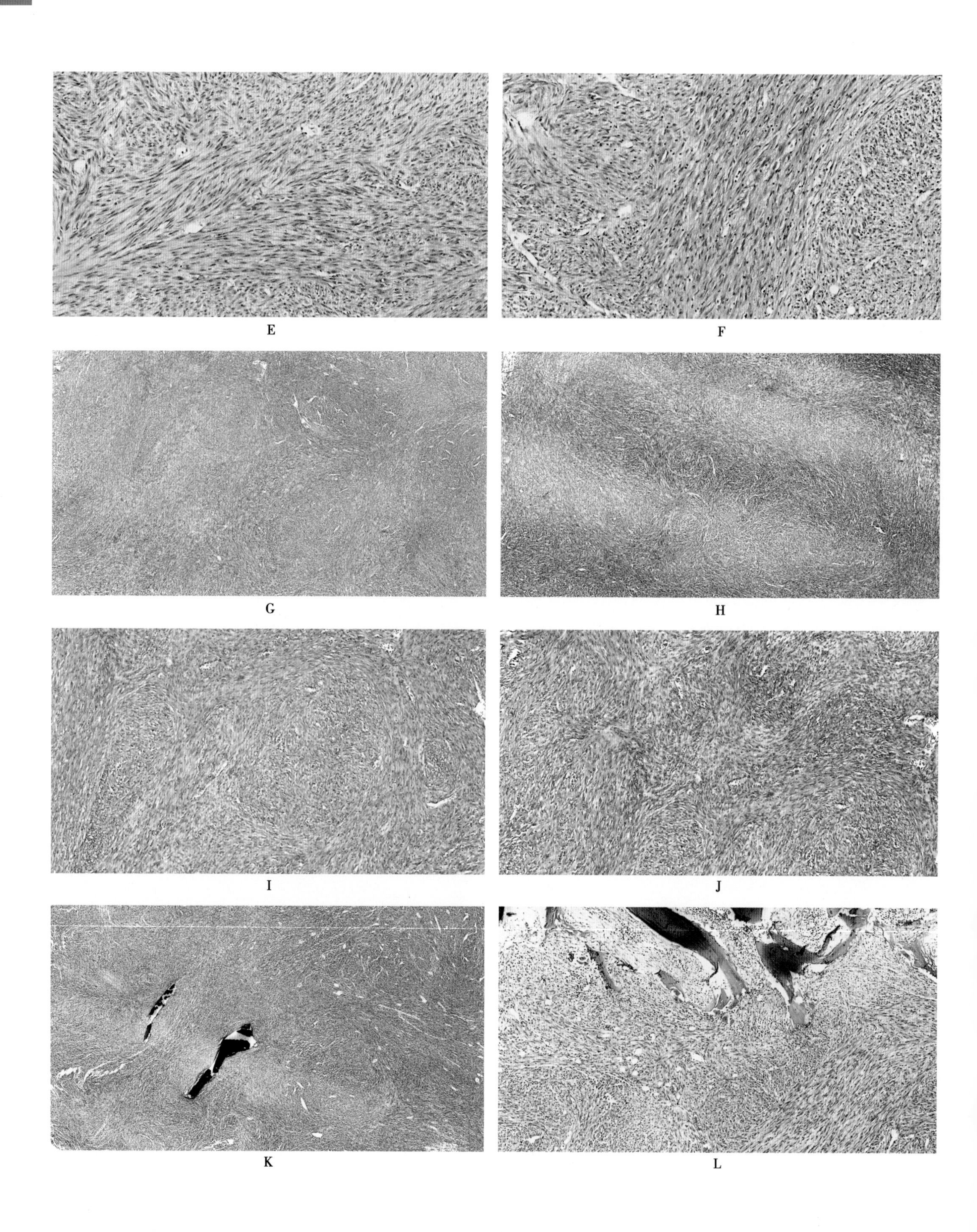
E
F
G
H
I
J
K
L

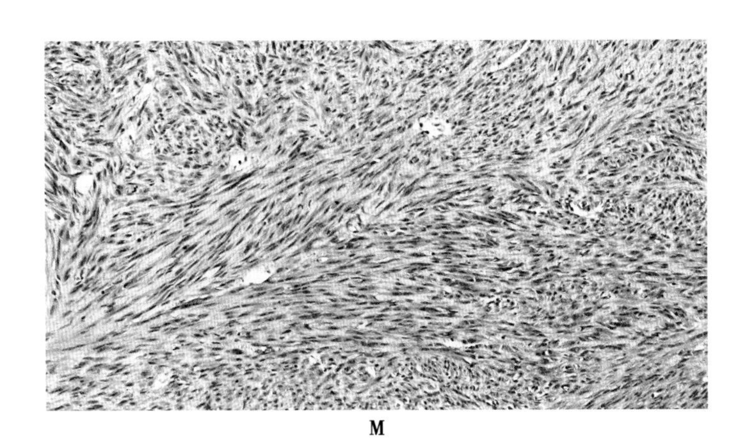

图 1-5-15-33　原发于骨的低度恶性肌纤维母细胞肉瘤组织学

A~F. 肿瘤细胞主要由梭形细胞构成，呈束状排列。G~J. 肿瘤细胞部分区域排列成编席状。K. 肿瘤细胞侵袭宿主骨小梁。L. 肿瘤的边缘可见反应性骨壳。M. 肿瘤细胞边界不清，胞质丰富，淡嗜伊红染色，胞核呈纤细的长梭形、胖梭形、椭圆形或呈纤细波浪状，两端尖，染色质匀细或泡状，核仁不明显

2. 免疫组织化学　肿瘤细胞表达 vimentin、SMA（图 1-5-15-34A），部分表达 calponin、CK（图 1-5-15-34B）和 CD34，不表达 h-caldesmon、desmin 和 S-100（图 1-5-15-34C）。Ki-67 表达指数 1%~40%不等。

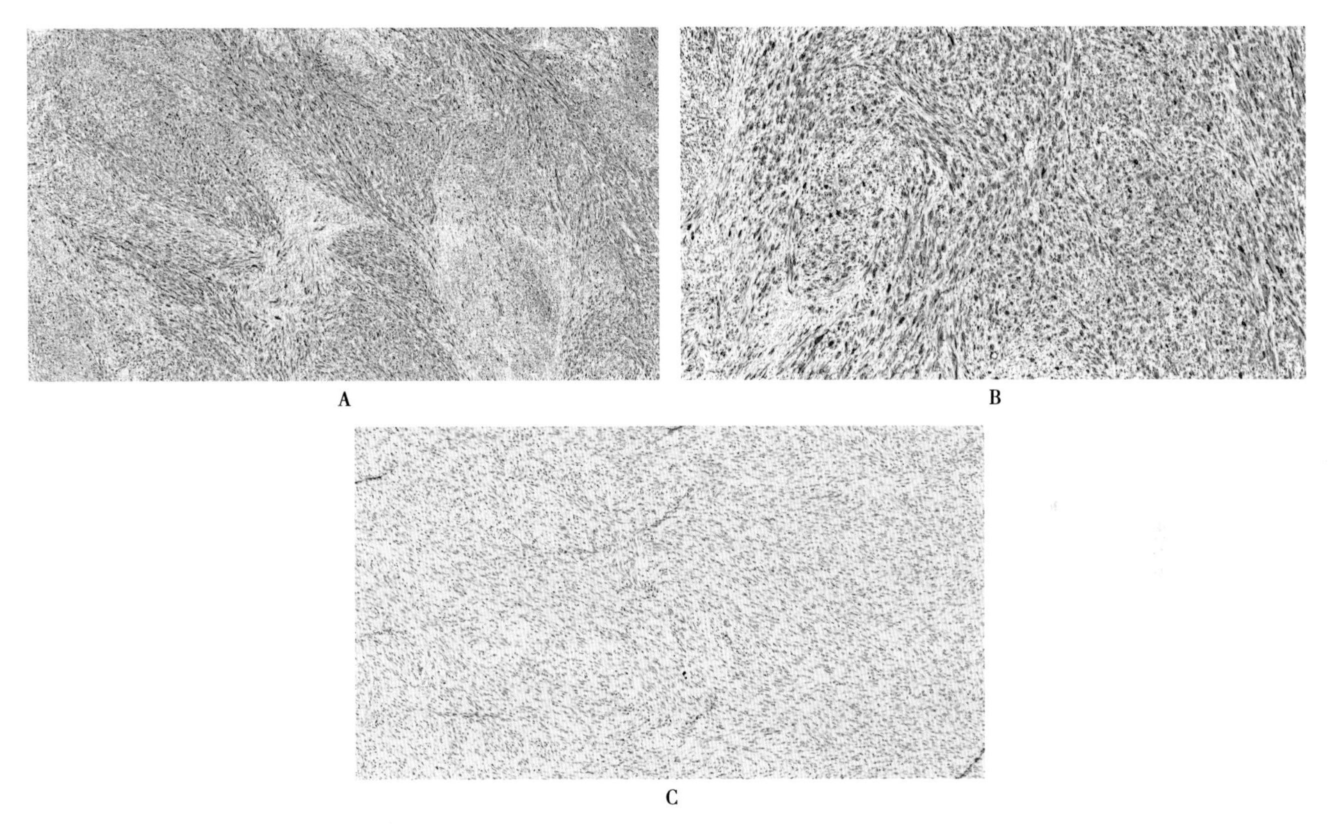

图 1-5-15-34　原发于骨的低度恶性肌纤维母细胞肉瘤免疫组化

A. 肿瘤细胞 SMA 阳性。B. 肿瘤细胞 CK 阳性。C. 肿瘤细胞 h-caldesmon 阴性

【鉴别诊断】

1. 纤维肉瘤　纤维肉瘤瘤细胞虽然也可见条束状或鱼骨样排列，但瘤细胞胞质较少，一般不呈嗜伊红染色，核异型性明显，核分裂活跃。免疫组化一般不表达肌源性标记物或仅灶性弱阳性表达。

2. 平滑肌肉瘤　平滑肌肉瘤坏死较常见，瘤细胞较 LGMS 嗜伊红色更加明显，异型性更明显，核两端平钝或呈雪茄样，核一端可见空泡，形成凹陷性压迹。最具鉴别意义的是免疫组化表型，平滑肌肉瘤一般同时表达 h-caldesmon、SMA 和 desmin，而 LGMS 不表达 h-caldesmon，SMA、desmin 仅部分表达。

3. 炎性肌成纤维细胞瘤　炎性肌成纤维细胞瘤（inflammatory myofibroblastic tumor，IMT）是最需要与 LGMS 鉴别也是最难鉴别的病变。IMT 和 LGMS 同属于肌成纤维细胞来源的肿瘤，两者均广泛表达肌源性标记物，如 actin 相关蛋白及 calponin 等。两者无论在形态上还是生物学行为上均存在一定程度的重叠。有学者建议将部分具有局部侵袭性生长特点、细胞密度高、核呈轻到中度异型的 IMT 归入 LGMS，以便与其侵袭性的生物学行为相一致。甚至有学者认为，IMT 和 LGMS 可能是同一种疾病的不同发展阶段。因此两者的划分标准是争议的焦点。综合许多学者的文献，总结出以下几点有助于两者的鉴别：

①生长方式：IMT 应有完整的包膜，至少边界清楚；而 LGMS 往往呈浸润性生长；②细胞密度：IMT 细胞密度低；③细胞纯度：除了炎细胞以外，IMT 细胞成分较杂，除了肌成纤维细胞，还可含有成纤维细胞和组织细胞，有时甚至成纤维细胞占优势；而 LGMS 主要由肌成纤维细胞构成；④细胞异型性：肿瘤性肌成纤维细胞具有轻至中度异型性，应归入 LGMS。除此之外，ALK 的表达也是两者的鉴别点之一。无论在基因水平还是蛋白水平，部分 IMT 中均检测到 *ALK* 基因重排和 ALK 蛋白的表达，而 LGMS 中检测不到。以往文献中观察到 IMT 常见 CK 的表达而 LGMS 少见进而把 CK 作为鉴别两者的指标之一。但从笔者的观察来看，LGMS 也可见 CK 的表达，因此鉴别 IMT 和 LGMS 时，观察 CK 表达的同时还要结合形态学的表现。

十一、透明细胞肉瘤

【定义】

原发于骨的透明细胞肉瘤（clear cell sarcoma，CCS）罕见，是一种发生于年轻人的具有黑色素细胞分化特点的肉瘤。

ICD-O 编码 9044/3

【临床特征】

（一）流行病学

非常罕见，仅见个案报道。北京积水潭医院病理科总结了世界范围内 12 例原发于骨的 CCS（本科室 1 例，文献 11 例），患者中位年龄 31 岁，男性 6 例，女性 6 例。累及的部位包括尺骨（1 例）、跖骨（2 例）、肋骨（2 例）、桡骨（1 例）、胸骨（1 例）、骶骨（1 例）、肱骨（1 例）、胫骨（1 例）、趾骨（1 例）、股骨（1 例）。

（二）症状

疼痛、肿胀、活动受限。

（三）影像学特点

X 线表现为边界不清的溶骨性破坏（图 1-5-15-35），部分见皮质破坏并形成软组织包块，部分于 MRI T1WI 呈高信号改变。

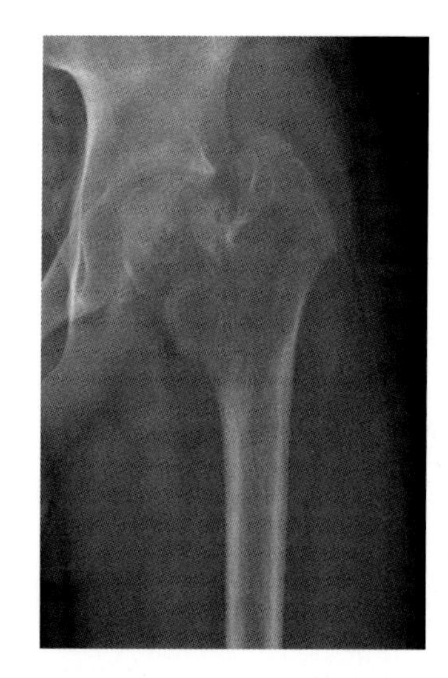

图 1-5-15-35 原发于骨的透明细胞肉瘤影像学

X 线正位片显示左股骨近端溶骨性破坏，部分皮质消失，病灶边界不清，股骨颈病理性骨折

（四）治疗

广泛切除为主，部分辅以放、化疗，但化疗是否获益并不明确。

（五）预后

文献报告 5 年内其复发率（包括局部复发及转移）为 36%，死亡率为 18%。但由于病例较少，随访时间较短，原发于骨的 CCS 的其生物学行为尚需进一步探讨。

【病理变化】

（一）大体特征

大体为灰白色肿物，可呈分叶状，也可含有大量黑色素（图 1-5-15-36A）。

（二）镜下特征

1. 组织学特征 同软组织透明细胞肉瘤特点。镜下肿瘤巢状生长，被纤细的胶原分隔，或排列呈束状。细胞呈多角形或纺锤形，上皮样，胞质胞质嗜酸或透明，细胞核泡状，有大核仁（图 1-5-15-36B、C）。可见肿瘤细胞在骨小梁间穿插生长（图 1-5-15-36D～G）。偶见在软组织 CCS 中常见的环状多核巨细胞，部分可见色素颗粒。核分裂象 2～4/10HPF。

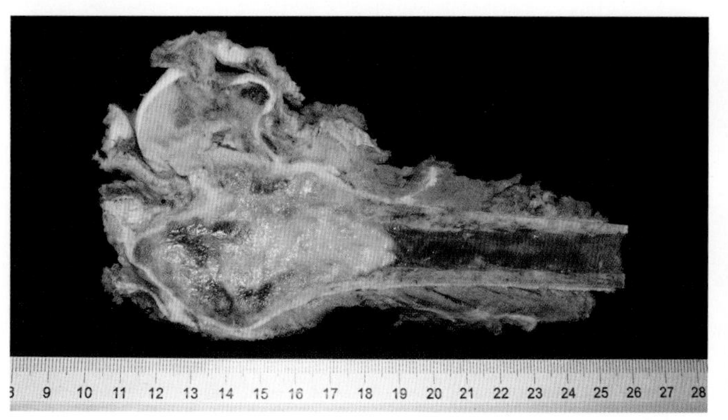

A

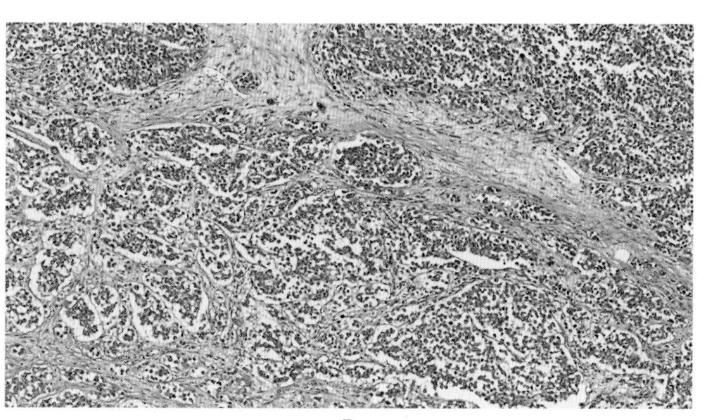

B

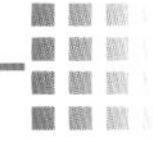

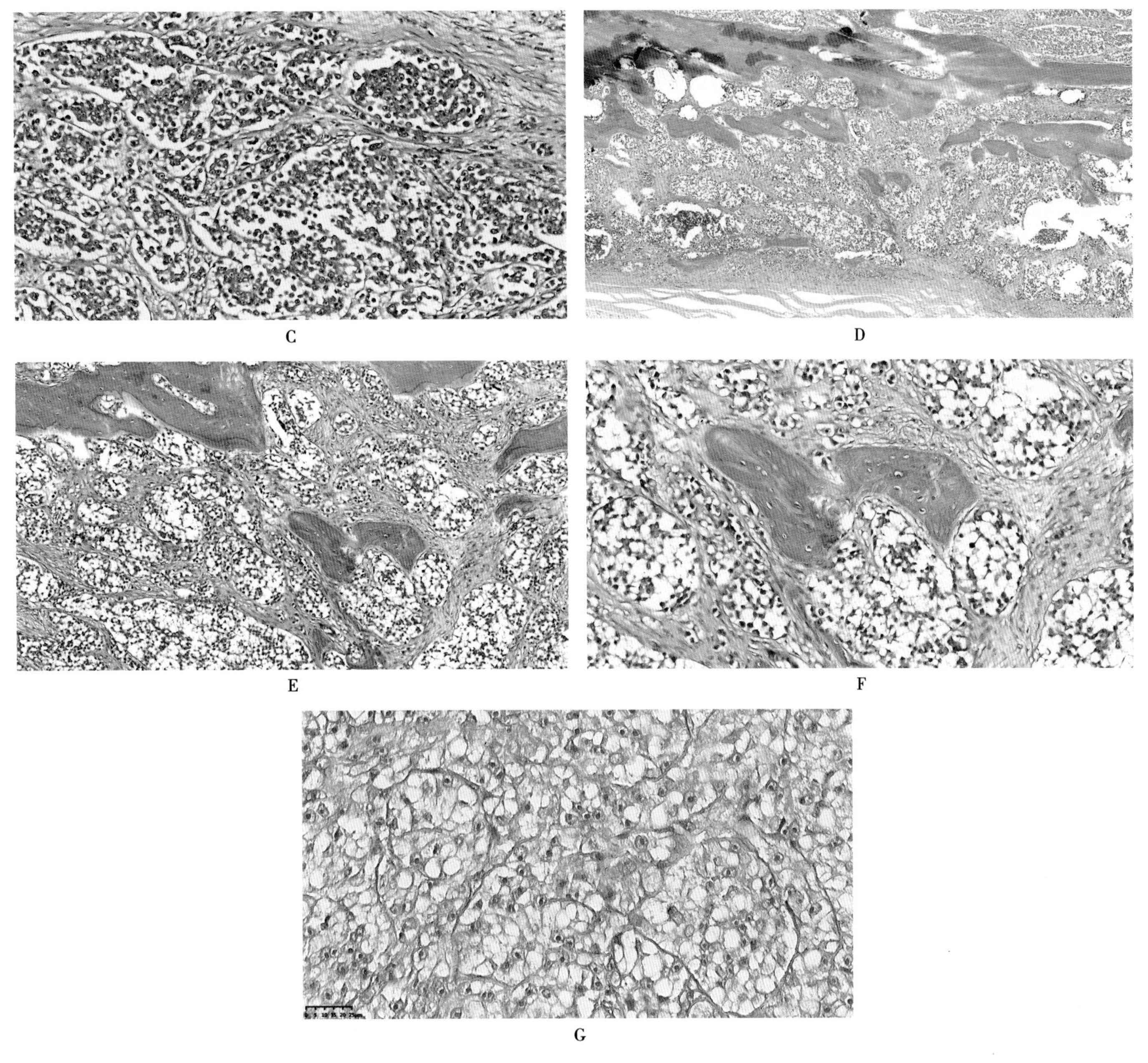

图 1-5-15-36　原发于骨的透明细胞肉瘤

A. 原发于骨的透明细胞肉瘤大体：左股骨近端切除标本，髓腔内见肿物，大小 7cm×5cm×4cm，切面灰白、质韧，鱼肉样。肿物侵犯皮质，未形成软组织包块。B～G. 原发于骨的透明细胞肉瘤组织学 B. 肿瘤呈巢状生长，巢之间见纤维分隔。C. 肿瘤细胞上皮样，圆形或卵圆形，胞质嗜酸或透明，核呈泡状，核仁大而明显。D～G. 肿瘤细胞在骨小梁间穿插生长，肿瘤细胞胞浆透亮，核仁明显

2. 免疫组织化学　大部分病例肿瘤细胞 S-100、SOX10 和 HMB45 阳性，Melan-A 可阳性（图 1-5-15-37A～C）。

（三）分子病理

70%～90% 软组织透明细胞肉瘤出现特异性的 EWSR1 重排。43%（3/7）的病例可检测到 EWSR1 相关易位重排（图 1-5-15-37D），主要为 EWSR1-ATF1 融合基因。

【鉴别诊断】

原发于骨的 CCS 极其罕见，诊断要非常谨慎，需要在组织形态、免疫表型以及遗传学特征都非常支持还要除外转移的情况下才可以诊断。其鉴别诊断要考虑以下：

1. 转移性恶性黑色素瘤　两者虽然具有相同的形态学特征和免疫表型，但是有以下几点可资鉴别：①转移性恶性黑色素瘤有原发病变的病史；②转移性恶性黑色素瘤细胞的异型性通常显著，核分裂象多见，而 CCS 异型性较轻，核分裂象较少；③转移性恶性黑色素瘤一般是非整倍体；CCS 多数为二倍体；④转移性恶性黑色素瘤多有 *BRAF* 和 *NRAS* 突变，CCS 无；⑤转移性恶性黑色素瘤无 EWSR1 易位及重排；90% 以上的 CCS 存在 EWSR1 易位及重排。⑥目前资料显示系统性化疗对转移性恶性黑色

素瘤是有效的,而对 CCS 无效。

2. 恶性外周神经鞘瘤 CCS 肿瘤细胞呈上皮样,易与上皮样 MPNST 混淆。上皮样恶性外周神经鞘瘤免疫组化虽可局灶表达 S-100,但不表达 HMB45 及 Melan-A 等黑色素细胞标记物,另外,上皮样恶性外周神经鞘瘤无 EWSR1 易位及重排。

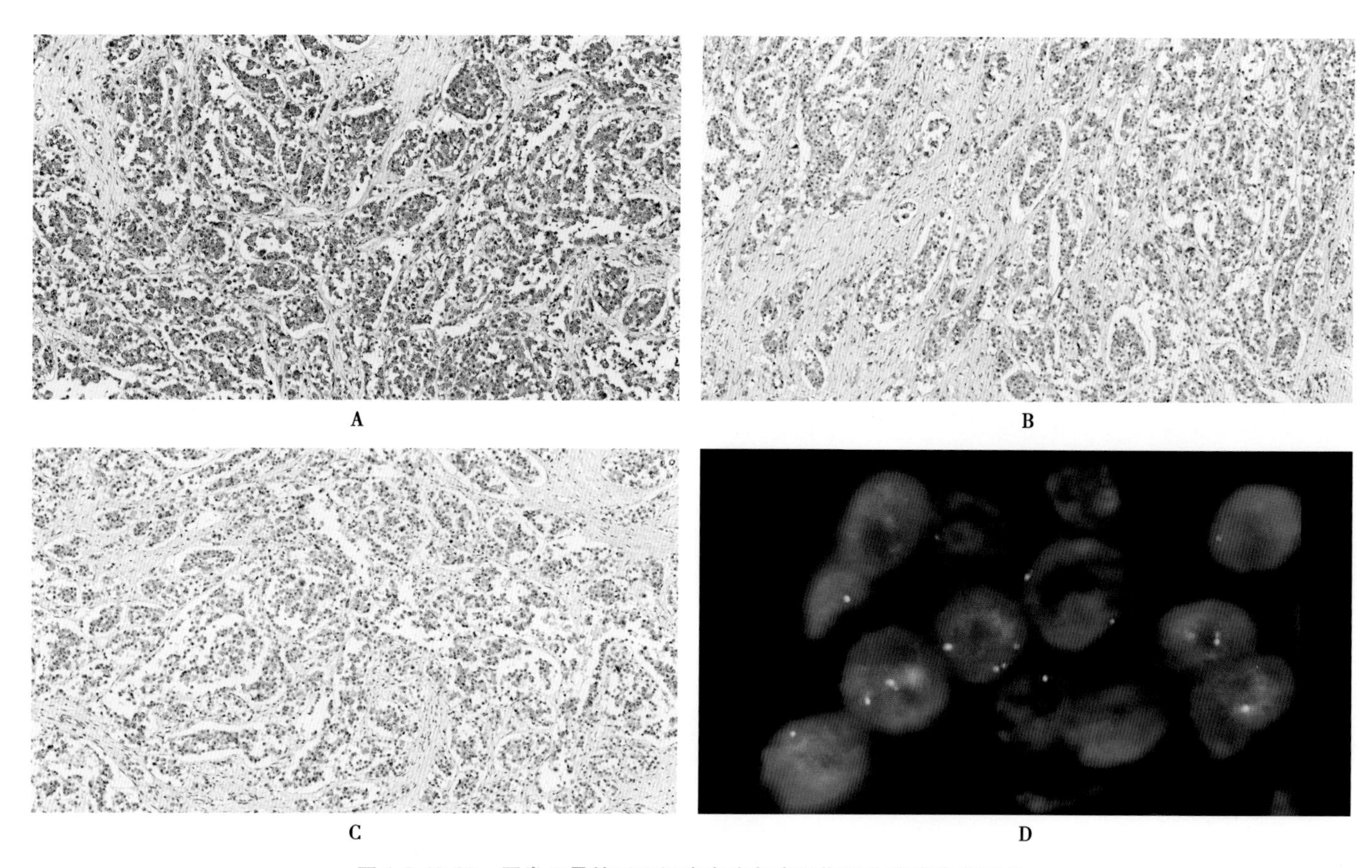

图 1-5-15-37 原发于骨的透明细胞肉瘤免疫组化及分子遗传学改变

A. S-100 肿瘤细胞弥漫阳性。B. Melan-A 肿瘤细胞散在阳性。C. HMB45 肿瘤细胞散在阳性。D. 荧光原位杂交(FISH)检测 EWSR1 基因重排呈阳性,细胞核内可见橘、绿信号分离

3. 转移性肾透明细胞癌 CCS 细胞胞质呈透明时,需要与转移性肾透明细胞癌鉴别,肾透明细胞癌癌巢间有明显的毛细血管网,而 CCS 瘤巢间为纤细的纤维间隔,且肾透明细胞癌表达上皮标记,转移至骨者往往是累及多处骨骼,再结合病史不难鉴别。

(李 兰)

参考文献

1. Abdul-Karim FW, Bauer TW, Kilpatrick SE, et al. Recommendations for the reporting of bone tumors. Association of Directors of Anatomic and Surgical Pathology. Hum Pathol, 2004, 35: 1173-1178.
2. Adams H, Tzankov A, d'Hondt S, et al. Primary diffuse large B-cell lymphomas of the bone: prognostic relevance of protein expression and clinical factors. Hum Pathol, 2008, 39: 1323-1330.
3. Adil A, Hoeffel C, Fikry T. Osteoid osteoma after a fracture of the distal radius. Am J Roentgenol, 1996, 167: 145-146.
4. Agyeman K, Pretell-Mazzini J, Subhawong T, et al. Gorham Disease. Am J Orthop (Belle Mead NJ), 2017, 46(6): E458-E462.
5. Alberghini M, Kliskey K, Krenacs T, et al. Morphological and immunophenotypic featuresof primary and metastatic giant cell tumour of bone. Virchows Arch, 2010, 456: 97-103.
6. Allen CE, Merad M, McClain KL. Langerhans-Cell Histiocytosis. N Engl J Med, 2018, 379(9): 856-868.
7. Amary MF, Bacsi K, Maggiani F, et al. IDH1 and IDH2 mutations are frequent events in central chondrosarcoma and central and periosteal chondromas but not in other mesenchymal tumours. J Pathol, 2011, 224: 334-343.
8. Amary MF, Berisha F, Mozela R, et al. The H3F3 K36M mutant antibody is a sensitive and specific marker for the diagnosis of chondroblastoma. Histopathology, 2016, 69: 121-127.
9. Amary MF, Damato S, Halai D, et al. Ollier disease and Maffucci syndrome are caused by somatic mosaic mutations of IDH1 and IDH2. Nat Genet, 2011, 43(12): 1262-1265.
10. Amary MF, BacsiK, Maggiani F, et al. IDH1 and IDH2 mutations are frequent events in central chondrosarcoma and central and periosteal chondromas but not in other mesenchymal tumours. JPathol, 2011, 224: 334-343.

11. Amer HZ, HameedM. Intraosseous benign notochordal cell tumor. Archives of pathology & laboratory medicine, 2010(2):283-288.
12. Amstalden EM, Carvalho RB, Pacheco EM, et al. Chondromatous hamartoma of the chest wall: description of 3 new cases and literature review. International Journal of Surgical Pathology, 2006, 14(2):119-126.
13. 安会波,张莉,王青霞. 儿童胸壁错构瘤 1 例及文献复习. 临床与实验病理学杂志,2013,29(3):338-340
14. Angervall L, Persson S, Stenman G, et al. Large cell, epithelioid, telangiectatic osteoblastoma: a unique pseudosarcomatous variant of osteoblastoma. Hum Pathol, 1999, 30:1254-1259.
15. Anract P, De PG, Cottias P, et al. Malignant giant-cell tumours of bone. Clinico-pathological types and prognosis: a review of 29 cases. International Orthopaedics, 1998, 22(1):19-26.
16. Arai M, Nobusawa S, Ikota H, et al. Frequent IDH1/2 mutations in intracranial chondrosarcoma: a possible diagnostic clue for its differentiation from chordoma. Brain Tumor Pathol, 2012, 29:201-206.
17. Arber DA, Weiss LM, Chang KL. Detection of Epstein-Barr Virus in inflammatory pseudotumor. SeminDiagnPathol, 1998, 15:155-160.
18. Atkins GJ, Kostakis P, Vincent C, et al. RANK Expression as a cell surface marker of human osteoclast precursors in peripheral blood, bone marrow, and giant cell tumors of bone. J Bone Miner Res, 2006, 21:1339-1349.
19. Baig R, Eady JL. Unicameral (simple) bone cysts. Southern Medical Journal, 2006, 99:966-976.
20. 白岳青,杨婷婷,张惠箴. H3F3A+G34W 免疫组织化学染色在骨巨细胞瘤诊断中的应用价值. 48,2019,7:531.
21. Baker JF, Lui DF, Cavanagh M, et al. Inflammatory myofibroblastic tumourof thetibia. Joint Bone Spine, 2010, 77:488-489.
22. Bandeira F, Cusano NE, Silva BC, et al. Bone disease in primary hyperparathyroidism. Annals of Internal Medicine, 1990, 19 (1):19-34
23. Barth TFE, von Witzleben A, Möller P, et al. Notochordal tumors: Benign notochordal tumors and chordomas. Pathologe, 2018, 39(2):117-124
24. Baum PA, NelsonMC, Lack EE, et al. Case report 560. Parosterl osteoma of tibia. Skeletal Ratiol, 1989, 18:406-409.
25. Beal K, Allen L, Yahalom J. Primary bone lymphoma: treatment results and prognostic factors with long-term follow-up of 82 patients. Cancer 2006, 106(12):2652-2656.
26. BehjatiS, Tarpey PS, Presneau N, et al. Distinct H3F3A and H3F3B driver mutations define chondroblastoma and giant cell tumor of bone. Nat Genet, 2013, 45:1479-1482.
27. Bertoni F, Bacchini P, Staals EL. Malignancy in giant cell tumor of bone. Cancer, 2003, 97:2520-2529.
28. Bertoni F, Calderoni P, Bacchini P, et al. Desmoplastic fibroma of bone: a report of six cases. J Bone Joint Surg Br, 1984, 66:265-268.
29. Bertoni F, Capanna R, CalderoniP, et al. Primary central (medullary) fibrosarcoma of bone. Semin Diagn Pathol, 1984, 1:185-198.
30. Bharath G, Burrah R, Shivakumar K, et al. Dedifferentiated chondrosarcoma: an aggressive variant of chondrosarcoma. Asian Cardiovasc Thorac Ann, 2015, 23(2):221-223.
31. Bhattacharya B, Dilworth HP, Iacobuzio-Donahue C, et al. Nuclear beta-catenin expression distinguishes deep fibromatosis from other benign and malignant fibroblastic and myofibroblastic lesions. Am J Surg Pathol, 2005, 29:653-659.
32. Björnsson J, McLeod RA, Unni KK, et al. Primary chondrosarcoma of long bones and limb girdles. Cancer, 1998, 83:2105-2119.
33. Bjornsson J, Unni KK, Dahlin DC, et al. Clear cell chondrosarcoma of bone: observations in 47 cases. Am J Surg Pathol, 1984, 8:223-230.
34. Boriani S, Bacchini P, Bertoni F, et al. Periosteal chondroma. A review of twenty cases. J Bone Joint Surg Am, 1983, 65:205-212.
35. Boriani S, Sudanese A, Baldini N, et al. Sarcomatous degeneration of giant cell tumors. Ital J OrthopTraumatol, 1986, 12:191-199.
36. Bovée JV, Cleton-Jansen AM, Rosenberg C, et al. Molecular genetic characterization of both components of a dedifferentiated chondrosarcoma, with implications for its histogenesis. J Pathol, 1999, 189:454-462.
37. Bovée JV, Cleton-Jansen AM, Wuyts W, et al. EXT-mutation analysis and loss of heterozygosity in sporadic and hereditary osteochondromas and secondary chondrosarcomas. Am J Hum Genet, 1999, 65:689-698.
38. Bovee JV, Hogendoorn PC, Wunder JS, et al. Cartilage tumours and bone development: molecular pathology and possible therapeutic targets. Nat Rev Cancer, 2010, 10:481-488.
39. Bovee JV, van der Heul RO, Taminiau AH, et al. Chondrosarcoma of the phalanx: a locally aggressive lesion with minimal metastatic potential: a report of 35 cases and a review of the literature. Cancer, 1999, 86:1724-1732.
40. Brekke MK, Northcote K, Temple WE. Clear cell sarcoma in the first metatarsal. An unusual case. J Am Podiatr Med Assoc, 1998, 88:457-461.
41. Brien EW, Mirra JM, Kerr R. Benign and malignant cartilage tumors of bone and joint: their anatomic and theoretical basis with an emphasis on radiology, pathology and clinical biology. I. The intramedullary cartilage tumors. Skeletal Radiol, 1997, 26:325-353.
42. Brien EW, Mirra JM, Kessler S, et al. Benign giant cell tumor of bone with osteosarcomatous transformation ("dedifferentiated" primary malignant GCT): report of two cases. Skeletal Radiol, 1997, 26:246-255.
43. Brunn H. Two interesting benign lung tumors of contradictoryhistopathology: remarks on the necessity for maintaining chest tumorregistry. J ThoracSurg, 1939, 9:119-131.
44. Bui KL, Ilaslan H, Bauer TW, et al. Cortical scalloping and cortical

penetration by small eccentric chondroid lesions in the long tubular bones: not a sign of malignancy? Skeletal Radiol, 2009, 38: 791-796.
45. Callahan KS, Eberhardt SC, Fechner RE, et al. Desmoplastic fibroma of bone with extensive cartilaginous metaplasia. Ann Diagn Pathol, 2006, 10: 343-346.
46. Campanacci M, Baldini N, Boriani S, et al. Giant-cell tumor of bone. J Bone Joint Surg Am, 1987, 69: 106-114.
47. CampanacciM. Bone and soft tissue tumors. New York: Springer Verlag, 1990.
48. Campannacci M, Olmi R. Fibrosarcoma of bone: a study of 114 cases. Ital J OrthopTraumatol, 1977, 3: 199-206.
49. Campochiaro C, Dagna L. BRAF Mutations in Erdheim-Chester Disease. Dermatologic clinics, 2016, 34(1): xi-xii.
50. Chaabane S, Bouaziz MC, Drissi C, et al. Periosteal chondrosarcoma. AJR Am J Roentgenol, 2009, 192: W1-W6.
51. Chakarun CJ, Forrester DM, Gottsegen CJ, et al. Giant cell tumor of bone: review, mimics, and new developments in treatment. Radiographics, 2013, 33: 197-211.
52. Chawla S, Henshaw R, Seeger L, et al. Safety and efficacy of denosumab for adults and skeletally mature adolescents with giant cell tumour of bone: interim analysis of anopen-label, parallel-group, phase2study. Lancet Oncol, 2013, 14: 901-908.
53. Chen J, Li H, Yang Z, et al. Inflammatory myofibroblastic tumor of bone: two cases occurring inlong bone. Skeletal Radiol, 2011, 40: 117-122.
54. 陈彬，吕肖锋，皋岚湘，等. 大量骨质溶解症 2 例报道. 诊断病理学杂志，2008，15(4)：326-327.
55. Cho YS, Kim SM, Chung WH, et al. Inflammatorypseudotumour involving the skull base and cervical spine. JLaryngol, 2001, 115: 580-584.
56. Choi JH, Gu MJ, Kim MJ, et al. Primary clear cell sarcoma of bone. Skeletal Radiol, 2003, 32: 598-602.
57. Cives M, Simone V, Rizzo FM, et al. Erdheim-Chester disease: a systematic review. Critical Reviews in Oncology/hematology, 2015, 95(1): 1-11.
58. Cleven AH, Hocker S, Briaire-de Bruijn I, et al. Mutation analysis of H3F3A and H3F3B as a diagnostic tool for giant cell tumor of bone and chondroblastoma. Am J Surg Pathol, 2015, 39: 1576-1583.
59. Cleven AH, Zwartkruis E, Hogendoorn PC, et al. Periosteal chondrosarcoma: a histopathological and molecular analysis of a rare chondrosarcoma subtype. Histopathology, 2015, 67: 483-490.
60. Coffin CM, Hornick JL, Fletcher CD. Inflammatory myofibroblastic tumor: comparison of clinicopathologic, histologic, and immunohistochemical features including ALK expression in atypical and aggressive cases. Am J SurgPathol, 2007, 31: 509-520.
61. Coffin CM, Humphrey PA, Dehner LP. Extrapulmonary inflammatorymyofibroblastic tumor: a clinical and pathological survey. SeminDiagnPathol, 1998, 15: 85-101.
62. Coffin CM, Patel A, Perkins S, et al. ALK1 and p80 expression and chromosomal rearrangements involving, 2p23 in inflammatory myofibroblastic tumor. Mod Pathol, 2001, 14: 569-576.
63. Coffin CM, Watterson J, Priest JR, et al. Extrapulmonary inflammatory myofibroblastic tumor (inflammatory pseudotumor). A clinicopathologic and immunohistochemical study of 84 cases. American Journal of Surgical Pathology, 1995, 19: 859.
64. Cohen-Gogo S, Cellier C, Coindre JM, et al. Ewing-like sarcomas with BCOR-CCNB3 fusion transcript: a clinical, radiological and pathological retrospective study from the Société Française des Cancers de L'Enfant. Pediatr Blood Cancer, 2014, 61(12): 2191-2198.
65. Collins MS, Koyama T, Swee RG, et al. Clear cell chondrosarcoma: radiographic, computed tomographic and magnetic resonance findings in 34 patients with pathologic correlation. Skeletal Radiol, 2003, 32: 687-694.
66. Cormio G, Rossi C, Cazzolla A, et al. Distantmetastasesinovariancarcinoma. Int J Gynecol Cancer, 2003, 13: 125-129.
67. Cowan RW, Singh G. Giant cell tumor of bone: a basic science perspective. Bone, 2013, 52: 238-246.
68. Cranin AN, Gallo L, Madan S. Desmoplastic fibroma: a rare oral tumor in children. NY State Dent J, 1994, 60: 34-39.
69. CzerniakB. Dorfman and Czerniak's Bone Tumors. 2nd ed. Philadephia: Elsiver, 2016.
70. Dahlin DC, Cupps RE, Johnson EW Jr. Giant-cell tumor: a study of 195 cases. Cancer, 1970, 25: 1061-1070.
71. Dahlin DC, Ivins JC. Fibrosarcoma of bone: a study of 114 cases. Cancer, 1969, 23: 35-41.
72. de Andrea CE, Wiweger M, Prins F, et al. Primary cilia organization reflects polarity in the growth plate and implies loss of polarity and mosaicism in osteochondroma. Lab Invest, 2010, 90: 1091-1101.
73. Deel C, Hassell L. LiposclerosingMyxofibrous Tumor: A Review. Archives of Pathology & Laboratory Medicine, 2016, 140(5): 473-476.
74. Dehner LP. Inflammatory myofibroblastic tumor: the continued definition of one type of so-called inflammatory pseudotumor. Am J SurgPathol, 2004, 28: 1652-1654.
75. 丁宜，黄啸原，田伟. 骨肿瘤的分子病理诊断. 诊断病理学杂志，2018，25(5).
76. Domont J, Salas S, Lacroix L, et al. High frequency of beta-catenin heterozygous mutations in extra-abdominal fibromatosis: a potential molecular tool for disease management. Br J Cancer, 2010, 102: 1032-1036.
77. Domovitov SV, Healey JH. Primary malignant giant-cell tumor of bone has high survival rate. Ann Surg Oncol, 2010, 17: 694-701.
78. Dong PR, Seeger LL, Eckardt JJ, et al. Case report 847: juxtacortical aggressive fibromatosis (desmoplastic fibroma) of the forearm.

Skeletal Radiol,1994,23:560-563.

79. Dorfman HD,Weiss SW. Borderline osteoblastic tumors:problems in the differential diagnosis of aggressive osteoblastoma and low-grade osteosarcoma. Semin Diagn Pathol,1984,1:215-234.

80. Eefting D,Schrage YM,Geirnaerdt MJ,et al. Assessment of interobserver variability and histologic parameters to improve reliability in classification and grading of central cartilaginous tumors. Am J Surg Pathol,2009,33:50-57.

81. Eisen MZ,Butler HE. Desmoplastic fibroma of the maxilla:report of a case. J Am Dent Assoc,1984,108:608-609.

82. Enzinger FM. Clear-cell sarcoma of tendons and aponeuroses: an analysis of21 cases. Cancer,1965,18:1163-1164.

83. Fanburg-Smith JC,Auerbach A,Marwaha JS,et al. Reappraisal of mesenchymal chondrosarcoma: novel morphologic observations of the hyaline cartilage and endochondral ossification and beta-catenin, Sox9, and osteocalcin immunostaining of 22 cases. Hum Pathol,2010,41:653-662.

84. Fanburg-Smith JC,Hengge M,Hengge UR,et al. Extrarenal rhabdoid tumors of soft tissue: a clinicopathologic and immunohistochemical study of18 cases. Ann Diagn Pathol,1998,2:351-362.

85. 方三高,雷天新,曾英,等. 骨上皮样血管内皮瘤 3 例临床病理分析. 肿瘤防治研究,2014,41(6):626-630.

86. 方三高,李艳青,马强,等. 骨未分化高级别多形性肉瘤 8 例临床病理观察. 临床与实验病理学杂志,2014,30(2):171-175.

87. 方三高,马强,林俐,等. 良性脊索细胞瘤临床病理观察. 诊断病理学杂志,2014,21(9):568-572.

88. Feng N,Li X,Gao HD,et al. Urinary bladder malignant paraganglioma with vertebral metastasis:a case report with literature review. Chin J Cancer,2013,32:624-628.

89. Fisher C,Goldblum JR,Montgomery E. Calponin and h-caldesmon in sarcomas of myofibroblasts. Mod Pathol,2003,16:11A.

90. Fittall MW,Mifsud W,Pillay N,et al. Recurrent rearrangements of FOS and FOSB define osteoblastoma. Nat Commun,2018,9(1):2150.

91. Flemming DJ,Murphey MD. Enchondroma and chondrosarcoma. Semin Musculoskelet Radiol,2000,4:59-71.

92. Fletcher CDM,UnniKK,Mertens F. World Health Organization classification of tumours: Pathology and genetics of soft tissue and bone. Lyon:IARC,2002.

93. Fletcher CDM,Bridge JA,Hogendoorn PCW,et al. WHO Classification of Tumors of Soft Tissue and Bone. 4th ed. Lyon:IARC,2013.

94. Florian Puls,Angela J,Niblett D,et al. Molecular pathology of bone tumours: diagnostic implications. Histopathology. 2014; 64, 461-476.

95. Folpe AL,Fanburg-Smith JC,Billings SD,et al. Most osteomalacia-associated mesenchymal tumors are a single histopathologic entity: an analysis of 32 cases and a comprehensive review of the literature. Am J SurgPathol,2004,28:1-30.

96. Forsyth RG,De Boeck G,Bekaert S,et al. Telomere biology in giant cell tumour of bone. J Pathol,2008,214:555-563.

97. Franchi A,Palomba A,Roselli G. Primary juxtacortical myoepithelioma/mixed tumor of the bone:a report of 3 cases with clinicopathologic, immunohistochemical, ultrastructural, and molecular characterization. Human Pathology,2013,44:566-577.

98. Frick MA,Sundaram M,Unni KK,et al. Imaging findings in desmoplastic fibroma of bone:distinctive T2 characteristics. Am J Roentgenol,2005,184:1762-1767.

99. 付静,廖松林,沈丹华,等. 骨原发性黄色瘤 5 例临床病理分析. 诊断病理学杂志,2006,13(4):260-263.

100. Gavriilidis P,Themeli I,Nikolaidou A. Alveolar soft-part sarcoma with synchronous bone metastasis:Rare manifestation of one of the least common soft-tissue sarcomas. Hippokratia,2013,17:192.

101. Gawande PD,Sambhus M,Garde JB,et al. Aggressive inflammatory pseudotumor of the mandible. J CraniofacSurg,2012,23:1101-1103.

102. Gbaguidi A,Fichten A,Lefranc M,et al. Management of postoperative complications in cases of Gorham's disease with cervical spine involvement:A case report. Neurochirurgie,2017,63(2):103-106.

103. Geirnaerdt MJ, Hermans J, Bloem JL, et al. Usefulness of radiography in differentiating enchondroma from central grade 1 chondrosarcoma. AJR Am J Roentgenol,1997,169:1097-1104.

104. Gelczer RK,Wenger DE,Wold LE. Primary clear cell sarcoma of bone:a unique site of origin. Skeletal Radiol,1999,28:240-243.

105. Gelderblom H,Hogendoorn PC,Dijkstra SD,et al. The clinical approach towards chondrosarcoma. Oncologist,2008,13:320-329.

106. Giannoulis DK, Gantsos A, Giotis D, et al. Multiple Recurrences and Late Metastasis of Adamantinoma in the Tibia: A Case Report. J Orthop Surg,2014,22:420-422.

107. Gitelis S, Wang JW, Quast M, et al. Recurrence of a giant-cell tumor with malignant transformation to a fibrosarcoma twenty-five years after primary treatment. J Bone Joint Surg Am, 1989, 71: 757-761.

108. Giuffrida AY,Burgueno JE,Koniaris LG,et al. Chondrosarcoma in the United States (1973 to 2003):an analysis of 2890 cases from the SEER database. J Bone Joint Surg Am,2009,91:1063-1072.

109. 宫丽华,刘巍峰,丁宜,等. denosumab 治疗后骨巨细胞瘤的临床、影像学及病理学特征分析. 中华病理学杂志,2018,47(6):449-454.

110. Hakozaki M,Tajino T,Yamada H,et al. Radiological and pathological characteristics of giant cell tumor of bone treated with denosumab. Diagn Pathol,2014,9:111.

111. Hameed M,Ulger C,Yasar D,et al. Genome profiling of chondrosarcoma using oligonucleotide array-based comparative genomic hybridization. Cancer Genet Cytogenet,2009,192:56-59.

112. Hameetman L,Szuhai K,Yavas A,et al. The role of EXT1 in nonhereditary osteochondroma:identification of homozygous deletions.

J Natl Cancer Inst, 2007, 99: 396-406.

113. Hanamura F, Shibata Y, Shirakawa T, et al. Favorable control of advanced colon adenocarcinoma with severe bone marrow metastasis. Mol Clin Oncol, 2016, 5: 579-582.

114. Haney J, Olson PN, Griffiths HJ. Radiologic case study: the clinical and radiologic features of desmoplastic fibroma of bone. Orthopedics, 1994, 17: 77, 80-85, 88.

115. Harmon CM, Brown N. Langerhans Cell Histiocytosis: A Clinicopathologic Review and Molecular Pathogenetic Update. Archives of Pathology & Laboratory Medicine, 2015, 139(10): 1211.

116. Hatori M, Watanabe M, Hosaka M, et al. A classic adamantinoma arising from osteofibrous dysplasia-like adamantinoma in the lower leg: a case report and review of the literature. Tohoku Journal of Experimental Medicine, 2006, 209(1): 53.

117. Hattinger CM, Tarkkanen M, Benini S, et al. Genetic analysis of fibrosarcoma of bone, a rare tumour entity closely related to osteosarcoma and malignant fibrous histiocytoma of bone. Eur J Cell Biol, 2004, 83: 483-491.

118. Hauben EI, Jundt G, Cleton-Jansen AM, et al. Desmoplastic fibroma of bone: an immunohistochemical study including beta-catenin expression and mutational analysis for beta-catenin. Hum Pathol, 2005, 36: 1025-1030.

119. 何晓东,夏维波,姜艳. Gorham 病的发病机制. 国际内分泌代谢杂志, 2009, 29(b04): 69-72.

120. Herget GW, Uhl M, Opitz OG, et al. The many faces of chondrosarcoma of bone, own cases and review of the literature with an emphasis on radiology, pathology and treatment. Acta ChirOrthop-Traumatol Cech, 2011, 78: 501-509.

121. Hersekli MA, Ozkoc G, Bircan S, et al. Primary clear cell sarcoma of rib. Skeletal Radiol, 2005, 34: 167-170.

122. Hillmann JS, Mesgarzadeh M, Tang CK, et al. Case report 481: benign intraosseous fibroma (desmoplastic fibroma) associated with Paget disease of the iliac bone. Skeletal Radiol, 1988, 17: 356-359.

123. Hitoshi Igai, Mitsuhiro Kamiyoshihara, Natsuko Kawatani, et al. Sternal intraosseous schwannoma mimicking breast cancer metastasis. Journal of Cardiothoracic Surgery, 2014, 9: 116-118.

124. Huang J, Luo RK, Du M, et al. Clear cell sarcoma of the pancreas: a case report and review of literature. Int J Clin Exp Pathol, 2015, 8: 2171-2175.

125. 黄瑾,蒋智铭,唐娟,等. 颈椎良性脊索细胞瘤的临床病理学观察. 中华病理学杂志, 2014, 43(11): 763-766.

126. Hutter RV, Worcester JN Jr, Francis KC, et al. Benign and malignant giant cell tumors of bone. A clinic opathological analysis of the natural history of the disease. Cancer, 1962, 15: 653-690.

127. Huvos AG, HiginbothamNL. Primary fibrosarcoma of bone. A clinicopathologic study of 130 patients. Cancer, 1975, 35: 837-847.

128. Imel EA, Peacock M, Pitukcheewanont P, et al. Sensitivity offibroblast growth factor 23 measurements in tumor-induced osteomalacia. J ClinEndocrinolMetab, 2006, 91: 2055-2061.

129. Inaoka T, Takahashi K, Tandai S, et al. Primary clear cell sarcoma (malignant melanoma) in the right radius. Skeletal Radiol, 2003, 32: 594-597.

130. Ishida T, Iijima T, Kikuchi F, et al. A clinicopathological and immunohistochemical study of osteofibrous dysplasia, differentiated adamantinoma, and adamantinoma of long bones. Skeletal Radiology, 1992, 21(8): 493-502.

131. Jaffe HL, Lichtenstein L, Portis RB. Giant cell tumor of bone, its pathologic appearance, grading, supposed variants and treatment. Arch Pathol, 1940, 30: 993-1031.

132. Jain D, Jain VK, Vasishta RK, et al. Adamantinoma: A clinicopathological review and update. Diagnostic Pathology, 2008, 3: 8-8.

133. Janik JS, Janik JP, Lovell MA, et al. Recurrent inflammatory pseudotumors in children. J PediatrSurg, 2003, 38: 1491-1495.

134. Jennes I, Pedrini E, Zuntini M, et al. Multiple osteochondromas: mutation update and description of the multiple osteochondromas mutation database (MOdb). Hum Mutat, 2009, 30: 1620-1627.

135. Jiang G Q, Gao Y N, Gao M, et al. Clinicopathological features and treatment of extremity bone metastasis in patients with endometrial carcinoma: a case report and review. Chin Med J (Engl), 2011, 124: 622-626.

136. 蒋智铭. 骨关节病理学图谱. 北京: 人民卫生出版社, 2008.

137. Kahn LB. Adamantinoma, osteofibrous dysplasia and differentiated adamantinoma. Skeletal Radiology, 2003, 32(5): 245-258.

138. Kao YC, Owosho AA, Sung YS, et al. BCOR-CCNB3 Fusion Positive Sarcomas: A Clinicopathologic and Molecular Analysis of 36 Cases With Comparison to Morphologic Spectrum and Clinical Behavior of Other Round Cell Sarcomas. Am J Surg Pathol, 2018, 42(5): 604-615.

139. Karamanakos PN, Jaaskelainen JE, Alafuzoff I, et al. Malignant giant cell tumor in the posterior fossa of a neonate. J NeurosurgPediatr, 2010, 5: 277-282.

140. 柯耀华,章振林,张惠葳,等. 肿瘤性骨软化症二例并文献复习. 中华内分泌代谢杂志, 2009, 25(4): 465-467.

141. Kenan S, Abdelwahab IF, Klein MJ, et al. Case report 863. Osteosarcoma associated with giant cell tumor. Skeletal Radiol, 1995, 24: 55-58.

142. Kerr DA, Lopez HU, Deshpande V, et al. Molecular distinction of chondrosarcoma from chondroblastic osteosarcoma through IDH1/2 mutations. Am J Surg Pathol, 2013, 37: 787-795.

143. Khémiri C, Mrabet D, Mizouni H, et al. Adamantinoma of the tibia and fibula with pulmonary metastasis: an unusual presentation. Bmj Case Reports, 2011, 2011.

144. Kilciksiz S, Karakoyun-Celik O, Agaoglu FY, et al. A review for solitary plasmacytoma of bone and extramedullary plasmacytoma.

Scientific World Journal, 2012, 2012: 895765.

145. Kim KH, Jung YH, Han CW, et al. A case of Primary Bone Anaplastic Large Cell Lymphoma. Am J Case Rep, 2016, 17: 734-738.
146. Kitsoulis P, Vlychou M, Papoudou-Bai A, et al. Primary lymphomas of bone. Anticancer Res, 2006, 26: 325-337.
147. Kyriakos M, Land VJ, Penning HL, et al. Metastatic chondroblastoma. Report of a fatal case with a review of the literature on atypical, aggressive, and malignant chondroblastoma. Cancer, 1985, 55: 1770-1789.
148. Lau YS, Sabokbar A, Gibbons CL, et al. Phenotypic and molecular studies of giant cell tumours of bone and soft tissue. Hum Pathol, 2005, 36: 945-954.
149. LawrenceRMenendez. 骨科新进展:骨与软组织肿瘤诊断与治疗. 郭卫,主译. 天津:天津科技翻译出版有限公司,2007.
150. Layfield LJ, Bentley RC, Mirra JM. Pseudoanaplastic giant cell tumor of bone. Arch Pathol Lab Med, 1999, 123: 163-166.
151. 雷伟华,邹绮嫦,郭锦辉,等. 炎性肌纤维母细胞肿瘤 11 例临床病理分析. 临床与实验病理学杂志, 2015, 31(12): 1422-1425.
152. Li Y, Wang XB, Tian XY, et al. Unusual primary osseous Hodgkin lymphoma in rib with associated soft tissue mass: a case report and review of literature. Diagn Pathol, 2012, 7: 64.
153. Lichtenstein L. Bone Tumors. 4th ed. St. Louis: Mosby, 1972.
154. 李兰,田萌萌,孙晓淇,等. 骨上皮样血管内皮细胞瘤的临床病理特征六例报告. 中国骨与关节杂志,2015(7):552-556.
155. 李兰,孙晓淇,张铭,等. 骨原发性上皮样血管肉瘤 3 例临床病理分析. 临床与实验病理学杂志,2016,32(1):83-85.
156. 李远,邓志平,刘文生,等. 副脊索瘤一例报告并文献综述. 中国骨肿瘤骨病,2007,6(2):76-79.
157. Liu X, Zhang H, Dong Y, et al. Primary clear cell sarcoma of humerus: case report. World J Surg Oncol, 2011, 9: 163.
158. 吕蓓蓓,魏帅帅,王强修. 骨原发性上皮样血管肿瘤的临床病理特点. 医学综述,2016,22(17):3382-3385.
159. Machado I, Navarro S, Llombart-Bosch A. Ewing sarcoma and the new emerging Ewing-like sarcomas: (CIC and BCOR-rearranged-sarcomas). A systematic review. HistolHistopathol, 2016, 31(11): 1169-1181.
160. Maggiani F, Forsyth R, Hogendoorn PCW, et al. The immunophenotype of osteoclasts and macrophage polykaryons. J Clin Pathol, 2011, 64: 701-705.
161. Mallet JF, Rigault P, Padovani JP, et al. Non-ossifying fibroma in children: a surgical condition? ChirPediatr, 1980, 21: 179-189.
162. Mankin HJ, Hornicek FJ, Ortiz-Cruz E, et al. Aneurysmal bone cyst: a review of 150 patients. Journal of clinical oncology: official journal of the American Society of Clinical Oncology, 2005, 23(27): 6756.
163. Marui T, Yamamoto T, Yoshihara H, et al. De novo malignant transformation of giant cell tumor of bone. Skeletal Radiology, 2001, 30: 104-108.
164. Matcuk GR Jr, Patel DB, Schein AJ, et al. Giant cell tumor: rapid recurrence after cessation of long-term denosumab therapy. Skeletal Radiol, 2015, 44: 1027-1031.
165. Mathew M, Joseph B. Differentiated adamantinoma: a case report and review of literature. Indian Journal of Pathology & Microbiology, 2007, 50(3): 565.
166. McHugh JB, Mukherji SK, Lucas DR. Sino-orbital osteoma: a clinicopathologic study of 45 surgically treated cases with emphasis on tumors with osteoblastoma-like features. ArchPathol Lab Med, 2009, 133: 1587-1593.
167. Meijer D, de Jong D, Pansuriya TC, et al. Genetic characterization of mesenchymal, clear cell, and dedifferentiated chondrosarcoma. Genes Chromosomes Cancer, 2012, 51: 899-909.
168. Meis JM, Enzinger FM. Inflammatory fibrosarcoma of the mesentery and retroperitoneum. A tumor closely simulating inflammatory pseudotumor. Am J SurgPathol, 1991, 15: 1146-1156.
169. Meng GZ, Zhang HY, Hong BU, et al. Myofibroblastic sarcomas: a clinicopathological study of 20 cases. CMJ, 2007, 120: 363-369.
170. Mentzel T, Dry S, Katenkamp D, et al. Low-grade myofibroblastic sarcoma: analysis of 18 cases in the spectrum of myofibroblastic tumors. American Journal of Surgical Pathology, 1998, 22: 1228-1238.
171. Mertens F, Romeo S, Bovée JV, et al. Reclassification and subtyping of so-called malignant fibrous histiocytoma of bone: comparison with cytogenetic features. Clin Sarcoma Res, 2011, 1(1): 10.
172. Michels TC, Petersen KE. Multiple Myeloma: Diagnosis and Treatment. Am Fam Physician, 2017, 95: 373-383.
173. Mikhaeel NG. Primary bone lymphoma. Clin Oncol, 2012, 24: 366-370.
174. Mirra JM, Gold R, Downs J, et al. A new histologic approach to the differentiation of enchondroma and chondrosarcoma of the bones. A clinicopathologic analysis of 51 cases. Clin OrthopRelat Res, 1985, 201: 214-237.
175. Mobley BC, McKenney JK, Bangs CD, et al. Loss of SMARCB1/INI1 expression in poorly differentiated chordomas. Acta Neuropathol, 2010, 120(6): 745-753.
176. Mootha AK, Bali K, Kumar V, et al. Primary malignant melanoma of proximal tibia. J Knee Surg, 2012, 25: 75-78.
177. Mosheimer BA, Oppl B, Zandieh S, et al. Bone Involvement in Rosai-Dorfman Disease (RDD): a Case Report and Systematic Literature Review. Current Rheumatology Reports, , 2017, 19(5): 29.
178. Moskovszky L, Szuhai K, Krenács T, et al. Genomic instability in giant cell tumor of bone. A study of 52 cases using DNA ploidy, relocalization FISH, and array-CGH analysis. Genes Chromosomes & Cancer, 2010, 48: 468-479.
179. Most MJ, Sim FH, Inwards CY. Osteofibrous dysplasia and adamantinoma. Journal of the American Academy of Orthopaedic Sur-

geons,2010,18(6):358-366.

180. Multinuclear Osteoclast-Like Cells in Giant Cell Tumor of Bone. Journal of Bone & Mineral Research,2010,24:70-77.

181. Munoz J,Janku F,Cohen PR,et al. Erdheim-Chester disease:characteristics and management. Mayo Clinic proceedings, 2014, 89(7):985-996.

182. Murphey MD,Choi JJ,Kransdorf MJ,et al. Imaging of osteochondroma:variants and complications with radiologic-pathologic correlation. Radiographics,2000,20:1407-1434.

183. Murphey MD,Flemming DJ,Boyea SR,et al. Enchondroma versus chondrosarcoma in the appendicular skeleton: differentiating features. Radiographics,1998,18:1213-1237.

184. Murphey MD,Walker EA,Wilson AJ,et al. From the archives of the AFIP:imaging of primary chondrosarcoma:radiologic-pathologic correlation. Radiographics,2003,23:1245-1278.

185. Nakayama S,Yokote T,Iwaki K,et al. A rare case of primary clear cell sarcoma of the pubic bone resembling small round cell tumor: an unusual morphological variant. BMC Cancer,2012,12:538.

186. Nascimento AG,Huvos AG. Primary malignant giant cell tumor of bone:a study of eight cases and review of the literature. Cancer, 1979,44:1393-1402.

187. Naumann S,Krallman PA,Unni KK,et al. Translocation der(13, 21)(q10,q10) in skeletal and extraskeletal mesenchymal chondrosarcoma. ModPathol,2002,15:572-576.

188. 聂秀,邓仲端,杨秀萍,等. 软组织磷酸盐尿性间叶肿瘤的临床病理分析. 临床与实验病理学杂志,2007,23(5):557-561.

189. Nitzan DW,Horowitz AT,Darmon D,et al. Oncogenousosteomalacia:a case study. Bone Miner,1989,6:191-197.

190. Nord KH, Lilljebjorn H, Vezzi F, et al. GRM1 is upregulated through gene fusion and promoter swapping in chondromyxoid fibroma. Nat Genet,2014,46(5):474-477.

191. Ogura K,Hosoda F,Nakamura H,et al. Highly recurrent H3F3A mutations with additional epigenetic regulator alterations in giant cell tumor of bone. 2017,56(10):711-718.

192. Oliveira AM, Chou MM. USP6-induced neoplasms: the biologic spectrum of aneurysmal bone cyst and nodular fasciitis. Human Pathology,2014,45(1):1.

193. Ortiz-Cruz EJ,Quinn RH,Fanburg JC,et al. Late development of a malignant fibrous histiocytoma at the site of a giant cell tumor. Clin Orthop Relat Res,1995,318:199-204.

194. Pannier S,Legeai-Mallet L. Hereditary multiple exostoses and enchondromatosis. BestPract Res Clin Rheumatol,2008,22:45-54.

195. Papachristou DJ,Goodman MA,Cieply K,et al. Comparison of allelic losses in chondroblastoma and primary chondrosarcoma of bone and correlation with fluorescence in situ hybridization analysis. Hum Pathol,2006,37:890-898.

196. Papagelopoulos PJ,Galanis E,Frassica FJ,et al. Primary fibrosarcoma of bone. Outcome after primary surgical treatment. Clin OrthopRelat Res,2000,373:88-103.

197. Park YK,Park HR,Chi SG,et al. Overexpression of p53 and rare genetic mutation in mesenchymal chondrosarcoma. Oncol Rep, 2000,7:1041-1047.

198. Pettinato G,Manivel JC,De Rosa N,et al. Inflammatorymyofibroblastic tumor (plasma cell granuloma):clinicopathologicstudy of 20 cases with immunohistochemical and ultrastructuralobservation. Am J ClinPathol,1990,94:538-546.

199. Picci P,Bacci G,Campanacci M. Histologic evaluation of necrosis in osteosarcoma induced by chemotherapy. Regional mapping of viable and nonviable tumor. Cancer. 1985 Oct 1;56(7):1515-521.

200. Present D,Bertoni F,Hudson T,et al. The correlation between the radiologic staging studies and histopathologic findings in aggressive stage 3 giant cell tumor of bone. Cancer,1986,57:237-244.

201. Presneau N, Baumhoer D, Behjati S, et al. Diagnostic value of H3F3A mutations in giant cell tumour of bone compared to osteoclast-rich mimics, The Journal of Pathology: Clinical Research, J Path Clin Res,2015,1:113-123.

202. Puls F, Niblett A, MarlandG, et al. BCOR-CCNB3 (Ewing-like) sarcoma: a clinicopathologic analysis of 10 cases, in comparison with conventional Ewing sarcoma. Am J Surg Pathol, 2014, 38(10):1307-1318.

203. 钱占华,白荣杰,闫东,等. 原发性甲状旁腺机能亢进骨病影像学表现. 中华医学杂志,2013,93(1):30-33.

204. Qiu X, Montgomery E, Sun B. Inflammatory myofibroblastic tumor and low-grade myofibroblastic sarcoma: a comparative study of clinicopathologic features and further observations on the immunohistochemical profile of myofibroblasts. Human Pathology, 2008, 39:846.

205. Qu N,Yao W,Cui X,et al. Malignant transformation in monostotic fibrous dysplasia:clinical features,imaging features,outcomes in10 patients,and review. Medicine (Baltimore),2015,94:369.

206. Qureshi AL,Shams U,Akhter A,et al. Metastatic bone disease as seen in our clinical practice—experience at a tertiary care cancercenter in Pakistan. Asian Pac JCancerPrev,2012,13:4369-4371.

207. Radulescu D,Chis B,Donca V,et al. Brown tumors of the femur and pelvis secondary to a parathyroid carcinoma: report of one case. Rev Med Chil,2014,142(7):919-923.

208. Raskin KA, Schwab JH, Mankin HJ, et al. Giant cell tumor of bone. J Am AcadOrthop Surg,2013,21:118-126.

209. Rawal YB, Chandra SR, Hall JM. Central Xanthoma of the Jaw Bones: A Benign Tumor. Head Neck Pathol, 2017, 11(2): 192-202.

210. Reed R,Banerjee SS,Sciot R. World Health Organization Classification of Tumours. Pathology and Genetics of Tumours of Soft Tissue and Bone. Lyon:IARC,2013.

211. Reijnders CM,Waaijer CJ,Hamilton A,et al. No haploinsufficien-

cy but loss of heterozygosity for EXT in multiple osteochondromas. Am J Pathol,2010,177:1946-1957.

212. Rekhi B,Banerjee D,Ramadwar M. et al. Clinicopathologic features of four rare types of chordomas,confirmed by brachyury immunostaining. Indian J Pathol Microbiol,2017,60(3):350-354.
213. Renard C, Ranchère-Vince D. Ewing/PNET sarcoma family of tumors: towards a new paradigm? Ann Pathol, 2015, 35(1): 86-97.
214. Rocco G,de Chiara AR,Fazioli F,et al. Primary giant clear cell sarcoma (soft tissue malignant melanoma) of the sternum. Ann Thorac Surg,2009,87:1927-1928.
215. Rock MG,Sim FH,Unni KK,et al. Secondary malignant giant-cell tumor of bone. Clinicopathological assessment of nineteen patients. Journal of Bone & Joint Surgery American Volume, 1986, 68:1073.
216. Rohatgi S,Ramaiya NH,Jagannathan JP,et al.. Eurasian J Med, 2015,47:151-154.
217. Roitman PD,Jauk F,Farfalli GL,et al. Denosumab treated giant cell tumor of bone. Its histologic spectrum and potential diagnostic pitfalls. Hum Pathol,2017,63:89-97.
218. Rozeman LB,Hogendoorn PC,BovéeJV. Diagnosis and prognosis of chondrosarcoma of bone. Expert Rev Mol Diagn,2002,2:461-472.
219. Rozeman LB1,Sangiorgi L,Briaire-de Bruijn IH,et al. Enchondromatosis (Ollier disease,Maffucci syndrome) is not caused by the PTHR1 mutation p. R150C. Hum Mutat,2004,24:466-473.
220. Ryder JH, Mcgarry SV, Wang J. Calcaneal acrometastasis from urothelial carcinoma of the ureter: a case report and literature review. Clinical Interventions in Aging,2013,8:395-399.
221. Sakkers RJ, van der Heul RO, Kroon HM, et al. Late malignant transformation of a benign giant-cell tumor of bone. J Bone Joint Surg Am,1997,79:259-262.
222. Sanchez-Pareja A,Larousserie F,Boudabbous S,et al. Giant Cell Tumor of Bone With Pseudosarcomatous Changes Leadingto Premature Denosumab Therapy Interruption:A Case Report With Reviewof the Literature. Int J Surg Pathol,2016,24:366-372.
223. Sanerkin NG. Malignancy,aggressiveness,and recurrence in giant cell tumor of bone. Cancer,1980,46:1641-1649.
224. Sasaki SL,Fukushima T,Maruyama Y,et al. Two Cases of Thymic Carcinoma Initially Presenting as Bone Metastasis: A Clinical Report and the Usefulness of CD5 Immunohistochemistry for Assessing Bone Lesions. Intern Med,2015,54:1781-1785.
225. Savvidou OD,Sakellariou VI,Papakonstantinou O,et al. Inflammatory Myofibroblastic Tumor of the Thigh: Presentation of a Rare Case and Review of the Literature. Case Reports in Orthopedics, 2015,2015:814241.
226. Schenker K,Blumer S,Jaramillo D,et al. Epithelioid hemangioma of bone: radiologic and magnetic resonance imaging characteristics with histopathological correlation. Pediatr Radiol,2017,47(12): 1631-1637.
227. Sciot R,Dal Cin P,Fletcher CD,et al. Inflammatory myofibroblastic tumor of bone: report of two cases with evidence of clonal chromosomal changes. Am J SurgPathol,1997,21:1166-1172.
228. Scolyer RA,Bonar SF,Palmer AA,et al. Parachordoma is not distinguishable from axial chordoma using immunohistochemistry. Pathology International,2010,54:364-370.
229. Shen J,Zhang J,Zhu G. Huge juxtacortical brown tumor in two patients with secondary hyper-parathyroidism due to chronic renal failure. Int J Clin Exp Pathol,2014,7(8):5267-5270.
230. Shirai T,Tsuchida S,Terauchi R,et al. Primary pulmonary synovial sarcoma requiring differentiation from pulmonary metastasis of tibialadamantinoma: a case report. BMC Res Notes,2014,7:736.
231. Silve C, JüppnerH. Ollierdisease. Orphanet J Rare Dis, 2006, 1: 37. Skeletal Lesions Interobserver Correlation among Expert Diagnosticians (SLICED) Study Group. Reliability of histopathologic and radiologic grading of cartilaginous neoplasms in long bones. J Bone Joint Surg Am,2007,89:2113-2123.
232. Skubitz KM,Cheng EY,Clohisy DR,et al. Gene expression in giant-cell tumors. J Lab Clin Med,2004,144:193-200.
233. Skubitz KM. Giant cell tumor of bone: current treatment options. Curr Treat Options Oncol,2014,15:507-518.
234. Spencer H. The pulmonary plasma cell/histiocytoma complex. Histopathology,1984,8:903-916.
235. Staals EL,Bacchini P,Bertoni F. Dedifferentiated central chondrosarcoma. Cancer,2006,106(12):2682-2691.
236. Stefoni V,Broccoli A,Casadei B,et al. Langerhans Cell Histiocytosis: A Single Institution Retrospective Analysis of Eleven Patients. Physica E Low-dimensional Systems and Nanostructures, 2014,32(1):480-483.
237. Sun HI, Guduk M, Gucyetmez B, et al. Chordoma: Immunohistochemical Analysis of Brachury. Turk Neurosurg, 2018, 28(2): 174-178.
238. 孙馨,郭卫,杨荣利,等. 15 例腺泡状软组织肉瘤的临床特点及预后分析. 中国癌症杂志,2012,22(9):658-662.
239. 孙扬,牛晓辉,王涛,等. 原发动脉瘤样骨囊肿 117 例临床回顾分析. 中华骨与关节外科杂志,2013(3):204-208.
240. Szurian K,Kashofer K,Liegl-Atzwanger B,et al. Role of Next-generation sequencing as a diagnostic tool for the evaluation of bone and soft-tissue tumors. Pathobiology,2017,84(6):323-338
241. Szuhai K,Cleton-Jansen AM,Hogendoorn PC,et al. Molecular pathology and its diagnosticuse in bone tumors. Cancer Genet,2012, 205:193-204.
242. Taconis WK,van Rijssel TG. Fibrosarcoma of long bones: a study of the significance of areas of malignant fibrous histiocytoma. J Bone Joint Surg Br,1985,67:111-116.
243. Terek RM,Healey JH,Garin-ChesaP,et al. p53 mutations in chon-

drosarcoma. Diagn Mol Pathol,1998,7:51-56.

244. Terek RML. Recent advances in the basic science of chondrosarcoma. Orthop Clin North Am,2006,37:9-14.

245. Thomas D,Henshaw R,Skubitz K,et al. Denosumab in patients with giant-cell tumour of bone:an open-label,phase 2 study. Lancet Oncol,2010,11:275-280.

246. Tong MY,Zhang X,Yu Z,et al. Primary sternum diffuse large B-cell lymphoma:A case report and review of the literature. Oncol Lett,2015,9:2623-2628.

247. Ungari C,Rocchi G,Rinna C,et al. Hypophosphaturicmesenchymaltumor of the ethmoid associated with oncogenic osteomalacia. J CraniofacSurg,2004,15:523-527.

248. Unni KK. Dalin's bone tumors-general aspects and data on 11,087 cases. 5th ed. Philadelphia:Lippincott-Raven,1996.

249. Vaishya R,Agarwal AK,Vijay V. 'Salvage Treatment' of Aggressive Giant Cell Tumor of Bones with Denosumab. Cureus,2015,7:291.

250. van IDG,de Jong D,Romagosa C,et al. Fusion events lead to truncation of FOS in epithelioid hemangioma of bone. Genes Chromosomes Cancer,2015,54(9):565-574.

251. van PraagVeroniek VM,Rueten-Budde AJ,Ho V,et al. Incidence,outcomes and prognostic factors during 25 years of treatment of chondrosarcomas. Surg Oncol,2018,27(3):402-408.

252. Vennos EM,Collins M,James WD. Rothmund-Thomson syndrome:review of the world literature. Journal of the American Academy of Dermatology,1992,27(1):750-762.

253. Verdegaal SH,Bovee JV,Pansuriya TC,et al. Incidence,predictive factors,and prognosis of chondrosarcoma in patients with Ollier disease and Maffucci syndrome:an international multicenter study of 161 patients. Oncologist,2011,16:1771-1779.

254. Vincent J Vigorita. 骨科临床病理学图谱. 牛晓辉,黄啸原,主译. 北京:人民军医出版社,2010.

255. Wagner BPL,Epperla N,Medina-Flores R. Diagnostic dilemma:late presentation of amelanotic BRAF-negative metastatic malignant melanoma resembling clear cell sarcoma:a case report. Diagn Pathol,2013,8:192-195.

256. Wang L,Motoi T,Khanin R,et al. Identification of a novel,recurrent HEY1-NCOA2 fusion in mesenchymal chondrosarcoma based on a genome-wide screen of exon-level expression data. Genes Chromosomes Cancer,2012,51:127-139.

257. Wang LL,Levy ML,Lewis RA,et al. Clinical manifestations in a cohort of 41 Rothmund-Thomson syndrome patients. American Journal of Medical Genetics,2001,102(1):11.

258. 王昶,罗荣城. 单纯性骨囊肿 104 例的临床研究. 山西医科大学学报,2009,40(7):641-645.

259. 王坚,王丽珍,李江,等. 低度恶性肌纤维母细胞性肉瘤. 临床与实验病理杂志,2003,19(4):347-351.

260. 王晓娟,赵丹珲,王映梅,等. 具有 BCOR-CCNB3 融合基因的尤文样未分化肉瘤临床病理分析. 中华病理学杂志,2017,46(2):102-107.

261. Weidner N,Santa Cruz D. Phosphaturicmesenchymal tumors. A polymorphous group causing osteomalacia or rickets. Cancer,1987,59:1442-1454.

262. Weiss SW,Goldblum JR. Enzinger and Weiss's soft tissue tumors. 4th ed. St. Louis:Mosby,2001.

263. WHO Classification of TumoursEditioral Board. WHO Classifcation of Soft Tissue and Bone Tumours,Lyon(France):IARC;2020.

264. Wojcik J,Rosenberg AE,Bredella MA,et al. Denosumab treated Giant Cell Tumor of Bone Exhibits Morphologic Overlap With malignant Giant Cell Tumor of Bone. Am J Surg Pathol,2016,40:72-80.

265. Woo VL,Landesberg R,Imel EA,et al. Phosphaturic mesenchymal tumor,mixed connective tissue variant,of the mandible:report of a case and review of the literature. Oral Surg Oral Med Oral Pathol Oral RadiolEndod,2009,108:925-932.

266. Yamaguchi T,Imada H,Iida S,et al. Notochordal Tumors:An Update on Molecular Pathology with Therapeutic Implications. Surg Pathol Clin,2017,10(3):637-656.

267. Yi W,Liu Z G,Li X,et al. CT-diagnosed severe skull base bone destruction predicts distant bone metastasis in early N-stage nasopharyngeal carcinoma. Oncotargets& Therapy, 2016, 9: 7011-7017.

268. Yokoyama R,Mukai K,Hirota T,et al. Primary Malignant Melanoma (Clear Cell Sarcoma) of Bone Report of a Case Arising in the Ulna. Cancer,1996,77:2471-2475.

269. Yoon AJ,Parisien M,Feldman F,et al. ExtranodalRosai-Dorfman disease of bone,subcutaneous tissue and paranasal sinus mucosa with a review of its pathogenesis. Skeletal Radiology,2005,34(10):653-657.

270. Yoshida KI,Nakano Y. Honda-Kitahara. et al. Absence of H3F3A mutation in a subset of malignant giant cell tumor of bone. 2019. Dec;32(12):1751-1761.

271. 于国华,黄欣,李敏. 骨原发间变性大细胞淋巴瘤临床病理学特征及预后分析. 中华病理学杂志,2014,8(43):512-515.

272. 张红英,王坚. 软组织和骨肿瘤分子病理学检测专家共识(2019)版. 中华病理学杂志,2019,48(7):505-509.

273. Zhang W,Shen Y,Wan R,et al. Primary clear cell sarcoma of the sacrum:a case report. Skeletal Radiol,2011,40:633-639.

274. 张楠楠,王晓红,何苗,等. 肿瘤诱发低磷性骨软化症 1 例并文献复习. 中华骨质疏松和骨矿盐疾病杂志,2011,4(4):281-284.

275. Zheng MH,Robbins P,Xu J,et al. The histogenesis of giant cell tumour of bone:A model of interaction between neoplastic cells and osteoclasts. HistolHistopathol,2001,16:297-307.

276. 钟定荣,刘彤华,杨堤,等. 骨软化或佝偻病相关的间叶组织肿瘤临床病理分析. 中华病理学杂志,2005,34(11):724-728.

277. Zhu B, Liu XG, Liu ZJ, et al. Malignant peripheral nerve sheath tumours of the spine: clinical manifestations, classification, treatment, and prognostic factors. Eur Spine J, 2012, 21: 897-904.

278. Zhu XZ, Steiner GC. Malignant giant cell tumor of bone: malignant transformation of a benign giantcell tumor treated by surgery. Bull Hosp Jt Dis Orthop Inst, 1990, 50: 169-176.

279. 周隽，胡丁君，蒋智铭，等. 骨脂肪硬化性黏液纤维性肿瘤临床病理特征分析. 中华病理学杂志，2016，45(1)：21-24.

280. Zreik RT, Littrell LA, Jin L, et al. Malignant transformation of polyostotic fibrous dysplasia with aberrant keratin expression. Human Pathology, 2017, 62: 170-174.

第二篇

关节

第一章

关节的基础理论

骨与骨之间借纤维结缔组织、软骨或骨组织以一定的方式相互连接形成的结构称为关节(joint)。

第一节 软 骨

一、软骨的组织结构

软骨(cartilage)是一种特殊类型的结缔组织,由软骨细胞和软骨基质构成。软骨细胞被细胞外基质包埋,基质呈凝胶状,其中含纤维成分。软骨内无血管、淋巴管和神经。

软骨具有一定的弹性和硬度,是胚胎早期的主要支架成分,随着胚胎的发育,逐渐被骨所取代。永久性软骨所占比例较小,散在分布于外耳、呼吸道、椎间盘、胸廓及关节等处。依其所占部位不同而作用各异,如关节软骨具有支撑重量和减少摩擦的作用,耳和呼吸道的软骨具有支架作用。此外,软骨对骨的发生和生长也有十分重要的作用。

(一)软骨细胞(chondrocyte)

以透明软骨的细胞为例。软骨细胞位于软骨基质小腔中,该小腔即为软骨陷窝。紧邻陷窝的软骨基质中硫酸软骨素较多,HE 染色呈强嗜碱性,称软骨囊。在 HE 染色切片中,细胞因脱水收缩变成不规则的形状,使软骨囊和细胞之间出现较大的空隙(图 2-1-1-1)。软骨细胞的大小、形状及其分布特点在软骨内有一定的规律,紧靠软骨膜的软骨细胞较幼稚,呈扁圆形,越接近软骨内部,细胞越成熟,呈圆形,并由单个分布逐渐变为成群分布,每一群为 2~8 个细胞不等,是由一个软骨细胞分化而来,故称同源细胞群。成熟的软骨细胞圆形或椭圆形,核较小,偏心位,有一个或数个核仁。胞质弱嗜碱性,中心体和高尔基复合体均近核分布,线粒体散在分布于胞质内。

(二)软骨基质(cartilage matrix)

软骨基质即软骨的细胞外基质。由软骨细胞分泌产生,包括纤维和无定形的基质。纤维成分埋于基质中,其种类、含量和功能因软骨类型而异。基质的主要成分是水和蛋白多糖。软骨基质中蛋白多糖的浓度很高,使软骨形成十分牢固的胶状,许多蛋白多糖相结合形成分子筛结构。软骨基质中含有大量的水分,使透明软骨呈半透明状。

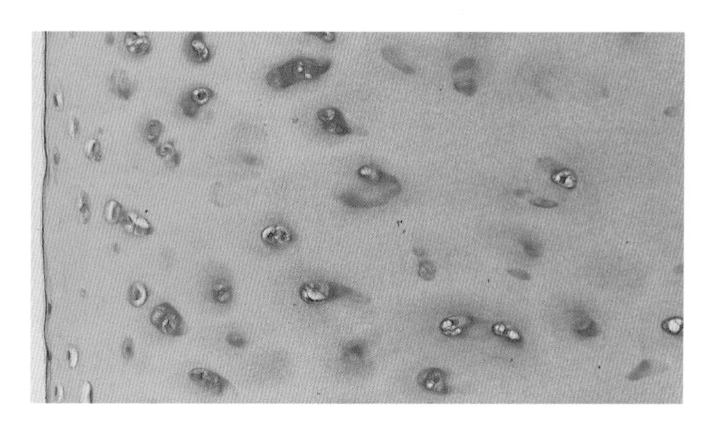

图 2-1-1-1 软骨细胞
透明软骨的软骨细胞呈群分布于软骨陷窝内

1. 水分 水分是正常关节软骨最丰富的成分,占湿重的 65%~80%。少量水分位于细胞间隙,30%的位于胶原中的纤维间隙,剩余的位于基质中的分子间隙。当固体基质受到挤压或存在压力梯度时,水分可以在基质中流动。通过组织和关节表面的水分流动,可以促进输送营养物质,润滑关节。

2. 胶原 胶原是基质的主要结构大分子,至少有 15 种不同的胶原种类(表 2-1-1-1)。胶原蛋白占关节软骨干重的 50%以上,其中 90%~95%是Ⅱ型胶原。所有的胶原家族成员均由特定的三螺旋结构组成其分子的大部分长度,或者被一个或几个非螺旋形的结构域中断。所有胶原具有三螺旋结构,由 3 条多肽链组成。链中 33%的氨基酸是甘氨酸,25%是脯氨酸。由于脯氨酸的存在,每一条多肽链都呈现特征性的左手螺旋构型,并且在三螺旋结构中绕共同的轴右旋,编织成独特的具有抗拉伸应力的结构。软骨的胶原形成交叉连接的网状,分子内或分子间的交错连接可以增加纤维网的三维稳定性,使组织具有张力特性。

3. 蛋白多糖 蛋白多糖是一种复杂的大分子，由核心蛋白共价结合糖胺聚糖组成。糖胺聚糖由长链的、未分叉的重复二糖单位组成。软骨的蛋白多糖主要有三种类型：硫酸软骨素、硫酸角质素、硫酸皮肤素。其中，硫酸软骨素是最主要的糖胺聚糖。透明质酸也是一种糖胺聚糖，但它是非硫酸化的，而且不与核心蛋白共价结合，因此不是蛋白多糖的一部分。

关节软骨中80%~90%的蛋白多糖形成大的聚合体，成为可聚蛋白多糖。它们包括一个长的伸展的核心蛋白，与多达100个硫酸软骨素和50个硫酸角质素的糖胺聚糖链以共价结合。一个孤立的、较小分子的连接蛋白与可聚蛋白聚糖的G1结构域和透明质酸结合，稳定连接以形成可聚蛋白聚糖-透明质酸-连接蛋白复合体，即蛋白多糖聚集体。聚集体的形状似瓶刷，刷轴是长链形的透明质酸分子。在透明质酸链状分子轴上连着许多侧向排列的蛋白多糖分子，连接透明质酸和蛋白多糖的是连接蛋白。每个侧向排列的蛋白多糖分子呈蜈蚣形，分子中轴是蛋白质，从蛋白质轴上伸出一系列糖胺多糖侧链，大量近侧糖胺多糖侧链有硫酸角质素组成，数目更多的远侧糖胺多糖侧链由硫酸软骨素组成。这些蛋白多糖聚集体和蛋白多糖分子相互结合成网，构成分子筛。

表2-1-1-1 胶原的类型

类型	组织分布	聚合方式
1类胶原（300nm三螺旋）		
Ⅰ	皮肤骨骼等	连接纤维
Ⅱ	软骨，椎间盘	连接纤维
Ⅲ	皮肤，血管	连接纤维
Ⅴ	伴随Ⅰ型胶原	连接纤维
Ⅺ	伴随Ⅱ型胶原	连接纤维
2类胶原（基底膜）		
Ⅳ	基底膜	三维网状结构
Ⅶ	上皮基底膜	固定纤维
Ⅶ	内皮基底膜	未知
3类胶原（短链）		
Ⅵ	广泛存在	微丝，110nm连接的集聚体
Ⅸ	软骨（伴Ⅱ型胶原）	交叉连接Ⅱ型胶原
Ⅹ	肥大软骨	不明
Ⅶ	肌腱或其他	不明
Ⅷ	内皮细胞	不明

关节软骨中蛋白多糖的分布随组织深度而改变，呈不均匀分布。浅表层富含胶原，蛋白多糖较少；移行层蛋白多糖的含量增加，分布趋于均一。

（三）软骨膜（perichondrium）

除关节软骨外，软骨周围包被薄层致密结缔组织，称软骨膜。软骨膜分为两层，外层纤维成分多，与软骨膜外的结缔组织相连续，主要起保护作用；内层细胞较多，其中有许多梭形的骨祖细胞，可分化为软骨细胞。软骨膜内层还含有血管、淋巴管和神经，血管可为软骨提供必要的营养。

软骨膜具有较强的再生能力，可能是由于其生发层（软骨膜的深层）的骨祖细胞可逐渐分化为成软骨细胞。实验证明，某些细胞因子（如TGF-β）可刺激其转化过程。

二、软骨的类型

依据软骨组织中所含纤维成分的不同，可将软骨分为透明软骨、弹性软骨和纤维软骨三种类型。

1. 透明软骨（hyaline cartilage） 透明软骨新鲜时呈半透明的乳白浅蓝色，故得名，是体内分布最广泛的软骨类型。根据其分布部位不同可将其分为骨架外和骨架内两部分。骨架外包括鼻软骨、喉软骨的大部分、气管与支气管树内的软骨等。骨架内的软骨则包括肋软骨和关节软骨。透明软骨的基质含量较多，其中的纤维成分主要是由Ⅱ型胶原蛋白组成的胶原原纤维，抗压性较强，略具弹性和韧性（图2-1-1-2A）。

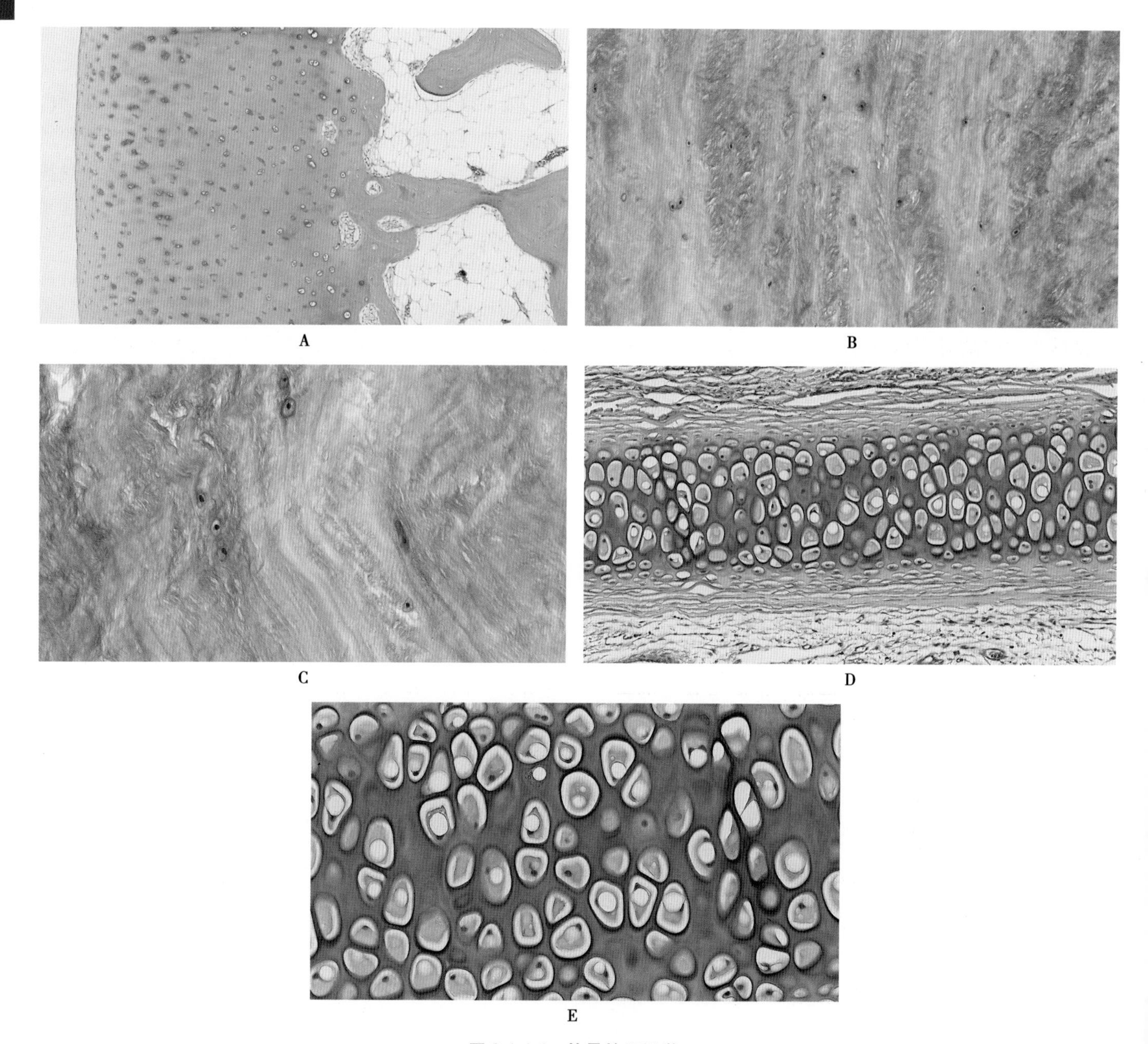

图 2-1-1-2 软骨的组织学

A. 关节的透明软骨：透明软骨的软骨细胞呈群分布于软骨陷窝内。B、C. 椎间盘的纤维软骨。D、E. 耳廓的弹性软骨

2. 纤维软骨（fibrous cartilage） 纤维软骨主要分布于椎间盘、纤维环、关节盘和半月板的一部分，也分布在股骨头韧带、耻骨联合以及某些肌腱和韧带附着于骨的部位等处。结构特点是细胞间质内含有大量平行或交叉排列的胶原纤维束（I型胶原蛋白构成），新鲜时呈不透明的乳白色，有一定的伸展性。软骨细胞分布于纤维束之间，或单独散在，或成对存在，或排列成单行（图 2-1-1-2B、C）。

3. 弹性软骨（elastic cartilage） 弹性软骨分布于耳廓、外耳道、咽鼓管、会厌以及喉，具有明显的可弯曲性和弹性，新鲜时呈不透明黄色。其纤维成分以弹性纤维为主，胶原原纤维较少。弹性纤维有分支，相互交织排列。软骨细胞呈球形，单个或以同源细胞群的方式分布，同源细胞群的细胞数量大，为 2~4 个（图 2-1-1-2D、E）。

三、软骨的组织发生及生长

（一）组织发生

软骨由间充质分化而来，早在胚胎第 5 周，在将要形成透明软骨的部位，间充质密度增大，未分化的骨祖细胞分裂增生，细胞突起消失，细胞形态由星形转变为球形，并聚集成团，称软骨形成中心。此处细胞高度密集，经分裂分化后转变为幼稚的软骨细胞。随着细胞的生长，软骨细胞产生细胞外基质的能力逐渐增强，所产生的基质包围细胞，细胞被分隔在各自的陷窝内，以后再逐步分化为成熟的软骨细胞。软骨形成中心周围的间充质则分化

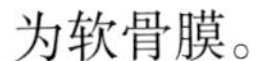

为软骨膜。

（二）软骨的生长

软骨的生长有两种方式：一种为间质性生长，又称软骨内生长。表现为软骨细胞不断分裂增殖产生新的软骨细胞，进一步产生新的软骨基质，使软骨从内部膨胀式扩展。细胞分裂所产生的子细胞通过分泌基质而相互分开，从而占据相互分开的软骨陷窝，子细胞进一步分裂所形成的成对的或4个乃至更多的软骨细胞相互靠近构成同源细胞群。另一种方式叫附加性生长，或软骨膜下生长，由软骨膜内的骨祖细胞不断分化增殖分化为成软骨细胞，并产生新的基质包围自身，成软骨细胞转化为新的软骨细胞，添加在原有软骨表面，软骨厚度得以增加。

（三）软骨的退行性变与再生

软骨最突出的退行性变化是钙化，通常发生在软骨内的成骨区。此区的软骨细胞内细胞器明显减少，外形常呈不规则的皱缩。在将要钙化的部位，其软骨基质内出现有膜包裹的小泡，称基质小泡，可能是由软骨细胞以出芽方式形成。导致软骨退化的主要原因是衰老。

软骨有一定的再生能力，软骨受伤后，如果软骨细胞保存完好，软骨基质可以迅速再形成。但是软骨的再生能力比骨组织弱。软骨损伤或被切除一部分后，一般未见有直接的软骨再生，而是在损伤处首先出现组织的坏死和萎缩，随后由软骨膜或邻近筋膜所产生的结缔组织填充。这种肉芽组织中的成纤维细胞可转变为成软骨细胞，后者进一步分化为软骨细胞，从而产生新的基质，形成新的软骨。

（宫丽华　黄啸原）

第二节　关节的分类

根据骨间连接组织的不同和关节活动的差异，可将关节分为动关节和不动关节两类。动关节是指那些具有明显活动性的关节，包括两种：一种是滑膜连接，这种关节活动幅度大；另一种是联合关节，如耻骨联合和椎间连接，这种关节具有一定程度的活动性，但活动幅度较滑膜连接小，故也称为微动关节。不动关节是指那些没有活动性或活动性极小的关节，即直接连接，包括纤维性连接、软骨性连接和骨性连接三种。纤维性连接是指通过结缔组织将骨连接起来，如胫腓远侧骨间即通过韧带相互连接。软骨性连接借助于软骨相互连接，如肋软骨和胸骨之间是通过透明软骨连接在一起。骨性连接是指骨之间借骨组织的连接，骨性连接可由纤维连接转变而成，如成人颅骨之间；也可由软骨骨化而成，如各骶椎之间以及髂骨、耻骨和坐骨之间在髋臼处的骨性连接。

一、滑膜连接

滑膜连接也称滑膜关节（juncturae synovialis）即通常所说的关节。关节的基本结构包括关节面、关节囊和关节腔（图2-1-2-1）。关节面上有一薄层软骨覆盖，称关节软骨。关节软骨覆盖相对两骨的表面形成关节的主要界面。关节软骨基质的组成及其机械性能使关节在活动受力时有保护缓冲功能，关节软骨可吸收和分散关节活动时承受的负荷。两骨间通过纤维结缔组织即关节囊相连接，关节囊内层光滑，称滑膜。滑膜产生滑液以润滑关节和营养关节内结构。关节腔内充满滑液，提供关节软骨营养，并具润滑作用，其黏弹特性使对应关节面在活动时几乎无摩擦。除上述基本结构外，某些关节还有一些辅助结构，如关节盘或半月板、关节唇、滑膜壁和滑膜囊以及关节内韧带等，它们具有维持关节面的相互适应、加强关节面的相互适应、加强关节活动性或稳固性等作用。如关节囊和韧带提供关节稳定性。膝部的稳定性更得到交叉韧带的加强。特定关节活动时肌肉和肌腱的完整性和紧张度以及神经支配等，对确保关节发挥正常功能很重要。失用可导致关节组织内环境失衡，并产生病理变化。

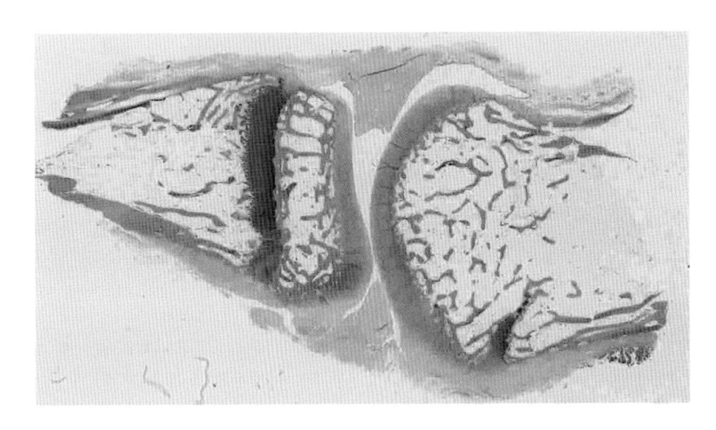

图2-1-2-1　关节的基本结构

（一）关节软骨（articular cartilage）

被覆于骨关节面的软骨称为关节软骨。绝大多数关节软骨为透明软骨，具有明显的层次结构，在垂直于关节的切面上，从外至内一般可分为4个区。Ⅰ～Ⅲ区为非矿化区，Ⅳ区为矿化区。Ⅰ区也称表面切线区，主要成分为与表面平行的胶原原纤维，软骨细胞较少，散在分布，细胞小，呈梭形，长轴与表面平行。Ⅱ区也称移行区或中间区，软骨细胞较大，呈圆形或椭圆形，细胞散在分布，随机排列。Ⅲ区也称辐射区，软骨细胞呈柱状排列，方向与关节表面垂直，细胞出现退变迹象，退变表现为核染色质致密，外形不规则，内质网扩张，线粒体扩大呈球形乃至空泡化等。Ⅳ区即矿化区，软骨细胞大，呈现进一步退化的现象。此区的主要特征为软骨间质的矿化，其中以钙的沉积为主。

关节软骨的间质成分包括水、胶原、蛋白多糖、无机盐以及其他成分等。其中，水分占66%~78%，软骨的胶原绝大部分属Ⅱ型胶原，占基质的13.5%~18%。关节软骨中蛋白多糖占干重的22%~38%。

关节软骨不含血管、淋巴管和神经，其营养物质从周围组织获得，大部分来自滑液。

关节软骨损伤后的自我修复能力较低，近年来的研究发现，软骨内的许多生长因子如IGF-1、IGF-2、bFGF、PDGF、BMP-1等在软骨的生长发育和再建过程中起着十分重要的作用。

（二）关节囊（jointcapsule）

在关节处包裹两骨端的结缔组织囊状结构称关节囊，由关节囊封闭的腔即为关节腔。光镜下囊壁可分为两层，外层为纤维层，内层为滑膜层。纤维层为致密结缔组织，与骨端相接处的骨膜外层相接。滑膜层通常简称滑膜，由薄层疏松结缔组织构成，衬贴于纤维膜内面，富含血管、淋巴管和神经，可产生滑液。滑膜内细胞成分较纤维层多，细胞分散排列，胶原性间质穿插其间。正常滑膜的内表面光滑发亮，常向关节腔内突起形成滑膜皱襞或绒毛（图2-1-2-2）。皱襞和绒毛中含有丰富的血管、神经、淋巴管以及脂肪。滑膜层一般可再分为细胞性内膜和内膜下层。细胞性内膜由1~4层滑膜细胞组成，这些细胞包埋在颗粒状无定形的基质中，基质内有分散的纤维分布。滑膜内层作为由松散联结的滑膜细胞组成的多孔屏障，缺乏真正的基底膜或紧密连接。电镜下滑膜细胞分为A、B、C三型。A型又称为巨噬细胞样细胞，也称M细胞，由骨髓分化而来，具有巨噬细胞的许多特征，细胞内有大量高尔基复合体、丰富的消化空泡和表面Fc受体表达；B型细胞又称成纤维细胞样细胞，也称F细胞，由间质细胞分化而来，形态学上类似于成纤维细胞，其重要特征是可以产生尿苷二磷酸半乳糖脱氢酶；C型细胞是一种中间型细胞，形态特点介于前两种细胞之间。

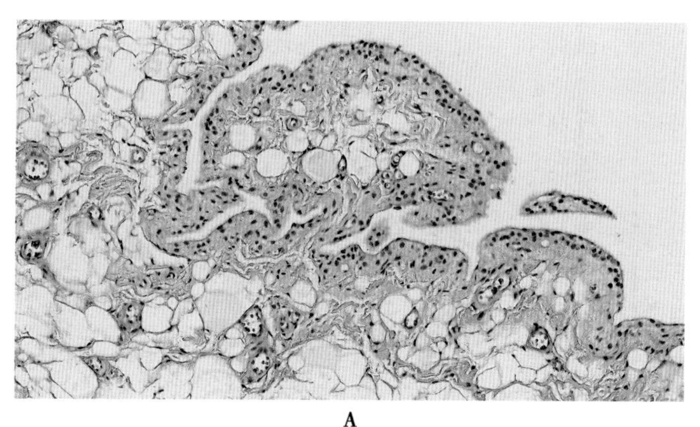

A

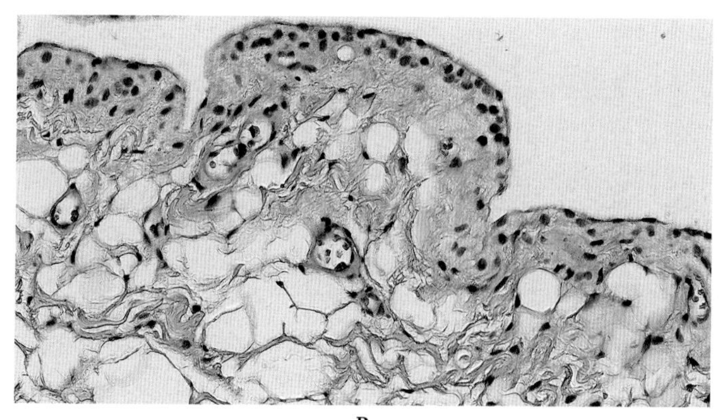

B

图2-1-2-2 滑膜的组织形态
A、B. 呈绒毛状突起，间质富含纤维血管脂肪

滑膜细胞产生的透明质酸与滑膜基质共同形成滑膜基质屏障，该屏障对由血液进入关节的物质有选择性的通透作用。此外，滑膜细胞还具有吞噬作用，可吞噬关节液内的各种碎屑，该功能在急性炎症时明显增强。

内膜下层也称滑膜下组织，该层细胞成分较少，只有一些散在的血管、脂肪细胞和成纤维细胞。滑膜下层深层可见丰富的毛细血管和小静脉网，一些较大的血管穿入深部滑膜下组织。有时，包括淋巴细胞和巨噬细胞在内的单核细胞可浸润滑膜下层，非细胞的细胞外基质含有多种大分子物质，包括Ⅰ型和Ⅲ型胶原、纤维结合素和蛋白聚糖等。

（三）关节液（joint fluid）

关节液为关节腔内少量透明的弱碱性黏性液体，通称滑液。滑液的成分包括细胞和非细胞两类，以非细胞为主。非细胞成分包括水、蛋白质、电解质、糖、透明质酸等。细胞成分主要有单核细胞、淋巴细胞、巨噬细胞、中性粒细胞和脱落的滑膜细胞。滑液维持关节面的润滑，减低两骨关节面之间或关节面与关节盘、半月板之间的摩擦，并为关节软骨提供营养。

二、椎间连接

椎间连接为脊椎骨之间的连接结构。维持着中轴骨骼的正常功能，通过固定相邻的椎体来稳定脊柱并维持其排列。椎间盘由软骨终板、纤维环和髓核三部分组成。软骨终板为覆盖在每个椎体上下两面的一层透明软骨，纤维环和髓核共同构成椎间盘。相邻两椎体通过椎间盘

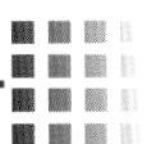

相连。

（一）软骨终板

软骨终板（cartilaginous endplate）是椎间盘与椎体的分界组织，呈半透明均质状，周边较厚，中央较薄，平均厚约1mm。周围增厚区有从椎间盘的纤维环而来的纤维穿过，这些纤维经此与矿化区软骨的纤维相连接，使相邻的两个椎体牢固地连接在一起。软骨终板有许多微孔隙，渗透性好，有利于椎体与椎间盘之间代谢物质的交流，在沟通纤维环、髓核与软骨下骨组织之间的液体中起半透膜作用。

软骨终板的作用包括：作为髓核的水分和代谢产物的通路；将椎间盘的纤维环与髓核限制在一定解剖部位；保护椎体，以免因受压而萎缩。

（二）椎间盘

椎间盘（intervertebral disc）是连接相邻两个椎体的纤维软骨盘，由中央部的髓核和周围部的纤维环构成。

1. 纤维环　纤维环（fibrous ring）位于椎间盘的周围部分，由多层呈同心圆排列的纤维软骨板黏合而成，呈现明显的分层结构，板内和板间有软骨细胞分布，板间有胶原纤维、弹性纤维和蛋白多糖基质相连。根据纤维软骨板的纤维致密程度，大体上可将纤维环分为外、中、内三层，由外至内纤维软骨板的致密度降低，无定形的基质成分逐渐增多。纤维环内侧1/3的胶原主要为Ⅱ型胶原，外侧2/3主要为Ⅰ型胶原。

2. 髓核　髓核（nucleus pulposus）（图2-1-2-3）位于椎间盘的中央，是软而具有弹性的高含水量的胶状物质。含有氨基多糖、胶原纤维、无机盐和水以及其间的细胞成分。正常髓核中含水量为80%~88%。与纤维环相比，髓核含有较多的蛋白多糖，胶原纤维交织成网格状，浸泡于蛋白多糖的胶状物质中，构成一个三维的胶性网格系统。髓核中的胶原类型80%为Ⅱ型胶原。髓核中的细胞成分较少，主要有脊索细胞（极少量或无）和软骨样细胞两种类型细胞。脊索细胞是一种残余的胚胎性细胞，细胞小而少，核深染，胞质中含有丰富的糖原颗粒，细胞多散在分布，彼此借细胞突起相互连接。软骨样细胞为髓核中常见的细胞类型，形态与功能大致和软骨细胞相同。

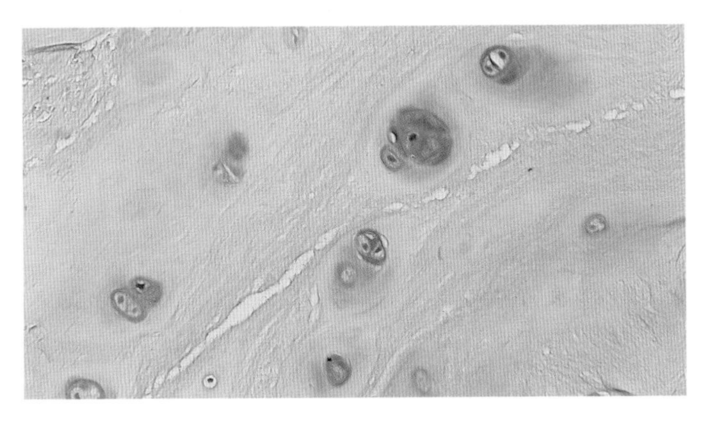

图2-1-2-3　椎间盘的髓核结构
可见软骨样细胞

三、直接连结

（一）纤维连结

1. 韧带连结连接两骨的纤维结缔组织呈条索状或膜板状，如椎骨棘突之间的棘间韧带。

2. 缝两骨间凭借少量纤维结缔组织相连，见于颅骨间，如果缝骨化，则成为骨性结合。

（二）软骨连结

1. 透明软骨结合如长骨骨干与骺之间的骺软骨，多见于幼年发育时期，随着年龄增长而骨化，形成骨性结合。

2. 纤维软骨联合如椎骨的椎体之间的椎间盘及耻骨联合等。

（三）骨性结合

两骨间以骨组织连结，常由纤维连结或透明软骨骨化而成，如骶椎椎骨之间骨性结合等。

（宫丽华　黄啸原）

第三节　关节的血管、淋巴管和神经

一、滑膜关节的血管、淋巴管和神经

（一）血管

关节的动脉主要来自邻近动脉的分支，在关节周围形成动脉网。从动脉网发出数条分支进入关节囊，发出骨骺支进入骨骺部。进入关节囊的血管可深入纤维层和滑膜层的各个层次，形成丰富的毛细血管网。在关节软骨周围，滑膜血管排列成环形网，形成关节血管环（Hunter环）。

（二）淋巴管

关节囊的内层和外层均有淋巴管网。淋巴管起始于毛细淋巴管，淋巴液最终注入肢体的主干淋巴管。

（三）神经

支配关节的神经纤维按其性质可分为3种类型：躯体感觉神经、本体感觉神经和自主神经纤维。关节囊纤维层的神经纤维较滑膜层丰富，故纤维层对各类刺激都很敏感。而滑膜层的神经纤维少，痛刺激不敏感，但对温度敏感，冷热刺激可出现相应的血管收缩与扩张反应。

二、椎间盘的血供和神经支配

在正常骨骼发育成熟的椎间盘中,血供和神经支配都很有限。血管分布在纤维环表面,可以穿入外纤维很短距离。椎体的血管也直接紧贴终板走行,并不进入椎间盘的中央。纤维环的表面有单支和丛状无髓鞘神经末梢及包囊状神经末梢,部分有单支游离神经末梢的小神经可进入纤维环的外层。关节囊和脊柱的韧带中有游离的和包囊状神经末梢。

(宫丽华 黄啸原)

第四节 关节的辅助结构

一、肌腱

肌腱(tendon)具有非常复杂的致密胶原结构,使肌肉与骨相连接。肌腱跨越关节,传递肌力,活动关节。肌腱均由高度有序排列的致密结缔组织纤维组成,血供较差,细胞稀少,组织代谢率较低。肌腱含有少量痛觉神经和本体感觉神经,以肌腱附着处较为丰富。依其表面解剖,肌腱可分为两型。Ⅰ型肌腱表面具有滑膜层,肌腱经由结缔组织鞘而发生滑动,鞘内也衬有滑膜。Ⅱ型肌腱表面无滑膜鞘,因而称为滑膜外肌腱。肌腱修复能力较差,速率较慢。

二、韧带

连于相邻两骨之间的致密纤维结缔组织束称为韧带(ligament),其作用为加强关节的稳定性或限制其过度运动。位于关节囊外的称囊外韧带,位于关节囊内的称囊内韧带。

三、关节盘与半月板

关节盘(articular disc)是位于关节腔内两关节面之间的纤维软骨板,其周缘附着于关节囊,把关节腔分为两部,完全分隔关节腔。若为新月形,不完全分隔关节腔者称半月板(meniscus)。关节盘与半月板可使两关节面更为适合,减少冲击和震荡,并可增强关节的稳定性。此外,两个腔可产生不同的运动,从而增加了运动的形式和范围。

四、关节唇

关节唇(labium)是附着于关节窝周缘的纤维软骨环,加深关节窝,增大关节面,增加关节的稳定性。

(宫丽华)

第五节 关节的病理生理

一、关节软骨的生物学反应

关节损伤(joint injury)可累及关节囊和关节囊韧带、滑膜、关节软骨和关节内软骨盘。

(一)关节损伤的组织学分类

1. 关节软骨损伤轻微损伤可能只发生关节软骨面的小区、表浅损伤;较重的损伤可发生关节面软骨骨折、碎裂、脱落,后期可出现关节内游离体或脱落的软骨碎片引起关节交锁。

2. 关节内软骨盘损伤多见于膝关节半月板损伤。

3. 关节内韧带损伤具有重要临床意义的关节内韧带损伤是膝关节内的交叉韧带。

(二)关节软骨损伤的病理变化

软骨遭受创伤后,细胞肿胀、崩解、坏死、碎裂、脱落,软骨组织间出现裂隙,或称为软骨微小骨折;软骨细胞损伤后,分泌蛋白质溶解酶及胶原酶,使软骨基质遭受破坏,蛋白聚糖降解或丧失,胶原纤维暴露,逐渐出现老化,导致软骨进一步损害;严重软骨面损伤可致软骨下骨暴露,甚至软骨下骨骨折、出血,形成新骨,使骨的硬度增加,呈象牙样改变,使软骨的弹性下降,正常软骨的吸收震荡、缓冲应力的生物学功能降低;软骨微细骨折间隙被肉芽组织充填,逐渐形成纤维软骨,部分软骨钙化,形成骨赘,骨赘碎裂成片,成为游离体。

(三)关节软骨的退行性变

大体观察关节软骨表面不光滑,失去光泽,关节软骨从蓝色透明逐渐变为浅黄色不透明,有脂质和色素沉着,软骨变薄,在负重区并可出现蚀损。晚期软骨表面粗糙不平,可碎裂剥脱,暴露软骨下骨。关节软骨退变时其基质也发生变化,细胞外基质浅层裂开,软骨外观不像正常时候的平滑且富有光泽,而呈丝绒状。间质水分含量明显降低,胶原成分增加。

最初病理改变为表层软骨出现局灶性损伤,退变早期表现为表层软骨纤维化,以及表层细胞增殖,并伴有与关节面平行的软骨表层劈裂。最后整个病变处软骨变薄、裂开或溃疡样变,严重者软骨完全消失,软骨下骨暴露。软骨细胞密度降低,细胞结构和成分出现多种退行性变,如细胞内脂质含量和细胞外磷脂量均随年龄而增加,内质网减少。

椎间盘内蛋白多糖和水的含量下降,非胶原蛋白浓度增大,导致整个椎间盘弹性下降。

二、滑膜的生物学反应

关节损伤时滑膜可发生组织挫伤、撕脱或断裂。滑膜可有充血、水肿和中性粒细胞浸润。滑膜细胞增生活跃，分泌滑液量增加；血管通透性增加，使血浆渗出，纤维蛋白进入关节内；炎性细胞增多、聚集；关节液糖消耗增加，使糖含量减少；细胞分泌的蛋白溶解酶使关节表面胶原成分破坏。轻度的滑膜缺损可由滑膜细胞增生而迅速修复，其他结缔组织细胞也可通过滑膜化生而参与修复过程。

关节的退行性变时，滑膜表现为表面皱襞和绒毛增多，滑膜细胞的细胞质减少，滑膜纤维化，滑膜下层的弹性纤维和胶原纤维增多。

三、关节囊、韧带的生物学反应

（一）关节损伤时关节囊的病理变化

较轻的外力可导致关节囊破裂，发生关节脱位。损伤的关节囊在滑膜层及纤维层均表现为明显的创伤反应，如微血管破裂出血、体液渗出、修复细胞增生、细胞分泌基质增加、胶原纤维增生，最终达到组织愈合。

（二）关节外韧带的愈合过程

关节外韧带的愈合过程可分为以下几个阶段：

1. Ⅰ期炎症期韧带撕裂后，破裂的毛细血管和连接组织产生血肿，血凝块中的各种炎症介质释放，增加了毛细血管的通透性，促进了炎细胞的趋化作用。在炎症的后期，成纤维细胞开始增生并产生细胞外基质，形成原始的瘢痕。

2. Ⅱ期基质和细胞增生成纤维细胞是增生的主要细胞，此外还有巨噬细胞和肥大细胞。新生的毛细血管芽与原有的毛细血管相互连接。此期间，正常连接组织与增生的瘢痕组织中的胶原合成均十分活跃。

3. Ⅲ期与Ⅳ期改建期与成熟期几周后，在增生期和改建期之间开始转变。损伤处细胞和血管的数量逐渐减少而胶原浓度逐渐增加。活跃的基质合成开始下降，基质的生化性质逐渐向正常韧带转变。愈合的韧带仍未完全排列好，还有部分细胞比例过多。一般需 12 个月甚至更长的时间才能完成所有的重建工作。

（宫丽华）

参考文献

1. 陈启明，梁国穗，秦岭，等. 骨科基础科学. 第 2 版. 北京：人民卫生出版社，2003.
2. Frank CB，Jackson DW. The science of reconstruction of the anterior cruciate ligament. J Bone Joint Surg Am，1997，79(10)：1556-1576.
3. 刘子君. 骨关节病理学. 北京：人民卫生出版社，1992.
4. 王亦璁. 骨与关节损伤. 第 4 版. 北京：人民卫生出版社，2007.

第二章 囊肿性病变

第一节 腱鞘囊肿

【定义】

腱鞘囊肿(ganglion cysts)是由关节囊或腱鞘结缔组织黏液变性和囊性变而成。发生原因可能是关节过度劳损,使结缔组织发生黏液性退行性变,黏液积聚而成。也有人认为是关节滑膜撕裂所致滑液聚集而成。

【临床特征】

(一)流行病学

腱鞘囊肿可发生于任何年龄,多见于青年和中年,女性多于男性。常见于一些需要长期重复关节活动的工作者,外伤也可形成腱鞘囊肿。

(二)症状

触诊时可摸到一外形光滑、边界清楚的圆形肿块,表面皮肤可推动,无粘连。部分病例除局部肿物外,无自觉不适,有时轻度压痛。多数病例有局部酸胀或不适。部分可导致关节功能障碍和骨骼变形。发生在腘窝的腱鞘囊肿因其压迫腓总神经而导致疼痛和跛行。

(三)发病部位

手腕背侧最常见,其次是桡动脉内侧的腕关节掌面表浅处。其他常见部位有手指掌面、足背、踝周、膝周、各脊柱关节和韧带区域。

(四)影像学特点

B 超检查可确定肿块的性质,见囊性液性暗区,囊壁光滑,血流信号不明显。B 超探查不清者可应用 MRI 检查。X 线可判断周围骨关节有无改变。

(五)治疗

可保守治疗,通过挤压使囊肿破裂,逐渐自行吸收,但是治疗后可能会复发。与关节腔相通的不容易破裂,可穿刺抽出囊液,然后注入肾上腺皮质激素或透明质酸酶,局部加压包扎。也可手术切除。

(六)预后

少数囊肿可自行消退,但也有部分患者经多种方法治疗仍反复发作。

【病理变化】

(一)大体特征

囊性结节,表面光滑,切面囊壁光滑,单房或多房,内含透明黏液样物质(图 2-2-1-1)。

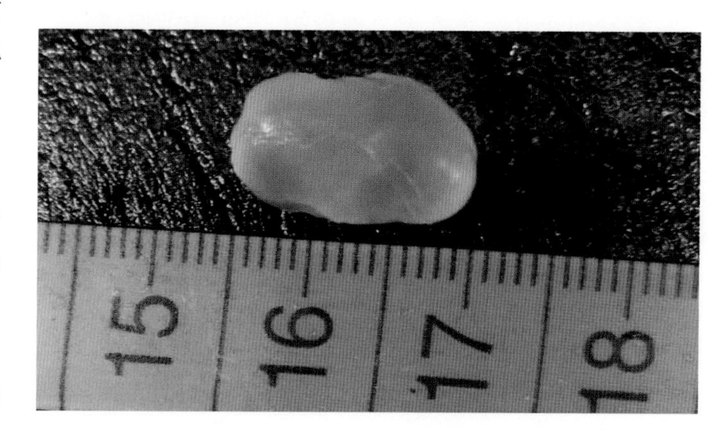

图 2-2-1-1 腱鞘囊肿大体
囊性结节,表面光滑,内含透明黏液样物质

(二)镜下特征

镜下为无明显被覆上皮的囊肿,腔内含黏液样物质,囊壁由致密纤维组织构成,有时可见囊肿壁黏液变性(图 2-2-1-2)。

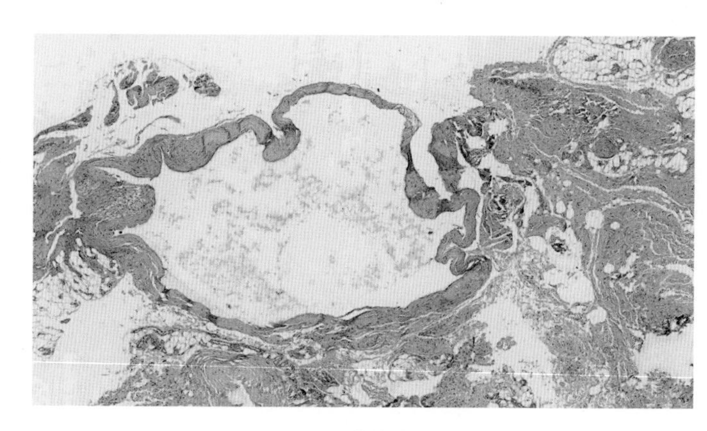

图 2-2-1-2 腱鞘囊肿组织学
无明显被覆上皮的囊肿,腔内含黏液样物质,囊壁由致密纤维组织构成

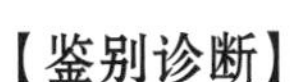

【鉴别诊断】

1. **滑膜囊肿**　滑膜囊肿常见于大关节附近，且常有关节基础病变。形态上滑膜囊肿囊壁常致密及胶原化，可呈玻璃样变，或见软骨或骨化生，可见灶性区域淋巴细胞、巨噬细胞或浆细胞浸润。囊壁内腔有时可见滑膜被覆或附有纤维素性渗出物。

2. **血管瘤**　有些薄壁迂曲血管当管腔内缺乏红细胞或衬覆上皮不明显时，需要和腱鞘囊肿或滑囊囊肿鉴别。

第二节　滑膜（囊）囊肿

【定义】

滑膜（囊）囊肿（bursal cyst）本质是慢性滑囊炎，是由于位于肌肉、肌腱和骨性突起之间的滑囊反复损伤而引起的炎性病变。发生在腘窝者称腘窝囊肿或 Baker 囊肿，最常见且在解剖学上被详细定义的滑膜囊肿，是关节液在腓肠肌内侧头和半膜肌肌腱之间聚集的结果。Baker 囊肿常与关节腔相通，通常为关节滑膜疝出或关节液渗出所致，也可继发于膝关节疾病导致的渗出液过多，如类风湿关节炎及半月板损伤等。儿童的腘窝囊肿多属先天性。

【临床特征】

（一）流行病学

滑膜囊肿可发生于任何年龄，男性较多见。

（二）症状

患者可觉局部行走后酸胀感，其他表现有触痛、水肿、相邻关节运动时疼痛、皮温升高和红斑。有的无自觉症状。检查时可见一囊性肿物，常大如鸡蛋。

（三）发病部位

常见于身体浅表部位，临床上肩峰下、髌前、胫侧副韧带、股骨转子、髂腰部、尺骨鹰嘴、跟骨后方的滑囊常受累。

（四）影像学特点

彩超检查多可显示其囊性结构。MRI 常可明确诊断，显示病灶为囊壁光滑的液性成分（T1WI 低信号、T2WI 高信号），其内可见分隔，增强后，囊壁与分隔强化，无实性成分（图 2-2-2-1）。

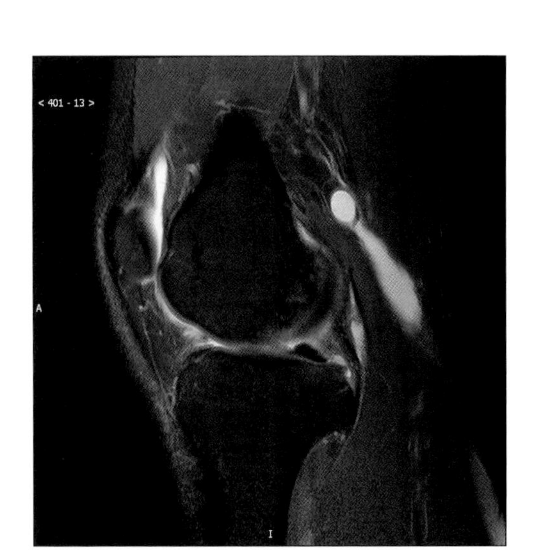

图 2-2-2-1　Baker 囊肿影像学

MRI 矢状位脂肪抑制 PD 序列图：腓肠肌腱内侧头后方囊带状液体信号

（五）治疗

最初治疗是保守治疗。包括抽吸、抗生素、类固醇注射和非甾体抗炎药的使用。保守治疗难以控制时，可手术切除治疗。伴有关节内病变时需同时治疗关节内病变。

（六）预后

手术切除后预后较好，复发很少。伴有关节病变者容易复发。

【病理变化】

（一）大体特征

囊肿境界清楚，切面可单房或多房。滑囊壁显著增厚，囊内壁有纤维素性渗出物附着而显得粗糙不平。囊内含清亮或浑浊的液体，也可为黏液或血性。

（二）镜下特征

囊肿壁由纤维组织构成，常致密及胶原化明显，可呈玻璃样变，或见软骨及骨化生，可见灶性区淋巴细胞、巨噬细胞或浆细胞浸润（图 2-2-2-2）。少数病例尚见多核巨细胞、泡沫细胞和含铁血黄素沉着。囊壁内腔有时尚见滑膜细胞被覆或附有纤维素性渗出物。Baker 囊肿病理形态与上述相同。囊肿可衬覆真性滑膜，囊壁可见软骨（图 2-2-2-3）。凡可致关节内压升高的关节病均可导致 Baker 囊肿形成。

【鉴别诊断】

腱鞘囊肿　常见于一些需要长期重复关节活动的工作者，手足小关节常见，其囊壁较光滑，少见软骨或骨化生及炎细胞浸润，且无滑膜被覆。

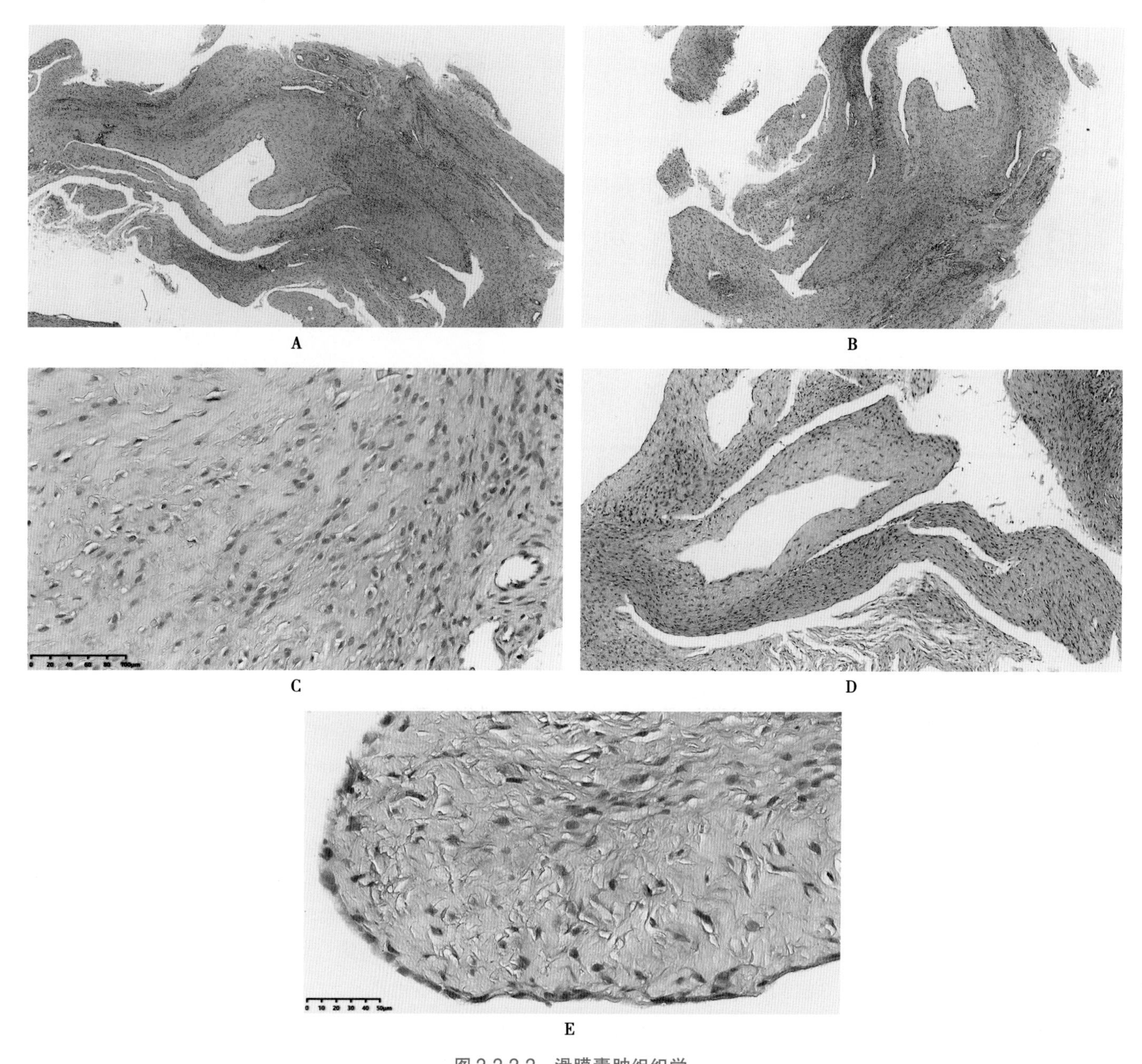

图 2-2-2-2　滑膜囊肿组织学

A～D. 滑膜囊肿囊壁由纤维组织构成，常致密及胶原化明显，可呈玻璃样变，或见软骨及骨化生，可见灶性区淋巴细胞、巨噬细胞或浆细胞浸润。E. 囊壁内腔见滑膜细胞被覆

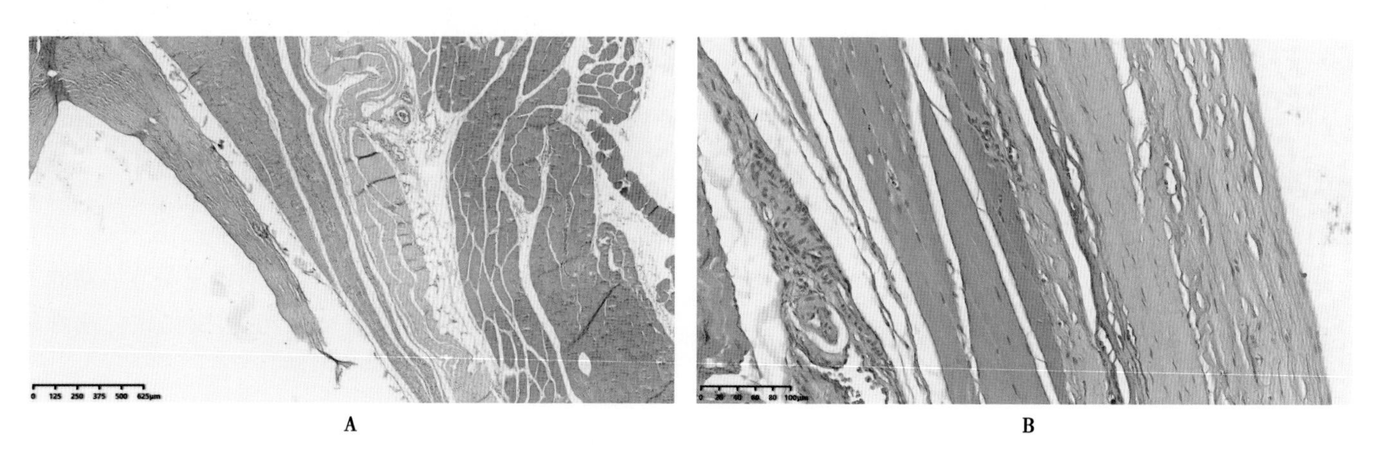

图 2-2-2-3　Baker 囊肿组织学

A. Baker 囊肿发生在腘窝腓肠肌内侧头和半膜肌肌腱之间。B. 囊壁无明显被覆上皮，囊壁外侧为肌肉组织

第三节　邻关节囊肿

【定义】

邻关节囊肿(juxta-articular bone cyst)也称骨内腱鞘囊肿,类似软组织的腱鞘囊肿,由于病变位于邻近关节的骨端而称邻关节囊肿。尽管邻近关节,但病变很少与关节相通。有两种类型,一种是纯骨内的;另一种少见,是骨内的腱鞘囊肿与骨外软组织腱鞘囊肿相通。

【临床特征】

(一)流行病学

中年人多见(平均年龄 44 岁)。

(二)临床表现

关节轻度不适或疼痛,如果承重,症状加重。

(三)发病部位

髋关节区是最常受累部位,其次是膝关节、踝关节和腕关节区,病变大多位于邻近关节的长骨末端。

(四)影像学特点

X 线显示为关节骨端边界清楚的囊状透亮区,边缘多呈分叶状,周围有硬化带(图 2-2-3-1);MRI 显示为关节骨端囊性灶,边缘低信号硬化带,其内可有分隔。

(五)治疗及预后

刮除可以有效治愈,复发率低。

【病理变化】

(一)大体特征

病变是单房或多房的囊肿,衬覆有厚的纤维性膜,内部充满透明或微黄色凝胶状或黏液状物质,周围有骨硬化。

(二)镜下特征

镜下囊壁为致密的纤维性结缔组织,囊内为黏液胶冻状物质,可能为纤维结缔组织黏液变性所致。有时囊内有纤维素样物质沉积,但囊内壁无上皮细胞、滑膜细胞或内皮细胞衬覆。囊肿周围有反应性骨增生(图 2-2-3-2)。

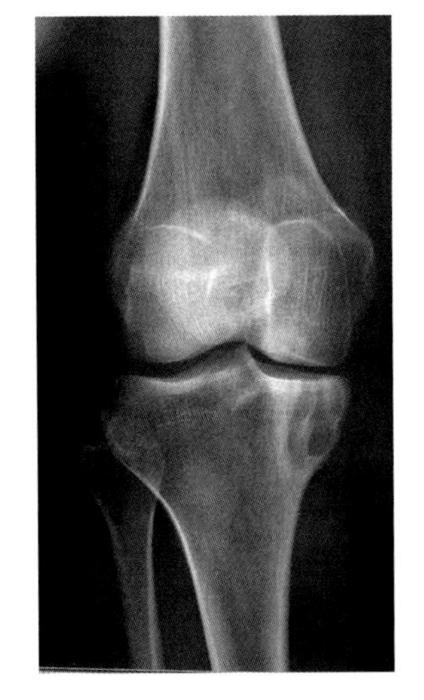

图 2-2-3-1　邻关节囊肿影像学
膝关节 X 线正位示胫骨内侧平台关节面下囊变灶,边缘明显硬化,内见骨性分隔

【鉴别诊断】

1. 软骨下囊肿　这类囊肿也位于邻近关节的骨内,囊内含黏液样物质,但 X 线检查有明显的退行性关节病是最有力的诊断依据,其原发病变的严重和复杂程度远远超过邻关节囊肿,软骨下囊肿仅仅是骨关节病的伴发病变之一,囊壁缺乏很厚的纤维组织。

2. 单纯性骨囊肿　好发于青少年股骨近端或肱骨近端,纤维性薄壁组织中细胞成分稀少,为温和的纤维性细胞,壁内可见小灶性反应性新生骨、含铁血黄素沉着及个别多核巨细胞。部分还可见到类似纤维蛋白的胶原沉积,这些胶原可发生矿化而类似牙骨质。

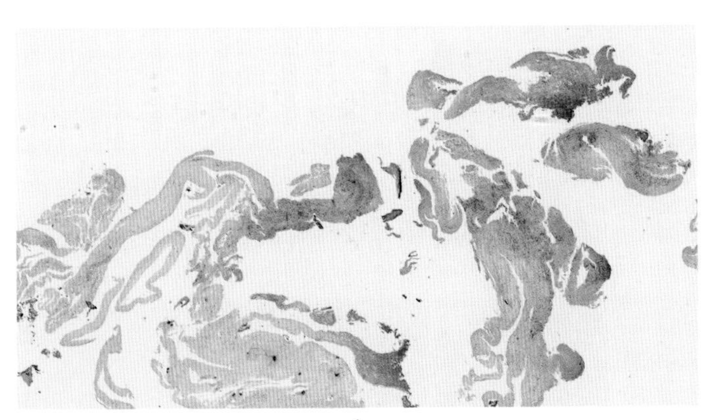

A

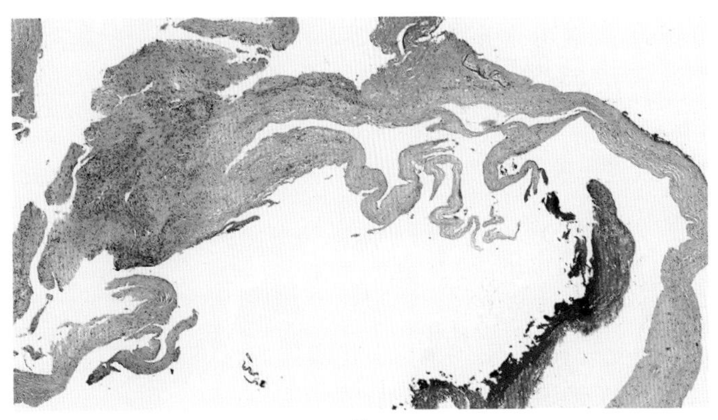

B

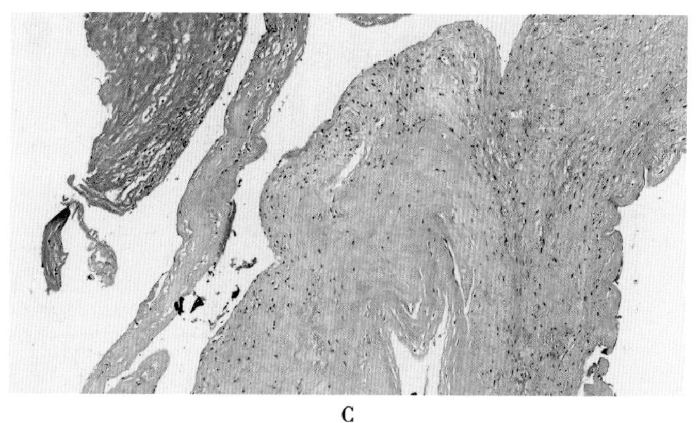
C

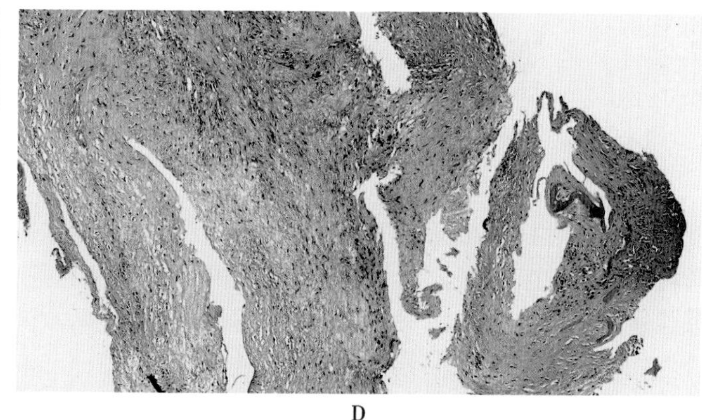
D

图 2-2-3-2　邻关节囊肿组织学
A、B. 囊壁为致密的纤维性结缔组织层，内壁无上皮细胞、滑膜细胞或内皮细胞衬覆。囊肿周围有反应性骨质增生。C、D. 囊壁可出现玻璃样变性或黏液变

第四节　软骨下囊肿

【定义】

软骨下囊肿（subchondral cyst）是位于关节软骨下边界清楚的囊肿，软骨下囊肿是一种继发性病变，可以继发于退行性骨关节炎、类风湿关节炎、无菌性坏死和焦磷酸钙沉积病等。

【临床特征】

（一）流行病学

其流行病学特征与其原发病相符。

（二）临床表现

其临床表现与其原发病相似。

（三）发病部位

以髋关节和膝关节等负重关节周围最常见，尤其是髋骨和胫骨上端。

（四）影像学特点

X 线显示为关节软骨下囊性灶、边界清楚，有硬化性边缘；MRI 除可显示病灶为囊性外，还常可显示病灶与关节相通，原被覆软骨损伤（图 2-2-4-1）。除此外，影像学还常可显示其原发病的相应改变。

（五）治疗及预后

软骨下囊肿本身无需治疗，大的囊肿可做活检以明确诊断。

【病理变化】

（一）大体特征

病变为囊肿，囊内为淡黄色液体或胶状黏液。

（二）镜下特征

病变基本上是一种软骨下骨质缺损，并无特殊的形态学特征。囊腔表面亦无上皮、滑膜或内皮细胞被覆，常直接毗邻正常骨质，有时囊壁有薄层胶原，表面的扁平细胞实际上是成纤维细胞。

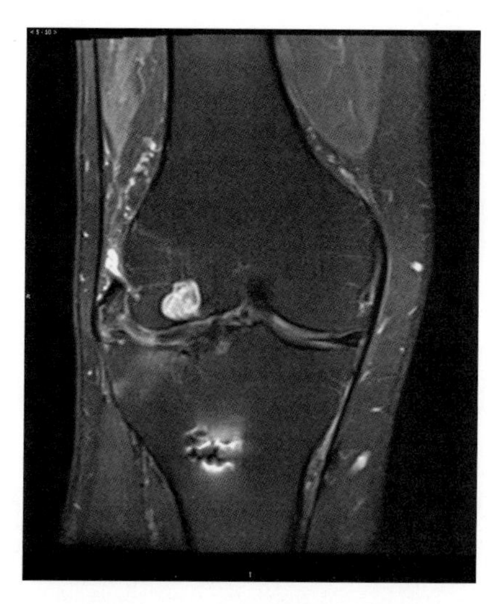

图 2-2-4-1　软骨下囊肿影像学
MRI 冠状位脂肪抑制 PD 序列图示膝关节严重骨性关节炎，股骨外髁软骨磨损严重，软骨下囊性灶（混杂高信号区）

【鉴别诊断】

1. 邻关节囊肿　邻关节囊肿缺乏软骨下囊肿的基础病变，其囊肿的囊壁有较厚的纤维组织，而软骨下囊肿常直接毗邻正常骨质或仅有薄层纤维组织。

2. 软骨母细胞瘤　软骨母细胞瘤在 X 线表现上可类似软骨下囊肿，但组织学形态上软骨母细胞瘤可见卵圆形、铺砖样排列的软骨母细胞呈肿瘤性增生，常有软骨样基质形成，并见较多多核巨细胞。虽然软骨母细胞瘤也可囊变，但其囊变呈动脉瘤样骨囊肿样结构，囊壁含多核巨细胞、增生的纤维组织及含铁血黄素沉积等改变，此种改变不见于软骨下囊肿。H3.3 基因检测也有助于鉴别诊断。

3. 单纯性骨囊肿　好发于青少年股骨近端或肱骨近端，纤维性薄壁组织中细胞成分稀少，为温和的纤维性细胞，壁内可见小灶性反应性新生骨、含铁血黄素沉着及个别多核巨细胞。部分还可见到类似纤维蛋白的胶原沉积，这些胶原可发生矿化而类似牙骨质。

第五节　半月板囊肿

【定义】

半月板囊肿(meniscal cysts)是一种发生在膝关节半月板的病变,其发病原因现认为有两种,一是半月板损伤,二是半月板内的黏液样退变。其组织结构与软组织腱鞘囊肿相似。

【临床特征】

(一)流行病学

半月板囊肿的发生率为1.2%~19.5%,常发生于20~40岁青年人。

(二)临床表现

临床主要表现为疼痛和局部肿物。伴有半月板损伤者可能会有半月板损伤症状,如膝关节弹响、交锁。部分患者还有劳累或久走后疼痛、深蹲痛、上下楼梯痛等表现。

(三)发病部位

多数发生在外侧半月板,与内侧之比为5∶1~10∶1。

(四)影像学特点

MRI是诊断半月板囊肿的最佳手段。囊肿位于损伤的半月板旁,为典型液体信号,囊内可有纤维分隔(图2-2-5-1)。

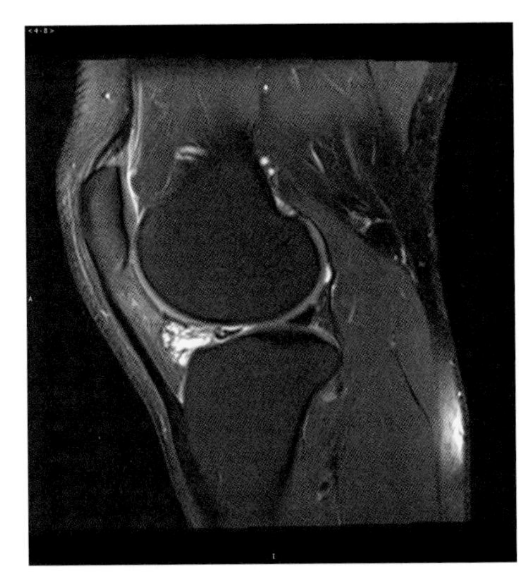

图2-2-5-1　半月板囊肿影像学
MRI矢状位脂肪抑制PD序列图像示外侧半月板前角撕裂伴囊肿形成

(五)治疗及预后

半月板囊肿的主要治疗方法是手术。单纯切开行囊肿切除常忽略半月板损伤的处理,容易遗留症状或复发,因此手术方式宜采用关节镜治疗。关节镜下可以探查半月板情况,除清理囊肿外,一并处理半月板损伤。如囊肿过大,可辅以切开手术。近年来出现使用B超引导下的经皮囊肿穿刺抽吸及硬化剂注入的方法,但限于因各种原因不宜手术治疗的患者。

【病理变化】

(一)大体特征

囊肿直径1~3cm,囊内含红色或淡黄色黏稠液体。

(二)镜下特征

囊肿可呈单房或多房,囊壁为致密纤维结缔组织,无明显上皮、滑膜或内皮细胞衬覆,囊内含红色或淡黄色黏稠液体。

【鉴别诊断】

1. Baker囊肿　Baker囊肿又称腘窝囊肿,也是膝关节常见的囊肿,是关节滑膜疝出或关节液渗出所致,也可继发于膝关节疾病而产生的滑膜腔的渗出物,如类风湿关节炎及半月板损伤等。囊肿可衬覆真性滑膜,囊壁可见软骨。影像学检查病变与半月板的关系有助于鉴别。

2. 腱鞘囊肿　腱鞘囊肿也可见于膝关节,腱鞘囊肿位于软组织,而半月板囊肿发生于半月板,影像学检查有助于鉴别。

(李　兰)

参考文献

1. Adam Greenspan, Wolfgang Remagen. 骨关节肿瘤和肿瘤样病变的鉴别诊断. 司建荣,姜兆候,老昌辉,等译. 北京:中国医药科技出版社,2004.
2. Artul S, Jabaly-Habib H, Artoul F, et al. The association between Baker's cyst and medial meniscal tear in patients with symptomatic knee using ultrasonography. Clin Imaging, 2015, 39(4):659-661.
3. Blome A, Harrigan R, Goett H, et al. Ultrasonographic Characteristics of Baker's Cysts: The Sonographic Foucher's Sign. J Emerg Med, 2017, 53(5):753-755.
4. Campbell SE, Sanders TG, Morrison WB. MR Imaging of Meniscal Cysts. American Journal of Roentgenology, 2001, 177(2):409-413.
5. Chen CK, Lew HL, Liao RI. Ultrasound-guided diagnosis and aspiration of Baker's cyst. Am J Phys Med Rehabil, 2012, 91(11):1002-1004.
6. 陈憩,丁晓毅,杜联军,等. 邻关节骨囊肿的CT、MR表现特点. 实用放射学杂志,2006(9):1091.
7. 高振华,孟悛非,王晋,等. 16例邻关节骨囊肿的影像病理学分析. 临床放射学杂志,2009,(3):371-374.
8. 蒋智铭. 骨关节病理学图谱. 北京:人民卫生出版社,2008.
9. Juan Rosai. Rosai&Ackerman外科病理学(上、下卷). 第10版. 郑杰,主译. 北京:北京大学医学出版社,2014.
10. Khurana J S. Bone Pathology. 2nd ed. New York: Humana Press, 2009.
11. Khurana J S, McCarthy E F, Zhang P J. Essentials in Bone and Soft-Tissue Pathology. New York: Humana Press, 2010.
12. Linetsky F. Sclerotherapy for Baker's Cyst. Pain Physician, 2008,

11(3):375-376.

13. 舒正华,李钧,丁潮琪,等. 腕关节镜治疗腕背侧腱鞘囊肿. 中国微创外科杂志,2015 (3):248-250,268.
14. Son JY, Yoon YC, Jin W, et al. The prevalence and characteristics of a subcortical cystic lesion at the subspinous region of the knee. Acta Radiol, 2018, 59(1):97-104.
15. Thompson SM, Cross TM, Cross MJ, et al. Medial meniscal cyst as a cause of painful erosion of the tibial plateau. Knee Surg Sports Traumatol Arthrosc, 2016, 24(5):1544-1546.
16. Vincent J Vigorita. 骨科临床病理学图谱. 牛晓辉,黄啸原,主译. 北京:人民军医出版社,2010.
17. 武忠弼,杨光华. 中华外科病理学(上、中、下卷). 北京:人民卫生出版社,2002.
18. 张富军. 骨内腱鞘囊肿 1 例. 中国医学影像技术,2009,(1):124.
19. 张泽坤,任进军,王冬梅,等. 邻关节骨囊肿的影像诊断. 中华放射学杂志,2008(11):1147-1150.

第三章

关节及关节周围病变

第一节　关节周围病变概述

关节病变(arthropathy)是一个以关节为中心的病变过程,如果仅仅是关节的一侧骨质受累,那就不能称其为原发的关节病变。

关节表面的透明软骨对维持关节的正常功能非常重要。在关节病变中,不管是增生性病变还是炎症性病变,关节软骨的丢失是关节病变最常见的表现。软骨的丢失在X线片表现为关节间隙变窄,而MRI可以直接显示软骨损伤。关节软骨丢失后,关节面裸露的骨质相互摩擦,刺激新骨形成,影像学表现为软骨下新骨形成。另外,对于关节所承受的非正常的应力的反应,骨刺的形成也是关节病变中常见的改变。骨性关节炎于X线片的三个诊断必要条件包括:关节间隙变窄、软骨下硬化及骨刺形成。

(一)关节病变的影像学表现

在影像学上,关节病变需要从以下几个方面评估:关节对位不良(alignment)、骨质改变(bone)、软骨改变(cartilage)、部位分布(distribution)、其他特异性表现(extraordinary findings)及软组织改变(soft-tissues),即ABCDES法则。

1. 关节对位不良　某些关节炎常造成肌腱、韧带或肌肉的损伤,导致对位不稳,也可造成软骨破坏、骨质疏松,在肌肉牵拉下,导致对位不稳。如在类风湿关节炎(rheumatoid arthritis,RA)患者中,常可见手指的尺侧偏斜、钮孔畸形、鹅颈征等;在红斑狼疮患者中,常见手部掌指关节可复性脱位。

2. 骨质改变　关节病变存在四种可能的破坏类型:侵蚀破坏性改变、增生性改变、既有破坏性又有增生性的混合性改变,非破坏性或增生性改变(如骨质疏松)。发生侵蚀性骨破坏的常见疾病为RA、痛风性关节炎;发生增生性改变的常见疾病为骨性关节炎、Charcot关节病、银屑病性关节炎、反应性关节炎等,后两者甚至可以发生骨干骨膜增生;发生混合性骨破坏的常见疾病为强直性脊柱炎等血清阴性脊柱关节病;伴发骨质疏松的常见疾病是RA、强直性脊柱关节炎等。

3. 软骨改变　关节间隙变窄是大多数关节病变在X线片的最终改变,这是由于炎症破坏软骨和软骨周围骨,最终导致软骨丢失。在不同的疾病,软骨破坏与周围骨破坏出现的时期、部位、程度有一定区别。例如RA最先侵犯关节软骨边缘(裸区)的骨,进而侵犯软骨,较早时期即出现关节间隙变窄;侵袭性骨关节炎侵蚀破坏整个关节软骨;结核性关节炎一般先破坏非承重区的关节软骨与周围骨;痛风性关节炎常于后期才发生关节间隙变窄。另外部分疾病可直接发生关节软骨、纤维软骨的晶体沉着,如痛风、假性痛风等。

4. 部位分布　了解疾病的发病部位对诊断非常重要。首先需要评价疾病是否多发及是否对称性分布,然后是具体的分布部位。例如:感染性关节炎常累及单个关节,其他关节炎常累及多个关节;痛风性关节炎、银屑病性关节炎、Reiter综合征、幼年类风湿关节炎的多发病灶常是不对称分布,而RA、血清阴性脊柱关节病、假痛风性关节炎则是对称性分布;RA多累及手足小关节,而血清阴性脊柱关节病多累及中轴关节及近中轴大关节;痛风特征性累及第1跖趾关节。

5. 其他特异性表现　部分关节炎具有相对特异性的改变,例如:伴有趾骨/指骨干骨膜增生或掌指关节可复性脱位的关节病常是银屑病性关节炎;寰枢椎破坏、对位不稳,甚至颅底凹陷常见于RA。

6. 软组织改变　软组织受累常表现为软组织肿胀或肿块形成、软组织内矿质沉着,前者如银屑病性关节炎所产生的特异性“腊肠指”;后者如痛风所产生的软组织痛风石。除此外,RA和红斑狼疮等还可引起软组织的萎缩。

(二)关节病变非特异性的病理表现

1. 慢性滑膜炎(chronic synovitis)　病理医师常遇到关节滑膜的增生性病变,伴有轻-中度慢性炎症和一些非特异性的病理改变(图2-3-1-1)。关注可引起这些改变的常见疾病谱有助于病理诊断,比如感染、晶体性关节病等。临床及实验室检查较病理形态(相同的形态可见于不同

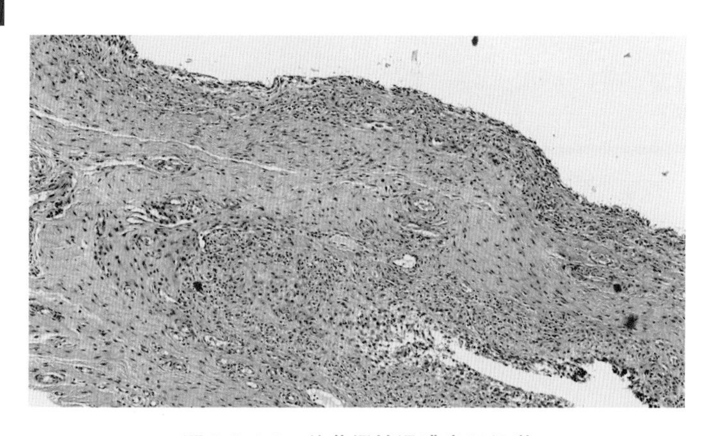

图 2-3-1-1 关节慢性滑膜炎组织学
关节滑膜轻度慢性炎，表现为滑膜增生，间质中见少量淋巴细胞浸润

的疾病)可提供更有价值的诊断线索。对此，病理医师应有所认识，并且将此类标本诊断为慢性或增生性滑膜炎并不为错。比如，关节内含铁血黄素的沉积可见于创伤、出血性素质、腱鞘滑膜巨细胞肿瘤(弥漫型)以及血管瘤等，所有这些都可以导致慢性含铁血黄素性滑膜炎。

2. 游离体(corpus liberum) 关节表面游离的骨与软骨碎片与滑膜混合，可再吸收或以游离体的形式存在关节内。在一定条件下，游离体表面的细胞可增生，使得游离体渐渐变大，其中心可钙化或坏死。有时可表现为同心环样的生长。游离体可附着于滑膜上从而获得供养血管，此种情况下，可形成软骨内骨化生甚至是完全的骨化。大量的游离体是滑膜软骨瘤病的特征，可见数以百计的游离体。然而，许多情况下都可以形成游离体，如在骨性关节炎中也可见较多的游离体(图 2-3-1-2)。结核和类风湿关节炎中可见许多由纤维素形成的“米粒小体”，需要与真正的骨软骨游离体鉴别。

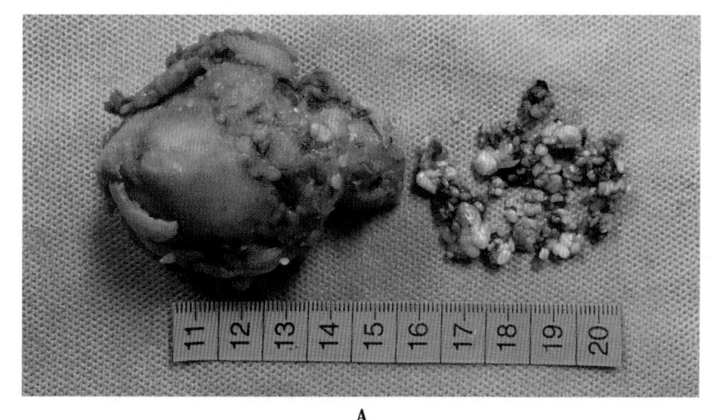

A

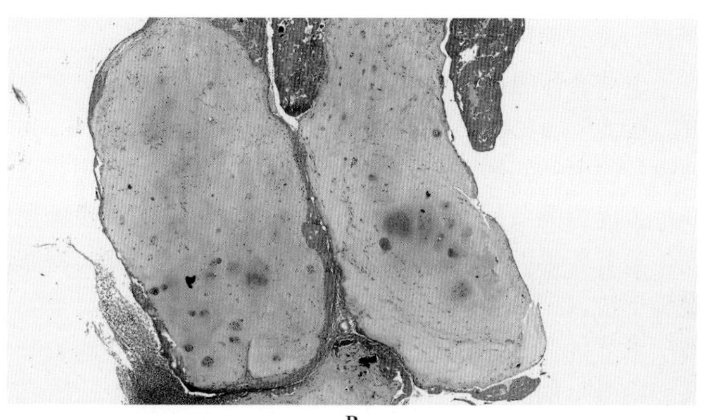

B

图 2-3-1-2 骨性关节炎中的游离体的大体及组织学特点
A. 游离体的大体特点：股骨头呈严重的骨性关节炎表现，表面软骨破坏、缺失，并见大小不等多发游离体。B. 游离体的组织学特点：游离体镜下表现为滑膜软骨瘤病样的软骨结节，表面有纤维素性渗出

(李 兰)

第二节 退行性关节炎

一、骨关节炎

【定义】

骨关节炎(osteoarthritis)是一种老年人骨关节退行性病变，可以是其他已知关节炎的最终结果，也可以是特发的或原发的骨性关节炎，是造成老年人患病和医疗花费最重要的原因之一。

【临床特征】

(一) 流行病学

其发病率与年龄直接相关，多见于老年人，也受患者职业及关节使用情况的影响。

(二) 病因

很多原因可导致骨性关节炎。如肥胖、创伤、先天性关节发育不良、关节的过度使用，还可能是其他关节炎或是沉积性疾病和内分泌疾病的终末结果。褐黄病的患者因为尿黑酸聚合物沉积导致关节变硬，骨石化病患者关节软骨下骨小梁变硬，这两种病的患者在 40 岁时关节就严重退化。原发性骨关节炎病因缺乏特征性，遗传可能是一种原因。

(三) 发病部位

好发于负重关节，如膝关节、髋关节，极少见于踝关节。在关节使用较多的手和腕关节也较常见，尤其是第一腕掌关节，优势手比非优势手受累严重。在颈椎和腰椎的小关节突关节也常受累。肩关节和肘关节很少受累。

(四) 症状

关节痛、关节摩擦音及僵直。疼痛休息时可缓解，但在疾病后期为持续性。骨性关节炎经历一个症状逐渐加重和恶化的过程。后期常导致反应性滑膜炎和关节渗液。严重的病变常伴随肌肉的失用性萎缩。随着疾病的进展,关节出现肿大。手指远端指间关节和近端指间关节的肿大被称为赫伯登和布夏尔结节。在脊柱,肿大的小关节突关节使椎间孔狭窄而导致神经根病。

（五）影像学表现

X线片可见关节间隙变窄、软骨下硬化及骨赘形成,还可见关节面下囊变灶、关节变形等;MRI可直接显示软骨的变薄、缺损及信号改变,还可显示软骨下骨的水肿、囊变及关节滑膜增生、关节积液、关节内游离体等(图2-3-2-1A~D)。

（六）治疗

根据疾病的程度和活动能力进行个体化治疗。保守治疗包括止痛、缓解关节负重等,手术治疗包括通过关节镜进行冲洗和清理,截骨治疗,关节融合或关节置换。

【病理变化】

（一）大体特征

受累关节表面变形和软骨损伤,关节承重部位软骨可完全消失,软骨下骨因裸露、相互摩擦致硬化,称之为骨质象牙化。关节下骨可见囊性变,股骨头内侧表面常见骨赘形成(图2-3-2-1E)。

（二）镜下特征

关节面软骨和软骨下骨组织损伤和修复性病变并存。

1. 软骨的表现 ①关节面软骨粗糙变薄,关节负重部位关节面软骨消失纤维化(图2-3-2-1F)。②软骨细胞变性,软骨基质钙化或液化,局部区域软骨细胞反应性增生(图2-3-2-1G)。③关节面软骨出现纵行裂隙(图2-3-2-1H)。

2. 软骨下骨组织的表现 ①浅层软骨下骨组织坏死,反应性增生,硬化(图2-3-2-1I~M)。②关节面重建和骨赘形成。③局部骨溶解,伴纤维黏液样组织取代形成软骨下囊肿。

3. 滑膜组织表现 ①关节滑膜呈增生和慢性炎性改变(图2-3-2-1N、O)。②关节腔内脱落的骨软骨组织可形成游离体(图2-3-2-1P)。

【鉴别诊断】

1. 类风湿关节炎 该病多累及手足小关节,且对称性的累及多关节。其组织学改变滑膜炎性反应更重,常见淋巴滤泡形成。由于该病是自身免疫性疾病,临床表现和实验室检查有相应改变。

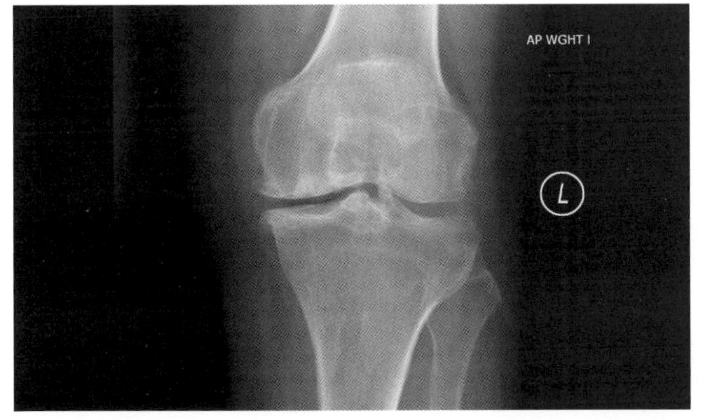

A

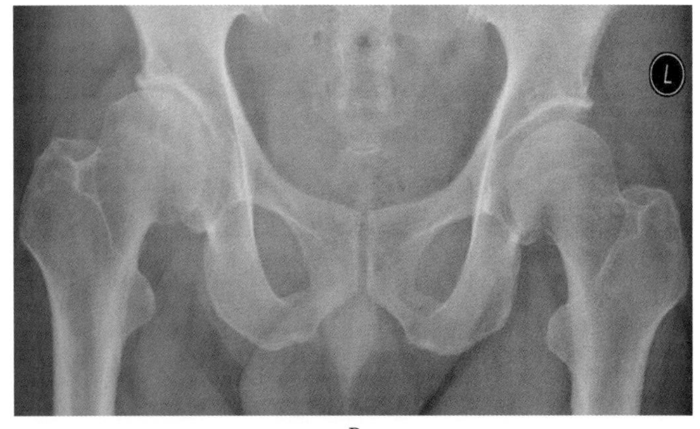

B

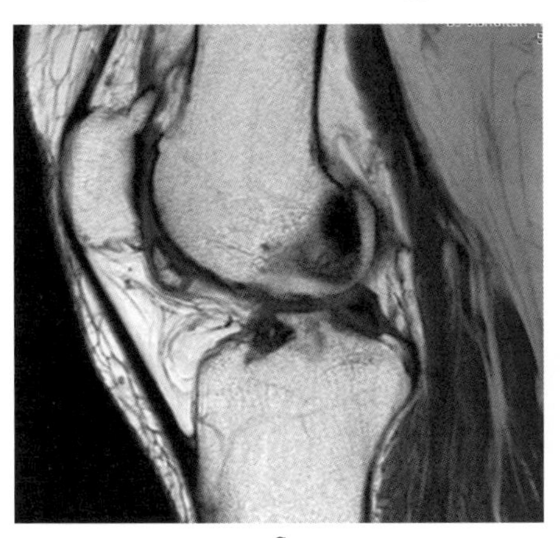
C

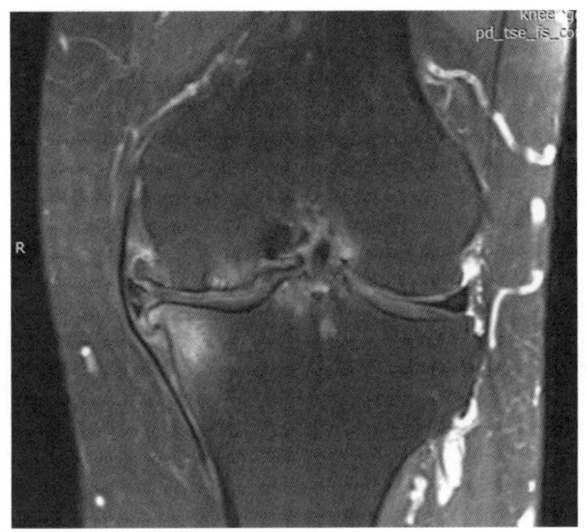

D

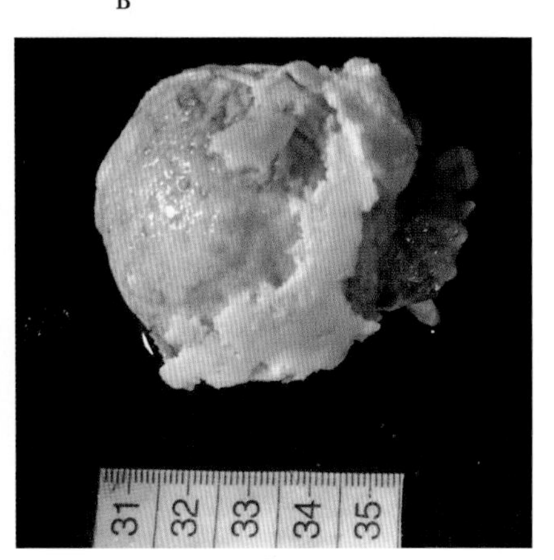

E

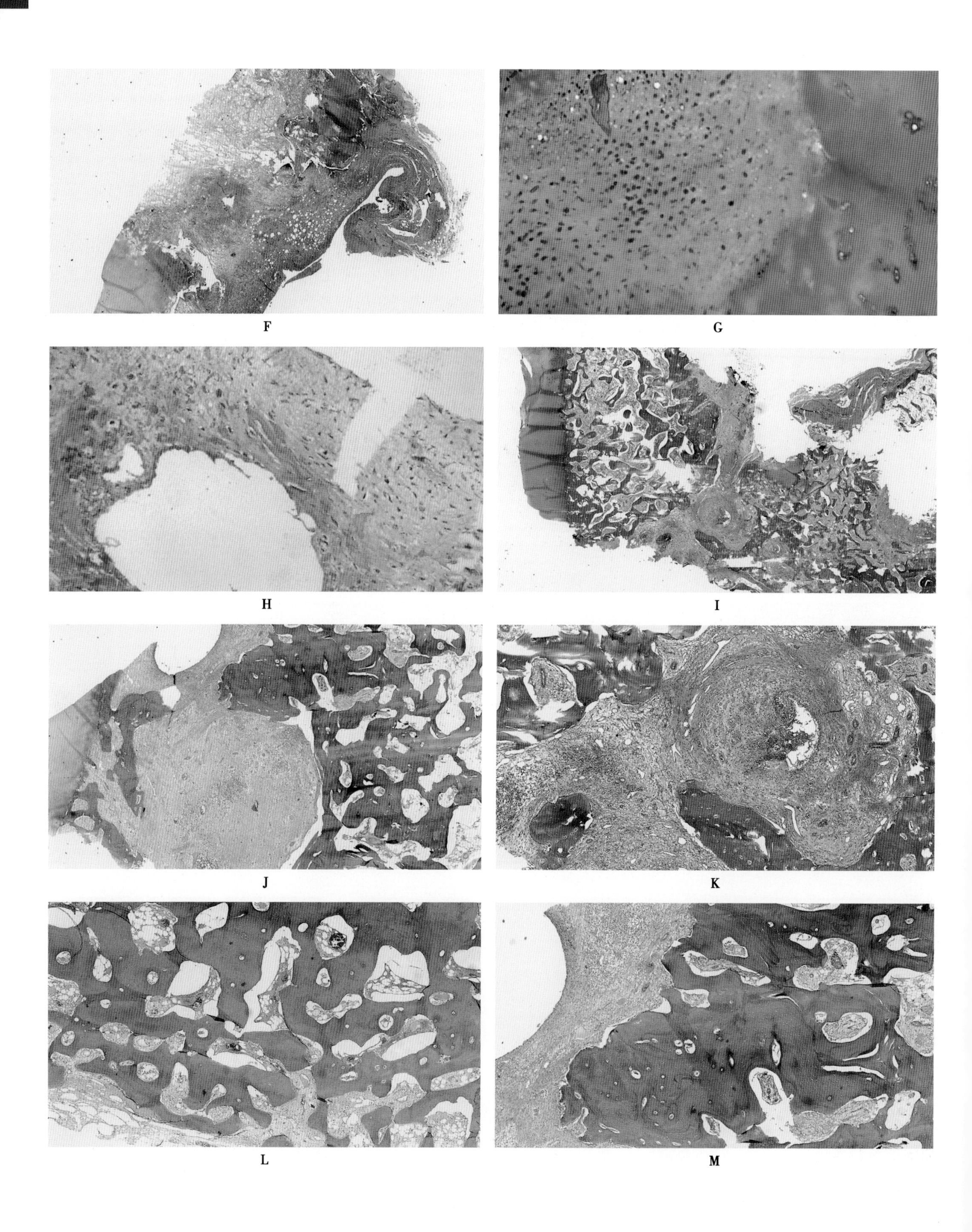
F
G
H
I
J
K
L
M

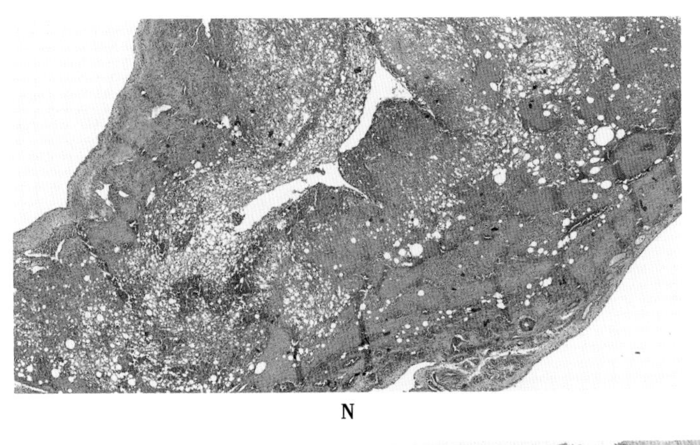

N

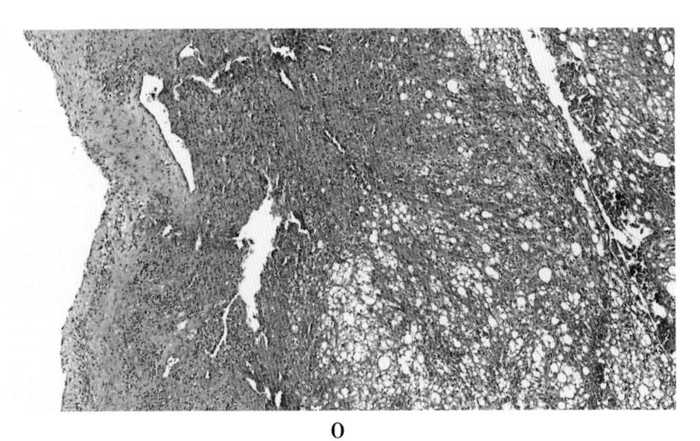

O

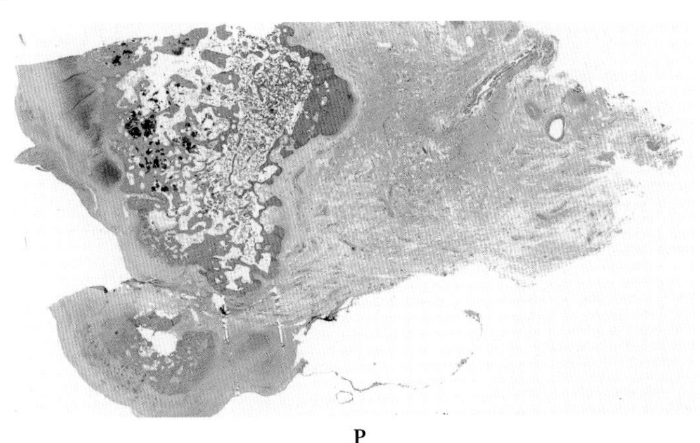

P

图 2-3-2-1 骨性关节炎影像学、大体及组织学特点

A~D. 骨性关节炎影像学。A. X 线正位片示股骨、胫骨关节面下骨硬化、囊变、多发骨赘。B. X 线正位片示右髋关节发育不良继发骨性关节炎，髋臼边缘增生、关节间隙变窄、关节面下硬化。C. MRI 矢状面 T1WI 图示膝关节骨质增生、关节内骨性游离体（髌骨后下方关节腔内高信号灶）。D. MRI 冠状面脂肪抑制 PD 序列图示膝关节骨质增生，内侧关节软骨明显变薄、软骨下多发水肿、囊变，及内侧半月板撕裂、位置内移。E. 骨性关节炎的大体：股骨头关节表面软骨部分缺失，软骨下骨被磨光呈象牙骨质。F~P. 骨性关节炎组织学。F. 关节负重部位关节面软骨坏死、消失，肉芽组织增生。G. 软骨细胞变性，软骨基质钙化或液化，局部区域软骨细胞反应性增生。H. 关节面软骨出现纵行裂隙，软骨下骨坏死，形成软骨下囊肿。I~M. 浅层软骨下骨组织反应性增生、硬化、肉芽组织增生。N、O. 关节滑膜呈增生和慢性炎性改变。P. 关节腔内可形成游离体，游离体中心骨化

2. 神经性关节病 该病典型组织学表现为关节表面严重的退变和关节破碎、广泛的滑膜炎，导致骨和软骨的颗粒埋进滑膜中。常有其他导致神经损伤（感觉障碍）的病因存在。

3. 其他炎症性关节病变 有基础疾病，如牛皮癣性关节炎，系统性红斑狼疮相关的关节炎，溃疡性结肠炎相关的关节炎。

二、快速破坏性骨性关节病

快速破坏性骨性关节病（Postel 病）是一种以急性疼痛和一个关节的完全性破坏为特点的综合征，表现为数个月内，不伴明显骨赘的关节破坏。组织学可见退行性关节疾病的典型改变和/或自发性缺血性坏死。炎症较类风湿关节炎轻。已经证实在单一性疾病中，前列腺素、细胞素和金属蛋白酶等生化因子的水平升高。

三、侵蚀性骨性关节炎

侵蚀性骨性关节炎（erosive osteoarthritis）是退行性关节疾病的少见类型，主要发生于中年妇女、且常表现出比骨性关节炎更为急性的临床过程。患者通常表现为严重的急性疼痛和关节肿胀，其临床症状易与类风湿关节炎等炎症型关节炎性病变相混淆。侵蚀性骨性关节炎常累及小关节，远端和近端指间关节均常受累。影像学表现为关节腔狭窄、小骨赘形成、软骨下骨表面不规则，形成海鸥征，发展到晚期，可发生关节强直或脱位。

四、髌骨软化症

髌骨软化症（chondromalacia patella）常见于年轻女性，是软骨溶解的一种形式。创伤可导致软骨软化，但并不是软骨软化的原发病因。软骨软化最好发于髌骨的中间平面。年轻患者的病变多围绕着中间缝和侧面，而在老年有骨性关节炎的患者，侧面则是普遍的受累部位。

一级（闭合性）软骨软化的大体表现从最低限度到可通过关节探查到，到“水泡形成”逐渐加重。潜在的损伤是软骨水肿。水肿的软骨易碎且容易受到进一步破坏。显微镜下，细小的龟裂一直延伸到软骨表面。水肿明显

但软骨细胞表现正常。二、三级的软骨软化显示更进一步的改变,更多和更深的龟裂一直延伸到软骨下骨,软骨基质呈碎片状。软骨细胞受影响,表现为活性增强和退变。病变发展到四级时,软骨大范围丢失,呈现骨性关节炎的骨化性改变——软骨下硬化和骨赘形成。MRI 是评价髌骨软骨玻璃样变的有效方法(图 2-3-2-2)。髌骨软化可以是多种疾病的最终转归,如创伤、髌骨轨迹异常、膝关节慢性肌肉失衡及髌骨运动过度。

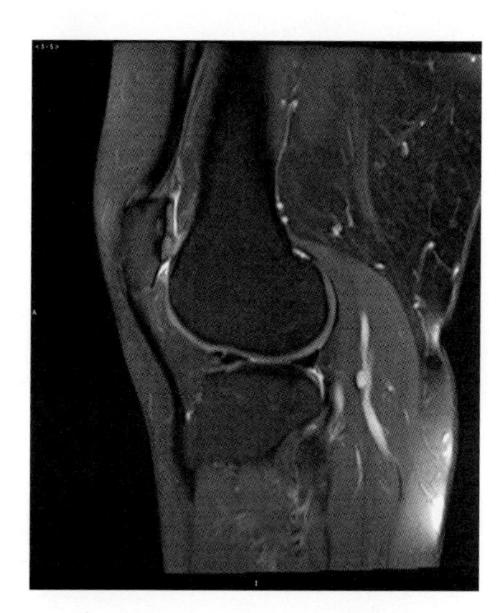

图 2-3-2-2 髌骨软化症影像学
MRI 矢状面脂肪抑制 PD 序列图示髌骨软骨信号不均、软骨下骨硬化、小片水肿

五、剥脱性骨软骨炎

剥脱性骨软骨炎(osteochondritis dissecans)常见于男性,以关节腔内见大量游离的骨和软骨组成的关节游离体,即所谓的关节鼠为特征。游离体大者可达 2cm。关节表面骨软骨剥离的地方常见裂沟或呈不连续状。下方的骨组织硬化。最常见的部位为膝关节,其次是髋关节、肘关节和肩关节。尽管外伤史是常见病因,但发育性和循环性因素亦不可忽视。剥脱性骨软骨炎在骨骼未成熟的青少年可自愈,但成人不能(图 2-3-2-3)。

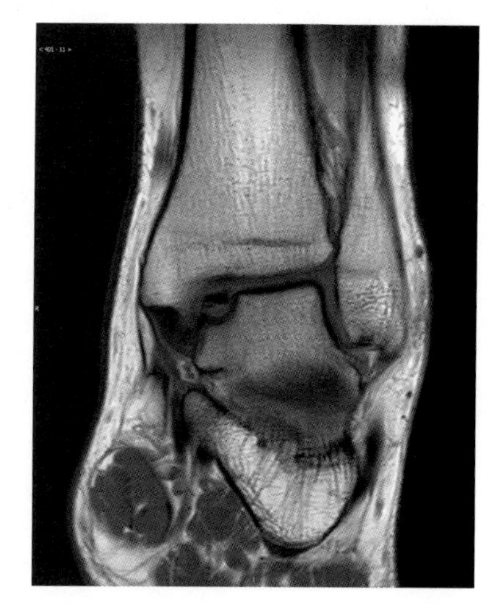

图 2-3-2-3 剥脱性骨软骨炎影像学
MRI 冠状面 T1WI 图像示距骨穹窿内侧骨软骨剥离

六、椎间盘突出症

【定义】

椎间盘突出症(disc herniation)是指椎间盘各部分(髓核、纤维环及软骨板),尤其是髓核,在有不同程度退行性改变之后,在外力作用下从纤维环破裂之处突出(或脱出)于后方,导致相邻脊神经根、脊髓受压而产生的一系列相应症状。

【临床特征】

(一)流行病学

见于各年龄段,多见于 40 岁以上中老年人。

(二)症状

椎间盘突出症的临床表现主要为突出部位疼痛,以及相应脊髓受压所引起的相应症状。如临床上大多数腰椎间盘突出症患者最先出现的症状是腰痛,发生率约 91%。有时可伴有臀部疼痛。其次是下肢放射痛,常见的是腰 4~5、腰 5~骶 1 间隙突出导致的坐骨神经痛。典型坐骨神经痛是从下腰部向臀部、大腿后方、小腿外侧直到足部的放射痛,在喷嚏和咳嗽等腹压增高的情况下疼痛会加剧。放射痛的肢体多为一侧,仅极少数中央型或中央旁型髓核突出者表现为双下肢症状。向正后方突出的髓核或脱垂、游离椎间盘组织压迫马尾神经,引起马尾神经症状,其主要表现为大、小便障碍,会阴和肛周感觉异常。严重者可出现大小便失控及双下肢不完全性瘫痪等症状,临床上少见。患者还可出现腰椎侧凸、腰部活动受限以及压痛、叩痛及骶棘肌痉挛等体征。

(三)影像学特点

X 线片不能直接反映是否存在椎间盘突出,仅可显示其间接征象,例如椎间隙变窄、椎体边缘增生等改变。部分患者可以存在脊柱偏斜、脊柱侧弯等。

CT 可较清楚地显示椎间盘突出的部位、大小、形态等,同时可显示椎体后缘骨赘、椎小关节增生肥大与黄韧带肥厚等,及上述改变所致的椎管及侧隐窝狭窄等情况。MRI 无放射性损害、且对软组织分辨率高,因此对椎间盘突出症的诊断具有重要意义。MRI 可以全面地观察椎间盘病变程度、纤维环撕裂、间盘突出、髓核脱出等情况,特别是可以清晰显示神经根受累情况。并可鉴别间盘突出与椎管内占位(图 2-3-2-4A、B)。

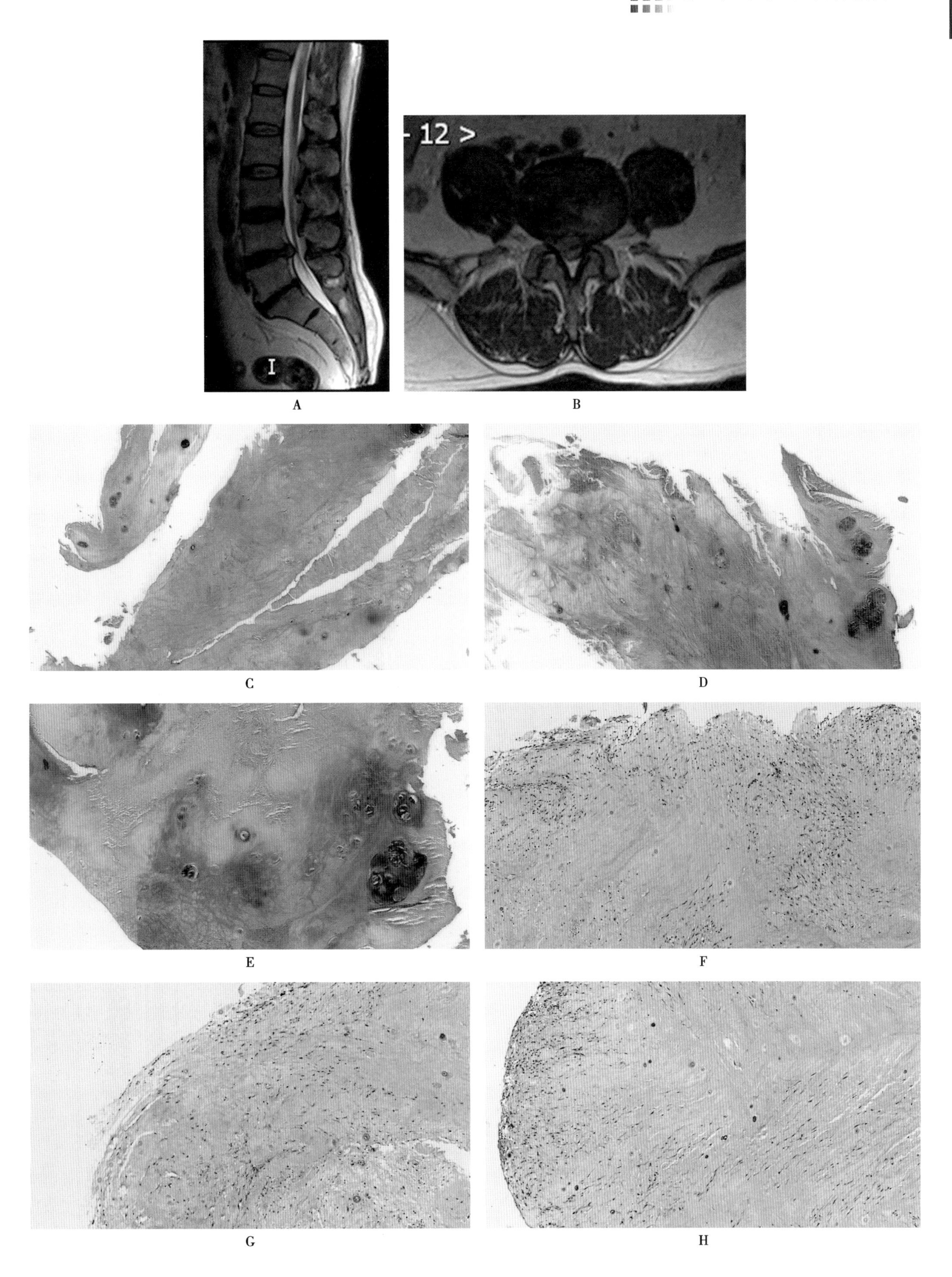
A
B
C
D
E
F
G
H

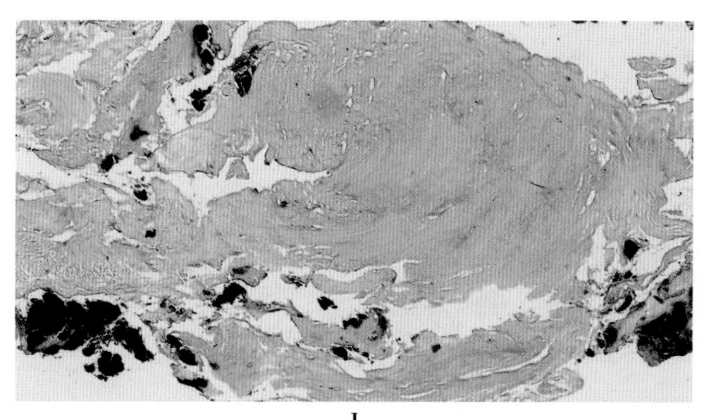
I

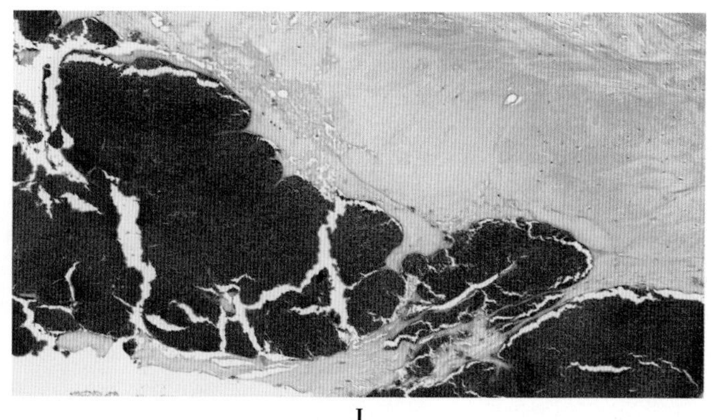
J

图 2-3-2-4　椎间盘突出症影像学及组织学
A、B. 椎间盘突出症影像学。A. MRI 矢状面 T2WI 图示 L4/5 椎间盘突出，椎管狭窄。B. MRI 横断面 T2WI 图示 L4/5 椎间盘向右后突出，椎管狭窄，下行神经根受压。C～J. 椎间盘突出症的组织学。C～E. 突出的间盘组织为纤维软骨组织。F～H. 突出的间盘组织，纤维软骨组织边缘毛细血管和内皮细胞增生。I～J. 突出的间盘组织，纤维软骨组织部分区可见钙化

（四）治疗

椎间盘突出症的治疗主要分为包括保守治疗和外科治疗，需要依据患者的不同特征，制订个体化的治疗方案。目前临床常用的保守治疗方案包括卧床休息、牵引、强化腰背肌功能、正骨推拿、针灸、全身及局部药物治疗，一般需多种方案联合应用。外科治疗包括传统开放手术、椎板间开窗腰椎间盘摘除术、微创椎间盘镜手术、等离子消融髓核成形术、椎间盘内电热疗法等多种手术方式。

（五）预后

大部分患者经保守治疗可取得满意效果，20%左右的患者需要外科手术治疗，但其中 30%左右患者会复发腰腿痛。

【病理变化】

（一）大体特征

一般送检为软骨样及骨渣样碎组织。

（二）镜下特征

1. 组织学特征　突出的间盘组织表现为突出髓核边缘出现新生血管，沿着纤维软骨边缘出现毛细血管和内皮细胞增生。其他组织学表现包括组织水肿、纤维环血管增生、软骨化生、炎症、坏死和钙化等（图 2-3-2-4C～J）。

2. 免疫组织化学　血管内皮生长因子（VEGF）高表达，提示新生血管生成。

（李　兰）

第三节　神经性关节炎

【定义】

神经性关节病（charcot arthritis）是退行性关节病的一种具有特殊破坏形式的类型，也称夏科氏关节，是因神经源性疾病如脊髓痨、脊髓空洞症、糖尿病性周围神经炎，导致痛觉功能丧失，关节失去痛觉保护，过度运动和伸展，导致关节面软骨和骨组织磨损破坏形成严重的骨关节炎和关节脱位。

【临床特征】

（一）流行病学

较为罕见的疾病。

（二）病因

梅毒曾经被认为是其主要的病因，然而目前认为，糖尿病是其最主要的致病原因。另外，脊髓空洞症继发的夏科关节病也较为多见，此外还有先天性痛觉缺失、脊髓脊膜膨出、巨大的颈椎间盘突出、嗜酒、麻风病以及器官移植术后大剂量应用激素等原因也会继发夏科关节病。本病的病理生理过程目前仍未探究明确。目前研究认为系感觉神经异常分布及反复的神经微损伤，关节深部感觉缺失，导致关节经常遭受比正常大得多的冲击、震荡和扭转性损伤。同时，软骨下骨的神经营养障碍使破损的软骨面、骨端骨和韧带不能有效修复，导致新骨形成杂乱无章，最终导致关节脱位。

（三）发病部位

脊髓痨引起的夏科关节主要累及下肢，如髋、膝等大关节；脊髓空洞症引起的夏科关节主要累及上肢，如肩、肘关节，糖尿病引起的夏科关节主要累及足部关节。

（四）临床表现

患者有脊髓或周围神经的原发性疾病。单发关节肿胀、无疼痛或轻度疼痛，受累关节区域痛、温觉明显减退。关节活动受限，关节异响，关节畸形。临床表现与 X 线所见显著的关节结构毁损极不相称是本病的重要特征。

（五）影像学表现

影像表现较特异，关节破坏严重而无骨质疏松改变。X 线表现为受累关节明显磨损，或主要为大量骨质增生，或主要为骨质吸收，可伴有关节脱位（常见于髋关节、足部关节），关节肿胀；CT 尤能显示关节内的大量积液、高密度游离体或不规则形新生骨，周围肌肉软组织损伤机化等（图 2-3-3-1）；MRI 能显示其早期改变，可检测到多发骨髓水肿、肌肉水肿等；并且 MRI 多可显示相应的神经病变。

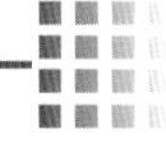

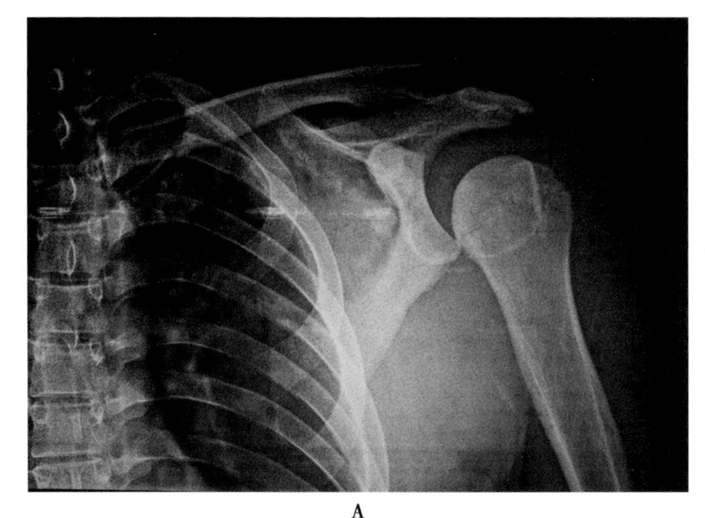

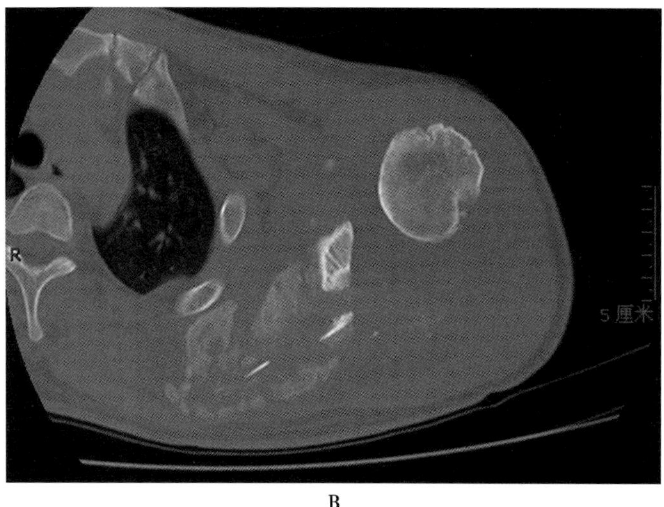

A　　B

图 2-3-3-1　肩关节神经性关节病影像学

A. X 线片显示肩关节半脱位，骨性关节盂存在骨吸收，关节腔及周围可见较多高密度灶。B. CT 横断面骨窗示骨性关节盂骨吸收，肩关节及周围组织肿胀，肩胛下肌、冈上肌内大量骨化（提示慢性病程），但无骨质疏松改变

（六）治疗

积极治疗原发病可减缓夏科关节病的发展。早期诊断，早期保守治疗，也可延缓疾病进程。对患肢使用管型石膏固定 8~12 周以控制关节不稳，之后佩戴支具、矫形鞋以及患肢免承重步态练习可以减轻对受累关节的应力。口服甾体抗炎药对于减轻滑膜组织水肿有一定作用。还有学者建议口服双磷酸盐以减轻破骨细胞的作用。外科干预方式十分有限，关节融合、关节置换可作为挽救性治疗手段。

【病理变化】

（一）大体特征

滑膜增生，呈铁锈样棕黄色。正常骨性轮廓被破坏，可见骨和软组织碎片。

（二）镜下表现

受累关节滑膜组织增生，呈慢性炎。关节周围软组织内肉芽组织和纤维组织增生，反应性骨及软骨增生。可见大量磨损后脱落的骨和软骨碎片。尽管存在单核细胞和巨细胞浸润性炎症，但多轻微，并与骨的破坏程度相关。这一特点可与急性破坏性滑膜炎，如类风湿关节炎相鉴别（图 2-3-3-2）。

【鉴别诊断】

1. 类风湿关节炎　该病滑膜炎性反应更重，常见淋巴滤泡形成。缺乏骨和软骨碎片。临床表现和实验室检查有相应改变。

2. 骨性关节炎　主要累及承重大关节，临床表现疼痛明显。X 线检查表现为关节间隙变窄、软骨下硬化及骨赘形成三联征。病理改变以关节面软骨和软骨下骨组织损伤和修复性病变为主。

3. 创伤后骨关节炎　该病缺乏脊髓或周围神经的原发疾病，有创伤史。

4. 软骨肉瘤　关节磨损后软骨修复呈现较活跃的软骨细胞，有些软骨细胞还有轻度异型性，此时要警惕不要过诊断为软骨肉瘤，临床病史、特别是影像学证据有重要鉴别意义。

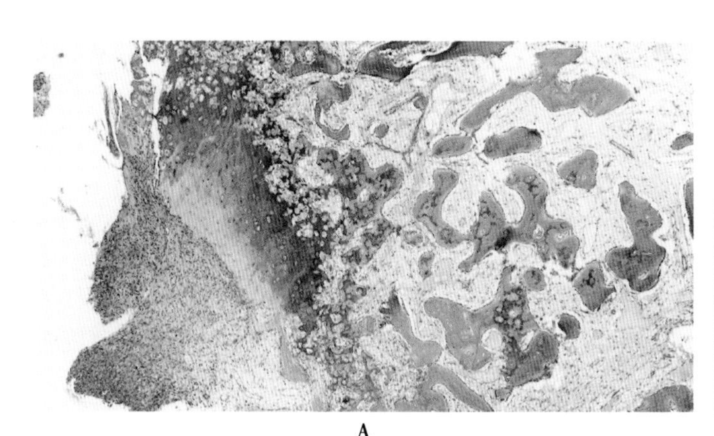

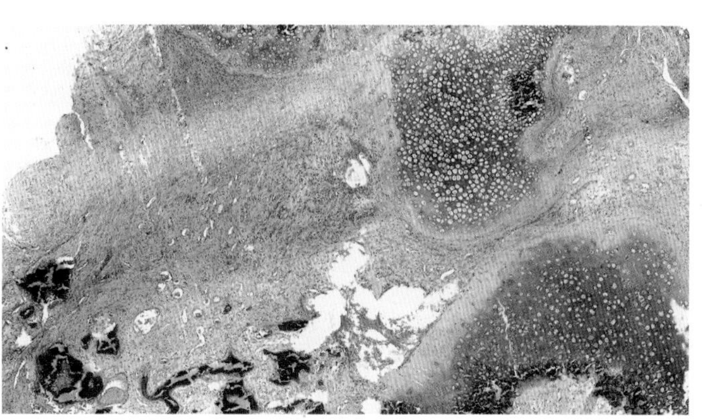

A　　B

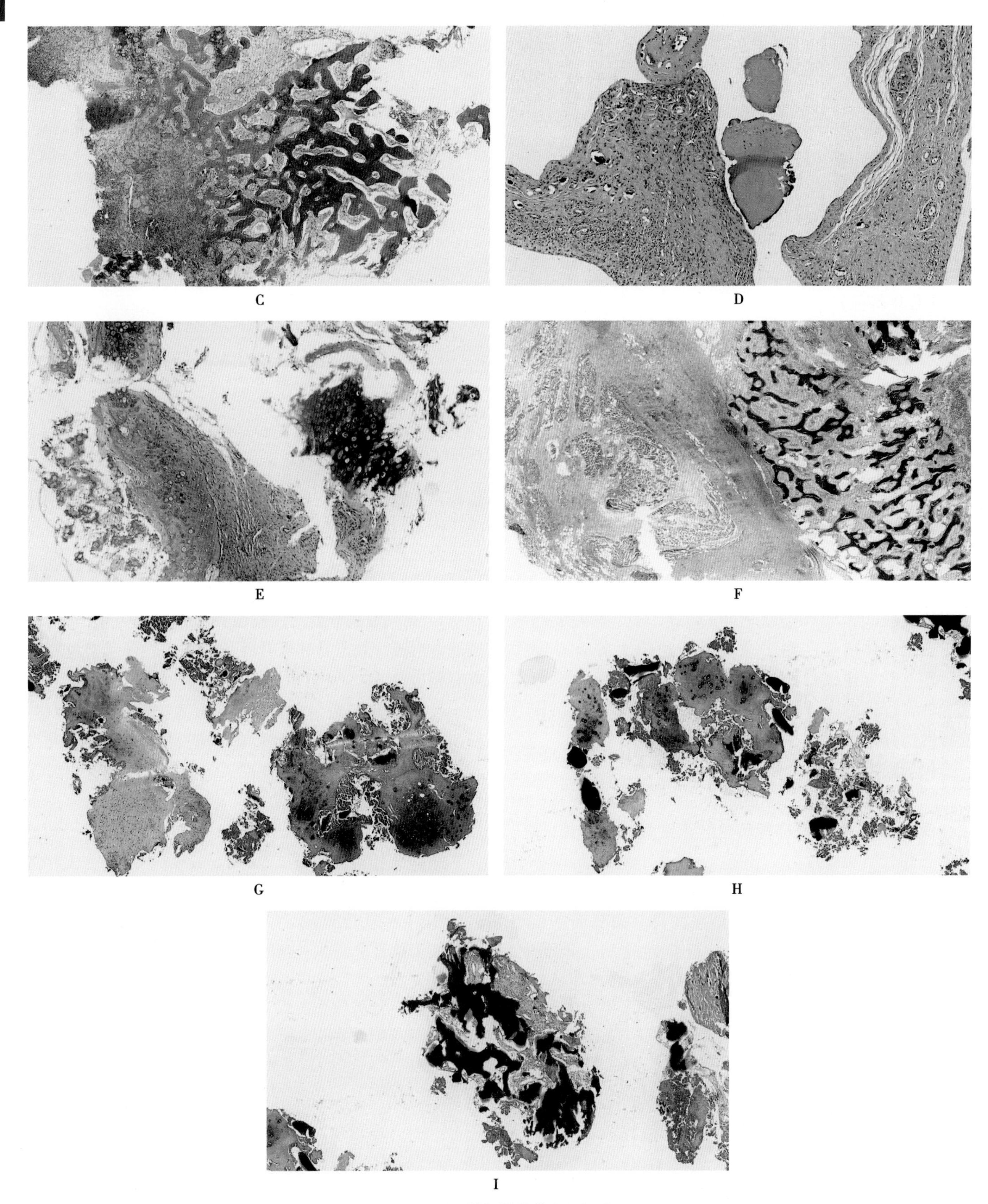

图 2-3-3-2 神经性关节炎组织学

A~C. 关节表面破坏,滑膜呈慢性炎,滑膜及表面软骨有少量含铁血黄素沉着。D、E. 关节表面破坏严重,周围滑膜中有软骨及骨的碎片。F. 关节周围肌肉组织中有新生骨形成。G~I. 关节周围软骨及骨的碎片,可见骨坏死,软骨的骨化及钙化

(李 兰)

第四节　免疫及代谢相关性关节炎

一、类风湿关节炎

【定义】

类风湿关节炎(rheumatoid arthritis,RA)是一种自身免疫性疾病,可累及多系统多器官,大多数患者表现为慢性多关节炎。

【临床特征】

(一)流行病学

我国发病率为0.32%~0.36%,全球发病率为0.5%~1%。任何年龄均可发病,多见于35~50岁女性。

(二)病因

RA是以一种表现为滑膜关节炎的系统性疾病,抗原-抗体反应启动炎症过程。细胞活素TNF-α、IL-1等的激活是引起免疫损伤的主要因素。

(三)发病部位

表现为多关节炎,可累及身体所有关节,以手足小关节为主,其次是肘、膝、腕、踝、髋、脊柱及颞颌关节。其他器官和系统也可累及,形成类风湿小结。

(四)临床表现

受累关节表现为持续性、渐进性关节活动性下降,关节肿胀、发热、疼痛和晨僵现象,病程可有特征性的缓解和加重,以及疲劳、不适、厌食和体重下降等症状。5%~10%的患者症状可自发消退。不同患者之间疾病的严重性和表现各不相同。实验室检查、血沉加快、类风湿因子升高和抗环瓜氨酸肽抗体升高有助于诊断。

(五)影像学特征

影像学表现为以双手小关节(掌指关节、近侧指间关节)、腕关节为主对称性关节破坏。最早表现为关节肿胀,关节区域骨质疏松;典型表现为关节内骨踝区受侵、然后发生均匀性关节间隙变窄、软骨下囊性灶。严重者可发生骨质吸收,关节错位/脱位、畸形等,如掌指关节向尺侧偏斜,出现钮孔畸形、鹅颈畸形等(图2-3-4-1A、B)。发生于肩关节的RA可表现为骨性关节盂变浅、肱骨头破坏及位置上移(冈上肌腱断裂)、关节间隙狭窄、锁骨远端吸收等。发生于髋关节的RA表现为双侧关节间隙中心性狭窄、股骨头位置内移、骨质疏松、骨质吸收等。发生于颈椎的RA主要表现为病变侵犯枢椎齿突周围韧带(横韧带)、寰枢椎不稳定、颅底凹陷、颈椎阶梯样不稳定、骨质疏松等。MRI可直接显示RA的软组织改变,所以适用于早期发现疾病及评价疗效,并适用于评价颈椎受累情况。早期的RA于MRI显示为关节/腱鞘滑膜增生、关节/腱鞘积液、关节骨端骨髓水肿等。手部小关节、腕关节的软组织改变也可用超声检查进行评价。

(六)治疗及预后

治疗以减轻炎症和疼痛为主,可使用阿司匹林或其他非甾体抗炎药。同时维持关节功能和预防关节畸形。抗风湿药(如甲氨蝶呤、依那西普等)在治疗中起关键作用。

【病理变化】

(一)大体特征

滑膜组织增生或绒毛样增生。

(二)镜下特征

早期表现为近关节滑膜非化脓性慢性炎症,滑膜细胞增生,在表面形成乳头状改变。血管增生,组织水肿,大量浆细胞、淋巴细胞浸润及淋巴滤泡形成。滑膜绒毛可被淋巴细胞吞噬,过度增生的滑膜可形成巨细胞。滑膜表面和间质可见纤维素性渗出(图2-3-4-1C~F)。关节囊内面的滑膜破裂、炎细胞渗出到关节内,产生大量的关节液。之后,纤维素性渗出物在机化过程中有血管长入,形成血管翳覆盖在关节软骨表面并破坏关节面软骨和关节软骨下的骨髓腔。

【鉴别诊断】

1. 骨性关节炎　主要累及承重大关节,以关节面软骨和软骨下骨组织损伤和修复性病变为主,滑膜炎症反应较轻,少见淋巴滤泡形成。缺乏RA的实验室阳性结果。

2. 夏科关节　该病是一种特殊的创伤后骨性关节炎,其典型组织学表现为关节表面严重的退变和关节破碎、广泛的滑膜炎,导致骨和软骨的颗粒埋进滑膜中,常有其他导致神经损伤(感觉障碍)的病因存在。缺乏RA常见的严重的滑膜炎表现及实验室阳性结果。

3. 其他炎症性关节病变　有基础疾病,如牛皮癣性关节炎,系统性红斑狼疮相关的关节炎,溃疡性结肠炎相关的关节炎。

二、幼年型类风湿关节炎

幼年型类风湿关节炎(juvenile rheumatoid arthritis,JRA)常累及16岁以下患者。与成人类风湿关节炎类似,女性多见,男女比例为2∶1。JRA可以随着年龄的增长痊愈,但也可能遗留严重的周围关节损伤。JRA有三种类型:少关节型(少于5个关节受累)、多关节型和斯蒂尔病(Still′s disease)。

临床表现:关节肿胀、僵直、疼痛,症状在早晨最为严重。受累关节发红发热。患者常感到疲劳、食欲下降,体重增加缓慢、生长迟缓。可伴有眼睛的炎症。

影像学表现:相比成人类风湿关节炎,JRA更易于侵

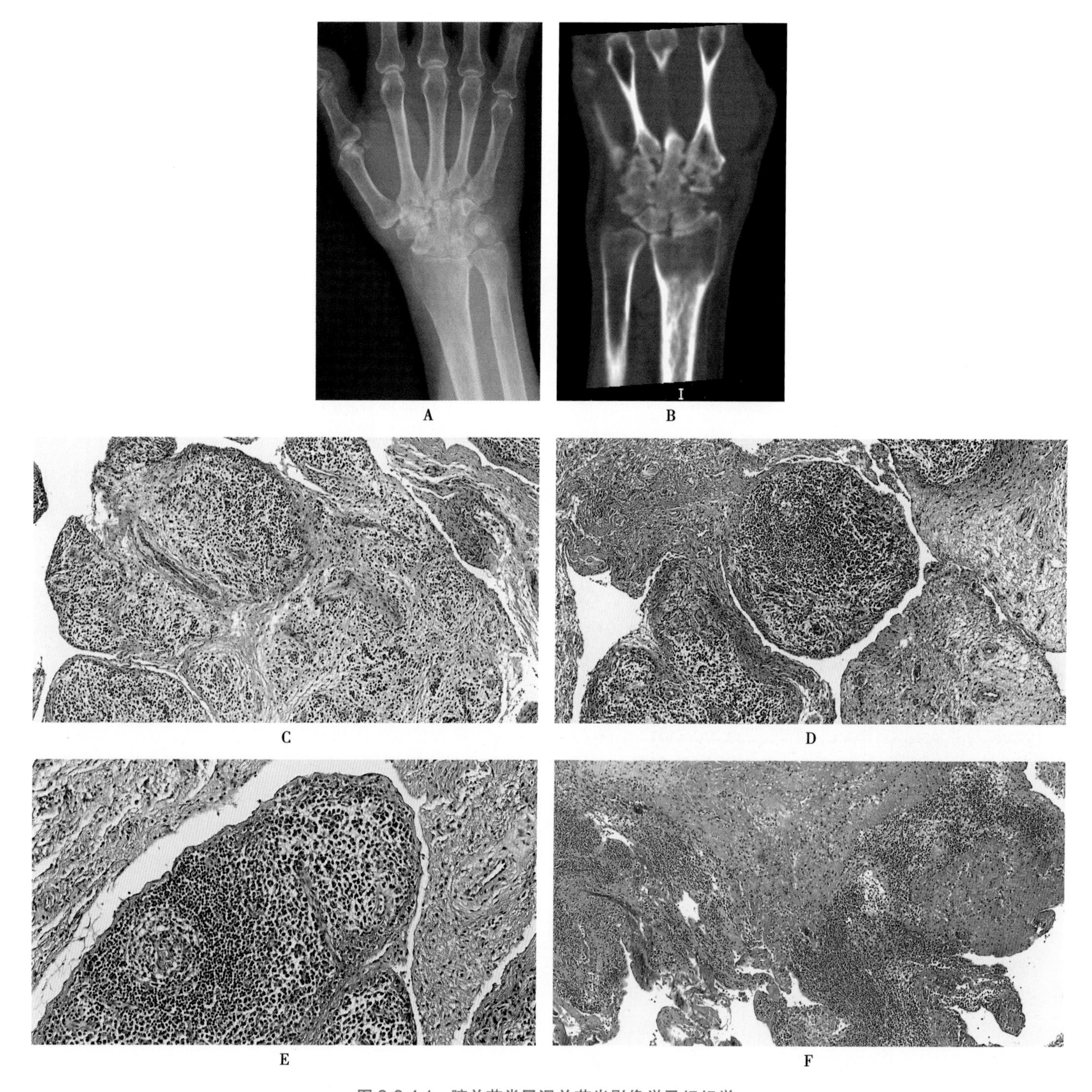

图 2-3-4-1　腕关节类风湿关节炎影像学及组织学

A、B. 腕关节类风湿关节炎影像学。A. X 线正位片示腕关节破坏、间隙变窄，骨内多发囊变，诸掌指关节周围骨质疏松。B. CT 横断面骨窗图示腕关节多骨受侵蚀，关节间隙变窄，骨质密度减低。C~F. 类风湿关节炎组织学。C. 滑膜呈非化脓性慢性炎症，滑膜细胞增生，形成乳头状改变。血管增生，组织水肿。D. 滑膜中大量浆细胞、淋巴细胞浸润及淋巴滤泡形成。E. 高倍显示滑膜中的淋巴滤泡，滤泡周围大量浆细胞、淋巴细胞浸润。F. 滑膜表面和间质可见大量纤维素性渗出

犯大关节，可为不对称性分布，可出现骨骺不均性过生长（有时需要对比观察才能发现）、骺早闭、长骨皮质薄且髓腔窄等表现，由此可导致身材矮小、双侧下肢不等长、股骨髁间窝增宽加深、胫距关节倾斜及腕关节马德隆畸形等，早期的病变还可伴有骨膜反应。MRI 显示关节滑膜增生、积液，关节软骨破坏等。严重的病例可出现关节融合、颈椎强直。

多关节型 JRA 本质上是发生在年轻患者的成人型 RA，其分布呈对称性，与少关节型相比，其症状往往更有可能延续到成年。其不仅累及关节，还有系统性症状，包括发热、广泛的淋巴结病，同时可累及多器官，包括心脏、心胸膜和脾等。

三、牛皮癣性关节炎

5%~10%的牛皮癣患者可发生关节炎，是一种严重、可致残的、逐渐进展的关节炎。某些患者，关节病变先于皮肤疾病发生。在某些家族性牛皮癣患者中，皮肤表现在一代中可完全没有。牛皮癣性关节炎（psoriatic arthritis）为非对称性，可累及远端小关节，也可累及脊椎。

牛皮癣性关节炎有五种基本的类型：

1. 非对称性的累及手指远端小关节的少关节炎（55%~70%）。

2. 非对称性的累及远端指间关节为主的关节炎，常伴有甲沟炎引起的肿胀和指甲改变（5%~10%）。

3. 骶髂关节炎和脊椎关节炎（5%）。

4. 类似类风湿关节炎的对称性的多关节炎（10%~30%）。

5. 残毁性关节炎（3%~5%）。

牛皮癣性关节炎的较典型影像征象包括：受累关节呈腊肠样肿胀、指骨骨膜增生，指间/趾间关节破坏呈"笔帽状"，末节指骨簇状吸收，胸腰段脊柱形成间断性椎旁骨化、骶髂关节双侧不对称受累等，但常无骨质疏松表现（图 2-3-4-2）。

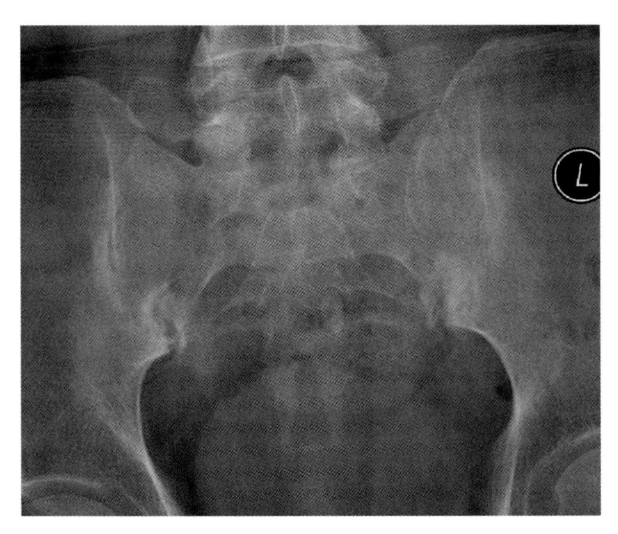

图 2-3-4-2　牛皮癣性骶髂关节炎影像学
X 线正位片示双侧骶髂关节前下部分关节面模糊、关节面下骨硬化，左侧较右侧严重

四、强直性脊柱炎

强直性脊柱炎（ankylosing spondylitis，AS）是最常见的脊柱关节炎，与 HLA B-27 相关性最强（超过 95%的患者 HLA B-27 阳性）。和许多关节炎类似，强直性脊柱炎是一种系统性疾病，不仅累及脊柱和骶髂关节，在疾病晚期，还可导致主动脉炎和主动脉关闭不全（5%~10%）、肺上叶间质性限制性肺疾病（1%）、虹膜睫状体炎（25%）、眼葡萄膜炎（20%）和继发性淀粉样变（10%）。

AS 发病时无明显症状，16~45 岁起病。10%发病更早，为 AS 幼年型。20%进展至严重功能缺陷。男女比例 >10∶1，但是影像学调查显示男女发病率相同，表明女性患者临床症状不明显。临床表现为低腰痛、晨僵、疲劳、间歇性发热、肌腱炎等。

AS 最常累及骶髂关节和脊柱的可动关节，并可累及部分外周大关节（髋、膝、肩），骨性强直是最典型的表现，其韧带骨化广泛，严重者会使关节活动明显受限。除此外，还会发生骨外炎性改变，例如葡萄膜炎、主动脉炎以及肾脏和神经系统并发症等。其典型的影像学表现为：双侧骶髂关节对称性关节面模糊、受侵（前下部分最先受累），关节面下骨质硬化，间隙狭窄，进而发生骨性强直；脊柱小关节改变与之类似，同时有椎间盘纤维环边缘、前纵韧带、后纵韧带、黄韧带、棘间韧带等广泛骨化，最终形成"竹节样"脊柱（图 2-3-4-3）；椎体前缘上下角的骨炎改变、形态变尖，椎体变方；髋关节出现唇样增生、中心性关节间隙狭窄等。

幼年型强直性脊柱炎常累及小关节，是一种少见的类型。病变关节一般表现为均匀的狭窄，中度软骨下硬化和增生性改变。

五、反应性关节炎

反应性关节炎（reactive arthritis）是一种发生于某些特定部位（如肠道和泌尿生殖道）感染之后而出现的关节炎。常累及 20~40 岁年轻成人。男性多见，与 HLA B-27 相关。症状包括关节炎，黏膜病变，结膜炎或宫颈炎，皮疹，角皮病（类似于脓疱性银屑病发生于足趾的皮疹和手上的斑块）。近年发现，包括细菌、病毒、衣原体、支原体、螺旋体等在内的绝大多数微生物感染后均可引起反应性关节炎，经典的反应性关节炎仅指某些特定的泌尿生殖系或胃肠道感染后短期内发生的一类外周关节炎，比如性传播疾病和痢疾。常见的病原体包括志贺菌、沙门菌、结肠耶尔森杆菌、沙眼衣原体、空肠弯曲杆菌、性病淋巴肉芽肿衣原体等。赖特（Reiter）综合征为经典反应性关节炎。影像学：其关节炎的特点是不对称性累及下肢，较典型的征象为跟骨后结节密度增高/骨侵蚀，跟腱、跖底筋膜附着处反应性增生、绒毛样骨膜反应，但整体而言，其与牛皮癣性关节炎易混淆（图 2-3-4-4）。病变具有自限性，并与发病率相关，少数患者可导致失明。

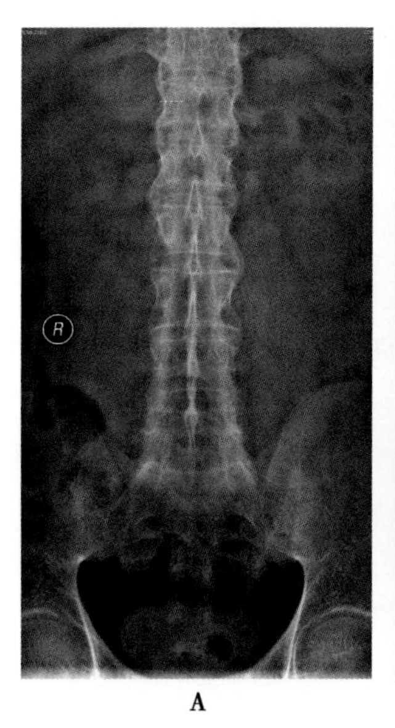
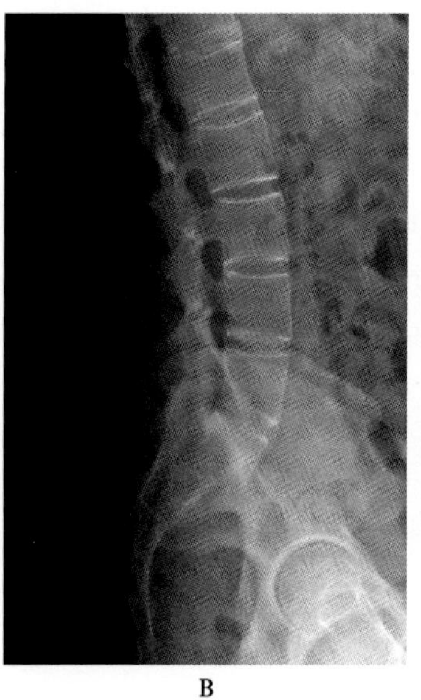
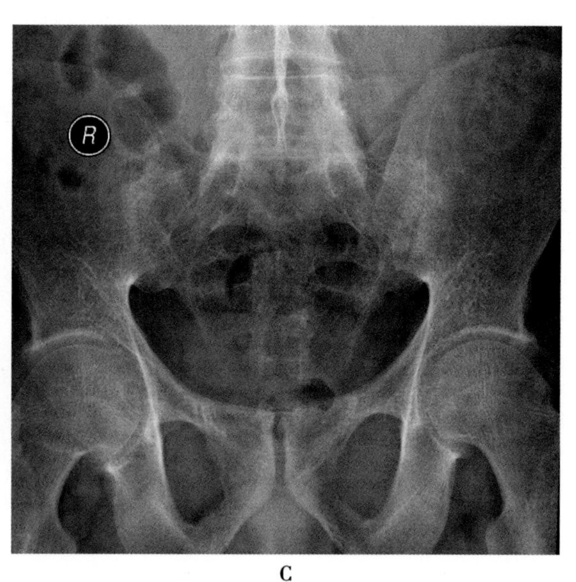

A　　B　　C

图 2-3-4-3　强直性脊椎炎影像学

A. X 线正位片示双侧骶髂关节强直，脊柱韧带广泛骨化、椎小关节融合，整体呈“竹节样”改变。B. X 线侧位片示腰椎体呈“方形椎”、椎小关节骨性强直。C. X 线正位片示双侧骶髂关节骨性强直，双侧髋臼窝加深、关节间隙中心性狭窄

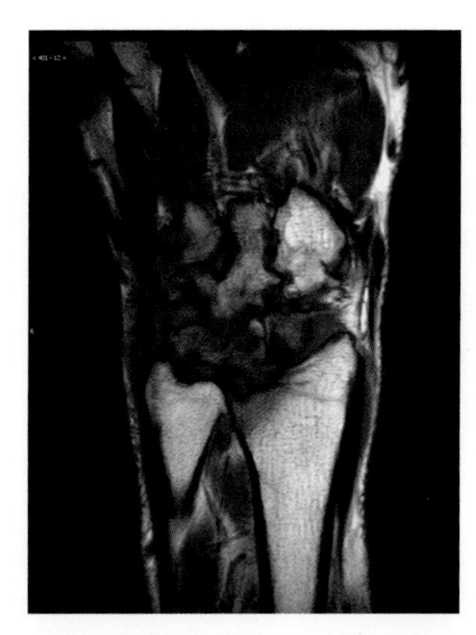

图 2-3-4-4　Reiter 综合征-腕关节炎影像学

MRI 冠状面 T1WI 图像示腕关节的 Reiter 综合征：诸骨增生、小灶性破坏、骨髓水肿，关节滑膜增生、关节积液

六、系统性硬化病性关节炎

大多数系统性硬化病（systemic sclerosis）患者可累及骨关节，表现为关节痛或症状加重的关节炎。本病关节损害较轻，主要影响腕、手、膝和踝。重要的并发症是关节挛缩变形和关节强硬引起运动障碍，以及由于运动受限和缺血常引起骨质疏松。影像学除可显示上述并发症外，亦可发现指间关节周围或肌肉附着部分钙化、肌肉肌腱萎缩变细、关节软骨破坏等。病理改变主要是滑膜表面纤维素沉积、轻度单核细胞浸润、滑膜衬覆细胞轻度增生、胶原纤维增多以及局灶性小血管管腔闭塞。对于有明显关节症状的患者，诊断时需排除重叠综合征和混合性结缔组织病。

七、红斑狼疮性关节炎

90%的红斑狼疮（systemic lupus erythematosus，SLE）患者有关节痛。关节痛是 SLE 常见的临床表现之一，也可为首发症状，SLE 患者以关节痛为首发症状的比例达 51.3%。关节损害特点为持续时间短，但反复发作，主要表现有关节红肿疼痛、僵硬、活动受限，全身各大小关节均可涉及。约 80%的红斑狼疮患者表现为无骨关节实质损害的关节炎，少数患者还可发生无明显关节破坏的畸形，尤其以手足部关节明显，主要表现为掌指关节屈曲，拇指指间关节过伸或关节向尺侧偏斜或半脱位等手部畸形等；另有部分患者亦可发生侵蚀性关节炎。影像学表现为软组织肿胀、关节周围骨质疏松、关节可复性脱位，但常无关节骨端的骨质侵蚀；MRI 显示为关节/腱鞘（特别是手部伸肌腱鞘）滑膜增生、积液。其镜下改变与类风湿滑膜病变无法区别。但其滑膜表面的纤维素沉积更为明显，滑膜细胞增生程度则较低。

八、淀粉样变性关节炎

淀粉样变性物质沉积在关节内及关节周围为关节型淀粉样变性，即淀粉样变性关节炎（amyloidosis arthritis）。关节型淀粉样变性的主要表现有腕管综合征，关节积液，关节活动受限，脊柱关节病和囊性骨破坏等，其原因主要是淀粉样变性物质浸润滑膜、关节囊、肌腱和韧带，使关节周围软组织肿胀。通常倾向于侵犯髋、膝、肩、肘和腕关节，淀粉样变物质可充满整个关节间隙，严重的可使关

节半脱位。淀粉样变性可累及小关节,关节炎表现可酷似类风湿关节炎,因此临床上如遇到多发性对称性小关节肿痛,而多种免疫学指标均为阴性时,一定要考虑淀粉样变性的可能性,积极行病理活检以确诊。病理表现为沉积在组织中的淀粉样变物质是无定形、透明的,HE 染色呈浅粉色团块,刚果红染色呈砖红色团块,在偏光显微镜下呈苹果绿色双折光物质,皮肤甲基紫染色呈阳性反应,电镜下可见淀粉样纤维。

(李 兰)

第五节 感染性关节炎

【定义】

感染性关节炎(infectious arthritis)是一系列病原体经血行感染引起的关节炎,又称败血症性关节炎。感染性关节炎可发生于免疫抑制个体,有时继发于全身性感染或其他器官感染。

【临床特征】

(一)病因

关节感染可经血行或淋巴系统到达关节,血行为最常见途径。此外还可由周围软组织及骨感染直接蔓延至关节。关节穿刺是真菌性关节炎的常见感染途径。

(二)症状

最常见受累的关节为膝关节和髋关节,以关节的红肿热痛及关节活动受限为主要症状,90%的感染性关节炎为单关节发病。

(三)治疗

感染性关节炎往往治疗较困难,因为抗生素较难渗透入关节内,如治疗延迟可能导致严重后果,故应早期行关节切开术或关节穿刺术以诊断并治疗性冲洗。关节积脓患者往往抗生素治疗无效,需要外科引流或反复穿刺治疗。

(四)预后

感染性关节炎可出现严重后遗症,包括纤维粘连、关节僵直、关节腐蚀(软骨溶解)、关节盘或韧带损伤等。软骨溶解可向下蔓延至骨组织,继发骨性关节炎。

【病理变化】

各类感染性关节炎均可出现基础炎性改变,包括滑膜充血及中性粒细胞、淋巴细胞、巨噬细胞及浆细胞等炎症细胞浸润。此外,还可伴有化脓、浆液性或纤维素性渗出。持续炎症可导致肉芽组织增生及软骨溶解。软骨溶解在细菌性、分枝杆菌性和真菌性关节炎中较显著,增生的肉芽组织可释放细胞因子、溶解酶等导致软骨溶解。

一、细菌性关节炎

【临床特征】

细菌性关节炎(bacterial arthritis)患者感染的细菌类型及关节受累方式往往与年龄(老年者风险更高)、基础关节病、免疫状态、生活习惯、特别是注射吸毒史等密切相关。最常见的致病菌包括葡萄球菌、链球菌、假单胞菌、大肠埃希菌等,淋病奈瑟菌感染常见于年轻性生活活跃患者,特别是女性。布氏菌感染见于牛奶不消毒饮用者、肉类相关行业、兽医及实验室人员等。感染性关节炎还可发生在人工假体植入的关节。

【病理变化】

细菌性关节炎最特征性病理改变为大量中性粒细胞浸润,以此区别人工假体关节的无菌性炎症与感染性炎症非常有意义,决定是否需要延迟置换新关节并手术治疗,通过计数 5 个高倍视野的中性粒细胞,平均数大于 5 个可疑感染(敏感性 0.4~0.9,特异性 0.7),平均数大于 10 个提示感染(敏感性 0.86,特异性 0.85)(详见第二篇第五章)。

二、结核性关节炎

【临床特征】

结核性关节炎(tuberculosis arthritis)多为血行感染,也可由骨髓炎直接蔓延而来。此类关节炎破坏性强且易漏诊。关节内改变可为渗出性或干性(肩关节常见)。最常受累部位为脊柱关节,其次为膝关节、髋关节和踝关节。结核病累及四肢关节者多为单关节发病,少数累及多个关节(15%)。影像学表现为受累关节诸骨明显疏松,关节间隙变窄,关节非承重端对吻性破坏,破坏区内可见沙砾样死骨(图 2-3-5-1A);受累脊柱除上述表现外,常伴有"冷脓肿"。脊柱结核(Pott 病)常表现为背痛和驼背,延迟治疗可导致椎体塌陷压迫脊髓,有时伴有椎管内或硬膜外脓肿,重者导致瘫痪。其他关节结核常导致关节腔狭窄及关节周围骨质疏松。

早期诊断和治疗尤为重要,临床表现、放射学检查、滑膜液涂片及培养、椎旁脓肿穿刺均可辅助诊断。有些结核患者可无呼吸道症状,而以关节炎症状首发,易误诊为风湿性关节炎。

【病理变化】

典型的改变为上皮样肉芽肿伴有或不伴有干酪样坏死,周围组织可见单核细胞浸润,抗酸染色找到阳性杆菌可辅助诊断(图 2-3-5-1B~F)。

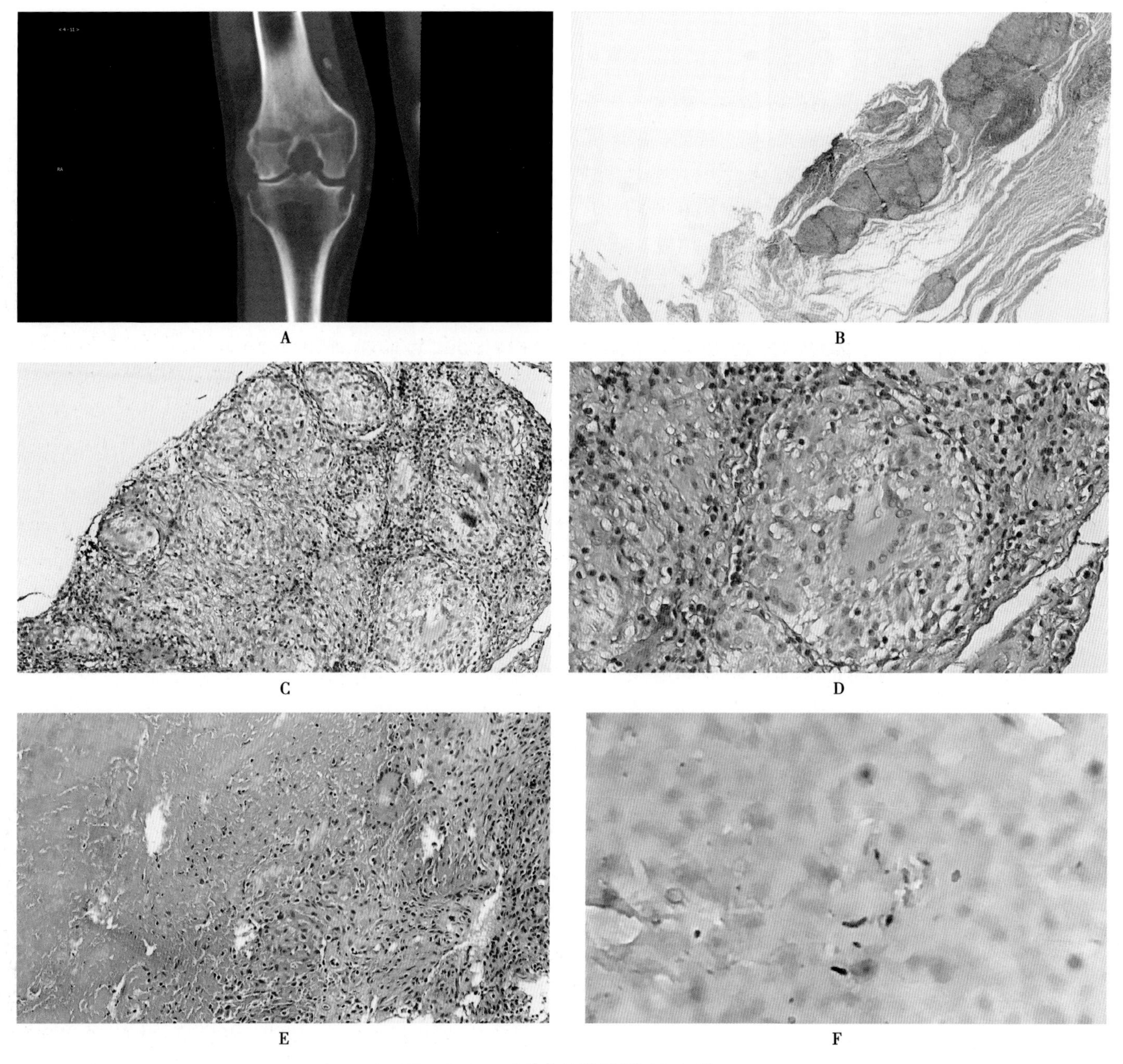

图 2-3-5-1 膝关节结核 X 线及组织学

A. 膝关节结核 X 线：骨质疏松，关节间隙变窄，关节两侧非承重区出现骨破坏，外侧呈对吻性破坏。B~F. 膝关节结核组织学。B. 滑膜组织肉芽肿性炎。C~D. 结核性滑膜炎呈肉芽肿性炎，可见马蹄形朗汉斯巨细胞。E. 结核性滑膜炎的干酪样坏死。F. 抗酸染色中的结核杆菌

三、梅毒性关节炎

【临床特征】

梅毒性关节炎（syphilitic arthritis）可见于成人及先天性梅毒患者，亦好发于 HIV 患者。先天性梅毒晚期可致双侧膝关节慢性积水（Clutton 关节）。梅毒性关节炎疼痛较轻微或不明显，类似神经性关节病。

【病理改变】

基础病变为动脉内膜炎导致的缺血性改变以及富含浆细胞的肉芽肿结构。伴有骨髓炎及骨膜炎时可见皮质破坏。

四、病毒性关节炎

全身性病毒感染可引起一过性病毒性关节炎（viral arthritis），常见类型有传染性单核细胞增多症、流感、副流感、流行性腮腺炎、呼吸道合胞病毒等，风疹引起的关节炎可持续四周。乙型肝炎和丙型肝炎病毒感染常可伴发多关节的非特异性滑膜炎。关节受累还可见于 HIV 感染

和细小病毒感染。

五、真菌性关节炎

真菌性关节炎(fungal arthritis)少见,多出现在免疫缺陷患者,包括芽生菌病、念珠菌病、孢子丝菌病、球孢子病、放线菌病等。在芽生菌感染患者中24%的可累及骨,而累及关节者仅3%,病理诊断依靠对酵母菌的识别,其直径8~15μm(PAS染色),存在于肉芽肿性炎症中。孢子丝菌病理表现为合并脓肿样多形核白细胞聚集物的肉芽肿(脓性肉芽肿),但仅有2~4μm的酵母样微生物很难见到。球孢子病组织学诊断依靠常规或特殊染色来辨识其球状的被膜,其炎症是类似于结核的肉芽肿性炎,可见朗汉斯巨细胞。

六、寄生虫性关节炎

包囊虫、几内亚蠕虫(龙线虫属)、血吸虫、圆线虫及钩虫等寄生虫可能累及关节,引起寄生虫性关节炎(Parasitic arthritis)。包囊虫病最常受累的关节是髋关节,病理上确诊依靠辨识出包囊结构,其特点是内层的有核生发层和外层的无核层。包囊内含清亮液体,其内有漂浮或附着的头节。

(田萌萌)

第六节　血友病性关节病

【定义】

血友病(hemophilia)是因遗传因素引起的凝血因子缺乏而导致的出血性疾病,血友病性关节病(hemophilic arthropathy)是由于骨关节反复出血导致的关节改变。

【临床表现】

(一)流行病学

血友病为性染色体隐性遗传疾病,发病率为(15~20)/10万男性,血友病性关节病见于75%~90%的血友病患者。

(二)症状

血友病性关节病可发生在任何年龄,最常见为无痛性逐渐增大的肿块,有时可伴有疼痛和神经功能缺损。膝关节、踝关节和肘关节为最常受累关节。踝与肘关节远端的关节很少受累。骨髓腔内也可出血形成骨内假瘤样改变。反复出血可使关节周围骨组织血流增加,往往导致相邻骨骺增生,使患侧肢体长于对侧肢体。最终,受累关节的骨骺提前闭合,致使患侧肢体短缩,后续还可能继发骨性关节炎。

(三)影像学

X线与MRI相结合常能提示本诊断,但更多情况下应用MRI以评价关节受累情况。关节改变常见于膝关节,典型者表现为:①关节腔积液,因出血时期不同,于MRI T1WI、T2WI序列表现为混杂信号,较特异地出现滑膜周边低信号(含铁血黄素沉积),以梯度回波序列最显著;②骺部过度生长,以股骨髁、桡骨头明显,并因骨侵蚀,可出现股骨髁间增宽;可出现骺早闭;③滑膜增生;滑膜炎、血管翳侵蚀软骨及骨,骨侵蚀灶于MRI序列可见低信号,伴有大片骨髓水肿,可继发骨性关节炎;④骨质疏松;⑤假瘤形成:可发生于骨内或骨膜下、软组织内,为明显膨胀性囊腔,囊壁较厚并可伴有钙化,压迫性侵蚀骨,可有硬化缘,多数边界清晰,其内可存在分隔或出现液-液平面,MRI T1WI、T2WI信号混杂,其引起的骨膜反应形态怪异,为病灶周缘骨性凸起、垂直于骨表面(图2-3-6-1A~D)。

(四)治疗

血友病治疗是以Ⅷ因子的补充为中心,使用经过热处理或经溶剂清洁的第Ⅷ因子进行治疗。外科关节重建对于血友病性关节病治疗有效。

【病理改变】

(一)大体特征

假瘤大体结构类似血肿或血栓形态,骨内病变可包绕骨膜。

(二)镜下特征

关节腔内出血早期可导致滑膜水肿、增生,反复出血引起滑膜增厚,纤维增生,常见绒毛肥大伴滑膜细胞增生,下层结缔组织内大量含铁血黄素沉着(图2-3-6-1E~H)。关节表面软骨营养不良可致软骨囊变。重者可致骨组织变性坏死,穿破皮质形成软组织肿块,形成血友病性假瘤(发生于1%~2%的血友病患者),病变周边为反应性编织骨,增生纤维组织,病变中心常为出血组织伴退变表现,这种分带结构类似骨化性肌炎或骨痂改变。

【鉴别诊断】

1. 弥漫型腱鞘滑膜巨细胞肿瘤　血友病性关节炎可表现为乳头状增生伴含铁血黄素沉积,可能被临床误诊为弥漫型腱鞘滑膜巨细胞肿瘤,但后者存在片状肿瘤性增生的滑膜样卵圆形单个核细胞,是一种真性肿瘤。而血友病性假瘤为增生的纤维组织及血管,滑膜细胞也可增生但位于滑膜表面,无一致性弥漫片状或结节状的肿瘤性细胞。

2. 非特异性慢性滑膜炎　慢性滑膜炎主要表现为淋巴细胞及浆细胞浸润,可出现淋巴组织增生及淋巴滤泡形成,血管增生及含铁血黄素沉积显著时与血友病性关节炎鉴别需依靠临床实验室检查。

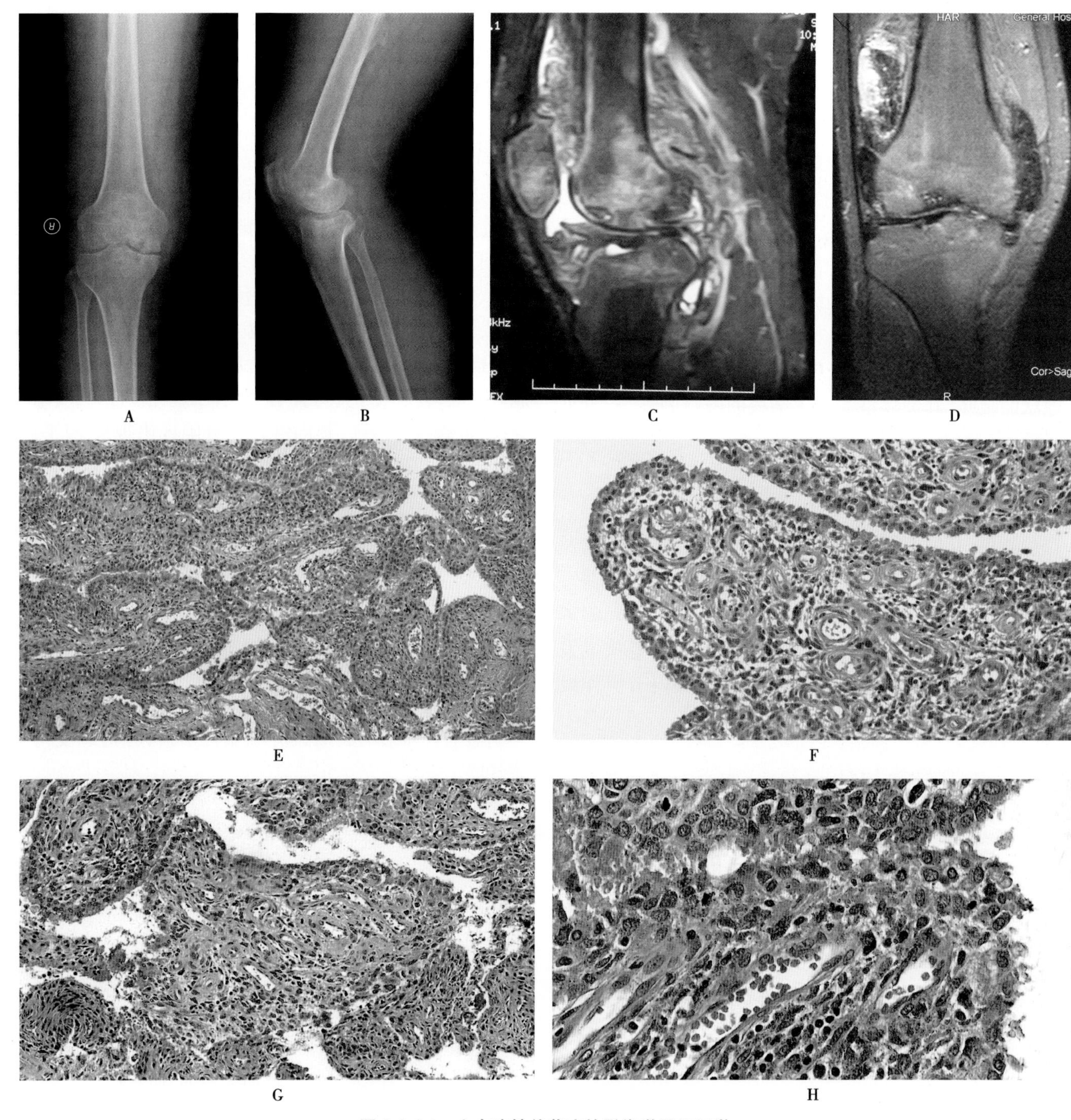

图 2-3-6-1 血友病性关节病的影像学及组织学

A~D. 血友病性关节病的影像学。A、B. 膝关节 X 线正侧位：膝关节大量积液，股骨髁略膨大、髌骨增生，内侧胫股关节、股髌关节间隙变窄、软骨下多发囊变。股骨中段后缘可见出血后骨化灶。C、D. MRI：膝关节积液、滑膜增生，可见含铁血黄素沉着所致广泛低信号，软骨缺损、骨侵蚀灶，伴有大片骨髓水肿。E~H. 血友病性关节病的组织学。E. 血友病性关节炎，可见滑膜组织显著乳头状增生，滑膜内皮细胞增生，被覆于乳头表面。F、G. 血友病性关节炎，滑膜增生乳头见显著血管增生。H. 大量含铁血黄素沉积

（田萌萌）

参考文献

1. Adam Greenspan, Wolfgang Remagen. 骨关节肿瘤和肿瘤样病变的鉴别诊断. 司建荣，姜兆候，老昌辉，等译. 北京：中国医药科技出版社，2004.
2. Aletaha D, Kerschbaumer A. Rheumatoid arthritis. Z Rheumatol, 2017, 76(1):8-14.
3. Brown M, Bradbury LA. New approaches in ankylosing spondylitis. Med J Aust, 2017, 206(5):192-194.
4. 陈晨，韦坤辰，陈广洁. 性激素与类风湿性关节炎发生发展的研究进展. 现代免疫学，2017，(3):253-257.
5. 陈留斌. 腰椎间盘突出症影像学诊断与手术病理对照分析. 第三军医大学学报，2000，(3):302-303.
6. 程霄，赵勇. 以关节炎症状为首发表现的结核病误诊 5 例. 中国

保健营养旬刊,2013 (9):931-932.
7. 窦丽娜.牛皮癣性关节炎2例.实用放射学杂志,2010(7):1075-1076.
8. Felson DT, Neogi T. Challenges for Osteoarthritis Trials. Arthritis Rheumatol. 2018,70(8):1175-1181.
9. 冯宾,翁习生,林进,等.血友病性骨关节病变的外科治疗策略.中华骨科杂志,2016,36(7):413-421.
10. Fu K,Robbins SR,Mcdougall JJ. Osteoarthritis:the genesis of pain. Rheumatology,2018,57(4):iv43-iv50.
11. Gulati M,Farah Z,Mouyis M. Clinical features of rheumatoid arthritis. Medicine,2018,46(4):211-215.
12. 郭增峰,于滨生.腰椎小关节骨性关节炎的研究进展.中国矫形外科杂志,2017,(17):1587-1591.
13. Hanson A,Brown MA. Genetics and the Causes of Ankylosing Spondylitis. Rheum Dis Clin North Am,2017,43(3):401-414.
14. 胡永成,郑得志,季林祥,等.血友病性假肿瘤.中华骨科杂志,2005,25(7):438-439.
15. 蒋智铭.骨关节病理学图谱.北京:人民卫生出版社,2008.
16. Juan Rosai. Rosai&Ackerman.外科病理学(上、下卷).第10版.郑杰,译.北京:北京大学医学出版社,2014.
17. 康鸣,庞善军,赵静,等.椎间盘突出髓核游离MRI与病理对照分析.实用放射学杂志,2006(7):841-843.
18. Kjaer P,Tunset A,Boyle E,et al. Progression of lumbar disc herniations over an eight-year period in a group of adult Danes from the general population--a longitudinal MRI study using quantitative measures. BMC Musculoskelet Disord,2016,17:26.
19. Kulkarni K,Karssiens T,Kumar V,et al. Obesity and osteoarthritis. Maturitas,2016,89:22-28.
20. 李坤鹏,张江林,朱剑,等.系统性红斑狼疮合并化脓性关节炎六例临床分析.中华内科杂志,2016(8):631-633.
21. 李立军,宗强,时宇博,等.糖尿病与骨性关节炎相关性研究进展.实用医学杂志,2015,(22):3795-3797.
22. 刘伟,雍宜民.腰椎间盘突出症合并骨化.中华骨科杂志,1996(7):421-422.
23. 刘晓东.淀粉样变性引起骨骼改变的临床特征.中国社区医师:医学专业,2011(4):72-73.
24. 刘晓红,郑小霞,印建国.脊柱及多关节受累重症牛皮癣性关节炎1例.西北国防医学杂志,2016(5):317.
25. 刘越,赵艳梅,夏群.强直性脊柱炎的诊断与治疗进展.中国矫形外科杂志,2015(3):235-238.
26. 马伟,刘霞,林冰,等.强直性脊柱炎合并皮肌炎一例.中华风湿病学杂志,2017(1):50-55.
27. 马信龙,徐宝山,王涛,等.腰椎间盘突出症的病理学分型及其对手术方案选择的意义.中华骨科杂志,2014(9):887-894.
28. 马信龙.腰椎间盘突出症的病理学分型及其临床意义.中华骨科杂志,2014(9):974-981.
29. Messner RP. Arthritis due to tuberculosis, fungal infections, and parasites. Current Opinion in Rheumatology,1992,4(4):516-519.
30. Parks NE,Benstead TJ. Charcot ankle arthropathy in CMT1A exacerbated by type 2 diabetes mellitus. Can J Neurol Sci,2010,37(3):419-421.
31. Patrick DW. Management of rheumatoid arthritis. Medicine,2018,46(4):216-221.
32. Pearson AM. Sex Differences in Lumbar Disc Herniation:Point of View. Spine (Phila Pa 1976),2016,41(15):1253.
33. 彭笳宸,张天宏.椎间盘突出症复发原因初步研究.中国矫形外科杂志,2005,(15):1130-1131.
34. Pineda MA,Eason RJ,Harnett MM,et al. From the worm to the pill,the parasitic worm product ES-62 raises new horizons in the treatment of rheumatoid arthritis. Lupus,2015,24(5):400-411.
35. 乔琳,徐东,赵岩.系统性红斑狼疮合并感染性关节炎12例临床特点分析.中华风湿病学杂志,2014,(9):589-592.
36. Quinn RH,Murray JN,Pezold R,et al. Surgical Managementof Osteoarthritis of the Knee. J Am Acad Orthop Surg,2018,26(9):e191-e193.
37. 盛琦,许怀琪,陈静.幼年型类风湿性关节炎65例临床分析.临床儿科杂志,1998(5):321-322.
38. 宋红梅.幼年特发性关节炎的诊断.临床儿科杂志,2011(1):18-21.
39. 宋鹏,王运涛,吴小涛.未成年人腰椎间盘突出症的研究与治疗进展.中国微创外科杂志,2015(4):368-372.
40. 索丹凤,曾三武,纪黎明.系统性红斑狼疮与扁平苔藓重叠综合征并发类风湿关节炎1例.临床皮肤科杂志,2015(7):449-450.
41. Vincent TL,Watt FE. Osteoarthritis. Medicine,2018,46(3):187-195.
42. Vincent J. Vigorita.骨科临床病理学图谱.牛晓辉,黄啸原,译.北京:人民军医出版社,2010.
43. 王昆润.男青年的反应性关节炎.国外医学:内科学分册,1993(8):383-383.
44. Wilkinson VH,Rowbotham EL,Grainger AJ. Imaging in Foot and Ankle Arthritis. Semin Musculoskelet Radiol,2016,20(2):167-174.
45. 武忠弼,杨光华.中华外科病理学(上、中、下卷).北京:人民卫生出版社,2002.
46. 徐胜前,黄烽.强直性脊柱炎的关节外损害及治疗.中华内科杂志,2018(3):171-174.
47. 杨波,林进.膝关节感染性关节炎的关节镜治疗.中华骨与关节外科杂志,2014(6):475-480.
48. 杨晓松.强直性脊柱炎诊疗进展.中国全科医学,2017(A3):218-221.
49. 杨瑛,于冬雯,邱立丹,等.重、中型血友病患者的关节情况.中国医药指南,2015,7:173-174.
50. 叶超然,陈剑梅.强直性脊柱炎合并急性心肌梗死5例.临床心血管病杂志,2018(3):314-315.
51. 袁普卫,杨威,康武林,等.骨性关节炎发病机制研究进展.中国

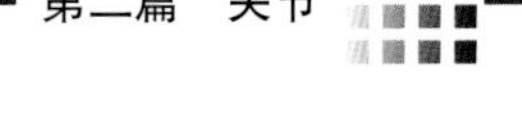

骨质疏松杂志,2016(7):902-906.

52. 曾佳兴,梁斌,尹东,等.青少年与中老年腰椎间盘突出相关因素分析.中国矫形外科杂志,2013(11):1121-1122,1124-1126,1132.

53. 曾颖瑜,陶怡.类风湿关节炎早期诊断的血清学检查研究进展.广东医学杂志,2008(3):518-520.

54. 章敏,高梅,陈镜宇,等.类风湿性关节炎血管增生的机制研究进展.安徽医科大学学报,2018,(4):649-652.

55. Zhang Q,Qian J,Zhu Y. Meta-Analysis on Microdiscectomy and Sequestrectomy for Lumbar Disc Herniation. J Invest Surg,2015,28(4):225-229.

56. 张燕,张祥盛.72 例椎间盘突出症的病理组织学观察.临床与实验病理学杂志,1995(2):163-164.

57. 郑永发,马信龙,冯世庆,等.腰椎间盘突出症的超微结构病理研究.天津医药,2006(6):364-366.

58. 朱晓中,付凯,李星玮,等.神经性关节炎诊疗进展.国际骨科学杂志,2015(6):397-400.

第四章

关节肿瘤及瘤样病变

第一节　纤维组织细胞性肿瘤

一、腱鞘滑膜巨细胞肿瘤，局限型

【定义】

腱鞘滑膜巨细胞肿瘤，局限型（tenosynovial giant cell tumour，localized type）是一种局限型滑膜样单核细胞的肿瘤性增生，伴有数量不等的多核破骨细胞样细胞、泡沫细胞、含铁血黄素细胞和炎症细胞，最常见的发病部位是手指。

ICD-O 编码 9252/0

【临床特征】

（一）流行病学

1. 发病年龄　任何年龄均可发病，发病高峰 30～50 岁。

2. 性别　男女比例为 1∶2。

（二）症状

最常见的症状是无痛性肿胀，肿物缓慢长大，病程长，病程一般数年。部分病例（1%～5%）有创伤史。

（三）发病部位

主要发生在手部，也是手部最常见的肿瘤（图 2-4-1-1A）。大约 85%的发生在手指，靠近腱鞘滑膜或指间关节，一般不侵蚀或浸润邻近骨组织，累及皮肤者罕见。其他发病部位有腕、踝/足、膝，非常罕见于肘部和髋部。发生在关节内的病变最常见的部位是膝关节，需要与弥漫型腱鞘滑膜巨细胞肿瘤鉴别。

（四）影像学特点

影像学表现较特异，一般显示为界限清楚的软组织肿物，于 CT 偶可见其侵蚀压迫骨组织，增强后明显强化；MRI（特别是梯度回波序列）可显示其内多发低信号（含铁血黄素沉着）（图 2-4-1-1B）。

（五）治疗

以局部切除为主。

（六）预后

4%～30%的病例复发，但复发一般无破坏性，并且再次手术切除可以控制。

【病理变化】

（一）大体特征

大多数为界限清楚的分叶状或结节状肿块，有包膜（图 2-4-1-1C），一般较小，直径 0.5～4cm，发生于大关节的病变相对大而且不规则。切面灰白色，因含有吞噬脂质的巨噬细胞或含铁血黄素沉积而局部呈黄色或褐色（图 2-4-1-1D）。

（二）镜下特征

1. 组织学特征

（1）肿瘤为分叶状或结节状，界限清楚，可见包膜（图 2-4-1-1E、F）。

（2）组织形态取决于单个核细胞、多核巨细胞、泡沫样吞噬细胞、含铁血黄素的多少以及纤维化的程度（图 2-4-1-1G～J）。

（3）肿瘤富于细胞区和低细胞性纤维化区域相移行，可出现滑膜样裂隙或者是因肿瘤细胞黏附性降低而形成的裂隙（图 2-4-1-1K）。

（4）单个核细胞较小、圆形或梭形，胞质浅染，细胞核圆性或肾形，常有核沟。除单个核细胞外，常伴有较大的上皮样细胞，胞质毛玻璃样，核圆形，空泡状（图 2-4-1-1L）。

（5）多核巨细胞散在分布于整个肿瘤内，破骨细胞样，核的数量 3～4 个至多于 50 个。

（6）泡沫样吞噬细胞十分常见，可散在分布或聚集成片，可伴有胆固醇裂隙。

（7）含铁血黄素常见，间质可不同程度玻璃样变，偶尔有骨软骨化生。

（8）核分裂活性 3～5 个/10HPF，也可达 20 个/10HPF。

（9）坏死不常见。

2. 免疫组织化学　小的单个核细胞 CD68、CD163、CD45

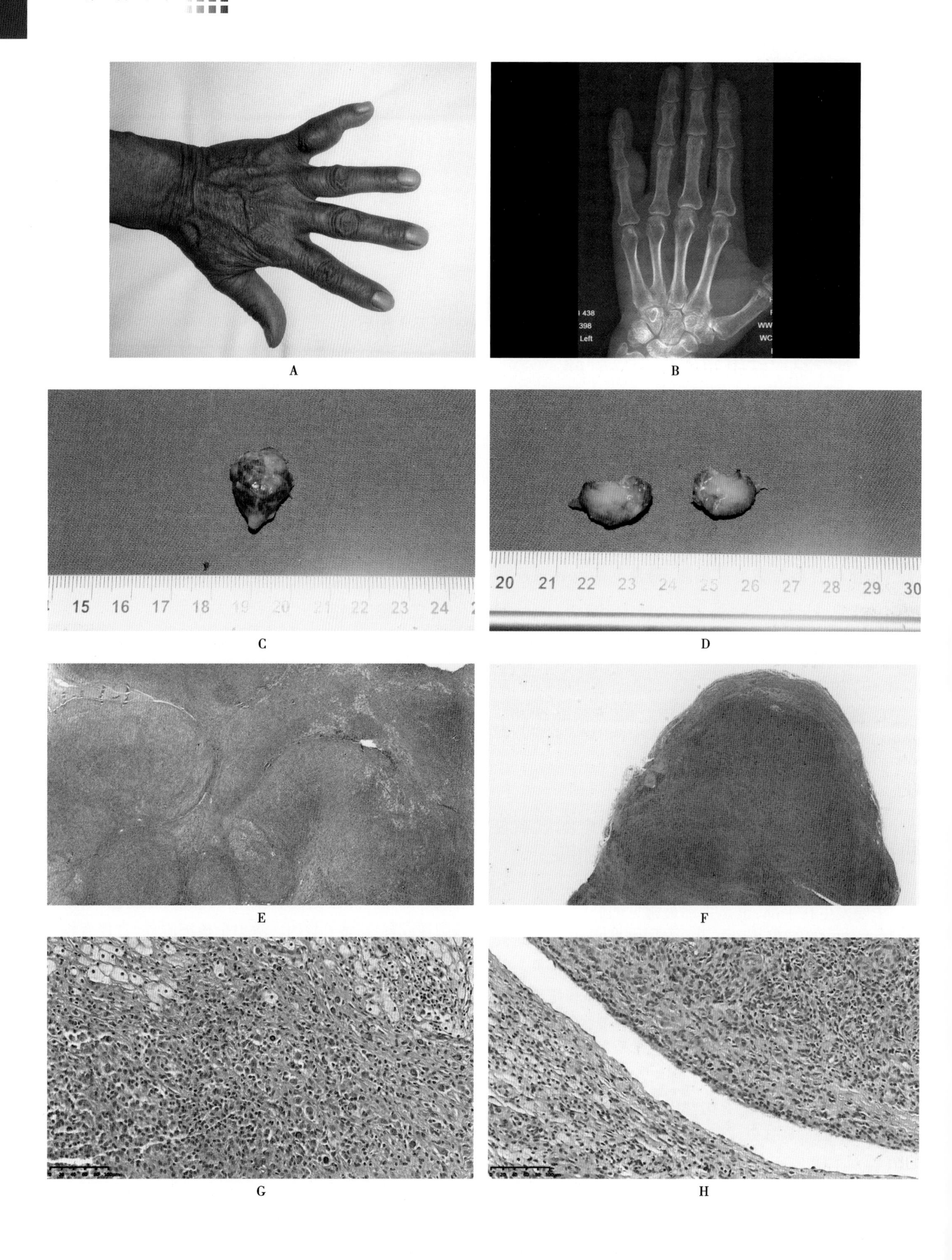
438
398
Left
WW
WC
15
16
17
18
19
20
21
22
23
24
20
21
22
23
24
25
26
27
28
29
30

A B C D E F G H

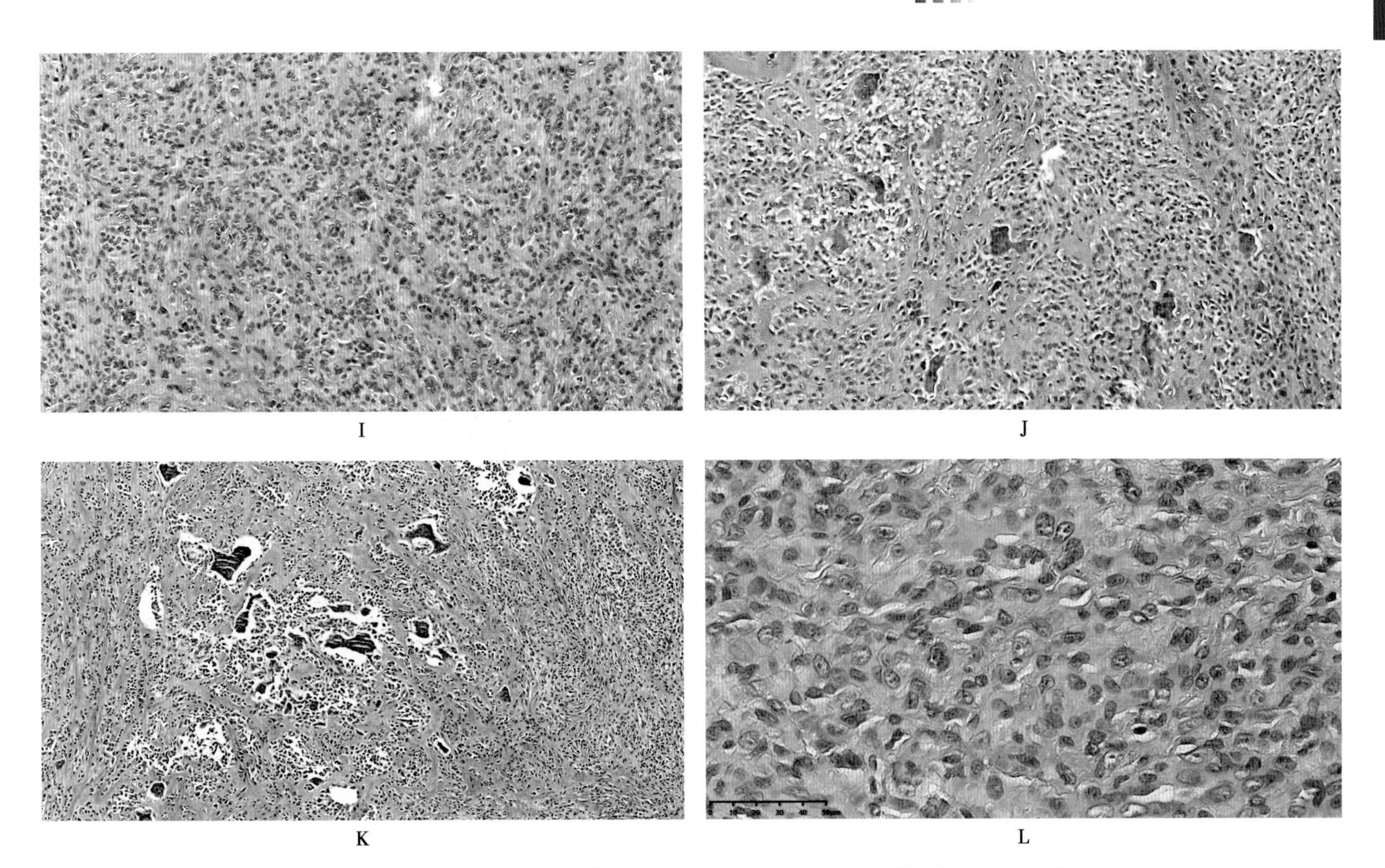

图 2-4-1-1　腱鞘滑膜巨细胞肿瘤，局限型，大体、影像学、组织学大体及组织学形态

A. 腱鞘滑膜巨细胞肿瘤（局限型）大体表现：患者左手小指第一指间关节见一软组织肿物。B. 腱鞘滑膜巨细胞肿瘤（局限型）影像学表现：X 线片示左手小指第一指间关节旁软组织肿物。C、D. 腱鞘滑膜巨细胞肿瘤（局限型）组织学大体。C. 肿瘤大体为界限清楚的分叶状或结节状肿块，有包膜。D. 肿瘤切面灰白、灰黄色。E、L. 腱鞘滑膜巨细胞肿瘤（局限型）组织学形态。E. 肿瘤为分叶状或结节状。F. 肿瘤界限清楚，表面被覆一层完整的滑膜。G. 肿瘤由单个核细胞、泡沫细胞及淋巴细胞构成，可见含铁血黄素沉积。H. 肿瘤中见滑膜样裂隙，并有较多的含铁血黄素沉积。I. 肿瘤以单个核细胞增生为主，含有少量破骨细胞样巨细胞。J. 肿瘤中含有较多的破骨细胞样巨细胞，间质玻璃样变明显。K. 肿瘤局部区域因肿瘤细胞黏附性降低而形成的裂隙。L. 单个核细胞核圆性或肾形，空泡状，部分有核沟

阳性，大的单个核细胞 Clusterin 阳性，部分病例 desmin 阳性。多核细胞 CD68、CD45 以及抗酒石酸酸性磷酸酶阳性。

（三）分子病理

细胞遗传学研究发现部分肿瘤中存在（1；2）（p13；q17）易位，导致 *CSF1* 与 *COL6 A3* 基因融合；另有文献报道 5 号和 7 号染色体三倍体的存在。

【鉴别诊断】

1. 腱鞘纤维瘤　腱鞘纤维瘤也是多见于手部肌腱附近的肿瘤。肿瘤以增生的梭形成纤维细胞为主，间质为多少不等的胶原，常见散在的裂隙状血管腔隙。缺乏多核巨细胞、泡沫样吞噬细胞及含铁血黄素沉积。

2. 腱鞘黄色瘤　腱鞘黄色瘤也是一种发生肌腱组织的结节性病变，但以跟腱多见。组织形态以成团的泡沫细胞为主，亦可见多核细胞，但为 Touton 巨细胞，而非破骨细胞样巨细胞。

3. 骨巨细胞瘤　两者虽在形态上有些相似之处，但两者发病部位不同，骨巨细胞瘤是常见于长骨骨骺的溶骨性骨质破坏，而局限型腱鞘滑膜巨细胞肿瘤一般不累及骨。

二、腱鞘滑膜巨细胞肿瘤，弥漫型

【定义】

腱鞘滑膜巨细胞肿瘤，弥漫型（tenosynovial giant cell tumour，diffuse type）是发生在关节内或关节外的一种局部侵袭性肿瘤，肿瘤主要成分是单个核细胞，混有多核巨细胞、泡沫细胞、吞噬含铁血黄素的细胞及炎症细胞。以往弥漫型腱鞘滑膜巨细胞肿瘤是指主要生长在关节外软组织内的肿瘤，而主要生长在关节内的肿瘤则被称为色素沉着绒毛结节性滑膜炎。

恶性腱鞘滑膜巨细胞肿瘤是指良性腱鞘滑膜巨细胞肿瘤与明显恶性的区域并存，或者典型的良性腱鞘滑膜巨细胞肿瘤复发时出现肉瘤特点。

ICD-O 编码 9252/1

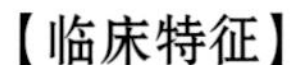

【临床特征】

（一）流行病学

与局限型腱鞘滑膜巨细胞肿瘤相比，弥漫型腱鞘滑膜巨细胞肿瘤更易累及年轻患者。发病年龄广，但大多数为40岁以下年轻人。女性略多见。

（二）症状

主要症状有疼痛、触痛、肿胀和活动受限，常见关节渗出性出血。病程相对较长（一般为数年）。

主要累及大关节，以膝关节最多见，其次为髋、踝、肘和肩关节。少数发生在颞下颌关节和脊柱小关节。不常见的部位有指、腕、腹股沟、肘和足趾。通常仅累及一个关节，但也有累及多个关节的报道。

（三）影像学特点

影像学表现特异，特点同局限型腱鞘滑膜巨细胞肿瘤，只是范围较广，发生于关节内者常有多发骨侵蚀（图2-4-1-2A）。

（四）治疗

广泛切除为主，原则是尽可能彻底切除肿瘤，最大限度保留关节功能。广泛破坏性的肿瘤，可考虑做半关节成形术、全关节成形术或人工关节置换，甚至截肢手术。放疗可缓解局部症状。目前针对CSF1基因靶点治疗药物选择性TKI药物正在进行临床试验，未来可能造福于不可切除或反复复发患者。

（五）预后

常见复发，且常多次复发，并可能严重影响关节功能。关节内复发率18%～46%，关节外33%～50%。手术边缘阳性是复发的重要因素。

【病理变化】

（一）大体特征

关节内的病变通常关节内滑膜弥漫增生，呈大量绒毛结节状隆起，灰黄色或深棕色，扁平状、驼峰状、息肉状或细丝状，并伴有结节状肿块（图2-4-1-2B）。关节外病变呈多结节状，缺乏绒毛结构，切面白色、黄色或棕色不一。

（二）镜下特征

1. 组织学特征

（1）与局限型腱鞘滑膜巨细胞肿瘤相比，弥漫型腱鞘滑膜巨细胞肿瘤呈浸润性生长（图2-4-1-2C），缺乏纤维性包膜，可形成滑膜绒毛结构（图2-4-1-2D、E）。

（2）肿瘤的细胞构成类似于局限型腱鞘滑膜巨细胞肿瘤，主要有两种，小的组织细胞样细胞和较大细胞。小的组织细胞样细胞是主要成分，但偶尔病变以较大细胞为主（图2-4-1-2F、G）。

（3）大多数病例可见呈成片泡沫细胞和含铁血黄素沉积，多核巨细胞的量一般比局限型腱鞘滑膜巨细胞肿瘤少（图2-4-1-2H～K），甚至在部分区域可以完全消失，表现为不含巨细胞的腱鞘滑膜巨细胞肿瘤，给病理诊断带来很大困惑。

（4）肿瘤内可有裂隙样假腺腔，滑膜裂隙或人为造成的裂隙（图2-4-1-2L）。

（5）间质纤维化程度不如局限型腱鞘滑膜巨细胞肿瘤明显。

（6）核分裂象常见，常大于5个/5HPF。

（7）提示恶性倾向的指标有：分裂活性明显增高（核分裂象>20个/10HPF）、坏死、核大并有核仁、单个核细胞呈梭形、组织细胞样细胞有丰富的嗜酸性胞质和间质黏液变，但单独一条均不是诊断恶性的标准。

2. 免疫组织化学　与局限型腱鞘滑膜巨细胞肿瘤类似，单个核细胞CD68、CD163、CD45阳性，Clusterin可以阳性，部分病例desmin阳性。多核细胞CD68、CD45阳性。

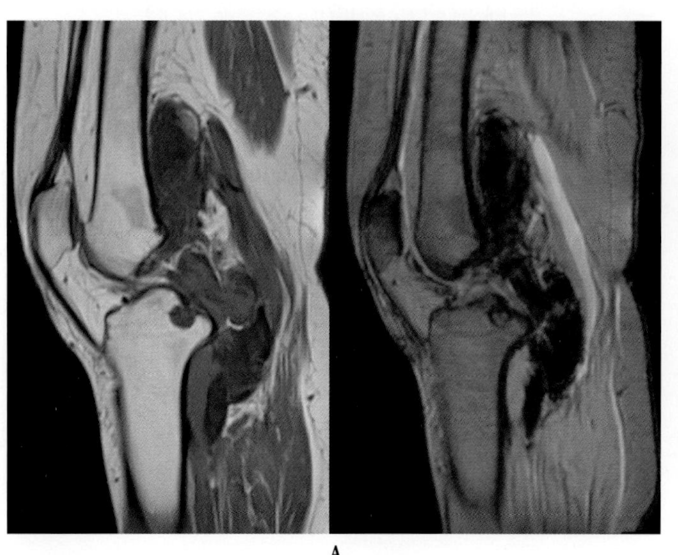

A

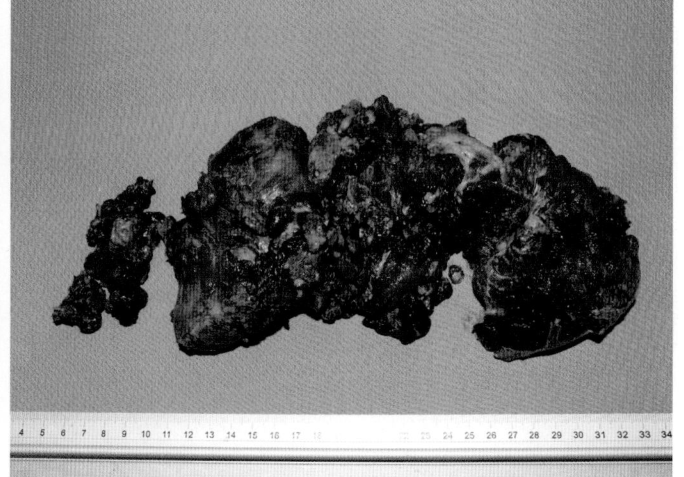

B

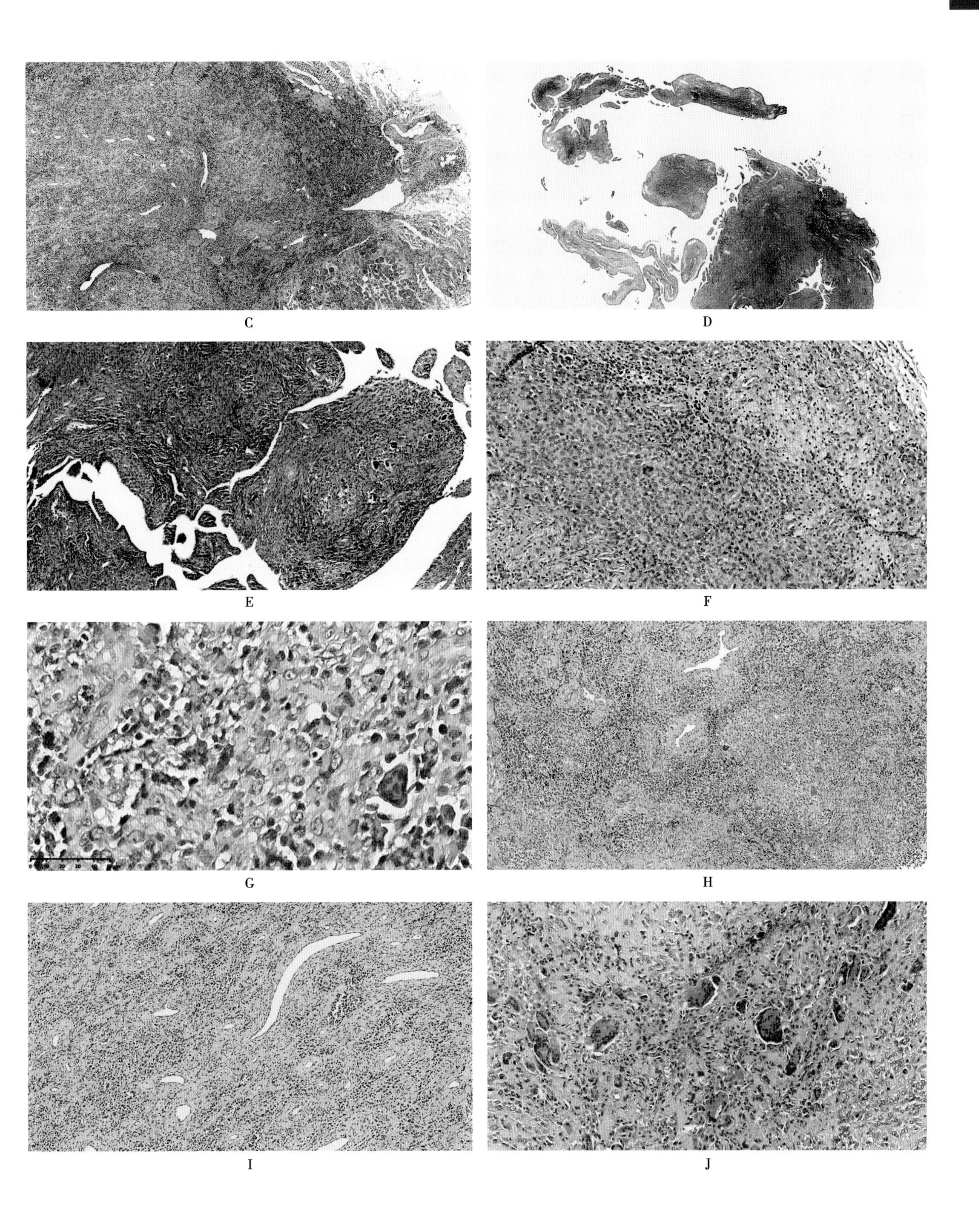
C
D
E
F
G
H
I
J

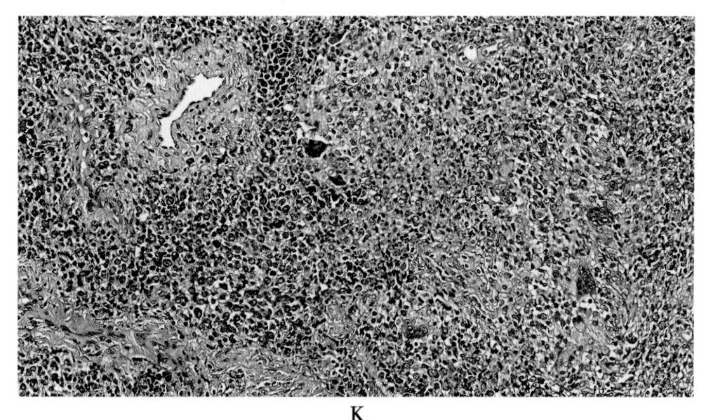

K

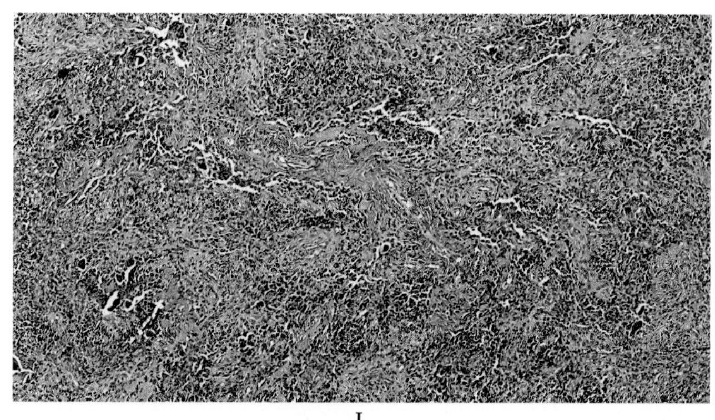

L

图 2-4-1-2　腱鞘滑膜巨细胞肿瘤，弥漫型，影像学、大体及组织学形态

A. 腱鞘滑膜巨细胞肿瘤（弥漫型）影像学：MRI 矢状面 T1WI、梯度回波序列图示膝关节后方弥漫滑膜增生、伴有大量低信号（含铁血黄素沉着），胫骨近端小灶性骨侵蚀。B. 腱鞘滑膜巨细胞肿瘤（弥漫型）大体：肿瘤表现为多结节状，灰黄色或深棕色，并伴有小乳头状结构。C~L. 腱鞘滑膜巨细胞肿瘤（弥漫型）组织学。C. 肿瘤浸润周围横纹肌组织。D. 低倍镜下肿瘤绒毛结构明显，细胞肿瘤性增生及含铁血黄素沉积清晰可见。E. 肿瘤的绒毛结构，绒毛内见肿瘤性增生的单核细胞、多核巨细胞以及含铁血黄素沉积。F. 肿瘤由组织细胞和较大的单核样细胞组成，并可见多核巨细胞及含铁血黄素沉积。G. 肿瘤以较大的单核样细胞为主，可见少量多核巨细胞。H. 肿瘤以较大的单核样细胞为主，可见少量多核巨细胞，较多含铁血黄素沉积。I. 肿瘤中较多含铁血黄素沉积，可将较多扩张的小血管。J. 肿瘤中的多核巨细胞。K. 肿瘤内较多含铁血黄素沉积，少量多核巨细胞。L. 肿瘤内见裂隙样假腺腔

（三）分子病理

见局限型腱鞘滑膜巨细胞肿瘤。

【鉴别诊断】

1. 慢性滑膜炎　有些情况下，炎症性或反应性滑膜炎也可呈绒毛乳头状增生，甚至伴有少量泡沫细胞以及含铁血黄素沉积，鉴别要点在于有没有呈结节状的单个核细胞呈肿瘤性增生。

2. 类风湿滑膜炎　常累及小关节而不是大关节，其滑膜的增生伴有大量淋巴细胞、浆细胞浸润及淋巴滤泡形成，含铁血黄素沉积少见，没有单个核细胞形成的肿瘤性结节。

3. 假体置换后的磨损性关节炎　滑膜的增生以大量组织细胞、多核巨细胞以及纤维化为主，伴有慢性炎细胞浸润，有时可见所置换假体的微颗粒。缺乏单个核细胞呈肿瘤性增生。

4. 血友病性关节炎　因其早期关节内出血可造成滑膜绒毛状增生并有大量含铁血黄素的沉积，有时需与弥漫型腱鞘滑膜巨细胞肿瘤鉴别。鉴别点在于其含铁血黄素沉积仅局限于滑膜表层细胞，滑膜下组织缺乏含铁血黄素沉积。最重要的，缺乏单个核细胞呈肿瘤性增生。

5. 发生在关节的恶性肿瘤　弥漫型腱鞘滑膜巨细胞肿瘤以大细胞为主时，缺乏其典型特征，此时要注意不要误诊为肉瘤，例如滑膜肉瘤、横纹肌肉瘤、炎症性未分化肉瘤等。除结合病变典型部位（发生在关节内）及仔细寻找弥漫型腱鞘滑膜巨细胞肿瘤的特征（泡沫样组织细胞、多核巨细胞以及含铁血黄素沉积等）外，可借助细胞的异型性以及免疫组化染色与这些肉瘤鉴别。

6. 恶性腱鞘滑膜巨细胞肿瘤与其他肉瘤鉴别　恶性腱鞘滑膜巨细胞瘤少见，常有既往腱鞘滑膜巨细胞肿瘤病史伴复发史，影像学表现为明显侵袭性生长方式和体积巨大时，如果仍然有结节状特点，免疫组化没有其他分化方向提示，需要考虑恶性腱鞘滑膜巨细胞瘤可能。

三、恶性腱鞘滑膜巨细胞肿瘤

【定义】

恶性腱鞘滑膜巨细胞肿瘤（malignant tenosynovial giant cell tumor，MTGCT）是指组织形态同时具有良性和恶性组织学特征的 MTGCT 或者良性 TGCT 复发后转变为恶性 TGCT。

ICD-O 编码 9252/3

【临床特征】

（一）流行病学

MTGCT 非常罕见，最大宗的报道仅有 7 例。发病年龄比良性 TGCT 大，平均年龄 50.2 岁。

（二）症状

主要症状有疼痛、触痛、肿胀和活动受限。

（三）发病部位

主要在下肢。

（四）影像学特点

与良性腱鞘滑膜巨细胞肿瘤难以鉴别。

（五）治疗

治疗以广泛切除为主，可辅助放、化疗。

（六）预后

MTGCT 是侵袭性肿瘤，50%发生远处转移，33%最终死于此病。最常见的转移部位是区域淋巴结，其次是肺。

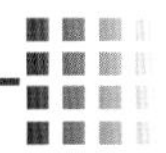

【病理变化】

（一）大体特征

肿瘤表现为多结节状，灰黄色或深棕色。

（二）镜下特征

大多数病例仍保持良性 TGCT 的组织学形态，包括肿瘤呈结节状，肿瘤细胞为圆的单核细胞以及含有多核巨细胞，但是细胞异型性增加，细胞增大，可见奇异的多核巨细胞。可见地图样坏死，肿瘤与周围组织有明显的浸润性边界。肉瘤成分无明显分化倾向，可简单的归为含有黏液样成分或具有异质性表现的高级别多形性未分化肉瘤。其一系列形态可理解为巨细胞瘤样肉瘤的改变，可见片状的类似于良性 TGCT 中的单核细胞样的上皮样细胞。其他的组织学类型包括纤维肉瘤样、恶性纤维组织细胞瘤样和黏液肉瘤样（图 2-4-1-3）。

【鉴别诊断】

1. 多形性横纹肌肉瘤　良性 TGCT 中可见 desmin 阳性的树突细胞，诊断时不要误认为是横纹肌肉瘤。这些树突状细胞缺乏肉瘤的形态，也缺乏 myogenin 和 MyoD1 的表达。

2. 多形性平滑肌肉瘤　多形性平滑肌肉瘤一般 desmin、SMA、h-caldesmon 阳性。

3. 纤维肉瘤及多形性未分化肉瘤　鉴别非常困难且鉴别的临床意义不大。有学者称 CSF1 是一个潜在的可在 MTGCT 中表达的指标。

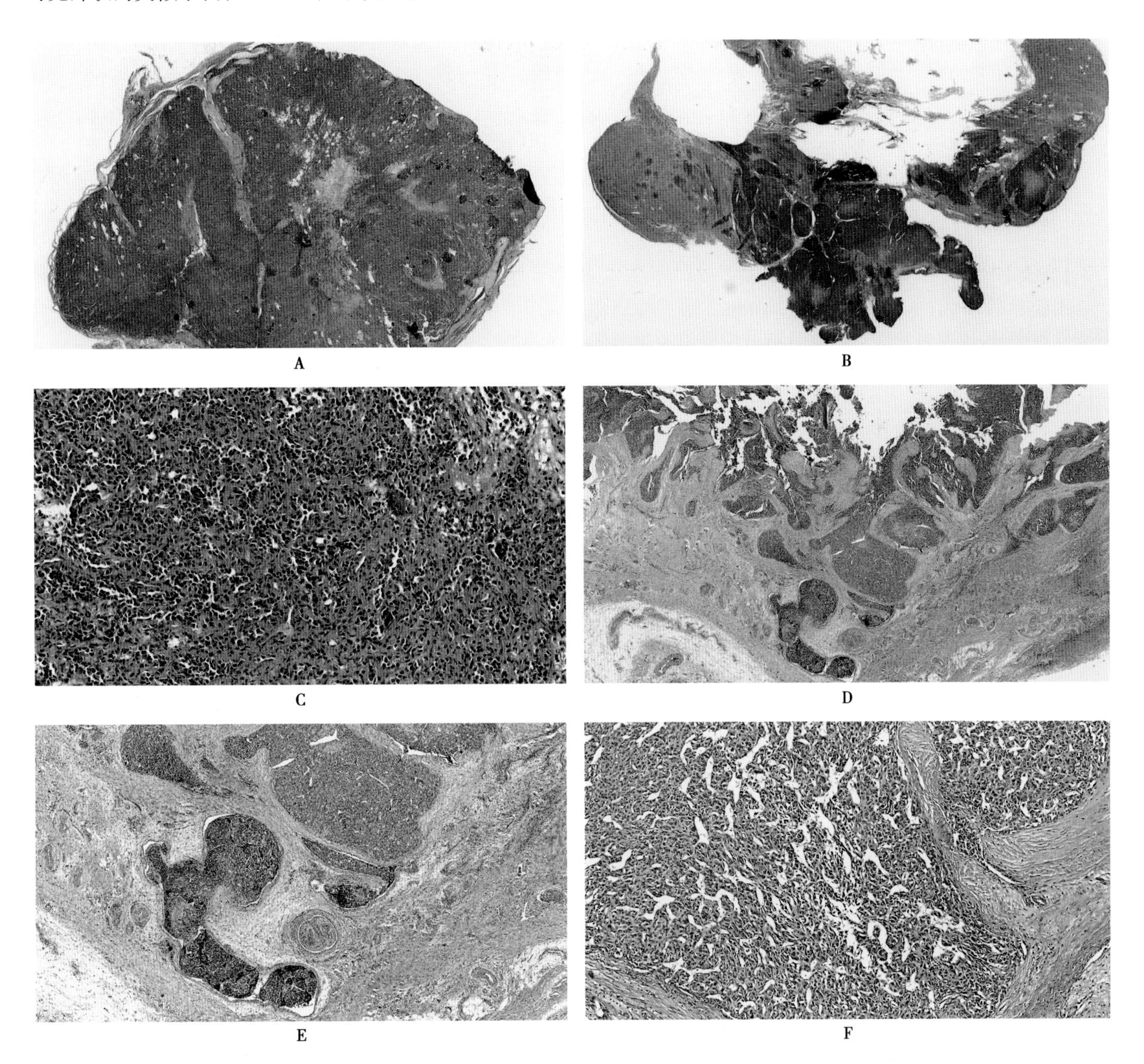

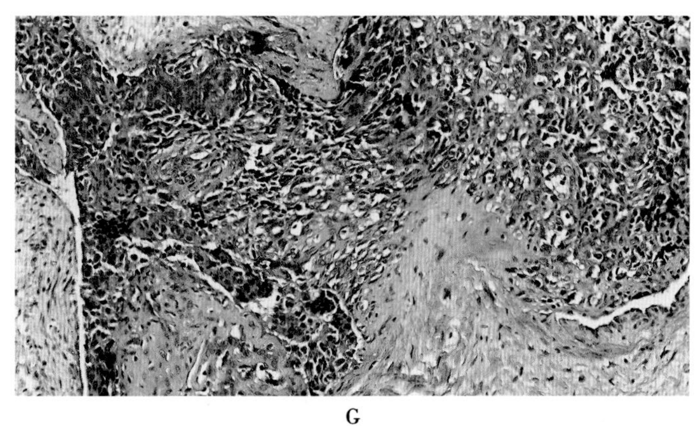

G

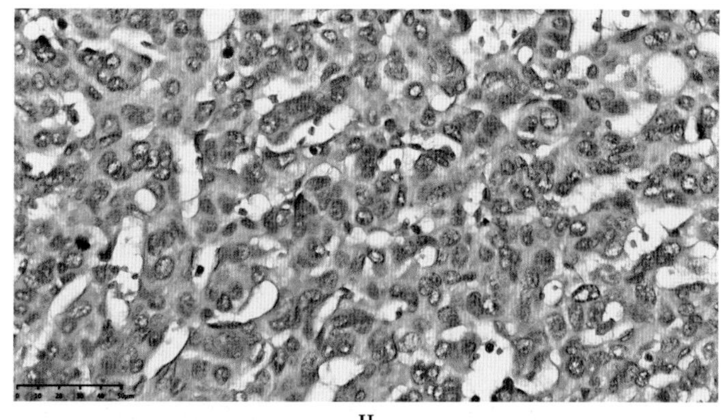

H

图 2-4-1-3　1 例良性腱鞘滑膜巨细胞肿瘤复发后转变为恶性腱鞘滑膜巨细胞肿瘤

A~C. 首次活检。A. 肿瘤部分为界限清楚的结节，周围有一层纤维膜。B. 肿瘤部分边界欠清，但无明显的浸润性表现。C. 肿瘤为典型的腱鞘滑膜巨细胞肿瘤镜下改变，肿瘤性增生的单核细胞间散在多核巨细胞。D~H. 复发后。D. 肿瘤呈明显的浸润性生长。E. 可见脉管内瘤栓。F. 肿瘤部分恶变为高级别肉瘤形态，呈血管外皮瘤结构。G. 肿瘤部分仍呈结节状，圆形的单核样细胞增生，并可见多核巨细胞，但单核细胞的异型性明显增加，并呈侵袭性生长。H. 肿瘤细胞异型性明显，核大，呈泡状，可见较多核分裂及病理性核分裂

第二节　软骨性肿瘤

一、滑膜软骨瘤病

【定义】

滑膜软骨瘤病（synovial chondromatosis）是一种局部侵袭性肿瘤，表现为多发性透明软骨结节主要累及关节间隙，滑膜下组织和腱鞘滑膜组织。少部分病例为恶性。目前因证实了存在克隆性染色体异常而被认为是一种肿瘤性病变，而不是瘤样病变。分为关节内和关节外两种亚型。

ICD-O 编码 9220/1

【临床特征】

（一）流行病学

滑膜软骨瘤病非常罕见，年发病率为 1.8/100 万。关节内病变多见于男性，男女发病率比为 2∶1。发病年龄 20~50 岁。

（二）发病部位

常见大关节受累，各关节均可受累，最常累及的关节为膝关节（60%~70%，其中约 10%呈双侧性），其次为髋、肩、肘、踝、腕等大关节，也可见于颞下颌关节。很少累及小关节。发生在关节外者常常累及手、足的腱鞘组织，称为腱鞘滑膜软骨瘤病。

（三）症状

滑膜软骨瘤病临床表现为关节疼痛、肿胀和活动受限。病程一般较长，初次就诊平均 5 年病史。开始时症状不明显，随着疾病的进展，症状逐渐加重。持续和不断加重的疼痛要警惕恶性可能。

（四）影像学特点

影像诊断较易，X 线、CT 可显示受累关节积液，内有多发小圆形高密度灶，多数大小较一致、形态较圆（图 2-4-2-1A）；约有 20% 的病例不伴有钙化或骨化，但可于 MRI 清晰观察到关节内多发游离的软骨结节（T1WI 肌肉等信号、T2WI 高信号）。部分病例可出现关节骨端压迫样骨吸收灶。

（五）治疗和预后

以手术为主，去除所有的游离体及部分或全部的滑膜组织。目前常采用关节镜的手术方法。局部复发率高达 15%~20%，尤其是在腱鞘滑膜组织受累的病例中。恶变非常罕见（5%~10%），长时间多次复发导致骨侵犯时可能出现。29%的恶变病例可以出现转移。

【病理变化】

（一）大体特征

大量游离于关节腔的或附着滑膜的大小不等的软骨结节，灰白鹅卵石样，直径从数毫米到数厘米不等。小的结节可以融合成大的结节。病变在不同发展阶段可有不同的表现，可分为以下三个阶段：①滑膜内病变活跃，但没有游离小体；②滑膜增生，伴游离小体形成；③大量游离的骨软骨小体，滑膜内病变不明显（图 2-4-2-1B）。

（二）镜下特征

1. 组织学特征　镜下，滑膜软骨瘤病可见结节表面有薄层滑膜，滑膜下为化生的软骨（图 2-4-2-1C~F），病程长者可见钙化和骨化。滑膜软骨瘤病软骨细胞呈特征性的灶性聚集在大量软骨基质中，细胞无异型或轻度异型性，可见双核细胞（图 2-4-2-1G~H）。细胞异型性类似于发生于短管状骨中的内生软骨瘤或软组织软骨瘤，不能诊断为恶性。核分裂罕见，核分裂的出现提示向软骨肉瘤转变的可能。软骨可化生为骨，在结节中央形成分化良好的骨，骨小梁间有脂肪髓（图 2-4-2-1I）。软骨细胞可有轻度不典型性。软骨结节中可见骨化、钙化（图 2-4-2-1J）和黏液变（图 2-4-2-1K）。诊断为恶变时，需要观察是否存在细胞核变大，出现核多形性，核深染，无软骨细胞

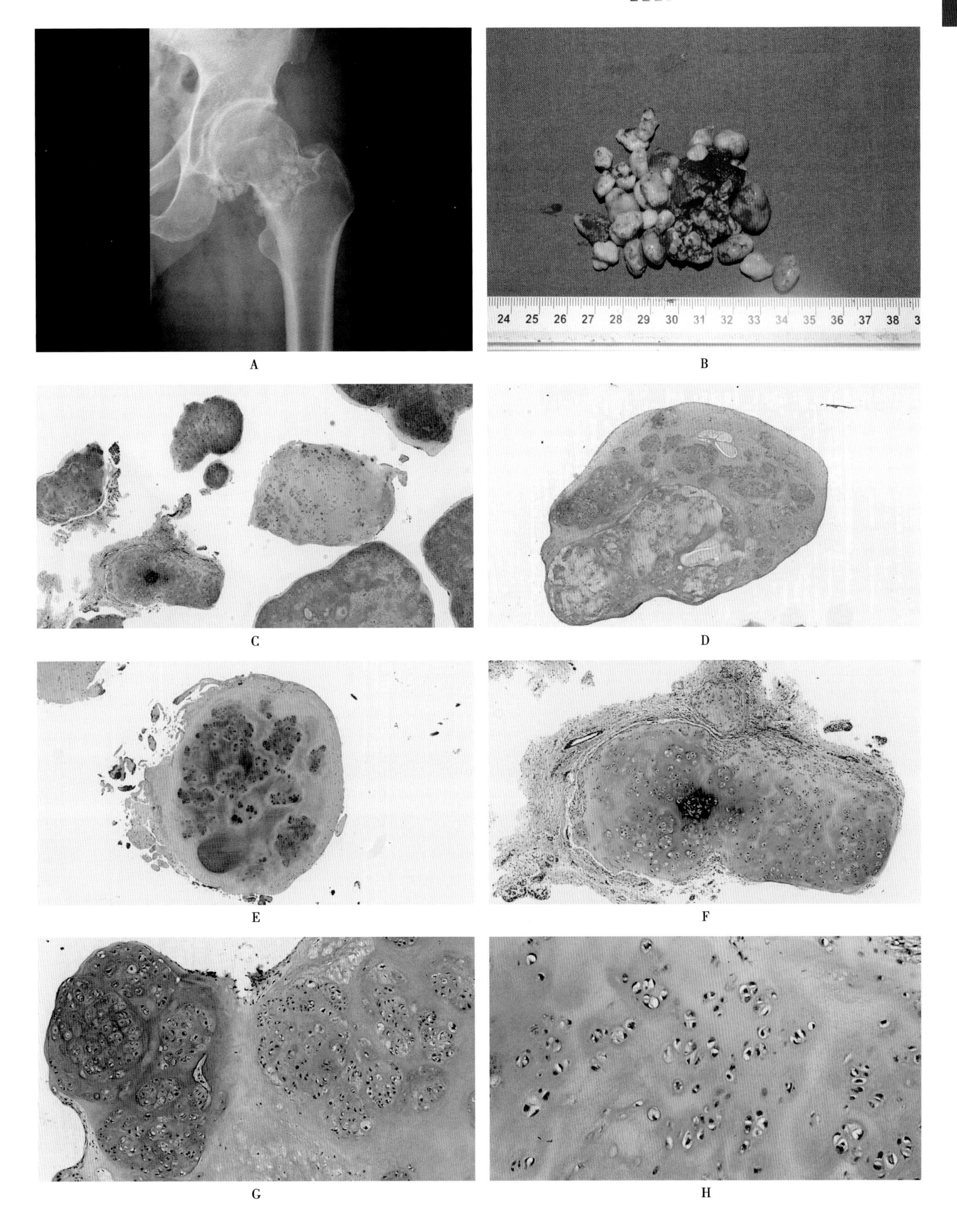

A B C D E F G H

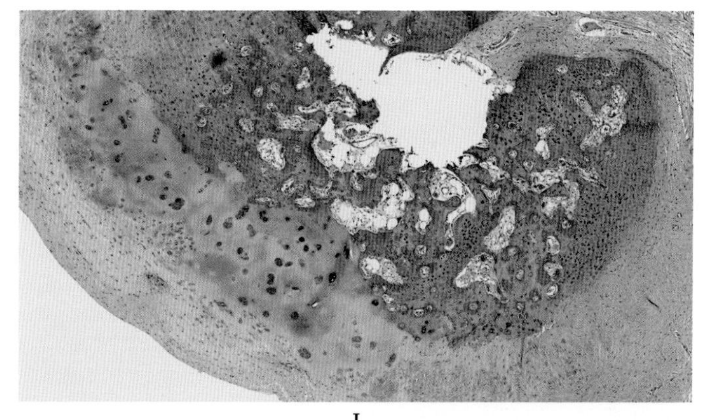

I

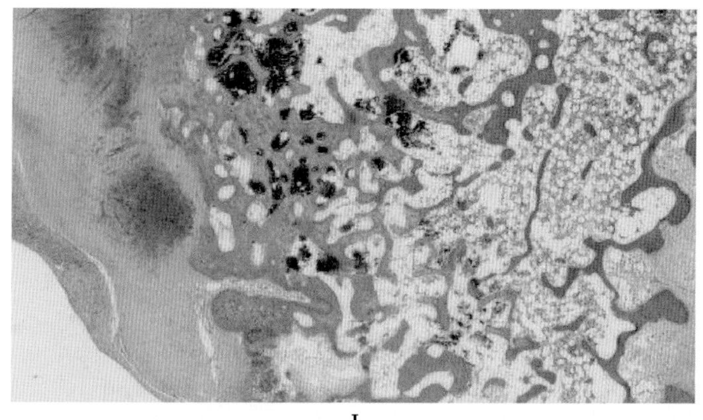

J

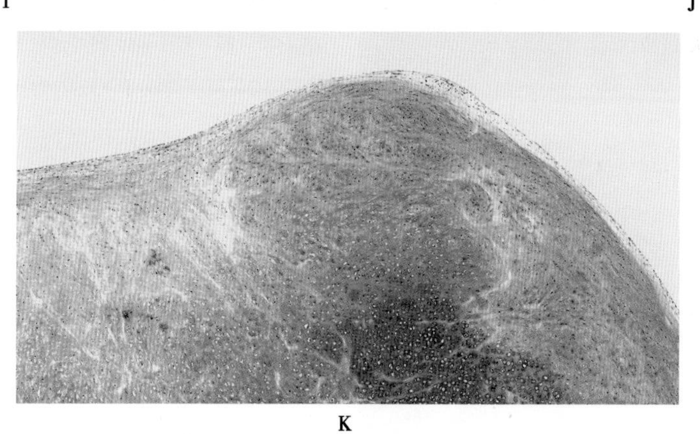

K

图 2-4-2-1 滑膜软骨瘤病影像学、大体及组织学

A. 滑膜软骨瘤病的影像学。X 线正位片显示左髋关节积液，内有多发小圆形骨性游离体，大小较一致。B. 滑膜软骨瘤病的大体：手术中从关节腔内的取出的大小不等的软骨结节，灰白鹅卵石样，直径从数毫米到数厘米不等，部分小的结节融合成大的结节。C～K. 滑膜软骨瘤病的组织学。C～F. 化生的软骨结节，表面被覆薄层滑膜组织。G～H. 软骨结节中软骨细胞呈特征性的灶性聚集，细胞无异型，核分裂罕见。I. 软骨结节可化生为骨，在结节中央形成分化良好的骨，骨小梁间有脂肪髓。J. 软骨结节骨化、钙化。K. 软骨结节黏液变

簇状聚集特点等，还要观察其浸润性生长方式，明显的和/或病理性核分裂象，不含软骨分化特点的高级别肉瘤区域。

2. 免疫组织化学 软骨细胞 S-100 阳性。诊断意义不大。

（三）分子病理

约 50%病例出现 FN1-ACVR2A 或 ACVR2A-FN1 基因融合，恶性滑膜软骨肉瘤也可以检测到此种融合。不存在 *IDH1* 和 *IDH2* 突变。

【鉴别诊断】

1. 软骨肉瘤 包括原发的滑膜软骨肉瘤、由滑膜软骨瘤病恶变而来的滑膜软骨肉瘤以及从邻近骨或其他部位浸润至关节的软骨肉瘤。细胞学与组织学上鉴别滑膜软骨瘤与滑膜软骨肉瘤非常困难，因为两者在细胞学和组织结构上有交叉，而且这种级别升高的区域是局灶的，很容易漏诊。可从以下几个方面鉴别：①显著的黏液变，这使得结节在大体上具有黏液样外观甚至囊腔形成。②软骨细胞呈片状增生，缺乏聚集性增生的特点。③结节周边的周边细胞增生密集或出现梭形肉瘤细胞增生。④细胞有明显的非典型性，并可出现坏死和核分裂。⑤浸润性生长，虽然良性滑膜软骨瘤病病变范围偶尔也可超出关节囊达关节外，但仍为明显的结节状生长。这与滑膜软骨肉瘤从关节囊向囊外浸润性生长有明显的区别。⑥有报道称 Bcl-2 对于两者的鉴别诊断具有一定意义，Bcl-2 在滑膜软骨肉瘤中表达缺失。

2. 腱鞘滑膜巨细胞肿瘤，弥漫型 可出现关节腔内多发结节，常弥漫累及滑膜组织，也可侵袭骨，常含有新鲜及陈旧出血，大体标本呈铁锈红色，镜下见大量腱鞘滑膜细胞增生伴组织细胞增生吞噬含铁血黄素，偶有少量多核巨细胞，偶有钙化，缺乏典型的滑膜软骨瘤病软骨样结节的特点。

3. 骨软骨瘤 外生性生长，与髓腔相通，常有典型分带结构。

4. 软组织软骨瘤 关节外滑膜软骨瘤病常被误诊为软组织软骨瘤。后者也常累及手、足，但其发病年龄较轻。其细胞异型性较关节外滑膜软骨瘤轻，细胞密度较低。

5. 关节内游离体 又称“关节鼠”，一般继发于关节软骨和骨的退行性病变，如骨性关节炎等。患者多数为

中老年人，有明确的长年骨性关节炎病史，关节面破坏程度不一，影像学也可以提示鉴别。镜下，游离体细胞密度较滑膜软骨瘤病低，可见在原发性病变中没有的多环状钙化，老化的软骨细胞及炎症反应轻重不一可以协助鉴别。

二、滑膜软骨肉瘤

【定义】

滑膜软骨肉瘤（synovial chondrosarcoma）是起自滑膜的恶性软骨性肿瘤。可分为原发性和继发性两种，后者是指继发于滑膜软骨瘤病的软骨肉瘤。

【临床特征】

（一）流行病学

十分罕见。Evans 一项关于滑膜软骨瘤病恶变为滑膜软骨肉瘤的研究中，6.4%的滑膜软骨瘤病恶变为滑膜软骨肉瘤。

（二）症状

类似滑膜软骨瘤病，包括关节疼痛、肿胀和活动受限。

（三）部位特点

膝关节最多见，其他少见部位有髋关节、肘关节和踝关节。

（四）影像学特点

可浸润性破坏邻近骨质，但常与滑膜（骨）软骨瘤病难以鉴别。

（五）治疗及预后

滑膜软骨肉瘤需要更破坏性的手术治疗方式。广泛切除、根治性切除甚至是截肢。文献报道滑膜软骨肉瘤转移率高达 29%。

【病理变化】

（一）大体特征

关节囊内或滑膜组织中有大量类似滑膜软骨瘤病的软骨性结节，结节远远超出关节囊的范围浸润周围软组织和邻近骨，软骨常呈黏液样或胶冻状。

（二）镜下特征

1. 组织学特征　原发的滑膜软骨肉瘤如其他部位的软骨肉瘤类似，呈明显的分叶状结构。继发于滑膜软骨瘤病的滑膜软骨肉瘤含有良性滑膜软骨瘤病的区域，或者继往有滑膜软骨瘤病的病史。恶变的软骨肉瘤细胞呈片状、有明显的细胞非典型性，并可出现坏死和核分裂。在软骨小叶周围出现细胞密集增生和肉瘤样梭形细胞增生是恶变的可靠依据。基质黏液变十分常见。肿瘤细胞浸润至周围软组织和骨是肉瘤变最直接的证据。

2. 免疫组织化学　肿瘤细胞 S-100 阳性。Bcl-2 在滑膜软骨肉瘤中表达缺失。

【鉴别诊断】

1. 滑膜软骨瘤病　见本节第一部分。

2. 以软骨为主的骨肉瘤　累及关节骨肉瘤多见于青少年，其病变主体位置在骨组织，而非关节。其肿瘤性软骨一般不呈分叶状，分化差，肿瘤性成骨是主要的鉴别点。

第三节　滑膜血管瘤

【定义】

滑膜血管瘤（synovial haemangioma）是一种良性血管增生性病变，发生在表面有滑膜被覆的组织，包括关节腔隙和关节囊。发生在腱鞘内的类似病变不属于该诊断类型。

【临床特征】

（一）流行病学

非常罕见。常见于儿童和青少年。一个大宗的病例研究显示，患者的年龄为 9~49 岁。

（二）症状

缓慢生长的肿物，患者可以无症状，也可以有关节肿胀、疼痛、渗出及活动受限。复发性疼痛是常见症状。约 1/3 的病例无疼痛。其他罕见的表现包括：破坏性的生长，侵犯骨组织及病理性骨折。膝关节是最常见的部位（60%），其次是肘关节（30%）。

（三）影像学特点

X 线/CT 片可显示其中的静脉石，CT 增强后，病灶呈典型血管瘤样强化；MRI 更易于显示其血管瘤特点：匐形性肿块，内为 T1WI 低或等信号，T2WI 高信号（内有分隔），增强后，病灶明显强化（图 2-4-3-1）；可伴有关节积液、关节局灶性低信号（血管瘤出血后含铁血黄素沉着）、骨侵蚀等。除此外，MRI 最适于显示病变的范围。

（四）治疗

手术切除。

（五）预后

范围小的病变易切除完全，无复发风险。若病变弥漫累及关节，则难以完全切除，比较容易复发。

【病理变化】

（一）大体特征

滑膜组织中见紫红色局限或弥漫出血样区（图 2-4-3-2）。

（二）镜下特征

1. 组织学特征　与发生在其他软组织的血管瘤类似，不同之处在于增生的血管在滑膜下方，最常见的为海绵状血管瘤（图 2-4-3-3），其次为毛细血管瘤或动静脉血

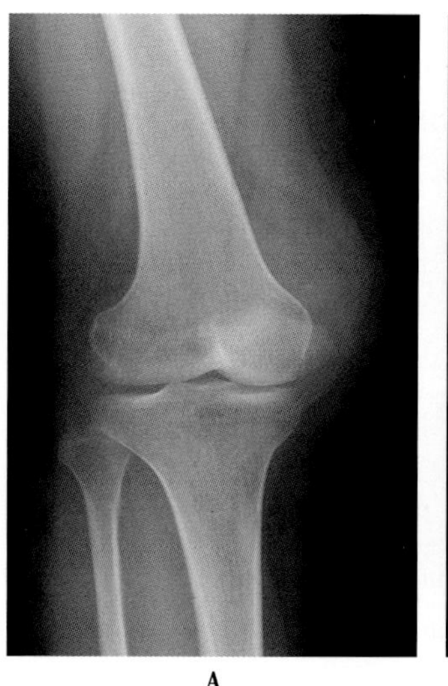
A

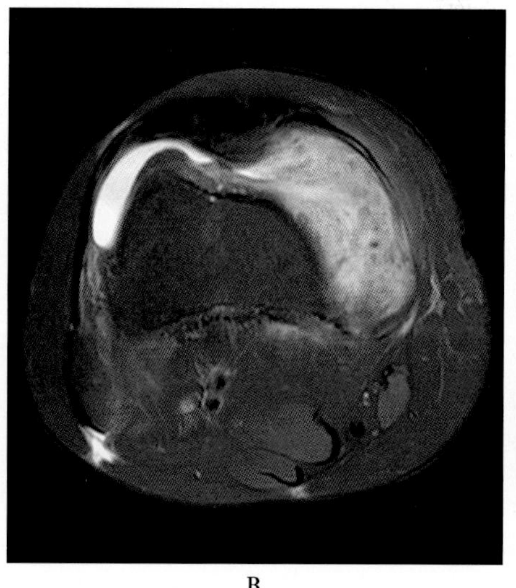
B

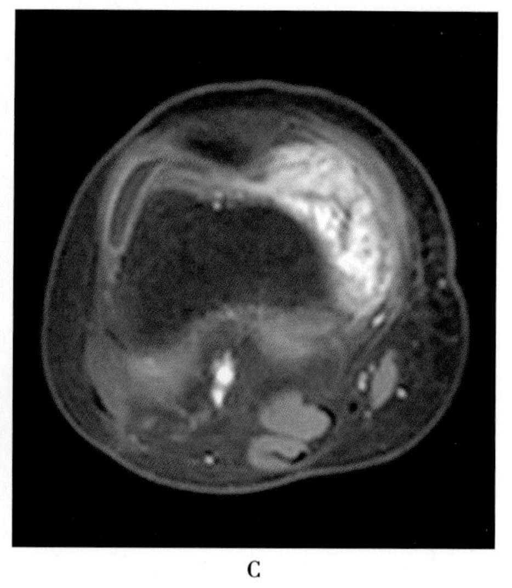
C

图 2-4-3-1　滑膜血管瘤影像学
A. X 线正位片显示膝关节肿胀，内上区域肿块内有小点状钙化。B. MRI 脂肪抑制 T2WI 图示膝关节髌上囊内侧区域匐形性高信号肿块，内有多发低信号分隔，髌上囊积液。C. MRI 增强后脂肪抑制 T1WI 图示膝关节髌上囊肿块明显强化，内有多发分隔

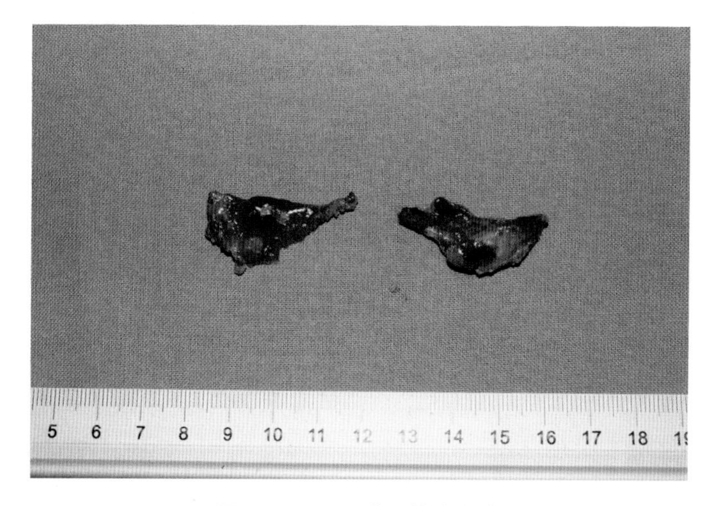

图 2-4-3-2　滑膜血管瘤大体
灰黄滑膜组织中见紫红色出血样区

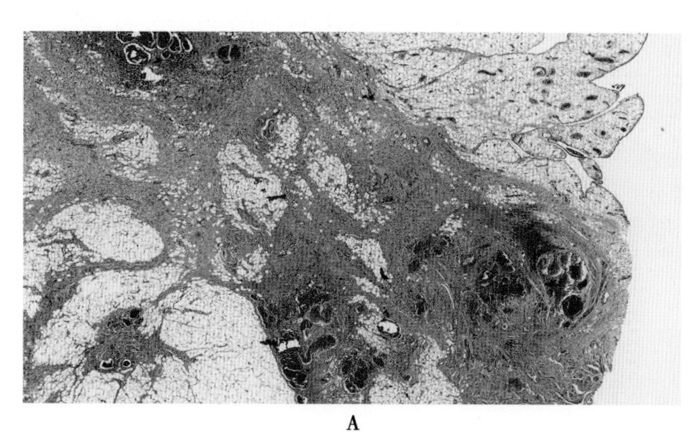
A

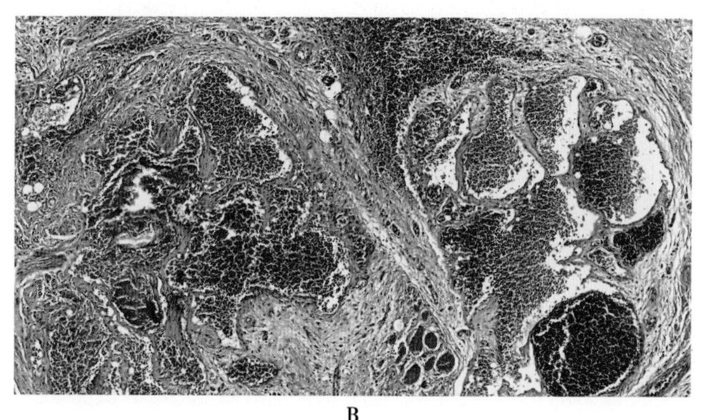
B

图 2-4-3-3　滑膜血管瘤组织学
A. 滑膜下见增生的血管，呈海绵状血管瘤样特点。B. 肿瘤性血管为扩张的海绵状毛细血管，衬覆薄层血管内皮，腔内充满红细胞

管瘤，间质黏液变或呈纤维性间质，可见含铁血黄素沉积，也可继发滑膜绒毛状增生，无巨细胞和炎症细胞的聚集。

2. **免疫组织化学**　表达血管内皮标记物，如 CD31、CD34、ERG、FLi-1、Factor Ⅷ等。

【鉴别诊断】

1. **慢性滑膜炎**　各种原因导致的慢性滑膜炎，增生的滑膜组织中可见较多血管成分，鉴别要点在于有没有瘤体结构形成，滑膜血管瘤中增生、扩张的血管在滑膜下方聚集成片形成瘤体结构，间质黏液变或纤维化，而慢性滑膜炎时血管散在分布并伴有淋巴细胞浸润。

2. **腱鞘滑膜巨细胞肿瘤**　局限型肿瘤细胞较稀疏而血管丰富时，易与滑膜血管瘤混淆。仔细寻找肿瘤性的单个核细胞、泡沫样组织细胞及多核巨细胞有助于局限型腱鞘滑膜巨细胞肿瘤的诊断。

3. **慢性关节积血**　慢性关节积血不以增生的血管形成的结节状肿块为特征。

第四节　滑膜脂肪瘤

【定义】

滑膜脂肪瘤（synovial lipoma）即滑膜绒毛状脂肪瘤性增生，也称树枝状脂肪瘤（lipoma arborescens），以滑膜下结缔组织中有脂肪浸润为特征。有学者认为，与临床和影像学所见相关的滑膜下脂肪增生可以广泛地归类于 Hoffa 病（髌下脂肪垫侵犯）和首发于髌上区的树枝状脂肪瘤。Hoffa 病由 Hoffa 于 1904 年首次提到。髌下脂肪垫的出血、炎症、纤维蛋白沉积、巨噬细胞浸润和退变的脂肪细胞是由于反复外伤引起。

【临床特征】

在慢性期，可产生纤维化、软骨和骨化生，影像学上不应该与滑膜软骨瘤病混淆。临床表现为前膝疼痛和运动丧失，影像学表现为脂肪垫肥大，MRI 的 T2 加权像为高信号。慢性期，纤维化发生，以 T1 和 T2 加权像的信号减低为特征。

树枝状脂肪瘤的影像学表现特异，为关节内含有水藻团样脂肪密度/信号（T1WI、T2WI 高信号，脂肪抑制序列低信号）的肿块，局部可呈结节样、绒毛样、乳突样等，其内可有低信号分隔，常伴有关节积液（图 2-4-4-1）。

【病理变化】

（一）大体特征

树枝状脂肪瘤大体上表现为整个滑膜外观呈结节状或乳头状，切面亮黄色。

（二）镜下特征

1. **组织学特征**　镜下滑膜呈结节状或乳头状（图 2-4-4-2A～D），滑膜下结缔组织被成熟脂肪细胞取代，同时可见慢性炎细胞散在（图 2-4-4-2E～G）。

2. **免疫组织化学**　同脂肪瘤。

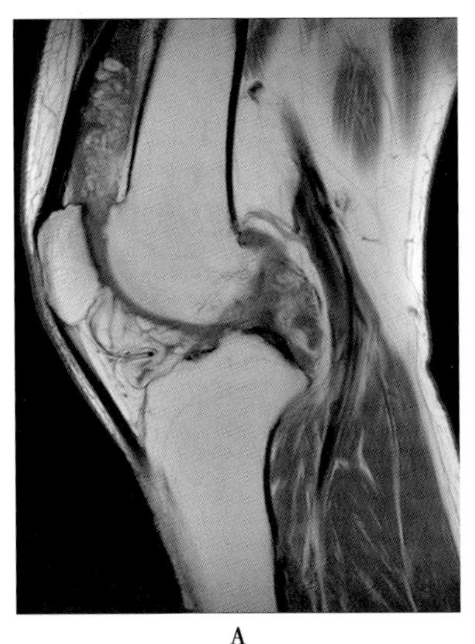
A

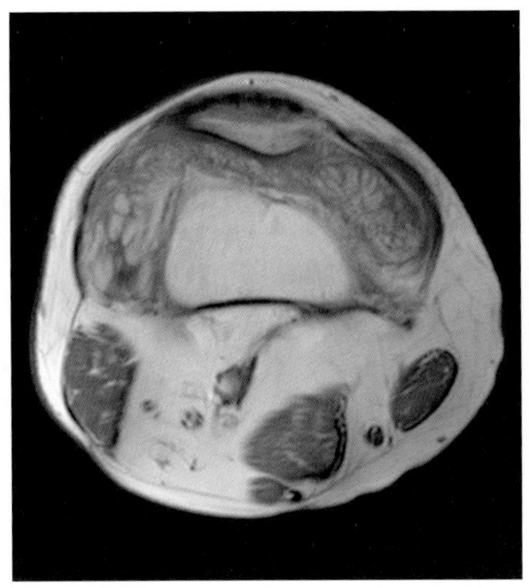
B

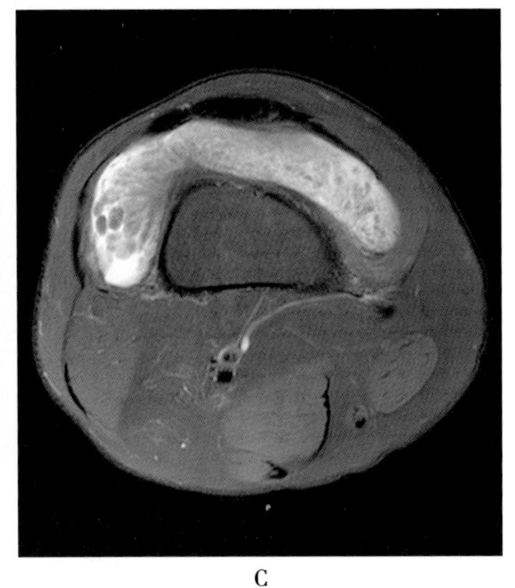
C

图 2-4-4-1　滑膜脂肪瘤影像学

A. MRI 矢状面 T1WI 图示关节腔内多发水藻团样脂肪性高信号。B. MRI 横断面 T1WI 图示髌上囊内水藻团样脂肪性高信号，内有低信号分隔。C. MRI 横断面脂肪抑制 T2WI 图示 B 图所见的髌上囊内脂肪性高信号被抑制，伴有关节腔积液

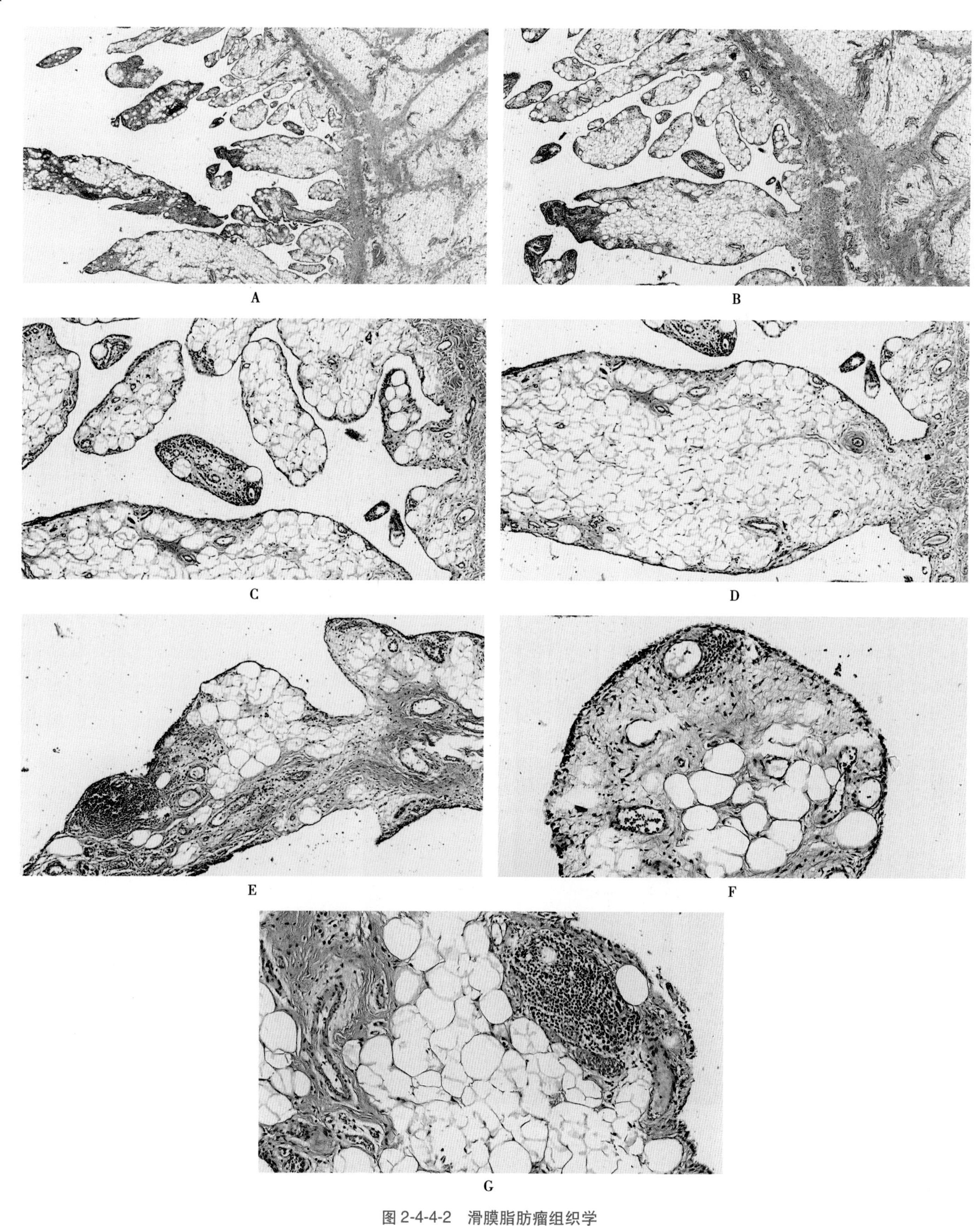

图 2-4-4-2　滑膜脂肪瘤组织学

A～D. 滑膜呈结节状或乳头状，滑膜下结缔组织被成熟脂肪细胞取代。E、F. 滑膜下结缔组织被成熟脂肪细胞取代，同时可见慢性炎细胞散在。G. 滑膜下脂肪组织非常成熟，并可见小灶淋巴细胞聚集

第五节　关节旁黏液瘤

【定义】

关节旁黏液瘤（juxta-articular myxoma）是罕见的良性软组织肿瘤，一般位于大关节附近，组织学表现类似于肌内/富于细胞性黏液瘤。

【临床特征】

（一）流行病学

好发年龄为40~60岁，男性多见。一项入组病例最多的研究显示患者年龄16~83岁，平均43岁。有1例发生于9岁女孩的病例报道。

（二）发病部位

常见于膝关节（85%），其次是肩关节、肘关节、髋关节和踝关节。还有个别发生在颞下颌关节的报道。

（三）症状

局部肿胀或有疼痛和触痛的肿物。症状可持续几周或几年。

（四）影像学特点

MRI显示为局灶性T1WI低信号、T2WI高信号。

（五）预后

约1/3肿瘤出现局部不止一次复发。未见恶变报道。

【病理变化】

（一）大体特征

肿瘤为黏液样、糊状和胶冻状，常有囊性区。大小一般为2~6cm，最大者可达13cm。

（二）镜下特征

1. 组织学表现　类似于富于细胞性肌内黏液瘤，由位于丰富黏液样基质中的梭形和星状成纤维细胞组成。虽然有细胞密度增加的区域，但细胞良善，分裂象缺如或罕见（图2-4-5-1）。89%的病例有囊性腱鞘囊肿样腔隙，囊腔衬覆薄纤维层或较厚的胶原纤维层。肿物周围界限不清，浸润周围组织。可见出血、含铁血黄素沉积、慢性炎性纤维化和成纤维细胞反应区域，尤其多见于复发病例。很多黏液瘤发生于皮下脂肪，延伸到关节的其他解剖部分，包括半月板、肌腱、关节囊和滑膜。

2. 免疫组织化学　波纹蛋白阳性，CD34、结蛋白和肌动蛋白可阳性，CD163染色结果不一致。S-100阴性。

【鉴别诊断】

1. 肌内黏液瘤　中年女性好发，无明显异型性的散在少量梭形细胞，黏液间质中血管不明显，在周围横纹肌中呈比较温和的侵袭方式生长，没有核异型性、坏死及核分裂象。富于细胞性肌内黏液瘤则出现胶原化的间质及明显血管结构。免疫组化CD34常阳性，很少表达SMA，Desmin和S-100阴性。具有GNAS基因突变是该肿瘤的最大特点，可以协助鉴别诊断。

2. 深部软组织血管黏液瘤　好发于女性盆腔会阴区的肿瘤，边界不清，中-大血管管壁有玻璃样变性，梭形细胞成分稀少，血管附近平滑肌细胞出现聚集（肌束样）。免疫组化表达Desmin，CD34和SMA，ER和PR。HMGA2可以阳性。

3. 黏液纤维肉瘤　中老年人深部软组织肿瘤，自身又分低、中、高级别恶性。低级别恶性黏液纤维肉瘤呈多结节状生长方式，浸润生长，细胞有轻度异型性，特征性的弓形血管，富细胞的区域常出现高级别肉瘤特点。

4. 低度恶性纤维黏液样肉瘤　纤维和黏液成分占比不一，梭形细胞常常呈短束状或漩涡状排列，免疫组化MUC4有重要诊断意义。FUS基因重排有助于鉴别诊断。

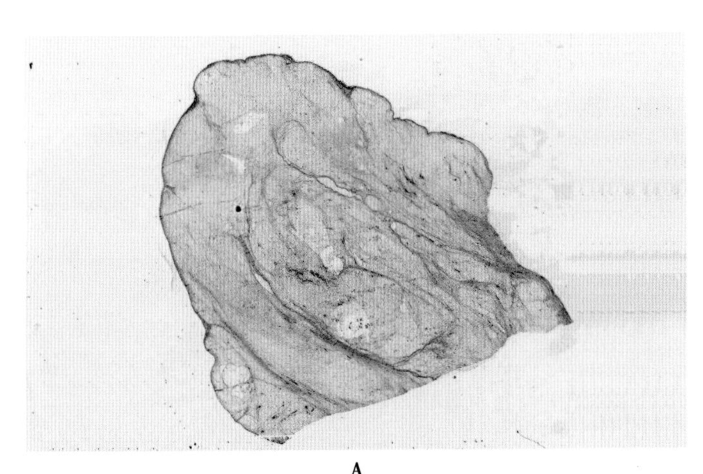

A

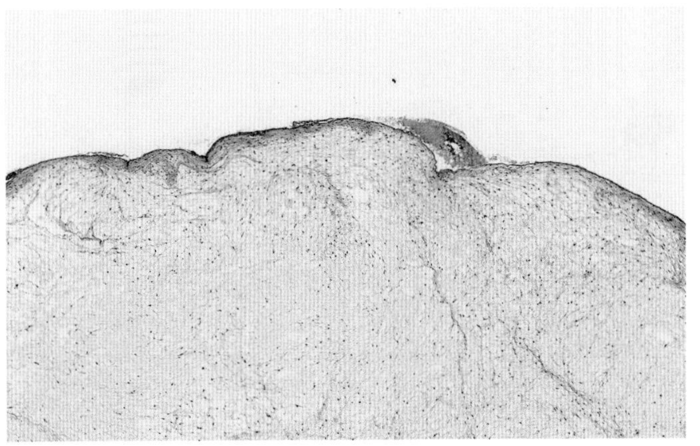

B

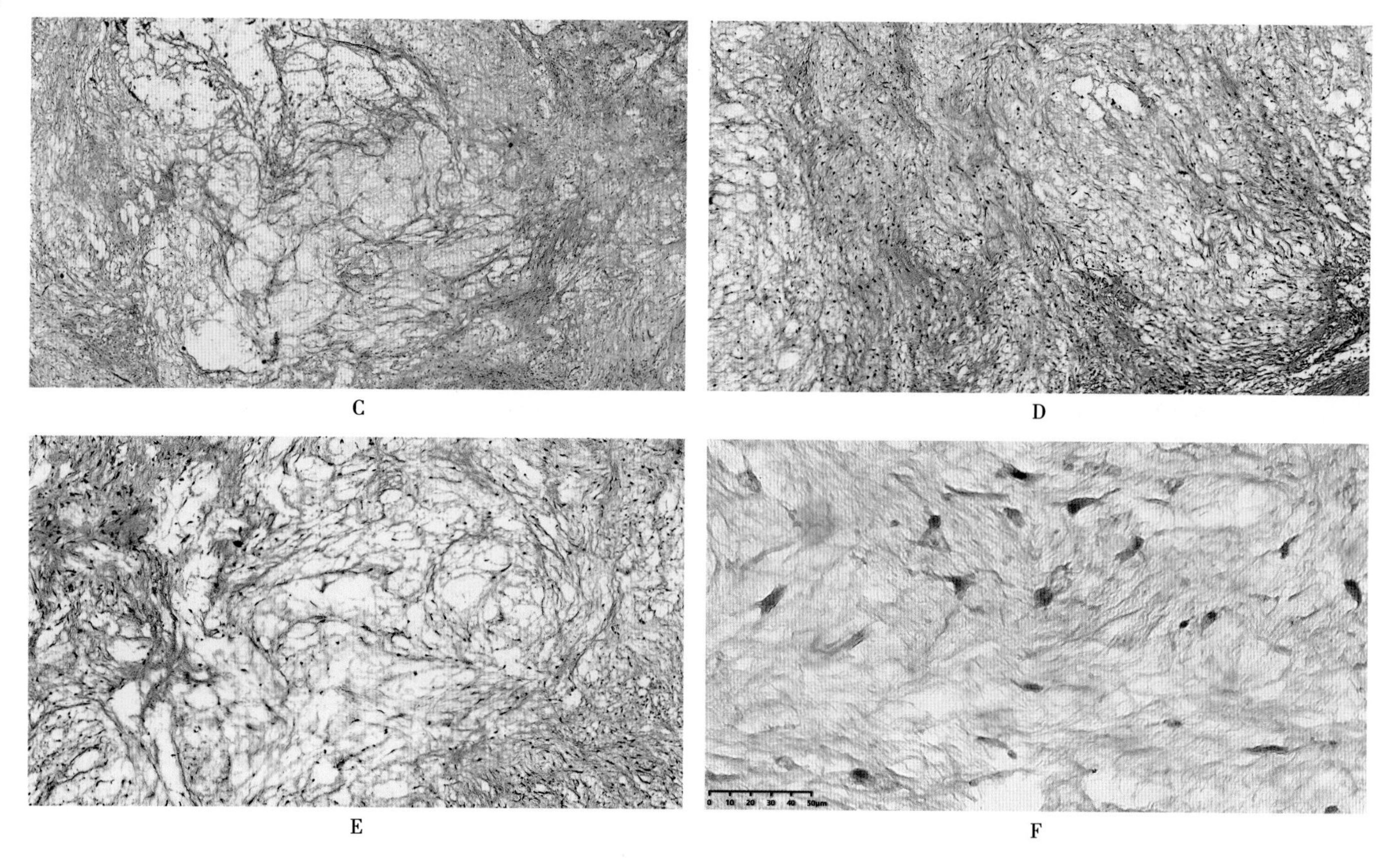

图 2-4-5-1 关节旁黏液瘤组织学

A、B. 肿瘤边界清楚，呈分叶状。C~F. 肿瘤由丰富黏液样基质中的梭形和星状成纤维细胞组成，细胞较稀疏

（李 兰）

参考文献

1. Abdul-Karim FW, el-Naggar AK, Joyce MJ, et al. Diffuse and localized tenosynovial giant cell tumor and pigmented villonodular synovitis: a clinicopathologic and flow cytometric DNA analysis. Hum Pathol, 1992, 23(7): 729-735.
2. Adam Greenspan, Wolfgang Remagen. 骨关节肿瘤和肿瘤样病变的鉴别诊断. 司建荣，姜兆候，老昌辉，等译. 北京：中国医药科技出版社，2004.
3. Bertoni F, Unni KK, Beabout JW, et al. Malignant giant cell tumor of the tendon sheaths and joints(malignant pigmented villonodular synovitis). Am J Surg Pathol, 1997, 21(2): 153-163.
4. Bruns J, Ewerbeck V, Dominkus M, et al. Pigmentedvillo-nodular synovitis and giant-cell tumor of tendon sheaths: a binational retrospective study. Arch Orthop Trauma Surg, 2013, 133(8): 1047-1053.
5. Colaman H, Chandraratnam E, Morgan G, et al. Chondrosarcoma Arising in Synovial Chondromatosis of the temporomandibular joint. Head and Neck pathol, 2013, 7: 304-309.
6. Ding Y, Griffin JE, Raghavan M, et al. Tenosynovial giant cell tumors lacking giant cells: report of diagnostic pitfalls. Ann Clin Lab Sci, 2014, 44(2): 222-227.
7. Ehrenstein V, Andersen SL, Qazi I, et al. Tenosynovial Giant Cell Tumor: Incidence, Prevalence, Patient Characteristics, and Recurrence. A Registry-based Cohort Study in Denmark. JRheumatol, 2017, 44(10): 1476-1483.
8. Evans S, Boffano M, Chaudhry S, et al. Synovial Chondrosarcoma Arising in Synovial Chondromatosis. Sarcoma, 2014, 8: 647939.
9. Fletcher C, Bridge J, Hogendoorn P, et al. WHO Classification of Tumors of Soft Tissue and Bone. Lyon: IARC, 2013.
10. Fletcher CDM, UnniKK, Mertens F. World Health Organization classification of tumours: Pathology and genetics of soft tissue and bone. Lyon: IARC, 2002.
11. Ikeda K, Osamura N, Tomita K. Giant cell tumour in the tendon sheath of the hand: importance of the type of lesion. Scand J PlastReconstr Surg Hand Surg, 2007, 41(3): 138-142.
12. 蒋智铭. 骨关节病理学图谱. 北京：人民卫生出版社，2008.
13. Juan Rosai. Rosai&Ackerman 外科病理学（上、下卷）. 第 10 版. 郑杰，译. 北京：北京大学医学出版社，2014.
14. Li X, Xu Y, Zhu Y, et al. Surgical treatment for diffused-type giant cell tumor (pigmented villonodular synovitis) about the ankle joint. BMC Musculoskelet Disord, 2017, 18(1): 450.
15. Martin RC, Osborne DL, Edwards MJ, et al. Giant cell tumor of tendon sheath, tenosynovial giant cell tumor, and pigmented villonodular synovitis: defining the presentation, surgical therapy and recurrence. Oncol Rep, 2000, 7(2): 413-419.

16. Mastboom MJL, Verspoor FGM, Verschoor AJ, et al. Higher incidence rates than previously known in tenosynovial giant cell tumors. Acta Orthop, 2017, 88(6):688-694.
17. Nishio J, Kamachi Y, Iwasaki H, et al. Diffuse-type tenosynovial giant cell tumor with t(1;17)(p13;p13) and trisomy 5. In Vivo, 2014, 28(5):949-952.
18. Noailles T, Brulefert K, Briand S, et al. Giant cell tumor of tendon sheath: Open surgery or arthroscopic synovectomy? A systematic review of the literature. Orthop Traumatol Surg Res, 2017, 103(5): 809-814.
19. Ramteke P, Iyer VK, Madan K, et al. Fine needle aspiration cytology diagnosis of metastatic malignant diffuse type tenosynovial giant cell tumor. J Cytol, 2017, 34(3):174-176.
20. Rao AS, Vigorita VJ. Pigmented villonodular synovitis (giant-cell tumor of the tendon sheath and synovial membrane). A review of eighty-one cases. J Bone Joint Surg Am, 1984, 66(1):76-94.
21. Ravi V, Wang WL, Lewis VO. Treatment of tenosynovial giant cell tumor and pigmented villonodular synovitis. Current Opinion in Oncology, 2011, 23(4):361-366.
22. Shinjo K, Miyake N, Takahashi Y. Malignant giant cell tumor of the tendon sheath: an autopsy report and review of the literature. Jpn J Clin Oncol, 1993, 23(5):317-324.
23. Takeuchi A, Yamamoto N, Hayashi K, et al. Tenosynovial giant cell tumors in unusual locations detected by positron emission tomography imaging confused with malignant tumors: report of two cases. BMC Musculoskelet Disord, 2016, 26(17):180.
24. Ushijima M, Hashimoto H, Tsuneyoshi M, et al. Malignant giant cell tumor of tendon sheath. Report of a case. Acta Pathol Jpn, 1985, 35(3):699-709.
25. Vincent J. Vigorita. 骨科临床病理学图谱. 牛晓辉, 黄啸原, 译. 北京: 人民军医出版社, 2010.
26. Weiss SW, Goldblum JR. 软组织肿瘤. 第5版. 薛卫诚, 方志伟, 译. 北京: 北京大学医学出版社, 2011.
27. Wu NL, Hsiao PF, Chen BF, et al. Malignant giant cell tumor of the tendon sheath. Int J Dermatol, 2004, 43(1):54-57.

第五章

关节置换外科病理学

人工关节能够很好地解决患者的局部疼痛，改善患者的关节功能，因此关节置换术（total joint arthroplasty，TJA）现在已被广泛应用。据统计，每年在美国实施近80万台关节置换手术，预测到2030年手术量可突破400万台。关节假体周围感染（periprosthetic joint infection，PJI）是关节置换术后严重的并发症，同时也是导致手术失败的主要原因之一。关节置换术后感染不但会增加患者的治疗费用，还会明显提高患者的死亡率。数据显示，初次置换术后假体周围感染的发病率可达2.3%。伴随着关节置换手术量的逐年增加，有学者预测，到2030年，膝关节和髋关节假体周围感染的发病率可高达6.5%和6.8%。因此，关节置换术后感染的诊断和治疗，就显得尤为重要。

此外，假体周围骨溶解导致的无菌性松动是人工关节置换术后最常见的远期失败原因之一。目前对人工关节无菌性松动的具体发生机制尚不完全清楚，可能是由多种因素如磨损颗粒、微动应力遮挡、高液体压力等因素引起，其中磨损颗粒诱导的假体周围骨溶解被认为是造成假体无菌性松动的主要原因。置换手术术后在假体周围可以存在大量的磨损颗粒、巨噬细胞以及各种炎性介质。这些炎性介质可以趋化破骨细胞骨吸收增强，同时影响成骨细胞导致骨形成受抑制。而这些磨损颗粒可以影响体外培养的巨噬细胞产生炎症反应，所以磨损颗粒是假体松动的重要因素之一。

第一节　人工关节假体感染性病变

一、病因及流行病学

（一）发病率

人工关节置换术后假体周围感染在临床上是一种严重的并发症，是引起人工关节置换术失败的重要原因之一。人工关节假体感染发生率约为1%。首次髋关节置换术后感染发生率0.4%～2.5%，膝关节置换术后感染0.4%～3.9%，而髋膝关节翻修术的感染发生率更高。

（二）易感因素

包括：既往多次手术史，长期应用激素和关节腔内注射激素，自身免疫性疾病，类风湿关节炎，免疫缺陷，营养不良，药物滥用，放疗，酗酒，吸烟，也易发生于患有胶原血管病、糖尿病、肥胖的患者。手术相关因素包括：手术时间，术后皮肤坏死，血肿形成，或曾于感染关节上行关节置换术或翻修术。

（三）病原菌

以凝固酶阳性的金黄色葡萄球菌与凝固酶阴性的表皮葡萄球菌为主，其中耐甲氧西林的葡萄球菌比例逐年增高。其他阳性球菌包括链球菌及肠球菌，少数患者可以是革兰氏阴性杆菌、真菌或者结核等。

（四）临床表现

关节置换术后感染的临床表现可分为早期感染（术后4周以内）、晚期感染（术后4周以后）或急性血源播散性感染（术后关节功能正常后突发起病）。早期感染的典型表现是手术部位出现急性疼痛、红肿，皮温较高并出现渗液，患者甚至可以出现明显的蜂窝织炎以及伤口不愈合。晚期感染常常引起持续的关节疼痛，局部皮温升高，活动受限，甚至可以出现与关节腔相同的窦道。

（五）实验室检查

外周血白细胞计数和分型不足以诊断是否存在感染，C反应蛋白和血沉对于假体周围感染的诊断有一定意义，可以作为筛查的方法。最近的研究表明：除了潜在感染或可能感染的患者，以关节液中白细胞每立方毫米超过1 700个或中性粒细胞超过65%作为确定关节置换术后是否出现感染的诊断标准，其敏感性可以达到94%和97%，特异性可达到88%和98%。

（六）生物学检查

关节液和假体周围组织的革兰氏染色对于确定感染的特异性较高（97%以上），但一般敏感性较低（26%以下）。由于来自周围皮肤的微生物容易在伤口浅表处或窦道定居，在这些地方取材容易造成假阳性，应该避免从这些地方取材。45%～100%的患者通过抽吸关节液可以确定病原菌。假体周围组织培养是确定病原菌的最可靠方式，Spangehl 等提出，为了提高检查的准确性，至少应对 3 份术中组织标本进行培养。为了确定低毒感染，在取材前应停用抗生素至少 2 周。

（七）影像学

X 线改变出现较晚，并且特异性较低。当于 X 线片发现假体旁骨内膜扇贝样变、广泛骨溶解、骨质减少，骨内膜新骨形成或软组织明显肿胀时，均应考虑感染可能。新的骨膜下成骨及出现连接于骨皮质的窦道对于明确感染具有诊断特异性，而假体的移位与假体周围的骨质溶解并不能说明存在感染。核素扫描对于诊断假体周围感染有一定帮助，但是敏感性与特异性均不高，除非应用特殊的显影剂。

（八）治疗

关节置换术后感染治疗的目的是根除感染和尽可能保留关节功能。治疗方法包括单纯抗生素抑制、清创更换组配部件、一期翻修术和二期翻修术。

二、术中组织病理学分析及诊断

（一）术中冷冻切片病理学分析

对于部分无法获得关节液的病例，应于术中取假体周围组织进行组织学分析。假体周围关节感染的组织学诊断标准仍有争议，本文依照"肌肉与骨骼感染协会"（Musculoskeletal Infection Society，MSIS）制定的 5 个或更多高倍视野中每个高倍视野中大于 5 个中性粒细胞的标准，作为假体周围感染的组织学诊断标准。如果要用 PMN 术中冷冻进行感染评估，需要注意以下几点：

1. 送检组织应是粉红色或褐色质软物，而不是白色的瘢痕样物质，后者多为致密纤维组织。

2. 至少送检 2 份组织样本以降低取材的误差。

3. 每张切片选择 5 个富细胞区域进行评估。

4. 所有可见清晰边界的 PMN 都应计数在内，细胞碎屑应排除在外。

5. 高倍镜下（40×）对 5 个分离的视野进行评估。

6. 如果冷冻切片上在至少 5 个独立的高倍视野，每个 HPF 出现多于 5 个 PMN，则认为是感染（图 2-5-1-1）。

在诊断感染时应注意：在慢性感染或低毒性微生物感染时，或应用抗生素时，依赖这一标准则会低诊断感染。另外，在风湿性关节炎时也会出现 PMN 的聚集，依赖这一标准则会过诊断感染。

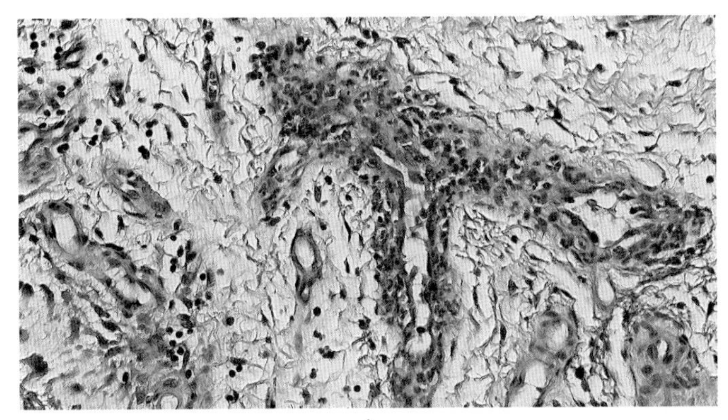

A

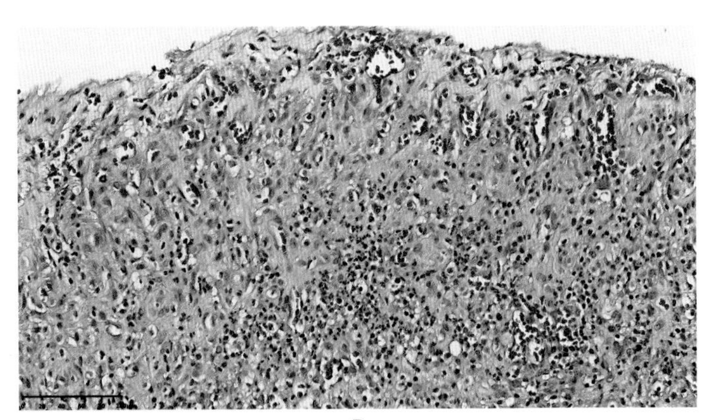

B

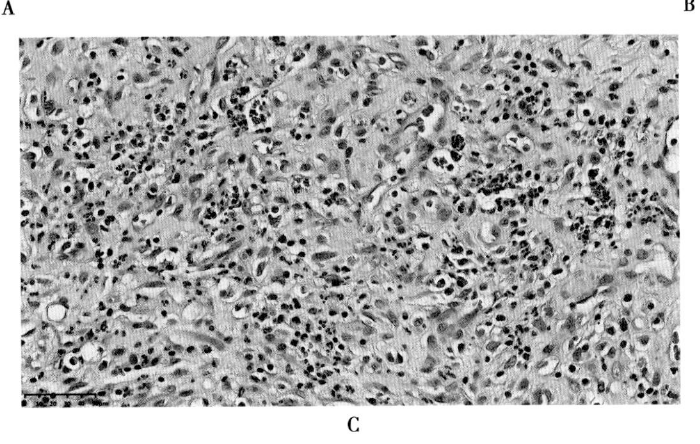

C

图 2-5-1-1　人工关节假体周围组织急性炎

A. 滑膜组织内血管周围见大量中性粒细胞聚集浸润。B. 滑膜组织内见灶状中性粒细胞浸润。C. 局灶小脓肿形成

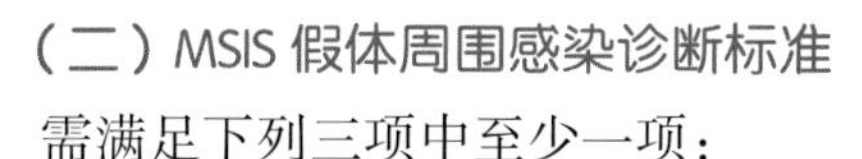

（二）MSIS 假体周围感染诊断标准

需满足下列三项中至少一项：

1. 存在与假体相通的窦道；
2. 两次关节液或组织培养为同一细菌；
3. 下列 5 项中满足 3 项：

（1）红细胞沉降率与 C 反应蛋白升高；

（2）关节液白细胞计数升高或者白细胞酯酶实验阳性；

（3）关节液多形核中性粒细胞比例升高；

（4）单次关节液或组织标本培养阳性；

（5）假体周围组织病理学分析阳性。

注：MSIS，肌肉与骨骼感染协会（Musculoskeletal Infection Society）。

第二节　置入物病理学

人工关节置换术（artificial joint replacement）后关节假体各个组件之间可能产生各种磨损产物，其可以是源于物理性的各种摩擦，也可能合并一定程度上的化学反应，这些磨损产物再在假体周围与宿主组织以及细胞发生相互作用，通过直接或间接方式诱导假体周围软组织反应和骨溶解，导致关节周围软组织症状和假体的无菌性松动，严重影响假体的使用寿命。关节假体周围骨溶解这一过程始于磨损产物与应答细胞的相互作用，磨损产物的大小、分布、类型、数量及假体周围各种细胞的功能和生物学反应均影响关节假体周围骨溶解的病理过程。目前关于人工关节无菌性松动的病理研究较多，包括磨损颗粒学说、炎性激活学说和细胞凋亡学说等。

一、置入物相关的膜

理想状态下，生物固定的假体植入体内后与骨组织形成交锁而获得稳定固定，这种愈合过程与骨折愈合不同，植入物刺激周围组织的成骨细胞分化，最终达到骨性固定。在临床实践中，微动可以导致假体和周围的骨组织间形成纤维化而非骨化，最终结果是纤维稳定或不稳定，某些情况下呈滑膜样或滑囊样的膜，类似于假关节形成。形成纤维状膜后，影像学上可在骨与假体界面出现放射学透亮区，但只要假体有一部分部位和宿主骨获得了固定就可以保证假体的稳定性，透亮线的出现并不意味着必然出现假体松动，在影像学上看到假体位置的绝对改变即为假体松动（图 2-5-2-1）。

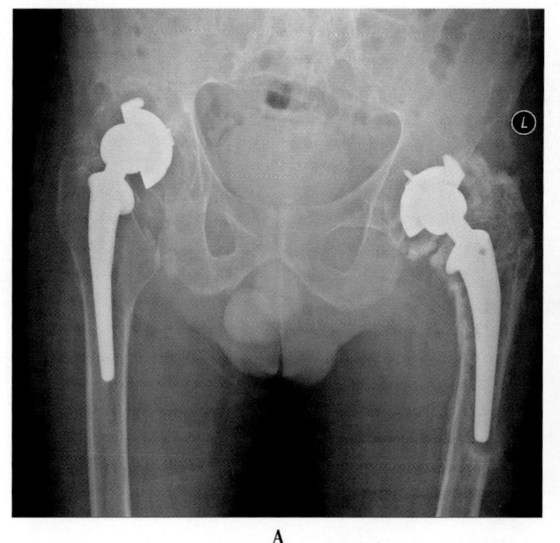

A

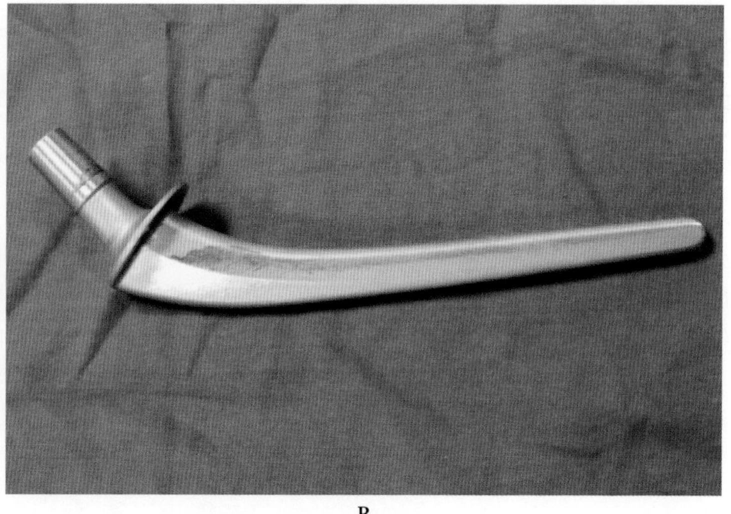

B

图 2-5-2-1　假体松动的影像学及大体

A. 假体松动的影像学：右髋关节髋臼假体松动移位，假体周围大范围骨溶解。B. 假体松动的大体：股骨假体松动，柄部和骨质摩擦导致局部抛光，头颈部条状黑染

在松动的关节周围在骨与移植物的界面上会形成薄的膜性物。从假体表面开始出现三层结构：表层为滑膜细胞层表面，由纤维素性渗出及坏死构成；中层为纤维血管组织伴组织细胞及增多的巨细胞，巨细胞及巨噬细胞内可见水泥颗粒或聚乙烯颗粒；骨表面由纤维组织层构成。

二、置入材料

（一）置入材料分类

许多材料可用作骨科置入物，几种典型的置入物如下。

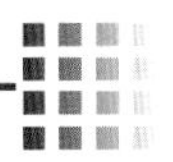

1. 金属类

（1）不锈钢（通常是铁添加铬、镍、钼）。

（2）钴-铬合金（钴占主，其次为铬、钼和微量镍）（图 2-5-2-2A）。

（3）钛合金（钛占主体，还含有铝和钒等元素）。

2. 非金属类

（1）聚乙烯（PE）（图 2-5-2-2B）。

（2）骨水泥（聚甲基丙烯酸甲酯，PMMA）。

（3）陶瓷-非金属无机物以及可吸收物（三磷酸钙）（图 2-5-2-2C）。

（4）生物活性物质（羟基磷灰石、氟磷灰石、生物玻璃）和生物惰性物质（铝、锆、热解碳）。

（二）金属

最常用于髋关节和膝关节的金属假体材料是钛和钴铬钼合金。在早期和晚期关于 Mckee-Farrar 型全髋关节假体的研究中发现假体变钝，镜下（图 2-5-2-2D）有明显的刮擦印迹（图 2-5-2-2E），这些印迹与磨损颗粒有关，在关节液和假体周围组织中也容易发现这些颗粒。除了金属之间的摩擦以外，金属假体松动后和周围骨组织或者骨水泥的摩擦也会产生一定的金属碎屑。除了这些物理机械因素以外，假体组件间的微动相关的化学腐蚀也参与了棕黑色金属碎屑的产生，原理在于假体组件之间的微动破坏了金属表面的钝化膜，继而暴露的金属表面在体液作用下继续发生氧化，产生钝化膜，而后微动过程继续，钝化膜遭到破坏，如此周而复始。但总的说来，金属磨屑的最常见来源还是机械磨损产生的金属颗粒（图 2-5-2-2F）。

这些金属的磨损颗粒可以在受累组织的大体解剖中看到，组织呈灰黑样变色。铬钴合金和钛合金的金属也可以因为电解过程而使假体表面失去光泽呈黑色。

镜下，金属颗粒呈圆形、杆状或不规则的小的黑色碎片，1～2μm，在偏光镜下极易看到。它们位于组织细胞和成纤维细胞的胞质内，或位于细胞间（图 2-5-2-2G～H）。对金属碎屑的巨细胞反应比对骨水泥和聚乙烯的反应少见。

（三）聚乙烯（PE）

聚乙烯已广泛应用于骨科置入物。在全髋关节置换术中，非高交联聚乙烯年磨损率可达 0.1mm，体积年磨损率为 $150mm^3$ 或更高，继而诱发严重的组织反应，并可在 5 年内导致影像学上出现局部骨溶解，甚至假体松动。其他导致磨损增加的因素包括：患者体重大、活跃程度高、置入物设计不良、聚乙烯和金属的撞击、聚乙烯厚度及其他生物学特性。

磨损颗粒大多位于细胞内，厚 1μm，长 4～10μm，在偏光镜下可以见到。较大颗粒常被异物巨细胞吞噬，呈不规则性，通常为长条、质软、丝状或碎片状（图 2-5-2-2I～J）。显微镜下显示丰富的巨噬细胞浸润，多核巨细胞形成，并形成肉芽肿结构。

（四）陶瓷

表现为坏死、纤维化和巨噬细胞形成的厚的膜状物，上可附着大小不一的灰黄色碎屑（图 2-5-2-2K）。巨噬细胞内可见小的碎屑。

（五）骨水泥（如聚甲基丙烯酸甲酯 PMMA）

骨水泥以丙烯酸甲酯共聚物为基础，术中制备包括液态单体部分和粉末状聚合物部分，粉末中还可以加入硫酸钡等显影剂、叶绿素等显色剂。术中将两者混合，形成面团状的糊状物，就可以将其置入内植物与骨交界处。随着假体的松动会产生假体和骨水泥之间的微动，继而出现骨水泥碎屑，由于在常规组织处理过程中，溶剂如二甲苯可以溶解骨水泥，在组织切片上无法观察到，仅呈现出大小不一的空隙，经常存在于多核巨细胞中。将硫酸钡添加到甲基丙烯酸甲酯中可使骨水泥不透放射线，表现为颗粒状外观。HE 切片中，可呈现圆形的结晶状物质伴有黑色颗粒（图 2-5-2-2L）。在未经染色的冷冻切片中，可见玻璃样、颗粒样物质，偏振光下显示非双折性。

三、无菌性淋巴细胞为主型血管炎相关病变

在失败的金属对金属假体病例中偶尔会见到少量的血管周围淋巴细胞浸润，其组织学特性类似于Ⅳ型变态反应，并有免疫病理学依据。这些反应常常不能通过同样材料的置换术而解决，需要换用其他材料。其特征是坏死、纤维蛋白聚集，T 淋巴细胞、B 淋巴细胞、浆细胞和嗜酸性粒细胞聚集。这种现象被称为无菌性淋巴细胞为主型血管炎相关病变（aseptic lymphocytic vasculitis-associated lesions，ALVAL）。

对于组织高度磨损但金属反应小的病例，ALVAL 评分较低，其中淋巴细胞较少，组织细胞、巨噬细胞及金属颗粒较多。金属碎屑的量和分布，炎细胞的数量、类型及分布方式以及坏死的量在不同的病例差异很大。较少的病例显示完整的滑膜衬覆（图 2-5-2-3A），大部分显示滑膜上皮缺失（图 2-5-2-3B、C），常有一层纤维素附着（图 2-5-2-3D），可见组织机化（图 2-5-2-3E），组织的关节腔面可有坏死（图 2-5-2-3F）。组织细胞与淋巴细胞往往在所有病例中均存在，但组织细胞广泛浸润的病例常常淋巴细胞较少（图 2-5-2-3G），而少-中等量组织细胞浸润的病例往往可见密集的淋巴细胞聚集（图 2-5-2-3H）。怀疑金属敏感的病例 ALVAL 评分较高，平均大于 8.5（表 2-5-2-1）。

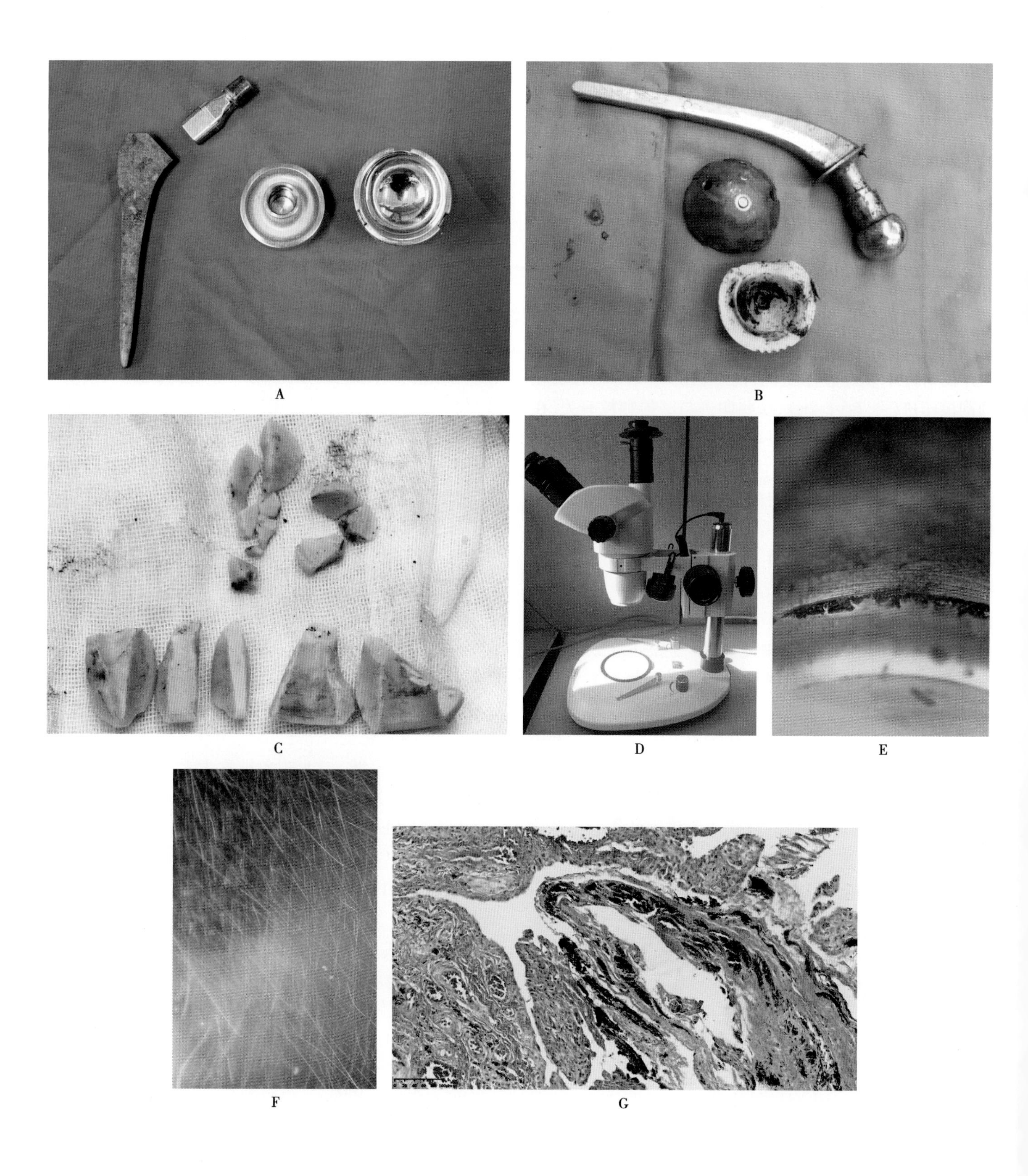

A B C D E F G

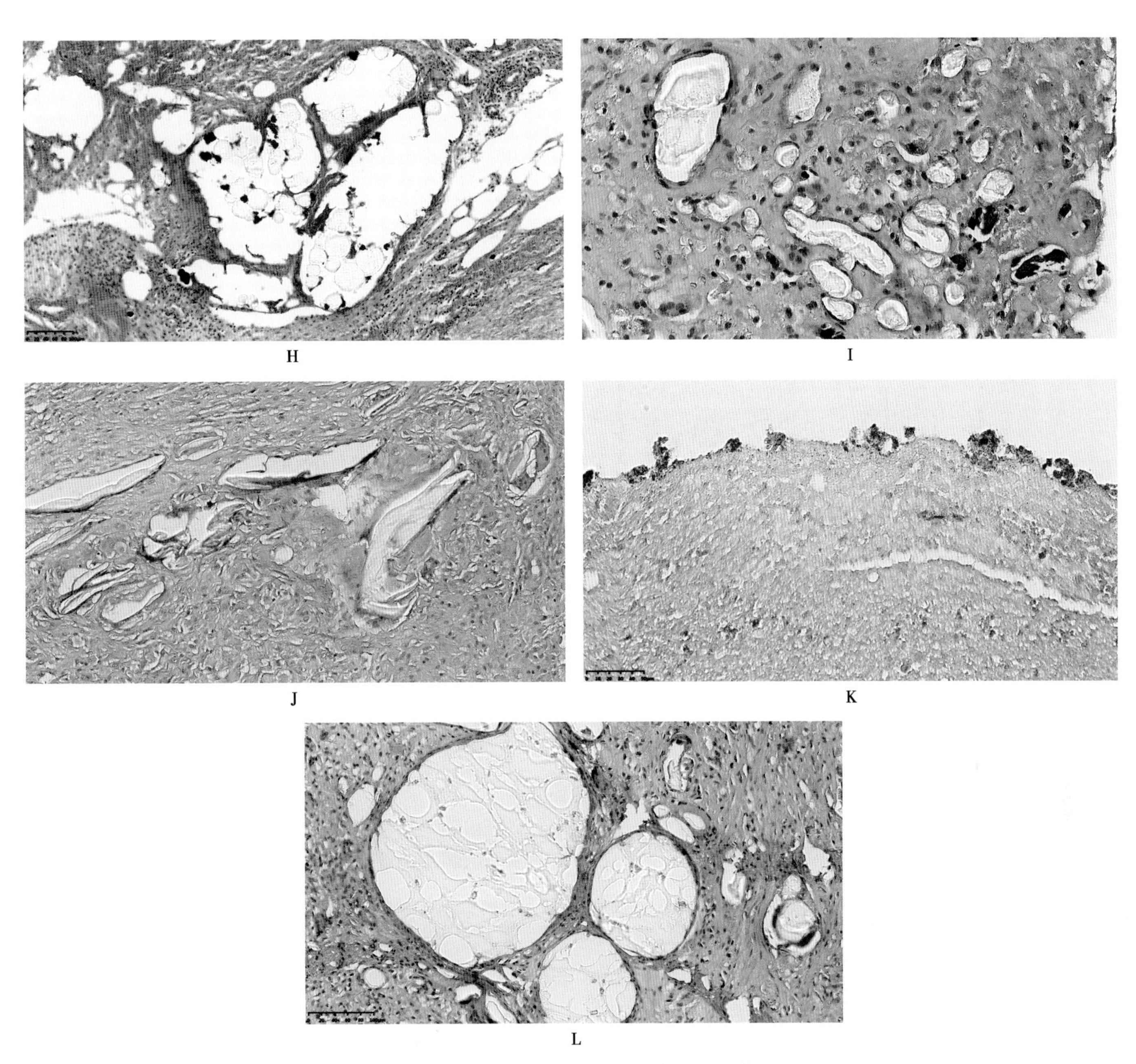

图 2-5-2-2　置入材料大体、解剖镜及组织学

A. 金属对金属的摩擦界面，股骨柄和组配。B. 金属头，聚乙烯髋臼。C. 碎裂的陶瓷头。D～F. 解剖镜及金属假体的镜下形态。D. 解剖镜。E. 解剖镜下金属头表面的划痕。F. 股骨头内微动磨损和金属碎屑。G～H. 金属颗粒的组织形态。G. 黑色的金属颗粒位于细胞间。H. 组织细胞内吞噬的金属颗粒及聚乙烯结晶。I～J. 聚乙烯的组织形态。I. 碎片状聚乙烯颗粒位于细胞间。J. 长条状聚乙烯颗粒由多核巨细胞围绕。K. 陶瓷的组织形态。坏死、纤维化的膜状物上附着大小不一的灰黄色碎屑。L. 骨水泥的组织形态：骨水泥部分溶解呈空腔状，部分残留呈圆形结晶，可见黑色硫酸钡颗粒周围由多核异物巨细胞围绕

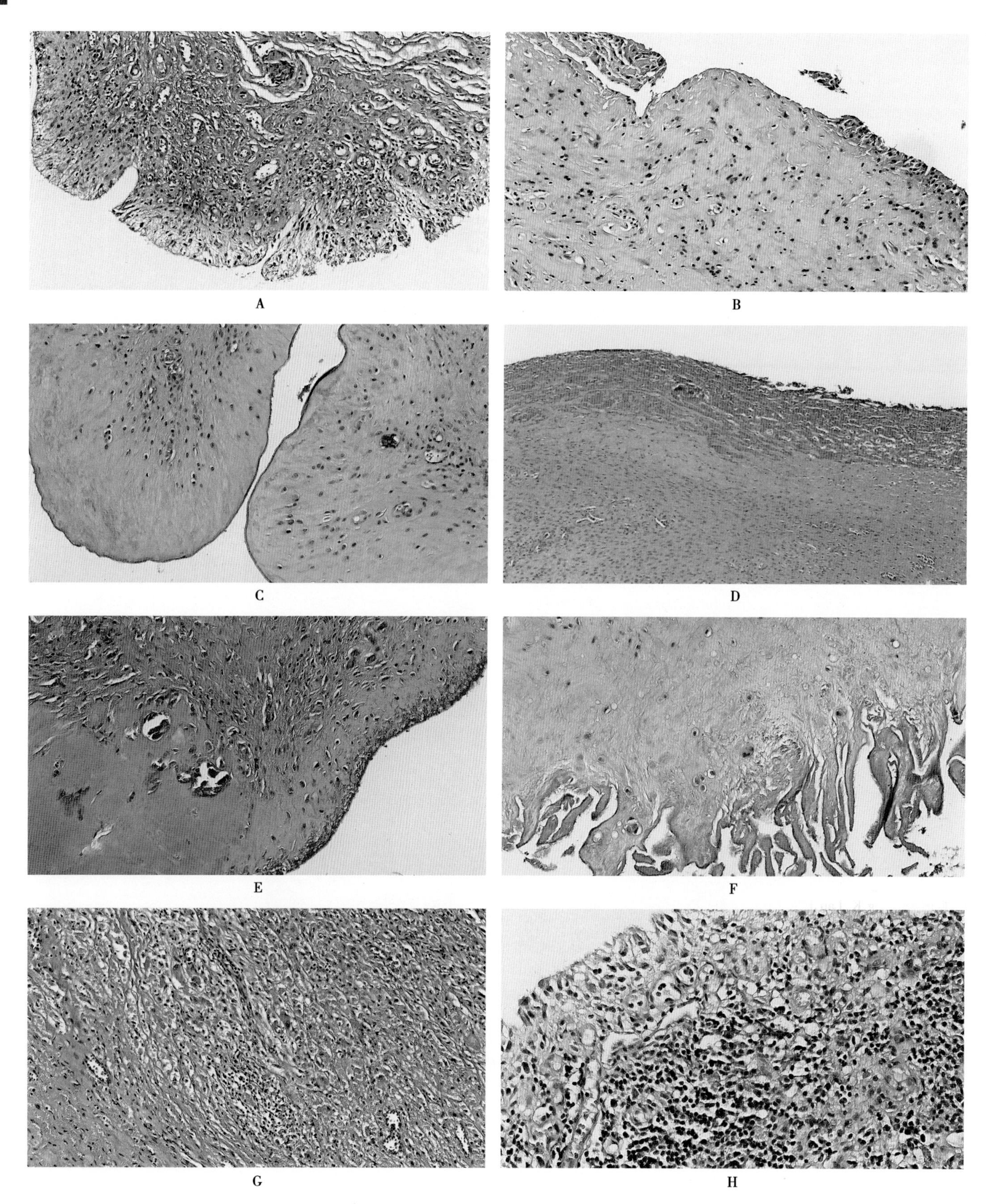

图 2-5-2-3 无菌性淋巴细胞为主型血管炎相关病变的组织学

A. 完整的滑膜衬覆。B、C. 滑膜上皮缺失。B. 部分缺失。C. 完全缺失。D. 纤维素附着。E. 组织机化。F. 关节腔面可有坏死。G. 广泛组织细胞增生，伴少量淋巴细胞浸润。H. 密集的淋巴细胞、浆细胞浸润

表 2-5-2-1　Compbell-ALVAL 评分系统

评分	滑膜衬覆
0	完整的滑膜衬覆
1	滑膜表面局灶缺失,可有纤维素贴附
2	中-显著滑膜衬覆缺失,纤维素贴附
3	滑膜上皮完全缺失,大量纤维素贴附和/或衬覆组织坏死
评分	炎性浸润
0	少量炎细胞浸润
1	主要为巨噬细胞,偶为淋巴细胞浸润
2	巨噬细胞和淋巴细胞混合,弥漫和/或小灶血管周聚集(<50%HPF)
3	巨噬细胞和淋巴细胞混合,大量血管周聚集(>50%HPF)
4	主要为淋巴细胞,大多为多灶、大的血管周聚集(>50%HPF),可有淋巴滤泡出现
评分	组织机化
0	正常组织排列
1	大部分正常排列,小面积滑膜增生,可有局灶坏死
2	显著的正常排列结构消失,出现显著的富细胞区和无细胞区,可有厚的纤维膜
3	大部分位于远端的血管周淋巴细胞聚集,可出现厚的无细胞区

总分:低 0~4;中 5~8;高 9~10。
无菌性淋巴细胞为主型血管炎相关病变(ALVAL),HPF:高倍视野

(宫丽华　周一新　邵宏翊　顾建明)

参考文献

1. Della Valle C,Parvizi J,Bauer TW,et al. Diagnosis of periprosthetic joint infections of the hip and knee. J Am Acad Orthop Surg,2010,18:760-770.
2. 季锋. 关节置换术后假体周围粒子与假体松动的研究进展. 中国医药导报,2012,9(8):10-12.
3. 梁袁昕,杨述华. 关节置换术后感染诊断和治疗新进展. 国外医学:骨科学分册,2005,26(1):19-22.
4. Kurtz S,Ong K,Lau E,et al. Projections of primary and revision hip and knee arthroplasty in the United States from 2005 to 2030. J Bone Joint Surg Am,2007,89:780-785.
5. Parvizi J,Gehrke T,Chen AF. Proceedings of the International Consensus on Periprosthetic Joint Infection. Bone Joint J,2013,95:1450-1452.
6. Parvizi J. New definition for periprosthetic joint infection. Am J Orthop,2011,40:614-615.
7. Yokoe DS,Avery TR,Platt R,et al. Reporting surgical site infections following total hip and knee arthroplasty:impact of limiting surveillance to the operative hospital. Clin Infect Dis,2013,57:1282-1288.
8. 邹回春,张洋,史占军,等. 假体周围感染相关危险因素研究进展. 现代医药卫生,2017,33(1):67-70.

索　引

H

J

K

L

M

N